DICTIONNAIRE ENCYCLOPÉDIQUE

DES

SCIENCES MÉDICALES

PARIS. — TYPOGRAPHIE A. LAHURE
Rue de Fleurus, 9.

DICTIONNAIRE ENCYCLOPÉDIQUE

DES

SCIENCES MÉDICALES

COLLABORATEURS : MM. LES DOCTEURS

ARCHAMBAULT, ARNOULD (J.), AXENFELD, BAILLARGER, BAILLON, BALBIANI, BALL, BARTH, BAZIN, BEAUGRAND, BÉCLARD, BÉHIER, VAN BENEDEN, BERGER, BERNHEIM, BERTILLON, BERTIN, ERNEST BESNIER, BLACHE, BLACHEZ, BOINET, BOISSEAU, BORDIER, BOUCHACOURT, CH. BOUCHARD, BOUISSON, BOULAND (P.), BOULEY (H.), BOUREL-RONCIÈRE, BOUVIER, BOYER, BROCA, BROCHIN, BROUARDEL, BROWN-SÉQUARD, BURCKER, CALMEIL, CAMPANA, CARLET (G.), CERISE, CHARCOT, CHARVOT, CHASSAIGNAC, CHAUVEAU, CHAUVEL, CHÉREAU, CHRÉTIEN, COLIN (L.), CORNIL, COTARD, COULIER, COURTY, COYNE, DALLY, DAVAINE, DECHAMBRE (A.), DELENS, DELIOUX DE SAVIGNAC, DELORE, DELPECH, DENONVILLIERS, DEPAUL, DIDAY, DOLBEAU, DUCLAUX, DUGUET, DUPLAY (S.), DUREAU, DUTROULAU, ÉLY, FALRET (J.), FARABEUF, FÉLIZET, FERRAND, FOLLIN, FONSSAGRIVES, FRANÇOIS FRANCK, GALTIER-BOISSIÈRE, GARIEL, GAYET, GAVARRET, GERVAIS (P.), GILLETTE, GIRAUD-TEULON, GOBLEY, GODELIER, GREENHILL, GRISOLLE, GUBLER, GUÉNIOT, GUÉRARD, GUILLARD, GUILLAUME, GUILLEMIN, GUYON (F.), HAHN (L.), HAMELIN, HAYEM, HECHT, HÉNOCQUE, ISAMBERT, JACQUEMIER, KELSCH, KRISHABER, LABBÉ (LÉON), LABBÉE, LABORDE, LABOULBÈNE, LACASSAGNE, LAGNEAU (G.), LANCEREAUX, LARCHER (O.), LAVERAN, LAVERAN (A.), LAYET, LECLER (L.), LECORCHÉ, LEFÈVRE (ED.), LEFORT (LÉON), LEGOUEST, LEGROS, LEGROUX, LEREBOULLET, LE ROY DE MÉRICOURT, LETOURNEAU, LEVEN, LÉVY (MICHEL), LIÉGEOIS, LIÉTARD, LINAS, LIOUVILLE, LITTRÉ, LUTZ, MAGITOT (E.), MAHÉ, MALAGUTI, MARCHAND, MAREY, MARTINS, MICHEL (DE NANCY), MILLARD, DANIEL MOLLIÈRE, MONOD (CH.), MONTANIER, MORACHE, MOREL (B. A.), NICAISE, OLLIER, ONIMUS, ORFILA (L.), OUSTALET, PAJOT, PARCHAPPE, PARROT, PASTEUR, PAULET, PERRIN (MAURICE), PETER (M.) PINARD, PINGAUD, PLANCHON, POLAILLON, POTAIN, POZZI, RAYMOND, REGNARD, REGNAULD, RENAUD (J.), RENDU, REYNAL, ROBIN (ALBERT), ROBIN (CH.), DE ROCHAS, ROGER (H.), ROLLET, ROTUREAU, ROUGET, SANNÉ, SAINTE-CLAIRE DEVILLE (H.), SCHÜTZENBERGER (CH.), SCHÜTZENBERGER (P.), SÉDILLOT, SÉE (MARC), SERVIER, DE SEYNES, SOUBEIRAN (L.), SPILLMANN, TARTIVEL, TESTELIN, TILLAUX (P.), TOURDES, TRÉLAT (U.), TRIPIER (LÉON), TROISIER, VALLIN, VELPEAU, VERNEUIL, VIDAL (ÉM.), VIDAU, VILLEMIN, VOILLEMIER, VULPIAN, WARLOMONT, WIDAL, WILLM, WORMS (J.), WURTZ, ZUBER.

DIRECTEUR : A. DECHAMBRE

DEUXIÈME SÉRIE.

OAK — OLE

TOME QUATORZIÈME

PARIS

G. MASSON
LIBRAIRE DE L'ACADÉMIE DE MÉDECINE
Boulevard Saint-Germain, en face de l'École de Médecine

P. ASSELIN
LIBRAIRE DE LA FACULTÉ DE MÉDECINE
Place de l'École-de-Médecine

MDCCCLXXX.

DICTIONNAIRE

ENCYCLOPÉDIQUE

DES

SCIENCES MÉDICALES

O

OAKUM (Carded-). Le mot anglais oakum signifie étoupe. Les vieux câbles goudronnés que l'on corde à la machine forment le *Carded-oakum*, qui est notre *étoupe de calfat*. On en fait une espèce de charpie, qui a été signalée à ce dernier mot. On applique cette charpie sur les plaies suppurantes, soit directement, soit enveloppée d'un linge fin; on en peut faire un cataplasme en la trempant dans l'eau chaude et en l'étendant entre deux linges, en ayant soin de huiler le côté qui doit toucher la plaie. Ce mode de pansement a certains avantages comme antiseptique (*voy.* CHARPIE). D.

OARIULE (de ὠάριον, petit œuf, et οὐλή, cicatrice). Corps jaune, *corpus luteum*, formé par la vésicule de de Graaf rompue et hypertrophiée (*voy.* MENSTRUATION, FÉCONDATION, ŒUF, OVAIRE). D.

O'BEIRNE (JAMES). Célèbre chirurgien irlandais, né en 1786. Il fit ses études à Dublin et à Edimbourg, y prit le grade de docteur en 1818 et fut reçu *fellow* du collége royal des chirurgiens d'Irlande en 1820. Antérieurement il servit comme chirurgien dans l'artillerie anglaise et assista à la bataille de Waterloo, où il prit part comme aide à l'amputation de la jambe du marquis d'Anglesey.

Il se fixa à Dublin en 1819 et y remplit avec zèle les fonctions de chirurgien du *Charity Infirmary* de *Iervis-Street*, de 1819 à 1832, de chirurgien aux hôpitaux de Richmond, de Whitworth, et au *Fever-Hospital* de Hardwick, de 1828 à 1844. Il était de plus *Senior consulting surgeon* à *Maynooth College*, chirurgien extraordinaire de la reine, président du collége des chirurgiens d'Irlande et membre d'un grand nombre de sociétés savantes.

O'Beirne mourut d'une bronchite à Bayswater le 16 janvier 1862. Il s'était acquis une certaine notoriété par ses vues nouvelles sur la défécation et le tétanos ; dans le tétanos traumatique il prescrivait les lavements de tabac. Nous citerons de lui :

I. *Diss. inaug. de contagione, theoria et curatione dysenteriæ.* Edinburgi, 1818. — II. *New Views of the Process of Defecation, and their Application to the Pathology and Treatment of Diseases of the Stomach*, etc., *together with an analytical Correction of Sir C. Bell's View's respecting the Nerves of the Face.* Dublin, 1833, in-8°. — III. *A Case of Tetanus (traumaticus) successfully treated by Tobacco.* In *Dublin Hospit. Reports*, t. III, p. II, p. 343, 1822. — IV. *On the Use and Advantages of Tobacco in the Treatment of Dysentery.* In *Transactions of the Assoc. of the King's and Queen's College of Physic. in Ireland*, t. IV, p. 380, 1824. — V. *On the Existence of Valves in the Rectum.* In *Dubl. Journ. of Med. Sc.*, t. III, p. 342, 1833. — VI. *On the Use of Mercury in Ulceration of the Cartilages of the Joints.* Ibid., t. V, p. 159, 1834. — VII. *Obs. on Hydrocele of Neck.* Ibid., t. VI, p. 1, 1835. — VIII. *On the Functions and Diseases of the Intestinal Canal.* Ibid., t. VIII, p. 206, 1836. — IX. *On the Primary Causes of Strangulation, and the Taxis.* Ibid., t. XIV, p. 88, 1839. — X. *Cases of Hydrophthalmia and Retinitis cured by Mercury.* Ibid., t. XVII, p. 224, 1840. — XI. *On the Means of Distinguishing Real from Apparent Enlargement of the Eyeball.* Ibid. — XII. *On the Nature and Treatment of Dropsy.* Ibid., t. XXII, p. 219, 1843. — XIII. *On the Diagnostic Marks of Hydrophthalmia and Exophthalmia.* In *Dublin Med. Press*, t. IV, p. 136. — XIV. *On Tetanus.* In *Meeting of the Brit. Assoc. for the Advancem. of Sc. Bristol*, 1836 (*Brit. Med.-Chir. Review*, t. II, p. 504, 1836). — XV. Autres articles dans *the Lancet, Johnson's Med.-Chir. Review*, dans *Cyclopedia of Practical Surgery*, à partir de 1837. L. Hn.

OBEREIT (Jacob-Hermann). Alchimiste et mystique suisse, naquit en 1725 à Arbon, en Thurgovie, et, après une existence fort aventureuse durant laquelle il jouit de la protection de Wieland et du duc de Saxe-Meiningen, mourut le 2 février 1798 à Iéna. Il s'est occupé de trouver une panacée universelle et a publié à ce sujet la dissertation suivante : *Disquisitio de universali methodo medendi confortativa* (Carlsruhe, 1767, in-4). Nous citerons encore de lui :

I. *Défense du mysticisme et de la vie solitaire.* Francfort, 1775, in-8°. — II. *De la connexion originaire des esprits et des corps, d'après les principes de Newton.* Augsbourg, 1776, in-8°. L. Hn.

OBERHÆUSER (Georges). Mérite une mention ici pour les perfectionnements qu'il apporta au microscope. Né à Ansbach (Bavière) en 1798, il vint à Paris en 1815, imagina un microscope remarquable par sa simplicité mécanique et qui fut présenté à l'Académie des sciences par de Blainville, puis de 1831 à 1856, époque de sa retraite, fabriqua un nombre prodigieux de ces instruments. Oberhæuser a été l'objet de récompenses publiques :

I. *Microscope disposé de manière à ce qu'on puisse éclairer successivement de plusieurs côtés l'objet qu'on étudie, sans le faire sortir du champ de la vision.* In *Compt. rend. de l'Acad. d. Sc.*, t. IV, 1837. — II. *Sur les lignes qui s'observent dans les diamants*, etc. Ibid., t. V, 1837. — III. *Miscroscope achromatique donnant tous les grossissements*, etc. Ibid., t. IX, 1839. — IV. *Sur les microscopes à éclairage oblique.* Ibid., t. XXIV, 1847. L. Hn.

OBERKAMP (Les deux).

Oberkamp (François-Joseph). Né en 1710 à Amorbach (Bavière), fit ses études médicales à Wurtzbourg, où il fut reçu docteur en 1735. Il voyagea quelque temps en France et dans les Pays-Bas et obtint la charge de médecin de l'Evêque de Spire. Il exerça quelque temps à Nuremberg et retourna en 1742 à Wurtzbourg, comme professeur de médecine et médecin de l'hôpital, et fut appelé en 1748 à Heidelberg, comme titulaire de la chaire de médecine pratique et de botanique. Il devint premier médecin de la cour, conseiller en 1753, et mourut dans cette ville en 1768.

On peut citer de lui :

I. *Systema theoretico-practicum... physiologiam, pathologiam et therapiam jungens.* Nuremberg, 1731, in-8°. — II. *Dissertatio de mutatione esculentorum et poculentorum.* Wurtzbourg, 1743, in-4°. — III. *De variolis.* Wurtzbourg, 1746, in-4°. — IV. *Mechanismus seu fabrica intestinorum tenuium eorumque mechanicus usus.* Wurtzbourg, 1747, in-4°. — V. *Wahrer Mineralgehalt und davon abstammende Würkkräfte der Kissinger und Bockleter Heil-Trink- und Badebrunnen, in dem Fürstenthum Würzburg.* Wurtzbourg, 1747, in-4°. — VI. *Dissertatio de febribus malignis.* Wurtzbourg, 1748, in-4°. — VII. *Nephritidis inflammatoriæ idea, causæ, symptomata et curatio.* Heidelberg, 1750, in-4°. — VIII. *Collectio dissertat. medic. inauguralium Lugdini Batavorum*, t. I, Francfort, 1767, in-4°. A. D.

Oberkamp (François-Philippe). Fils du précédent, né à Heidelberg, le 23 février 1749, fit ses études médicales dans cette ville, où il fut reçu docteur en 1773 et nommé professeur d'anatomie et de chirurgie. Il obtint la charge de médecin pensionné de Ladenbourg et mourut le 15 février 1793. Il a publié quelques ouvrages et un grand nombre de dissertations. Nous citerons seulement :

I. *De moliminibus naturæ criticis, ac quibusdam illorum impedimentis in febribus.* Heidelberg, 1773, in-4°. — II. *Dissertatio de febribus putridis.* Heidelberg, 1775, in-4°. — III. *Quales abusus in exercendâ re medicâ magistratus tollere imprimis teneatur.* Heidelberg, 1777, in-4°. — IV. *Ossium pubis synchondrotomia num prosit, num lædat.* Heidelberg, 1780, in-4°. — V. *Quænam sit differentia rheumatismum inter et arthritidem.* Heidelberg, 1781, in-4°. — VI. *Semeiotices medicæ generalia commentata.* Heidelberg, 1783, in-4°. — VII. *Dissertatio de variolis earumque inoculatione.* Heidelberg, 1785, in-4°. — VIII. *Commentationes II de medicorum necessitate in republicâ in genere non tam medico quam physico.* Heidelberg, 1789, in-4°. — IX. *An nostro ævo præ antiquitate natura hominis minus firma, minus longæva sit.* Heidelberg, 1789, in-4°. A. D.

OBERKAMPF (Ludwig-Carl). Médecin allemand, né à Osterwieck, dans la principauté d'Halberstadt, le 3 février, 1808, mort à Güntersberg, près d'Anhalt, le 18 février 1836. Reçu docteur en médecine à Wurtzbourg en 1830, docteur en philosophie à Halle en 1831, il fit un voyage en France, subit le *Staatsexamen* à Hanovre en 1835, et la même année se fixa à Güntersberg. Ce savant médecin, mort prématurément, a publié :

I. *Diss. inaug. de anatomia fœtus.* Wirceburgi, 1830, in-8°. — II. *Die Haut-Krankheiten und ihre Behandlung.* Hannover, 1835, in-8°. — III. Articles dans divers journaux médicaux. L. Hn.

OBERLAHNSTEIN (Eau minérale de). *Athermale, bicarbonatée sodique moyenne, ferrugineuse faible, carbonique forte,* en Allemagne, dans le duché de Nassau, à 7 kilomètres de Coblentz sur la Lahn, émerge une source dont l'eau claire, limpide et transparente, sans odeur, d'une saveur agréable et piquante, d'une température de 13°,5 centigrade, est exclusivement employée en boisson par les habitants de la contrée. Elle a été analysée en 1847 par le professeur Amburger, qui a trouvé dans 1000 grammes d'eau les principes suivants :

Bicarbonate de soude	1,383
— magnésie	0,099
— fer	0,015
Sulfate de magnésie	0,347
— chaux	0,179
Chlorure de sodium	0,310
Acide silicique	0,001
TOTAL DES MATIÈRES FIXES	2,334

Cette eau est bue à la dose de quatre à huit verres le matin à jeun, de quart d'heure en quart d'heure, et quelquefois mêlée au vin pendant les repas, par ceux qui souffrent de dyspepsie, d'affections légères du foie ou des reins, et auxquels convient l'usage d'une eau bicarbonatée moyenne et carbonique forte.

A. R.

OBERLECHNER (WOLFGANG). Médecin allemand, né vers 1770. Il fut successivement pensionné à Zell, dans le Pinzgau, à Neumarkt (1804), à Rastadt (1805), puis se fixa à Salzbourg, où il acquit en peu de temps une belle clientèle et devint en 1814 médecin de la ville, et par la suite fut nommé conseiller médical. Nous ignorons l'époque de sa mort. Citons de lui :

I. *Ars fabricandi frumentum verum*. Salisburgi, 1805. — II. *Wie kann man sich bei grosser Theurung und Hungersnoth ohne Getraide gesundes Brod verschaffen?* Salzburg, 1816, 1817, in-8°. — III. *Bethsaida oder die Schlammbäder in der Umgegend Juvaviens*. Salzburg, 1826, gr. in-12.

L. HN.

OBERLIN (HENRI-GODEFROID). Fils du célèbre philanthrope et pasteur du Ban-de-la-Roche, Jean-Frédéric, naquit en 1778 au Ban-de-la-Roche. Son père lui donna une éducation très-soignée et lui inspira l'amour des sciences naturelles, qu'il cultivait lui-même avec amour. Il fit ses études médicales et théologiques à Strasbourg et en 1798 et 1799 servit comme officier de santé dans l'armée de Masséna; après la conclusion de la paix de Lunéville, il revint à Strasbourg terminer ses études et soutint sa thèse inaugurale le 13 mai 1806, sous la présidence de Villars; cet excellent travail est intitulé : *Propositions géologiques sur les éléments de la chorographie du Ban-de-la-Roche; accompagnées de cartes topographiques et minéralogiques, de trois gravures représentant le tableau-panorama du Ban-de-la-Roche et la planche du Pyrola umbellata (d'après Clusius) trouvé en ces régions, en* 1800, *par H. G. Oberlin*. Strasbourg, 1806, in-4. Voici comment Kirschleger apprécie cette étude topographique : « Cette thèse nous montre, dit-il, à quels résultats scientifiques on était arrivé (1804-1806), à l'Académie de Strasbourg, en cosmographie, géologie, météorologie, botanique, médecine, agriculture, etc... ; un de ses mérites consiste dans l'indication de toutes les plantes sauvages employées comme aliments ou médicaments populaires, avec leurs noms en patois du Ban-de-la-Roche... »

Oberlin alla se fixer auprès de son père en qualité de vicaire et de médecin praticien ; mais une maladie grave l'emporta le 15 novembre 1817, à l'âge de trente-neuf ans.

L. HN.

OBERNDŒRFFER (JOHANN). Célèbre médecin allemand du dix-septième siècle. Après de longs voyages et un séjour de plusieurs années en Italie, il exerça l'art de guérir successivement à Graetz, en Styrie, et à Ratisbonne, où il obtint la place de physicien. Plusieurs princes d'Allemagne l'avaient nommé leur médecin, et il obtint même le titre de comte palatin.

Oberndœrffer, quoiqu'il fût lui-même un chimiâtre, combattit vivement Ruland et ses arcanes. Il a publié :

I. *De veri et falsi medici agnitione.* Lavingæ, 1600, in-4°. — II. *De febre ungarica.* Francof., 1607, in-4°. — III. *Apologia chimico-medica adversus Rulandi calumnias.* Ratisbonnæ, 1610, in-4°. — IV. *Descriptio horti medici qui Ratisbonnæ est.* Ratisbon., 1631, in-8°. L. Hn.

OBERREICH (Christian-Friedrich). Né à Iéna vers 1770, fit ses études médicales dans cette ville, où il fut reçu docteur, puis fut nommé privat-docent en 1805 ; il passa ensuite à Riga, où il mourut vers 1810. Il a publié :

I. *Umriss einer Arzneimittellehre nach den Grundsätzen der Erregungstheorie.* Leipzig, 1803, in-8°. — II. *Versuch einer neuen Darstellung der Erregunstheorie.* Iena, 1804, in-8°. — III. *Dissert. medica sistens quædam de morborum fonte; pro facultate legendi.* Iena, 1805, in-4°. — IV. *Handbuch der Heilkunst.* Riga, 1805-1806, 3 vol. in-8°. — V. *Kritisches Journal der Arzeneikunst, zum Behuf der Erregungstheorie,* t. I, Riga, 1805-1806, in-8°. A. D.

OBERT (Antoine). Médecin du dix-septième siècle, natif de Saint-Omer. Il n'est guère connu que par quelques dissertations sur le lieu où l'on doit pratiquer la saignée dans la pleurésie :

I. *De venæ sectione in pleuritide eudoxa contra paradoxum Fuchsii, Fernelii et aliorum sententiam.* Saint-Omer, 1629, in-4°. - II. *Anastichiosis apologetica pro Parænesi contra D. L. Du Gardin decretum, quo oppositam in pleuritide revulsionem condemnat, quam Paranæsis approbat.* Saint-Omer, 1631, in-8°. — III. *De venæ sectione in pleuritide Parænesis secunda. Accessit de venæ sectione in variolis administranda contra popularem errorem assertio.* Saint-Omer, 1635, in-8°. L. Hn.

OBERTEUFFER (Johann-Heinrich). Médecin allemand, né vers 1773, reçu docteur à Iéna en 1798, exerça la médecine et les accouchements à Herisau, fut médecin juridique du district de Gossau et plus tard médecin de la maison sanitaire de Wattwyl. Nous connaissons de lui :

I. *De placentarum in utero post partum remansarum curatione therapeutica ac manuali. Diss. inaug.* Ienæ, 1798, in-4°. — II. *Medicin.-diätet. Unterricht über die Natur, Behandlung und Erleichterungsart der Pocken.* St. Gallen, 1800, gr. in-8°. — III. *Abhandlung über die Wichtigkeit der Mineralwasser,* 1804, in-8°. — IV. *Beschreibung der Heilanstalten im Rosengarten in Wattwyl.* Wattwyl, 1831, in-8°. L. Hn.

OBÉSITÉ. L'*obésité* est un état pathologique caractérisé par l'hypertrophie plus ou moins générale du tissu adipeux; selon son degré, cet embonpoint excessif détermine une augmentation de volume et de poids du corps, en déforme l'aspect extérieur et peut amener des troubles fonctionnels variables suivant les organes qui ont été surchargés de graisse. Le mot *polysarcie* est employé par quelques auteurs pour indiquer l'obésité poussée à son degré extrême; c'est là une limite difficile à préciser; nous emploierons ces deux termes comme synonymes. L'obésité, en allemand *Fettsucht*, en anglais *corpulence*, a été également désignée sous le nom d'*adipose* ou *lipomatose universelle ;* l'expression est exacte, car nous savons aujourd'hui que le sang renferme de la graisse en quantité exagérée.

Le tissu graisseux fait partie intégrante de l'organisme à l'état sain ; les anatomistes admettent que normalement la graisse constitue environ 1/20 du poids du corps de l'individu. Où commence donc l'obésité, où finit l'embonpoint physiologique? La clinique ne saurait s'appuyer sur ce fait anatomique. Le rapport du poids à la taille n'est pas non plus un critérium certain, car nous savons combien varient, pour des individus de même taille, les poids des masses musculaires et du squelette. L'obésité commence donc dès qu'il y a gêne fonctionnelle attribuable à l'hypertrophie du tissu graisseux.

Historique. De tous temps, l'obésité a été connue; elle a fait sans doute son apparition dès que les hommes ont pris goût aux plaisirs de la table, et à cet égard son histoire se confond probablement avec celle de la goutte. Elle n'était pas, le plus habituellement, considérée comme une maladie, mais comme une simple infirmité qui, de tous temps, a attiré les sarcasmes des poëtes; les médecins cependant observaient les maux auxquels elle peut donner lieu: Hippocrate signalait dans ses Aphorismes la facilité avec laquelle les obèses sont emportés par les maladies aiguës; Galien avait noté la brièveté de leur existence. Au dix-septième et au dix-huitième siècle, tant en France qu'à l'étranger, et surtout en Allemagne, la polysarcie était le sujet de nombreuses dissertations : valait-il mieux être gras que maigre; devait-on saigner les obèses; à quelles maladies sont-ils exposés; sont-ils capables d'avoir une nombreuse postérité? etc., tels étaient les thèmes favoris de ces nombreux écrits. Des observations remarquables de polysarcie étaient publiées. Mais il faut arriver jusqu'au commencement de notre siècle pour voir apparaître des traités dogmatiques sur la question : Maccary à Gênes en 1811; Dardonville, Paris, 1811; les articles de Percy et Laurent, 1819; le traité de la Panouze, 1837; de Raige-Delorme, 1842; dès lors les matériaux abondent; parmi eux nous citerons les recherches de Duchesne-Duparcq, de Dancel, de Lehuen-Dubourg, Foissac, Smith, Caillaud, Vogel (Julius), Banting, et celles plus récentes de Bouchard (Ch.), Gubler, Philbert, et enfin la savante thèse de Worthington, le mémoire le plus complet sur la question et auquel nous ferons de nombreux emprunts.

Du tissu adipeux. Haller supposait la graisse toute formée dans le système artériel, circulant avec le sang, et s'échappant, par un simple suintement, à travers les porosités artérielles, dans les aréoles préexistantes ou non du tissu cellulaire. Pour Bichat, « la graisse est le second des fluides auxquels le tissu cellulaire sert de réservoir, » le premier étant constitué par la sérosité cellulaire: il n'admet donc pas qu'elle soit formée par un organe spécial. Aujourd'hui nous savons que la graisse n'est pas simplement déposée dans les mailles du tissu cellulaire, qu'elle constitue un tissu propre, le tissu adipeux, répandu dans certains points du tissu conjonctif lâche, plus particulièrement dans le tissu sous-cutané, et offrant avec celui-ci des rapports tellement intimes qu'on lui donne souvent le nom de tissu cellulo-adipeux. L'élément caractéristique du tissu adipeux est la cellule adipeuse; elle présente la forme d'un vaste utricule de $0^{mm},022$ à $0^{mm},09$ de diamètre, limité par une membrane à double contour; la graisse, reconnaissable à sa réfringence, n'occupe qu'une portion de sa cavité; le reste est rempli par du protoplasma finement granuleux et un liquide transparent; en un point de la membrane et dans son épaisseur est un noyau vésiculeux muni d'un ou deux nucléoles (Ranvier). Isolées au milieu des mailles du tissu conjonctif lâche, ces cellules adipeuses se réunissent en masses plus ou moins épaisses pour constituer le tissu adipeux proprement dit; elles forment alors des pannicules ou de petites grappes pressées les unes contre les autres, et enveloppées d'un réseau capillaire très-serré; chaque cellule est comprise dans une maille vasculaire (Frey). Que l'on admette, avec Flemming, que la cellule adipeuse résulte d'un dépôt de graisse dans une cellule fixe du tissu conjonctif; qu'au contraire on pense, avec Ranvier, qu'elle est dès l'origine une cellule spéciale, il n'en est pas moins vrai que cette cellule fonctionne d'une façon spéciale, « de sorte qu'une cellule adipeuse est, en réalité, une glande unicellulaire. Il se peut cependant que des matières grasses soient élaborées dans les cellules plates du tissu conjonctif, d'autant plus que la fonction de produire de la graisse appartient à un très-grand nombre d'éléments cellulaires, les cellules du cartilage et les cellules du foie, par exemple. A ce point de vue, ces éléments peuvent être considérés comme supplémentaires des cellules adipeuses proprement dites » (Ranvier, *Technique histol.*). N'est-ce point, en effet, ce qui se passe dans l'obésité? En tous cas, cette riche vascularisation du tissu adipeux, son mode de formation, nous indiquent que la genèse des cellules adipeuses est soumise, comme celle de tous les tissus, à un processus actif, dépendant de la nutrition en général, et que, comme cette dernière, elle peut être diminuée, augmentée ou pervertie: d'où la maigreur et l'obésité, les adiposes générales et partielles.

Au point de vue anatomique, le tissu adipeux sert, avec le tissu cellulaire lâche, à unir les organes entre eux, à maintenir leurs rapports, à combler les espaces laissés vides dans leur intervalle. Répandu en couche plus ou moins épaisse sous la peau, il contribue à modeler les formes extérieures du corps humain, arrondissant, surtout chez la femme, les saillies anguleuses, comblant les creux trop accentués, assouplissant les lignes, donnant enfin ce fini qui constitue la beauté. Normalement, il est plus abondant dans le sexe féminin. Il contribue aussi au rôle isolant et protecteur de la peau; plus épais à la paume des mains, à la plante des pieds, sur les saillies du grand trochanter et de l'os iliaque, il forme un coussinet élastique qui empêche les pressions douloureuses. Les paupières, la verge, en sont constamment dépourvues. Dans les interstices des muscles et des aponévroses, autour des vaisseaux et des nerfs, il forme une sorte de gaîne protectrice; il constitue également les paquets graisseux intra-articulaires, le coussinet graisseux de l'orbite et la boule graisseuse de Bichat. Sous la plèvre pariétale, dans les gouttières vertébrales, existe constamment une certaine quantité de graisse, de même sous le péricarde viscéral, à l'origine des gros vaisseaux et dans le médiastin. Dans l'abdomen, sous le péritoine pariétal, la graisse comble une partie des vides du petit bassin, entourant les vaisseaux iliaques, les plexus lombaires et sacrés, d'une couche assez épaisse; en avant, elle remonte sous la ligne blanche jusque vers l'ombilic; en bas, elle descend dans le canal inguinal avec le cordon spermatique; en arrière, elle va former autour des reins l'atmosphère cellulo-graisseuse au milieu de laquelle ces deux glandes sont normalement plongées; elle remonte le long de l'aorte et par l'orifice du diaphragme communique avec la graisse du médiastin. Sous le péritoine viscéral, le tissu adipeux forme les masses graisseuses des mésentères et de l'épiploon, les appendices graisseux de l'intestin. Enfin, elle entre encore dans la composition de certaines glandes en grappe, la glande mammaire, les glandes parotides et sub-maxillaires, le pancréas; elle isole et réunit les divers acini de ces glandes. Elle manque complétement dans les tissus des poumons, du foie, de la rate, des reins, de l'encéphale.

Anatomie pathologique. La polysarcie est caractérisée anatomiquement par une hypertrophie simple du tissu adipeux, qui conserve sa structure physiologique et prend seulement un développement exagéré. La couche sous-cutanée est singulièrement augmentée d'épaisseur; lorsqu'on la divise par une incision, elle apparaît avec une couleur jaune claire due à l'accumulation de la graisse; sa consistance est assez ferme, le cadavre étant refroidi, cette graisse s'est complétement figée dans les vésicules : la couche sous-cutanée acquiert en général son maximum d'épaisseur dans la paroi abdominale, où elle peut atteindre jusqu'à 12 et 15 centimètres et plus. Dans un cas resté célèbre, Dupuytren mesura l'épaisseur du tissu sous-cutané dans toutes les régions du corps : le minimum était au crâne, où il n'avait pas 2 lignes, au nez 1 ligne, au menton 0, aux oreilles 0, aux paupières 0, sur l'olécrane 3 lignes, sur les doigts 2 lignes; le maximum était à la région pubienne, où la graisse avait quatre pouces d'épaisseur, à la hanche et à la région sacrée quatre pouces, à la région fessière trois pouces.

Sous les aponévroses, le tissu adipeux est beaucoup moins abondant; il manque absolument sous l'aponévrose crânienne; sous les aponévroses musculaires, il peut s'étendre en nappe plus ou moins épaisse; dans les intervalles des muscles, ils forme des traînées souvent volumineuses, et s'infiltre jusque dans les espaces conjonctifs interfasciculaires; le tissu musculaire conserve habituellement sa couleur normale, mais souvent il est flasque et pâle, lorsque le tissu conjonctif interfasciculaire, s'infiltrant de graisse, détermine, comme par étouffement, un certain degré d'atrophie de la fibre musculaire. Chez quelques sujets on trouve de petits lobules adipeux ou des traînées adipeuses entre les faisceaux musculaires de la vessie jusque sous la muqueuse de cet organe (Robin).

La graisse est parfois très-abondante autour des membranes synoviales, au genou, au poignet, dans les creux poplité, sus- et sous-claviculaire, les aisselles.

Le tissu sous-péritonéal est constamment surchargé de graisse; les appendices graisseux de l'intestin sont allongés; le mésentère surtout renferme une quantité de tissu adipeux vraiment considérable; on a vu son poids s'élever jusqu'à trente livres (Bonet).

Le grand épiploon acquiert dans certains cas une épaisseur de plusieurs centimètres; les intestins, l'estomac, habituellement dilatés, sont entourés de masses adipeuses. Le pancréas hypertrophié est caché par de la graisse, et les reins, souvent augmentés de volume (Bennet), sans lésions parenchymateuses, sont plongés dans une atmosphère graisseuse plus épaisse qu'à l'état normal.

Le foie est hypertrophié, pâle et d'une consistance molle et pâteuse, gras à la coupe; les cellules hépatiques sont infiltrées de graisse. La plèvre pariétale est souvent soulevée par une accumulation graisseuse considérable, qui diminue d'autant la capacité du thorax; le tissu cellulaire des médiastins est rempli par de la graisse qui comprime les gros vaisseaux et refoule le cœur.

Jamais il ne se dépose de graisse dans la cavité du crâne ou sous l'arachnoïde; mais Richet a constaté qu'elle pouvait s'accumuler dans la cavité rachidienne et refouler ainsi le liquide encéphalo-rachidien dans la cavité crânienne, où le cerveau se trouve alors dans un état de compression permanente.

Le péricarde, et plus particulièrement le péricarde viscéral, est soulevé par des amas de tissu adipeux souvent de plusieurs centimètres d'épaisseur; la graisse masque l'origine des gros vaisseaux, elle remplit les sillons de la face du cœur; la substance musculaire est presque complétement cachée par de la graisse, et enfin le muscle cardiaque est mou, flasque, élargi, arrondi et habituellement dilaté. Sous l'endocarde, il y a des taches jaunes dues à l'accumulation de particules graisseuses (Parrot). Dans l'épaisseur du myocarde, il se produit des stries graisseuses, allongées, suivant la direction des fibres qu'elles dissocient, sans toutefois leur faire perdre leur striation transversale; le tissu du cœur est souvent pâle feuille morte; c'est qu'alors la surchage graisseuse s'est compliquée d'une stéatose parenchymateuse, et les deux causes s'ajoutent pour lui faire perdre sa puissance contractile.

Les mamelles sont augmentées de volume, souvent dans une proportion considérable; mais au milieu de cette masse graisseuse les acini de la glande sont étouffés : aussi la sécrétion lactée est-elle assez pauvre, quand elle s'y établit.

Les obèses meurent fréquemment d'asystolie et d'asphyxie carbonique : aussi les poumons, le cerveau, la rate, sont-ils souvent congestionnés et gorgés d'un sang noir et diffluent.

Le sang renferme des matières grasses à l'état normal, mais leur proportion n'est pas encore déterminée d'une façon bien précise : elle est d'environ 1, 2 pour 1000 à 1,7; et, dans ces chiffres, la cholestérine n'a pas été séparée : ils sont donc trop forts. Chez les obèses il y a une augmentation de la graisse dans le sang; elle ne semble pas cependant assez considérable, chez l'homme au moins, pour amener le liquide sanguin à l'état de sang huileux; ce sang pathologique est caractérisé par la présence de gouttelettes d'aspect huileux, solubles dans l'éther, et dont la nature graisseuse ne saurait être mise en doute (Gubler); signalé pas Smith en 1836, il ne s'observerait que dans certaines dégénérescences graisseuses du cœur et des artères. M. le professeur Ritter (de Nancy) l'a observé chez une oie soumise à l'engraissement. Dans des analyses de sang faites sur ces animaux avant et après l'engraissement, il a trouvé les chiffres suivants, indiquant la proportion de graisse pour 1000 parties de sang :

AVANT L'ENGRAISSEMENT.

1er animal	2,58
2e	2,50
3e	1,99
4e	2,28

soit en moyenne la quantité de graisse de 2,34 pour 1000, chez les oies maigres.

APRÈS L'ENGRAISSEMENT.

1er animal. . . (sang couleur café au lait)	15,37
2e	8,50
3e	9,12
4e	7,18

On voit donc que la quantité de graisse est accrue considérablement, et dans des proportions qu'elle ne saurait atteindre chez l'homme. En effet, M. Ritter a eu également l'occasion de doser la graisse et la cholestérine du sang de quatre obèses, et il a trouvé les résultats suivants inédits, qu'il a bien voulu nous communiquer :

1° Homme de petite taille pesant 95 kilogrammes; le sang contient :

Graisse	2,95
Cholestérine	0,78

2° Femme courte, très-grasse, 72 kilogrammes :

Graisse	3,14
Cholestérine	0,89

3° Un cuisinier très-obèse, ventre énorme, petite taille :

Graisse	4,12
Cholestérine	0,88

4° Femme devenue obèse après un allaitement de huit mois :

Graisse	3,48
Cholestérine	1,05

Le sang, dans toutes ces analyses, a été recueilli par une saignée du bras. La quantité de graisse est donc chez ces obèses devenue de 4 à 5 fois plus grande qu'à l'état normal ; la cholestérine a également augmenté en quantité d'une façon sensible.

En somme, l'anatomie pathologique nous montre que chez les obèses il s'est produit un envahissement progressif du tissu cellulaire lâche par le tissu adipeux ; que celui-ci comprime, étouffe les organes, notamment le cœur ; que le sang lui-même est altéré et que des troubles hématopoïétiques et nutritifs doivent en être la conséquence.

SYMPTÔMES. Le premier et le plus apparent de tous les symptômes de l'obésité est la déformation de l'aspect extérieur de l'individu par l'accumulation sous la peau d'un pannicule graisseux anormal ; entre l'embonpoint un peu exagéré et cet état extrême d'engraissement qui rend le sujet difforme et l'expose souvent à la risée bien plus qu'à la commisération du public il existe une infinité de degrés. Suivant la taille du sujet, l'obésité est plus ou moins apparente et surtout plus ou moins difforme.

C'est parfois dans les joues, à la base du cou et sur la partie supérieure de la poitrine que la graisse commence à s'accumuler ; les joues sont comme bouffies, tantôt pâles, tantôt colorées, surtout si l'on a affaire à des alcooliques ; les creux sus et sous-claviculaires s'effacent ; le cou paraît court, les épaules sont comme matelassées par un coussin de tissu adipeux ; la circonférence de la poitrine augmente ; les seins se développent outre mesure ; chez l'homme, ils acquièrent parfois un développement extraordinaire ; Schœffer rapporte l'histoire d'un jeune homme chez lequel, dit-il, « *Mammæ pectus amplum obsidebant adeo prægrandes, ut ubera maxima lactantis feminæ numquam illas æquasse persuasus sum* » (cité par Raige Delorme). Chez la femme, les seins deviennent énormes, dépassent en grosseur celle de la tête d'un adulte, et retombent sur le ventre, fatiguant ainsi par leur poids les malheureuses qui les portent. D'autres fois, plus souvent peut-être, l'obésité commence par l'abdomen ; c'est surtout quand elle survient vers l'âge de vingt-cinq ans ; l'individu prend du ventre, dit-on ; déjà les parois abdominales, l'épiploon et le mésentère sont infiltrés d'une couche épaisse de graisse ; la circonférence de l'abdomen acquiert une dimension inaccoutumée, et les parties inférieures du ventre forment en retombant sur les cuisses un repli très-marqué au niveau des régions inguinales ; dans le cas de Schœffer, le ventre descendait sur les cuisses jusqu'aux genoux. Le pubis se recouvre dans certains cas d'une couche adipeuse considérable ; la verge et le scrotum, de même que les paupières, sont respectés ; dans cette même observation de Schœffer, le pénis était caché sous l'amas de graisse de l'abdomen et du pubis, de sorte que l'urine paraissait sourdre d'une espèce de sinus situé à cet endroit.

Les membres supérieurs ou inférieurs présentent également un volume anormal ; les épaules, les fesses, sont énormes ; les aisselles sont remplies par du tissu adipeux qui force les malades à tenir constamment les bras légèrement écartés du corps ; les bras, les cuisses, les mollets, sont énormes ; le dos des mains et des doigts est potelé; les poignets, les chevilles, sont habituellement respectés, et à leur niveau existe un sillon profond duquel l'extrémité du membre semble sortir.

Le poids du corps atteint un chiffre considérable; il est fréquent de le voir arriver à 90 et 100 kilogrammes; assez souvent on trouve 150 et 175 kilogrammes; dans certains cas, on a noté le poids de 400, 600 et 800 livres. Un homme, cité par Wadd, pesait 980 livres.

Marcé rapporte le fait suivant : Philippe Hutin, âgé de treize ans et demi, et de la taille de $1^m,30$, pesait 214 livres; en le mesurant on nota les chiffres suivants :

Circonférence	au niveau de l'appendice xyphoïde.	$1^m,21$
—	de l'abdomen à l'ombilic	$1^m,33$
—	du cou	$0^m,47$
—	de la face au-dessus de la bouche.	$0^m,46$
—	sous les aisselles.	$0^m,88$
—	des bras au niveau du deltoïde	$0^m,37$
—	de la cuisse à la partie moyenne	$0^m,74$
—	du genou	$0^m,58$
—	de la jambe au-dessus du pied.	$0^m,28$

Aran donne les mesures suivantes, prises chez une jeune fille de vingt-cinq ans, pesant 200 kilogrammes :

Circonférence	abdominale à l'ombilic	$1^m,53$
—	de la cuisse	$0^m,88$
—	du genou	$0^m,45$
—	du mollet	$0^m,51$
—	du bras.	$0^m,47$

Percy et Laurent rapportent l'histoire d'une jeune Allemande de 20 ans, qu'on voyait à Paris, et qui pesait 450 livres; à sa naissance elle pesait 13 livres, 42 à 6 mois, 150 à 4 ans; elle avait une taille de 5 pieds 5 pouces, et sa ceinture, mesurée autour du bassin, était également de 5 pieds 5 pouces.

La femme Clay, observée par Dupuytren, avait 5 pieds 1 pouce de hauteur et 5 pieds 2 pouces de circonférence au niveau de l'ombilic. Sa tête, petite pour le volume de son corps, se perdait au milieu de deux énormes épaules, entre lesquelles elle semblait immobile. Son cou avait disparu, et ne laissait entre la tête et la poitrine qu'un sillon de plusieurs pouces de profondeur; en arrière, les épaules soulevées par la graisse formaient deux larges reliefs; en avant pendaient deux mamelles de 28 pouces de circonférence à leur base, et de 10 pouces de longueur à partir de cette base jusqu'au mamelon; elles retombaient sur le ventre jusque près de l'ombilic; les lombes avaient 2 pieds 1/2 de largeur, et les hanches, pourvues d'un énorme embonpoint et relevées jusque sur les côtés de la poitrine, semblaient faites pour la soutenir et pour fournir aux bras un point d'appui. Le poids du corps n'est pas indiqué.

Coe rapporte l'histoire de l'Anglais Bright, qui, à 10 ans, pesait 140 livres, et 616 à sa mort. Th. Bartholin relate le fait d'un enfant de 10 ans qui pesait 200 livres; Kaestner, celui d'un autre dont le poids était de 82 livres à 4 ans, et Benzenberg a vu également un enfant de 4 ans peser 137 livres.

Citons encore l'observation de Hildmann (cité par Picot), d'une enfant de 3 ans et 10 mois, longue de $1^m,13$, chez qui la mensuration fit constater les mesures suivantes :

Cou.	$0^m,49$
Épaule, en passant par l'apophyse coracoïde	$1^m,25$

Poitrine au niveau des mamelons	1m,02
Abdomen à l'ombilic	1m,30
Cuisse au niveau du grand trochanter	0m,71
Genou	0m,50
Mollet	0m,27
Bras au deltoïde	0m,36
Avant-bras	0m,26
Poignet	0m,20

Nous pourrions multiplier beaucoup ces citations; les précédentes suffisent pour montrer à quel degré prodigieux l'obésité peut atteindre.

La démarche des obèses est lente en général; ils s'avancent habituellement en écartant les jambes, et en tenant les bras plus ou moins éloignés du corps; les mouvements sont lourds; quelques-uns cependant conservent une merveilleuse habileté des doigts : témoin un harpiste célèbre qui se fit longtemps entendre à Paris. La force musculaire n'est pas en rapport avec la corpulence de l'individu; si elle peut être grande, comme chez certains hercules de foire, par exemple, c'est que l'exercice l'a beaucoup développée; en outre, bien que souvent très-gras, c'est au développement de leurs masses musculaires que ces athlètes doivent surtout leurs proportions gigantesques. Chez les véritables obèses, vivant d'habitude d'une vie très-molle, la force musculaire est au contraire souvent diminuée.

Malgré le poids considérable du corps, on voit certains obèses surnager dans l'eau, en raison de la faible densité de leurs masses graisseuses; nous avons été témoin du fait chez deux personnes, un adulte et un enfant de douze ans, qui pouvaient rester immobiles étendus sur l'eau pendant un temps presque illimité.

L'apathie et la paresse d'esprit des obèses sont d'observation vulgaire; ils sont rarement capables d'un travail long et continu; tout effort leur est pénible; ils ont un besoin extrême de repos; ils dorment dix, douze heures par jour, et leur vie se passe en quelque sorte d'une façon végétative. Souvent la sensibilité générale et tactile est diminuée chez eux; on ne pouvait, disent les historiens, tirer Denys d'Héraclée de l'état de somnolence dans lequel le plongeait une obésité excessive, qu'en le piquant avec une longue aiguille, ou en couvrant son corps de sangsues.

Les Grecs et les Romains professaient le plus grand mépris pour les obèses, et les considéraient comme peu propres aux affaires publiques. Il ne faudrait pas cependant accepter aveuglément cette fâcheuse idée sur l'état intellectuel des obèses; nombre d'entre eux ont conservé toute leur vivacité d'esprit, et parmi les hommes célèbres, savants, politiques, industriels et conquérants, l'histoire peut citer les plus grands noms.

Chez les polysarciques, la respiration est souvent courte, haletante, dès qu'ils font un effort, qu'ils montent un escalier; ils ne peuvent marcher vite sans être essoufflés; pour dormir, ils sont obligés d'avoir la tête haute; la plupart dorment en faisant entendre un ronflement sonore, que j'ai vu disparaître une fois après un amaigrissement considérable. De même, la moindre fatigue détermine des palpitations; ils sont sujets à des vertiges, à des bourdonnements d'oreille; souvent un œdème assez prononcé existe, surtout le soir, au niveau des malléoles; les varices, les hémorrhoïdes, sont fréquentes. La peau est couverte d'un enduit sébacé plus abondant que d'habitude, ce qui lui donne un aspect huileux; la sueur est également facile et exagérée. Au fond des replis graisseux, sous les seins, entre les cuisses, sous les fesses, on constate parfois un eczéma intertrigineux rebelle; les maladies de peau : eczéma, acné sébacée, érythèmes, engelures, dartres et scrofulides, sont assez fréquentes. La peau du ventre et des cuisses est souvent marquée de vergetures absolument analogues à celles des femmes enceintes; elles sont produites par l'éraillure du derme sous l'influence de la distension mécanique due à la graisse; elles sont indélébiles, et, si un amaigrissement marqué survient, la peau du ventre peut prendre tout à fait l'aspect de celle d'une femme qui a accouché; on comprend toute l'importance de ce fait en médecine légale. Dancel rapporte l'histoire d'une dame jadis obèse dont l'abdomen s'était vidé de tout le tissu adipeux qui entourait les intestins, et chez laquelle la peau, ne s'étant pas rétractée, pendait, comme un tablier, devant les cuisses.

Le plus souvent, les polysarciques sont de gros mangeurs; ils passent, soit par habitude, soit par besoin réel, une grande partie de leur journée à boire et à manger; Heysler raconte l'observation d'un Anglais, obèse et mort à vingt-huit ans, qui mangeait 18 livres de bœuf par jour; un autre obèse, cité par Stœber, consommait journellement 16 livres de viande; plusieurs fois il mangea, à la suite d'un pari, un veau entier dans la journée. La soif est également vive chez eux; la plupart sont grands buveurs de bière, de porter, de cidre; en mangeant ils sont obligés de boire abondamment; nous avons observé ce fait sur deux dames qui, à chaque repas, vidaient une carafe d'eau et en buvaient encore plusieurs verres dans la journée. Il est évident que, dans ces cas, il faut, par l'analyse des urines, écarter tout soupçon de diabète.

Les fonctions digestives s'accomplissent en général d'une façon convenable; cependant les indigestions sont assez fréquentes; quand l'obésité est excessive, les selles deviendraient parfois graisseuses et renfermeraient une proportion de graisse qui peut aller jusqu'à 100 et 150 grammes par vingt-quatre heures (Picot). La constipation est rare; plus souvent il survient des selles liquides, diarrhéiques. Les dyspepsies sont assez communes, et peut-être ne sont-elles dues, comme il arrive si souvent chez les goutteux, qu'à une sorte de surmènement de l'estomac obligé de digérer des aliments trop copieux et souvent avalés gloutonnement.

Les urines ne dépassent pas en quantité le chiffre normal; parfois on y trouve du sucre, dû soit à un diabète concomitant, soit plus souvent à une simple glycosurie alimentaire qui disparaîtra complétement dès que l'alimentation féculente sera supprimée; c'est ce que nous avons observé récemment chez un obèse soumis avec succès au régime azoté. L'albuminurie n'est pas rare; elle est liée à l'obésité et, comme la glycosurie, disparaît avec elle. Des analyses de M. le professeur Bouchard, faites sur 59 obèses, il résulte que 30 fois la quantité totale d'urée en vingt-quatre heures a été inférieure à la normale, 14 fois supérieure et 15 fois égale à la normale. Ces chiffres montrent l'état de la dénutrition azotée de l'individu; nous en verrons l'importance à propos du traitement. Les phosphates sont diminués, l'acide urique est augmenté.

Comme dans le diabète, la température centrale peut être abaissée; le matin, elle est de 36 à 37 degrés dans le rectum; le soir et surtout après le repas, elle se relève un peu (Bouchard). Ce fait est bien en rapport avec la diminution de combustion des matières azotées et grasses chez les obèses.

Chez les polysarciques, les fonctions génitales sont en général peu actives : les femmes sont peu ou mal réglées; d'autres fois l'aménorrhée fait place par moments à de véritables ménorrhagies analogues à celles que l'on observe dans certains cas de chloroses bien étudiées par Noël Guénaud de Mussy sous le nom de chloroses ménorrhagiques. Souvent il existe une leucorrhée qui détermine sur la vulve et les cuisses un prurit et un eczéma fort pénibles. Chez les jeunes filles obèses, la menstruation commence habituellement de très-bonne heure, à l'âge de sept ans dans un cas rapporté par Schœffer, à deux ans chez deux fillettes observées par Percy et Chambers.

Hippocrate signale la stérilité habituelle des femmes obèses. C'est là une observation absolument exacte : aussi est-ce souvent le désir de devenir mères qui entraîne certaines jeunes femmes à se faire maigrir, et parfois, après un amaigrissement prononcé, la fécondation a pu avoir lieu.

Chez les hommes obèses, l'instinct génésique est en général peu développé ; quelques-uns sont absolument impuissants. On connaît l'engraissement proverbial des eunuques, des castrats, des chapons ; mais ici l'embonpoint n'est-il pas plutôt une conséquence : bon coq, dit-on, ne fut jamais gras.

En somme l'obèse, avec une apparence de santé, est dans un état qui confine souvent à la maladie ; chez lui, malgré ce bel appétit, la nutrition s'opère mal, et presque toujours il existe, surtout chez la femme, un état chlorotique prononcé, et accompagné parfois de phénomènes hystériques plus ou moins graves.

L'obésité n'est pas toujours générale ; dans certains cas, la graisse s'accumule sur un point déterminé et donne lieu à des difformités et à des troubles plus ou moins graves. Ainsi, chez certaines femmes, les mamelles deviennent énormes ; elles fatiguent par leur poids excessif les malades qui les portent, déterminent des sensations de tiraillement, des douleurs dans le dos parfois intolérables ; il faut distinguer ces mamelles graisseuses de certaines hypertrophies dues tantôt à des fibromes, tantôt à des adénomes, et étudiées sous le nom d'hypertrophie générale de la glande mammaire par Labarraque, dans sa thèse inaugurale (1875). D'autres fois, ce sont les fesses qui se développent outre mesure, rappelant ainsi par leur difformité cette conformation normale, particulière aux femmes des Boschimans. Les lipomes enfin, tantôt uniques, tantôt multiples, ne sont-ils pas, en définitive, une obésité partielle.

Dans certains cas, soit chez des jeunes filles, soit chez des femmes, et dans ce cas plus particulièrement à l'époque de la ménopause, on voit le ventre se développer outre mesure, les seins grossissent, les règles se suppriment, des troubles dyspeptiques et nerveux apparaissent en même temps ; en un mot, on voit survenir un ensemble de signes qui peut à juste titre faire croire à un début de grossesse? Cet état a été signalé par Stoltz, par Depaul, et bien étudié par Glais, sous le nom de grossesse adipeuse : les mois se passent, l'utérus reste vide et ne se développe pas ; et on est forcé d'admettre que cette grossesse tantôt désirée, tantôt redoutée, n'existe pas ; tous ces troubles sont dus à une accumulation de graisse dans la paroi abdominale. On comprend toute l'attention et la réserve que le médecin doit apporter dans le diagnostic de ces cas souvent difficiles.

La marche de l'obésité est variable ; quand elle a débuté chez des enfants, il est assez fréquent de la voir cesser au moment de la puberté ; d'autres fois, au contraire, elle ne fait que s'accroître ; nous en avons cité des exemples. Chez les adultes elle peut, arrivée à un certain degré, rester stationnaire, sans donner lieu à d'autres phénomènes qu'une gêne plus ou moins grande ; mais parfois elle s'accroît d'une façon continue ; la graisse envahit tous les tissus, le cœur se surcharge de tissu adipeux, la respiration s'embarrasse, des congestions passives apparaissent vers les poumons, vers l'encéphale, les jambes s'œdématient, la marche devient de plus en plus difficile, et le malheureux obèse ne peut plus quitter son lit ou son fauteuil sans être pris d'accès de dyspnée souvent fort pénibles. Le cœur, en effet, surchargé de graisse, finit par tomber dans une stéatose parenchymateuse, et l'asystolie survient avec son cortége, asystolie d'autant plus grave que la fibre musculaire, devenue graisseuse, ne peut plus soutenir la lutte. D'autres fois, c'est une syncope qui termine la scène; les obèses y sont particulièrement disposés, et on sait, à cet égard, avec quelle prudence il faut chez eux administrer le chloroforme pour une anesthésie. Chez eux, la mort subite est due encore à une rupture du cœur, à une hémorrhagie cérébrale.

Le diabète peut accompagner l'obésité ; souvent il aura été méconnu pendant longtemps, quand un amaigrissement rapide viendra donner l'éveil ; il s'accompagne chez l'obèse de tous ses accidents habituels, et la mort subite peut encore en être la terminaison.

Les hernies ombilicales, crurales, inguinales, sont fréquentes chez les polysarciques, et affectent une disposition toute particulière à l'étranglement. En raison de l'épaisseur des téguments, le diagnostic et la réduction en sont rendus plus difficiles, et, si l'on est obligé d'arriver au débridement, on est alors exposé aux accidents gangréneux qui compliquent si souvent les plaies des obèses; nous avons vu le professeur Richet, alors que nous avions l'honneur d'être son interne en 1872, opérer une hernie inguinale étranglée chez une femme dont la paroi abdominale mesurait plusieurs centimètres d'épaisseur de tissu adipeux ; le succès opératoire fut complet, mais la plaie ne se referma pas, et un vaste phlegmon gangréneux décolla toute la peau de l'abdomen et du dos, et emporta la malade au bout de quinze jours, alors que l'étranglement herniaire avait disparu depuis longtemps.

Les phlegmasies, les pyrexies, plus particulièrement la fièvre typhoïde, prennent chez les obèses un caractère de gravité tout particulier et bien étudié par Röser; le pouls est petit, très-fréquent, il y a un état de prostration et de faiblesse extrêmes, une tendance au collapsus et à l'adynamie, qui emportent presque fatalement le malade.

L'état gras du foie peut, ainsi que nous l'avons montré (E. Demange, *De l'influence de la stéatose hépatique et rénale sur la production de l'ictère grave, particulièrement chez les acooliques* in *Revue méd. de l'Est*, 1879), transformer un ictère de cause banale, survenu chez un obèse, en un ictère malin; le docteur Perls en a cité un exemple.

Ajoutons encore que souvent les obèses sont sujets à des migraines constitutionnelles; que la goutte et la gravelle sont loin de les épargner, et nous aurons terminé le tableau assez sombre des maux qui les attendent. Hippocrate avait eu raison de dire que rarement ils arrivent à un âge avancé.

Diagnostic. Le diagnostic de l'obésité est en général facile; un simple examen suffit pour constater l'augmentation de volume du corps et l'épaisseur du pannicule graisseux; l'état du cœur devra être surveillé avec soin, et souvent il révèlera la cause de la plupart des troubles fonctionnels qu'éprouve le malade.

A l'état normal, avons-nous dit, la graisse forme environ la vingtième partie du poids du corps; pour apprécier le degré de la polysarcie, on aura recours à la comparaison du poids de l'individu avec sa taille, et en se reportant aux tables suivantes on pourra juger de l'exagération du tissu adipeux.

D'après Quételet, un adulte bien conformé pèse, suivant sa taille :

TAILLE.	POIDS.
1m,50	52 kilogrammes.
1m,55	54
1m,60	60
1m,65	64
1m,70	67
1m,75	73
1m,80	79
1m,85	83
1m,90	88

W. Banting donne le tableau suivant en mesures anglaises :

TAILLE.	POIDS. 1 livre = 375 gr.
5 pieds 1 pouce	120 livres.
5 — 2	126
5 — 3	133
5 — 4	136
5 — 5	142
5 — 6	145
5 — 7	148
5 — 8	155
5 — 9	162
5 — 10	169
5 — 11	174
6 —	178

Un œdème consécutif à une affection du cœur ou à un mal de Bright ne saurait être confondu avec l'obésité.

Les cas d'obésité partielle, et notamment la grossesse adipeuse, peuvent parfois induire en erreur. Dans ce cas, c'est en constatant directement l'épaississement de la paroi abdominale et en tenant compte de tous les signes habituels de la grossesse, physiques et rationnels, qu'on pourra résoudre le problème. L'état de la peau, sa dureté, l'hypertrophie papillaire dans l'éléphantiasis, ne permettent pas l'erreur.

Duchenne de Boulogne a montré que les enfants atteints de paralysie pseudo-hypertrophique ou myo-sclérosique avaient parfois été pris pour des obèses ; il suffira de se rappeler que cette maladie, malgré l'hypertrophie des membres, s'accompagne d'un affaiblissement musculaire notable, portant surtout sur les membres inférieurs hypertrophiés, et contrastant avec la musculature puissante de ces membres inférieurs et la maigreur des membres supérieurs ; dans cette maladie « l'augmentation de volume des membres est due à l'hypertrophie des masses musculaires, tandis que le pannicule graisseux contient très-peu de graisse, et est tellement aminci, que les muscles hypertrophiés semblent faire hernie à travers la peau » (Duchenne).

Enfin rappelons que certains diabétiques sont gras pendant longtemps et que par conséquent l'obésité peut parfois masquer un diabète déjà ancien ; l'examen de l'urine peut seul lever tous les doutes.

Étiologie et Pathogénie. Les causes de l'obésité sont encore bien obscures ; cependant l'observation clinique a permis de préciser, dans un certain nombre de cas, les conditions qui président à son développement. Nous les diviserons en prédisposantes et occasionnelles.

Causes prédisposantes. L'*hérédité* est certainement une des causes les plus fréquentes de l'obésité ; ce fait, signalé par tous les auteurs, ressort amplement des tables de Chambers et de Bouchard, publiées dans la thèse de Worthington ; nous en donnons le résumé :

1° Chambers	38 cas.	19 hommes, dont.	14
		19 femmes	11
2° Bouchard (1re table). .	71 cas.	19 hommes	5
		52 femmes	23
3° Bouchard (3e table). .	15 cas.	5 hommes.	3
		10 femmes	5
	124 obèses, dont 43 hommes, 81 femmes.		61 cas héréditaires, dont 22 hommes, 39 femmes.

C'est-à-dire que l'obésité est héréditaire dans la moitié des cas, et d'une façon à peu près égale dans l'un ou l'autre sexe. Pour l'obésité comme pour les autres maladies, l'hérédité peut être directe ou collatérale, et sauter une génération; Chambers en rapporte plusieurs exemples : sur 25 cas d'obésité héréditaire, 5 fois elle s'est transmise par la voie collatérale. Le plus habituellement, l'enfant issu de parents obèses n'apporte en naissant qu'une prédisposition à l'obésité, et ce n'est que plus tard que cet état se développe, à l'occasion d'une des causes nombreuses que nous aurons à étudier; mais il est des cas où l'exagération extrême des tissus adipeux est réellement congénitale. Le fœtus développé outre mesure devient une cause de dystocie, et souvent la difficulté du travail peut le faire périr. « A Finale, en Ligurie, une dame, après une grossesse énorme, accoucha d'un enfant obèse, et risqua de succomber au moment de ses couches. A trois ans, la fille qui était chargée du soin de cet enfant ne pouvait plus le porter à cause de son poids; il avait un appétit énorme; ses parents, par le conseil d'un médecin, ne lui donnaient que très-peu d'aliments peu nourrissants; il guérit de l'obésité, mais il finit par devenir épileptique » (Worthington, *loc. cit.*). Chambers a vu un enfant qui, à sa naissance, pesait 16 livres, 60 à un an, et 87 à trois ans, et succomba à quatre ans et demi aux suites d'une bronchite. Dans les *Éphémérides des Curieux de la nature* (décade 2, an VI) nous trouvons l'histoire d'un enfant qui naquit obèse; cet état augmenta rapidement de jour en jour, à tel point que sa nourrice ne pouvait plus trouver de langes assez grands pour l'envelopper (cité par Worthington).

Plus fréquemment, c'est immédiatement après la naissance que cette obésité infantile se développe; ces enfants viennent au monde très-gros, et grandissent rapidement; à deux ou trois ans ils ont le poids et la taille d'un enfant de sept à huit ans, et souvent, pendant que tout le corps prend ce développement exagéré, la cavité thoracique reste étroite, les poumons ne suivant pas l'hypertrophie générale (Chambers).

Très-ordinairement l'obésité infantile, quand elle n'acquiert pas ce degré extrême, disparaît au sevrage, ou quand on cesse de donner à l'enfant une nourriture exclusivement composée de lait et de farineux.

Vers l'âge de la puberté, plus particulièrement chez les jeunes filles, et surtout chez celles qui sont lymphatiques et deviennent chlorotiques, on voit souvent apparaître l'obésité. L'obésité héréditaire semble donc plus précoce; elle débute dès l'enfance, ou vers l'âge de quinze ans.

Sur 34 cas observés par Wadd, 21 avaient débuté avant l'âge de vingt ans; sur 86 cas de M. Bouchard, on en trouve 20 avant vingt ans et 28 de vingt à vingt-cinq ans; voici du reste cette table, publiée par Worthington :

AGE DE DÉBUT.	HOMMES.	FEMMES.
A 2 ans	0	1
5 à 10.	1	0
10 à 15.	0	4
15 à 20.	3	11
20 à 25.	3	25
25 à 30.	6	2
30 à 35.	3	7
35 à 40.	4	5
40 à 45.	2	1
45 à 50.	2	6
	24	62
TOTAL. . . .	86	

Chez l'adulte, c'est ordinairement de vingt à trente ans que débute l'obésité; enfin, chez la femme, c'est surtout à l'âge de la ménopause. Rarement elle se montre ou persiste dans la vieillesse, les obèses, avons-nous dit, atteignant peu fréquemment un âge très-avancé.

D'après le relevé que nous avons donné plus haut, l'obésité se rencontrerait à peu près aussi fréquemment dans l'un et l'autre *sexe;* cependant quelques auteurs admettent qu'il y a une prédisposition à l'obésité plus grande chez la femme que chez l'homme; ils en trouvent la raison dans ce fait que normalement le tissu adipeux est plus développé dans le sexe féminin. Est-ce bien réellement le sexe féminin qu'il faut mettre en cause? Nous pensons qu'il faut bien plutôt en chercher la raison dans le genre de vie des femmes plus sédentaire que celui des hommes, dans leur nourriture plus souvent composée de laitage et de féculents que de viande.

Nous en dirons autant de l'influence du *climat.* Tandis que les uns accusent les climats froids de produire l'obésité, les autres incriminent les climats chauds (Avicenne, Weilhard) ; pour d'autres enfin, ce sont les climats tempérés. Il est certain que l'obésité se rencontre dans tous les pays. On les a classés de la façon suivante par ordre de fréquence : l'Angleterre, puis l'Allemagne, la Hollande, la France et l'Italie. Les Chinois auraient une remarquable prédisposition à l'obésité (Finlayson). Remarquant que les ortolans s'engraissaient rapidement en une matinée de brouillard, on a dit que les climats humides, où le brouillard est en quelque sorte permanent, étaient une cause puissante d'obésité. Or, si nous ne pouvons contester absolument l'influence de la race, du climat, il nous semble que la question est bien plus complexe ; les gens du Nord sont de gros mangeurs, des buveurs d'eau-de-vie et de bière, et leur genre de vie est bien plus en cause que la température et le climat.

Il est bien autrement intéressant et utile pour le clinicien de rechercher les causes prédisposantes de l'obésité dans le *tempérament,* la *constitution* de l'individu; étant héréditaire dans la moitié des cas, l'obésité a un lien de parenté étroit avec les *diathèses.* C'est là une vérité clinique que M. le professeur Ch. Bouchard a eu le mérite de faire ressortir. Si, en effet, nous jetons un coup d'œil sur ses tableaux, nous remarquons que, sur 86 cas d'obésité, 26 fois le polysarcique était né de parents rhumatisants, et que 44 fois lui-même avait été atteint de rhumatisme. Sur ce même chiffre, on note également un nombre considérable d'autres manifestations de la diathèse arthritique, telles que le psoriasis, l'eczéma, et surtout la migraine; 4 fois celle-ci était héréditaire, 27 fois l'obèse en était atteint. La goutte a été notée 23 fois dans les ascendants, 2 fois elle existait chez le sujet; 6 fois le polysarcique était né de parents diabétiques et

2 fois il était atteint de cette maladie. Ces chiffres sont trop précis pour refuser aujourd'hui une relation étroite entre l'obésité et l'arthritisme. Cette diathèse, héréditaire entre toutes, se transmet dans une même famille sous la forme de rhumatisme, goutte, obésité, diabète, eczéma, gravelle, asthme, migraine. Charcot en rapporte un exemple frappant dans ses leçons sur les maladies des vieillards :

Père, brasseur. . .	»	»	Obèse.	Diabète.	Mort phthisique à 48 ans.
Mère	Lymphatique.	Sciatique.	»	»	»
1er fils, brasseur . .	Scrofule, kératite.	Rhumatisme articulaire.	Obèse.	Diabète à 50 ans.	Vit encore (60 ans).
2e fils, brasseur . .	»	Goutte à 25 ans.	Obèse à 35 ans.	Diabète.	Mort dans le délire.
3e fils.	Lymphatique.	Goutte à 30 ans.	Obèse.	Diabète.	Mort d'accident.
4e fils, alcoolique. .	»	»	Obèse.	»	Mort de cirrhose.
5e fils.	Kératite.	Goutte.	Obèse à 25 ans.	Diabète.	Mort phthisique à 48 ans.
Une fille.	»	Goutte.	Obèse.	»	Vit encore.
La fille de celle-ci. .	»	Goutte.	Obèse.	»	Vit encore.

J'ai pu observer la combinaison suivante :

1° La mère, asthmatique et obèse, morte d'une pneumonie;

2° Sa fille, asthmatique, obèse et rhumatisante, vit encore;

L'époux de celle-ci, obèse, diabétique, mort d'un anthrax;

3° La petite fille issue de ce mariage, obèse à quinze ans, obèse aujourd'hui, migraine.

Et celle-ci :

1° La mère, obèse et asthmatique ;

2° Le fils, obèse, mort de cirrhose ;

3° La petite-fille, obèse ;

Celle-ci épouse un rhumatisant et migraineux. 2 enfants :

4° Un fils rhumatisant, obésité passagère à quinze ans;

Une fille rhumatisante, tendance à l'obésité à vingt ans.

La scrofule et le tempérament lymphatique créent encore une prédisposition à l'obésité : Bouchard l'a rencontrée 5 fois ; j'ai pu observer les trois faits suivants : 1° le père, né d'une mère rachitique et scrofuleuse, est obèse à cinquante ans, après une vie sédentaire et un régime trop abondant; deux fils dont l'un obèse à vingt ans, et l'autre tuberculeux ;

2° Le père goutteux, obèse, mort d'un cancer d'estomac à cinquante ans; la mère, rhumatisante, vit encore ; une fille morte tuberculeuse à vingt ans; une seconde, obèse, à vingt-deux, mariée et stérile ;

3° La mère obèse et lymphatique; le père bien portant : 2 enfants morts en bas-âge de méningite tuberculeuse, une fille très-obèse à six ans et lymphatique.

Cette obésité scrofuleuse, observée déjà par Lugol et Dubourg, se développe soit après la naissance, soit à la puberté, plus particulièrement chez ces jeunes filles dont Canstatt a fait le modèle de la beauté scrofuleuse; c'est dans ces cas qu'il n'est pas rare d'observer des scrofulides cutanées, telles qu'engelures persistantes, lupus de la face, etc.

Si nous avons tant insisté sur ces rapports de l'obésité avec les diathèses, c'est qu'ils sont de la plus haute importance au point de vue du pronostic et du traitement.

Causes occasionnelles. Lorsque des éleveurs veulent engraisser des animaux, ils les condamnent à un repos presque absolu, et leur font prendre une nourriture abondante; par ce procédé, les dépenses de l'organisme diminuent, et en même temps les recettes augmentent. Ainsi à Strasbourg les engraisseurs d'oies placent ces animaux dans des cages étroites et les gorgent de maïs. Les bêtes à cornes soumises à l'engraissement sont privées de tout travail, confinées dans des étables, et on leur donne une nourriture abondante et grasse. Or, bon nombre d'individus doivent leur obésité à ce qu'ils se sont placés, volontairement ou non, dans des conditions analogues à celles de la *stabulation*. Ces causes occasionnelles réussissent d'autant mieux chez eux à déterminer la polysarcie, qu'elles agissent sur des sujets prédisposés ou soumis aux influences mentionnées plus haut.

Il n'est pas rare de voir dans une même famille des enfants suivant un même régime, dont l'un deviendra obèse, tandis que l'autre ne dépassera pas l'état normal : or, si l'on examine de près, on verra souvent que l'un tient, par exemple, de la constitution du père, qui est arthritique ou obèse, tandis que l'autre a hérité de la bonne santé de la mère; sur ce dernier, les causes qui nous restent à étudier auront certainement moins de prise, bien que cependant elles puissent parfois à elles seules déterminer l'obésité.

Le sommeil trop prolongé, l'oisiveté, le repos complet d'esprit et de corps, se rencontrent souvent chez les obèses. Bons vivants, ils aiment après un dîner succulent à faire une sieste prolongée; ils veillent peu ou sans se fatiguer en buvant de la bière et en fumant, engourdissant ainsi leur esprit et leur corps, prenant rarement part à une conversation active : l'intérieur d'une brasserie vers dix heures du soir est un excellent lieu d'étude de l'obésité.

Tandis que l'exercice fortifie les muscles, le repos excessif les affaiblit et permet à la graisse de s'accumuler. Les *professions* sédentaires, celles surtout qui n'exigent pas une grande dépense intellectuelle, amènent souvent l'obésité; elle est pour ainsi dire inconnue chez les manouvriers, les grands marcheurs. Un repos forcé au lit pour le traitement d'une fracture, la perte d'un membre inférieur, la paraplégie, l'usage habituel de la voiture, l'équitation longtemps soutenue, sont souvent la cause déterminante de l'engraissement. Dans l'armée, l'obésité épargne les soldats, atteint les officiers à mesure que, montant en grade, ils ont un service moins fatigant et un bien-être plus grand; elle est plus fréquente dans la cavalerie, où l'exercice du cheval n'est plus une fatigue (Dancel).

L'obésité des moines est proverbiale : vie calme et austère, manque d'exercice, nourriture grasse et féculente, vie contemplative, tout dans cette existence y prédispose singulièrement. Les prisonniers engraissent souvent d'une façon très-notable.

L'abus des *bains tièdes* et prolongés semble pousser à l'obésité; c'est un moyen mis en pratique par les femmes orientales, chez lesquelles un fort embonpoint est considéré comme indispensable à la beauté.

On a invoqué la *continence* trop longtemps prolongée ; mais souvent le mariage est aussi le début de l'obésité ; il y a là encore des causes multiples, genre de vie nouveau, satisfaction physique et morale, qui influent, croyons-nous, plus que l'accomplissement de la fonction génitale. Les castrats, les eunuques, sont gras. La castration est en effet un moyen usité par les éleveurs pour engraisser les animaux. Parent-Duchâtelet a montré que chez les prostituées menant une vie oisive, sans souci du présent et de l'avenir, mangeant et buvant sans cesse, dormant beaucoup, l'obésité est assez commune.

La *grossesse* (Dardonville et Raige-Delorme) et surtout l'*allaitement prolongé* ont parfois précédé le début de l'obésité ; il semble que, dans ce dernier cas, l'organisme, habitué à fournir les matières grasses du lait en abondance, ne puisse cesser sa production, et que la graisse, continuant à se former, aille se déposer dans les tissus.

La *cessation du flux menstruel*, de même qu'une menstruation peu abondante, a souvent été la cause occasionnelle de l'obésité (Dardonville, Walter, Kisch). Des règles trop abondantes produisent parfois le même effet : Maccary rapporte l'histoire d'une Vénitienne, rendue célèbre par la grande quantité de sang qu'elle perdait tous les mois (565 onces), et qui en outre se faisait saigner plusieurs fois dans l'année ; cette femme avait atteint un degré de polysarcie extrême.

Bouchard cite un médecin devenu obèse à la suite de *saignées* répétées. Enfin certains éleveurs pratiquent des saignées fréquentes aux vaches qu'ils veulent engraisser rapidement. Bauer, qui a étudié cette question, a montré que, à la suite de ces pertes de sang répétées, il y avait une destruction rapide des matières albuminoïdes se traduisant par une azoturie exagérée, et en même temps une diminution notable de la quantité d'acide carbonique éliminé par le poumon. Suivant lui, la destruction des albuminoïdes entraînerait l'apparition de matières hydrocarbonées, par un procédé quelque peu analogue à celui par lequel le diabétique fait du sucre avec ses albuminoïdes ; et enfin ces hydrocarbures non brûlés forment une accumulation de graisse.

Il est assez commun de voir des jeunes filles grasses et en apparence fortement constituées, qui cependant sont chlorotiques à un haut degré, et chez lesquelles, si la chlorose disparaît, l'obésité fait place à un embonpoint modéré, et la santé se rétablit. On ne saurait, dans ces cas, contester que l'obésité n'ait été liée à la *chlorose*. Les anémies les plus graves, l'anémie pernicieuse progressive, récemment décrite par Biermer, la maladie bronzée, d'après Auerbeck, s'accompagneraient souvent d'un état d'embonpoint au-dessus de la normale, et persistant jusqu'à la mort.

On peut donc admettre avec Immermann que certaines modifications qualitatives et quantitatives du sang entraînent l'obésité : que les globules rouges aient diminué de nombre (chlorose par hypoglobulie), que l'hémoglobine soit en quantité inférieure à la normale (chlorose par hypochromie), le résultat sera le même ; l'oxygène ne sera plus transporté en quantité suffisante, les oxydations languiront, et la graisse s'accumulera. Il manque à cette théorie la sanction fournie par la numération des globules et le dosage de la matière colorante.

C'est encore dans ce groupe qu'il faut ranger les obésités survenues pendant et après la *convalescence d'une maladie grave :* fièvre typhoïde, scarlatine, pneumonie, érysipèle. Wadd relate l'histoire de son propre fils « resté maigre jusqu'à vingt-cinq ans, et qui, après une fièvre dangereuse, devint si gras dans l'espace de six mois, que pas un de ses vêtements ne pouvait lui aller ». Maccary a observé une fille qui, rétablie d'une longue et dangereuse maladie, devint obèse dans l'espace de deux mois ; « elle mange presque toute la journée avec beaucoup d'appétit, et je crains qu'elle ne termine sa carrière par une mort subite ». Il rapporte également un fait de Sennert : un noble, dans la convalescence d'une fièvre maligne, devint si gras qu'il ne pouvait plus se remuer, et la masse de son corps pesait quatre cents livres (cité par Worthington).

La plupart des auteurs signalent les *affections du cœur* comme cause de polysarcie; Bouillaud, Cruveilhier, Quain, Dubourg, citent des cas dans lesquels un cœur surchargé de graisse coïncidait avec une obésité plus ou moins prononcée ; il est certain que la stase sanguine, et l'asphyxie carbonique qui en est la conséquence, doivent contribuer à faire diminuer les combustions chez l'individu ; mais le cœur n'était-il pas plutôt devenu obèse sous la même influence qui avait donné lieu à l'adipose générale? c'est là un cercle vicieux que des observations plus précises pourraient seules trancher. Il est un fait, c'est que les cardiaques sont en général assez gras.

En étudiant les rapports des diathèses avec l'obésité, nous avons vu que fréquemment les polysarciques descendaient de *diabétiques*, et que souvent eux-mêmes devenaient diabétiques. On observe en effet assez souvent un léger degré de glycosurie qui n'est dû qu'à une alimentation fortement sucrée ou amylacée, et qui disparaît dès que le polysarcique se soumet à un régime azoté; chez un sujet que nous avons observé, toute trace de sucre avait disparu après que, en deux mois, le malade eut maigri de 15 kilogrammes. Mais d'autres fois le diabète, avec ou sans traitement, se confirme, et l'individu maigrit et arrive à la période consomptive du diabète; c'est ce qui a fait distinguer les diabètes en diabètes gras et diabètes maigres; le signal de cette consomption serait donné par l'azoturie excessive. Or, nous avons montré dans notre travail sur l'azoturie que, d'après les observations de M. Bouchard, on ne pouvait considérer cette idée généralement admise comme l'expression exacte de la vérité : sur onze diabétiques sucrés et azoturiques, c'est-à-dire rendant plus de 27 grammes d'urée dans les vingt-quatre heures, six d'entre eux étaient obèses, et l'un d'eux (Obs. XXII, *th. cit.*, p. 71) rendait de 30 à 42 grammes d'urée en vingt-quatre heures; l'autre (Obs. XXIII), indiqué comme très-obèse, de 29gr,28 à 46gr,72. Or, au moment où ce dernier malade avait 46gr,72 d'urée dans l'urine, celle-ci renfermait 60gr,23 de sucre. Il résulte donc des observations de M. Bouchard qu'il n'existe pas plus de rapport entre l'azoturie du diabétique et la glycosurie qu'entre elle et l'état d'obésité; en d'autres termes, et contrairement à ce qu'on a soutenu, un diabétique peut être obèse, et fortement glycosurique, en même temps qu'il excrète uue quantité énorme d'urée dans les vingt-quatre heures. L'obésité et le diabète peuvent donc coïncider chez le même individu, sans qu'on puisse toujours y voir une relation de cause à effet; c'est dans quelques cas un fait purement contingent. Les expériences de Pettenkofer et Voit nous ont appris que le diabétique absorbe moins d'oxygène que l'homme sain et élimine moins d'acide carbonique; l'absorption de l'oxygène diminue d'un tiers, tandis que l'élimination de l'acide carbonique diminue de deux tiers; ce qui tient, pour ces auteurs, à ce que la plus grande partie de cet oxygène, absorbé déjà en si faible quantité, est employée à brûler, pour en faire de l'urée, le résidu des albuminoïdes qui ont servi à former le sucre. Dès lors, il reste bien peu d'oxygène pour brûler les hydrocarbures, former de l'acide carbonique et entretenir la chaleur normale. Ce fait, qui nous semble expliquer l'accumulation de la graisse et l'abaissement de la température chez certains diabétiques, n'est-il pas applicable aux polysarciques? Nous sommes bien porté à admettre pour eux, comme M. Bouchard l'a fait pour les diabétiques, que la cause première de la maladie réside dans une altération du globule rouge qui ne fournit pas les éléments d'une combustion suffisante; les faits d'obésité survenus à la suite d'hémorrhagies ou dans certaines chloroses en sont la preuve; le manque d'exercice, la vie sédentaire, sont également des causes qui tendent à diminuer les oxydations. Mais malheureusement nous n'avons pas, chez les obèses, d'analyses de l'air inspiré et expiré, qui seules pourraient donner une démonstration scientifique.

Le *mercure* administré pendant un certain temps à dose moyenne engraisse; déjà Hufeland avait observé le fait; plus récemment Liégeois, Armaingaud et Martin-Damourette, ont constaté l'augmentation de poids chez les syphilitiques soumis au traitement mercuriel. Stéfanoff a montré que la syphilis non traitée, à la période secondaire, s'accompagne d'une diminution du poids du corps avec azoturie; quand le traitement est institué, l'azoturie cesse et le poids des malades augmente; pour lui le mercure a donc enrayé la dénutrition albuminoïde produite par la syphilis.

Pour Wilbouchewitch, la syphilis, avant le traitement, produit une hypoglobulie, qui disparaît quand on donne le mercure; le mercure à petites doses augmente donc les globules rouges; si en même temps l'azoturie cesse, rien d'étonnant que le poids du corps augmente. Mais le même auteur a montré en outre que, longtemps continué, le mercure produit de nouveau de l'hypoglobulie: or, c'est dans ces cas de traitement prolongé que non-seulement les syphilitiques regagnent le poids qu'ils avaient perdu, mais encore engraissent; l'hypoglobulie semble donc, encore cette fois, enrayer la combustion des hydrocarbures, d'où engraissement plus ou moins grand. Keyes a répété les expériences de M. Wilbouchewitch, mais il n'a pas vu que l'hypoglobulie se produisît par la continuation du traitement (cité par Hallopeau, *Du mercure*, th. agr. Paris, 1878). Ces faits sont importants; mais on peut se demander si le repos forcé des syphilitiques observés à l'hôpital, et une nourriture souvent meilleure que celle qu'ils avaient chez eux, ne contribuent pas à la production de cet embonpoint attribué au mercure. Cependant l'action tonique et reconstituante du mercure s'observerait, d'après Keyes, chez des sujets vierges de syphilis, et l'absorption des vapeurs de mercure aurait été pour des doreurs la cause d'obésité (d'Heilly). Wilbouchewitch a également montré que sur les animaux le mercure produit une diminution rapide des globules rouges: est-ce encore ici cette hypoglobulie qui est la cause de l'obésité? On comprend que de nouvelles recherches soient nécessaires pour élucider la question. Que le mercure agisse comme un véritable reconstituant chez les sujets syphilitiques, le fait est incontestable; mais il nous semble difficile d'admettre, avec quelques auteurs, qu'il se comporte de même chez des individus vierges de syphilis.

En résumé, les causes occasionnelles de l'obésité que nous avons étudiées jusqu'ici, repos exagéré, stabulation, cessation des fonctions génitales, castration ou ménopause, hémorrhagies répétées, chloroses diverses, diabète, mercurialisme, semblent produire l'engraissement d'une façon indirecte par l'intermédiaire du liquide sanguin, dont les globules rouges sont en nombre insuffisant, ou dans un état tel qu'ils ne peuvent servir de véhicule à la quantité nécessaire d'oxygène pour fournir à la combustion des hydrocarbures et de la graisse en particulier: il y a donc empêchement à la dénutrition graisseuse et par conséquent adipose.

Il nous reste à étudier une des causes les plus fréquentes de l'obésité, c'est-à-dire l'*alimentation vicieuse* soit par quantité, soit par qualité, et la part que les aliments ou les boissons prennent dans sa production.

Sur quatre-vingt-six obèses, vingt-six fois M. Bouchard a constaté une nourriture trop abondante, souvent composée plus particulièrement de farineux. Ce ne sont pas les aliments gras et féculents qui peuvent seuls produire l'obésité; tous, pris en excès, y contribuent.

Une nourriture surtout azotée et modérée ne produit pas l'engraissement; mais, lorsqu'elle est exagérée comme quantité, elle peut le déterminer presque sans le secours d'autres aliments; la clinique nous montre fréquemment ces grands mangeurs de viandes rôties, de gibier, devenant goutteux et obèses; la démonstration n'est pas absolue, car ils accompagnent leurs repas de vins abondants et généreux.

D'abord comment l'organisme peut-il former de la graisse avec des substances albuminoïdes? D'un côté la chimie moderne tend à admettre que l'albumine est une substance complexe, qui peut se décomposer en produits de deux ordres: les uns azotés, comme la leucine, la tyrosine, l'urée, etc.; les autres dépourvus d'azote, plus ou moins analogues aux produits de décomposition des corps gras et hydrocarbonés. D'autre part la stéatose parenchymateuse, due à la formation de la graisse par une décomposition nécrobiotique des tissus, la formation du glycogène aux dépens des matières albuminoïdes dans le foie d'un animal soumis à un régime entièrement dépourvu de graisses et d'hydrocarbures (Cl. Bernard), nous démontrent amplement que l'organisme peut, dans certaines circonstances, faire du sucre ou de la graisse avec des matières azotées. Enfin les expériences de Pettenkofer et Voit ont confirmé cette idée : ces expérimentateurs ont nourri un chien exclusivement avec de la viande bien dégraissée; ils ont vu que, à condition de lui en donner une quantité considérable, la vie pouvait très-bien s'entretenir longtemps, ce qui n'arrive pas chez les herbivores ou les omnivores; que le chien soumis à ce régime rendait une quantité considérable d'urée en vingt-quatre heures. Au début de l'expérience, il perdait de son poids, mais au bout d'un certain temps, surtout si on augmentait la dose de viande, non-seulement l'urée augmentait encore, mais, loin de continuer à maigrir, l'animal engraissait d'une façon très-notable. Alors la totalité de l'azote de l'alimentation est bien retrouvée dans l'urine, mais il n'en est pas de même du carbone, qui ne se retrouve pas intégralement ni dans l'urine, ni dans les produits de l'expiration: il faut donc en conclure qu'une partie du carbone ingéré (l'albumine renfermant Az,C,H,O) a servi à former de la graisse. Il faut, avec une telle nourriture, pour que l'animal se maintienne dans l'état d'équilibre, qu'il absorbe par jour une quantité de substance azotée égale à un vingtième, ou à un vingt-cinquième du poids de son corps; pour qu'il engraisse, il en faut davantage.

Mais ces mêmes expérimentateurs ont démontré que si, au contraire, on ajoute à la viande une certaine quantité de graisse, il suffit d'une nourriture azotée trois à quatre fois moindre pour obtenir les mêmes résultats; en outre l'azoturie est beaucoup moins abondante.

Si enfin on ajoute des hydrocarbures tels que du sucre, de la fécule, etc., à l'alimentation azotée, on obtient des effets absolument analogues à ceux de la graisse;

l'azoturie baisse davantage encore, ce qui indique l'enraiement de la désassimilation albuminoïde ; et, la graisse s'accumulant dans l'organisme, le poids du corps augmente.

Or ce chien n'est-il pas absolument dans les conditions de l'obèse dont nous parlons, mangeant beaucoup de viande, de graisses, de féculents ? Ceci nous explique pourquoi, malgré son régime fortement azoté, il rend habituellement peu d'urée dans son urine. Ainsi donc il y a des obèses qui font leur graisse avec les substances albuminoïdes. On voit de suite les conclusions à en tirer pour le traitement : la nourriture devra être azotée, mais peu abondante.

Dans d'autres cas, l'obésité est due à une nourriture viciée en sens inverse ; certains obèses, mangeant très-peu de viande, se nourrissent presque exclusivement de légumes secs, de pommes de terre, de féculents de toutes sortes et surtout de pain, et plus particulièrement de pain frais ; en même temps, ils absorbent une quantité plus ou moins considérable de corps gras, lard, beurre, huile, charcuterie, etc.

Il est certain que la graisse fournie par les aliments contribue à la formation de la graisse de l'organisme. Versée dans le sang par le canal thoracique et par les veines sus-hépatiques, elle va, après avoir sans doute subi une élaboration dans les chylifères et dans le foie, ou bien être oxydée directement sans entrer dans la constitution des tissus, ou bien s'accumuler dans l'organisme en constituant, après une élaboration cellulaire, le tissu adipeux. Dès lors, si l'apport graisseux est trop considérable, il y a obésité.

Enfin les hydrocarbures (sucre, fécule, amidon, etc.), pris en excès, forment de la graisse : c'est en gorgeant les oies de maïs qu'on les surcharge de graisse ; les carnivores engraissent rapidement, si on leur fait absorber des féculents en quantité ; les abeilles, dont la nourriture est presque exclusivement composée de sucre, forment de la cire dont la composition se rapproche de celle des corps gras (Huber). Pour Liebig, les hydrocarbures apportés par les aliments sont en partie brûlés, en partie transformés en graisse ; les travaux de Dumas, de Boussingault, de Persoz, tendent également à cette conclusion, c'est-à-dire à la transformation directe des féculents en graisse, puisque la quantité de graisse introduite par l'alimentation est inférieure à celle représentée par les sécrétions et le tissu adipeux (Boussingault). « Il y a cependant, dit M. Beaunis (*Nouv. élém. de physiol.*, p. 517), plusieurs objections à faire à cette théorie : d'abord ni dans l'organisme, ni en dehors de l'organisme, cette transformation directe des hydrocarbonés en graisse n'a pu être obtenue. Ensuite, même au point de vue chimique, quoique les deux groupes de corps aient un certain nombre de produits de décomposition communs, acides acétique, butyrique, carbonique, eau, etc., il est difficile de concevoir comment pourrait se faire cette transformation. D'un autre côté, les hydrocarbonés pris seuls éliminent la graisse au lieu de l'augmenter, et si les abeilles, par exemple, produisent de la cire avec une alimentation sucrée, c'est qu'elles ingèrent en même temps des albuminoïdes : car, si ces albuminoïdes viennent à leur manquer, la production de cire s'arrête. Comment expliquer alors l'influence, incontestable cependant, des hydrocarbonés sur la formation de la graisse ? »

Rappelons-nous ce que nous avons vu plus haut sur la formation de la graisse par les albuminoïdes ; ce sont encore eux qu'il faudrait faire intervenir ici. En effet, des expériences de Pettenkofer et Voit il résulte qu'il existe un rapport constant entre la quantité d'albumine décomposée chaque jour dans l'organisme et la quantité de graisse déposée dans les tissus, celle-ci résultant du dédoublement des matières azotées. Or, si cette graisse n'est pas brûlée, elle va s'accumuler et conduit à l'obésité. C'est ce qui arrive chez l'individu qui mange beaucoup de féculents ; ceux-ci sont transformés en sucre dans l'intestin, c'est-à-dire en une substance très-oxydable ; ce sucre, « véritable aliment d'épargne », est brûlé très-rapidement et protége ainsi contre l'oxydation la graisse produite par le dédoublement des albuminoïdes (Voit). Les hydrocarbonés ne contribuent donc pas directement à la formation de la graisse, et, si l'alimentation féculente amène l'obésité, c'est que l'individu absorbe non pas seulement de la fécule pure, mais de l'albumine végétale qui se trouve en quantité suffisante dans les pommes de terre, le maïs, le pain, etc.

Les obèses, s'ils sont souvent grands mangeurs, sont encore plus grands buveurs ; ils ont besoin d'une certaine quantité de liquide pour faciliter la digestion de la masse d'aliments ingérés. L'eau agit-elle dans l'engraissement ? c'est là un point encore bien obscur. « L'ingestion d'eau en excès, dit M. Beaunis, a un effet assez prononcé sur la nutrition dont elle accroît l'activité, comme le montre l'augmentation de l'urée et des substances minérales dans l'urine. » Mais cette azoturie n'est-elle pas due simplement à une sorte de lavage des tissus, la polyurie, qui en est la conséquence, entraînant ainsi, par un phénomène purement mécanique, une certaine quantité d'urée? Cette explication semblerait démontrée par les expériences de Jeanneret (th. inaug., Berne, 1873). Néanmoins on ne saurait nier l'importance de l'eau pour la nutrition ; et la clinique prouve bien que la diminution des boissons aqueuses est nécessaire pour lutter contre l'obésité (Dancel). Pour Ch. Robin, l'eau n'agirait dans l'engraissement que d'une façon mécanique ; elle sert à dissoudre les substances qui doivent être absorbées, elle provoque une hypersécrétion intestinale, grâce à laquelle est absorbée une partie des aliments qui seraient restés non digérés, et auraient été éliminés presque en nature par les fèces.

L'alcool joue dans l'engraissement un rôle plus important et mieux connu. Il est absorbé sous la forme de vin, liqueurs, eaux-de-vie, bière, cidre, etc. ; l'obésité des ivrognes et des buveurs de bière est proverbiale. L'alcool, pris à doses modérées, mais, et c'est le cas des obèses, répétées souvent, détermine une diminution dans la quantité d'acide carbonique exhalé, et fait baisser le taux de l'urée : il ralentit donc les oxydations ; il exerce une action indirecte, mais incontestable, sur la nutrition, dont il diminue la dépense ; il en résulte une augmentation dans le poids de l'individu et son engraissement. L'alcool est donc, au même titre que la fécule ou l'amidon, un aliment d'épargne. La bière, renfermant de l'alcool et de la dextrine, agit doublement à cet égard.

Pour Duchek, l'alcool empêcherait le sucre de s'oxyder complétement ; ne pouvant se transformer en acide carbonique et en eau, il formerait de la graisse.

Du rôle des divers aliments dans la formation de la graisse il résulte que tous, quaternaires et ternaires, peuvent contribuer à la former, les uns directement, les autres indirectement. Les aliments azotés seuls ne forment de la graisse que s'ils sont pris en grande quantité ; s'ils sont associés à une certaine quantité d'hydrocarbures et surtout de graisse, l'engraissement est plus rapide et plus considérable. Les hydrocarbures seuls n'engraisseraient pas, s'ils étaient absorbés chimiquement purs ; mais toujours ils renferment une quantité notable d'albumine végétale aux dépens de laquelle se forme la graisse, comme dans le cas précédent, cette graisse étant épargnée par l'oxydation des hydrocarbures. Seule, la graisse de l'alimentation va fournir directement à la graisse de l'organisme; les albuminoïdes la produisent par leur décomposition, et celle-ci est facilitée par les hydrocarbures.

En résumé, les causes physiologiques de l'obésité peuvent être classées sous deux chefs :

1° Celles qui s'opposent à la destruction de la graisse dans l'organisme, l'oxygène n'étant pas apporté par les globules en quantité suffisante (chlorose, saignées, manque d'exercice, etc.).

2° Celles qui augmentent la production de la graisse dans l'économie, soit directement comme les corps gras et les albuminoïdes unis aux hydrocarbures, soit indirectement comme les hydrocarbures.

D'après ce que nous avons cherché à établir, l'obésité serait tantôt constitutionnelle, et, dans ce cas, héréditaire ou liée à certaines diathèses; tantôt acquise, et alors due, ou à une dyscrasie sanguine accidentelle (hémorrhagies, chlorose), ou à une alimentation vicieuse. Or, si nous voulons pousser notre examen plus à fond, nous sommes obligé d'accepter que dans l'un ou l'autre cas la cause efficiente est en définitive un état particulier du sang, retentissant sur la nutrition : nous sommes donc porté à admettre, avec M. Bouchard, que l'obésité est une maladie du sang, et plus particulièrement du globule rouge, et à la placer à côté du diabète dans les dystrophies.

Ceci nous amène à nous demander quelle est l'influence du système nerveux dans l'obésité, dans celle, bien entendu, qui n'est pas directement alimentaire. L'adipose ne serait-elle pas liée à un trouble trophique du système nerveux? Cette question semble avoir fait un pas depuis quelques années : dès 1860, Bonnefin signalait l'adipose sous-cutanée dans certaines névralgies accompagnées d'atrophie musculaire; en 1864, Béziel observait l'hypertrophie du tissu cellulaire sous-cutané dans l'atrophie musculaire rhumatismale; en 1872, Collette, sous l'inspiration de Gubler, montrait, dans sa thèse inaugurale, que, dans certaines phlegmasies mono-articulaires accompagnées d'atrophie des muscles péri-articulaires, la couche de tissu cellulo-adipeux devient plus épaisse autour de cette articulation. Duchenne de Boulogne, avec sa sagacité habituelle, avait remarqué que souvent, là où les muscles s'atrophiaient, il y avait épaississement des téguments. Enfin Fernet et Landouzy ont plus particulièrement étudié l'adipose sous-cutanée qui accompagne certaines sciatiques amyotrophiques; Landouzy est arrivé à cette conclusion, que l'adipose sous-cutanée existe habituellement dans les amyotrophies deutéropathiques, exceptionnellement dans l'atrophie musculaire progressive. Comment se produit cette adipose partielle? Landouzy (in *th.* de Vergnes. Paris, 1878) rejette l'immobilité comme cause de l'engraissement; il l'a vu survenir lors même que les malades n'avaient pas cessé de mouvoir leur membre; il assimile l'adipose sous-cutanée partielle aux troubles trophiques cutanés que l'on observe dans les mêmes circonstances. L'adipose sous-cutanée partielle a été observée non-seulement dans les névralgies, mais à la suite des hémiplégies de cause cérébrale (Landouzy, Vergnes), dans un cas de section du nerf sciatique avec paralysie, atrophie musculaire et ulcérations perforantes au niveau des phalanges et des métatarsiens (Heurtaux de Nantes, in *th.* Porson. Paris, 1873). Il paraît donc difficile de refuser une liaison entre la lésion nerveuse et l'hypertrophie du tissu cellulaire. Pourquoi rejeter l'action trophique du système nerveux sur les éléments cellulo-adipeux, quand on l'admet pour les autres éléments anatomiques? ou bien ce trouble de nutrition est-il lié uniquement à des troubles circulatoires, vaso-moteurs qui, « restreignant ou augmentant les apports et les dépenses des tissus, limitant ou exagérant les oxydations locales, permettraient la combustion ou l'emmagasinement de la graisse » (Vergnes)? Or Landouzy a pu, sur des membres atteints d'amyotrophie et d'adipose, constater une diminution dans la température locale. Il en conclut que la lésion nerveuse qui produit l'atrophie musculaire détermine des troubles circulatoires diminuant l'oxydation de la graisse et permettant son dépôt dans le tissu conjonctif sous-cutané.

Si maintenant de cette adipose partielle nous remontons à l'adipose généralisée, ne trouvons-nous pas cet abaissement de température; ne voyons-nous pas un système nerveux en général peu actif (apathie, sommeil prolongé des obèses)? D'autre part, rappelons-nous les analogies qui existent entre l'obésité et le diabète, et les troubles nerveux si fréquents comme cause de cette dernière maladie : nous pourrons alors nous demander si la cause première de l'obésité n'est pas, au moins dans un certain nombre de cas, une perturbation de la nutrition et du système nerveux qui la dirige. Le diabétique fait du sucre avec tous ses aliments, avec son propre tissu; le polysarcique fait de la graisse; chez le premier, il y a glycémie et glycosurie; chez l'autre lipæmie et adipose généralisée.

Traitement. Le premier point à établir, lorsqu'il s'agit de traiter un obèse, est de reconnaître à quelle variété il appartient. Il n'existe pas en effet de traitement spécifique de l'obésité; il doit varier suivant les causes, le degré, les complications, la nature de la maladie. La question est loin d'être simple; sans doute, dans les cas où l'adipose est uniquement alimentaire, la modification du régime suffira souvent pour amener l'amaigrissement; mais ces cas ne sont point les plus fréquents. Il faudra, en outre, non-seulement diminuer la graisse existante, mais surtout modifier cette disposition spéciale de l'économie, disons le mot, cette diathèse en vertu de laquelle le sujet fabrique constamment du tissu adipeux. Le traitement doit donc s'adresser à la fois à la lésion et à ses causes.

S'il s'agit de ces obésités du jeune âge, souvent héréditaires et liées à la scrofule, on peut, dès le début, lutter contre la tendance de l'organisme par un régime et une éducation physique convenables; c'est bien plus en cherchant à modifier la constitution qu'on obtiendra un résultat qu'en s'adressant à ce moment au symptôme lui-même.

Chez les scrofuleux, les lymphatiques, on donnera les toniques, les amers, le sirop antiscorbutique, l'iodure de fer, et même parfois l'huile de foie de morue; en même temps les bains de mer, l'hydrothérapie, les bains sulfureux, rendront des services incontestables.

Aux arthritiques, aux goutteux surtout, l'usage des alcalins sera très-utile. Enfin, dans les cas où l'obésité a été occasionnée par des hémorrhagies, par une chlorose persistante, par une maladie dont la convalescence a été longue, on prescrira les toniques, les reconstituants, le fer, le quinquina, les amers, le séjour à la campagne, l'exercice, l'hydrothérapie. Chez les obèses oisifs, apathiques, on cherchera à réveiller leurs sens et leur intelligence engourdie par une hygiène convenable : on règlera les heures de sommeil, qui ne doivent pas dépasser sept heures; on les engagera à se créer des occupations en rapport avec leurs goûts; on leur fera faire un exercice régulier auquel ils s'habitueront peu à peu et qui ranimera chez eux la circulation défaillante : les promenades à pied, la chasse, la gymnastique sous toutes ses formes, seront alors d'un précieux secours. Certains malades sont condamnés à une vie sédentaire par leur profession, et plusieurs ont vu disparaître leur obésité à partir du moment où ils l'ont quittée pour un genre de vie plus actif. Dans ces cas, le régime alimentaire devra bien certainement être surveillé, mais il ne vient qu'en seconde ligne; et, s'il doit être profondément modifié, il est prudent de le faire peu à peu : « Troubler le corps d'une façon quelconque, dit Hippocrate (Aphorisme 51), avec excès et subitement, est chose dangereuse, et partout l'excès est l'ennemi de la nature; il est prudent de procéder par gradation, surtout s'il s'agit de passer d'une chose à une autre. »

Le traitement de l'obésité par l'exercice forcé a reçu le nom d'entraînement; il est tout à fait comparable, et c'est là qu'il a pris naissance, au régime auquel on soumet les chevaux de course. Il repose sur ce fait que l'animal ou l'homme qui travaille consomme une quantité bien plus grande d'oxygène que celui qui est au repos, et que cet oxygène est employé à brûler les tissus. Les travaux de Fick et Wislicenus et de Béclard nous ont appris que le muscle qui produit un travail utile, c'est-à-dire, qui transporte le corps par la marche, par exemple, ou qui soulève un fardeau, brûle non des matières azotées, mais des hydrocarbures, de la graisse et des matières amylacées; il transforme la chaleur produite en force mécanique; il lui faut du combustible pour travailler, des matières azotées seulement pour entretenir sa nutrition. Si donc on supprime en totalité ou en partie les aliments hydrocarbonés, tout en soumettant l'individu à un travail musculaire excessif, il sera obligé d'emprunter son combustible à son propre tissu; il brûlera sa graisse. Telle est la pratique de l'entraînement. Elle est d'une application souvent difficile, impossible même chez les sujets dont l'obésité est extrême et chez lesquels la marche produit une dyspnée très-pénible. C'est une méthode brutale et tout à fait contraire au précepte hippocratique que nous donnions plus haut. Cependant elle donne parfois des résultats remarquables : Worthington rapporte l'histoire d'un boucher de vingt-cinq ans pesant 210 livres anglaises (78^{k},530) qui, pour une course de canot, se fit maigrir par ce moyen une première fois de 37 livres en six semaines, et une seconde de 21 livres en huit jours. Voici les règles principales du traitement d'après le célèbre entraîneur anglais Maclaren : Trois courses à pied chaque jour, avec toute la vitesse possible, de deux à trois heures chacune; la première doit être faite à jeun. L'une d'entre elles, pendant laquelle le malade se couvre de flanelle et de vêtements chauds, sert à provoquer une sudation abondante; repas suffisants pour calmer la faim, composés de viande rôtie, bien dégraissée, légumes verts, pain sec ou grillé en petite quantité, thé; les corps gras sont exclus; la suppression, aussi complète que possible, des boissons, est considérée comme très-importante; environ une demi-pinte de thé ou d'ale à chaque repas. Comme adjuvant un purgatif (40 grammes de sulfate de magnésie) de temps en temps. Sommeil de six à sept heures. On peut remplacer les courses par tel autre exercice de gymnastique suivant les cas, la rame, la natation, les bains froids courts. Cette méthode d'amaigrissement met donc à profit les pertes que subit l'organisme par un exercice musculaire forcé, par des sudations et des purgations abondantes; enfin, elle utilise encore l'influence d'un régime alimentaire spécial qui nous reste à étudier.

Le régime alimentaire tient bien certainement la première place dans les méthodes curatives de l'obésité; il est le plus facile à appliquer. Tantôt il est combiné avec d'autres méthodes; tantôt il forme la base du traitement, et constitue alors une méthode dite diète anti-obésique; elle se propose de diminuer l'apport des matériaux et de brûler la graisse en excès; elle atteint son but en réglant la quantité et la qualité des substances ingérées.

Hippocrate, Celse, Cælius Aurelianus, avaient déjà recommandé la diète ou tout au moins la diminution des aliments. Il faut arriver jusqu'à notre époque pour voir cette méthode assise sur une base vraiment physiologique. En 1843, Chossat avait publié ses recherches sur l'inanition; il avait montré avec quelle rapidité le tissu adipeux disparaît sous l'influence de la diète et de la nourriture insuffisante. Les travaux de Boussingault, Dumas, etc., avaient établi les chiffres de la ration d'entretien. Dancel, en 1850, appliquant ces données, formula les principes du régime anti-obésique, et appela surtout l'attention sur le choix des aliments et la diète des boissons. En 1863, l'Anglais William Banting, qui n'était nullement médecin, avait pu, en suivant les conseils donnés par son médecin Harvey, se débarrasser d'une obésité considérable due à une nourriture trop abondante. Il livra au public le traitement qu'il avait suivi; de nombreux succès ne se firent pas attendre, et son nom resta attaché à la méthode. La voici légèrement modifiée, telle que nous avons eu l'occasion de l'employer plusieurs fois avec succès. Elle repose surtout sur le choix des aliments; les corps gras sont absolument exclus, ainsi que les farineux et le sucre; la nourriture est presque exclusivement composée de matières albuminoïdes, de viandes; la quantité de boissons, et surtout de boissons aqueuses, est réduite à son minimum. Ainsi on défendra d'une façon formelle l'usage du beurre, des graisses, du saindoux, de l'huile, du lait, des charcuteries en général; les féculents, tels que pommes de terre, haricots, pois, lentilles, riz, seront expressément interdits; le pain sera complétement supprimé, et surtout le pain frais; tout au plus laissera-t-on le malade manger à chaque repas une croûte de pain rassis ou grillé; les pâtes, pâtisseries, gâteaux, vermicelle, macaroni, etc., sont également proscrits. Banting conseille du pain fait avec une farine de second choix qui renferme plus de gluten; on pourrait également conseiller le pain de gluten; mais souvent les malades préfèrent s'en passer. Le sucre, les sucreries, bonbons, chocolat, etc., seront supprimés; de même certains fruits très-sucrés, tels que les abricots, les pêches, les raisins, les melons, les poires, les prunes, les cerises douces. La base de la nourriture sera la viande, et plus particulièrement les viandes rôties, saignantes, et bien dégraissées: bœuf, veau, mouton. On rejettera complétement la viande de porc sous toutes les formes. Certains gibiers ou volailles sont permis, mais non pas les cailles, les alouettes, les ortolans, les oies grasses, les poulardes. Parmi les poissons, on rejettera l'anguille, la tanche, les poissons gras en général. On recommandera l'usage des légumes verts, épinards, oseille, salade, cresson, raves, tomates, les fruits acides, oranges, groseilles, pommes, cerises aigres, citrons, grenades.

La plupart des malades souffrent beaucoup de la privation du bouillon, de la soupe habituelle; on pourra sans inconvénient leur laisser prendre un consommé bien dégraissé; le lait écrémé, et tel qu'on l'a habituellement dans les grandes villes, pris en petite quantité, offre peu d'inconvénient. Les œufs seront permis de temps en temps, car on doit bien se persuader qu'avec toutes ces restrictions le cadre de la nourriture se trouve très-restreint, et il ne faut pas fatiguer les malades par une monotonie exagérée. Dancel avait déjà signalé la diète des boissons aqueuses. On permettra un verre d'eau et de vin tout au plus à chaque repas, et surtout du vin plutôt jeune. La bière, les liqueurs, les alcools, seront formellement interdits. La polydipsie s'observe assez fréquemment chez les obèses, gros mangeurs de farineux : aussi, au début du traitement, la soif est-elle un des tourments les plus grands. Quand ce besoin est poussé trop loin, on peut permettre une décoction de café noir très-léger, du thé, parfois un verre de lait bien écrémé. D'ordinaire, après quelques jours, les malades, s'habituant à prendre une moins grande masse d'aliments, voient leur soif diminuer et disparaître.

Quant à la quantité des aliments, il est bon d'engager les malades, surtout ceux qui étaient habitués à manger d'une manière gloutonne, à modérer autant que possible leur détestable habitude; mais il ne faut pas exagérer cette prescription et les laisser tomber au-dessous de la ration d'entretien, car, du moment que les hydrocarbures sont presque complétement supprimés, les matières azotées doivent nécessairement être augmentées. La quantité de nourriture est très-variable pour chaque malade; on n'arrivera à la fixer qu'après quelque tâtonnement. Ce n'est pas, je le répète, l'inanition par alimentation insuffisante qu'il faut chercher à obtenir ; un excès dans ce sens pourrait amener les résultats les plus déplorables. M. Bouchard a pu en observer deux exemples que nous avons rapportés dans notre travail sur l'*Azoturie* (p. 43 et 44). Une jeune fille de dix-huit ans, se trouvant trop chargée d'embonpoint, voulut se faire maigrir ; dans ce but, elle s'obstina à ne prendre qu'une nourriture absolument insuffisante ; elle maigrit si bien qu'elle tomba dans un état cachectique, et, quand elle voulut se remettre à manger de nouveau, son estomac refusa de digérer ; elle était devenue azoturique. Dans un autre cas, l'inanition et l'azoturie avaient été provoquées par un rétrécissement traumatique de l'œsophage longtemps infranchissable ; une fois cet obstacle surmonté, bien que l'alimentation fût redevenue suffisante, l'embonpoint ne reparut pas, la malade était encore devenue azoturique. Si nous avons cité ces deux faits, c'est que, croyons-nous, il est de la plus haute importance, une fois un premier amaigrissement obtenu, quinze à vingt livres, par exemple, de laisser reposer le malade en relâchant un peu la rigueur du régime.

Un des inconvénients de ce traitement, c'est d'amener souvent une constipation opiniâtre; un verre d'eau purgative tous les trois ou quatre jours en triomphera facilement. D'autres fois, et surtout à la suite de ces constipations, il peut survenir une diarrhée abondante, une sorte de débâcle intestinale, après laquelle l'amaigrissement fait des progrès assez rapides, mais qui, si elle n'est surveillée, peut fatiguer beaucoup ; plusieurs fois j'ai vu qu'il suffit, sans avoir recours aux opiacés ou aux astringents, de faire prendre quelque aliment amylacé, du riz, par exemple. Dans quelques circonstances, c'est une polyurie simple qui s'établit après l'amaigrissement. J'ai pu observer, en 1877, dans le service de mon maître et ami, le docteur Grancher, un polysarcique qui s'était fait maigrir par le régime azoté et la marche forcée ; il avait conservé une polyurie excessive sans azoturie.

Telles sont les règles générales qui doivent diriger le régime des obèses ; ce traitement réussit d'une façon surprenante chez ceux dont la polysarcie n'a pas d'autre cause qu'une alimentation vicieuse et exagérée. Là, il peut être appliqué dans toute sa rigueur ; nous avons vu ainsi une dame obèse maigrir de quarante-cinq livres en quatre mois et recouvrer à la suite toute l'activité que son état d'embonpoint excessif lui avait fait perdre,

Y a-t-il des contre-indications? Chez les goutteux, les graveleux, on peut se demander si ce régime presque exclusivement azoté ne provoquerait pas des accès; quand l'obésité est excessive, on ne saurait pourtant leur refuser les chances de succès qui sont grandes, car ces goutteux sont habituellement de gros mangeurs. Dans ce cas, on associera l'usage des alcalins, des purgatifs salins plus souvent répétés, et j'ai pu dernièrement, de cette façon, obtenir un amaigrissement de trente-deux livres en trois mois chez un goutteux avéré, sans qu'aucune manifestation articulaire se soit produite; sa santé est restée excellente.

Il est bien certain que l'exercice, non plus sous forme d'entraînement, mais aussi actif que le permettra l'état du sujet, sera un adjuvant du régime antiobésique, et qu'on ne devra jamais le négliger.

Nous dirons un mot de quelques moyens employés tantôt comme base de traitement, tantôt comme auxiliaires du régime diététique dans la cure d'amaigrissement. Nous avons déjà parlé des purgatifs. Dancel les recommande presque comme un spécifique, et il emploie surtout les purgatifs drastiques : la scammonée en teinture ou en pilules tous les trois jours environ ; il suppose que, sous son influence, la graisse est évacuée par l'intestin. Nous préférons de beaucoup les purgatifs salins, qui n'ont point l'inconvénient de fatiguer le tube digestif; le professeur Gubler a bien montré leur utilité. Ils provoquent, dit-il, d'abondantes saignées séreuses, sans diminuer le nombre des globules, dont le conflit avec l'oxygène est ainsi accru; les combustions sont plus actives, et la réserve graisseuse diminue.

Les alcalins ont été recommandés contre l'obésité par Trousseau, Gubler, Martin-Damourette. On peut les administrer sous forme de bicarbonate de soude (eaux de Vichy, Carlsbad, Marienbad, Ems, etc.); non-seulement ils agissent en modifiant l'arthritisme si commun chez les obèses, mais ils favorisent la dénutrition. En effet, les alcalins à petite dose, en présence de l'acide chlorhydrique du suc gastrique, se transforment en chlorure de sodium qui active la combustion.

Gubler (cité par Worthington, p. 153) recommande les bons résultats d'un traitement empirique usité en Angleterre, et qui consiste dans l'emploi de la liqueur de potasse. Le savant professeur de thérapeutique explique son action de la façon suivante : la potasse est éliminée naturellement par les glandes sébacées; chez les moutons, elle est entraînée avec le suint dans le lavage des laines : or, les races ovines dont la laine fournit plus de suint et de potasse sont très-aptes à l'engraissement, tandis que les mérinos, dont la toison contient à poids égal une quantité plus forte de potasse et de suint, ne peuvent jamais être engraissés. Introduite dans l'organisme, la potasse provoque une élimination abondante des matières grasses en excitant la sécrétion sébacée.

Les alcalins, employés à fortes doses, et longtemps prolongés, produisent certainement de l'amaigrissement; nous n'en voulons pas d'autre preuve que la maigreur des gens qui ont abusé de l'eau de Vichy; leur sang se déglobulise, il se produit une véritable cachexie aqueuse qui peut avoir les plus funestes conséquences : aussi rejetons-nous cette méthode.

Les alcalins peuvent être administrés sous forme de combinaison avec les acides végétaux, tartrique, malique, etc.; les cures de raisins, de petit-lait, de fruits tels que cerises, fraises, rendent parfois d'utiles services; elles ont l'inconvénient d'introduire dans l'économie une quantité de sucre et d'eau trop considérable.

Le vinaigre pris à l'intérieur est un remède vulgaire contre l'obésité; que de jeunes filles en absorbent le matin à jeun une quantité souvent considérable! elles se fatiguent ainsi l'estomac, et troublent les fonctions digestives souvent d'une façon irrémédiable. Brillat-Savarin (*Physiologie du goût*, cité par Worthington) rapporte l'histoire d'une jeune fille qui paya de sa vie le désir de se rendre la taille svelte; elle avait bu pendant un mois un verre de vinaigre à jeun tous les matins.

L'iodure de potassium peut être considéré comme le type des médicaments dénutritifs; il active en effet la dénutrition azotée; l'urée augmente dans l'urine. Ce médicament sera donc indiqué quand les urines ne renferment pas d'urée en excès; mais, quand par une cause quelconque il y a chez l'obèse une azoturie liée à un mouvement de dénutrition exagéré, quand, autrement dit, cette azoturie n'est pas purement alimentaire, il faut se garder de prescrire l'iodure de potassium, qui pourrait précipiter ce mouvement de désassimilation et amener cet état cachectique dont nous avons rapporté des exemples à la suite de l'abstinence trop prolongée. Le dosage de l'urée des vingt-quatre heures peut seul donner des indications précises (Bouchard).

C'est à l'iode et aux iodures qu'il renferme que le fucus vesiculosus a dû d'être considéré comme un spécifique de l'obésité. Duchesne-Duparcq, qui l'a vivement prôné, le donnait sous forme d'extrait alcoolique en pilules.

Les eaux thermales peuvent à bon droit revendiquer un bon nombre de succès dans le traitement de l'obésité. Jusque dans ces dernières années les stations allemandes d'Ems, de Marienbad, de Kissingen, étaient seules recommandées; le professeur Gubler a montré que la France n'avait rien à envier à l'étranger à cet égard : les eaux chlorurées, sulfatées sodiques, de Brides, de Santenay, de Miers, de Vacqueyras-Montmirail, rendent les plus grands services. Elles doivent leur succès à la combinaison des médications alcaline et purgative; mais il faut bien reconnaître que seules, sans les modifications rigoureuses du régime, elles sont insuffisantes; à Brides surtout les malades sont soumis non-seulement à l'action des eaux, mais à un régime sévère et à une sorte d'entraînement par la sudation qui a donné les meilleurs résultats entre les mains du docteur Philbert. Enfin le séjour dans une station thermale est souvent le seul moyen d'obliger le malade à rompre avec un mauvais régime habituel.

De la maigreur. Comme corollaire de l'histoire de l'obésité, il ne sera pas inutile de dire quelques mots de la maigreur. Cet état, tout à fait opposé au précédent, n'est pas sans offrir une certaine analogie dans ses causes et dans ses indications thérapeutiques : un homme peut être maigre et jouir d'une parfaite santé; mais, de même que l'obésité, la maigreur a ses degrés. Lorsqu'elle est poussée à l'extrême elle indique en général un mauvais état de la nutrition, elle cache ou elle est l'avant-coureur de quelque maladie constitutionnelle, tuberculose ou cancer. A côté de cette maigreur pathologique, il y a en quelque sorte une maigreur physiologique. De même que l'homme se charge d'embonpoint à certaines époques de son existence, de même il maigrit : ainsi l'enfant qui vient de naître perd de son poids pendant les premiers jours, jusqu'à ce que l'allaitement maternel soit établi; cette déperdition n'est point due, comme on le répète souvent, uniquement à ce qu'il se débarrasse de son méconium; pendant les quatre ou cinq jours dans lesquels il absorbe quelques cuillerées d'eau ou de colostrum, l'enfant vit aux dépens de ses propres tissus et plus particulièrement de sa graisse. Plus tard, à la puberté, chez l'un et l'autre sexe, il survient parfois un amaigrissement passager. Les fatigues de la grossesse et de l'allaitement sont souvent chez la femme une cause de maigreur. Enfin, à l'époque de la vieillesse, le tissu cellulo-adipeux sous-cutané disparaît, la peau devient trop large, se dessèche et se couvre de rides. Il est certains individus qui pendant toute leur vie restent maigres, quoique bien portants; pour l'homme en général c'est un avantage; il n'en est pas de même pour la femme, chez laquelle le tissu graisseux arrondit les formes, assouplit les lignes, et contribue à parfaire la beauté. N'être ni trop maigre ni trop grasse, n'est-ce point un souci pour bon nombre d'entre elles?

La maigreur constitutionnelle est souvent héréditaire; elle s'observe habituellement chez des sujets à système osseux développé : taille carrée, pieds et mains volumineux, visage long, menton pointu, cheveux bruns. Là gracilité de la taille, la finesse des articulations et des extrémités, le visage rond, les cheveux blonds, indiquent au contraire une tendance à l'obésité.

Le surmènement sous toutes ses formes peut amener la maigreur. Ainsi les grandes fatigues musculaires, les grands marcheurs, les chasseurs, sont ordinairement maigres. Les fatigues intellectuelles excessives, le veilles prolongées, les soucis, les peines morales, jettent parfois l'individu dans un état de consomption qui débute par la maigreur. Les passions, les excès vénériens, la masturbation, aboutissent au même résultat.

Un défaut dans l'alimentation peut amener l'amaigrissement : celle-ci peut être absolument insuffisante comme quantité; le malheureux tombe alors inanitié. Plus souvent elle est mal équilibrée : il y a excès de matières azotées et défaut de substances grasses et hydrocarbonées.

Les Anglais, grands mangeurs de roastbeef, sont en général maigres et musclés; les Allemands, grands mangeurs de charcuterie, sont gros et souvent obèses.

La maigreur survient encore à la suite d'une maladie grave, pyrexie, phlegmasie, déterminée par la consomption fébrile. Enfin elle est un des premiers signes précurseurs de certaines maladies constitutionnelles : un amaigrissement sans motif, accompagné d'un certain état d'érethisme fébrile chez un enfant ou un jeune homme, fera craindre une tuberculose imminente. Un adulte qui maigrit brusquement est menacé d'une affection cancéreuse. Ce sont là des vérités cliniques sur lesquelles on ne saurait trop insister. La vaste classe des dyspeptiques fournit également un notable contingent de gens maigres.

Enfin l'amaigrissement, la consomption est un symptôme de diabète sucré, et de diabète azoturique; on sait la valeur pronostique tirée de l'apparition de ce signe chez ces malades. Signalons encore la consomption tabétique à laquelle succombent nombre de malades atteints d'une affection de la moelle épinière.

Le traitement de la maigreur comprend deux indications : combattre la cause, et rendre au sujet une dose suffisante d'embonpoint. C'est par des moyens hygiéniques, par une alimentation régulière et bien équilibrée, qu'on triomphera du premier point; souvent ces moyens suffisent. D'autres fois il faudra traiter la dyspepsie sous ses diverses formes et par les moyens appropriés, calmer une excitation nerveuse exagérée, réveiller l'atonie du tube digestif, etc. La plupart de ces indications seront tirées de l'état général du malade. L'analyse qualitative et quantitative des urines devra être faite : c'est en effet dans le dosage de l'urée et des matières azotées qu'on trouvera les principales indications du traitement.

Si, en effet, il y a azoturie exagérée, c'est que la dénutrition est excessive; il faut l'enrayer et s'adresser alors aux médicaments anti-déperditeurs dont le principal est l'arsenic. « Chez les chevaux, mêlé à l'avoine et aux fourrages, il donne de l'embonpoint, un poil soyeux, lisse et brillant; chez les bestiaux, il est également favorable à l'augmentation du volume de la bête. En Chine, les femmes prennent de l'arsenic au point de vue de la beauté de la peau » (Lagardère). Tschudi a de nouveau appelé l'attention sur les arsenicophages du Tyrol; ils mangent de l'arsenic pour se donner de la fraîcheur et de l'embonpoint, et se rendre bon marcheurs.

L'arsenic est un sédatif des battements de cœur; en modérant l'activité circulatoire et les phénomènes d'hématose, il ralentit nécessairement la dénutrition et la combustion des produits de désassimilation organique: aussi l'urée diminue dans les urines. De cette façon, la consommation des matières hydrocarbonées se trouve amoindrie, et l'on comprend alors l'emmagasinement de la graisse et la production de l'embonpoint » (Gubler, *in* Lagardère. Thèse de Paris, 1867).

L'arsenic pourra souvent, surtout chez les chlorotiques, être associé au fer; les eaux arsenicales de la Bourboule, du Mont-Dore, pourront rendre de réels services.

L'extrait de valériane à haute dose a réussi entre les mains du professeur Bouchard, surtout dans les formes de consomption azoturique.

L'huile de foie de morue enfin agit comme corps gras; elle est indiquée surtout chez les gens où un vice scrofuleux pourra être soupçonné; elle constitue un médicament tonique et réparateur. Schwann avait dit que la matière grasse est le point de départ de toute formation cellulaire.

Les règles de l'alimentation seront nécessairement inverses de celles prescrites contre l'obésité: on recommandera l'usage des viandes grasses, du pain, des féculents, du beurre, un vin généreux, la bière, etc. L'exercice sera modéré, le sommeil suffisant.

L'usage des bains tièdes et prolongés est journalier chez les femmes de l'Orient qui cherchent à acquérir de l'embonpoint. Ils agissent sans doute surtout comme sédatifs du système nerveux. Parmi les eaux thermales indiquées dans ce but, il faut choisir des eaux peu actives, telles que celles de Luxeuil d'Aix, en Provence, de Bagnères-de-Bigorre, de Plombières.

E. DEMANGE.

BIBLIOGRAPHIE. — AUERBECK. *Die Addisonsche Krankheit.* Erlangen, 1869, p. 30. — ARAN. *Union médicale*, 1851, p. 229. — BANTING (W.). *A Letter on Corpulence.* London, 1864. Trad. franç. Paris, 1864. — BANTING. *A Cure for Corpulence.* In *British Med. Journ.*, 1864. — BARKHAUSEN. *Merkwürdige allgemeine Fettablagerung bei einem Kinde von* 5 1/2 *Jahren.* In *Hannov. Annal.*, III, n° 2, 1843. — BARTHOLIN (Th.). *Historiarum anatomicarum Centuria*, III, cap. XXXII. Hafniæ, 1657. — BASS. *Dissert. de obesitate nimiâ.* Erfordiæ, 1740, in-4°. — BAUER. *Ueber die Zersetzunhgvorgänge im Thierkœrper unter dem Einflusse von Blutenziehungen.* In *Zeits. für Biol.*, 1872. — BEDDOES. *Medizinische Schriften*, 1. Bd., aus dem Engl. Leipzig, 1794. — BENI-BARDE. *Traité théorique et pratique d'hydrothérapie*, 1874. — BENZENBERG. *Voigt's Magaz.*, VI. — BERAULT. *Ergo præstat gracilem esse quam obesum.* Parisiis, 1620, in-4°. — BETZ. *Das Todd gegen Fettsucht.* In *Wurtemb. med. Corresp.-Bl.*, n° 19, 1851. — BEZIEL. *Etude sur l'atrophie musculaire dans ses rapports avec le rhumatisme articulaire aigu.* Thèse doct. Paris, 1864, p. 29. — BICHAT. *Anatomie générale.* Paris, 1821. — BOINET. *Un mot sur l'amaigrissement par le fucus vesiculosus.* In *Gaz. des hôpit.*, 1863, n° 14. — BONET (Th.). *Sepulchretum.* Edit. altera, III, p. 553. Lugdini, 1700. — BONNEFIN. *De l'atrophie musculaire consécutive aux névralgies.* Th. doct. Paris, 1860. — BOU-

CHARD (Ch.). *Exposé des titres scientifiques*. Paris, 1876, et in *th. Worthington*. Paris, 1878. — BOUSSINGAULT. *Recherches sur la formation de la graisse chez les animaux*. In *Acad. des sciences*, 1845. — BUSCHNER. *Diss. de insolito corporis augmento, frequenti morborum signo*. Halle, 1752, in-4°.— BUNSEN. *Erfahrungen im Gebiete der Geburtshülfe. Fettsucht*. In *Neue Zeitschr. f. Geburtsk*. Bd. VII, H. 1, 1841. — CAILLAUD. *De l'obésité*. Thèse de Paris, 1865. — CHAMBERS. *On Corpulence*. In *Lancet*, 1850. — CHAMBERS (Th. King). *Corpulence, or Excess of Fat in the Human Body*. London, 1850. — CHAPMAN. *A Remarkable Case of Obesity without any external Appearence of Corpulency, accompanied with Hydrocephalus*. In *London Med. Repository*, XI, 1814, p. 378. — CHOSSAT. *Recherches sur l'inanition*, 1843. — COE. *Trans. phil.*, XLVII, p. 188.— COLLETTE. *Sur une forme d'arthropathie*. Th. doct. Paris, 1872. — COLLIER. *Ergo graciles ut obeses fervidiores, ita phlebotomiæ opportuniores*. Parisiis, 1604, in-4°. — DANCEL. *Traité théorique et pratique de l'obésité*. Paris, 1863. — DU MÊME. *Coup d'œil sur le traitement de l'obésité*. In *Bull. de thérap.*, mai, 1864. — DU MÊME. *De l'influence qu'exercent les boissons sur l'engraissement et l'obésité*. In *Bull. de thérap.*, juillet 1864.— DU MÊME. *Métrorrhagies chez les femmes chargées d'embonpoint*. In *Gaz. hôp.*, 1866, n° 73. — DANNECY. *Préparation de l'extrait hydro-alcoolique de fucus vesiculosus*. In *Bull. thérap.*, août 1862. — DARDONVILLE. Thèse de Paris, 1811. — DEMANGE (E.). *De l'azoturie*. Th. agr. Paris, 1878 (Ad. Delahaye, édit.). — DU MÊME. *De l'influence de la stéatose hépatique et rénale sur la production de l'Ictère grave, particulièrement chez les alcooliques*. In *Revue méd. de l'Est*, 1879. — DE PRÉ. *De co quod citius moriantur obesi quam graciles, secundum Hippocratis aphorismum*. Erfordiæ, 1724. — DON. *Remarkable Case of Obesity in a Hindoo Boy aged 12 Years*. In *Lancet*, april 1859. — DOWN (T.) et LANGDON (H.). *London Hosp. Rep.*, I, p. 97, 1864. — DUCHEK. *Ueber das Verhalten des Alkohols im thierischen Organismus*, 1853. — DUCHESNE-DUPARCQ. *Sur les propriétés fondantes et résolutives du fucus vesiculosus*, etc. In *Comptes rendus de l'Acad. des sciences*, t. XLVIII, 1859, p. 1151. — DU MÊME. *Nouveaux exemples d'amaigrissement par l'emploi du fucus vesiculosus*. In *Gaz. des hôp.*, 1863, n°s 8 et 14. — DUPUYTREN. *Observation sur un cas d'obésité, suivie de maladie du cœur et de la mort*. In *Journ. de méd. et chir. de Corvisart*, t. XII, 1806, p. 262. — DURAND-FARDEL. *Etude sur la pathogénie de la diathèse urique, du diabète et de l'obésité*. In *Bull. Acad. méd. de Belgique*, 1869, n° 3, p. 249. — EBERT. *Diss. de obesitate nimiâ et morbis indè oriundis*. Gœttingen, 1780, in-4°. — EHRLICH. *Diss. de obesorum ad morbos mortemque declivitate*. Halæ, 1730, in-4°. — EICHMAN. *Fettsucht mit Chlorosis*. In *Med. Zeitg. des Ver. f. Heilk. in Preussen*, 1853, n° 42. — ESCHENMAYER. *Tübinger Blätter*. Jahrg., 1805, Bd. I. — ETTMULLER. *De corpulentia nimiâ*. Ienæ, 1681. — FAUVOT. *Essai sur l'obésité*. Th. Paris, 1807. — FERNET. *De la sciatique et de sa nature*. In *Arch. gén. de méd.*, avril 1878. — FLEMING-MACOLM. *Discourse on the Nature and Cure of Corpulency*. London, 1757, 1760, 1810. — FOISSAC. *Remarques sur l'embonpoint et la maigreur*. In *Union médicale*, 1864. — FOUBERT. *Traitement de l'obésité par les eaux chlorurées sodiques et par l'eau de mer en particulier*. Paris, in-8°, 1869. — FRIDERICI. *Diss. de corpulentia nimiâ*. Ienæ, 1670, in-4°. — GÆHTGENS. *Ueber Fettbildung im Thierkörper*. In *Dorpat. med. Zeitschr.*, Bd. I, 1872. — GALIEN. *Methodus medendi*, IX, 3. — GASNIER. *An obesis somnus brevis salubrior?* Paris, 1733. — GEBEL. *Horn's Archiv fur pract. Medic.*, 1809. — GIRTANNER (Chr.). *Ueber die Fettigkeit*. In *Salzburger med.-chir. Zeitung*, Bd. I, 1795, p. 232. — GLAIS. *De la grossesse adipeuse*. Th. Paris, 1875. — GORDON. *Case of Fatty Degeneration in a Boy 14 years of Age*. In *Dublin Quarterly Journ. of Med. Sc.* Vol. XXXIII, 1862, p. 340. — GUBLER. *Cours de thérap.*, 1876.— HARVEY (F.). *Corpulence and its Diseases*. London, 1864. — HŒNERS KOPF. *Fettsucht bei zwei Kindern*. In *Zeitschr. des deutsch. Chir. Vereins*. IX, 1855. — D'HEILLY (E.). Art. *Obésité*. In *Nouveau Dict. de méd. et chir. pratiques*, 1877, LXXIV. — HEYFELDER. *Ungewöhnliche Fettbildung und Corpulenz bei einem 3 1/2 Jahr alten Mädchen*. In *Med. Zeit. d. Ver. f. Heilk in Preussen*, n° 2, 1834, et *Schmidt's Jahrb.*, Bd. I, 1834. — HILDMAN. *Das Fettkind in Steinfurt*. In *Deutsche Klinik*, 1865. — HIPPOCRATE. *Aphor. II*, 44. V. 46. *De Salubri diæta, IV*.— HOFFMANN (F.). *Diss. de Pinguedine seu succo nutritivo superfluo*. Halæ, 1718. — HUBER. *Nouvelles observations sur les abeilles*, 1796. — HUFELAND. *Fettsucht*. In *Encyclop. Wörterb. der med. Wissensch.* Berlin, Bd. XII, p. 147. — IMMERMANN. *Fettsucht*. In *Handbuch der allgemeinen Ernährungsstörungen*, XIII, 1876. — JÆGER (G.-F.). *Vergleichung einiger durch Fettigkeit oder colossale Bildung ausgezeichneten Kinder und einiger Zwerge*. Stuttgart, 1821. — JANSSEN. *Pinguedinis animalis consideratio physiologica et pathologica*. Leydii, 1784. — JEITTELES. J. *Merkwürdiger Fall von Heilung einer Fettsucht durch den Gebrauch der Adelheidsquelle und der Ischler Soolbäder*. In *Hufeland's Journal*, Ht 8, p. 94, 1838.— KÆSTNER. *Hamb. Magaz.*, t. II.—KEYES. *The Effect of Small Doses of Mercury in modifiying the Number of the Red Blood Corpuscles in Syphilis*. In *The American Journal of the Medical Sciences*, 1876. — KISCH. *Ueber Obesitas den Frauen und deren Folgezustände*. In *Wiener med. Presse*, 1870. — DU MÊME. *Ueber den Einfluss der Fettleibigkeit auf Krankheiten der weiblichen Sexual-*

organe. In *Berliner klin. Wochenschr.*, n° 20, 1867. — Du même. *Die Cur der Fettleibigkeit in Marienbad*. Marienbad, 1873. — Du même. *Die Fettleibigkeit der Frauen in ihrem Zusammenhang mit den Krankheiten der Sexualorgane*. Prag, 1873. — Kuehn. *Puella mirandæ corpulentiæ*. In *Nova Act. Acad. Nat. Curios.*, t. I, p. 225. — Du même. *De pinguedine in primis humana*. Lipsiæ, 1825. — Labbée (E.). *Traitement de l'obésité*. In *Journal de thérap.*, 1876. — Lagardère. *Traitement de l'amaigrissement*. Thèse de Paris, 1877. — Landouzy. *De la sciatique et de l'atrophie musculaire qui peut la compliquer*. In *Arch. gén. de méd.*, mars 1875. — Du même. *De l'adipose du tissu conjonctif sous-cutané des membres atteints d'atrophie musculaire deutéropathique*. In *Revue mensuelle*, janvier 1878.— Lehuen-Dubourg. *Recherches sur les causes de la polysarcie*. Thèse de Paris, 1864. — Leidenfrost (J.-G.). *Diss. de morbis adipis humani corp.* Duisburgi, 1772. — Lorry. *Mémoire sur la graisse considérée dans le corps humain, sur ses effets, ses vices et les maladies qu'elle peut causer*. In *Mém. de la Soc. roy. de méd.*, 1779. — Ludwig (Chr.). *Progr. de celeri obesitate causa debilitatis in morbis*. Leipzig, 1769, in-4°. — Maccary. *Essai sur la Polysarcie*. Paris, 1811. — Maclaren. *Training in Theory and Practice*, 1866. — Marcé. *Cas de polysarcie*. In *Bull. Acad. méd.*, 1857. — Menville. *De l'emploi du fucus vesiculosus contre l'obésité*. In *Gaz. des hôpit.*, 1863. — Minel. *De l'obésité*. Th. Strasbourg, 1859. — Monnier (Le). *An in macilentis liberior quam in obesis circulatio?* Paris, 1740. — Paget (S.). *Lectures on Nutritions Hypertrophy*. London, 1847. — Panouze (L. de la). *Traité de l'embonpoint*. Paris, 1837. — Parent-Duchatelet. *De la prostitution dans la ville de Paris*, 1857. — Parrot. Art. *Cœur*. In *Dict. encyclop. des sciences méd.*, p. 452.—Percy et Laurent. Art. *Obésité*. In *Dict. des sc. méd.*, XXXVII, 1819. — Perls. *Zur Unterscheidung zwischen Fettinfiltration und fettiger Degeneration*. In *Centralblatt*, 1873, n° 51.—Perrin. *De l'influence des boissons alcooliques sur la nutrition* In *Acad. des Sc.*, 1864, et *Gaz. hebd.*, 1864. — Perroud. *De la polystéatose viscérale*. In *Journal de méd. de Lyon*, 1865. — Petit (Ch.). *De la longueur de la poitrine considérée dans ses rapports avec l'obésité*, etc. In *Union méd.*, 1854. — Pettenkofer und Voit. *Ueber die Zersetzungsvorgänge im Thierkörper bei Fütterung mit Fleisch und Kohlhydraten und Kohlhydraten allein*. In *Zeit. für Biol.*, IX, 1873. — Philbert. *Traitement de l'obésité et de la polysarcie*. Thèse de Paris, 1875. — Du même. *De la cure de l'obésité aux eaux de Brides (Savoie)*. Paris, 1879.— Picot. *Les grands processus morbides*. Art. *Polysarcie*. Paris, 1876. — Popper (Ph.). *Das Verhältniss des Diabetes zu Pankreasleiden und Fettsucht*. In *Œsterr. Zeitschr. für Prakt. Heilk.*, Bd. XIV, 1868. — Porson. *Études sur les troubles trophiques consécutifs aux lésions traumatiques des nerfs*. Th. Paris, 1873, obs. I. — Putnam (Mary-C.). *De la graisse neutre et des acides gras*. Th. de Paris, 1871. — Quetelet. *Physique sociale*. Bruxelles, 1869. — Rahn-Escher. *Fettsucht*. In *Schweiger's Zeitschr.*, Heft. I, 1854. — Raige-Delorme. Art. *Polysarcie*. In *Dict. en 30 vol.*, XXV, 1842. — Reussing. *Dissertat. de pinguedine sana et morbosa*. Ienæ, 1791. — Riemer. *Diss. de obesitatis causis præcipuis*. Halæ, 1778. — Robin (Ch.). Art. *Adipeux*. In *Dict. encycl. des sciences médicales*, II, 1865. — Roche. Art. *Obésité*. In *Dict. de méd. et chir. prat.*, XII, 1834.— Röser. *Die Fettsucht in Bezug ihres Einflusses auf den tödtlichen Verlauf bei Typhus und andern fieberhaften Krankheiten*, 1860. — Russel. *A Case of Polysarka, in which Death resulted from Deficient Arterialisation of Blood*. In *Brit. Med. Journ.*, 1866. — Santeul. *An paucior obesis quam macilentis sanguinis missio*. Th. Paris, 1747. — Schäfer. *Diss. de obesitate nimiâ*. Rostochii, 1701. — Schæffer (S.). *Historia sectionis obesi juvenis*. In *Nova acta Academ. Nat. Cur.*, II, p. 106. — Schindler. *Traitement curatif et préservatif de l'obésité et de ses suites aux eaux de Marienbad*. Paris, 1870. — Du même. *Monströse Fettsucht*. In *Wiener med. Presse*, 1871. Anal. in *Canstatt's Jahresbericht*, Bd. II, 1871, p. 281. — Du même. *Reductionscur zur Verhütung und Heilung der Fettsucht*. Wien, 1868. — Schmidt (C.-C.). *Schmidt's Jahrb.*, Bd. XXXVI, 1842, p. 144. — Scholz. *Diss. de obesitate*. Lugd. Batav., 1652. — Schulze. *Diss. de Pinguedine*. Halæ, 1739. — Sebiz. *De marasm. et gracilescent. sanor. et ægrot. crassitie et obesitate naturali et morbos*. Argentorat., 1658. — Seegen (J.). *Der Diabetes mellitus auf Grundlage zahlreicher Beobachtungen dargestellt*. Leipzig, 1870. — Seifert. *Diss. phys. path. de Pinguedine*. Gryphiswaldiæ, 1794. — Short. *On the Causes and Effects, Prevention and Cure of Corpulency*. London, 1753. — Short (Th.). *Discourse on the Causes and Effects of Corpulency*. London, 1727. — Sigmund. *Ueber die Inunktions-Kur, ihre Wirkung and Indicationen*. In *Wien. med. Wochenschr.*, Bd. XVI, n° 50, 1866. — Sigwart. *Diss. obesitatis corporis humani therapia*. Tub., 1775. — Sigwart (G.-F.). *Polysarciæ nosologia. Diss.* Tubingen, 1756. — Simon. *De la polysarcie considérée comme imminence morbide ou comme maladie, et de son traitement*. In *Gaz. méd. de Paris*, 1842, p. 648, et *Bull. gén. thérap.*, sept. 1842. — Smith (Ed.). *Dict. in Diseases, Obesity*. In *Lancet*, n°s 20 et 21, 1864. — Speck (C.). *Ein Fall von Lipæmie*. In *Arch. des Vereins für wissench. Heilk.* Neue Folge, Bd. I, p. 242, 1864. — Stefanoff. *Diss. inaug. St-Petersb.* In *Centralblatt. fur Chir.*, 1876, n° 1. — Stoeber. *Arch. de méd.*, 1828. — Tchudi. *Ueber die Giftesser*. Trad. in *Union méd.*, 1854. —

Tilesius. In *Voigt's Magazin.*, t. V, p. 289, 408. — Trousseau et Dancel. *Traitement de l'obésité.* In *Journ. de méd. et de chir. prat.*, 1856. — Tweedie (J.). *Hints on Temperance and Exercise in the Case of Polysarcia.* London, 1797, in-8°. — Vercher. *De l'obésité et de son traitement.* Paris, 1873. — Vaulpré. *De obesitate.* Th. de Montpellier, 1782. — Verdries. *Diss. de pinguedinis usibus et nocumentis in corpore humano.* Giessæ, 1702. — Vergnes. *De l'adipose sous-cutanée dans ses rapports avec les atrophies musculaires.* Th. doct. Paris, 1878. — Villebrun. *Des fausses grossesses.* Th. Paris, 1865. — Vogel (J.). *Korpulenz, ihre Ursach*, etc. Leipzig, 1865. — Wadd (W.). *Cursory Remarks on Corpulence, on Obesity*, etc. London, 1822. — Du même. *Comments on Corpulency Lineaments of Leanness*, etc. London, 1829. — Walther. *Diss. de obesis et voracibus, eorumque vitæ incommodis atque morbis.* Lausanne, 1734. Et In Haller, *Disp. anat.*, III. — Weiske et Wildt. *Untersuchungen über die Fettbildung im Thierkörper.* In *Zeits. für Biol.*, X. — Wilbouchewitch. *De l'influence des préparations mercurielles sur la richesse du sang en globules blancs et rouges.* In *Arch. phys.*, 1873. — Worthington. *De l'obésité.* Th. Paris, 1875, et in-8°, Paris, 1878. — Wucherer (Chr.-L.). *De corpulentia nimia. Diss.* Iéna, 1716, in-4°. E. D.

OBICIUS (Hippolyte). Médecin de Ferrare, qui vécut aux seizième et dix-septième siècles, remplit d'abord une chaire à l'université de sa ville natale, puis enseigna à l'université de Bellune. « Fier de sa profession, il écrivit pour démontrer qu'elle doit avoir le pas sur celle d'avocat. Du reste, il partageait en médecine les principes de l'école iatro-mathématique et prescrivait indistinctement du vin à tous les malades atteints de la fièvre » (Biogr. Panck).

Outre un opuscule destiné à combattre les conclusions auxquelles était arrivé Sanctorius après ses pénibles expériences et publié à la suite de la *Statique* de ce dernier, Obicius a publié :

I. *Iatrostonomicon.* Venetiis, 1618, in-4°. — II. *Dialogus de nobilitate medici.* Venetiis, 1605, in-4°. L. Hn.

OBIER. Nom vulgaire donné au *Viburnum opulus* L. (*voy.* Viorne).

OBITOIRES Sous le nom d'*obitoires* (de *Obire*, mourir), nous réunissons deux genres d'établissements consacrés tous deux au dépôt de corps morts ou présumés tels, mais ayant des destinations différentes. Le premier, qui est l'*obitoire proprement dit*, a pour but de soumettre les sujets dont le décès a été déclaré à une surveillance spéciale pendant un temps et dans un lieu déterminés, afin de pouvoir leur porter secours au cas où la mort ne serait qu'apparente. Le second, appelé *morgue* (*voy.* ce mot), est consacré à l'exposition des cadavres restés inconnus ou devant être soumis à des constatations médico-légales. A. D.

Obitoires proprement dits. L'idée de ces asiles est d'origine française; Thierry, en 1785, dans son ouvrage sur la vie de l'homme respectée à ses derniers moments, avait proposé ce qu'il appelait un asile expérimental de la mort. « J'ai imaginé dans ce but des *lieux de dépôt;* on en sent la nécessité pour nombre de familles pauvres, nombreuses, resserrées dans d'étroits logements ». En Autriche, en 1771, on avait établi des chambres de morts, *Leichenkammer*, pour assurer le délai de quarante-huit heures et éviter les inconvénients du séjour des morts dans d'étroites demeures; cette chambre devait être attenante à l'église, un gardien formait tout le personnel. Hufeland est réellement le créateur des maisons mortuaires; en 1791, sur sa proposition, le premier obitoire fut établi en Allemagne, à Weimar, sous le nom de *dubiæ vitæ asylum*. L'organisation de cet asile était aussi simple que convenable et ne coûta pas de grands frais: salle d'exposition pour une douzaine de corps, cabinet de bains, chambre de sauvetage avec un lit et les appareils nécessaires, pièce pour le gardien, chauffage, aération, communications faciles, ouvertures vitrées permettant de tout voir, et, ce qui fit la fortune de ces asiles, en frappant l'imagination, des liens attachés aux membres mettaient en mouvement une cloche qui annonçait les résurrections. Hufeland a toujours conservé la conviction de l'utilité de ces asiles; ,quand je songe, disait-il, aux services qu'ils sont appelés à rendre, à la facilité, à la simplicité de leur installation, je ne puis douter que leur usage ne devienne général. Bientôt, en effet, cet exemple fut suivi : des asiles de ce genre furent établis à Berlin, en 1797, à Mayence, en 1803, à Munich, en 1818, à Francfort, en 1823, puis à Nuremberg, à Augsbourg, à Wurtzbourg et dans une grande partie de l'Allemagne. L'usage en est facultatif, et, suivant les localités, on profite plus ou moins de ces asiles. Mais l'opinion est formée à cet égard; elle ne s'est pas démentie depuis près d'un siècle ; à Weimar l'asile continue à être fréquenté; le nombre de ces maisons va en s'accroissant, en même temps qu'elles se simplifient.

Deux systèmes de construction sont en présence, celui des salles communes, adopté à Munich, et celui des cellules en usage à Francfort. A Munich, la maison est située à l'entrée du grand cimetière, elle est d'une architecture simple et grave et cependant élégante. Les salles d'exposition sont grandes et bien décorées, elles s'ouvrent par des fenêtres et des portes vitrées sur une large galerie de laquelle on découvre tout l'intérieur des salles où se promènent les visiteurs. Quand une personne succombe, après une première vérification du décès, au bout d'une douzaine d'heures, le corps est transporté à la maison mortuaire; il y reste déposé jusqu'à ce qu'il se manifeste des signes de décomposition ; on procède alors à l'inhumation et aux cérémonies funèbres. Le transport à la maison mortuaire n'est pas obligatoire, mais il est entré dans les mœurs. Il y a quatre classes d'exposés, la dernière est gratuite. Les morts sont déposés sur un lit ou dans leur cercueil, la face découverte ; au doigt de chaque personne est un anneau d'où part une corde qui aboutit à un ressort d'horlogerie. Ce ressort est très-faible; la plus légère contraction musculaire le met en mouvement; le timbre d'un réveil sonne aussitôt, et le bruit se prolonge presque indéfiniment ; mais jusqu'ici le timbre n'a été mis en mouvement que par des déplacements accidentels et n'a encore annoncé aucun retour à la vie. Le cimetière de Nuremberg a deux maisons mortuaires, bien décorées et presque riantes ; les morts son déposés dans une seule salle ; les portes sont larges et vitrées et permettent de tout voir du dehors ; l'anneau, la corde et le timbre, y sont aussi en usage. A côté de la salle d'exposition se trouve un cabinet de bains et une salle d'autopsie ; la science comme l'humanité profite de la bonne disposition de ces établissements. A Wurtzbourg, la salle d'autopsie est aussi attenante à l'obitoire. A Francfort, la maison mortuaire est construite d'après un autre système, ce sont des cellules isolées, qui s'ouvrent d'un côté sur la salle de visite et de l'autre sur de larges couloirs ; ce sont comme des tombes anticipées, et, malgré l'élégance et la propreté de cet établissement, il laisse une impression pénible. Les accessoires n'y sont point négligés, la salle de revivification est pourvue de tout ce qui est nécessaire. L'appareil indicateur est disposé avec soin ; il se compose de cinq dés à coudre placés à l'extrémité des doigts et adaptés à des ficelles qui se réunissent pour arriver à un timbre éclatant, que le moindre mouvement fait résonner. On nous avait dit que dans certaines maisons mortuaires le ressort était très-dur et avait besoin d'un bras vigoureux pour être mis en mouvement; nous avons pu nous en convaincre dans un hôpital: il fallait une contraction musculaire assez forte pour mettre en mouvement la cloche funèbre; elle n'eût pas obéi aux tressaillements d'une main mourante. Cet appareil n'a jusqu'ici sauvé personne, mais qui sait si un jour il n'en sera pas autrement? en frappant l'imagination, il a eu au moins l'avantage de populariser une utile institution.

Malgré l'initiative de Thierry, l'institution des maisons mortuaires n'a pu se naturaliser en France; mais ne doutons point qu'elle ne finisse par s'y introduire avec un nom et des proportions plus modestes. En 1792, une pétition de Berchtold à l'Assemblée nationale et les publications de madame Necker étaient restées sans effet. Un arrêté du préfet de la Seine, du 21 ventôse an IX, avait prescrit l'établissement à Paris de six tombes funéraires devant servir de dépôt aux corps des décédés, avant leur transport aux enclos de sépulture. Cet arrêté ne reçut pas d'exécution; on avait eu l'idée malheureuse de placer les dépôts à Paris même et non à l'entrée des cimetières, et l'on recula avec raison devant la crainte de créer des foyers d'infection au centre de la capitale.

Les traditions du conseil de salubrité de la Seine étaient défavorables à cette institution. A l'occasion d'un projet de ce genre présenté au préfet de police et sur lequel il demanda l'avis du conseil, Marc déclara, au nom de ses collègues, que ce projet philanthropique sans doute était plus séduisant en théorie qu'utile en application, et il fit ressortir les frais considérables qu'entraîneraient la construction de maisons mortuaires et l'entretien d'un personnel de surveillance dont le zèle d'ailleurs serait bientôt émoussé. Plus tard cependant Marc a reconnu que « dans les cas d'épidémie, avec crainte de contagion, ce serait peut-être le cas de réunir les corps des décédés dans des cabanes suffisamment aérées que l'on construirait dans les enclos des cimetières ». A diverses reprises des pétitions ont été adressées au Sénat, le 2 mai 1863, le 6 mars 1865, le 29 février 1866, le 29 janvier 1869, pour obtenir l'établissement de maisons mortuaires. Le conseil de salubrité de la Seine, saisi de la question, a maintenu, par l'organe de M. Devergie, son opinion défavorable à ces asiles: « La commission tient à faire remarquer que si sur 46,000 individus déposés dans les maisons mortuaires, il n'y a pas eu d'erreur sur la mort; cela ne tient pas à l'établissement des maisons mortuaires, mais bien à l'instruction dont sont pourvus les médecins qui ont constaté les décès et aux soins qu'ils ont apportés dans leur examen. Il en eût été de même, si les maisons mortuaires n'avaient pas été établies: donc elles ont été jusqu'alors inutiles et elles peuvent être efficacement et plus certainement remplacées par une vérification opérée par des médecins capables ». La cause des maisons mortuaires a cependant gagné du terrain, car le rapporteur reconnaît qu'il est « des considérations d'une autre nature qui pourraient justifier cette mesure dans une limite très-restreinte ». Le fait qui s'est passé à Behaste démontrerait les avantages que l'on pourrait tirer d'une chambre spéciale et commune où pourraient être placés les corps en attendant l'inhumation. Aussi la commission associe-t-elle ses vœux à ceux qui ont été formulés dans la discussion du Sénat, tout en repoussant l'institution générale des maisons mortuaires dans le but de faire face aux inconvénients des inhumations précipitées; cette chambre, c'est l'obitoire qu'il convient d'organiser et de généraliser.

La plupart des médecins qui se sont occupés de la mort apparente sont favorables aux obitoires, ou ne les repoussent pas formellement. MM. Leguern et Julia Fontenelle les demandent; citons à cet égard l'opinion si concluante de M. Josat, qui a aussi visité et décrit plusieurs de ces établissements. « A nos yeux les obitoires sont une mesure complémentaire de la vérification des décès, une garantie contre une erreur possible, et enfin un service sans prix rendu à la population des grandes cités et à celle des campagnes en même temps. L'introduction des obitoires serait un bienfait inappréciable pour les pauvres gens, logés si souvent en famille nombreuse dans une pièce unique et d'ordinaire fort rétrécie. De plus, elle donnerait une satisfaction entière à cette crainte si souvent mal fondée, mais enfin toujours respectable, de l'inhumation avant la mort. Elle permettrait en outre à la justice de trouver à toute heure et en lieu convenable les victimes du crime, quand elle le soupçonne. C'est plus qu'il n'en faudrait pour en justifier et surtout pour en hâter l'établissement ». Ajoutons à ces appréciations l'autorité de M. Tardieu qui, dans l'article MAISONS MORTUAIRES de son Dictionnaire d'hygiène publique, se prononce en faveur de ces asiles.

En résumé, cette institution a les avantages suivants : Lieu de dépôt pour les morts, utile à la population pauvre, accumulée dans les logements étroits ; inhumations précipitées devenues impossibles, certitude de la vérification du décès et faculté d'attendre sans inconvénient le développement de la putréfaction; possibilité pendant une épidémie d'enlever rapidement les corps et de prévenir le danger d'infection ou de contagion, tout en conservant la garantie du délai légal et même au delà ; constatation plus sûre des crimes, facilités données aux recherches scientifiques et médico-légales.

La chambre des morts doit exister dans les hôpitaux, précédant les salles d'autopsie et de dissection; il faut un lit avant les dalles de l'amphithéâtre. Partout où est réunie une population nombreuse, cette salle rendrait des services. A Leipsig, un règlement exige que dans certaines maisons réunissant un grand nombre de ménages il y ait une chambre dans laquelle on dépose les morts, lorsqu'il y a un décès dans la maison. Il est défendu de se servir de cette pièce pour tout autre usage, mais en temps de foire, dit un voyageur, on ne respecte rien et on en loge dans la salle des morts. L'abus est facile, mais ne peut faire repousser d'aussi sages dispositions.

L'organisation des maisons mortuaires doit être simple, sans appareil dramatique, réduite à ce qui est nécessaire et par conséquent peu dispendieuse. Une salle de dépôt pour les morts et la chambre du gardien suffisent dans les campagnes ; dans les villes on y ajoutera une chambre de secours et une salle d'autopsie ; la science comme l'humanité profiteront de la bonne disposition de ces asiles. Leurs dimensions seront tout naturellement en rapport avec la population à desservir et par suite avec le budget de la commune. On ne demandera point de personnel spécial, si ce n'est dans les grandes villes ; le gardien du cimetière sera celui du dépôt, et la visite quotidienne d'un médecin servira de garantie. Le dépôt des morts serait facultatif; il se ferait dix heures au moins après le décès, et serait précédé d'une vérification médicale; l'inhumation ne serait autorisée qu'après le délai légal et la constatation par un médecin du développement de la putréfaction. En cas d'épidémie, on construirait une baraque supplémentaire. Les progrès du diagnostic, en ce qui concerne les signes de la mort, permettent de simplifier ces dépôts et par suite d'en répandre l'usage.

TOURDES.

Obitoires-Morgues. Il s'agit ici des établissements où l'on expose le corps des personnes mortes hors de leur domicile non encore reconnues, ou dont on veut faire constater l'identité par certains témoins. Ces établissements n'existent que dans les grandes villes, où ils sont le plus souvent désignés sous le nom beaucoup plus populaire de *morgue.*

La morgue de Paris a pris aujourd'hui une grande importance et peut être considérée comme le modèle des établissements de ce genre, surtout depuis qu'il a été placé sous l'intelligente direction du professeur de médecine légale de la Faculté, M. Brouardel. Nous aurons à parler longuement de cet obitoire et des modifications qu'il a subies depuis sa fondation, qui remonte à une époque relativement reculée.

Dans leur origine les obitoires ou les morgues avaient un but unique : arriver à la reconnaissance des corps et à la constatation de l'état civil, afin d'éviter les lacunes dans les filiations de la parenté.

Aujourd'hui les obitoires ont pris, surtout à Paris, une plus grande extension. Ils reçoivent non-seulement les cadavres des individus trouvés morts dans un lieu public et dont l'identité n'a pu être constatée, mais aussi la plupart des cadavres dont l'autopsie est ordonnée par le parquet. Bien plus, la Morgue actuelle telle qu'elle a été reconstituée d'après les plans de M. Brouardel est aujourd'hui utilisée pour l'enseignement pratique de la médecine légale.

Les établissements désignés sous le nom d'obitoires ou de morgues ont donc pour but :

1° Recueillir les cadavres des individus trouvés morts sur la voie publique et non encore reconnus.

2° Fournir un local convenable aux médecins experts pour la pratique des autopsies médico-légales sous la surveillance immédiate des juges.

3° Fournir aux élèves des Facultés les moyens d'étudier la médecine légale pratique.

Actuellement, lorsque l'identité d'un cadavre trouvé sur la voie publique n'est pas établie, on le place dans la salle d'exposition de l'obitoire sous les yeux du public. Il y reste réglementairement soixante-douze heures. A ce moment la putréfaction est si avancée que l'on doit le retirer. On le transporte ensuite dans la salle de dépôt où il cesse d'être exposé au public. Le cadavre ne peut plus alors être examiné que par des personnes qui cherchent un des membres de leur famille ou un ami disparu, et qui, par quelque indice, font supposer que le corps déposé doit être celui qui est l'objet de leurs recherches. Bientôt la putréfaction est telle, que, reconnu ou non, le cadavre doit être enlevé même de la salle de dépôt et enterré.

Lorsque l'identité est établie, l'obitoire doit encore assez souvent garder pendant un certain temps les cadavres qui y sont déposés. Ceux-ci, en effet, y séjournent jusqu'à ce que les familles aient décidé si elles réclament le cadavre, si elles l'abandonnent, et aient rempli des formalités quelquefois très-longues lorsque les parents ou les amis n'habitent pas Paris.

Le tableau suivant donnera une idée du mouvement des corps à la morgue de Paris pendant les cinq dernières années :

	Nombre des corps déposés.	Nombre des autopsies médico-légales.
1874.	565	216
1875.	595	205
1876.	614	234
1877.	629	239
1878.	620	181

jusqu'au 1er octobre.

§ I. Historique de l'obitoire ou Morgue de Paris. S'il est impossible de préciser la date et l'origine des obitoires en France, on sait cependant que le principe de la création de ces établissements remonte à une époque très-éloignée de nous. Le R. P. du Breuil (*Théâtre des antiquités de Paris*, 1612), et après lui Sauval, nous disent que, dans le XIe siècle, des gens de bien fondèrent divers établissements charitables parmi lesquels il faut citer : 1° Roule et Saint-Lazare pour les Ladres ; 2° Sainte-Marie-Égyptienne pour les femmes veuves ; 3° Sainte-Catherine pour enterrer les personnes *noyées*, *mortes*, ou *tuées* dans les rues ; ces fondations seraient devenues plus tard les origines de la Morgue.

D'après Devergie, à qui nous empruntons la plupart de ces détails historiques, le premier endroit public où furent exposés les corps inconnus a été établi au Grand-Châtelet ; il s'appelait la *Basse-Geôle*. M. Firmin Maillard dépeint ainsi cette localité : « *Endroit humide, sombre, réduit infect*, d'où s'échappent sans cesse *les émanations les plus fétides*. Là, les cadavres jetés *les uns sur les autres* attendent que des parents, *une lanterne à la main*, regardent l'intérieur de ce réduit à travers une lucarne pratiquée à la porte, *tout en se bouchant le nez*. Ce lieu était rarement vide, *rien de plus affreux*. »

MM. Devergie et Bezançon ont cherché à préciser quelques dates, relatives à la fondation de la Morgue de Paris. En compulsant les registres du Grand-Châtelet déposés à la Préfecture de police on trouve mentionnés, à la date du 9 mai 1688, le dépôt et la translation de deux corps à la Morgue du Grand-Châtelet.

La Morgue du Grand-Châtelet a été transférée, en vertu d'un arrêté du préfet de police du 22 thermidor an XII (7 août 1804), « de la Basse-Geôle du Grand-Châtelet au n° 21 du quai du Marché-Neuf, sur le terrain d'une ancienne boucherie. La translation eut lieu le 1er fructidor an XII. La Morgue y occupait un bâtiment fort bien conçu, mais dont la plupart des salles furent bientôt envahies par le concierge, son garçon de service et leur famille. Les choses restèrent en cet état jusqu'en 1832.

Nommé médecin inspecteur, après trois années de recherches scientifiques dans cet établissement, Devergie proposa à l'administration des plans de restauration de la Morgue dans trois hypothèses : 1° conservation des bâtiments sans agrandissements; 2° agrandissement par les extrémités ; 3° modèle d'une Morgue nouvelle. La Morgue fut conservée telle qu'elle était établie, mais chaque salle fut rendue à sa destination primitive.

En 1857, le conseil de salubrité fut invité à dresser un plan de reconstruction de la Morgue. Il tenait à la placer au nord de Paris sur le quai Saint-Bernard. Le préfet de la Seine d'alors maintint son projet de construire la Morgue à la pointe du quai Napoléon, derrière l'église Notre-Dame. En 1861 un rapport du Conseil dressait le programme de la nouvelle Morgue en ce lieu selon les projets arrêtés par le préfet de la Seine, après de longs débats. En 1862 les travaux commencèrent et la remise du bâtiment eut lieu le 22 février 1864.

L'exécution de ce monument avait été confiée à M. Gilbert, membre de l'Institut, architecte en chef de la Ville. M. Gilbert était en présence de grandes difficultés ; d'une part un terrain de remblai, de forme triangulaire, situé à la pointe du quai, sur la Seine; d'une autre part le voisinage du beau vaisseau de l'église de Notre-Dame. M. Gilbert a pu vaincre ces difficultés en donnant au monument de la Morgue une architecture simple, mais sévère, qui ne rappelle en rien la destination du bâtiment, d'une autre part en installant de la manière la plus heureuse les diverses salles de la Morgue en raison des usages que le Conseil avait destinés à chacune d'elles.

Telle est la Morgue au moment où nous écrivons cet article ; mais nous verrons plus loin qu'elle est à la veille de subir, sur l'initiative de M. Brouardel, des modifications importantes. Ces modifications que nous allons faire connaître portent non-seulement sur la distribution des bâtiments, mais aussi sur le mode de désinfection des cadavres qui seront alors utilisés pour l'enseignement pratique de la médecine légale.

§ II. Des morgues ou des établissements analogues a l'étranger. Les Morgues sont des institutions essentiellement françaises, et il n'existe aucun établissement analogue en Angleterre et en Allemagne. Un médecin anglais distingué, qui exerce à Londres les fonctions de coroner pour la paroisse de Marylebone, M. Hardwicke, a essayé d'établir des Morgues dans son pays, mais ses efforts n'ont pas encore été couronnés de succès. Notre confrère a simplement établi dans la paroisse dont il est coroner un local propre à recevoir les corps trouvés sur la voie publique en attendant leur autopsie et leur inhumation. C'est une sorte d'obitoire où le public n'est admis pour reconnaître les cadavres qu'avec une permission spéciale du coroner.

Il serait à désirer que la mesure prise par M. Hardwicke dans sa paroisse fût généralisée dans les autres parties de Londres où il n'existe aucun local pour recueillir les cadavres trouvés sur la voie publique et pratiquer les autopsies médico-légales. Lorsqu'un individu succombe sans porter sur lui des pièces établissant son identité, le corps est transporté dans la première maison qui veut le recevoir, et c'est le plus souvent dans le cabaret le plus voisin (*public house*) qu'il est recueilli. C'est également dans ce lieu qu'ont lieu l'enquête, l'autopsie et les constatations légales. On a peine à croire qu'un pareil état de choses puisse subsister en Angleterre. Mais il y a lieu d'espérer que des obitoires seront prochainement créés dans ce pays où la presse est unanime à protester contre le système actuel.

M. Brouardel a récemment entrepris un voyage en Allemagne pour y étudier les questions relatives aux obitoires, aux autopsies légales et à l'enseignement pratique de la médecine légale. L'éminent professeur a publié sur ce point un rapport très-intéressant dont nous extrayons quelques passages.

« Une différence capitale, dit M. Brouardel, distingue les établissements consacrés à la médecine légale en France et en Allemagne (empire Allemand et empire d'Autriche). En France, les autopsies judiciaires se font dans les Morgues, qui sont sous la direction de la justice, de l'administration de la police ou de l'administration municipale, mais en dehors de la direction du ministre de l'Instruction publique. En Allemagne, actuellement, il n'y a pas de Morgue ; la justice emprunte les locaux dont elle a besoin aux Universités et toutes les opérations médico-légales s'exécutent dans les Instituts anatomiques. La justice emprunte également aux Universités, pour en faire des experts, le personnel enseignant. »

M. Brouardel fait ensuite remarquer que le système allemand, qui offre des avantages au point de vue de l'enseignement, présente des inconvénients au point de vue juridique. L'autopsie faite dans l'institut anatomique d'une école ou de tout autre établissement privé n'est plus sous la surveillance directe du parquet. Cela est évidemment contraire à l'administration de la justice et à une bonne pratique médico-légale.

En Allemagne, la médecine légale est également en voie de réforme, mais dans un sens diamétralement opposé. Les établissements appropriés à la médecine légale, englobés dans l'université, ne se sont pas développés dans le sens médico-légal, parce qu'ils étaient confondus avec ceux qui étaient consacrés à l'anatomie pathologique, et ce n'est que depuis quelques années qu'ils commencent à s'affranchir de cette tutelle. Les médecins légistes allemands et autrichiens ont donc soumis à leurs gouvernements des projets dans lesquels ils empruntent à la France l'institution des morgues.

En Prusse et en Autriche, les autopsies médico-légales se font publiquement devant les médecins et les étudiants en médecine (il n'y a d'exception qu'à Munich). A Berlin, lorsque le délégué de la justice, qui assiste toujours à l'autopsie, croit qu'il y a intérêt à ce que les résultats de l'investigation anatomique restent secrets, il fait prêter serment aux élèves présents. A Vienne, la justice s'est réservé le droit de mettre son *veto* à la publicité de l'autopsie, mais ce veto n'est presque jamais appliqué.

A Vienne, M. Hoffmann fait par an cent autopsies pour des cas de médecine légale et cinq cents autopsies, dites de police sanitaire, comprenant des morts par suicide, les morts accidentelles, subites, etc. Un certain nombre de ces cadavres sont ouverts en sa présence par les élèves qui ambitionnent le titre de *kreis-physicus* (médecin de la circonscription, médecin cantonal). Ils font les rapports et pratiquent ainsi leurs premières opérations sous la direction du professeur.

A la Morgue de Paris, les différents experts font chaque année deux cents autopsies médico-légales, et il est déposé en outre quatre cents cadavres (morts par suicide, morts accidentelles, subites, etc.). La justice dispose donc à la Morgue de moyens d'instruction plus nombreux que ceux des établissements étrangers.

§ III. De la ventilation et de la désinfection des obitoires. Procédés employés pour la conservation des cadavres qui y séjournent. La ventilation et la désinfection des obitoires sont des problèmes d'une importance considérable, surtout si l'on considère la situation de ces établissements au milieu des grandes villes et leur destination spéciale. Ce problème présentait, en ce qui concerne la ventilation de la Morgue de Paris, une difficulté qui tenait à la situation de cet établissement.

Dans le but d'assurer la ventilation des salles, le Conseil d'hygiène et de salubrité avait prescrit la construction de deux cheminées d'appel, destinées aux deux salles qui contenaient des corps. L'installation de ces cheminées aurait pu être facile sur le quai Saint-Bernard, situation demandée par le Conseil ; mais, pour un bâtiment établi au voisinage de Notre-Dame, le préfet de la Seine ne pouvait consentir à leur édification, car c'eût été donner à la Morgue l'aspect d'une fabrique et un moyen d'attirer tous les regards des passants sur un bâtiment dont la destination devait rester inconnue à la généralité des étrangers qui visitent Paris. Aussi fut-il prescrit à M. Gilbert de créer des cheminées d'appel qui ne dépasseraient pas la toiture de l'établissement.

A peine la principale cheminée fut-elle allumée qu'on en put voir les mauvais résultats : l'odeur infecte de la salle des morts se répandait sur le quai, et les passants venaient en faire l'observation à la Morgue.

Pendant cinq années, une commission du Conseil, dont faisaient partie MM. Combes et Payen, fit subir aux foyers de ces cheminées toutes les modifications possibles en épaisseur de la couche de charbon, en étendue de la surface du foyer, en brûlant les gaz infects, en établissant de jour et de nuit un chauffeur et en dépensant 24 000 kilogrammes de charbon dans l'année.

Il fallut s'arrêter dans ces essais de ventilation, la dégradation des murs portant préjudice à la solidité du bâtiment.

C'est alors que M. Devergie proposa, pour combattre la mauvaise odeur, des irrigations avec de l'acide phénique du commerce étendu de 1800 parties d'eau. Ce système de désinfection qui fonctionne depuis plus de dix années a donné des résultats, mais il est encore très-imparfait. On comprend en effet qu'il soit difficile, dans des salles où il n'existe pas de ventilation, d'empêcher pendant les chaleurs la mauvaise odeur des cadavres ayant parfois séjourné pendant plusieurs semaines dans l'eau et dont la mort remonte toujours à plusieurs jours. Il fallait donc à tout prix arriver à un système de désinfection plus efficace. La conservation des cadavres est en effet un des problèmes dont la solution intéresse le plus le médecin expert, et il faut, en ce qui concerne la destination spéciale de la Morgue, que le cadavre soit non-seulement conservé, mais encore qu'il ne soit pas défiguré.

On a fait pendant ces dernières années de nombreux essais pour arriver à conserver les cadavres exposés à la Morgue de Paris. Ces essais nous paraissent présenter assez d'intérêt pour être exposés ici avec quelques développements. Ils ont été de la part de Devergie l'objet d'une étude très-complète dans un remarquable rapport récemment présenté au Conseil de salubrité.

Les premiers essais de ce genre furent faits en février 1877 à l'occasion du crime d'un nommé Moyaux qui avait jeté sa petite fille dans une carrière de Montrouge. Le corps de l'enfant, retrouvé le lendemain, fut immédiatement porté à l'hôpital Cochin où l'on pratiqua l'examen et l'autopsie sous les yeux des médecins de l'hôpital. Ce corps fut ensuite envoyé à la Morgue et, le 7 février, le docteur Bergeron pratiqua une deuxième autopsie. La justice ne pouvait parvenir à découvrir le coupable. M. Prinet, juge d'instruction chargé de l'affaire, conçut la pensée de faire conserver le corps, et il s'adressa, dans ce but, à M. Tramond, préparateur de pièces anatomiques.

Le 10 février, après avoir pratiqué des *injections* d'un mélange composé de chlorure de zinc, de nitrate de potasse et de glycérine par toutes les ouvertures naturelles et dans toutes les parties où le bistouri avait pénétré, M. Tramond fit placer le corps de la petite fille dans une espèce d'auge en bois doublée de zinc, d'un mètre environ de longueur. (La proportion relative des trois substances est restée inconnue, on sait seulement que M. Tramond fait varier le poids de ces substances selon l'état de décomposition des parties.)

Tout le corps fut immergé, à l'exception de la figure, sur laquelle on étendit des linges mouillés dont les extrémités immergeaient dans le liquide de conservation; les mains et les pieds étaient placés en dehors du liquide.

Le corps fut ainsi conservé pendant plus d'un mois. Il s'atrophia dans toutes ses parties. La peau prit une teinte jaune-brun très-accentuée, mais les traits de la figure restaient très-nets, et l'assassin n'hésita pas à reconnaître son enfant. Quant aux mains et aux pieds, ils se conservaient avec une teinte rosée, quoique n'immergeant pas dans la baignoire. A partir de ce moment l'attention fut éveillée, dans le monde savant comme dans le monde industriel, et diverses propositions furent adressées à la Préfecture; le Conseil lui-même ne resta pas étranger à des recherches de ce genre.

On préconisa l'acide borique, le carbonate d'ammoniaque, l'acide sulfureux, l'acide phénique, comme devant amener d'excellents résultats. M. Devergie entreprit lui-même quelques expériences sur des cadavres de la Morgue après le temps légal d'exposition. Il employa successivement des solutions de bichromate de potasse, d'acide borique, d'acide phénique, dans lesquelles les corps étaient immergés, mais il ne put empêcher par ces procédés la fermentation gazeuse de se développer.

Nous n'avons pas à parler ici des divers procédés par lesquels on a cherché à conserver les corps en pratiquant des injections de substances antiputrides dans les vaisseaux. Ces procédés d'embaumement ne sauraient être pratiqués dans les obitoires, parce que les recherches médico-légales exigent qu'aucune matière chimique ne soit mise au contact extérieur ou intérieur du cadavre. On conçoit, en effet, que dans les cas d'intoxication présumée les produits chimiques introduits dans le corps entraveraient l'expertise.

On s'est donc appliqué à conserver les cadavres de la Morgue en les plaçant dans des conditions physiques absolument contraires à la putréfaction. On a préconisé à cet effet divers procédés que nous allons examiner.

En 1877, M. Tellier a proposé d'appliquer ses appareils frigorifiques à la désinfection de la Morgue et à la conservation des corps qui pouvaient y être exposés. Une commission fut nommée dans le Conseil d'hygiène et de salubrité, et le 25 juin 1877 M. Devergie faisait un rapport détaillé de la dépense à laquelle l'administration serait conduite.

A cette époque, suivant M. Tellier, la réfrigération totale de la Morgue n'était pas réalisable, mais la réfrigération partielle des corps était très-facile. Elle devait s'opérer dans des caisses métalliques recouvertes et fermées en avant par une double glace ou deux glaces séparées entre elles par une couche d'air, en donnant à ces coffres une inclinaison qui permettrait au public de voir les corps qui y seraient placés.

Douze coffres devaient être établis dans la salle d'exposition et quatorze dans la salle de conservation des corps.

Il en résulterait par jour une dépense de 1500 kilogrammes de glace. Quant à l'estimation de la dépense générale, elle se décompose ainsi :

Machine produisant 20000 cubes en vingt-quatre heures. .	22,500 fr.
Un générateur.	5,000
12 coffres à 50 francs.	600
14 mètres cubes d'isolation	4,260
5 tablettes en tôle de 7 mètres sur 2 mètres.	5,712
Tuyauterie, robinetterie	5,000
Imprévus.	6,000
TOTAL.	49,072 fr.

La dépense d'un appareil pour conserver un corps s'élèverait au chiffre de 7000 francs.

Le Conseil a été vivement impressionné par cette dépense considérable en présence de résultats encore inconnus. Il s'est demandé si ces sortes de coffres permettaient la vue des corps d'une manière suffisante.

Comme le fait justement remarquer M. Devergie, ce n'est pas la vue seule de la face souvent altérée par la décomposition putride, par des blessures faites dans une intention criminelle, qui suffit à établir la reconnaissance de l'individu. Ce qui fait reconnaître le corps, c'est tout son ensemble, sa structure générale, l'embonpoint, la maigreur, la conservation de ses parties, ce sont les taches de naissance, les tatouages sur les parties diverses, bras, poitrine, abdomen, puis et surtout les vêtements exposés au-dessus de lui, quelquefois les bijoux, porte-monnaie, qui lui sont personnels, la photographie. Dans un coffre la plus grande partie de ces détails sont masqués et souvent il n'en reste d'appréciable que la figure.

C'est en raison de cet ensemble de faits que le Conseil n'a pas cru devoir approuver le projet de M. Tellier.

Dans un second projet présenté à la fin de 1877, M. Tellier proposa un procédé plus simple et qui rencontra un meilleur accueil auprès du Conseil d'hygiène et de salubrité. Dans ce nouveau système, les corps, au lieu d'être placés dans des boîtes vitrées, sont maintenus sur des tables dans la grande salle d'exposition où se trouvent placés des agents frigorigènes nécessaires pour abaisser la température de la salle. Rien n'est alors changé dans l'état actuel des corps de l'obitoire. Les cadavres restent sur une table exposés à la vue du public, et les vêtements sont laissés au-dessus de chaque corps.

Ce système ne diffère du reste en rien de celui adopté par M. Tellier pour la conservation des viandes dans le navire le *Frigorifique*.

Avant d'entrer dans les considérations qui ont fait adopter par le Conseil d'hygiène et la ville de Paris le projet de M. Tellier, nous allons exposer sommairement deux autres systèmes qui ont été proposés et qui méritent d'appeler l'attention.

Le premier de ces systèmes est celui du docteur Bauer, de Zurich, qui a figuré à l'exposition de 1878.

Il représente un très-grand buffet à deux compartiments qui règnent sur toute sa longueur et en travers de l'appareil. Le compartiment supérieur est destiné au refroidissement de l'air par la glace; cet air y descend à 4 ou 5 degrés. Dans le second compartiment on met les corps à conserver.

A l'extrémité opposée à l'arrivée de l'air dans ce compartiment, une idée très-ingénieuse a été réalisée. On a construit un petit ventilateur à double effet ou deux ventilateurs joints l'un à l'autre ; le premier tourne dans un sens par l'arrivée de l'air, et il fait en même temps tourner le second dans un sens opposé. Le premier ventilateur reçoit l'air vicié, le second le dirige dans un tuyau d'échappement au dehors. De sorte que, sans aucune force mécanique pour faire marcher ces ventilateurs, l'air impur est écoulé au dehors de l'appareil.

L'autre appareil frigorifique proposé est celui du docteur Danet. Il a été de sa part l'objet de très-longues études et de très-longues expérimentations. M. Danet a d'abord étudié l'influence du froid sur les microzoaires et les microphytes ; il a été conduit à ce résultat qu'à une température de 5 degrés tout phénomène de vitalité disparaît chez eux et que, par conséquent, les phénomènes de putréfaction cessent aussitôt d'avoir lieu.

D'une autre part, il a cherché à établir l'influence de la glace sur la couche d'air qui l'avoisine et par conséquent l'épaisseur de la couche d'air dont l'humidité cesse d'être condensée à une épaisseur donnée. Il a vu que cette influence ne s'exerçait pas au delà de 2 millimètres et demi du contact de l'air avec la glace. Partant donc de ces deux principes, que les microzoaires et les microphytes d'une part et l'*air de l'autre*, étaient les causes de la putréfaction, M. Danet a imaginé l'appareil suivant :

Soit une boîte en bois composée de deux parties, l'une verticale, l'autre horizontale, communiquant d'ailleurs largement entre elles. Dans la première, un nombre considérable de petits tubes en cuivre de 5 millimètres de diamètre et de 1 mètre de longueur, noyés dans de la glace et entourés d'une couche suffisamment épaisse de celle-ci. Toutefois, le diamètre des tubes augmente avec leur longueur et devient plus considérable. Ainsi, pour la Morgue, on aurait des tubes de 25 millimètres de diamètre pour 5 mètres de longueur. L'air extérieur entre dans ces tubes appelés par un courant établi à l'extrémité du compartiment horizontal. En traversant ces tubes, il y dépose l'humidité dont il est chargé et en descendant, par exemple, de 22 degrés, température de l'atmosphère, à 5 degrés. Cette eau s'écoule dans un réservoir inférieur et se rend au dehors.

Quant à l'air refroidi à 5 degrés, il traverse le compartiment horizontal pour s'échapper par une petite cheminée d'appel placée à la paroi supérieure et alimentée par une lampe ou un bec de gaz.

Dans le compartiment horizontal existe, sur toute sa longueur, une claie ou support que l'on attire au dehors par l'extrémité du compartiment sur lequel il se promène à l'aide de roulettes.

C'est sur ce support que l'on place les corps à conserver.

Le *système de M. Danet* repose surtout sur l'existence d'un courant d'air *desséchant*. Cet air est privé de son humidité quand il arrive sur les matières à conserver, il les dessèche à la surface en très-peu de temps, et une fois la pellicule extérieure desséchée, les matières se conservent à l'intérieur, ce qui n'a pas lieu dans l'*appareil Tellier*.

Le Conseil d'hygiène a pensé que ce système, qui n'avait pas encore été expérimenté sur une grande échelle, ne présentait pas les garanties suffisantes, et il a donné la préférence au projet de M. Tellier. Ce projet résout en effet deux problèmes importants : 1° désinfection de la salle d'exposition ; conservation des corps sans atténuer en rien les moyens par lesquels on les reconnaît. Ce sont là des avantages assez considérables pour que l'administration ne recule pas devant la dépense d'installation.

On ne peut opposer au procédé Tellier aucune objection théorique. Nous avons vu des pièces énormes de viande de boucherie ne présentant aucune trace de putréfaction après avoir été renfermés pendant six mois dans une chambre de réfrigération.

Nous ne pouvons, du reste, mieux faire, pour apprécier les résultats fournis par le système Tellier, que de citer quelques extraits du rapport lu à l'Institut, au nom d'une commission composée de MM. Milne-Edwards, Péligot, Bouley, rapporteur (*Comptes rendus de l'Académie des sciences*, t. LXXIX, 1874, p. 739) :

« Ces matières, dit le rapporteur, ont été des viandes de boucherie, des volailles, des pièces de gibier et des crustacés. Introduites fraîches dans la chambre froide, elles y demeurent exemptes de toute putréfaction, et si, lorsqu'elles sont mises en expérience, déjà la fermentation putride s'y était établie, ce mouvement s'arrête immédiatement.

« La durée de la conservation des matières organiques dans la chambre froide peut être considérée comme indéfinie au point de vue de la putrescibilité ; mais il n'en est pas tout à fait de même au point de vue de la comestibilité. Dans les quarante ou quarante-cinq jours, les viandes de boucherie conservées par le froid retiennent parfaitement leurs qualités comestibles. Il est même vrai de dire qu'elles s'améliorent à ce point de vue pendant la première semaine, en ce sens que, tout en conservant leur arome, elles acquièrent plus de tendreté et sont par cela même plus facilement digestibles, etc.

« Ces conditions sont telles que des pièces de volaille et de gibier restent imputrescibles quand bien même on les conserve entières, c'est-à-dire sans en extraire les intestins. Malgré l'amas de matières fermentescibles que renferme l'appareil intestinal, aucun phénomène de putréfaction ne se manifeste, et le foie lui-même conserve ses qualités comestibles, quoiqu'il soit au voisinage immédiat de ces matières.

« Tel est l'ingénieux procédé de conservation des matières organiques, et particulièrement des viandes de boucherie, dont M. Tellier a donné communication à l'Académie. Votre commission l'a reconnu efficace dans les conditions où elle l'a vu appliquer. Mais elle croit devoir faire toutes ses réserves sur les applications industrielles qui pourront en être faites. L'expérience seule peut prononcer sur sa valeur économique.

« Quel que soit l'avenir qui, à ce point de vue, puisse être réservé à ce procédé, votre commission vous propose d'adresser des remercîments à son inventeur, pour la communication très-digne d'intérêt qu'il a faite à l'Académie. »

Voici, d'une manière sommaire, comment on projete dans la grande salle d'exposition des corps à la Morgue tout l'ensemble de l'appareil Tellier :

1° Un vase métallique destiné à contenir l'éther méthylique. (On sait que l'emploi de l'éther méthylique pour la réfrigération est l'invention de M. Tellier, ingénieur civil.) Ce vase d'éther est mis en communication avec un compresseur qui, refoulant les vapeurs d'éther dans un condenseur, permet leur liquéfaction ; de là l'éther liquide passe dans un frigorifère, où se trouvent des tubes en cuivre qui contiennent du chlorure de calcium, substance qui sera refroidie jusqu'à 10 degrés sous zéro où elle reste encore à l'état liquide ; de là le chlorure refroidi se rend par une série de tuyaux dans de très-gros et très-longs cylindres qu'il remplit de liquide ; ces cylindres agissent alors sur l'air contenu dans toute la salle, produisent le refroidissement, et ils l'amènent à 0 degré. Dès lors, l'atmosphère de la salle d'exposition qui, d'ailleurs, se renouvelle constamment par l'abaissement de sa température, cède aux parois de ces larges tuyaux son humidité. Celle-ci s'y condense à l'état de givre, et telle est l'importance de cette condensation à l'état solide, qu'il faut enlever le givre tous les jours dans les vingt-quatre heures.

Le chlorure de calcium fait retour par son système de tuyaux au frigorifique de l'éther méthylique, où il reprend sa température de 10 degrés sous zéro pour circuler de nouveau dans la tuyauterie qui lui est propre.

Il y a donc de produit dans le système Tellier deux points essentiels :

1° Un abaissement à 0 degré de la température de l'air de la salle où se trouvent les corps ;

2° Une condensation de l'humidité de l'atmosphère sous forme de givre.

Tout cela s'opère dans la salle d'exposition des corps sans rien changer aux habitudes actuelles. La salle sera séparée en deux parties par un rideau en caoutchouc blanc ; la partie en vue du public contiendra en moyenne neuf tables sur lesquelles les corps seront exposés. Dans l'arrivée du plus grand nombre de corps, en été, la moyenne est de trois par jour, le nombre des tables répond à une exposition de trois jours pour chacun d'eux.

Les vêtements seront exposés comme aujourd'hui au-dessus de chaque corps.

Dans le second compartiment postérieur on pourra mettre douze tables, et là les corps méconnaissables pour le public, dans la plupart des cas, seront conservés un temps variable suivant les besoins.

Le vitrage par lequel regarde le public sera doublé et même triplé avec espacement d'air entre chacun des vitrages.

Telle est la disposition générale du projet qui a été proposé à la Ville par M. Tellier.

Un autre système de réfrigération a été depuis présenté à la Ville et est en ce moment en voie d'étude. C'est le procédé de M. Giffard, qui consiste à produire la réfrigération par le déplacement de l'air. Quel que soit celui des deux procédés adoptés, il est certain aujourd'hui que le système de conservation des cadavres exposés par la réfrigération sera prochainement appliqué à la Morgue de Paris.

§ IV. Des modifications et améliorations a apporter a la Morgue actuelle a Paris. Quoique bien supérieur aux autres établissements de ce genre existant en province ou à l'étranger, l'obitoire de Paris était encore susceptible d'un grand nombre d'améliorations. Outre les perfectionnements indispensables à apporter dans les systèmes de désinfection et de conservation des cadavres, cette institution demandait un grand nombre de réformes, surtout en ce qui concerne l'aménagement intérieur et l'enseignement pratique de la médecine légale.

Chargé en 1877, de faire des conférences pratiques de médecine légale à la Morgue, M. Brouardel avait été frappé de l'insuffisance des moyens mis à sa dispo ition pour la conservation des cadavres et la pratique des autopsies.

Dans un premier rapport en date du 15 juillet 1878, l'éminent professeur avait signalé à M. le garde des sceaux les *desiderata* que présente l'organisation actuelle des expertises médico-légales à la Morgue. Il avait insisté sur ce point que cette organisation compromet par son insuffisance les intérêts de la justice et la réputation des experts, il s'était appuyé sur les faits empruntés aux expertises qui lui avaient été confiées pour démontrer que les locaux et l'outillage scientifique ne correspondaient pas aux besoins.

Comme ces exemples avaient été choisis parmi des expertises qui avaient donné lieu à des débats judiciaires, le garde des sceaux a pensé qu'il était convenable de ne pas les livrer à la publicité. Mais il a prié M. Brouardel de lui adresser un projet de réforme de l'organisation des expertises médico-légales à la Morgue.

Pour satisfaire aux différentes nécessités du service des autopsies médico-légales d'un obitoire, il faudrait, d'après M. Brouardel :

1° Obtenir une conservation réelle des corps déposés à la Morgue ;

2° Organiser une salle d'autopsies ;

3° Créer une chambre de microscopie ;

4° Créer une chambre de chimie ;

5° Réserver une chambre pour les expériences physiologiques, avec un petit chenil et une grenouillière ;

6° Disposer un emplacement pour les préparations anatomiques que l'on voudrait conserver, et pour les moulages ;

7° Former des collections de pièces anatomiques, de poisons, et y joindre quelques livres.

Nous allons successivement passer en revue chacun de ces points, et l'examen a d'autant plus d'importance que tous les *desiderata* signalés par M. Brouardel vont cesser d'exister et que les plans proposés par le savant professeur ont été adoptés par la ville de Paris et sont en voie d'exécution.

1° *Conservation des corps.* Nous avons longuement exposé dans le § III les systèmes de désinfection et de conservation applicables aux obitoires et nous avons vu que la ville de Paris avait définitivement adopté le système de conservation par réfrigération.

2° *Salle d'autopsie.* Telle qu'elle existe aujourd'hui la salle d'autopsie de la Morgue de Paris est trop petite et insuffisamment éclairée. Voici les modifications que M. Brouardel propose pour cette salle dans laquelle les autopsies sont pratiquées en présence des magistrats et des élèves admis aux conférences médico-légales de la Morgue :

Il faudrait une table en ardoise, tournante, légèrement convexe, entourée d'une rigole circulaire, dans laquelle se collectent les liquides sortant du cadavre. Des orifices latéraux nombreux les conduisent dans des tubes qui se réunissent au pied de la table, et de là dans un caniveau, de telle sorte qu'aucune goutte d'eau ne tombe à terre.

Au-dessus de la table, il faut des conduits terminés par des tubes en caoutchouc amenant en abondance l'eau propre sur le cadavre, de façon que l'expert pût constamment, sans transporter les pièces, les examiner, les soumettre à un lavage sur place.

Au-dessus de la table, il faut un système d'éclairage au gaz suffisant pour que l'expert ne soit pas forcé d'interrompre une autopsie, si la lumière du jour vient à manquer.

Devant les fenêtres on place deux tablettes à dissection plus basses que la table d'autopsie qui permettent de terminer assis la dissection des pièces qui nécessitent un examen minutieux.

Un réservoir en fonte émaillée contenant environ 200 litres d'eau distillée doit être placé de façon que son conduit d'écoulement soit accolé à celui de l'eau ordinaire qui vient se déverser sur la table d'autopsie. Lorsqu'il y a présomption d'intoxication, il est indispensable de ne laver les organes qu'avec de l'eau distillée. Si la preuve de l'empoisonnement ne se trouve que dans la constatation d'une dose presque infinitésimale d'un toxique minéral et végétal, on ne peut se servir pour l'autopsie d'une eau qui a traversé tous les conduits de la ville de Paris, puis a séjourné dans des réservoirs métalliques et enfin parcouru des tuyaux de plomb, des robinets de cuivre, etc.

Dans la salle d'autopsie, il faut placer une vitrine contenant les instruments nécessaires : couteaux, scies, balances, seringues à injections, etc. Cette armoire doit être fermée par des vitres permettant de constater l'état d'entretien et l'absence des instruments dont chacun occuperait une place désignée.

Dans cette vitrine il serait utile de placer une réserve de bocaux de diverses dimensions, pour la mise sous scellé des pièces recueillies pendant l'autopsie et d'autres contenant des liquides conservateurs tout préparés, de sorte que, pendant une autopsie, on puisse y déposer des fragments de viscères que l'on aura peut-être plus tard à examiner au microscope. Souvent, en effet, la nécessité de cet examen n'est pas de suite évidente; ce n'est qu'après une expertise chimique qu'elle apparaît, et alors les viscères sont dans un état de putréfaction qui rend les observations peu fructueuses.

Il faut également dans cette salle un lavabo et un appareil de chauffage.

Toutes ces dispositions sont indispensables pour que les autopsies médico-légales soient faites convenablement. Si les élèves doivent assister à l'autopsie, il faut les placer dans des conditions qui leur permettent de voir sans entourer le professeur. Une autopsie dure en général une heure et demie et quelquefois trois heures ; lorsque trente ou quarante élèves, curieux de voir, se pressent les uns contre les autres, le professeur n'est plus que l'un d'eux, il est comprimé comme eux, et il sort exténué d'une séance pendant laquelle il est resté forcément debout, cherchant les lésions, en discutant la valeur, et soumis à une pression excusable, mais fatigante, autour de la table d'autopsie : il faut donc un petit amphithéâtre, ayant la forme d'un fer à cheval, formé par trois ou quatre zones assez serrées, dans lesquelles les élèves puissent se lever debout, ou accoudés sur une rampe en fer couverte en bois. Il serait facile de disposer cet amphithéâtre de façon que l'œil de l'élève le plus élevé ne fût pas à plus de 1^{m},50 de la table d'autopsie. Dans la première zone on disposerait deux siéges avec pupitre, dont l'un pourrait être occupé par le représentant de l'ordre judiciaire qui assisterait à l'autopsie, et l'autre par le secrétaire de l'expert qui écrirait sous sa dictée.

3° *Chambre de microscopie.* Certaines déterminations microscopiques doivent souvent succéder à une autopsie médico-légale, elles peuvent être indispensables, et il faut les faire sur place. L'expert, en effet, ne peut emporter chez lui des pièces répugnantes ou trop volumineuses, et des transports trop multipliés ne sont d'ailleurs pas sans inconvénients au point de vue des garanties légitimement requises par la justice.

C'est à l'obitoire que doivent donc se faire : 1° les examens microscopiques qui suivent naturellement une autopsie complète : liquide de l'organisme, sang, mucus de diverses natures contenu dans l'estomac, ou examen des viscères l'état frais ; 2° les examens des scellés souillés de taches, chemises, vêtements, objets de literie, draps, etc.

Dans ce laboratoire se feraient aussi les examens spectroscopiques, et en général les recherches qui ne nécessitent qu'un outillage peu compliqué, qui n'exigent pas l'emploi de procédés dispendieux ne pouvant être utilisés que dans des laboratoires placés sous la direction de savants spéciaux.

Le matériel nécessaire à ces recherches comprend deux microscopes ordinaires, un microscope plus complet, un spectroscope, quelques instruments et réactifs, des tables pour microscopes, un meuble à tiroirs pour conserver les préparations, une petite cuve d'eau, de petits flacons pour les pièces à durcir, quelques chaises, un appareil à chauffage, une installation de gaz.

4° *Chambre de chimie.* Dans une seconde chambre qui sera construite à côté de l'ancienne salle d'autopsie on placera les instruments nécessaires pour faire les examens chimiques complémentaires des autopsies. Il va sans dire que cette chambre de chimie sera simplement appliquée aux premières recherches, à celles qu'on ne saurait retarder sans en compromettre le résultat. Ce n'est pas en effet à la Morgue qu'on peut établir de grands laboratoires ; ceux-ci ne sont bien placés que dans les Facultés sous la direction des hommes compétents.

5° *Chambre pour les expériences physiologiques médico-légales.* M. Brouardel estime avec raison que les expériences physiologiques sont le complément nécessaire d'un grand nombre d'expertises médico-légales.

Il pense que la Morgue doit être pourvue de trois à quatre loges à chiens, d'autant pour les lapins et d'un petit aquarium pouvant contenir une vingtaine de grenouilles.

Dans les expériences relatives aux intoxications, les expériences directes sur les animaux sont indispensables, surtout dans les empoisonnements par les alcaloïdes.

Pour ces derniers poisons, surtout depuis la découverte des alcaloïdes spontanément développés dans les cadavres en putréfaction, cette nécessité est aujourd'hui impérieuse, et à leur recherche par les lésions anatomiques et les réactifs chimiques il faut adjoindre l'expertise par les procédés physiologiques.

Les beaux travaux de M. le professeur Marey, sur les alcaloïdes et sur leur influence sur les muscles et le cœur, étudiés par la méthode graphique, montrent qu'il y a toute une méthode de recherches toxicologiques qui est encore inexplorée. Notre inexpérience sur ce point ne peut s'excuser que par l'absence de laboratoire physiologique appliqué aux expertises médico-légales ; elle doit cesser.

Il faudrait également quelques instruments dont les principaux sont : des piles, une bobine d'induction, un cylindre enregistreur de Marey, un cardiographe, un myographe, un galvanomètre, un petit moteur à eau (1/20e de cheval).

6° *Emplacement pour la préparation des pièces anatomiques qui doivent être conservées et les moulages.* La disposition actuelle de la Morgue de Paris permettrait d'utiliser une petite cour, voisine de la salle d'autopsie actuelle, pour y pratiquer toutes les opérations qui répandent une odeur trop désagréable ou des émanations nuisibles. Il est en effet quelquefois dangereux de faire dans un espace clos certaines autopsies de cadavres sortis de l'eau en putréfaction ou exhumés après un long séjour en terre. Il faut donc ouvrir ces cadavres presque en plein air ; en protégeant par un vitrage cette petite cour, on aurait un emplacement favorable à ces opérations particulièrement nuisibles.

On y préparerait également les pièces anatomiques que l'on jugerait utile de conserver, en particulier des os, des squelettes de fœtus, de nouveau-nés, d'enfants, etc. Ces pièces sont indispensables à la Morgue. Ainsi, par exemple, rien n'est plus difficile que de déterminer autrement que par l'état du squelette l'âge d'un enfant de quelques mois ; actuellement il n'y a pas un seul squelette d'enfant ou d'adulte à la Morgue.

Dans cette chambre on pourrait également faire des moulages.

Les instruments nécessaires à ces préparations sont peu nombreux et peu coûteux : une cuve à cascade, un appareil à benzine pour dégraisser les os, quelques grattoirs, une vrille pour montage de pièces.

7° *Collections de pièces anatomiques. Poisons. Livres.* Sans faire de la Morgue un musée, il serait utile d'y placer, à la disposition des experts, les pièces anatomiques qu'il est souvent nécessaire de consulter et de comparer.

Il serait également utile qu'il y eût sous les yeux des experts et des élèves une double collection de poisons minéraux et végétaux.

Une petite bibliothèque composée de quelques volumes est également nécessaire. La partie utile de ces livres est surtout constituée par les tables qui donnent des mesures, des poids, des dates pour les points d'ossification du squelette, etc. Il faut pouvoir consulter ces documents séance tenante pendant l'autopsie. On ne saurait, en effet, demander à la mémoire de l'expert de conserver le souvenir de tous ces détails et de tous ces chiffres.

elles sont les modifications proposées par M. Brouardel dans son remarquable rapport adressé au procureur de la République le 22 novembre 1878 ; ces modifications constituent dans leur ensemble un plan très-complet de la Morgue de Paris telle qu'elle existera dans quelques mois.

En effet, le rapport du savant professeur a été renvoyé, après avoir reçu l'approbation du garde des sceaux, au Conseil général de la Seine, qui a voté les fonds nécessaires et a autorisé le préfet de la Seine à faire commencer les travaux. Nous reproduisons le rapport présenté au Conseil général de la Seine et la délibération de ce Conseil.

RAPPORT PRÉSENTÉ PAR M. MASSE AU NOM DE LA PREMIÈRE COMMISSION. MODIFICATIONS A APPORTER AUX DISPOSITIONS INTÉRIEURES DE LA MORGUE. (SÉANCE DU 27 DÉCEMBRE 1878.)

MESSIEURS,

M. le Préfet de la Seine nous a saisis de la question de modifications à apporter aux dispositions intérieures de la Morgue, par un mémoire ainsi conçu :

« MESSIEURS,

« J'ai l'honneur de vous soumettre un projet relatif à différentes modifications qu'il y aurait lieu d'introduire dans les dispositions intérieures du bâtiment de la Morgue.

« Ce projet comprend : 1° Le nouvel aménagement de la salle d'autopsie et l'application du système frigorifique à la conservation des corps ; 2° la création de laboratoires d'histologie, de chimie et de moulage ; 3° la formation d'une bibliothèque, d'une collection de pièces anatomiques et d'un herbier ; 4° l'établissement d'un chenil et d'une grenouillère.

« Les modifications qu'il s'agit d'apporter au bâtiment de la Morgue ont été signalées à M. le Procureur de la République par M. le docteur Brouardel, qui, dans deux rapports ci-joints, en a fait ressortir toute l'utilité au point de vue de la conservation des corps, des autopsies et des expériences médico-légales. M. le Procureur de la République a soumis le projet à M. le Garde des sceaux, qui y a donné son entière approbation.

« Les plans et devis qui composent ce projet, dressés par l'architecte de la Préfecture de police, ont été examinés par l'architecte de mon administration qui, après une visite des lieux avec M. le docteur Brouardel, a reconnu qu'ils répondaient parfaitement à tous les besoins signalés et que, sauf quelques modifications de détail, ils étaient facilement réalisables. Toutefois, il serait nécessaire de prévoir une légère augmentation du chiffre de dépense porté au devis, pour pouvoir faire face aux travaux imprévus, tels que fonçage des puits, établissement d'un plateau de béton que la nature instable du sol sur lequel s'élève le bâtiment de la Morgue pourra nécessiter au cours de l'exécution des travaux.

« La dépense qu'il y a lieu de prévoir est d'environ 140,000 francs.

« Je dois vous faire remarquer, Messieurs, que les travaux qui font l'objet du présent mémoire intéressent à la fois le ministère de la justice et celui de l'instruction publique ; il y aurait lieu, dès lors, de demander à ces deux administrations de participer à la dépense qui en résultera, dans une proportion qui sera fixée ultérieurement.

« En conséquence, je vous prie, Messieurs, de vouloir bien : 1° approuver l'exécution des travaux dont il s'agit, avec imputation de la dépense, dans la limite d'une somme de 140,000 francs, sur le crédit inscrit au budget rectificatif de 1878, sous-chap. XIV, art. 29 (*Réserve pour dépenses imprévues*) ; 2° m'autoriser à entrer en négociations avec MM. les Ministres de la justice et de l'instruction publique en vue d'obtenir leur participation dans la dépense ci-dessus indiquée.

« J'ai l'honneur, Messieurs, de vous soumettre le dossier de cette affaire, et je vous prie de vouloir bien en délibérer.

« Paris, le 26 décembre 1878.

« *Le Préfet de la Seine*,
« FERDINAND DUVAL. »

Votre première Commission, Messieurs, pense qu'il y a lieu d'accueillir le projet qui vous est soumis ; seulement, comme la nouvelle installation de la Morgue aura un caractère d'intérêt général, comme l'enseignement de la médecine légale qui sera professé dans cet établissement intéressera non-seulement Paris, mais la Faculté entière, elle est d'avis que la participation de l'Etat devra être fixée à la moitié de la dépense et elle vous propose de prendre la délibération suivante :

PROJET DE DÉLIBÉRATION

Le Conseil,

Vu le mémoire en date du 26 décembre 1878, par lequel M. le Préfet de la Seine lui soumet un projet de travaux à exécuter à la Morgue pour l'aménagement d'une salle d'autopsie et la création d'un appareil frigorifique, la création de laboratoires d'histologie, de chimie et de moulage, d'une bibliothèque, d'un herbier, d'un chenil et d'une grenouillère, et demande à être autorisé à solliciter des ministres de la justice et de l'instruction publique leur participation dans la dépense à faire;

Vu les plan et devis des travaux dont il s'agit.

Vu le rapport de l'architecte,

Délibère :

Article premier. — Les plan et devis des travaux à exécuter à la Morgue pour la réalisation des modifications et créations ci-dessus énumérées sont approuvés dans la limite d'une dépense de 140,000 francs.

Art. 2. — M. le Préfet de la Seine est autorisé à entrer en négociations avec MM. les Ministres de la justice et de l'instruction publique, en vue d'obtenir la participation de l'État dans la dépense dont il s'agit, pour moitié.

Art. 3. — Cette participation obtenue, M. le Préfet est autorisé à affecter à l'exécution de ces mêmes travaux la somme de 140,000 francs qui sera imputée sur le budget départemental rectificatif de 1878, sect. 14, art. 29 (*Réserve pour dépenses imprévues*).

Art. 4. — La somme de 70,000 francs fournie par l'État sera inscrite en recettes au budget départemental.

Le Rapporteur,
MASSE.

§ V. Enseignement pratique de la médecine légale a la Morgue. La Morgue a pris à Paris, pendant ces dernières années, une importance plus considérable depuis que, grâce aux efforts de MM. Devergie et Brouardel, elle est devenue un auxiliaire de la Faculté de médecine.

L'enseignement pratique de la médecine légale était absolument nul en France et les élèves quittaient les bancs de l'École de médecine sans avoir pratiqué ou vu pratiquer une autopsie médico-légale. Cet état de choses avait été signalé depuis longtemps et plusieurs tentatives avaient été faites pour y remédier. En 1834, M. Devergie était parvenu à instituer des conférences pratiques à l'obitoire de Paris. Mais cet enseignement avait été interrompu au bout de deux années sans qu'on ait bien au juste connu les raisons de cette interdiction. Le parquet prétendait qu'il constituait une entrave aux recherches judiciaires et que la publicité donnée aux autopsies par le fait de la présence des élèves était peu conforme aux intérêts de la justice.

M. le docteur Brouardel, chargé par la Faculté des conférences pratiques de médecine légale, a inauguré ce nouvel enseignement à la Morgue. Ce qu'on a voulu en instituant ces conférences, c'est mettre les élèves aux prises avec les difficultés pratiques des expertises médico-légales. La Morgue est à la médecine légale ce que l'hôpital est à la pathologie. Dans ce dernier les élèves trouvent chaque jour et au hasard des entrées de malades l'occasion de faire leur éducation clinique et l'application de leurs connaissances théoriques; il y a là l'imprévu, l'attrait du problème à résoudre, et surtout la satisfaction de ce besoin de voir, de vérifier ce qu'on a lu dans les livres. Dans les conférences faites à l'obitoire, élèves et médecins trouveront de même l'enseignement pratique, non plus sur le vif comme à l'hôpital, mais sur le cadavre

M. le professeur Tourdes, à Strasbourg, joignait cet important enseignement pratique à son cours de médecine légale; quand il était chargé de procéder à une autopsie judiciaire et de faire un rapport sur les causes de la mort, il faisait apporter le cadavre devant les élèves réunis à l'amphithéâtre, procédait avec méthode, dans un ordre invariable, aux investigations anatomiques, et dictait en même temps le rapport qui devait plus tard être produit devant le tribunal. De la sorte les étudiants étaient initiés à l'art si scabreux du médecin légiste et pouvaient, une fois reçus docteurs, accepter sans frayeur, sans hésitation, la grave mission d'éclairer la justice.

Il en sera bientôt de même de nos étudiants parisiens. Une série chaque mois renouvelée de trente élèves suit les conférences à la Morgue : les mercredis et vendredis à trois heures, sur présentation de cartes nominatives délivrées à la Faculté, les élèves assistent à l'autopsie ou à l'examen extérieur des cadavres, malheureusement si nombreux, que causent dans la capitale les accidents, les suicides ou les crimes ; ils y sont exercés à résoudre toutes les questions afférentes à chaque cas, à rédiger des rapports sous la direction du professeur, et pensent devenir à leur tour des experts habiles comme ils deviennent praticiens distingués par la fréquentation assidue de l'hôpital. A. Lutaud.

Bibliographie. — Devergie. *Communication faite en 1878 au Conseil d'hygiène et de salubrité du département de la Seine.* — Brouardel. *Rapport adressé en 1878 à M. le garde des sceaux sur la réorganisation de la Morgue.* Paris, 1879. A. L.

OBIZO. Tous ceux qui ont écrit sur l'histoire de la médecine en France, et surtout sur les médecins de Paris, citent Obizo comme ayant été médecin de Louis VI et ayant joui, dans son temps, d'une très-grande réputation. Une tradition pour ainsi dire non interrompue est à peu près tout ce qui nous reste de ce médecin.

On sait qu'ayant abandonné ses grands biens il se retira dans la célèbre abbaye de Saint-Victor, y prit l'habit de l'ordre, devint chanoine et se consacra exclusivement au service des autels.

On fixe sa mort entre 1130 et 1138. Il fut inhumé dans le cloître de ce monastère, et du temps de Hazon on y voyait encore son épitaphe conçue en ces termes :

Respice qui transis, et, quis sis, disce, vel unde :
Quod fuimus nunc es, quod sumus istud eris.
Pauper canonicus, de divite factus, Obizo
Huic dedit Ecclesiæ plurima, seque Deo.
Summus erat medicus ; mors sola triumphat in illo,
Cujus adhuc legem nemo cavere potest.
Non potuit medicus sibimet conferre salutem.
Huic igitur medico sit medicina Deus.

Bgd.

OBLIQUES DE L'ABDOMEN (Muscles). Ils sont au nombre de deux, pour chaque côté du corps, et désignés sous les noms de grand et de petit oblique.

I. Muscle grand oblique. Oblique externe de l'abdomen. Costo-abdominal de Chaussier.

Préparation. Placer un billot sous les reins du sujet pour tendre la paroi abdominale. Pratiquer sur la ligne médiane, de l'appendice xiphoïde au pubis, en contournant l'ombilic, une incision ne comprenant que la peau. Sur cette incision longitudinale faire tomber deux incisions cutanées transversales, la supérieure au niveau de l'appendice xiphoïde, la seconde à hauteur de l'ombilic. On les prolonge en arrière aussi loin qu'il est nécessaire pour mettre à découvert le bord postérieur du muscle. Une dernière incision longe la crête iliaque d'arrière en avant, puis le pli inguinal pour aboutir au pubis. Il est nécessaire d'enlever, en même temps que la peau, une lame celluleuse très-adhérente qui recouvre le muscle, de suivre dans la dissection la direction des fibres musculaires, enfin de ménager avec soin le cordon spermatique ou le ligament rond à leur sortie de l'anneau inguinal, en conservant le mince feuillet fibreux qui fait suite aux bords de l'ouverture et se prolonge vers les bourses ou la grande lèvre.

Muscle pair, aplati, d'une épaisseur maximum d'un centimètre, le grand oblique occupe la paroi antéro-latérale de l'abdomen. Irrégulièrement quadrilatère, il est formé de deux parties bien distinctes, l'une charnue et l'autre aponévrotique.

Le corps charnu du muscle présente : un *bord supérieur* qui s'insère à la face externe et un peu au bord inférieur des sept ou huit dernières côtes par autant de digitations. Ces digitations vont en augmentant de grosseur de la quatrième à la huitième côte, puis diminuent peu à peu de la huitième à la douzième. Les quatre digitations supérieures s'entrecroisent avec celles du grand dentelé ; les inférieures avec les insertions costales du muscle grand dorsal. L'insertion de ces faisceaux musculaires se fait suivant une ligne courbe à convexité postéro-supérieure, la plus élevée étant bien en avant de la dernière. Par leur direction oblique en bas et en avant, les fibres charnues semblent continuer les muscles intercostaux externes.

Un *bord inférieur*, qui prend attache sur les deux tiers antérieurs de la lèvre externe de la crête iliaque, et un peu à la partie la plus externe de l'arcade crurale.

Un *bord antérieur*, qui se continue directement avec l'aponévrose d'insertion.

Un *bord postérieur* libre, étendu de la crête iliaque à la douzième côte. Ce bord est quelquefois recouvert en partie par le muscle grand dorsal, le plus souvent les deux muscles sont simplement contigus. Quelquefois aussi ces muscles, à leur insertion iliaque, sont séparés par un intervalle triangulaire, à base inférieure. C'est par cette ouverture que se fait la hernie de *Jean-Louis Petit*, dite aussi hernie lombaire. Ces fibres charnues, obliques de haut en bas, de dehors en dedans et d'arrière en avant, se continuent par une large aponévrose, à fibres résistantes, blanches, nacrées, qui constitue un véritable tendon d'insertion. Irrégulièrement quadrilatère, beaucoup plus large en dessous qu'au-dessus de l'ombilic, l'aponévrose du grand oblique se termine : en avant, à la ligne blanche, de l'appendice xiphoïde à la symphyse pubienne ; en bas, suivant une ligne oblique étendue de l'épine iliaque antéro-supérieure à la symphyse pubienne, en se confondant en partie avec l'arcade crurale.

De l'appendice xiphoïde à la symphyse pubienne, l'aponévrose du grand oblique s'unit, au niveau du bord externe du muscle grand droit, au feuillet antérieur de l'aponévrose du petit oblique. La lame fibreuse ainsi formée passe en avant du muscle droit et, arrivée à son bord interne, se confond avec le feuillet postérieur de la gaîne de ce muscle droit pour constituer la ligne blanche abdominale. Il est généralement admis que ces divers feuillets aponévrotiques s'entrecroisent sur la ligne médiane, de telle façon que le grand oblique d'un côté se continue avec le petit oblique du côté opposé, au moins dans la région sus-ombilicale.

Suivant les recherches de notre collègue Fr. Poncet, la disposition de ces aponévroses serait un peu différente (Société de biologie et *Gazette hebdomadaire*, n° 27, 1877). Au-dessus de l'ombilic, l'aponévrose du grand oblique, formée par les deux feuillets de la gaîne du muscle, se porte en avant du petit oblique, et ne se confond d'une manière intime au feuillet antérieur du petit oblique que près de la ligne blanche. Des coupes bien perpendiculaires démontrent, sur la ligne médiane, un entrecroisement immédiatement sous le fascia superficiel des premières fibres du grand oblique. Les profondes se rendent immédiatement contre la face postérieure du droit antérieur opposé. Au niveau des énervations du grand droit, sur des coupes perpendiculaires, l'aponévrose du grand oblique est parfaitement distincte du feuillet du petit oblique. Sur des coupes parallèles, on constate que quelques fibres établissent l'adhérence de l'intersection avec le feuillet postérieur du grand oblique.

Entre la symphyse pubienne et l'épine iliaque antéro-supérieure. A ce niveau, l'aponévrose du grand oblique se confond si intimement avec la bandelette fibreuse, connue sous les noms d'arcade crurale, arcade de Fallope, ligament de Poupart, que quelques anatomistes décrivent cette bandelette comme le tendon réfléchi du muscle. Assez étroitement serrées dans la partie sus-ombilicale de l'abdomen, les fibres aponévrotiques du grand oblique se réunissent dans la partie sous-ombilicale, en faisceaux d'autant plus distincts qu'on se rapproche de l'arcade crurale et du pubis. Ces bandelettes laissent entre elles des interstices plus ou moins prononcés, et sont réunies par des fibres à direction opposée, qui préviennent un écartement trop considérable.

Deux de ces bandelettes plus distinctes, plus considérables, laissent entre leurs bords un intervalle plus large, ouverture importante, parce qu'elle donne passage au cordon spermatique, ou au ligament rond. C'est l'anneau inguinal externe.

Anneau inguinal externe. Orifice externe du canal ou trajet inguinal, il offre, suivant l'exacte comparaison de M. Paulet, la forme, non d'un triangle, mais d'une porte à plein cintre, dont la base est osseuse et le pourtour fibreux. Il doit sa forme arrondie en haut à l'adjonction des fibres transversales qui émoussent le sommet de l'ouverture triangulaire laissée par l'écartement des deux bandelettes aponévrotiques. Son grand axe, obliquement dirigé de bas en haut et de dedans en dehors, mesure de 10 à 25 et même 30 millimètres. Sa largeur est de 12 à 15 millimètres. Plus petit chez la femme, il peut chez l'homme admettre le petit doigt. Dans les hernies anciennes et volumineuses, ses dimensions deviennent énormes.

Base. Osseuse, elle est formée par le bord supérieur du pubis, entre l'épine et la symphyse, en dedans de l'épine.

Pilier interne ou supérieur. Aplati, large, rectiligne, il se porte devant la symphyse pubienne, s'entrecroise avec celui du côté opposé et va se fixer sur la crête et l'épine du pubis, de l'autre côté de la ligne médiane.

Pilier externe ou inférieur. Formé par une bandelette plus forte, plus épaisse que le précédent, il est concave en haut, replié sur lui-même, et formant une gouttière sur laquelle repose le cordon (Paulet). Ses fibres les plus internes vont se croiser au devant de la symphyse pubienne avec les trousseaux correspondants de l'autre pilier inférieur. Ses fibres moyennes se fixent à l'épine du pubis. Ses fibres externes se confondent avec le ligament de Fallope et vont renforcer le ligament de Gimbernat.

Pilier postérieur. Trousseau fibreux, placé derrière le cordon qu'il soutient, à la partie interne et inférieure de l'anneau, il offre une direction complétement opposée à celle des piliers déjà décrits. Pour Paulet, il est formé par les fibres les plus internes du pilier supérieur opposé, qui passent en arrière de la ligne blanche pour constituer cette bandelette, dite aussi *ligament de Colles.* Richet le fait venir d'un faisceau fibreux distinct, placé en dedans et au-dessus du pilier supérieur. Ce faisceau, après avoir croisé sur la ligne médiane celui du côté opposé, s'engage derrière le pilier supérieur et vient s'insérer à la partie postérieure du pubis, immédiatement derrière l'épine pubienne. Selon Beaunis et Bouchard, le pilier postérieur serait formé par des fibres aponévrotiques placées en dehors du pilier inférieur. A leur rencontre avec l'arcade crurale, ces fibres subissent une véritable torsion, les plus inférieures deviennent supérieures, et les supérieures deviennent antérieures. Un faisceau se réfléchit derrière le pilier externe et se porte en haut et en dedans pour se continuer de l'autre côté de la ligne blanche avec les fibres aponévrotiques du grand et du petit oblique. C'est le ligament de Colles, pilier postérieur, déjà indiqué par Winslow. Le second faisceau se réfléchit en arrière pour former le ligament de Gimbernat.

Fibres transversales. Décrites aussi sous les noms de fibres *arciformes, intercolonnaires, collatérales* (Winslow), *en sautoir* (Velpeau), *fascia pectinéo-oblique;* ces fibres partent de la ligne blanche et peuvent être considérées comme une émanation de l'aponévrose du grand oblique opposé. Décrivant des courbes à convexité supérieure et externe, elles existent dans presque toute la région sous-ombilicale. Rares et espacées en haut, elles se rapprochent et se serrent au voisinage de l'anneau inguinal, dont elles voilent la partie supérieure. Elles vont se perdre dans l'arcade crurale. Leur rôle paraît être de renforcer la paroi en s'opposant à l'écartement des bandelettes de l'aponévrose du grand oblique.

Du pourtour de l'anneau inguinal externe se détache une mince toile fibreuse qui se jette sur le cordon spermatique ou le ligament rond et les accompagne plus bas.

Rapports. Le grand oblique est recouvert un peu en haut par le grand pectoral, et quelquefois en bas et en arrière par le bord du grand dorsal. Dans toute sa partie sous-cutanée, il est enveloppé par une toile fibreuse mince, mais très-adhérente et difficile à enlever.

Sa face profonde repose sur les côtes et sur le muscle petit oblique, dont elle est séparée dans son corps charnu par une couche de tissu cellulaire lâche contenant des vaisseaux et des nerfs.

Nerfs. Ils viennent des nerfs intercostaux et des grande et petite branches abdomino-génitales du plexus lombaire.

Action. Quand il se contracte conjointement avec le grand oblique opposé, ce muscle rétrécit la cavité abdominale, fléchit le tronc, abaisse les côtes et concourt à l'expiration. S'il agit seul, il entraîne du côté opposé la face antérieure du tronc.

II. Muscle petit oblique. Oblique interne de l'abdomen. Ilio-abdominal de Chaussier.

Préparation. Détacher le grand oblique à ses insertions costales et iliaques, puis conduire une incision transversale depuis l'épine iliaque antéro-supérieure jusqu'à la soudure des aponévroses du grand oblique. De ce point, descendre directement vers le pubis, en détachant le grand oblique. Rabattre sur la cuisse le lambeau triangulaire ainsi formé, pour mettre bien à découvert la partie inférieure de ce muscle, et étudier ses rapports avec le cordon.

Muscle pair, aplati, de peu d'épaisseur, le petit oblique occupe comme le précédent la paroi antéro-latérale de l'abdomen. Irrégulièrement quadrilatère, plus haut en avant qu'en arrière, il est formé d'un corps charnu et d'une aponévrose d'insertion. Ses fibres affectent des directions variées. Les supérieures sont obliques de bas en haut, d'arrière en avant et de dehors en dedans, croisant perpendiculairement celles du grand oblique. Les fibres moyennes, au niveau de la crête iliaque, sont horizontales. Enfin, les fibres inférieures sont obliques de haut en bas, d'arrière en avant et de dehors en dedans, parallèles à celles de l'oblique externe.

Bord supérieur. Il se fixe au bord inférieur des trois ou quatre dernières côtes, par autant de digitations qui semblent continuer les muscles intercostaux internes.

Bord inférieur. Il s'insère aux trois quarts antérieurs de l'interstice de la crête iliaque, à l'épine iliaque antéro-supérieure et au tiers externe de l'arcade crurale. Dans sa partie interne, il n'arrive pas jusqu'à cette bandelette fibreuse, et, confondu avec le transverse dont il est impossible de le séparer, il forme ce que l'on a appelé la paroi ou limite supérieure du canal inguinal. A ce niveau, ses fibres sont pâles, décolorées et espacées largement. Quelques-unes se portent sur le cordon spermatique, formant des anses à concavité supérieure, et constituant la tunique érythroïde du testicule ou le crémaster. Cette disposition est bien plus accentuée chez les sujets vigoureux. Quelques fibres se portent aussi vers le ligament de Colles ou pilier postérieur, et d'autres jusqu'au ligament de Gimbernat derrière lequel elles vont se fixer au pubis.

Bord postérieur. Il se fixe de la douzième côte à la crête iliaque, à la lèvre antérieure de l'aponévrose abdominale postérieure, et médiatement aux apophyses épineuses lombaires.

Bord antérieur. Il donne naissance à l'aponévrose d'insertion du muscle, étendue des côtes au pubis.

Cette aponévrose est formée de deux feuillets adossés, mais non confondus, et présente une disposition différente dans la partie supérieure ou inférieure. En haut, ses deux feuillets se séparent au bord externe du muscle grand droit de l'abdomen. Le feuillet antérieur du petit oblique, uni à l'aponévrose du grand oblique, passe en avant du muscle grand droit. Le feuillet postérieur du petit oblique, uni à l'aponévrose du transverse abdominal, tapisse la face profonde du grand droit, qui se trouve ainsi enveloppé dans une gaîne complète. Tous ces feuillets, accolés au bord interne du grand droit, s'entrecroisent sur la ligne médiane, les fibres aponévrotiques du grand oblique d'un côté faisant suite aux fibres de l'oblique interne du côté opposé.

A la partie inférieure de la région, les deux feuillets de l'aponévrose du petit oblique restent accolés, et passent tous deux en avant du grand droit.

D'après Poncet (*loc. cit.*), au-dessus de l'ombilic, l'aponévrose du grand oblique ne se confond d'une manière intime avec le feuillet antérieur du petit oblique que près de la ligne blanche. Il en est de même pour l'aponévrose du transverse qui, accolée au feuillet postérieur de l'aponévrose du petit oblique, ne devient indistincte que sur la ligne médiane. Les deux feuillets aponévrotiques du petit oblique, réunis à son bord antérieur (interne), forment une bandelette solide, de 1 à 2 centimètres, de laquelle partent les deux feuillets antérieur et postérieur du grand droit.

Au bord interne du grand droit, les feuillets antérieur et postérieur du petit oblique, divisés en chevelu épais, s'entrecroisent intimement, et les bandelettes ainsi formées s'entrecroisent à leur tour avec leurs congénères du côté opposé.

Au niveau des *énervations* du grand droit abdominal, Poncet a constaté les dispositions suivantes :

« Sur une coupe perpendiculaire. L'aponévrose du grand oblique est parfaitement distincte du feuillet du petit oblique ; de celui-ci descendent des trousseaux fibreux, puissants, anastomosés entre eux, formant ainsi des anses vers la face profonde de l'aponévrose ; elles sont rares vers la portion péritonéale. Ces anses contiennent, dans leur concavité, des tendons accolés les uns aux autres et coupés perpendiculairement. Ces tendons sont entourés de faisceaux musculaires. De la face supérieure du feuillet inférieur du petit oblique se détachent d'autres fibres en anses, mais faibles. Entre les tendons sectionnés perpendiculairement et entre les anses courbes existent des coussinets graisseux très-abondants, des vaisseaux et des nerfs.

« Coupe parallèle. Elle offre l'aspect suivant : De la face inférieure du tissu supérieur du petit oblique se détache un tendon épais, muni de digitations secondaires, verticales, donnant attache aux faisceaux musculaires. Le tendon principal est ici coupé perpendiculairement à son axe antéro-postérieur, et les tendons secondaires parallèlement à leur direction, et d'avant en arrière comme le muscle. Entre les digitations secondaires les plus superficielles, on reconnaît les sections perpendiculaires des faisceaux à anses. Le tendon principal et les digitations secondaires sont entourés de graisse au milieu de laquelle existent des vaisseaux et des nerfs. Si quelques fibres établissent l'adhérence de l'intersection avec le feuillet postérieur du grand oblique, un coussinet graisseux semble isoler précisément l'intersection d'avec le feuillet du petit oblique. »

Rapports. Sa face antérieure est recouverte par le muscle grand oblique ; lui-même recouvre le transverse abdominal, avec lequel il se confond dans ses fibres les plus inférieures, lorsque ces deux muscles réunis forment la paroi supérieure du trajet inguinal.

Nerfs. Ils viennent des derniers intercostaux et des branches abdomino-scrotales ou génitales du plexus lombaire.

Action. Quand les deux muscles petit oblique se contractent simultanément, ils rétrécissent transversalement la cavité abdominale. Prenant leur point fixe vers le bassin, ils fléchissent le tronc, abaissent les dernières côtes et sont expirateurs. Quand le petit oblique se contracte seul, il fait subir au tronc un mouvement de rotation qui entraîne la face antérieure de son côté. Il est donc, sous ce rapport, antagoniste du grand oblique du même côté. J. Chauvel.

OBLIQUES DE L'ŒIL (Muscles). Tous les muscles moteurs du globe oculaire sont décrits à l'article Œil. Il a paru qu'il y avait quelque utilité à les rapprocher dans une étude d'ensemble, au point de vue anatomique comme au point de vue physiologique (*voy.* Œil).

D.

OBLIQUES DE L'OREILLE (Muscles). Ce sont les muscles auriculaires (*voy.* Auriculaire).

D.

OBLIQUES DE LA TÊTE (Muscles). Ils sont au nombre de deux de chaque côté et désignés sous les noms de grand et petit oblique.

I. Muscle grand oblique. Oblique inférieur. Axoïdo-atloïdien de Chaussier. Il s'insère à l'apophyse épineuse de l'axis, à côté du muscle grand droit postérieur, dans une sorte de fossette de cette éminence. De là ses fibres, formant un faisceau charnu épais et cylindroïde, se portent en dehors, en avant et un peu en haut, presque transversalement, et se fixent à la partie postérieure et inférieure de l'apophyse transverse de l'atlas. Ce muscle rentre donc dans les épineux transversaires.

Recouvert par les muscles grand et petit complexus, il est appliqué sur l'axis et le ligament atloïdo-axoïdien postérieur. Il est innervé par la branche postérieure de la première paire cervicale et par des rameaux du nerf grand occipital.

Prenant son point fixe sur l'axis, il imprime à l'atlas et par suite à la tête un mouvement de rotation qui dirige la face de son côté.

II. Muscle petit oblique. Oblique supérieur de la tête. Atloïdo-sous-mastoïdien de Chaussier.

Il s'insère en bas à la face supérieure de l'apophyse transverse de l'atlas, au-dessus et en dehors du précédent. De là ses fibres, formant un faisceau charnu aplati et rubané, se portent en s'étalant, obliquement en haut et en dedans, et se fixent à l'occipital au-dessous de la ligne courbe inférieure de cet os, en dessus et en dehors des insertions du muscle grand droit postérieur de la tête. Il constitue donc un transversaire épineux.

Recouvert par le splénius, le grand et le petit complexus, il est appliqué sur le grand droit postérieur et sur l'occipital. Ses nerfs lui viennent de la branche postérieure de la première paire cervicale.

L'action de ce muscle, prenant son point fixe sur l'apophyse tranverse de l'atlas, est d'étendre la tête et d'incliner par la rotation qu'il lui imprime la face du côté opposé. J. Chauvel.

OBNUBILATION. L'obnubilation (de *nubes*, nuage) exprime cet état qui précède la syncope ou la mort, et dans lequel les objets sont vus comme à travers un nuage. L'obnubilation n'est pas liée essentiellement au vertige, dans lequel, s'il n'est pas très-prononcé, les objets peuvent paraître tourner sans cesser d'être vus assez distinctement.

L'obnubilation qui, comme nous venons de le dire, a son type dans les approches de la syncope, n'est pas, néanmoins, constamment suivie de perte de connaissance. Elle peut être, à elle seule, le symptôme d'une défaillance des forces cérébrales. De plus, elle ne revèle pas toujours un état anémique ou ischémique de l'encéphale ; une congestion la produit ; elle peut précéder l'apoplexie hémorrhagique, et être un des premiers signes de ces hémorrhagies méningées qui se forment avec une certaine lenteur.

Le mot obnubilation est quelquefois usité dans un sens tout anatomique, pour exprimer l'opacité d'un tissu (obnubilation de la cornée). D.

OBONGOS. Race pygmée de l'Afrique, découverte par de Chaillu, dans le voisinage de la côte du Gabon. Leur taille la plus haute ne dépasse pas $1^{m},506$, et la plus basse descend à $1^{m},306$ (*voy.* Nanisme). Ils sont encore, sous ce rapport, au-dessus des Mincopies, des Boschimans et des Négritos; ceux-ci paraissent constituer la race la plus petite de l'humanité. D.

OBOTRITES. Ancienne tribu slave faisant partie des Vindes (*voy.* Slaves). D.

OBRANY. On donne en Guinée ce nom à une sorte de réglisse dont la décoction sert à laver les testicules enflés.

Mérat et De Lens, *Dictionnaire de matière médicale*, V, 1. — *Transact. philosoph. abr.*, I, 96. Pl.

O'BRIEN. Nom d'un certain nombre de médecins irlandais, parmi lesquels :

O'Brien (John). Né à Dublin, en 1781, fit ses études médicales dans cette ville, y pratiqua la médecine et devint médecin du *Sick Poor Institution*, de l'hôpital des fiévreux et de la maison de convalescence, et plus tard président du Collége des médecins et bibliothécaire de cette savante compagnie. Il est mort en décembre 1845. Il a publié :

I. *Case of Suppuration of the Liver*. In *Transactions of the Association of the King's and Queen's College of Physicians in Ireland*, t. I, 1817, p. 44 à 55. — II. *Medical Report of the Fever Hospital in Corkstreet Dublin, for the Year* 1814. Ibid., p. 404 à 434.— III. *Case of Inflammation and Abscess of the Brain, attended with Disease of the Ear*. Ibid., t. II, 1818, p. 309 à 317. — IV. *Medical Report of the Sick Poor Institution for the Year* 1817. Ibid., p. 472 à 511. — V. *Medical Report of the Fever Hospital and House of Recovery; Cork-street Dublin, for the Year ending January*, 1th. 1820. Ibid., t. III, 1820, p. 448 à 505, 1829. In *Dublin Med. Transact.* New series, 1830, vol. I, n° 472. *On the Effects of Sulphate of Quina in Typhus*. Ibid., 1824, t. IV, p. 367 à 378. — VI. *Observations on the Acute and Chronic Dysentery of Ireland; containing a Historical View of the Progress of the Disease in Ireland; with an Inquiry into its Causes; and an Account of its Symptoms and Mode of Treatment; with a Report of Selected Cases*. Dublin and Cork, 1822, in-8°. — VII. *Report of the Managing Committee of the House of Recovery and Fever Hospital in Cork-street Dublin, for the Year ending* 4th *January* 1830; *with the Medical Report annexed*. Dublin, 1830, in-8°. — VIII. *Bericht über die Fieberseuche zu Dublin in den Jahren* 1826 *und* 1827. In *Gerson und Julius Magazin der ausländ. Heilkunde*, 1829, t. LXXXI, p. 251 à 262. A. D.

OBSERVATION EN GÉNÉRAL. Observations médicales. I. Il a été traité de l'observation, de son objet, de ses méthodes, de ses procédés, aux articles Biologie (page 484), et Méthode (page 356). Nous n'aurons donc que peu de mots à dire ici pour caractériser cette opération de l'esprit, qui est la condition première de toute acquisition intellectuelle.

Tout le monde fait la distinction de voir et regarder, d'entendre et écouter. Voir et entendre sont de purs états fonctionnels; c'est simplement l'exercice de la sensibilité. Regarder et écouter impliquent l'attention, c'est-à-dire un acte intellectuel et volontaire. Porter son attention sur les choses, c'est observer. L'observation est donc, en définitive, l'examen attentif des objets. Il ne faut pas la confondre avec l'investigation ou recherche, qui suppose déjà la présence de conditions que nous allons indiquer.

Un examen, si minutieux qu'il soit, ne peut jamais transmettre à l'esprit que ce qui a été recueilli par les sens. C'est ce qu'on appelle des faits. Or, les faits, en ce sens général, ne disent rien; ils sont muets de naissance, et, comme les muets de la démonologie, c'est l'esprit seul qui les fait parler. En termes plus clairs, la signification d'un fait sera celle que l'esprit lui donnera. Et c'est pour cela qu'il n'y a jamais eu, à parler rigoureusement, d'*école*, ni même de *société d'observation*. Les anciens empiriques recommandaient l'*autopsie*, qui n'est autre que l'observation personnelle (αὐτοπτεῖν, voir soi-même); mais, s'ils repoussaient les théories, ils ne pouvaient se soustraire à ces procédés de l'esprit qui, seuls, peuvent tirer des prémisses de l'autopsie les conséquences nécessaires à la pratique de la médecine. Aussi l'empirisme est-il devenu *raisonné*.

Quand on parle de faits, il importe de bien savoir de quoi il s'agit. Si l'on donne ce nom à tout ce qui apparaît, à tout ce qui est perceptible et à tout ce qui est intelligible, le monde entier est un composé de faits. La couleur d'un objet est un fait; de même, sa consistance, sa température, la distance d'un objet à un autre, etc. Le fait se confond ici, dans le langage comme dans la réalité, avec le phénomène. Mais il y a une distinction capitale à poser, sans laquelle la philosophie des sciences tomberait, comme il arrive d'ailleurs tous les jours, dans la logomachie. Les choses qui nous apparaissent ont des attributs; elles ont des propriétés qui leur sont immanentes; mais ces qualités, tout immanentes et tout indéfectibles qu'elles sont, ne sont pas, au fond, des réalités, ce qu'on appelle en philosophie des substances ou des existences; ce ne sont que des modalités. Je pince un nerf, l'animal crie, et j'en conclus que ce nerf jouit d'une propriété que j'appelle *sensibilité*. J'en pince un autre, l'animal ne paraît pas souffrir, mais je constate une contraction du muscle auquel ce nerf se distribue: j'en conclus que ce nerf est doué d'une propriété différente de la première et que je nomme *motricité*. Voilà qui est parfaitement commode pour le classement des phénomènes observés, et qui peut entrer légitimement dans les conventions de langage dont les sciences ne peuvent se passer; c'est à ce titre et en ce sens qu'une science revient, suivant le mot de Condillac, à une langue bien faite; mais, à dire le vrai, il n'y a ni motricité, ni sensibilité. L'expérience n'a que deux termes: le pincement des cordons nerveux et le cri de l'animal (duquel nous déduisons la douleur); ou bien le pincement et la contraction musculaire. Le deuxième terme n'est qu'une vue de l'esprit, le produit d'une opération, qu'on nomme abstraction. On en peut dire autant, quant à présent du moins, de l'électricité, du calorique, etc.; il est même à noter que, si le raisonnement ne conduisait à cette conclusion, on y parviendrait par la science elle-même, si celle-ci démontre invinciblement que toutes les forces de la nature auxquelles nous imposons des noms particuliers ne sont que des transmutations d'une même force. Cette force unique elle-même n'a pas d'autre valeur, je veux dire n'a pas plus de réalité que chacune de ses expressions diverses. La matière est livrée au mouvement: tout est mouvement dans les phénomènes qu'elle nous montre; c'est tout ce que nous pouvons déduire de l'observation. L'absence de cette distinction, dans le domaine de la philosophie, entre les produits de l'abstraction et les êtres réels, a été souvent, et de nos jours même, la cause de bien des erreurs et de bien des malentendus; mais il y a plus d'inconvénients encore à introduire l'ontologie dans les sciences naturelles que dans la philosophie.

Deux faits, deux vrais faits, se sont pourtant passés dans nos expériences de tout à l'heure: un muscle est devenu douloureux, un muscle s'est contracté, dans des conditions déterminées. Et si nous répétons ces expériences deux fois, dix fois, vingt fois, nous obtiendrons invariablement le même résultat. Les faits sont donc constants: mais en quoi consistent-ils? Je viens presque de le dire: produits d'une action, ils sont nécessairement un acte. Herbert Spencer les appelle les produits d'une force manifeste ou latente. Eh bien, ce caractère d'acte, de propriétés en action, c'est le caractère même des faits au sens scientifique. Les faits viennent toujours de quelque part; ils ont une filiation, ils ont une évolution, ils ont, en un mot, leur raison d'être, et c'est cette raison qui se propose aux méditations du savant. Prenons les plus simples en apparence : voici sur un même arbre deux fruits : l'un est plus coloré que l'autre; l'un renferme 5 semences et l'autre 10. Vulgairement, c'est un fait; mais cette différence de couleur, cette différence de nombre, procèdent nécessairement d'une diversité dans les conditions primitives de la nutrition de l'arbre; et c'est dans le rapport, encore inconnu et à chercher, de la cause à l'effet, que gît ce qu'on pourrait appeler l'esprit du fait. Il en va de même dans l'ordre psychique. Il n'y a pas de chose distincte qu'on puisse appeler mémoire; il y a seulement la faculté qu'a la cellule cérébrale de garder et de reproduire, sous de certaines incitations, l'image d'événements plus ou moins anciens. Il n'y a pas davantage de volonté, d'imagination, de vertu, de sensibilité morale, etc., à l'état concret; ce sont autant d'abstractions qui, sous le nom de facultés, de qualités, expriment des faits réels, de la même manière que la sensibilité physique; et, comme pour celle-ci, les faits exprimés ne sont que des résultats. Pour nous rapprocher davantage encore de la médecine, la céphalalgie, la fréquence du pouls, la rougeur d'une membrane, ne sont rien, si l'on ne connaît les modalités pathologiques auxquelles elles correspondent.

Bref, au subjectif comme à l'objectif, il n'y a pas, pour la philosophie, de faits bruts; cette expression souvent employée est toute conventionnelle; ce n'est qu'un trope bon à spécifier et à délimiter le sujet.

Ainsi, le rôle de l'observation est de fournir à l'esprit les matériaux du jugement : où les prendra-t-il? Tout d'abord là où ils sont le plus apparents (je parle de l'observation externe). Les apparences extérieures des objets ont été le premier élément de toutes les sciences, et il est une science, l'astronomie, qui, avant la découverte des lois de la physique sur le volume, la pesanteur, la densité, n'avait à son service qu'un seul ordre de phénomènes : la progression des astres, bientôt interprétée par un seul ordre de procédés intellectuels, les mathématiques. Mais à mesure que le champ des connaissances s'agrandit, que leur explication devient ou semble devenir moins incertaine; que les sciences se fondent, s'étendent et se pénètrent mutuellement; que la physique entre dans la chimie, l'une et l'autre dans la biologie, il arrive que les besoins de l'observation augmentent, que ses voies s'éclairent en se multipliant, que les moyens d'action se perfectionnent. Maintenant l'esprit, qui la suivait, la devance ; il la dirige, il lui prescrit sa tâche, les points où elle doit porter; il fait comme l'archéologue qui, ayant deviné une richesse enfoncée dans le sol, conduit le travail de l'ouvrier chargé de la mettre à découvert. Les connaissances de l'homme, par cela même qu'elles s'accumulent, lui fournissent les moyens pratiques de les grossir encore. Le compas, le microscope, le télescope, viennent à son aide, avec mille autres instruments de précision propres à mettre en évidence nombre de faits que nos sens n'eussent jamais aperçus.

L'observation descend ainsi de la surface dans les profondeurs; en même temps, elle s'étend des phénomènes particuliers aux phénomènes généraux, des phénomènes isolés aux relations des phénomènes entre eux, donnant toujours à l'esprit scientifique qui lui demande toujours, jusqu'à ce que les faits, connus enfin dans leur enchaînement, dans leur genèse, dans tous les modes et tous les détails de leur manifestation, puissent être classés et rangés sous des lois, qui sont les lois mêmes de la nature.

Les moyens de parvenir à ce suprême résultat ont été étudiés à l'article Biologie, sous les noms d'*observation proprement dite*, *expérimentation*, *comparaison*. Le sujet y a été traité avec toute l'autorité que confère à l'auteur de l'article son rôle personnel dans le mouvement scientifique de notre époque. Il devra d'ailleurs revenir à l'article Science. Qu'on nous permette seulement quelques considérations générales.

Nulle part la constitution de la science n'est aussi difficile qu'en biologie, normale ou pathologique. On le sait, plus on s'élève dans l'échelle des êtres, et plus les conditions de l'être se compliquent. La complication atteint son plus haut degré chez les animaux supérieurs et principalement chez l'homme. Dans l'organisme animal, les parties peuvent bien être ramenées, en dernière analyse, aux mêmes éléments chimiques que le minéral, mais ces éléments y forment des associations qui n'appartiennent qu'à lui, et qui, sous le nom de principes immédiats, d'éléments anatomiques, entrent à leur tour dans des combinaisons dont l'effet est, non de les détruire, mais tout au contraire de les renouveler sans cesse. Dans l'organisme animal, une communication indiscontinue est établie avec le dehors; par les voies respiratoires, par les voies digestives, par la peau même, se fait un courant d'échanges entre le milieu intérieur et le milieu extérieur. Dans l'organisme animal, règnent les influences physiques du monde cosmique, et s'exercent sur place, dans la profondeur des organes, des actions de même ordre, d'une variété infinie. Dans l'organisme animal enfin, aux propriétés communes de la matière se joignent, entretenues par la nutrition, des propriétés spéciales, donnant lieu par leur exercice même à des forces diverses, qui, servies par l'admirable concordance de tout le mécanisme, assurent l'harmonie des fonctions et constituent l'unité de la vie. De tout cela résulte, dans l'économie vivante, sous une apparente simplicité, une effroyable complexité de phénomènes, d'actions et de réactions, délicates, obscures, inaccessibles aux sens et rendues plus compliquées encore par des conditions toutes particulières et variables de température, de contact, de pression, de mouvement, etc. Quel terrible champ pour l'observation, et comme on conçoit bien qu'elle y marche si lentement et s'y égare si souvent! C'est la science en progrès qui la guide aujourd'hui, avons-nous dit; mais ce progrès, dont on a raison d'être fier, tant il est laborieux, est pourtant bien modeste encore. Et puis, la science, ce sont les savants qui la font et qui s'en servent, avec toutes les diversités de leurs aptitudes, de leur intelligence et de leur jugement; et il ne faut pas dès lors s'étonner que tant de fois des observations, des expérimentations même, poursuivies par plusieurs d'entre eux sur un même point, par les mêmes procédés, aboutissent à des résultats différents ou contradictoires.

La clinique prête particulièrement à cette anarchie. Dans un complexus symptomatique, pas la moindre lumière, si l'esprit ne la donne, pour éclairer la source du mal, pour montrer la liaison des désordres éparpillés dans l'économie, pour faire distinguer les vrais caractères pathologiques des phénomènes accidentels, et les effets primitifs de la cause de ses effets consécutifs. C'est dans cette interprétation que s'accuseront la diversité et l'inégalité d'esprit des observateurs, apportant une dose variable et des applications différentes de ces notions générales qui ne nous viennent pas de l'observation, mais de la logique, et dont la mathématique, qui est une logique particulière, nous offre le type.

Pour donner une sorte de sanction aux considérations précédentes et les rendre du même coup plus intelligibles, sans entamer pourtant le fond du sujet réservé à l'article SCIENCE, donnons un exemple de l'application des procédés de l'esprit à un fait d'observation clinique. Nous n'avons besoin pour cela que de nous copier nous-même.

Nous sommes — disions-nous en 1851 dans la *Gazette médicale de Paris*, à propos d'une très-juste remarque de M. J. Guérin sur la valeur de l'observation — nous sommes en présence de malades offrant tout à la fois un coryza aigu, de la toux, une expectoration abondante, des vomissements, de la diarrhée, des sueurs, une forte courbature. Que peut dire l'observation? Une seule chose : à savoir que chacun des individus a trois maladies : une rhinite, puis une bronchite, puis une gastro-entérite; elle peut seulement ajouter que c'est en raison de la coexistence de ces trois maladies que les symptômes généraux sont très-intenses. Mais l'esprit s'empare des faits; il prend à part chaque phénomène et l'étudie dans ses caractères; il constate que les symptômes généraux ont précédé d'assez longtemps les lésions locales; qu'ils ont même diminué depuis l'apparition de certaines lésions, telles que la diarrhée ou les vomissements; que certains sujets, dont il pourra faire le compte, n'ont présenté que des symptômes généraux, sueurs, fièvre, courbature; que les troubles locaux affectent surtout la membrane muqueuse, au nez, dans les bronches, dans les intestins; que ces troubles consistent partout et surtout dans une même manifestation pathologique qui est une hypersécrétion muqueuse, sans coliques vives, sans tension abdominale ni aucun des signes de la vraie phlegmasie intestinale; que des désordres nerveux très-marqués, douleurs musculaires, crampes, se lient plus ou moins souvent (dans le tiers, dans le quart des cas, il n'importe) aux formes diverses du complexus symptomatique; puis, sortant de l'observation actuelle et s'armant de notions préalablement acquises, il remarque que les épidémies ont précisément pour un de leurs caractères de s'attaquer simultanément à plusieurs organes, d'imprimer à toutes les manifestations locales un cachet uniforme; et enfin, de toutes les données, de tous les rapprochements, de toutes les inductions, de toutes les analogies, de tous les résultats statistiques, auxquels l'a conduit cette opération, l'esprit conclut qu'il a affaire, non à trois maladies, mais à une seule, qu'il appellera *grippe* ou autrement; que cette maladie est primitivement générale; que ses expressions locales ne sont que des produits d'une seule et même cause, et qu'elle a une nature spéciale qui suffit à la distinguer de toutes les autres maladies.

Bien des exemples montreraient une opération plus compliquée et plus profonde de l'esprit sur les faits de simple observation; mais celui-là, par sa simplicité même, convient mieux à l'interprétation de notre pensée.

II. OBSERVATIONS MÉDICALES. On appelle ainsi, par métonymie, un produit direct de l'observation simple, qui consiste en des histoires particulières de cas morbides. Il serait peut-être intéressant de faire, si l'on nous passe l'expression, l'histoire de ces histoires; de suivre les phases par lesquelles elle a passé en même temps que la science elle-même; mais cette étude exigerait plus de place et de travail qu'elle n'aurait d'utilité. Ceux qui voudront bien parcourir le répertoire de Ploucquet, aux mots : OBSERVATIONES et ÆGER, y trouveront une longue liste d'écrits où l'on peut aller chercher soit des relations détaillées de maladies, soit des remarques sur l'observation médicale et sur la manière d'interroger le malade. Pour nous, nous croyons devoir nous contenter, à cet égard, de quelques remarques de fond.

On peut réduire à deux modes la conception d'une observation clinique. Suivant le premier, on explore le malade de *capite ad calcem*, comme on ferait d'une terre inconnue ; on s'enquiert de tout son passé ; on interroge successivement tous les organes, tous les systèmes, tantôt par ordre anatomique, tantôt par ordre de fonctions ; puis on note jour par jour, et sur tous les points, les changements survenus jusqu'à la guérison ou la mort du sujet. Ce premier mode peut avoir l'avantage d'ouvrir à l'observateur la chance d'une rencontre d'analogies, de phénomènes symptomatiques, d'indices étiologiques, d'aperçus thérapeutiques, auxquels on n'avait pas lieu de s'attendre. Aussi ne le blâmons-nous pas absolument : il serait même excellent pour certaines conditions : par exemple, si l'on entreprenait dans un hospice, dans un asile, dans tous les établissements dont les hôtes sont à demeure, de suivre pendant des années la série de maladies par lesquelles passe un individu et le rapport de ces maladies les unes avec les autres, pour arriver un jour à en étudier les traces sur le cadavre. Une étude de ce genre apporterait certainement à la pathogénie et à l'anatomie pathologique des éléments nouveaux et imprévus. Mais une telle manière de recueillir les observations est bonne pour soi : livrée au public, elle devient intolérable ; et nous ne pouvons que plaindre ce blessé légendaire, gisant avec un morceau de fer entre les côtes, et à qui l'on faisait raconter ses antécédents de famille.

L'autre mode est plus naturel, plus logique, plus directement profitable : si naturel et si logique, qu'on peut regarder comme à peu près impossible qu'il ne se mêle pas au premier. On l'a vu plus haut, l'observation vraiment simple, pure, comme on l'appelle, est contre nature. Un fait n'est pas plus tôt constaté qu'il éveille une idée de relation, et l'idée de relation, la recherche. Dès lors, il n'y a pas d'observateur absolument passif ; et la conséquence en est, suivant nous, que la meilleure manière de rédiger des histoires de maladies est de grouper les détails du récit autour des questions scientifiques ou cliniques qui se rattachent au cas observé. L'esprit de système, il est vrai, abusera peut-être de ce mode ; mais un usage abusif est le sort des meilleures choses. Le premier modèle de ce genre d'observations est dans Hippocrate ; proportionné avec l'état actuel de la science, approprié aux aspects nouveaux de la médecine, augmenté d'indications sur le traitement suivi (car la marche naturelle des maladies était ce qui préoccupait surtout les premiers observateurs), il serait tel que nous le voudrions. On prendra une idée de l'observation hippocratique par l'échantillon suivant que nous empruntons, parmi les plus courtes, au premier livre des *Épidémies* (Trad. de M. Littré). Il ne faut pas perdre de vue que l'auteur a spécialement en vue, ici, les phénomènes critiques.

Méton fut pris d'une forte fièvre avec une pesanteur douloureuse dans les lombes. Le *second jour*, ayant bu beaucoup d'eau, il eut une bonne évacuation alvine. *Troisième jour*, pesanteur de tête, selles tenues, bilieuses, rougeâtres. *Quatrième jour*, tout s'aggrave ; il eut, de la narine droite, deux fois une petite épistaxis, la nuit fut pénible ; les selles furent semblables à celles du troisième jour ; les urines furent noirâtres ; elles présentèrent un nuage noirâtre aussi et dispersé ; elles ne déposèrent pas. Le *cinquième jour*, écoulement d'un sang pur de la narine gauche ; le malade sua, ce fut une crise ; mais, après la crise, il eut de l'insomnie, du délire, des urines ténues, noirâtres. On lui administra des affusions tièdes sur la tête ; il dormit, revint à lui. Chez ce malade, il n'y eut pas récidive, mais il eut plusieurs épistaxis après la crise.

Les observations fournissent les pierres de l'édifice scientifique ; or, si l'on veut construire les fondements d'une église, on n'apporte pas sur le terrain les pierres de la voûte. De même, l'histoire d'une maladie ne doit exposer que ce qui a trait aux points de vue ou à l'un des points de vue que celle-ci présente, et aux questions ou à la question qu'on se propose d'élucider. C'est le moyen de la rendre agréable et vivante. Après cela, vaut-il la peine de dresser longuement, avec beaucoup d'auteurs, un état des matériaux dans lesquels on devra puiser ? J. Hughes Bennett, par exemple, range sous sept chefs « les symptômes et les circonstances qui, dans un examen, doivent fixer l'attention », et il les énumère sous les rubriques de *système circulatoire*, *système respiratoire*, *système nerveux*, *système digestif*, *système génito-urinaire*, *système tégumentaire*, *historique*. Ce tableau est assurément d'un clinicien expérimenté : mais à qui peut-il servir? S'il faut s'enquérir, pour chaque sujet, de cette centaine de « phénomènes ou circonstances », c'est, pour les trois quarts, peine perdue ; car il n'y a aucun intérêt à s'occuper, je suppose, de la *mensuration de l'abdomen* ou de celle *de la poitrine* dans la laryngite aiguë, de la recherche du *bruit de pot fêlé* dans la dysenterie ou de celle des *hémorrhoïdes* dans le cancer du sein. Et si l'on veut, comme il le faut, s'en tenir aux investigations utiles, une liste comme celle-là ne sert encore à rien, parce que l'observateur ne peut y faire un choix qu'à la condition de connaître d'avance la valeur de chacun des termes qui la composent, conséquemment, de connaître ces termes eux-mêmes. Tient-on absolument à se tracer un plan d'examen, le mieux est encore de considérer successivement les trois côtés essentiels de tout cas morbide : les symptômes actuels ; les symptômes qui l'ont précédé (anamnèse) ; les circonstances dans lesquelles le mal s'est produit, en y comprenant les conditions d'âge, de sexe, de tempérament, etc. Avec une information, s'il y a lieu, relative à la question d'hérédité, on a un tableau méthodique qui aide suffisamment la mémoire, qui remplit toujours et qui n'excède jamais la mesure.

Quant à la manière de s'engager dans cet examen, la meilleure, croyons-nous, est celle, recommandée d'ailleurs par les premiers maîtres en clinique, qui consiste à poser tout d'abord au malade cette question : « Où souffrez-vous? » Il faut néanmoins s'attendre à ce qu'il vous réponde : « Partout » ; dans ce cas, on lui demande s'il souffre ici ou là, en touchant successivement diverses parties du corps, et nous avons connu très-intimement un praticien qui touchait d'ordinaire le bout du nez. A force de ramener le sujet à la question, en fixant ses souvenirs sur le genre de douleur ou de malaise qui l'a amené à l'hôpital ou dans votre cabinet, on finit par obtenir un premier renseignement qui devient le pivot de l'investigation. Il s'agit, par exemple, d'une douleur de côté : c'est un symptôme ; qu'annonce-t-il? une névralgie? un rhumatisme musculaire? une pleurésie ou quelque autre affection interne? Le praticien se met en présence de chacune de ces hypothèses, en commençant par celle qu'un premier coup d'œil a rendue la plus probable, et en faisant concourir à cette œuvre de discernement tous les moyens dont il dispose : interrogatoire, palpation, percussion, auscultation, examen des phénomènes de respiration et de circulation, etc. Il épuise ainsi successivement les diverses hypothèses jusqu'à ce qu'il arrive à un diagnostic précis. Cette manière, je le répète, est celle des vrais praticiens. Souvent, du reste, les habiles peuvent se passer de tant de détours et tombent d'emblée sur la supposition vraie. On fera remarquer peut-être que les données recueillies par ce procédé ne s'agencent pas comme il faut pour une relation didactique de la maladie. C'est juste; mais chercher une solution et l'exposer sont deux choses distinctes, et c'est à l'écrivain à compléter l'observateur.

Nous ne disons rien ici du respect qu'on doit au malade et de plusieurs autres règles de conduite qui appartiennent à la déontologie et sont, du reste, tellement impératives qu'elles en deviennent banales; non plus que de cette recommandation de voir tout de ses yeux, tant exaltée par Rostan depuis qu'il avait pris un zona pour une gastralgie, faute d'avoir écarté le vêtement. Le médecin doit être respectueux, patient, doux; il doit être attentif : il nous semble que c'est assez dans l'ordre pour qu'on ne doive pas insister (*voy.* SCIENCE).

A. DECHAMBRE.

OBSESSION. Dans les sciences occultes, l'obsession est l'état d'une personne tourmentée par un démon, tandis que la possession indique le séjour permanent du démon dans le corps. Les rêves et les idées délirantes fixes, les voix qu'entendent les hallucinés peuvent prendre le caractère d'obsession.

D.

OBSTÉTRIQUE (HISTOIRE) (*ars obstetricia*). Art des accouchements, ou plutôt *art de la sage-femme* (de *ob*, devant, et *stare*, se tenir). Considérée comme une science, l'obstétrique a une histoire déplorable; l'étude du mécanisme de l'accouchement spontané, c'est-à-dire l'analyse des divers mouvements exécutés par le fœtus dans son passage à travers les voies maternelles, est restée à peu près nulle pendant une longue suite de siècles. Cette partie de la médecine, si utile au bonheur des hommes et à la grandeur des sociétés, a été reléguée parmi les arts manuels et n'a été confiée qu'à des matrones sans instruction réelle, ou à des chirurgiens incultes et illettrés. Établie uniquement sur une routine dénuée de principes, elle a été d'abord *empirique*, c'est-à-dire instinctive, puis *superstitieuse*, livrée à l'influence des prêtres et des prêtresses; *scolastique*, c'est-à-dire esclave presque absolue de théories et de discussions; enfin, elle n'a atteint le caractère *scientifique* que dans les seizième et dix-septième siècles, grâce aux efforts, au génie de savants hommes qui ont résolu de porter un remède sûr et efficace à un mal aussi profond.

On ne discutera pas ici, avec de savants théologiens, et surtout avec Cumberland, la question de savoir si Adam et Eve ont été créés avec un nombril, si le fameux peintre Santerre a bien fait de représenter le premier homme et la première femme sans nombril ; on ne suivra pas Astruc dans une dissertation où il traite de la conduite qu'Adam et Eve ont dû tenir à l'égard de leur premier enfant Caïn, et où il examine avec beaucoup de détails le point de savoir comment ils ont agi avec le cordon ombilical de Caïn et d'Abel... L'ont-il lié? l'ont-ils coupé? l'ont-ils mâchonné et sectionné avec les dents comme le pratiquent presque tous les animaux..... Profond, profond mystère que le savant médecin de la Faculté de Paris ne parvient pas à éclaircir.

Deux circonstances principales ont retardé considérablement l'évolution régulière de la science obstétricale.

Ce sont, d'un côté, le sentiment de pudeur naturel à la femme, et, peut-être, l'humeur jalouse des maris, qui ont fait confier à des femmes le soin des accouchements.

C'est, d'un autre côté, l'innocuité relative du travail de la parturition; c'est son caractère franchement physiologique dans la grande généralité des cas.

Il est assez naturel de croire que, dans les maladies particulières au sexe, les femmes n'ont voulu se confier qu'à des femmes, et, à plus forte raison, lorsqu'il s'agit d'une opération aussi naturelle que celle de l'accouchement, qui, dans les premiers âges, a dû se borner à aider la femme, à l'encourager, et à faire ensuite soit la section, soit la rupture du cordon ombilical. Un fait incontestable, c'est que l'accouchement anormal (dystocie) paraît avoir été la triste conséquence d'une civilisation portée à son plus haut degré, et que plus la femme approche de l'état de nature, plus l'enfantement se fait chez elle avec facilité. L'histoire des peuplades encore à l'état sauvage est là pour le prouver. Les femmes du Darfour comme celles des Arabes accouchent avec la plus grande facilité, et n'emploient que des femmes pour les assister (W. G. Browne, *Nouveau voyage dans la haute et basse Égypte*, t. II, p. 70). A Cayenne, les femmes, habituées qu'elles sont à un grand exercice, et n'étant gênées par aucun vêtement, n'ont recours dans leur enfantement à aucun aide étranger ; elles se lèvent sur l'heure, prennent l'enfant entre leurs bras, et vont se laver dans la rivière la plus prochaine. C'est le mari qui prend le lit, fait la nouvelle accouchée pendant six semaines, et est servi par la nouvelle mère (A. Biet, *Voyage dans l'isle de Cayenne*, 1664, in-4°, p. 368). « On prend quelquefois soin des princesses quand elles accouchent, écrit de La Roque (*Voyage dans la Palestine*. Paris, 1717, in-8, p. 276); les autres femmes n'y font pas beaucoup de façon; je ne sais si elles sentent moins de mal que les autres, ou si elles le supportent plus courageusement; mais elles accouchent en chemin et partout où elles se trouvent, et comme sous leurs tentes. Quelques moments après qu'elles sont délivrées, elles prennent l'enfant, lui lient le nombril, et le vont laver à la première fontaine. Elles le mettent ensuite sur une natte tout nu, ou avec très-peu de langes, et le laissent se mouvoir et crier comme il veut... Et en les élevant ainsi, il meurt beaucoup moins de ces enfants que de ceux qui sont soignés. » Au rapport de Moreau de la Sarthe (*Histoire naturelle de la femme*, 1803, in-8°, p. 511), les Brésiliennes s'enfuient dans les bois aux approches des douleurs de l'enfantement, y accouchent et coupent avec une pierre tranchante le cordon ombilical. Lorsqu'une Hottentote touche au moment d'accoucher, c'est une vieille femme de la horde qui l'assiste, et l'accouchement est toujours heureux. Jean Ler (*Histor. naval.*, in Brasil, cap XVII); Boerhaave (*De conceptu*, n° 685), font la même remarque. Heister (*Chirurgia*, sect. 5, cap. CLIII) assure que les villageoises de la Germanie accouchent souvent seules, debout, sans l'aide de la sage-femme. Théophile Bonet (*Méd. sept.*, t. XVII, l. IV, sect. 7, obs. 12) a observé le même fait au rapport de Raux, cité par Sue (*Mémoire sur l'état de la chirurgie en Chine; Journ. périod. de la Soc. de méd. de Paris*, t. IX, p. 131). En Chine les accouchements sont les plus heureux, et il arrive rarement de fâcheux accidents. On n'a jamais recours aux chirurgiens, et c'est toujours l'affaire des matrones, qui n'emploient que les mains. M. Hureau, de Villeneuve, qui, dans sa thèse doctorale (Paris, 1863), a étudié particulièrement l'accouchement dans la race jaune, c'est-à-dire dans la plus nombreuse des races humaines, écrit que la plupart des Chinoises accouchent à genoux, les genoux pliés et écartés, les mains placées sur les cuisses, fournissant en avant un point d'appui au corps. Jamais un homme, pas même le mari, encore moins un médecin, n'est admis auprès de la parturiente.

Les déesses Isis chez les Égyptiens, Diane chez les Grecs, Lucine chez les Romains, n'ont été probablement que des matrones qui se sont fait remarquer par leur aptitude à soigner les femmes en couches. Platon (*Théétète*, trad. de V. Cousin, t. II) donne des renseignements assez étendus sur les fonctions des sages-femmes. Socrate n'était-il pas fils de la sage-femme Phénarète? Le philosophe Pyrrhon, au rapport de Diogène (Liv. XVII, chap. II), n'avait-il pas une sœur nommée Philista, qui était sage-femme aussi (μαια)? Aspasie s'est rendue célèbre dans l'antiquité à soigner les femmes en mal d'enfant, et Aetius nous a conservé plusieurs fragments d'un ouvrage qu'elle avait composé sur l'art obstétrical. Térence (*Andrienne*, act. I, sect. 4), Plaute (*Miles gloriosus*), parlent également des sages-femmes (*voy.* l'article SAGES-FEMMES de ce Dictionnaire).

Nous avons à parcourir une longue suite d'années; nous le ferons aussi brièvement que possible, renvoyant, du reste, le lecteur à l'article FORCEPS (HISTOIRE DU), dans lequel nous avons exposé l'historique de la partie instrumentale de l'accouchement.

ANCIENS INDOUS. C'est dans le Rig-Véda, recueil d'hymnes indous qui remonte au moins à quinze cents ans avant Jésus-Christ, que se rencontre l'opinion que les enfants naissent à dix mois : « Maître des bois sacrés, sors de ta prison comme l'enfant sort de la matrice de sa mère. O Aswius, écoutez mon invocation et délivrez Saptawadhri... Porté pendant dix mois, sors du sein de ta mère enveloppé par les membranes internes. Le jeune enfant est resté dix mois dans le sein de sa mère; qu'il en sorte vivant et fort, que le fils et la mère vivent heureux! » On peut croire qu'on lavait le nouveau-né après la naissance; on prescrit pour le nouveau-né du beurre et du miel dans une cuillère d'or; à six mois on donnait de la viande de chèvre ou de perdreau, du riz, sur lequel on versait du beurre (Daremberg. *Recherches sur l'état de la médecine durant la période primitive de l'histoire des Indous*, 1867, in-8°).

Quelques cinq cents ans après le Rig-Véda, nous nous trouvons en face de l'*Ayurvédas*, système complet de médecine composé par le vénérable D'Hanvantare, et rédigé par son élève Susruta : il a été traduit du sanscrit en latin et publié par le docteur F. Hessler (*Erlangæ*, 1844, gr. in-8). Les chapitres x du tome I et xv du t. II sont consacrés aux accouchements. On est étonné de trouver, à une époque aussi éloignée de l'histoire humaine, des préceptes très-sagement exposés touchant l'obstétrique. La femme enceinte y reçoit des conseils d'hygiène pour qu'elle ne perde pas son fruit; la manière de se vêtir, sa nourriture, sa locomotion, sont très-sagement réglées. Au commencement du neuvième mois, elle est conduite dans une maison particulière (*puerperarum domus*), où se réunit un conclave obstétrical. On reconnaît que la femme est sur le point d'accoucher lorsque le fœtus descend dans le bassin, que le ventre baisse, et que des douleurs se manifestent aux lombes; ces douleurs se propagent bientôt à la région sacrée, la parturiente laisse échapper les matières fécales, et de la vulve sortent l'urine et le phlegma. Une fois le travail commencé, on invoque la bénédiction des génies tutélaires; le médecin fait boire à la patiente une quantité énorme (*usque ad gulam*) d'eau de riz fermentée; elle est mise sur un lit moelleux, couchée sur le dos, les cuisses écartées, ces dernières maintenues en position par quatre femmes courageuses, habituées à voir des accouchements. Une fois l'enfant mis au monde, le cordon est lié à huit travers de doigt de l'ombilic, et coupé; on entoure la femme des plus grands soins; on veille à ce qu'il ne survienne point d'hémorrhagie utérine; on combat ce dernier accident au moyen de plusieurs médicaments tous tirés du règne végétal. On choisit ensuite une nourrice, laquelle doit être d'une taille et d'un âge moyens, exempte de maladies, d'un bon caractère, point peureuse, point cupide, ni maigre ni corpulente, fournie d'un lait favorable, aimant son nourrisson, douce, d'une bonne famille; elle ne doit point avoir les lèvres proéminentes, ses mamelles doivent être bien plantées, ni trop haut ni trop bas...

Il y a tout un chapitre consacré aux accouchements qui ne suivent pas la marche normale (*fœtus perturbatus*), et dans ces cas il faut avoir recours au protomédecin. Il peut arriver trois mauvaises présentations soit relativement à la tête, soit par rapport aux bras, soit en ce qui concerne les hanches. Un membre inférieur seul peut être sorti de la vulve; alors, on va chercher l'autre membre; l'embryon peut présenter les fesses, alors on l'attire par cette région; il peut être replié sur lui-même et faire l'office d'un coin, alors le médecin doit repousser le fœtus dans la matrice, le redresser et l'attirer peu à peu. Est-ce l'épaule qui se présente, on *convertit* cette présentation en celle de la tête; il en sera de même, si les deux bras sont sortis. Si l'enfant ne peut être extrait de quelque manière que ce soit, il faut avoir recours à l'embryotomie : armé d'un couteau, le médecin brise le crâne, il saisit le fœtus avec un crochet enfoncé soit dans la poitrine, soit dans le crâne, soit dans la cavité des yeux, soit même dans l'abdomen, qu'on débarrasse de ses viscères.

HOMÈRE ne fait guère allusion qu'une fois à un accouchement; c'est pour celui, à sept mois, de la noble épouse de Sthenelius; l'enfant Eurysthice naquit viable, au grand désespoir de Jupiter, à la vive satisfaction de Junon, qui, suivant le poëte, avait précipité la naissance d'Eurysthice, et retardé de quelques instants les couches d'Alcmène, enceinte d'Hercule. Laissant de côté l'ingénieuse mythologie, nous retrouvons dans ce passage l'origine de l'opinion qui fixe à sept mois le premier terme de la viabilité (Daremberg. *La médecine dans Homère*, 1865, in-8°).

On a cherché à combler, au point de vue de l'histoire médicale, la lacune entre Homère et Hippocrate; mais on n'y trouve rien de remarquable en ce qui concerne l'obstétrique. Euripide, en parlant de la gestation, indique, mais assez vaguement, la place de l'utérus, car il dit : « je t'ai nourri, je t'ai porté sous le foie. » Aristophane emploie un vocabulaire très-varié pour désigner les organes génitaux de l'homme et de la femme. Hérodote parle de la grossesse (VI, 63-69), et il dit que les enfants naissent à dix mois; il cite aussi la superfétation chez les animaux.

HÉBREUX. Les Écritures saintes et le Talmud, ou code civil et religieux des Juifs, attestent que la médecine et la chirurgie furent de tout temps en honneur chez les Israélites. Les médecins étaient répandus jusque dans les plus petites villes; ils traitaient les exanthèmes, la lèpre, la dysenterie, la phthisie, la folie, etc., prescrivaient des médicaments végétaux et minéraux, et même écrivaient des ordonnances. Néanmoins, il n'est jamais question dans la Bible d'accoucheurs; les Juives ou accouchaient seules, ou étaient aidées par des voisines, par des parentes, quelquefois par des sages-femmes.

Jocabel, mère de Moïse, accoucha si promptement que personne ne fut prévenu, et qu'elle put facilement soustraire son fils à toutes les recherches (Fl. Josèphe, *Antiq.*, lib. II, cap. v).

L'épouse de Phinée, belle-fille d'Héli, grand-prêtre des Hébreux, était entourée de femmes (mulieres), lorsqu'elle mourut d'un avortement causé par la mort de son mari, de son beau-père, et par la perte de l'arche (*Rois*, lib. I, cap. IV, v. 19 et 20).

Une sage-femme assista Rachel dans ses couches pénibles : « Et ayant grande peine à accoucher, Rachel se trouva en péril de la vie. La sage-femme lui dit : Ne craignez point, car vous avez encore un fils.

Mais Rachel, qui sentait que la violence de la douleur la faisait mourir, étant près d'expirer, nomma son fils Bénoni, c'est-à-dire le fils de ma douleur.

Et Rachel mourut » (*Genèse*, XXXV).

L'accouchement de Rébecca est digne d'être noté : il s'agissait, en effet, d'une grossesse gémellaire, d'un cas de dystocie et d'une procidence du bras. Le premier des enfants sortit tout rouge et couvert de poils; on le nomma Esaü; ensuite vint son frère dont la main tenait le talon d'Esaü; on l'appela, pour cette raison, Jacob (*Genèse*, XXV, v. 22, 24, 25).

C'est aussi d'une grossesse gémellaire que Thamar fut délivrée :

« Comme elle fut sur le point d'accoucher, il parut qu'il y avait deux jumeaux dans son sein. Et lorsque ces enfants étaient prêts à sortir, l'un d'eux passa sa main, à laquelle la sage-femme lia un ruban d'écarlate, en disant :

Celui-là sortira le premier.

Mais cet enfant ayant retiré sa main, l'autre sortit. Alors la sage-femme dit : Pourquoi avez-vous ainsi rompu le mur qui vous divisait. C'est pourquoi il fut appelé Pharès. Son frère, qui avait le ruban d'écarlate à la main, sortit ensuite, et on le nomma Zara ».

Les commentateurs se sont livrés à toutes sortes d'interprétations sur ce fait obstétrical. Kotelmann nous paraît avoir été le plus près de la vérité, lorsqu'il affirme que cet accouchement de Thamar est l'exemple le plus anciennement mentionné d'une version spontanée : « La sortie de la main du premier enfant indiquait une présentation de l'épaule, et sa naissance ultérieurement facile dénote que cette présentation de l'épaule s'était convertie en une présentation du sommet. La rentrée de la main dans l'utérus prouve que l'épaule, d'abord enclavée dans le bassin, était remontée assez haut pour laisser passer le second enfant ».

Une autre preuve que les Hébreux, comme du reste les Egyptiens, n'employaient que des sages-femmes dans les accouchements, c'est l'ordre donné par Pharaon aux sages-femmes des Hébreux, nommées l'une Séphora, et l'autre Phuha, d'exterminer tous les enfants mâles qui naîtraient et de ne conserver que les filles, ordre que la probité et l'humanité de ces sages-femmes rendirent inutile (*Exode*, I, v. 15, 16, 17, 18, 19). Origène, qui a fait des homélies sur cette partie de l'ancien Testament, nous apprend que les sages-femmes dont il est mention étaient très-habiles dans leur art.

GRECS ET ROMAINS. Hippocrate a laissé, soit dans son *Traité des maladies des femmes*, soit épars çà et là dans d'autres de ses ouvrages, des préceptes relatifs à l'art des accouchements; en les réunissant, il en résulte un corps de doctrine qui peut faire connaître les idées du père de la médecine touchant ce sujet.

De quelque nature que soit l'accouchement, Hippocrate prescrit de porter vers les parties antérieures et vers l'orifice de la matrice des huiles chaudes, des graisses, la vapeur d'une eau dans laquelle on a fait bouillir des eaux émollientes. Il reconnaît trois principales positions dans lesquelles l'enfant peut se présenter : la tête, les pieds, les bras, le corps en travers; la première est la plus naturelle, la seconde et la troisième difficiles, la quatrième impossible à la nature. En vertu d'une fausse analogie avec l'éclosion du petit de l'oiseau, le fœtus humain s'échappe du sein de la mère par une action qui lui est propre. Il est comparé à un noyau d'olive qui, mis dans un vase à goulot étroit, n'en peut être retiré de côté. Tous les enfants sont produits la tête en haut, et la plupart viennent au monde la tête en avant. Dans les cas de présentation des bras, il faut les repousser jusqu'à ce qu'ils rentrent dans les parties génitales; on en fera autant, s'il s'agit de la sortie du membre inférieur. L'enfant est-il mort, la tête étant sortie de la vulve, mais le corps n'ayant pu suivre? Hippocrate humectait la main avec de l'eau, et glissait un doigt entre l'orifice et la tête, engageait ce doigt sous le menton, l'enfonçait dans la bouche du fœtus, et tirait à lui; il dit aussi que, lorsque la tête reste engagée et que les pieds sont sortis, il faut en faire l'extraction avec les mains. Le fœtus est-il mort étant encore engagé dans la filière qu'il a à parcourir, voici comment s'exprime à cet égard le père de la médecine : « Oindre la main avec du cérat aussi onctueux que possible, l'introduire dans la matrice, et séparer les épaules du cou en appuyant avec le pouce. Le pouce est, pour ce besoin, armé d'un ferrement (ὄνυχα). L'amputation faite, on extrait les bras; « puis, rentrant, on fend le ventre et, l'ayant fendu, on retire doucement les entrailles. Cela fait, on brise les côtes ». Il n'est pas question du broiement de la tête. Hippocrate, dans l'accouchement laborieux, avait grande confiance dans la *succussion*, qu'il recommande dans les termes suivants : « On étendra un linge par-dessous la femme couchée sur le dos, et on jettera un autre linge pour cacher la vulve ; chaque jambe et chaque bras seront enveloppés d'un linge. Deux femmes saisiront les jambes et deux autres femmes saisiront les bras; alors, tenant fermement, elles ne donneront pas moins de dix secousses. Puis, elles mettront la femme sur le lit, la tête en bas, les jambes en haut; et laissant les bras elles saisiront toutes les quatre les jambes, et donneront plusieurs secousses sur les épaules, en rejetant la patiente sur le lit, afin qu'ainsi secoué le fœtus se replace dans l'espace large et puisse cheminer régulièrement » (Hippocrate, trad. de Littré, t. VII, p. 455, 459, 533, 549; t. VIII, p. 79, 480, 481, 516, 517, 915).

Il est curieux de rappeler que Sonnini a vu en Grèce, en l'année 1801, presque le même procédé de succussion hippocratique, employé habituellement par les sages-femmes, pour opérer la délivrance. Il s'agit, dans le cas particulier qu'il a pu observer, d'une jeune femme de dix-huit ans, grande, belle et bien faite. « La sage-femme, fort âgée, arrive, accompagnée d'une aide. Elle portait une espèce de trépied construit ainsi : deux pièces arrondies et un peu convexes en dehors s'unissent à un angle aigu, et supportent à leur jonction un morceau plat et propre à s'asseoir; le tout est enveloppé et fort négligemment garni de vieux linges, et supporté par trois pieds fort bas et aussi grossièrement travaillés que le reste, dont l'un assujettit l'espèce de sellette de l'angle, et les deux autres sont placés sous les deux branches et vers leur extrémité... La nature commence à agir, les douleurs se multiplient; on force la femme à se promener sans cesse dans la chambre; lorsque les douleurs arrivaient, on la faisait pencher et se coucher au devant de son lit, et la sage-femme, placée derrière elle, lui pressait les flancs de ses deux mains; alors la promenade recommençait. Enfin, le moment critique arrive. On fait placer la jeune personne sur le trépied; la sage-femme se met devant et un peu plus bas, et l'aide s'assied derrière sur un siége plus élevé, et l'étreint de ses bras par le milieu du corps... L'enfant ne tarda pas à paraître ; et aussitôt qu'il fut séparé de l'arrière-faix, l'aide d'un bras vigoureux souleva l'accouchée à plusieurs reprises, et perpendiculairement au-dessus du trépied, sur lequel elle la laissa retomber avec beaucoup de rudesse. Ce procédé violent, d'un usage général, est un moyen que les femmes grecques jugent indispensable pour compléter l'accouchement » (Sonnini, *Voyage en Grèce et en Turquie*, 1801, in-8°, t. II, p. 93).

CELSE, qui vivait dans le premier siècle de l'ère chrétienne, a fait de tels emprunts à Hippocrate, et ajoute si peu de choses aux œuvres du maître, qu'on peut encore le confondre avec les auteurs grecs. Mais dans son chapitre XXX, intitulé : *Manière de tirer le fœtus mort du ventre de sa mère*, il donne quelques préceptes qui peuvent être suivis en d'autres occasions, comme le fait très-bien remarquer le docteur De Soyre. Il indique la manœuvre de la version céphalique, celle de la version podalique, et la mutilation du fœtus par l'embryotomie, quand l'extraction ne peut être opérée ni par les mains, ni par le crochet implanté dans la tête. C'est la première fois que l'on voit la version podalique indiquée. Celse reconnaît trois positions : par la tête, par les pieds, ou en travers « Le médecin doit chercher avec la main à redresser l'enfant sur la tête ou sur les pieds, quand il est par hasard disposé autrement. S'il n'a pas d'autres ressources, il saisit une main ou un pied pour redresser le corps, car avec la main il fera la version céphalique et avec le pied la version podalique : *Manus in caput, pes in pedes convertit* » (Celse, trad. de A. Védrènes ; 1876, in-8°).

GALIEN a ajouté peu de chose aux maximes d'Hippocrate. Les chapitres dans lesquels il traite de l'accouchement sont assez nombreux, mais il continue à marcher dans la voie tracée par le maître ; il s'étend beaucoup sur les questions physiologiques relatives à la parturition, mais il ne nous apprend presque rien quant à son mécanisme. Il croit que l'enfant fait la culbute immédiatement avant que de s'échapper de la matrice. Il dit que dans les accouchements où les pieds sortent les premiers l'obstacle le plus grand vient des bras ; que, lorsqu'un pied se présente seul, il y a à craindre pour l'autre. « La nature, ajoute-t-il, a veillé avec soin à ce que le fœtus arrive au col de la matrice dans la position convenable, et qu'il en sorte sans se blesser et sans se luxer aucun membre, en engageant d'abord la tête dans le col de la matrice, et en ouvrant ainsi la route aux autres parties. Si le fœtus, pour sortir, se présentait obliquement ou en travers, ou s'il se présentait dans le sens de sa longueur, ce qui arrive dans les cas rares, ou si la jambe ou la main se présente avant la tête, alors la sortie devient difficile pour les autres membres » (Galien, trad. Daremberg, t. II, p. 143, 149, 150). Il est probable que Galien n'a jamais pratiqué l'art des accouchements, et qu'il s'en est tenu à la doctrine d'Hippocrate, dispersant dans ses ouvrages des réflexions philosophiques de haute portée, où l'on démêle difficilement ce qui appartient en propre à la pratique.

MOSCHION est considéré à juste titre comme le premier auteur qui ait écrit d'une manière spéciale sur l'art des accouchements. Son ouvrage *De mulierum passionibus* (édition de F. O. Dewez, Vienne, 1793, in-8°) mérite d'être lu et médité. Nous signalons surtout les chapitres I (*Portrait de la bonne sage-femme*); XLVII (*Description d'une chaise destinée aux femmes en travail*) ; XLIX

(*Description d'un « lit de misère »*); CXLIII (*De l'accouchement difficile et laborieux*); CXLIV (*De l'accouchement difficile dû à la parturiente*); CXLV (*De l'accouchement difficile dû au fœtus*); CXLVI (*Des positions que peut prendre le fœtus dans le travail*). Moschion reconnaît trois présentations principales : par la tête, par les pieds, par le côté; mais il subdivise ces trois principales positions en d'autres secondaires. Voici d'ailleurs son propre texte :

« Peculiares vero situs plures reperiuntur. Fœtus enim ille qui capite fertur « quandoque quidem capite in orificio uteri hæret, dum reliquum corpus « obverse situm est. Qui præterea velut præcedens capite procedit, vel illud « orificium intrusit, vel prone impegit. Vel obliquum se ipsum offert, et sicqui- « dem aliquando ut ne reprimi quidem possit. Aliquando unam manum profert, « dum reliqua pars intus junctis pedibus vel etiam divaricatis invenitur. Alius « verò situs, cum pedibus sic procedit, ut oppositum quidem uteri orificium « in recta directione sitos pedes recipiat, dum interea manus lateribus aut « antrorsum junctæ sunt; vel cum ipsos pedes ab ostio deviantes retro impin- « git... Et aliquando unum quidem pedem, aliàs verò utrosque manibus scilicet « in caput conversis, promittit, aliquando divaricatos pedes in oppositos uteri « parietes impingit. Quandoquidem conduplicatis pedibus, genulus prodire « cogetur. Aliàs verò sedentis ad instar conduplicatis iisdem, nates extus offert. « Vel erunt è contrario sic duplicati, ut pedum plantas capiti junctas in orificio « uteri invenias. Fœtus autem obliquus situs, quandoque lateri innititur, « quandoque supinus jacet, vel eum in dentes pronum invenies. Sic igitur « conduplicatus et vexatus esse poterit ».

AETIUS (sixième siècle) nous a transmis des préceptes puisés auprès d'une certaine Aspasie, sage-femme de ce temps, qui avait probablement écrit quelque mémoire sur les accouchements. Les chapitres I, XII, XV, XVI, XXI, XXII (liv. XVI), de l'ouvrage d'Aetius (*Aetii Amideni libri XXI. Joanne Baptista Montano interprete;* Basiliæ, 1535, in-fol.), renferment de nombreux matériaux sur les maladies des femmes. Si ce qu'Aetius a extrait de la pratique d'Aspasie est fort court, quant à la partie opératoire, en revanche il s'y trouve des choses dignes d'être notées. Par exemple, dans ce qu'il dit sur les causes des accouchements laborieux, on s'aperçoit qu'Aspasie avait égard à l'obliquité de la matrice, à la grosseur du fœtus, à la position de la tête, qui, dit-elle, est parfois trop à droite, parfois trop à gauche. Lorsque les eaux sont écoulées depuis longtemps, Aspasie observe que la matrice se resserre fortement sur le corps de l'enfant, et dans ce cas elle tente, pour la ramollir et la relâcher, d'y porter des huiles tièdes, des fumigations relâchantes, comme l'avait ordonné Hippocrate. Il est vrai qu'elle conseille aussi (cap. XV), lorsque l'enfant ne descend pas aisément, de faire éternuer la patiente, de l'engager à retenir son haleine en se fermant la bouche et le nez. Le chapitre XXII, celui qui se réfère aux accouchements naturels, mérite d'être rapporté *in extenso*. Le voici :

« Situs prodeuntis fœtus naturæ congruus est, ut recta in caput manibus « super utroque fœmore extensis oriatur; præter naturam verò caput in « dextram vel sinistram uteri partem declinat; vel altera, aut utraque manus « exeritur, cruraque interius à se invicem diducuntur. Reliquis tamen figuris « minus suspecta est, quæ in pedes evenit præcipue quæ manibus super « utroque femore extensis recta defertur. Fœtus autem qui altero pede « prodeunt, altero interius retento, aut qui duplicati alicui vulvæ parti inni-

« tuntur, directione indigent, sicut et qui manus expansas habent. At qui « obliqui egrediuntur minus improbandi sunt, quod quidem tripliciter evenire « potest : aut enim in alterutrum latus, aut in ventrem progrediuntur, sed « tutius est in alterum latus progredi, nam ita obstetricis manu locus permitti- « tur, ut in caput aut in pedes nascentem dirigat. At qui duplicati prodeunt in « pessimam figuram inciderunt, præcipue si in coxarum vertebras deferantur; « tripliciter enim duplicari solent, nam vel capite et cruribus, vel ventre vel « coxarum vertebris ostio uteri innituntur ».

Enfin, on ne peut pas négliger de mentionner le chapitre XXIII, extrait de l'ouvrage d'un certain Philumenus, et intitulé : *De fœtus extractione sive sectione.* « La femme est couchée sur le dos, y est-il dit, les cuisses fortement écartées, et maintenue par des femmes robustes. Le chirurgien examine l'état des parties au moyen du speculum... Si la tête de l'enfant obstrue le passage, on doit faire la version par les pieds, et tirer le fœtus par ce moyen. Si elle adhère encore et qu'on ne puisse la refouler, il faut se servir d'un instrument attracteur qu'on enfonce dans l'œil, dans la bouche ou dans le menton du fœtus » (suivent de longs détails sur l'embryotomie).

PAUL D'ÉGINE (septième siècle). Sous ce médecin grec, mais que plusieurs auteurs rangent plutôt parmi les Arabes, l'art des accouchements a pris une vie presque nouvelle. « Il paraît, dit Freind (*Histoire de la médecine*, I, 255), avoir été le premier auteur où il soit fait mention d'un homme qui ait fait profession du métier de sage-femme, et de ce que nous appelons accoucheur ». C'est pour cela que les Arabes l'ont appelé *Vir obstetrix*, et c'est conformément à ce caractère qu'il commence son ouvrage par la description des maladies auxquelles les femmes grosses sont sujettes. Il a composé sept livres sur la médecine. Ses œuvres commencent par un chapitre très-étendu sur les accidents des suites de couches, sur la nourrice, le lait, et la manière d'élever les enfants. Deux paragraphes seuls se rapportent à notre sujet; l'un est intitulé : *Partus difficilis causæ curatio*, et l'autre : *Partus ex utero qua ratione excitiatur excindaturque*. Le premier chapitre commence par ces mots : « Les difficultés, à l'accouchement, peuvent provenir soit de la mère, soit de l'enfant, soit des membranes, ou d'une cause externe ». Parmi les causes qui rendent l'accouchement difficile, et qui tiennent essentiellement à l'enfant, il cite la mauvaise position de ce dernier dans l'utérus : « En effet, dit-il, la position la plus heureuse est lorsque le fœtus présente la tête, les bras étant étendus le long des cuisses, ou bien encore lorsque ce sont les pieds qui arrivent les premiers; toute autre position est mauvaise et contre nature ». M. De Soyre (*Étude hist. et crit. sur le mécanisme de l'accouch. spontané*, 1869) fait remarquer que Paul d'Égine est le premier auteur qui ne considère pas la présentation des pieds comme trop défavorable, puisqu'il la place immédiatement après celle de la tête. Le second chapitre roule en entier sur l'emploi des crochets, qui étaient en usage de son temps, d'autant plus que l'enfant mort devait être extrait de cette manière. Il est facile, du reste, de voir que Paul d'Égine, se conformant aux données de ses prédécesseurs, admettait les accouchements naturels, difficiles ou contre-nature, et laborieux.

ARABES. Si l'on en excepte *Avicenne* et *Albucasis*, aucun auteur arabe ne traite d'une manière quelque peu scientifique de la parturition humaine. Dans cette période de quatre siècles pendant lesquels l'École arabiste est devenue dépositaire des connaissances de la Grèce et de l'Italie, l'obstétrique ne fit aucun progrès, et elle nourrit les mêmes erreurs que dans l'antiquité. On y trouve toujours établis comme des points indiscutables l'ouverture de la symphyse du pubis; l'obligation d'extraire rapidement l'enfant mort du sein de sa mère; l'accouchement de sept mois beaucoup plus favorable pour l'enfant que celui de huit mois. Rien sur l'accouchement spontané, les médecins ne pratiquant pas ces accouchements, et n'étant appelés que dans les cas anormaux; rien sur les vices de conformation du bassin, sur son anatomie, sur les détroits; la femme est trop jeune ou sa matrice trop petite, ou bien la malade, tout en étant dans les conditions propres à l'accouchement, nourrit un enfant dont la tête est trop volumineuse. Il est bon cependant de relever ce passage remarquable que l'on trouve dans Avicenne : « On appelle un accouchement naturel lorsque la tête du fœtus se présente directement à l'orifice de la matrice, les mains étant étendues sur les hanches; dans toute autre position, l'accouchement n'est pas naturel ; cependant celui qui s'en rapproche le plus est lorsque l'enfant présente les pieds d'abord, les mains conservant leur position, étendues le long des côtes. Toutefois, si la tête perd sa rectitude, ou bien si les bras remontent en quittant les côtes, et que les pieds soient sortis, ces choses sont de mauvais augure »... Néanmoins, Avicenne a suivi l'exemple de ses devanciers en considérant les trois espèces d'accouchements : naturels, difficiles, et laborieux. « Comme eux il fait rentrer dans cette dernière classe la délivrance d'un enfant mort qui ne peut s'aider à sortir, dit-il, par ses propres mouvements, et s'il indique assez bien quelques présentations, les conseils qu'il donne pour remédier aux difficultés résultant, soit d'une présentation de l'épaule, soit de la grosseur du fœtus, soit d'une procidence des deux pieds, sont empreints de la plus grande simplicité, et se réduisent souvent à des remèdes ou à des monvements à faire exécuter à la mère » (De Soyre).

DEPUIS LA FIN DU DOUZIÈME SIÈCLE JUSQU'AU COMMENCEMENT DU SEIZIÈME. Cette période de près de quatre siècles qui succéda à l'école arabe vit l'obstétrique rester dans le même état d'enfance que par le passé, et ne faire aucun progrès. Il est même vrai de dire que les quelques données scientifiques fournies par les Arabes restèrent presque inconnues, tant leurs œuvres furent peu répandues, et, du reste, à peu près intraduisibles pour le vulgaire. « L'immense autorité des prêtres, l'instruction qu'ils possédaient seuls à cette époque, fit passer entre leurs mains les pratiques médicales; mais, comme leur caractère ne permettait aucune effusion de sang, la chirurgie fut abandonnée aux barbiers, et les accouchements continuèrent à être l'apanage des matrones sans instruction, et qui mettaient en pratique une routine transmise de générations en générations. Les universités constituées ranimèrent un peu le zèle, et des hommes supérieurs se livrèrent alors exclusivement aux études scientifiques, sans cependant abandonner les pratiques astrologiques et alchimiques qui constituaient alors l'esprit général de cette époque. L'Italie fut la première qui produisit des œuvres originales, grâce à l'école de Salerne, et au patronage éclairé et considérable que les papes exerçaient dans la Péninsule. C'est ainsi que l'on voit Constantinus, Eros, Barthélemi Montagnana, Jean Baverius, Louis Bonacioli et d'autres, nous transmettre des exemples fort curieux, bien observés, et mal interprétés. Gordon à Montpellier, Jean de Gadesden en Angleterre, et Albert le Grand, à Paris, suivirent la même voie. Mais tous ces auteurs étaient encore trop rapprochés de l'introduction dans nos pays des œuvres grecques et arabes, et on ne trouve dans leurs ouvrages que les applications des doctrines anciennes et la répétition de leurs erreurs » (De Soyre).

En France, particulièrement, l'art des accouchements fut presque complétement confié aux femmes, lesquelles, du reste, sous le titre de matrones ou sages-femmes, étaient soumises à des règlements particuliers. L'on a toujours senti le besoin de réglementer la pratique des accouchements à Paris, car il n'est malheureusement que trop vrai que les sages-femmes, prises dans les basses classes de la société, dénuées de toute espèce d'instruction, ne sachant la plupart in lire ni écrire, et n'ayant sur leur art que des notions vagues et insuffisantes, devaient faire souvent dégénérer leur mission en un scandaleux métier. Témoin cette Perrette, *ventrière*, exerçant à Paris, qui fut condamnée à être mise au pilori pour avoir livré un cadavre d'enfant destiné à une manœuvre de sortilége et qui fut graciée par Charles VI, à la faveur d'une lettre de grâce (17 mai 1408). Mais, malgré des recherches suivies, nous n'avons, en fait de réglementation des accoucheuses, rien trouvé antérieur au milieu du seizième siècle.

Vers l'année 1560, furent renouvelés des statuts et des règlements trop curieux pour ne pas prendre place ici :

STATUTS ET RÈGLEMENS ORDONNEZ POUR TOUTES LES MATRONNES, OU SAIGES-FEMMES DE LA VILLE, FAULXBOURGS, PRÉVOSTÉ ET VICOMTÉ DE PARIS, ACCOUSTUMEZ DE TOUT TEMPS ESTRE GARDEZ ET JUREZ PAR LESDICTES MATRONNES, AVANT D'ESTRE ADMISES A L'EXERCICE DE LEUR ESTAT, PAR DEVANT MONSIEUR LE PRÉVOST DE PARIS, OU MONSIEUR LE LIEUTENANT CRIMINEL, SUR CE, AU PRÉALABLE, EU LE CONSENTEMENT DE MONSIEUR LE PROCUREUR DU ROY AU CHASTELET DE PARIS.

Comme ainsi soit qu'avant tout œuvre, chacun des chrestiens ou chrestiennes soyent obligez avoir pour but l'honneur de Dieu et de ses saints; seront à cette occasion:

Premièrement. Admonestées toutes les matronnes ou saiges-femmes de la ville, faulxbourgs et des environs d'icelles, visiter tous les ans une fois, sans empeschement de maladie, de prison, ou de travail pressé, l'église parrochiale des vénérables martyrs saint Cosme et saint Damian, soit de cette ville de Paris, rue de la Harpe, ou de la ville de Luzarches, la Vigile, ou jour de la solennité desdicts martyrs, qui eschet toujours le 27 septembre; et là supplier la bonté de nostre Sauveur par l'intercession desdicts martyrs, de leur donner grâce de bien fidellement et charitablement exercer leur vocation de matronne ou saige-femme, à l'endroit de toutes femmes, soyent pauvres, médiocres, ou riches.

Secondement. Pour l'entretien du Sainct Sacrifice qui se célèbre en ladicte paroisse, s'acquitteront de la redevance et rente qu'elles doivent, soit le jour de la solennité d'iceulx martyrs, ou tous les premiers lundys de chaque mois non festé, auquel tous les maistres chirurgiens jurés à Paris s'assemblent pour, après ledict Sainct Sacrifice célébré, visiter et conseiller, sans salaire, tous les pauvres malades qui s'y retrouvent, suyvant l'ancienne institution de la confrérie fondée es dictes églises par les très chréstiens roys de France, qui ont voulu estre escrits au nombre et catalogue des confrères d'icelle, comme est contenu ez chartes de leurs majestés, confirmées de roy en roy et vérifiées par ce très auguste Sénat de Messieurs de la Cour de Parlement de ceste fameuse ville de Paris, registrées au registre des bannières dudict chastellet.

Que lorsqu'il y aura une femme ou une fille qui désirera estre receue saige-femme en ceste dicte ville, faulxbourgs d'icelle, ou ailleurs, avant que ce faire, feront paroistre de leur demeure, de leur vie, conversation vertueuse, et soubz quelles maitresses ou mères elles auront appris l'estat de matronne ou saige-femme, et ce par escrit ou verbalement, ou par personnes et femmes d'honneur. Et la mort advenant de l'une des deux jurées dudict chastellet, ne pourront le médecin ny les deux chirurgiens jurés du roy, en présenter qui n'ayent esté de longs temps receue, et presté le serment, ainsi que sera dit et que on a coustume de faire.

Qu'elles seront tenues se faire interroger par le médecin et les deux chirurgiens jurés du roy au chastellet de Paris, et les deux matronnes jurées du chastellet, seulement mandées par iceulx médecins et deux chirurgiens jurés du roy audict chastellet.

Qu'estant examinées, elles seront tenues faire porter leur rapport afin de prester le serment par devant Monsieur le Prévost de Paris, ou Monsieur le Lieutenant criminel, ouy sur ce Monsieur le Procureur du roy audict chastellet, suyvant la coustume.

Seront tenues retirer lettre dudict sieur prévost de Paris huict jours après le serment presté au greffe criminel, et la faire après signer du greffier dudict chastellet, et y faire apposer le sceau de ladicte prévosté.

Que lorsqu'elles auront faict et presté ledict serment au rapport desdicts médecin et des deux chirurgiens jurés pour le roy audict chastellet de Paris, qu'elles pourront mettre et apposer au devant de leurs maisons, enseignes de saige-femme, comme ont les autres, qui sont une femme portant un enfant, et un petit garçon portant un cierge, ou un berceau avec une feuille de lys, si bon leur semble.

Que s'il y a quelque femme, garde d'accouchées, ou autre, qui soit descouverte exercer ledict estat de matronne ou saige-femme en ceste ville ou faulxbourgs de Paris, et qui n'aura suby ledict examen et presté ledict serment comme elles, incontinent en donneront advis auxdicts médecin et deux chirurgiens du roy jurés audict chastellet, ou l'un d'eux.

Que lorsqu'elles seront appelées à la délivrance et travail, soit de reyne, princesses, dames, damoyselles, bourgeoises, ou pauvres femmes, elles s'y comporteront saigement, honnestement, et vertueusement, et n'useront de paroles ny gestes dissolus ; et qu'au préalable elles n'ayent aussi osté leurs bagues de leurs doigts, si elles en ont, et lavé leurs mains.

Qu'elles seront aussi diligentes à secourir les pauvres que les riches, afin que Dieu, par ceste charité, ayt agréable leur travail. Que si elles cognoissent que l'enfant se présente autrement que le chef devant, qui est l'accouchement naturel, ou par les pieds, qui est un autre accouchement le premier après le naturel ; qu'avant qu'une femme soit en extrémité, elles seront tenues appeler conseil, soit de médecins ou maistres chirurgiens au chastellet de Paris, ou des anciennes maitresses et matronnes jurées audict chastellet, et non d'ignorans en ce faict.

Qu'elles n'ordonneront ny ne donneront aucun breuvage ny autre sorte de médicament à femme, mariée ou non mariée, pour provoquer l'avortement de leur fruict, à peine de vie.

Qu'elles ne délivreront aucunes femmes qu'elles ne les advertissent du devoir du chrestien, et aussi de la nécessité à toutes créatures raisonnables du sacrement du baptême qui se doit conférer à l'enfant nouveau-nay.

Qu'elles n'oublieront à ondoyer les enfans, si elles cognoissent qu'ils ne puissent parvenir audict saint sacrement de baptême, et qu'elles ne s'ingèreront trop tost de ce faire si elles n'y cognoissent une grande nécessité ; que s'il y a un homme, et notamment un homme d'église au logis où adviendra ladicte nécessité de undoyer, qu'elles luy déférent cet honneur, si c'est après l'enfantement, et non autrement.

Que sur toutes choses elles vivent en femmes de bien et d'honneur, ainsi que le nom de matronne et saige-femme honorable les y convie.

Que si elles cognoissent quelques unes de celles qui ont ja esté examinées et presté le serment, comme dict est, par devant ledict sieur Prévost de Paris, tenir mauvais train, soit pour recevoir, enseigner, ou livrer mauvaises et dissolues compagnies, elles seront tenues les déclarer audict médecin, auxdicts chirurgiens jurez du roy, ou matronnes jurées, pour et afin qu'ils y facent donner ordre, et les facent priver de l'exercice de cet estat de matronnes et saiges-femmes jurées, par jugement de Monsieur le Prévost de Paris, ou Messieurs les lieutenants.

Qu'elles ne recevront enfans de femmes débauchées qu'aussitost elles ne soyent soigneuses de les faire baptiser, mesmes qu'elles en avertiront le commissaire du quartier, s'il en est besoin.

Que tous les ans se fera par l'un des deux jurez du roy audict chastellet, anatomie de femme pour l'instruction de ce qui est de la pratique desdictes saiges-femmes, où elles seront adverties se trouver, si elles en ont commodité.

Que s'il advient qu'aux cimetières des Saints-Innocens, ès rues, ou en Chastellet, il ait esté exposé quelque enfant vif ou mort, qu'estant mandées par ledict sieur lieutenant, ou commissaires de quartier, ou bien desdicts médecin ou chirurgien, ou matronnes, elles seront tenues le venir trouver pour voir si elles le recognoistront, pour en faire leur rapport en justice.

Que toutes lesdictes matronnes et maitresses jurées seront tenues se trouver au mandement desdicts médecin, ou des deux chirurgiens jurez pour Sa Majesté, lorsqu'il se présentera occasion de ce faire, sur peine de l'amende, ou envoyer excuse légitime, qui est de maladie, prison, ou travail.

Qu'elles ne mesdiront les unes des autres, et ne se provoqueront d'injures ny de paroles, ains se comporteront saigement, et comme prudentes femmes.

Que lesdictes matronnes ou saiges-femmes ne feront, estant seules, rapport de la pudicité, corruption, ou grossesse des filles, ou femmes, sans le médecin, les deux chirurgiens jurez du roy audict Chastellet, ou l'un d'eux, à l'occasion des maladies qui souvent accompagnent, n'y estant instruites. Joinct qu'est besoin escrire et signer lesdicts rapports, et peu d'icelles scavent escrire.

Que lesdictes matronnes seront registrées au catalogue ou roolle des saiges-femmes, qui est par devant l'ancien des deux chirurgiens jurez de Sa Majesté audict chastellet, avec les présents statuts et reiglemens, desquels chaque saige-femme sera tenue avoir copie imprimée.

Qu'elles jureront garder et observer tout ce que dessus à peine d'un escu d'amende, ou plus grande, qui sera taxée par mondict sieur lieutenant criminel en cas de grande contravention, ainsi qu'il jugera estre raisonnable.

Ainsi donc, d'après ces statuts, qui sont la charte constitutionnelle des sages-femmes de Paris, ces dernières étaient considérées comme faisant partie de la confrérie de Saint-Côme, ce qui veut dire qu'elles étaient assimilées, jusqu'à un certain point, aux chirurgiens. Pour être sage-femme, il fallait : 1° que l'aspirante, munie d'un certificat établissant sa moralité, fût interrogée par un jury composé du médecin, des deux chirurgiens et des deux matrones du Châtelet ; 2° qu'elle prêtat serment entre les mains du Prévôt de Paris ou du lieutenant criminel ; 3° qu'elle fût titulaire d'une « Lettre », ou diplôme signé du greffier du Châtelet, et revêtu du sceau de la Prévôté de Paris. Ce n'est qu'à ces conditions-là qu'une sage-femme pouvait appendre au devant de sa maison les emblèmes de son état : un tableau représentant soit une femme portant un enfant et un petit garçon portant un cierge, soit un berceau orné d'une fleur de lys. Toute sage-femme en titre devait signaler à l'autorité les femmes exerçant, sans y être autorisées, le métier d'accoucheuses ; elle était invitée à faire appeler un médecin, un maître chirurgien, ou une « ancienne maîtresse », toutes les fois que l'accouchement déviait de la parturition normale (présentation de la tête, présentation des pieds) ; tous les ans, un ou deux chirurgiens au Châtelet étaient tenus de démontrer aux matrones l'anatomie sur un cadavre de femme. Un article remarquable défend aux sages-femmes de rédiger des rapports (médico-légaux) que leur demanderaient des femmes enceintes ; et cela pour une bonne raison, c'est que « peu d'icelles » savaient lire. Enfin les noms de toutes les sages-femmes de Paris étaient relatés sur un rôle ou catalogue, qui était en la garde du plus ancien des chirurgiens jurés.

Un de ces rôles ou catalogues nous est parvenu ; il porte la date de 1601, et contient les noms de toutes les sages-femmes pratiquant alors légalement à Paris : elles sont au nombre de cinquante-neuf, pour une population d'environ 150000 habitants.

Mais, soit que les chirurgiens n'eussent pas rempli avec zèle leur mission d'instruire les sages-femmes, soit qu'ils en eussent été empêchés par la difficulté d'avoir des cadavres dont s'accaparaient les médecins, soit pour d'autres raisons, toujours est-il que onze des plus fameuses matrones de Paris prirent la résolution, le 27 janvier 1635, de s'adresser à la Faculté de médecine, demandant à devenir ses élèves, et prêtes, assuraient-elles, à obéir scrupuleusement à de nouveaux statuts qui seraient libellés par la célèbre compagnie. Néanmoins, la Faculté ne semble pas avoir prêté une oreille attentive à cette requête, car nous voyons alors les sages-femmes complétement étrangères à l'École de médecine, et ne relever que des médecins et chirurgiens du Châtelet. Il fallut encore plus d'un siècle pour que cette même faculté leur infusât la science, et en fît véritablement ses écolières. Ce furent encore les matrones qui prirent l'initiative par une longue lettre adressée à la Faculté le 17 mai 1745, et dans laquelle elles demandaient avec instance des « démonstrations anatomiques, afin de pouvoir reconnaître avec quelque certitude quand elles doivent demander les secours qu'elles ne peuvent donner. »

Cette fois, la Faculté répondit favorablement aux justes réclamations des matrones, et nomma deux de ses membres pour leur faire des cours, l'un sur l'ostéologie obstétricale, l'autre sur les accouchements.

Le 8 mai 1745, Bertin commençait son cours aux sages-femmes; cinquante-quatre matrones y assistaient; deux soldats suisses se tenaient à la porte du cours, rue de la Bûcherie, pour maintenir l'ordre; les deux bedeaux assistaient à la cérémonie. Mais il n'y avait pas de cadavres pour le professeur d'accouchements. Le doyen écrivit (22 mai 1745) au président du Parlement, et lui demanda un cadavre à délivrer par l'hôpital général; les règlements de police défendent, il est vrai, à l'exécuteur de la Haute justice de délivrer aucun cadavre du 1er mai au 1er septembre; mais il semble que dans le cas présent on pourrait se départir de ce règlement en faveur de la Faculté; ce cadavre ne sera nécessaire que pendant trois ou quatre jours. Après le cours, on pourra le faire reporter à l'hôpital général... Éloquence, raisons inutiles! De Fleury répond que l'époque du mois de mai est un obstacle que l'autorité des arrêts ne permet pas de violer. N'importe... Les cadavres font défaut... On se sert d'anciennes préparations anatomiques... et le cours d'accouchements put avoir lieu.

Nous allons maintenant assister au RELÈVEMENT DE L'OBSTÉTRIQUE.

PREMIÈRE PÉRIODE : *De Rhodion à Mauriceau* (1528-1668). Mais l'art des accouchements ne pouvait rester éternellement plongé dans la routine et l'empirisme. Jusqu'ici il avait été à peu près l'apanage des matrones; des hommes, tout à la fois savants et entraînés par l'amour du bien, résolurent de porter remède à un mal si profond, et de se consacrer exclusivement au gouvernement des femmes enceintes et prises du travail de la parturition. L'obstétrique commença alors à prendre rang dans la science et à se relever graduellement de l'abaissement dans lequel elle avait été laissée.

Le premier qui osa entreprendre cette tâche fut *Eucharius Rhodion*, dont le vrai nom était *Rœsselin*. Il était Allemand, et publia d'abord dans sa langue maternelle, puis en latin, un petit livre qui fit grand bruit à l'époque où il parut, et qu'on lit encore aujourd'hui avec intérêt. L'édition allemande, et qui est, assure-t-on, le premier livre *imprimé* sur les accouchements, porte ce titre : *Der Swangern Frauwen und Habammen Rosegarten* (Argent., 1513, in-4°; 1528, in-4°) ; l'édition latine : *De partu hominis et quœ circa ipsum accidunt* (1532, in-8°). Paul Bienassis en a donné une traduction française : *Des divers travaulx et enfantemens des femmes* (1536, in-8°).

Rhodion donne la description de la position de l'enfant dans le sein de sa mère. La tête, dit-il, est fortement fléchie sur la poitrine, tellement qu'elle est, en quelque sorte, engagée entre les genoux; les mains sont entrelacées entre les genoux et la tête, l'une d'un côté, l'autre de l'autre, le visage baissé, et tellement tourné que les yeux sont comme imprimés et collés sur les genoux. Le terme de la grossesse est placé par lui au neuvième mois, mais il admet que certaines femmes accouchent au septième mois et que les enfants vivent, tandis que, si la délivrance se produit au huitième mois, les enfants sont morts ou peuvent être considérés comme tels, car leur vie est très-courte. Rhodion admet deux manières d'enfantement, les uns selon la nature, les autres contre nature.

Dans les accouchements naturels, la tête de l'enfant doit venir la première, puis le cou et les épaules; les mains doivent être étendues le long du corps jusqu'aux pieds, le visage tourné vers le dos de la mère. Toute autre présentation est anormale; l'auteur ne signale pas moins de douze de ces présentations. Adoptant les erreurs de ses devanciers, il soutient que l'enfant sort par sa propre action, et que les mâles sont plus facilement enfantés que les femelles, opinion, pour le dire en passant, absolument contraire, d'une manière générale, à la vérité.

L'ouvrage de Rhodion n'était pas la seule œuvre obstétricale, il y en avait bien d'autres; seulement les exemplaires en étaient restés manuscrits, il s'agissait de les réunir et de les imprimer. Strasbourg fut la première ville où l'on fit ces premières publications, en 1544, sous le nom de *Gynœcia*, où figure le traité d'accouchements de Trotula, qui avait été composé à l'école de Salerne dans le dixième siècle. Ces collections obstétricales se répétèrent par la suite en augmentant leurs documents : ainsi, il en parut une en 1575, sous la direction de Wolphius, à Bâle, une en 1575 à Francfort, sous la direction de Pictorius; une anonyme à Bâle en 1586. En 1597, c'est Spachius; en 1606, c'est Schenckius, qui font ces utiles publications.

Plusieurs historiens, enthousiastes outre mesure d'AMBROISE PARÉ, et disposés plutôt à ajouter quelques fleurons à sa couronne que d'en enlever, ont prétendu que le grand chirurgien avait fait beaucoup pour l'art obstétrical, et encore un peu ils l'en eussent déclaré le restaurateur. La vérité est que les pages que Paré a laissées sur ce sujet ne sont que l'exposition de doctrines surannées, noyées dans un tas de questions difficiles, inutiles, obscures, embrouillées, et de bavardages. Le chirurgien de Charles IX considère l'accouchement à huit mois comme très-malheureux pour l'enfant, parce que, dit-il, « la lune est une planète froide qui presse le fruit de façon qu'en bref il meurt ». Il partage avec ces derniers cet errement que la femme souffre plus pour enfanter une fille qu'un garçon, errement qui n'a pas encore disparu de nos campagnes et même de nos villes et qui vient de cette idée, fausse, que le fœtus sort du sein de sa mère par ses seuls efforts, et que le mâle, étant plus fort que la femelle, il doit parcourir plus aisément la filière pelvienne. Lorsque l'enfant présente le côté, Paré conseille d'aller chercher les pieds et de les amener tous les deux l'un après l'autre. Quant aux accouchements laborieux, il n'en est pas question, quoique notre auteur s'étende assez sur les instruments en usage de son temps, crochets, pinces et pieds de griffon, arsenal effrayant qui semble plutôt destiné à quelque torture qu'à la délivrance d'une malheureuse en douleur.

JACQUES GUILLEMEAU, l'élève d'Ambroise Paré, a bien plus de droits que son maître à notre souvenir, car, tout en étant imbu des idées du maître, il les a développées avec succès, et, dans plusieurs cas, modifiées. Un de ses plus beaux titres à la reconnaissance médicale, c'est son *Traité de l'heureux accouchement* (1609), suivi, quelques années plus tard, d'un nouvel ouvrage : *De la grossesse et accouchement des femmes* (1621). C'est là que, le premier, il établit la nécessité de terminer artificiellement l'accouchement dans les cas d'hémorrhagie utérine grave et de convulsions. On a fait honneur de ce précepte à Louise Bourgeois, sage-femme de Marie de Médicis. Mais l'on n'a pas remarqué que cette matrone, justement célèbre à plus d'un titre, se mêlait peu des accouchements laborieux; que dans des cas pareils elle avait l'habitude d'appeler des chirurgiens plus capables d'y remédier qu'elle-même; que plusieurs fois elle avait eu recours aux lumières de Guillemeau, et que c'est certainement de ce dernier qu'elle tenait le précepte dont elle parle dans son petit traité sur les accouchements (Louise Bourgeois, ditte Boursier, *Observations diverses sur la stérilité, perte de fruict, fœcondité, accouchements, et maladies des femmes et enfans nouveaux naiz;* 1608, in-8 ; chap. v, f. 32 : *Qu'il y a un accident où il faut promptement accoucher une femme à quelque terme que ce soit pour lui conserver sa vie*).

Nous passons rapidement sur les noms de Matthias Cornax (1550), de Raynalde (1565), de Jacques Rueff (1580), dont nous avons longuement parlé (*voy.* l'article FORCEPS, histoire) ; de Gourmelin, de Rondelet, Jérôme Mercurialis, Lonicerus, Maurice de La Corde (1585), Laurent Joubert, Arantius, Nicolas Pison, François Rousset, si célèbre par ses ouvrages sur l'opération césarienne, Jean Liébaut, docteur régent de la Faculté de médecine de Paris, Simon Piétre, Marcel Donat, Gervais de La Touche, Pierre Forestus, Gaspard Bauhin, André de Laurens, premier médecin de Henri IV, Alexandre Massaria, Fabrice de Hilden, Louis de Mercado, Jean Heurnius, Wittich, Séverin Pineau, Israel Spachius, Thomas Fienus, Ranchin, de Montpellier, Jean Schenck, Laurent Scholz, Fr. Bonaventura, d'Urbino en Italie, Scipion Mercuri, chirurgien de Rome, Rodericus à Castro, François Piazzoni, Jean Hucher, chancelier de l'Université de Montpellier, Jacques Fontaine, Daniel Sennert, Jacques Duval, Grégoire Horstius, Félix Plater, Paul Zacchias, premier médecin du pape Innocent X, Alphonse de Caranza, auteur du traité *De partu naturali et legitimo* (1629), Charles de Saint-Germain, Laurent Strauss (1661), Pierre Amman, Ch. Drelincourt, etc., etc. Tous ces auteurs ont publié de nombreuses observations, de longues dissertations, ou des ouvrages ex-professo sur les accouchements, mais aucun ne peut être considéré comme ayant fait réellement progresser l'art obstétrical, et comme l'ayant lancé dans la voie scientifique.

Il n'est pas inutile de rappeler que la pratique obstétricale, jusqu'alors confiée aux sages-femmes, commença, à la fin du dix-septième siècle, à être le partage, sinon exclusif, au moins très-prononcé, des chirurgiens. Il y a lieu de croire que l'introduction de Clément comme accoucheur à la cour de Louis XIV ne fut pas étrangère à cette heureuse innovation, si vivement combattue par les intéressées. Que Clément ait ou non assisté clandestinement Mlle de la Vallière dans ses couches le 27 décembre 1663, service dont il aurait été récompensé royalement par le monarque, qui lui confia plus tard la délivrance de la Dauphine, et qui ainsi imposa, en quelque sorte, le secours des accoucheurs à toutes les dames enceintes de son royaume, toujours est-il que c'est de cette époque que cesse réellement l'espèce de monopole des sages-femmes, au grand profit de la science et de l'humanité.

DEUXIÈME PÉRIODE. *De Mauriceau à Lamotte* (1673-1718). En 1673 parut à Paris un ouvrage qui fit beaucoup de bruit et qui était destiné à de nombreuses éditions. Il portait ce titre : *Traité des maladies des femmes grosses et de celles qui sont accouchées*, et était signé de ce nom : *Mauriceau*. Vingt-deux ans plus tard, en 1695, le même auteur donnait au public ses *Observations sur la grossesse et l'accouchement des femmes*, qui furent également bien accueillies, et qui ont laissé des traces jusqu'à notre siècle. Mauriceau peut être, en effet, considéré comme le premier en date et en réputation dans toute cette longue série d'hommes, qui pratiquèrent exclusivement les accouchements, et qui donnèrent à cet art un grand essor. Il n'a pas eu l'honneur, il est vrai, de la méthode si importante des classifications, qui ne devaient être mises en lumière que plus d'un siècle après lui; mais il peut être considéré comme le premier chirurgien dont les écrits portent l'empreinte d'un véritable accoucheur. Jusqu'à lui, on n'avait, en quelque sorte, présenté que des généralités sur l'accouchement; peu d'écrivains étaient descendus jusqu'à l'histoire des particularités. Mauriceau, lui, observa et nota tous les obstacles qui pouvaient entraver la marche de la parturition, et nécessiter les secours de l'art. Formé au lit du malade, il a connu et décrit le plus grand nombre des difficultés qu'on rencontre dans la pratique. Confiant dans les forces de l'organisme, il attendait presque toujours l'accouchement spontané, et ne recourait aux opérations que quand l'indication en était évidente et précise. M. De Soyre a donné une analyse soignée des doctrines et de la pratique du célèbre accoucheur. Nous y renvoyons.

Citons pour mémoire, comme contemporains de Mauriceau : G. J. Welsch, qui a donné un *Recueil d'observations obstétricales* (1675); Jean Muralt, chirurgien de Zurich, qui, sous le titre de *Hebammenkunst*, a publié en 1697 un *Traité des accouchements* qui n'est guère qu'un extrait des ouvrages de Mauriceau; Cosme Viardel, accoucheur de Paris, dont le livre : *Observations sur la pratique des accouchemens naturels, contre nature et monstrueux*, a été imprimé en 1671, et traduit en allemand, quoiqu'il ne méritât guère cet honneur; W. Serman, médecin du roi Charles II, auteur d'un *English midwife* (1671); G. W. Wedel, oncle de Haller, et qui a enrichi le recueil de l'Académie des curieux de la nature d'un grand nombre de dissertations sur les accouchements; Jean Bohn, professeur à Leipzick, dont on lit avec intérêt le *Circulus anatomico-physicus*, De Graaf, Chesneau, Lossius, Louis-Franck de Franckenau, Solingen, Madame De La Marche, Fournier, auteur de l'*Accoucheur méthodique*, rapsodie imitée de Rueff, Christophe Voelters, chirurgien du duc de Wurtemberg, Georges Thomson, auquel on doit *The compleat midwifes practice* (1680).

Paul Portal, maître en chirurgie de Paris, s'est distingué parmi tous ces accoucheurs. Il n'a pas, pourtant, apporté grands changements dans la pratique ou dans la théorie de la parturition. M. De Soyre fait cependant justement remarquer que, contrairement à l'opinion de Mauriceau, Portal pense que les présentations de la face ne sont pas aussi dangereuses qu'on le croyait alors, et que loin de chercher à fléchir la tête par des manœuvres difficiles, ou à faire la version, il est préférable de laisser la nature accomplir son œuvre jusqu'au bout, et que la mère et l'enfant gagneront plus à cette abstention qu'à une intervention inconsidérée. « Quand le visage se présente le premier, écrit-il, il ne faut rien violenter, parce qu'il n'en arrive rien de fâcheux ni à la mère ni à l'enfant » (Paul Portal, *Pratique des accouchements, soutenue d'un grand nombre d'observations* (1685). Il est juste de dire aussi que Portal fut le premier qui reconnut l'*insertion vicieuse du placenta*, ainsi qu'on peut s'en assurer en lisant six de ses observations, ainsi que les réflexions dont il les fait suivre.

A peu près dans ce temps-là, Justine Siegmundin, sage-femme de la Silésie, écrivait utilement sur les accouchements. Haller l'a fait connaître dans sa *Bibliothèque chirurgicale* (p. 499 et 500).

A. Leyde, Fr. Ruysch dotait la science de remarques importantes sur la physiologie utérine.

Philippe Peu mettait au jour la *Pratique des accouchements* (1694), fruit d'une expérience de quarante années, et de cinq mille accouchements.

J. C. Lang, par son *Manualis operatio obstetricum in partu difficili*, donnait d'excellents préceptes dans les cas difficiles.

Slevogt, professeur d'Iéna, enrichissait la littérature puerpérale de nombreuses dissertations (1700-1710).

Deventer publiait ses *Observations* qui furent traduites en plusieurs langues, et particulièrement en français par Bruhier d'Ablaincourt (1733), et dans lesquelles l'auteur insiste particulièrement, en s'appuyant sur la doctrine des anciens, sur l'obliquité de l'utérus. Il fait ressortir un des premiers, sinon le premier, les difficultés ayant pour cause les rétrécissements du bassin.

Ruleau, chirurgien à Saintes, colligeait dans un *Traité de l'opération césarienne et des accouchements difficiles et laborieux* (1704) ce que Paré, Guillemeau, Viardel et Mauriceau avaient écrit sur ce sujet.

Pierre Amand, accoucheur à Paris, montrait dans ses *Nouvelles observations sur la pratique des accouchements* (1713) qu'il était un praticien fort habile et fort expérimenté, imaginant, dans le cas d'enclavement, pour amener la tête de l'enfant hors du bassin, une sorte de filet ou de fronde à laquelle une pratique plus heureuse a substitué le forceps.

Dionis, démonstrateur d'anatomie et de médecine opératoire au Jardin du roi, publiait un *Traité général des accouchements* (1718), qui n'est qu'un extrait de l'ouvrage de Mauriceau.

TROISIÈME PÉRIODE. *De La Motte à Levret* (1718-1733). Guillaume Mauquest De La Motte, accoucheur à Valogne, pratiqua avec la plus grande célébrité, tant dans ce pays que tout à l'entour, les accouchements pendant plus de quarante ans. Il publia en 1718 une dissertation sur la génération, sur la superfétation, avec une réponse au livre de Hecquet, de l'*Indécence aux hommes d'accoucher les femmes*. Pour combattre plus victorieusement cet auteur trop pudique, La Motte rapporte plusieurs accidents arrivés à la suite d'accouchements laborieux, et occasionnés par l'impéritie et l'obstination des sages-femmes. Mais ce qui recommande surtout le chirurgien de Valogne à la postérité, c'est son *Traité complet des accouchements naturels, non naturels et contre nature*, dont la première édition date de l'année 1721, et qui a été traduit en allemand par Scheidius (1732). Haller porte ce jugement sur La Motte : « Homme non érudit, mais d'un jugement droit, qui, avec beaucoup d'expérience, a vu bien des choses plus simplement et mieux que ses prédécesseurs ; modeste et de bonne foi, au point qu'il a abandonné la taille parce qu'elle ne lui avait pas réussi ». La Motte a, plus nettement que tous ses devanciers, établi la division des accouchements, qui sont, pour lui, le naturel, le non naturel, et le contre nature. L'accouchement *naturel* est celui où l'enfant vient au monde au terme de neuf mois, sans presque d'autre secours que celui de la nature. L'accouchement *non naturel* est celui où il se rencontre des causes qui rendent le travail long et difficile ; mais ces causes n'étant pas insurmontables, elles permettent l'accouchement dans la suite. L'accouchement *contre nature* est celui où la mère ne peut se délivrer de son enfant que par un secours étranger. Remarquons que l'auteur élargit considérablement le cercle des accouchements *naturels*, ne prenant point pour type unique de ces accouchements la présentation de la tête, mais y faisant rentrer les présentations par les pieds, par les bras, par les fesses, pourvu que le travail se termine par les seuls efforts de la nature. Les remarques que fait La Motte sur ses deux autres groupes d'accouchements sont marquées au coin d'une grande sagesse, et basées sur une expérience soutenue. Il s'en dégage un point capital, c'est que l'habile praticien est, croyons-nous, le premier qui ait reconnu qu'une des causes de l'accouchement long et difficile était la procidence des dernières vertèbres des lombes et du sacrum et, par contre, le rétrécissement du bassin. Cette judicieuse remarque était restée jusqu'à lui dans l'ombre. Une preuve, du reste, que l'expérience de La Motte valait mieux que tous les raisonnements, et était beaucoup plus sûre, c'est que, quoiqu'il ait fait plus d'accouchements que pas un de ses contemporains, il n'a eu besoin, dans l'espace de trente années, que deux fois de recourir au crochet, ou autre instrument, dont l'usage avant lui était si fréquent. La Motte peut être considéré comme le type de l'accoucheur naturiste.

Il a eu la gloire aussi de fixer d'une manière définitive l'attention des hommes de science sur tout ce qui se rapporte à la gynécologie, et d'être, à son insu, le promoteur de nombreux travaux sur ce sujet.

En France, Dassé, maître chirurgien à Paris, donne, sur les pertes de sang après la délivrance, un excellent mémoire dans lequel il propose la compression hypogastrique (1722); Grégoire communique à l'Académie des sciences des faits intéressants (1724); il reconnaît, il définit la rétroversion de l'utérus gravide; Deisch, dans un travail : *De necessitate in praeter naturali partu instrumentorum applicationis* (1740), soutient que beaucoup d'accouchements contre nature ne peuvent être terminés qu'à l'aide de manœuvres instrumentales; Jacques Mesnard, chirurgien à Rouen, donne, sous le titre de *Guide des accoucheurs*, un précis très-succinct dont les faits sont présentés par demandes et par réponses. Puzos, démonstrateur pour les accouchements, au collége de Saint-Cosme, se crée à Paris une grande et légitime réputation, et prépare les immenses progrès que fit l'obstétrique en France à la fin du dix-huitième siècle. Son *Traité des accouchements*, rendu public par les soins de Morissot-Deslandes, est remarquable à plus d'un titre. Mais ce qui fit le plus d'honneur à Puzos, ce fut son *Mémoire sur les pertes de sang qui surviennent aux femmes grosses....* Mémoire dans lequel l'auteur, choisissant un juste milieu entre l'inaction recommandée par les anciens et l'accouchement prématuré, soutient qu'il faut attendre et user de moyens doux propres à hâter la délivrance. Nous rappellerons que c'est en 1738 que l'on créa à Strasbourg une école pratique pour former plus spécialement les sages-femmes, et que ce fut Fried père qui en fut le professeur pendant trente ans, pour être remplacé successivement par Weigen, Rœderer, Ottmann, Kramp, Ostertag, Schweighæuser, Lobstein, etc.

En Allemagne, Abraham Vater, G. F. Oth, Zacharie Platner, E. Camerarius, G. C. Frobenius, E. Wrede, C. J. Trew, G. F. Gutermann, A. E. Buchner, etc., font voir qu'ils s'occupent activement de dévoiler tous les mystères de la parturition. Schuring, surtout, médecin de Dresde, embrasse presque exclusivement l'étude de la gynécologie, et il fait part de ses observations dans ces ouvrages : *Parthénologie, Muliebria, Gynécologie, Syllepsiologie, Embryologie;* et J. Storch, par son ouvrage, *Unterricht für die Hebammen nach den neusten Accoucheurs und selbst eigener Erfahrung entworfen* (1746), fait voir que l'art des accouchements lui est familier.

En Hollande, nous voyons : A. Lambrecht, docteur en droit et en médecine, donner un *Manuductio obstetricantium* (1731), fort bon pour l'époque; Jacques

Denys publier sur les accouchements un livre jugé ainsi par Haller : *bonus et laude dignus liber.*; Gladbach, de Leyde, s'élever avec énergie contre l'usage trop fréquent des instruments; une femme, Barbe Wiedmann, prendre la plume, écrire le *Kurze Anweisung christlicher Hebammen* (1738).

Mais c'est surtout en Angleterre que l'exemple donné par La Motte porte ses fruits, et outre un grand nombre de mémoires et d'observations, on a de cette période les ouvrages suivants :

A Short Account of the Success of Midwifery in London and Westminster (1726), par Jean Douglas, lequel conseille de fonder un hôpital de deux cents lits pour les femmes grosses, où des accoucheurs habiles instruiraient les matrones.

Midwifery brought to Perfection by Manual Operation (1725), par Jean Mawbray.

Cases in Midwifery (de Guillaume Giffard), *reveled and published by Ed. Hody* (1734), où est présentée avec beaucoup de soin l'étude des forceps.

Abrégé de la pratique des accouchements, par Edm. Chapmann (1735), où l'emploi du crochet est combattu avec vigueur au profit des forceps de Chamberlayne, qu'il fut un des premiers à faire connaître.

Artis obstetricandi compendium (1739), par Richard Manningham, ouvrage concis dans lequel sont nettement marquées les conditions de l'accouchement naturel et non naturel.

A Treatise of Midwifery in three Parts, par Fielding Ould. Cet accoucheur occupe une place honorable dans l'histoire de l'obstétrique, et notamment dans l'histoire des connaissances relatives au mécanisme de l'accouchement, pour avoir établi, contre l'opinion de son temps, que la tête du fœtus s'engage au détroit supérieur, le diamètre occipito-frontal répondant, non au diamètre antéro-postérieur, mais à un diamètre oblique.

QUATRIÈME PÉRIODE. *De Levret à Solayrès de Renhac* (1747-1771). Né à Paris en 1703, mort le 22 janvier 1780, André Levret est tenu, à juste titre, comme le plus illustre des accoucheurs français du dix-huitième siècle; praticien consommé, esprit inventif, ennemi des théories, esclave de l'observation, ses inventions en fait de chirurgie et d'obstétrique sont marquées au coin du génie, et aujourd'hui encore on consulte avec fruit les livres qu'il a écrits. La courbure sur les bords du forceps (dit de Levret) est une de ces découvertes qui font époque dans la science. Levret a été a deux pas du mécanisme de l'accouchement naturel, mais il ne les a pas franchis. Cette période de l'histoire de l'obstétrique est peut-être la plus active et la plus productive en ouvrages sur la matière, qui se multiplient d'une manière extraordinaire en même temps que grandit le nombre des praticiens qui se livrent exclusivement à l'exercice de l'art. Il n'est pas de partie de la chirurgie sur laquelle on ait tant écrit; toutes les académies retentissent de mémoires, de dissertations sur les accouchements; les recueils périodiques s'alimentent particulièrement de travaux, d'observations, de mémoires sur la matière; la bibliographie obstétricale est d'une richesse inouïe; c'est une espèce d'épidémie qui envahit le domaine de la science, et il semble qu'on ne puisse être savant, si l'on n'a pas traité quelque point qui ait trait aux accouchements. Par cette exubérance obstétricale, la littérature médicale s'est prodigieusement enrichie, mais il faut reconnaître qu'à part quelques auteurs, qui, joignant une théorie lumineuse à une pratique consommée, ont utilement et salutairement travaillé en faveur de l'humanité, tous les autres eussent mieux fait de se taire, de ne pas se copier les uns les autres, et de ne pas se disputer sur des points de doctrine déjà jugés et réduits à leur juste valeur par les plus grands maîtres de l'art. Dans cet espace de plus de vingt ans, compris entre les années 1747 et 1771, et à part l'ouvrage assez mauvais d'Astruc, l'*Art d'accoucher réduit à ses principes* (1765), nous ne voyons même en France aucun ouvrage *ex-professo* sur les accouchements, car nous ne pouvons compter pour tel l'*Abrégé de l'art des accouchements* par la sage-femme Le Boursier du Coudray, publié en 1759. Il ne faut pas oublier, pourtant, qu'une Mlle Biheron eut l'utile et ingénieuse idée de confectionner un mannequin destiné à démontrer la position de l'enfant dans la matrice, et son passage à travers la filière pelvienne.

Il faut, pourtant, faire ressortir le nom d'*Antoine Petit*, qui partage avec La Motte, Levret et Smellie, l'honneur d'avoir coopéré à la réforme de l'obstétrique. C'est dans des cours publics et fort suivis que Petit a répandu de saines idées touchant le mécanisme de l'accouchement; mais les leçons du professeur n'ont pas été perdues; elles ont été recueillies et publiées cinq ans après sa mort par Baignières et Perral, sous ce titre : *Taité des maladies des femmes enceintes, des femmes en couches, et des enfants nouveaux-nés, précédé du mécanisme des accouchements*, an VII, 2 vol. in-8°. Le style en est assez défectueux, les noms des auteurs singulièrement défigurés; défauts qui doivent être attribués, non pas à A. Petit, qui fut un littérateur distingué, mais bien à ses éditeurs.

En Allemagne, on ne peut citer que Jean-Georges Rœderer qui, dans ses *Elementa artis obstetriciæ* (1752), qui ont été rendus en français par Patris, à fait regretter que cet auteur ait été enlevé trop prématurément pour qu'il ait donné tout ce qu'on pouvait attendre d'un esprit aussi judicieux; et Thebesius, médecin d'Hirschberg, dont le précis sur les accouchements (*Hebammenkunst*) a été quelque temps le *vade mecum* des jeunes praticiens au delà du Rhin.

L'Angleterre reste comme par le passé la terre qui voit surgir le plus d'ouvrages importants sur l'obstétrique; citons : Benjamin Pugh, chirurgien de la ville de Chelmsford (*Treatise of Midwifery*, 1748); Jean Burton, accoucheur d'York (*Essay towards a Compleat System of Midwifery*, 1751; traduit en français par Lemoine); il veut que la femme en mal d'enfant soit couchée sur le côté; méthode encore en usage dans toute l'Angleterre; Brudenell Exton (*New System of Midwifery*, 1751); Jean Clarke (*Province of Midwifery in the Practice of their Art*, 1751); Gorge Counsel (*The Art of Midwifery*, 1752); Élisabeth Nihell, dont le *Treatise of the Art of Midwifery*, 1760, n'est qu'un long plaidoyer en faveur des accoucheuses contre les accoucheurs; enfin, et surtout Guillaume Smellie. L'ouvrage de ce savant homme : *Treatise on the Theory and Practice of Midwifery* (1752), qui a été traduit dans presque toutes les langues de l'Europe, est encore justement estimé. L'auteur, qu'on a appelé Le Levret anglais, y établit plusieurs points importants qui ont été signalés par M. De Soyre. Il systématisa les principes de la science et précisa l'art des accouchements.

Enfin l'Italie, jusqu'alors fort déshéritée au point de vue de l'instruction obstétricale, se relève de son long sommeil sous le souffle puissant qui anime l'étranger. Si, en effet, il paraît certain que bien avant le dix-huitième siècle on recevait, en diverses villes de la péninsule, des femmes enceintes dans les hôpitaux pour y faire leurs couches, ce ne fut qu'en 1728 qu'on institua à Turin la première clinique destinée à l'instruction des sages-femmes, sous la sollicitude de Bertrandi et de Penchienati. A Bologne, en 1747, on ouvre une chaire obstétricale que l'on confie à J. A. Galli, si connu par ses mannequins destinés à représenter tout ce qui concerne la mère et l'enfant. Padoue institue à son tour une chaire d'obstétrique, que l'on confia à Louis Calza, remplacé plus tard par Sograli et Malacarne. Venise voulut aussi avoir une École obstétricale (1770), à laquelle furent successivement nommés comme professeurs Menini, Rizzo, Carminati et Benedetti. Milan vit une école s'ouvrir en 1767, où fleurirent successivement les deux Moscati, Palleta, Monteggia et Assalani, qui, outre l'enseignement, ont produit des travaux importants et traduit des traités étrangers d'obstétrique. Pavie eut aussi, en 1772, un enseignement obstétrical purement théorique, mais les professeurs Nessi et Malacarne ne laissèrent pas de le rendre important par leur mérite. La ville de Florence, qui recevait depuis longtemps des femmes enceintes dans ses hôpitaux, eut enfin, en 1741, une école obstétricale pratique, où Cocchi, après avoir préparé lui-même Joseph Vespa à lui succéder, envoya son élève à Paris pour le faire perfectionner sous Levret. A Rome, ce fut un riche avocat (dom Pasquale de Pietro) qui fit les frais de l'éducation du jeune Asdrubali à Paris, pour qu'il allât ouvrir (1786) la chaire d'accouchements dans la Ville Éternelle. A Naples, enfin, on érigeait aussi en 1777 une chaire obstétricale, et Dominique Ferrari, qui devait l'occuper, fut encore envoyé à Paris faire son éducation, c'est-à-dire que les idées françaises étaient presque les seules enseignées en Italie à l'époque qui nous occupe ici.

Notons que le milieu du XVIIIe siècle fut marqué par l'entrée dans la pratique d'un instrument qui devait faire longuement parler de lui et rendre les plus grands services. Nous voulons parler du *Forceps*, inventé au moins un siècle auparavant, mais qui eut de la peine à se répandre pour des causes que nous avons relatées (*voy.* FORCEPS, histoire).

Remarquons encore que c'est dans la seconde moitié de ce même XVIIIe siècle que l'on vit l'esprit des chirurgiens se tourner vers une opération hardie, la section césarienne. ou histéro-gastrotomie. Tentée d'après Bauhin pour la première fois sur sa femme par un châtreur de porcs du nom de Nufer (*voy.* NUFER), rejetée comme impossible par Paré, regardée comme d'une guérison exceptionnelle par Guillemeau, proscrite encore par les auteurs du XVIIIe siècle, ce ne fut que vers 1760, écrit M. F. Castelain, qu'une ère nouvelle commença pour cette opération, par la publication du mémoire de Simon, mémoire contenant un certain nombre de réussites, et qui suscita un tel enthousiasme parmi les médecins, que cette opération se pratiqua alors avec une légèreté regrettable. Mais le beau temps de l'opération césarienne ne dura pas longtemps; elle vit bientôt s'élever une rivale menaçante : la *symphyséotomie* (*voy.* ce mot). L'opération de Sigault, qu'il fit pour la première fois sur la femme Souchot, le 1er octobre 1777, eut le privilége de passionner les esprits; — au point que le bronze lui-même fut mis en œuvre, et que l'on frappa une médaille en l'honneur de l'invention. Nous n'avons pas à nous occuper ici du sort définitif réservé à la symphyséotomie; la question sera discutée dans ce Dictionnaire.

PREMIÈRE APPLICATION DES CLASSIFICATIONS NATURELLES A L'ART OBSTÉTRICAL. SOLAYRÈS DE RENHAC. En résumé, dans cette période de près de deux cent cinquante ans, qui s'est écoulée entre Rhodion et Levret, que voyons-nous? des erreurs transmises de siècle en siècle, et considérées comme vérités par ceux qui les ont suivies. Il est vrai que le terme de huit mois, condamné pendant si longtemps, trouva grâce devant les travaux des Levret, Antoine Petit et Smellie; que la fameuse *culbute* de l'enfant dans le sein de la mère fut définitivement rejetée; que la doctrine de l'activité du fœtus pendant le travail de la parturition donna place à l'activité utérine; que l'écartement des os pubiens fut tenu dans ses véritables limites. Mais, à part ces conquêtes si longuement et si difficilement acquises, l'obstétrique restait encore un art sans base certaine; la physiologie de l'accouchement spontané ou normal restait à faire ; il fallait soumettre ce grand acte à des caractères fixes, à des divisions largement tracées, en un mot, à la méthode des classifications inaugurées par Tournefort et Linné.

Ce fut un jeune médecin du diocèse de Cahors, François-Louis Solayrès de Renhac, qui accomplit cette réforme, en écrivant pour être agrégé au collége de chirurgie une thèse qu'il ne put pas même soutenir, car il mourut peu de temps après, emporté par la phthisie, le 3 avril 1772. Cette thèse mémorable porte ce titre : *Dissertatio de partu viribus maternis absoluto*... Elle a été rééditée en 1831 par J.-C. de Siebold, et traduite en français en 1842 par Andrieu de Brioude. Son auteur y a plus fait pour la connaissance du mécanisme de l'accouchement qu'aucun de ses devanciers, et ce fut sous son inspiration qu'on se rendit, enfin, un compte exact des obstacles qui s'opposent à la parturition, et que l'on put diriger avec précision les moyens propres à les lever.

La rénovation révélée par Solayrès étant devenue le point sur lequel ont tourné tous les travaux de ses successeurs, nous croyons devoir donner un tableau analytique de la classification proposée par l'ingénieux accoucheur. Ce tableau fera mieux saisir que toute description les vues de l'auteur; nous négligeons cependant les nombreuses *espèces* et *variétés* qu'il a indiquées. Ajoutons que Solayrès déclare d'abord que de nombreuses autopsies lui ont permis de constater que presque toujours l'enfant dans le sein de sa mère est situé la tête en bas, pelotonné sur lui-même. Il explique cette erreur longtemps soutenue de la culbute au septième mois par la difficulté d'explorer avant ce terme la partie inférieure de l'utérus.

Il établit ensuite une division des accouchements en trois classes : 1° ceux qui se terminent par les seuls efforts naturels; 2° ceux qui réclament l'intervention de la main de l'accoucheur, les efforts maternels existant ou n'existant pas; 3° ceux dans lesquels l'accoucheur doit employer des instruments, aidé ou non par les contractions utérines.

En un mot, Solayrès veut qu'après les notions anatomiques, ce qui doit faire la base de notre art, ce sont les notions précises sur le mécanisme et la division méthodique des faits qui composent la grande fonction de l'accouchement. Il s'efforce de suivre la nature pas à pas et d'en décrire les principaux phénomènes: il analyse. L'école dont il doit être considéré comme le chef, et qui s'est continuée jusqu'à nos jours, poussa jusqu'à ses dernières limites cette méthode analytique.

TABLEAU DE LA CLASSIFICATION GÉNÉRALE DE SOLAYRÈS

Classe	Ordre	Genre
Ire CLASSE. ACCOUCHEMENTS SE TERMINANT PAR LES SEULS EFFORTS NATURELS.	1er ORDRE. Accouchements se terminant entre 6, 12, 18 et 24 heures.	1er genre. Présentation du vertex.
		2e — — des pieds.
		3e — — des genoux.
		4e — — des fesses.
	2e ORDRE. Travail dépassant 24 heures.	1er genre. Présentation du vertex.
		2e — — des pieds.
		3e — — des genoux.
		4e — — des fesses.

II° CLASSE. ACCOUCHEMENTS QUI RÉCLAMENT POUR SE TERMINER LA MAIN DE L'ACCOUCHEUR.

- 1er ORDRE. Comprend non-seulement les six régions des plans antérieurs du fœtus, mais encore les pieds et la partie supérieure du crâne. D'où 8 genres.
  - 1er *genre*. Présentation des pieds.
  - 2e — — de la partie supérieure du crâne.
  - 3e — — de la face proprement dite, ou de la partie antérieure du crâne.
  - 4e — — de la partie antérieure du cou.
  - 5e — — de la partie antérieure de la poitrine.
  - 6e — — de la partie antérieure de l'abdomen.
  - 7e — — de la partie antérieure du pelvis.
  - 8 — — du genou ou des genoux.
- 2e ORDRE. Présentation du fœtus par une partie quelconque de son plan postérieur.
  - 1er *genre*. Occiput.
  - 2e — Partie postérieure du cou.
  - 3e — Partie postérieure de la poitrine ou du dos.
  - 4e — Partie postérieure de l'abdomen ou des hanches.
  - 5e — Les fesses.
- 3e ORDRE. Présentation du fœtus par une partie quelconque de son plan latéral droit.
  - 1er *genre*. Partie latérale droite du crâne.
  - 2e — Partie latérale du cou.
  - 3e — Aisselle droite.
  - 4e — Partie latérale droite du thorax et de l'abdomen.
  - 5e — Hanche droite.
- 4e ORDRE. Présentation du fœtus par le plan latéral gauche.
  - 1er *genre*. Partie latérale gauche du crâne.
  - 2e — Partie latérale gauche du cou.
  - 3e — Aisselle gauche.
  - 4e — Partie latérale gauche du thorax et de l'abdomen.
  - 5e — Hanche gauche.

III° CLASSE. ACCOUCHEMENTS QUI NE PEUVENT SE TERMINER SANS LE SECOURS DES INSTRUMENTS.

- 1er ORDRE. Emploi des lacs.
  - 1er *genre*. Présentation des pieds.
  - 2e — — des genoux.
  - 3e — — des fesses.
  - 4e — La tête, restée dans l'utérus, le tronc ayant été extrait.
- 2e ORDRE. Emploi du forceps, du levier de Roonhuysen, ou d'une pince de Levret.
  - 1er *genre*. Partie supérieure du crâne.
  - 2e — Base du crâne.
  - 3e — Face.
  - 4e — Occiput.
  - 5e — Partie latérale droite du crâne.
  - 6e — Partie latérale gauche du crâne.
  - 7e — Les fesses.
  - 8e — Les faux germes.
- 3e ORDRE. Accouchements ne pouvant se terminer sans l'aide d'instruments tranchants ou ponctionnants.
  - 1er *genre*. La tête, le tronc, étant encore dans l'utérus.
  - 2e — La tête retenue au-dessus du détroit supérieur ou dans l'excavation, le tronc ayant été arraché.
  - 3e — Enfant dont l'abdomen est considérablement tuméfié pour une cause quelconque.
  - 4e — Eau ou pus remplissant la poitrine de l'enfant.
  - 5e — Monstruosités du fœtus.
  - 6e — Cordon enroulé autour d'une partie du fœtus.
- 4e ORDRE. Accouchements dans lesquels on se sert d'instruments coupants ou piquants pour favoriser la sortie d'un enfant vivant du sein de sa mère.
  - 1er *genre*. Maladies aiguës ou chroniques de la mère, réclamant les instruments.
  - 2e — Mauvaise conformation du bassin.
  - 3e — Situation du fœtus en un autre lieu que la cavité utérine.

A côté de Solayrès, on doit placer Mathias Saxtorph, professeur à l'Université de Copenhague, qui s'est rendu célèbre non-seulement par la création sous son inspiration d'un hôpital spécial pour les femmes en couches, et l'instruction d'un nombre considérable de jeunes médecins qui sont devenus à leur tour des hommes habiles dans l'art obstétrical, mais encore par ses nombreux écrits, parmi lesquels nous citerons : *Observations recueillies à l'hospice royal de la maternité de Copenhague touchant les accouchements* (en danois, 1764); *De diverso partu ob diversam capitis ad pelvim relationem mutuam* (*Dissert. inaug.*, 1770) ; *Plans pour les cours d'accouchements*, 1772; *Abrégé de l'art des accouchements*, 1776. Ces écrits firent grande sensation. C'est là que Saxtorph démontra, le premier, la vraie position de la tête dans les accouchements les plus naturels et les plus aisés. Le professeur et archiâtre Berger ayant dirigé l'attention de son élève et ami Saxtorph sur ce sujet, ce dernier s'assura par l'observation et par l'expérience que, dans ces accouchements, la tête de l'enfant descend dans le bassin par un diamètre oblique, et qu'elle tourne peu à peu dans l'excavation jusqu'à ce qu'elle se trouve dans la position qu'on lui connaît au détroit inférieur. Au lieu de cela, on regardait depuis Smellie la position de la tête dans le diamètre transverse comme la meilleure et la plus naturelle. Il n'y a personne qui, pour peu qu'il soit initié dans l'art des accouchements, ne sente de quelle importance il était de rectifier cette erreur des anciens accoucheurs.

Coïncidence remarquable : Solayrès, lui aussi, démontrait le même fait quelques années plus tard, sans qu'on puisse supposer qu'il ait eu connaissance des données de Saxtorph. Le vrai mérite est toujours honnête et incapable de plagiat.

La *méthode analytique*, inaugurée d'une manière si inattendue par Solayrès en 1771, est une de ces conceptions lumineuses qui vint s'imposer, qui s'imposa, et qui règne encore aujourd'hui. Plenk venait de publier son *Anfangsgründe der Geburtshülfe* (1768) ; Rehfeld et A. Morien, un *Traité mécanique et raisonné de l'art des accouchements* (1769) ; Raulin, des *Instructions succinctes* (1770) ; Deleurye, un *Traité en faveur des sages-femmes* (1770) ; Didelot, une *Instruction pour les sages-femmes* (1771). Tous ces auteurs n'ont fait que piétiner sur des sentiers rebattus, et n'ont rien ajouté à l'art. Il est même vrai de dire que Steidele (*Unterricht für die Hebammen*, 1774); Leake (*A Lecture Introductory*, 1774) ; Hamilton (*Elements of the Practice of Midwifery*, 1775) ; Telinge (*Cours d'accouchements*, 1775); Augier Dufot (*Catéchisme sur l'art des accouchements*, 1775) ; Denman (*An Essay on Natural Labours*, 1786) ; Osborne (*Essays on the Practice of Midwifery*, 1792); Johnson (*A New System of Midwifery*, 1796), et d'autres accoucheurs de cette époque, ont certainement contribué à l'avancement de l'obstétrique en général, mais que relativement au mécanisme de l'accouchement ils n'ont rien ajouté qui puisse être signalé; leurs vues sont même, sous plusieurs rapports, inférieures à celles de leurs devanciers. Denman va même jusqu'à condamner en termes accentués la tendance de son temps à regarder l'accouchement comme un travail mécanique, tendance si vivement entretenue en Allemagne par Bang, par le professeur Boer, de Vienne, par Schmitt, et surtout par Stein, partisan de l'école mathématique, assurant que le travail de l'enfantement est susceptible de démonstration mathématique, et comparant volontiers ce travail à celui d'un engin mécanique.

Mais les vues de Solayrès avaient trouvé un ardent et puissant défenseur dans Baudelocque, lequel, héritier de la science et de la gloire de Levret et de Smellie, eut le courage d'abandonner la doctrine de ces derniers pour embrasser la cause de son ami. Tout jeune encore, Baudelocque, en effet, avait été chargé par Solayrès, alors frappé à mort, de le remplacer dans le cours qu'il faisait à Paris. Baudelocque s'en acquitta avec succès; il y gagna une réputation qui alla grandissant de jour en jour, établit des notions plus positives sur le mécanisme de la parturition, connut mieux les divers mouvements de la tête et du corps du fœtus à travers le bassin, et apprécia avec justesse le bassin dans ses axes et dans ses dimensions, en inventant le pelvimètre. Baudelocque, qui n'eût peut-être pas existé comme grand accoucheur, si le hasard ne l'avait rapproché de Solayrès, reproduit la plupart des présentations proposées par ce dernier. Il les surcharge même de nouvelles formes, et les complique d'une foule de genres et d'espèces créés par lui bien plus pour complaire à la théorie que pour répondre à la pratique ; on se perd, en vérité, dans les vingt-deux positions et quatre-vingt-treize présentations de Baudelocque. Heureusement que les successeurs du célèbre accoucheur ont apporté là de profondes et radicales modifications.

Tels furent Gardien (1807), qui prit surtout pour sujet de notables radiations les présentations du tronc et de la face ; Capuron (1811), qui fait faire un progrès sensible à la science en proposant une autre et meilleure classification ; madame Lachapelle (1823), qui soumet à la révision les 94 présentations de Baudelocque, en retranche 72 comme n'étant jamais observées dans la pratique, et qui, la première, en mettant à néant les affirmations des théoriciens, a établi d'une manière irréfutable la fréquence de l'accouchement spontané dans les cas de présentations de la face et de l'épaule ; Weidmann (1808) ; Backer (1816) ; madame Boivin (1817) ; Jörg (1820) ; Burns (1820) ; Mampe (1821) ; Power (1823) ; Dewees (1825) ; Velpeau (1829) ; etc., etc.

Si nous jetons plus particulièrement les yeux du côté de l'Allemagne, nous y voyons Franz-Carl Nægele y tenir le sceptre de la science obstétricale, et y professer pendant longtemps, entouré d'une foule d'élèves accourus de tous les points de l'Europe pour entendre la voix du maître. C'est que Nægele, pénétré des défectuosités de l'école analytique de Baudelocque, école qui régnait alors aussi bien en Germanie qu'en France, avait résolu de lui faire subir une véritable révision de principes. Il divisa, en effet, les phénomènes physiologiques de l'accouchement en cinq périodes qui comprennent la marche du travail depuis les premiers prodromes jusqu'à la délivrance ; et il ne reconnut pour l'accouchement normal ou naturel que quatre présentations générales : deux par la tête (crâne et face), deux par le siége (siége et pieds). En un mot, Nægele sut réunir avec perfection ces trois conditions principales : Débarrasser la science de complications aussi stériles que fatigantes ; prendre pour base de la généralisation ce qu'il y a de fixe dans les accouchements naturels et spontanés, c'est-à-dire le mécanisme lui-même, le donner comme le type et le guide de toutes les manœuvres, de toutes les opérations (*voy.* la Thèse de M. Volle, et l'étude de M. De Soyre). Rappelons que ce fut Nægele qui, voulant fixer sûrement le mécanisme de l'accouchement, eut la patience de rester pendant huit heures le doigt maintenu, dans les parties génitales d'une femme en travail, sur les fontanelles du fœtus, et reconnut ainsi et démontra ce mouvement de rotation qui, dans les présentations occipito-postérieures, ramène l'occiput en avant.

C'est à l'école de Nægele que se sont inspirés un grand nombre d'accoucheurs, parmi lesquels il suffira de citer pour l'étranger : Jörg, Scanzoni, Weiss. Stoltz.

Simpson, qui, le premier, a appliqué l'emploi de l'anesthésie à la pratique obstétricale.

La postérité n'oubliera pas que Simpson a été pour les Iles-Britanniques ce que Nægele a été pour l'Allemagne, Dubois pour la France, et que ses principaux travaux, parmi lesquels il faut citer ses études sur la prolongation de la grossesse, sur le traitement à adopter dans les cas d'insertion vicieuse du placenta, sur la conduite à tenir lorsque le bassin est rétréci, etc., etc., portent la marque d'un esprit aussi original que hardi dans ses conceptions.

En France, c'est notre Paul Dubois qui le dispute en réputation à Nægele. Peu d'accoucheurs ont eu une aussi vaste pratique servie par une science plus grande encore; pas un n'a infusé dans l'art autant de nouvelles idées et n'en a détruit de celles qui avaient cours. Il n'est pas de point obscur ou mal compris qu'il n'ait éclairé de la lumière de son talent et de son expérience. Son *Mémoire sur le mécanisme de l'accouchement*, publié en 1834, restera comme un modèle de clarté et de précision. M. De Soyre, que nous nous plaisons à citer souvent, s'est étendu fort longuement sur ce maître et sur la lumineuse classification qu'il a donnée du travail de la parturition. Notons que c'est Paul Dubois qui, par d'ingénieuses expérimentations, a renversé la théorie des plans inclinés du bassin, et prouvé que la rotation céphalique est produite par la résistance des plans du bassin et du périnée. Rappelons que sa thèse pour obtenir la chaire de clinique d'accouchement : *Que convient-il de faire dans les différents cas d'étroitesse du bassin*, a fait époque; car non-seulement elle est aussi magistralement traitée que sagement résolue, mais elle a encore sonné la victoire, longtemps disputée, en faveur de l'*accouchement prématuré*, une des belles conquêtes de l'art obstétrical. On ne peut pas non plus ne pas citer les beaux travaux de Paul Dubois sur les *vomissements incoercibles de la grossesse*, sujet traité par lui avec autant de clarté que de précision.

Paul Dubois a formé une école justement célèbre dont sont sortis nos plus célèbres accoucheurs de l'époque moderne. C'est d'elle que se sont inspirés les Cazeaux, les Jacquemier, Depaul, Pajot et Tarnier, sans compter un grand nombre d'accoucheurs anglais, allemands, américains et italiens.

Le plus bel éloge qu'on puisse faire de Jacquemier, c'est de dire que son *Manuel d'accouchements*, avec son titre modeste, est une mine d'informations; le style seul n'est pas exempt de reproches.

Cazeaux, qu'une mort prématurée a empêché de fournir à la science tout ce qu'on était en droit d'attendre de lui, a donné un beau livre, connu de tous, et qui, s'il n'est plus à la hauteur de l'art obstétrical contemporain, n'en restera pas moins comme un des plus beaux monuments élevés à la parturition.

Les travaux de Depaul, qui a consacré toute sa vie aux études obstétricales et gynécologiques, sont considérables; ses beaux travaux sur l'*auscultation obstétricale*, sur l'*insufflation des nouveau-nés* en état de mort apparente, ont fixé la science et la pratique sur ces points. Ai-je besoin de rappeler que M. Depaul a publié déjà un gros volume (1872-1876) de ses *Leçons cliniques;* qu'il en prépare un second; qu'il a fondé un journal important : les *Archives de tocologie;* que, directeur pendant quinze ans du service de la vaccine à l'Académie de médecine, il a utilisé les faits innombrables qui ont passé sous ses yeux, pour élucider certains points restés obscurs de la découverte jennérienne, démontrant la possibilité de la transmission de la syphilis par la vaccination, soutenant que le vaccin animal agit tout aussi bien que le vaccin qui a passé à travers l'économie humaine...? D'ailleurs, les lecteurs de ce Dictionnaire n'ont pas certainement oublié les articles dont M. Depaul l'a enrichi : *Accouchement*, *Auscultation obstétricale*, *Bassin normal et vices de conformation*, *Menstruation*, *Nouveau-nés*...

Pajot..., quel retentissement a depuis vingt-cinq ans l'enseignement de ce professeur, le moteur et le promoteur brillant et enthousiaste de l'*accommodation !*

Précisément dans ce Dictionnaire, dans un article fort remarquable sur les *Phénomènes mécaniques de l'accouchement* (t. I, p. 377-406, année 1864), M. le professeur Pajot a tenté, avec son brillant talent ordinaire, l'évolution d'une nouvelle doctrine, de la *Doctrine synthétique*, ou de généralisation des phénomènes mécaniques du travail de la parturition, mais des phénomènes mécaniques seulement. « On a tant de fois, écrit-il, observé, analysé, ce genre de phénomènes, qu'on peut dire, sans crainte d'être démenti par le temps, qu'à cette heure, si des erreurs existent dans l'observation du mécanisme de l'accouchement, elles doivent être peu considérables. Le moment de rechercher si tous les faits physiques ne seraient point soumis à quelque loi générale est donc arrivé. L'époque de la synthèse est venue, et il est singulier qu'aucun auteur moderne n'ait eu l'idée de cette recherche. Sans doute, quelques-uns n'ont pu manquer d'être frappés de l'analogie du mécanisme, mais aucun n'a encore formulé nettement la loi *unique* d'où ils dérivent tous. Pour nous, tous les accouchements, au point de vue des phénomènes mécaniques, sont soumis à la même loi. *Il n'y a réellement qu'un seul mécanisme d'accouchement, quelles que soient la présentation et la position*, pourvu que l'expulsion s'exécute spontanément, c'est-à-dire sans intervention de l'art, et se fasse à terme, les avortements ne donnant pas lieu à des expulsions régulières. »

La défense de la méthode synthétique ne pouvait être en meilleures mains.

Tarnier..., c'est le dernier venu au milieu de cette brillante pléiade, mais il s'y est fait une large place. S'efforçant de faire entrer l'étude des accouchements dans la voie expérimentale, voie qui ne se montre pas moins féconde pour l'obstétrique que pour les autres branches de la médecine, n'est-ce pas lui qui, dans son travail sur la fièvre puerpérale, a démontré le premier la contagiosité de cette maladie? N'est-ce pas de cette étude que naquit la conception de pavillons où les femmes en couches sont isolées en même temps que rassemblées? M. Tarnier peut être considéré comme le chef de l'*École de la Maternité moderne.*

A. CHEREAU.

BIBLIOGRAPHIE. — Liste par ordre alphabétique des auteurs qui ont écrit sur l'histoire de l'obstétrique. On n'y a pas compris ceux qui ont eu le forceps pour but de leurs recherches. (*Voy.* l'article *Forceps*; histoire.) — I. ABEL (Jo.-Jos.). *Historisches Gemälde der Lage und des Zustandes des weiblichen Geschlechts unter allen Völkern der Erde von den ältesten bis auf die neuesten Zeiten. Entworfen nach Meiners.* Zwickau und Leipzig, 1802, in-8°. — II. ANDRIEUX (de Brioude). *Histoire des accouchements.* In *Annales d'obstétrique*, 1842, I, 58 et 129. — III. ASTRUC (J.). *Histoire de l'art d'accoucher* et *Lettre sur la conduite qu'Adam et Ève durent tenir à la naissance de leurs premiers enfants*, p. XXXVII et 342 de l'*Art d'accoucher.* Paris, 1766. — IV. BABLOT (Benj.-Louis). *Dissertation sur le pouvoir de l'imagination des femmes enceintes, dans laquelle on passe successivement en revue tous les grands hommes qui depuis plus de 2000 ans ont admis l'influence de cette faculté sur le fœtus...* Châlons-sur-Marne et Paris, 1788, in-8°. — V. BARTHOLIN (Thomas). *Antiquitatum veteris puerperii synopsis.* Hafniæ, 1646, in-8°. Autre édition, augmentée des commentaires de Gaspard Bartholin; 1676, in-12. — VI. BARTHOLIN (Gasp.). *Expositio veteris in puerperio ritus ex area sepulcrali antiqua desumpti.* Romæ, 1677, in-8°. — VII. BAUER (Car.-Ch.). *Dissertatio inauguralis de arte obstetricia Hippocratis.* Tubingæ, 1823, in-8°. — VIII. BENEDIX.

De partu Agrippinæ. Berolini, 1828, in-8°. — IX. BIGESCHI (G.). *Lettera sullo stato attual dell' ostetricia in Francia.* Firenze, 1808, in-8°. — X. BÖTTINGER (Carl-Aug.). *Ilithyia oder die Hexe, ein archæologisches Fragment nach Lessing.* Weimar, 1799, in-8°. — XI. BRANDENBURG-SCHAEFFER (Herin.-Jo.-Ch.-Frid.). *De arte obstetricia Aul. Cornel. Celsi commentatio historico-obstetricia.* Gottingæ, 1837, in-4°. — XII. CAPURON. *Tableau historique de l'art des accouchements.* Paris, 1810, in-8°. — XIII. CHAPMAN (Ed.). *A Treatise on the Improvement of Midwifery.* London, 1753, in-8°. — XIV. CORRADI (Alfonso). *Dell' ostetricia in Italia dalla meta dello scorso secolo fino al presente commentario.* Bologna, 1874-1877, 3 vol. in-4°. — XV. DELACOUX (P.-A.). *Biographie des sages-femmes célèbres anciennes, modernes et contemporaines.* Avec 20 portraits. Paris, 1833, in-4°. — XVI. DEZEIMERIS. Article *Accouchement* du *Dict. histor. de la médecine,* 1828, t. I, in-8°. — XVII. DANZ (Geo.-Ferd.). *Programma de arte obstetricia Ægyptiorum.* Giess., 1791, in-4°. — XVIII. DUVERNOY (J.-G.). *Dissertatio de colenda Lucina in puerperio.* Tubingæ, 1716, in-4°. — XIX. ENGEL (J.-A.). *Dissertatio inauguralis chirurgico-medica de arte obstetricandi.* Heidelbergæ, 1731, in-4°, 20 pp. — XX. ESCHENBACH (C.-E.). *Programma de gemellorum partu.* Gen., XXXVIII, V. 27-30. Rostochii, 1771, in-4°. — XXI. FAUST (Bernh.-Ch.). *Guter Rath an Frauen,* etc. *Nebst einem Schreiben von Böttiger über das Gebären der Alten und den Fragmenten eines chinesischen Hebammenkatechismus.* Hannoveræ, 1811, in-8°. — XXII. FISCHER (C.-E.). *Bemerkungen über die englische Geburtshülfe.* Göttingen, 1797, in-8°. — XXIII. FRANZ (Jo.-Geo.-Friedr.). *Archæologia artis obstetriciæ et puerperii.* Lipsiæ, 1784, in-4°. — XXIV. FRIED (Geo.-Alb.). *De jure obstetricium secundum statuta Argentoratensia.* Argent., 1758-1760, in-4°. — XXV. GREENING (Th.). *An Introductory Lecture on the Theory and Practice of Midwifery, being an Historical Account of that Subject.* London, 1832, in-8°. — XXVI. GUARDIA (J.-M.). *Les sages-femmes, les nourrissons et les nourrices dans l'antiquité.* In *le Temps,* 13 et 14 mai 1870. — XXVII. GUDIUS (G.-F.). *Dissertatio de Ebraica obstetricum origine, quæ Exod. I-15 commemorantur.* Lipsiæ, 1724, in-8°. — XXVIII. HERDTMANN (J.-J.-G.-G.-E.). *De arte obstetricia apud Celsum...* Halis Saxonum, 1844, in-8°. — XXIX. HORWEIN (J.-G.). *De partu Ebræorum et speciatim de corona boni nominis.* Viteberge, 1830, in-4°.— XXX. HUREAU (de Villeneuve). *De l'accouchement dans la race jaune* (Thèses de Paris, 1863; in-4° de 39 pages). — XXXI. LOCHNER (Mich.-Fr.). *Festum Tithenidiorum Dianæ Corythalliæ a nutricibus spartanis celebratum, commentariolo dilucidatum* (*Ephemerides Academiæ naturæ curiosorum,* Cent. V.-VI, append. 201. — XXXII. IMBERT (F.). *Accouchement de Thamar.* Dissertation lue à l'Académie de Lyon dans sa séance du 6 décembre 1845. Lyon, 1846, in-8°. — XXXIII. ISRAELS (A.-H.). *Dissertatio historico-medica inauguralis, exhibens collectanea gynæcologica ex Talmude Babylonico...* Groningæ, 1845, in-8°. — XXXIV. KALL. *De obstetricibus matrum Hebræorum in Ægypto.* Hamburgi, 1746, in-4°. — XXXV. KILIAN (Hermann-Fr.). *Tabellarische Übersicht der Geschichte der Geburtshülfe,* p. 19 de *Die Geburtslehre.* Frankfurt, 1839-1842. — XXXVI. KNOLLE (Frid.). *Epistola de artis obstetriciæ historia.* Argentinæ, 1738, in-4°; 1773, in-4°. Courte narration allant jusqu'à l'époque où vivait l'auteur. — XXXVII. KOTELMANN. *Die Geburtshülfe bei den alten Hebräern aus dem Alttestamentlichen.* Marbourg, 1876. — XXXVIII. LANGBEIN (Aug.). *Specimen embryulciæ antiquæ ex Q. Septim. Flor. Tertulliani lib. de anim.,* cap. XXV. Halæ, 1754, in-4°. — XXXIX. LEROY (Alph.-Louis-Vincent). *La pratique des accouchements.* Première partie contenant *l'histoire critique de la doctrine et de la pratique des principaux accoucheurs qui ont paru depuis Hippocrate jusqu'à nos jours...* Paris, 1776, in-8°. Trad. en allemand par J. Nusche; 1779, in-8°. — XL. LEISHMAN (William). *An Essay Historical and Critical on the Mechanism of Parturition.* London, 1864, in-8°. — XLI. MATTEI (A.). *La maternité et l'obstétrique chez les anciens Hébreux.* Paris, 1857, in-8°. — XLII. DU MÊME. *Des circonstances dans lesquelles l'obstétrique est passée à Paris à l'état de science pendant les seizième et dix-septième siècles.* In *Tribune médicale,* 1873, p. 229, 355, 404.— XLIII. MAYGRIER (J.-P.). *Histoire de la science des accouchements.* In *Nouveaux éléments de la science et de l'art des accouchements,* t. I, p. 10, 2e édit. Paris, 1817. — XLIV. MEDERER VON WETHWER (Matth.). *Hebarzneigeschichte und Kunst. Herausgegeben von Rehmann.* Freiburg, 1797, in-8°. — XLV. MEISSNER (Fred.-Lud.). *Forschungen des neunzehnten Jahrhunderts im Gebiete der Geburtshülfe, Frauenzimmer-und Kinderkrankheiten.* Leipzig, 1826 et 1833, 6 vol. in-8°. — XLVI. MELI (Domenico). *Dell' antichissima origine della Italiana ostetricia, e dei molti illustri medici d'Italiache dettero opera al suo incremento e ne sostennero la gloria.* Ravenna, 1823, in-6. — XLVII. MEURSIUS (Joh.). *De puerperio Græcorum syntagma.* Lipsiæ, 1785, in-8°. — XLVIII. MEYER (De). *Recherches historiques sur la pratique de l'art des accouchements à Bruges, depuis le seizième siècle jusqu'à nos jours.* Bruges, 1843, in-8°.—XLIX. MICHAELIS (J.-F. VON). *Rozprawa historyczna o sztuce polocniczey, jey wzrosce i potrebie widoskanalenia ancy.* Wilna, 1811, in-8°. — L. NAEGELE (Herm.-Franz). *Die Lehre vom Mechanismus der Geburt nebst Beiträgen zur Geschichte derselben.* Mainz, 1838, in-8°. — LI. NOLDE (Adolf.-Fried.). *Notizen zur Culturgeschichte der Geburtshülfe in dem Herzogthume Braunschweig.* Erfurt,

1807, in-8°. — LII. Du même. *Die neuesten Systeme deutscher Geburtshelfer seit dem Anfange des 19. Jahrunderts.* Erfurt, 1808, in-8°; 1811, in-8°. — LIII. Nusche. *Literar-histor. und prakt. Unterricht in der Entbindungskunst. Ins Teutsche übersetzt von J. Nusche.* Frankfurt, 1779, in-8°. — LIV. Osiander (Fried.-Benj.). *Kurze Nachricht von der Entstehung und Einrichtung der Gesellschaft von Freunden der Entbind ungskunst.* Gœttingen, 1796, in-4°. — LV. Du même. *Lehrbuch der Entbindungskunst.* Freiburg, 1797, in-8°. — LVI. Du même. *Lehrbuch des Entbindungskunst.* I. Theil. *Litterarische ung pragmatische Geschiehte dieser Kunst.* Gœttingen, 1799, in-8°.— LVII. Du même. *Bemerkungen über die französische Geburtshülfe nebst einer ausfürlichen Beschreibung der Maternité in Paris.* Hannover, 1813, in-8°. — LVIII. Pinoff (Isodorus). *Artis obstetriciæ Sorani Ephesii doctrina ad ejus librum περι γυναικειων παθῶν nuper repertum exposita... Dissertatio inauguralis historico-obstetricia.* Vratislaviæ, 1841, in-8°. — LIX. Platner (Jo.-Zach.). *Prolusiod e arte obstetricia veterum.* Lips., 1735, in-4°. Cette dissertation se trouve dans les *Opuscules* du même auteur, t. II, p. 58. — LX. Plenk (J.-P.). *Anfangsgründe der Geburtshülfe.* Wien, 1774, in-8°. — LXI. Redslob (A.-M.). *Commentatio de Hebræis obstetricantibus.* Lipsiæ, 1835, in-4°. — LXII. Rehmann (Jos.). *Zwei chinesische Abhandlungen über die Geburtshülfe. Aus dem Mandschurischen ins Russische und aus dem Russischen ins Deutsche übersetzt.* Petersburg, 1810 (1812), in-8°. — LXIII. Rizzo (Seb.). *Dell' origine e de' progressi nell' arte obstetricia.* Venezia, 1776, in-4°. — LXIV. Sandifort (Ed.). *De artis obstetriciæ hodiernor. præ veterum præst. ratione partus difficilis et præternaturalis.* Leid., 1783, in-4°. — LXV. Sazyma (Franz). *Dissertatio inauguralis sistens tentamen historiæ medicæ, speciali respectu habito ad artem obstetricium.* Pragæ, 1814, in-8°, 66 pp. — LXVI. Schenck à Graffenberg (Jo.-Geo.). *Pinax auctorum in re medica, Græcor., Latinor. priscor., Arab., Latinobarbaror., Latinor. recentium tum et peregrinis linguis cluentium, extantium, mss. promissor., vel desiderator., qui gynæcia sive muliebris ex instituto scriptis excoluerunt et illustrarunt.* Argentor., 1606, in-8°. — LXVII. Schlaeger (M.-J.-C.). *Dissertatio epistolaris de Diana λυσιζώνῳ.* Hamburgi, 1735, in-4°. — LXVIII. Schlosser. *De divis obstetricantibus et circa partum recens editum occupatis ex antiquitate romana nonnihil.* Francofurti, 1767, in-4°. — LXIX. Schützercranz (Herm.). *Tal om dem tilväxt et och de hinder, som barnförlössningsvetenskabenhaft.* Stockholm, 1777, in-8°. — LXX. Schweighaeuser. *Tablettes chronologiques de l'histoire de la médecine puerpérale...* Strasbourg, 1806, in-8°. Cette chronologie va jusqu'au dix-huitième siècle. — LXXI. Schweikhard (Chr.-Lud.). *Tentamen catalogi rationalis dissertationum ad artem obstetriciam spectantium ab anno* 1515 *ad nostra usque tempora.* Francof., 1795, in-8°. — LXXII. Sernicolli (Felice). *Saggio storico dell' ostetricia.* In *Asdrubali Trattato generale de ostetricia*, t. I, p. 5, 2° édit. Roma, 1812. — LXXIII. Sestini (Serafino). *Cenni storici sull' origine e sui progressi dell' ostetricia...* Firenze, 1840, in-8. — LXXIV. Siebold (Elias von). *Lucina. Eine Zeitschrift zur Vervollkommung der Entbindungskunst.* Leipzig, 1804-1810, 6 vol. in-8°. — LXXV. Siebold (Ed.-Casp.-Jac. von). *Versuch einer Geschichte der Geburtshülfe.* Berlin, 1839-1845, 2 vol. in-8°. — LXXVI. Simon (Jo.-Geo.). *De juribus obstetricum, wie viel ihren Zeugnissen in Ehe, Schwängerungs- und Geburtsfällen Glauben beizumessen.* Iena, 1671, in-4°. — LXXVII. Slevogt (J.-H.). *Prolusio inauguralis de partu Thamaris difficili et perinæo inde rupto...* Ienæ, 1700, in-4°. — LXXVIII. Slevogt (Jo.-Hadrian). *Prolusio de embryulcia Hippocratis.* Ienæ, 1709, in-4°. — LXXIX. Samgen (Adrian van). *Oratio de præstantia recentiorum in arte obstetricia progressum.* Middelburgi, 1793, in-8°. — LXXX. Soyre (Louis-Antoine de). *Étude historique et critique sur le mécanisme de l'accouchement spontané.* Thèse. Paris, 1869, in-4°.—LXXXI. Spiegelberg. *Der Kaiserschnitt im Talmud.* In *Virchow's Archiv*, 1865, XXXV, 480.— LXXXII. Stein (G.-W.). *Was war Hessen der Geburtshülfe, was die Geburtshülfe Hessen.* (s. l.), 1819, in-4°. — LXXXIII. Struve (Burcard Git.). *Schediasma de partu supposito et custodia corporis fœminarum illustrium, variis argumentis atque exemplis illustratum.* Iena, 1732, in-4°. — LXXXIV. Sue (Pierre). *Essays historiques, littéraires et critiques sur l'art des accouchements*, ou *Recherches sur les coutumes, les mœurs, les usages des anciens et des modernes dans les accouchements, l'état des sages-femmes, des accoucheurs et des nourrices chez les uns et les autres.* Paris, 1779, 2 vol. in-8°. Trad. en allemand par Franz vom K.-H. Spohr. Altenburg, 1786-1787, in-8°.— LXXXV. Sue. *Mémoire sur l'état de la chirurgie à la Chine.* In *Recueil périodique de la Soc. de méd. de Paris*, rédigé par Sedillot, t. IX, p. 16-58, 121-156. — LXXXVI. Triller (Dan.-Wilh.). *De probabili causa polyporum ac sepiarum piscium festo Amphidromiæ die puerperis oblatorum.* Viteb., 1780, in-4°. — LXXXVII. Du même. *De brassica, puerperis ipso festo Amphidromiorum die, in commodum alimentum et salutare simul remedium oblata atque apposita.* Vitebergæ, 1781, in-4°. — LXXXVIII. Van Leynseele (Ch.). *De l'obstétrique chez les Juifs.* In *Annales de la Soc. de méd. de Gand*, 1854. — LXXXIX. Velpeau (Alf.). *Notice historique sur l'origine et le progrès de l'art des accouchements.* In *Traité complet de l'art des accouchements*, t. I, p. 25, 2° édit. Paris, 1835. — XC. Verrier. *École pratique de la Faculté de médecine. Cours public d'accouchements...* (4° année). *Historique de l'art des accouche-*

ments. Leçon d'ouverture (3 décembre 1866-1867), recueillie par M.-A. Violli, Paris, 1867, in-8°. — XCI. Vogler (G.-F.). *De arte obstetricia dissertatio inauguralis*. Rintelii, 1746, in-4°, 36 pp. — XCII. Volle (P.-Adrien). *Réflexions historiques et synthétiques sur les accouchements en général, et sur le mécanisme de l'accouchement naturel et spontané en particulier*. Thèse. Paris, 1864, in-4°. — XCIII. Weydlich (J.). *Lehre der Geburtshülfe*. I. Theil. Vienne, 1797, in-8°. — XCIV. Welcher (F.-G.). *Zu den Alterthümern der Heilkunde bei den Griechen*. In *Hecker's wiss. Annalen*. XXVII, 129.— XCV. Witturg (Jo.-Jac.). *Prægnans Hippocratica ex aphor.* IV, I, V, 29. — XCVI. Widal. *Gazette hebdomadaire*, 25 mai 1877. *Obstétrique chez les Hébreux*. — XCVII. *Geschichte der Forschungen über den Geburtsmechanismus.* (*Histoire des études sur l'art des accouchements, depuis les premiers temps jusqu'en* 1753.) Neuf dissertations de différents auteurs. Giessen, 1854-1859, 2 vol. in-8°.

A. C.

OBSTRUCTION (*obstruere*, boucher). Répond à ἔμφραξις et à *infarctus*. Obstacle à la circulation, dans un conduit de l'économie, des parties liquides ou solides qui y sont contenues. La pathologie humorale attribuait nombre de maladies à la circulation difficile et à l'engorgement des humeurs crasses dans les petits vaisseaux. L'obstruction vasculaire est souvent déterminée par la diminution du calibre des veines et des artères, suite d'une altération de leurs tuniques, d'une pression exercée par une tumeur voisine, d'un changement de direction des vaisseaux, etc. ; elle peut l'être aussi par des concrétions sanguines.

Le nom d'obstruction est plus particulièrement resté en clinique à l'engorgement des matières fécales dans l'intestin (*voy.* Intestin). Il n'est pas nécessaire, pour motiver cette appellation, que les matières soient accumulées en forme de tumeur ; il suffit que, circulant avec trop de lenteur, elles séjournent trop longtemps et s'amassent en grande quantité dans la longueur du tube digestif. Comme pour le système vasculaire, la cause de l'obstruction intestinale peut résider sur les parois (pression, pincement), dans les parois (altération anatomique, invagination, inertie), dans la cavité même de l'organe (corps étrangers, tels que : noyaux de cerises, calculs biliaires, etc.) [*voy.* Biliaires (*Voies*), t. IX, p. 407].

D.

OBTURATEUR INTERNE (Muscle). Situé en partie dans la cavité pelvienne, en partie hors de cette cavité, le muscle obturateur interne est accompagné dans cette seconde portion de son trajet par les muscles jumeaux pelviens. Il est aplati, triangulaire, et se réfléchit sur le bord de la petite échancrure sciatique, comme sur une poulie de renvoi, pour arriver à la face postérieure de la cuisse.

Insertions. Tapissant d'une couche charnue la partie antéro-latérale du petit bassin, ce muscle s'insère : à la face interne de l'os coxal, dans tout le pourtour du trou obturateur, à la membrane obturatrice, à l'arcade fibreuse qui forme une des parois du canal sous-pubien, et, plus en dehors, à la large surface osseuse, plane, qui sépare le trou obturateur du bord de l'ischion. Nées de ces divers points, les fibres charnues convergent vers la petite échancrure sciatique, en formant un faisceau qui s'épaissit en se rétrécissant. Appliqué sur le bord osseux de cette échancrure, dont le sépare une bourse synoviale, l'obturateur interne s'y réfléchit, et, devenu tendineux, se porte directement vers le grand trochanter du fémur au bord supérieur duquel il vient s'insérer, au-dessous du pyramidal (sous-pubio-trochantérien interne de Chaussier).

Pour bien voir la disposition de ce tendon, il faut détacher le muscle à son insertion trochantérienne, et le renverser en dedans. On constate alors que le tendon est formé par la réunion de quatre à cinq bandelettes fibreuses, qui se prolongent en divergeant et se perdent dans la masse charnue.

Le tendon de l'obturateur interne et le corps charnu du muscle, dans toute sa portion extra-pelvienne, sont compris entre deux petits faisceaux musculaires, désignés sous les noms de Jumeaux pelviens, supérieur et inférieur.

Le *jumeau supérieur* naît de la face externe de l'épine sciatique, au-dessus de l'obturateur interne. Il s'accole au bord supérieur de ce muscle et se confond avec son tendon pour se fixer avec lui au bord supérieur du grand trochanter.

Le *jumeau inférieur*, naît de la face externe de la tubersité sciatique, immédiatement au-dessous de l'obturateur interne. Il s'accole au bord inférieur de ce muscle, et se confond bientôt avec son tendon pour se fixer avec lui, au bord supérieur du grand trochanter, au-dessus de la cavité digitale.

Rapports. Dans le bassin, l'obturateur interne est appliqué contre l'os coxal et la membrane obturatrice, en avant. Sa face postérieure répond à l'aponévrose pelvienne et au releveur de l'anus, avec lequel il forme le creux ischio-rectal, dont il constitue la paroi externe.

A son passage dans la petite échancrure sciatique, il est en contact avec le nerf et les vaisseaux honteux internes, qui traversent comme lui cette ouverture.

Dans sa partie extra-pelvienne, il est appliqué ainsi que les jumeaux sur la capsule fibreuse de l'articulation coxo-fémorale, dont le sépare une bourse synoviale, quelquefois confondue avec celle qui tapisse le rebord osseux de la petite échancrure sciatique pour y faciliter son glissement. En arrière, il est recouvert par le grand nerf sciatique, le nerf et les vaisseaux fessiers inférieurs et le muscle grand fessier.

Nerfs. Une branche spéciale du plexus sacré fournit à la fois à l'obturateur interne et au jumeau supérieur. Le muscle jumeau inférieur est innervé par un rameau émané de la branche du carré crural.

Action. L'obturateur interne et les jumeaux impriment au fémur un mouvement de rotation en dehors.

J. Chauvel.

OBTURATEUR EXTERNE (Muscle). Sous-pubio-trochantérien externe de Chaussier. Il est aplati, de forme triangulaire, mais moins puissant que l'obturateur interne.

Insertions. L'obturateur externe s'insère : à la moitié interne du pourtour du trou sous-pubien, dans sa partie extra-pelvienne, c'est-à-dire à la face antérieure de l'os coxal, à la face antérieure de la membrane obturatrice, et à l'arcade fibreuse qui complète le trou sous-pubien.

De là ses fibres convergent, se rapprochent, et forment un puissant trousseau charnu, qui contourne la capsule articulaire de la jointure de la hanche. Le tendon du muscle, qu'accompagnent les fibres charnues, vient se fixer au fémur, dans la cavité digitale du grand trochanter, au-dessous de l'obturateur interne et du jumeau inférieur.

Rapports. L'obturateur externe est recouvert en avant par le pectiné, les adducteurs de la cuisse et le psoas-iliaque ; en arrière par le carré crural. Aussi, pour l'étudier, est-il nécessaire de détacher tous les muscles que nous venons de nommer. Il recouvre la face antérieure de la membrane obturatrice, et la partie postérieure de la capsule fibreuse de l'articulation coxo-fémorale, qu'il contribue à protéger.

Nerf. L'obturateur externe est innervé par un rameau du nerf obturateur.

Action. Rotateur du fémur en dehors. Ainsi que l'obturateur interne, ce muscle, dans la position demi-fléchie, est abducteur de la cuisse. Si le fémur est immobilisé, l'action s'exerce sur le bassin, qui subit un mouvement de rotation tournant sa face antérieure vers le côté opposé. J. Chauvel.

OBTURATEUR (Ligament). Membrane qui ferme le trou obturateur, et qui prend insertion sur tout son pourtour, sauf à la partie supérieure où elle livre passage au nerf obturateur et à l'artère obturatrice [*voy.* Bassin et Obturatrice (Hernie)]. D.

OBTURATEUR (Nerf). Branche terminale du plexus lombaire, le nerf obturateur naît par trois racines, des deuxième, troisième et quatrième branches antérieures des paires lombaires. Moins volumineux que le nerf crural ou le tronc lombo-sacré, autres branches terminales du même plexus, il descend dans l'épaisseur du psoas, placé entre ces deux branches. Dégagé de ce muscle, il s'accole à sa face interne, passe sous l'artère et la veine iliaque primitives près de leur bifurcation, croise le détroit supérieur du bassin et, descendu dans l'excavation, se dirige vers le trou obturateur. Placé dans le tissu cellulaire sous-péritonéal, il s'aplatit et s'élargit vers son entrée dans le canal sous-pubien, et se divise à sa sortie de cette ouverture pour se distribuer aux muscles de la région interne de la cuisse.

Jusqu'au canal sous-pubien, le nerf obturateur ne donne aucune branche. Le muscle obturateur interne est innervé par un rameau du plexus sacré, il ne reçoit aucun filet de l'obturateur.

A son passage dans la gouttière sous-pubienne, ou à la sortie de ce canal, il donne deux rameaux pour le muscle obturateur externe. Presque aussitôt il se divise en quatres branches terminales, souvent groupées deux à deux, de façon à former un faisceau superficiel et un faisceau profond.

Ailleurs les trois premières branches sont réunies et forment le faisceau superficiel (*Hirschfeld*).

1. La branche du *petit adducteur* pénètre dans le muscle vers sa partie moyenne, et d'après Cruveilhier envoie presque toujours un filet anastomotique au saphène interne du crural.

2. Le rameau du *droit interne* longe la face interne de ce muscle et se divise en plusieurs filets pour pénétrer dans son épaisseur.

3. La branche du *moyen adducteur*, longue et grêle, après avoir fourni des rameaux qui s'épanouissent dans le muscle, se termine par un long filet s'anastomosant avec le nerf saphène interne et avec son accessoire. Il émet aussi quelques filets qui se distribuent tant dans la synoviale de l'articulation tibio-fémorale que dans les téguments de la partie interne et postérieure du genou. On sait le rôle qu'on a voulu faire jouer à ces rameaux articulaires du nerf obturateur, pour expliquer les douleurs du genou, si fréquentes au début de la coxalgie.

4. La branche du *grand adducteur* est la plus considérable. Elle se distribue tout entière à ce muscle volumineux, qui reçoit en plus des filets du grand nerf sciatique.

Sous le nom d'*accessoire du nerf obturateur ou nerf de l'articulation coxo-fémorale*, Cruveilhier décrit un petit cordon nerveux, se détachant tantôt de la troisième paire lombaire, tantôt du nerf obturateur lui-même, cordon qu'il a rencontré chez un grand nombre de sujets. Il traversait le muscle psoas pour se porter au devant de lui, marchait parallèlement au nerf obturateur, au-dessus duquel il était situé, gagnait le pubis, qu'il croisait en dehors de l'éminence iléo-pectinée, et auquel il était accolé, s'enfonçait sous le muscle pectiné, et venait s'anastomoser avec le nerf saphène interne, branche du crural, en passant dans l'angle de bifurcation de l'artère fémorale superficielle avec la profonde. Au niveau du pubis, il fournissait plusieurs rameaux qui traversaient la capsule fibreuse de l'articulation coxo-fémorale, pour se porter à la synoviale.

J. Chauvel.

OBTURATEUR (Trou). Ouverture ovalaire chez l'homme, un peu triangulaire chez la femme, circonscrite par les branches de l'ischion et du pubis, et par le corps du pubis lui-même. Cette expression de trou obturateur est fort mauvaise ; on la remplace souvent par celle de trou sous-pubien ; mais, pour adopter cette substitution, il faudrait changer également le nom du nerf obturateur et de l'artère obturatrice (*voy.* Bassin).

D.

OBTURATEURS (Prothèse). On appelle obturateurs de la voûte palatine, ou simplement obturateurs, les instruments destinés à fermer les ouvertures congénitales ou accidentelles du palais. De même que les appareils prothétiques des bras et de la jambe sont décrits sous les noms de *Bras artificiel* et *Jambe artificielle*, c'est au mot Palais artificiel qu'il sera traité des obturateurs de la bouche.

D.

OBTURATRICE (Artère). Branche antérieure du l'hypogastrique ou iliaque interne, l'artère obturatrice est surtout importante par les anomalies fréquentes qu'elle présente et les considérations chirurgicales qui résultent de ces variétés de position.

Normalement, l'artère obturatrice naît de l'hypogastrique dans la cavité du bassin, et près de l'artère fessière dont elle émane quelquefois.

Placée dans le tissu cellulaire sous-péritonéal contre la face interne du muscle obturateur interne, elle se porte directement vers le canal sous-pubien, dans lequel elle se divise en deux branches terminales. Dans son trajet intra-pelvien, elle fournit un rameau assez volumineux au muscle iliaque ; un rameau plus grêle qui se porte directement en dedans, et va s'anastomoser derrière la symphyse pubienne avec une branche semblable de l'artère obturatrice opposée ; enfin un rameau ascendant qui s'anastomose avec l'artère épigastrique.

Au sortir du trou sous-pubien les deux branches terminales de l'obturatrice se portent l'une en dedans, l'autre en dehors.

1. La *branche interne*, placée entre l'os crural et le muscle obturateur externe, circonscrit la moitié interne du trou ovalaire. Elle donne, à l'os et au périoste, aux muscles obturateurs et à la partie supérieure du pectiné et des adducteurs, envoie quelques filets au scrotum ou à la grande lèvre et s'anastomose avec la circonflexe interne de la fémorale.

2. La *branche externe* circonscrit la moitié externe du trou ovalaire. Elle donne aux muscles obturateurs, à l'os et au périoste, envoie à l'articulation de la hanche un rameau qui pénètre par l'échancrure cotyloïdienne, suit le ligament rond et arrive à la tête du fémur, enfin se termine en s'anastomosant avec l'ischiatique près du bord inférieur du muscle carré crural.

Anomalies. Elles portent sur l'origine et le trajet intra-pelvien de l'artère.

1. Elle naît de la fessière. Sa direction et ses rapports ne sont pas sensiblement modifiés.

2. Elle vient directement de l'iliaque externe, et se dirige obliquement en bas et en dedans pour gagner le trou sous-pubien. Anomalie sans importance.

3. Elle naît par un tronc commun avec l'épigastrique, ou son anastomose constante avec cette artère se fait par une branche volumineuse. Deux cas : *a.* Le tronc commun d'origine est court. L'artère obturatrice se porte directement en bas et en dedans et n'offre aucun rapport intéressant au point de vue chirurgical. *b.* Le tronc commun est long. L'obturatrice est placée contre la face postérieure du ligament de Gimbernat, qu'elle croise pour arriver au trou sous-pubien. Elle pourrait être intéressée dans le débridement de l'anneau crural, si la section était dirigée en haut et en dedans. Nous savons aujourd'hui que l'étranglement de la hernie crurale siége très-rarement à l'anneau fibreux, et que le bistouri n'a pas besoin d'être porté aussi profondément. Mais fallût-il inciser l'anneau fibreux, que de multiples et petits débridements mettraient sûrement à l'abri de la lésion de l'obturatrice. Autrement, on débriderait en bas et en dedans, ou directement en haut, principalement chez la femme.

4. L'obturatrice naît de la fémorale. Elle se porte alors en arrière et en haut, derrière la veine fémorale, puis en dedans de ce vaisseau, traverse l'anneau crural et, se réfléchissant sur la face supérieure du corps du pubis, se porte vers le trou sous-pubien. Cette anomalie, sur laquelle les auteurs n'insistent pas, nous paraît entraîner plus de dangers pour la lésion de l'artère, dans le débridement de l'anneau crural, pratiqué en bas et en dedans suivant la règle généralement adoptée. Fort heureusement, cette variété d'origine est excessivement rare.

5. Cruveilhier signale comme anomalie exceptionnelle les cas où l'obturatrice fournit l'artère du bulbe. L'hémorrhagie résultant de la lésion de cette dernière, dans l'opération de la taille, serait en vain combattue par la ligature de l'artère honteuse interne. J. Chauvel.

OBTURATRICE (Hernie). La hernie obturatrice se fait par le canal sous-pubien, partie du trou obturateur ou trou ovale.

Elle est désignée dans les auteurs sous différents noms : hernie ovalaire (Garengeot), hernie du trou ovale (Günz, Rust), hernie sous-pubienne (A. Bérard, Vinson), *hernia thyroïdeal* (A. Cooper, Frantz), *hernia iliaca anterior* (Hesselbach). La dénomination de hernie obturatrice est la plus usitée.

Nous n'avons pas à faire l'historique de la hernie obturatrice, nous renvoyons à la bibliographie qui est à la fin de cet article.

Nous dirons seulement que les monographies qui traitent de la hernie obturatrice sont peu nombreuses. Au contraire les articles isolés et les observations se trouvent en assez grand nombre dans la science.

Parmi les monographies, nous citerons le mémoire de Garengeot, la remarquable thèse de Vinson, les travaux de Rœser, un article de Fischer, etc.

La hernie obturatrice apparaît, lorsqu'elle est assez volumineuse, dans la région inguino-crurale. Celle-ci présente en dehors une saillie formée par le couturier et le psoas-iliaque ; en dedans une autre saillie très-légère qui descend du pubis en suivant le bord interne de la cuisse et est formée par le premier adducteur.

Entre ces deux saillies existe une gouttière qui commence au-dessous de l'arcade crurale et s'étend en bas dans l'étendue de 4 à 5 centimètres en diminuant de profondeur. C'est à la partie inférieure et interne de cette gouttière à 4 ou 5 centimètres au-dessous de l'épine du pubis que se montre la tuméfaction formée par la hernie obturatrice.

Anatomie du canal sous-pubien. Nous devons décrire d'abord toutes les parties anatomiques qui constituent ou traversent le canal sous-pubien.

La partie antéro-inférieure de l'os iliaque présente un grand trou, le *trou obturateur*. Ce trou, ovalaire et plus considérable chez l'homme, est triangulaire chez la femme. Il est circonscrit en dedans par le corps et la branche descendante du pubis, en bas par la branche ascendante de l'ischion, en dehors par la tubérosité de l'ischion et le bord de la cavité cotyloïde, en haut par la branche horizontale du pubis, étroite au niveau de la partie moyenne, où se trouve la gouttière sous-pubienne, et plus volumineuse à ses extrémités.

La *gouttière sous-pubienne*, creusée à la face inférieure de la branche horizontale du pubis, se dirige obliquement en bas, en avant et en dedans, suivant à peu près la direction de l'éminence ilio-pectinée, et a une longueur de 25 millimètres environ.

En arrière elle est formée par la réunion du corps de l'ischion et de la branche horizontale du pubis; en avant, elle est limitée par deux lèvres : l'une, antérieure et externe, arrondie, se confond en avant avec le bord antérieur de la branche horizontale et se continue en arrière avec la demi-circonférence externe du trou obturateur; l'autre, postérieure et interne, arrondie en arrière, plus tranchante en avant, se continue avec la demi-circonférence interne du trou obturateur. Cette gouttière est très-prononcée chez les sujets âgés; elle est plus marquée chez la femme que chez l'homme (Vinson) et à peine apparente chez l'enfant.

Les branches ascendante de l'ischion et descendante du pubis et le corps de l'ischion, épais sur leurs bords extérieurs, vont en s'amincissant vers le trou obturateur; il en résulte que celui-ci occupe en avant le fond d'une excavation qui, par opposition à celle qui existe du côté interne, porte le nom de fosse obturatrice externe. Les bords du trou obturateur sont donc minces et tranchants; ils donnent insertion à la membrane obturatrice.

Le trou obturateur est fermé d'arrière en avant 1° par le péritoine, 2° par l'aponévrose du muscle obturateur interne, 3° par le muscle obturateur interne, 4° par la membrane obturatrice, 5° par le muscle obturateur externe.

1° Le *péritoine* est, chez l'homme, tendu et uni assez intimement au *fascia pelvia*. Chez la femme et surtout chez les femmes âgées qui ont eu des enfants, il est plus lâche, et souvent il est déprimé en infundibulum au niveau de l'orifice interne du canal sous-pubien (Vinson).

2° L'*aponévrose du muscle obturateur interne* est assez résistante; au-dessous de la gouttière sous-pubienne elle se réunit à la membrane obturatrice pour former une arcade fibreuse qui convertit cette gouttière en canal.

3° Le *muscle obturateur interne* s'insère par des fibres verticales à la face postérieure de la membrane obturatrice et à l'arcade fibreuse du canal sous-pubien. Il résulte de cette disposition que le bord supérieur du muscle est mince et que ses fibres musculaires ne peuvent jouer aucun rôle comme agent d'étranglement; par leur contraction elles tendraient plutôt à élargir l'orifice interne du canal sous-pubien.

4° La *membrane obturatrice* s'attache à la lèvre interne du trou obturateur; elle est formée par des faisceaux aponévrotiques qui se dirigent en bas et en dehors; les supérieurs sont parallèles à la branche horizontale du pubis. Ceux-ci vont de la lèvre interne de la gouttière sous-pubienne à la partie moyenne de la lèvre externe et transforment ainsi la gouttière en un véritable canal; ils reçoivent l'insertion de l'aponévrose du muscle obturateur interne. Un faisceau accessoire important, que Vinson désigne sous le nom de *petit ligament antérieur du trou obturateur*, contribue à la formation de la paroi inférieure du canal sous-pubien; il s'insère en dehors à la lèvre externe de la gouttière sous-pubienne, ou au ligament qui transforme en trou la grande échancrure de la cavité cotyloïde, et se porte obliquement en avant et en dedans pour s'unir à la partie la plus élevée de la membrane obturatrice. Ce faisceau limite en bas l'orifice antérieur du canal sous-pubien; il est séparé, à son point de départ, de la membrane obturatrice par un orifice assez large et constant : il prolonge donc en avant la paroi inférieure du canal sous-pubien.

5° Le *muscle obturateur externe* est rayonné et s'étend de la circonférence du trou obturateur au grand trochanter. Les faisceaux supérieurs obliques en bas et en dehors passent un peu au-dessus du faisceau accessoire décrit plus haut et rétrécissent ainsi l'orifice fibreux antérieur du canal sous-pubien; ce bord supérieur du muscle se laisse facilement déprimer; il est relâché dans la rotation en dehors et l'abduction de la cuisse.

Vinson décrit au muscle obturateur externe un plan profond mince, formé de faisceaux courts qui s'insèrent sur le petit ligament antérieur.

La partie supérieure du muscle semble quelquefois formée de faisceaux volumineux accolés, dans les interstices desquels passent des branches nerveuses et où la hernie pourrait aussi s'engager.

Le *canal sous-pubien* oblique en bas, en avant et en dedans, plus oblique chez la femme, est en partie osseux, en partie fibreux; il est osseux dans ses deux tiers supérieurs et externes et fibreux dans son tiers inférieur et interne. Sa paroi supérieure est formée par la gouttière sous-pubienne, sa paroi inférieure est formée en arrière par le bord supérieur de la membrane obturatrice, en avant par le faisceau accessoire et entre ces deux arcades fibreuses par du tissu adipeux plus ou moins abondant qui se continue avec celui qui enveloppe les vaisseaux et nerfs obturateurs.

L'*orifice interne* du canal sous-pubien regarde directement en haut, il a la forme d'une ellipse ou d'un ovale dont la grosse extrémité est en dehors et en arrière; son diamètre horizontal est de 14 millimètres, le vertical de 9 millimètres (Vinson).

L'*orifice externe*, qui a la forme d'un demi-cercle, regarde en avant et en bas, son diamètre horizontal est de 18 millimètres, le vertical de 12 millimètres (Vinson).

La *longueur* du canal, prise suivant son axe, est de 2 centimètres pour Vinson; de 15 à 18 millimètres pour Sappey; mais il y a lieu de remarquer que la paroi externe, osseuse, est plus longue que l'interne, fibreuse.

Le *calibre* du canal est plus considérable chez les personnes âgées, chez les femmes qui ont eu des enfants; il est, d'après Sappey, en rapport avec le calibre des veines obturatrices, toujours très-volumineuses.

Outre les vaisseaux et nerfs, le canal est occupé par du *tissu cellulo-adipeux*, dont la proportion varie selon les individus, selon l'âge. Son atrophie est considérée avec raison comme facilitant le développement de la hernie chez les vieillards amaigris.

L'*artère obturatrice*, d'origine variable, pénètre dans le canal sous-pubien en longeant son côté externe quand elle naît de l'hypogastrique ou de l'iliaque externe; elle suit au contraire son côté interne, quand elle naît de la fémorale, ou d'un tronc commun avec l'épigastrique. Dans le canal, elle se divise en deux branches, dont l'interne plus considérable se porte en bas et en dedans vers le bord interne du trou obturateur, l'externe suit le bord externe de ce trou.

Les *veines obturatrices* sont volumineuses, elles suivent le trajet de l'artère.

Le *nerf obturateur* s'engage dans le canal sous-pubien par son côté externe en se plaçant au-dessous de l'artère obturatrice.

Dans le trajet du canal sous-pubien, la position réciproque des vaisseaux et nerfs est très-variable; Vinson dit que le nerf est en dehors, la veine en dedans du nerf et l'artère en dedans de la veine; mais, je le répète, ces rapports sont très-variables et n'ont que peu d'importance.

Cruveilhier a signalé l'existence d'un *ganglion lymphatique* au niveau de l'orifice interne du canal sous-pubien.

Entre le canal sous-pubien et la peau, on trouve :

1° Le *muscle obturateur externe*, dont nous avons déjà parlé et qui, en général, laisse passer la hernie au-dessus de son bord supérieur; quelquefois la hernie se crée une loge entre lui et la membrane obturatrice, ou le traverse au-dessous de son faisceau supérieur.

2° Le *muscle pectiné*, qui passe au devant de l'orifice externe du canal sous-pubien et le ferme. La hernie sortie du canal sous-pubien soulève le pectiné et peut passer sous son bord inférieur, dans l'interstice qui existe entre lui et le moyen adducteur. Par son bord supérieur, le pectiné est en rapport avec le tendon du psoas iliaque. Le pectiné est relâché dans la flexion et la rotation en dehors de la cuisse.

3° Le *moyen adducteur* semble continuer le pectiné; il est soulevé par la hernie, quand celle-ci ne s'engage pas entre lui et le pectiné. Quelques auteurs ont proposé d'écarter ces deux muscles pour arriver sur le sac herniaire.

4° Le *petit adducteur* est situé en arrière du moyen adducteur, son bord supérieur remonte un peu au-dessus du bord inférieur du pectiné et est déprimé par la hernie, quand celle-ci tend à s'engager entre le pectiné et le moyen adducteur. D'après cela, la hernie repose en partie sur le petit adducteur quand elle a franchi le bord supérieur du muscle obturateur externe. Dans un cas de Vinson, le sac avait contracté de fortes adhérences avec ce muscle.

5° Le *grand adducteur* ne nous intéresse que par son bord supérieur, qui, situé en arrière du petit adducteur, est quelquefois en rapport avec la hernie.

L'artère et la veine fémorales, en rapport avec la partie externe du pectiné, sont en dehors de la tumeur herniaire et ne peuvent être blessées dans l'opération. La veine saphène interne pourrait quelquefois être atteinte, si l'incision était faite trop en dehors.

Des ganglions lymphatiques situés en dedans des vaisseaux fémoraux se trouvent alors placés en avant de la tuméfaction formée par la hernie; on conçoit que leur hypertrophie puisse apporter de grandes difficultés au diagnostic et gêner un peu l'opération.

L'abondance du tissu cellulo-graisseux sous-cutané apportera aussi des obstacles à la découverte de la hernie.

ANATOMIE PATHOLOGIQUE. La hernie obturatrice se fait à travers le canal sous-pubien, et Vinson n'a pu trouver un seul cas dans lequel l'intestin se soit échappé par un autre point du trou obturateur.

Cependant le musée Dupuytren possède une pièce (n° 248) due à M. J. Cloquet (1816), sur laquelle la hernie se fait à travers la membrane obturatrice. Celle-ci présente à son centre un orifice ovalaire ayant 3 centimètres dans son grand diamètre et qui est indépendant de l'orifice qui donne passage aux vaisseaux obturateurs. La hernie était petite et son pédicule large.

Fischer, en 1852, fait une étude théorique de la hernie obturatrice, à propos d'un fait qu'il eut occasion d'observer. Il pense que la hernie pourrait se faire par quatre endroits :

1° Entre la branche horizontale du pubis et le bord supérieur du muscle obturateur externe en suivant le trajet du « rameau abducteur postérieur du nerf obturateur ».

2° Entre la partie supérieure et la partie moyenne du muscle obturateur externe, à travers l'ouverture que traverse le rameau « adducteur postérieur du nerf obturateur ».

3° Entre la membrane obturatrice externe et l'interne en suivant le trajet de la troisième branche du nerf obturateur[1].

4° Entre la membrane obturatrice externe et l'incisure de la cavité cotyloïde.

Mais l'auteur reconnaît ensuite que la hernie à travers les deux derniers trajets est à peine possible.

En résumé, la hernie se fait par le canal sous-pubien ; exceptionnellement elle peut suivre un autre trajet (observation de Cloquet).

Hilton, dans un fait publié en 1848, a constaté que la hernie passait entre deux faisceaux du muscle obturateur externe : après avoir enlevé le pectiné, le moyen et le petit adducteur, une lame aponévrotique épaisse recouvrait le muscle obturateur externe et le sac auquel elle était adhérente. On reconnaît que le sac a perforé la partie supérieure du muscle obturateur externe. Ce muscle, dit l'auteur, ne croisait le sac que dans une petite étendue, mais assez pour être une cause d'étranglement.

Formation du sac. Le sac se forme peu à peu, lentement, par suite de la pression des viscères sur le péritoine pariétal. Celui-ci glisse d'arrière en avant sur la gouttière sous-pubienne et s'enfonce dans l'orifice du canal sous-pubien ; une fois le péritoine engagé dans le canal, le développement du sac peut se faire par le glissement du péritoine sur tout le pourtour de l'orifice interne du canal.

La propulsion du péritoine est favorisée, comme le fait remarquer Vinson, par l'atrophie du tissu cellulo-graisseux du canal, phénomène qui s'observe fréquemment chez les vieillards.

Il se forme ainsi d'abord un infundibulum en doigt de gant. Celui-ci se rencontre fréquemment sur le cadavre, sans qu'il y ait de hernie. En général, l'infundibulum présente de petites dimensions, et atteint rarement le volume d'un œuf de pigeon.

[1] Fischer donne le nom de membrane obturatrice externe au faisceau accessoire de la membrane obturatrice, que Vinson désigne sous le nom de petit ligament antérieur du trou obturateur ; la membrane obturatrice est la membrane décrite par tous les auteurs.

Quelques auteurs ont cru qu'il s'agissait là d'un sac déshabité (Hommel, Cassebohn, Lawrence), mais cette opinion ne peut guère être admise ; l'infundibulum est la première période de formation du sac, l'intestin n'y séjourne pas ; pour que ceci arrive, il faut que l'infundibulum ait perdu sa forme conique et que son fond soit plus large que son orifice ; alors dans certaines conditions l'intestin pourra être retenu dans le sac par l'orifice interne du canal.

Le sac herniaire présente en général de très-petites dimensions; de toutes les variétés de hernie, c'est dans la hernie obturatrice qu'il est le plus petit ; il a les dimensions d'une noisette, très-rarement d'un petit œuf de poule ; je signalerai le fait unique de Garengeot, dans lequel le sac avait cinq à six pouces de longueur.

Ces petites dimensions du sac sont en rapport avec ce que l'on constate sur l'intestin hernié : dans la majorité des cas il y a eu pincement de l'intestin ; une portion seulement de la circonférence de l'intestin était engagée dans le sac.

Le *collet du sac* se trouve au niveau de l'orifice interne du canal sous-pubien. Or, cet orifice n'est pas limité par un rebord circulaire ; il offre dans son tiers interne une arête formée par le bord de la membrane obturatrice et dans ses deux tiers supérieur et externe une gouttière sans rebord saillant répondant à la gouttière sous-pubienne. Quelle est dans ces conditions la disposition exacte des faisceaux fibreux qui forment le collet ? C'est à l'anatomie pathologique à l'apprendre, et celle-ci fait défaut. Nous savons que dans la hernie crurale, par exemple, le collet du sac est constitué, non par le péritoine plissé, de manière à former les *stigmates* de Cloquet, mais par des faisceaux fibreux pathologiques, situés en dehors du péritoine, qu'ils entourent au niveau de l'anneau crural ; c'est grâce à cette disposition que l'on peut faire la kélotomie sans ouvrir le sac.

En est-il de même pour le collet du sac de la hernie obturatrice ? On est en droit de le supposer, mais enfin, je le répète, aucune dissection n'a été faite.

Après avoir franchi l'orifice interne du canal sous-pubien, la hernie suit ce canal dont la paroi fibreuse est formée par deux arcades qui, confondues en dedans, sont séparées en dehors par un espace assez large rempli de graisse. C'est cet espace que Fischer considérait comme pouvant donner passage à la hernie, mais sans apporter de faits à l'appui de son opinion et sans être, du reste, bien assuré de la possibilité du passage de la hernie en ce point.

Au delà de l'orifice externe du canal sous-pubien, le fond du sac présente des rapports différents selon le volume de la hernie, rapports qu'il importe de bien connaître pour la précision de l'opération.

La hernie passe généralement au-dessus du bord supérieur du muscle obturateur externe, mais quelquefois elle s'engage entre lui et la membrane obturatrice (Cruveilhier, Hewett), refoulant le muscle obturateur. Nous avons cité plus haut le fait de Hilton, dans lequel la hernie passait entre deux faisceaux du muscle obturateur.

Le plus souvent, la hernie déprime le bord supérieur du muscle obturateur externe et le sac repose en partie sur la face antérieure de ce muscle, et peut être en rapport avec le bord supérieur du grand adducteur, avec celui du petit adducteur. Le fond du sac vient soulever le muscle pectiné, qui est plus ou moins étalé selon les dimensions de la hernie.

D'après König, le sac serait recouvert d'un fascia formé par les fibres musculaires des obturateurs ; la direction des fibres du muscle obturateur interne rend impossible leur déplacement par le sac herniaire ; quant aux fibres de l'obturateur externe, on conçoit que quelques-unes puissent être entraînées ; mais le fait n'est pas prouvé anatomiquement.

Si la hernie est un peu plus volumineuse, elle vient se mettre en rapport aussi avec la face postérieure du moyen adducteur ; enfin, dans quelques cas, elle pourrait soulever le bord inférieur du pectiné et se frayer un passage entre ce muscle et le bord supérieur du moyen adducteur ; la hernie ferait alors une saillie sous la peau ; Garengeot et Eschenbach auraient observé cette disposition.

Rapports des vaisseaux et nerfs obturateurs avec le sac. En général, l'artère obturatrice est située en dehors du collet du sac ; elle est en dedans quand elle naît de la fémorale ou d'un tronc commun avec l'épigastrique.

Dans le canal, il arrive quelquefois que les vaisseaux et le nerf contournent le sac en décrivant autour de lui une demi-spirale, de dehors en dedans, de sorte que les rapports à la sortie du canal sous-pubien ne sont pas les mêmes qu'à l'entrée (Demeaux, Bouvier).

Dans une observation de Vinson, l'artère obturatrice venait de l'épigastrique, descendait derrière la branche du pubis et, arrivée au canal, se bifurquait et embrassait par ses rameaux la partie supérieure du collet ; le rameau interne était beaucoup plus volumineux que l'externe.

Parmi les observations dont les rapports des vaisseaux avec le sac sont notés on trouve que neuf fois l'artère était située en dehors du collet du sac (H. Cloquet, J. Cloquet, Cruveilhier, Rust, Demeaux, Bouvier, Chassaignac, Hewett), six fois cette artère se trouvait en dedans du sac (A. Cooper, Lawrence, J. Gadermann, Rayer, Manec, Vinson), enfin dans quatre cas il est dit que l'artère était derrière le sac, sans spécifier si elle était en dehors ou en dedans (Mareschal, Smith, King, Chiene). Dans le cas de Chiene, l'artère était séparée du collet par une bandelette fibreuse.

En résumé, les rapports des vaisseaux avec le sac sont très-variables, soit au niveau du collet, soit le long du trajet du canal ; du reste, les dispositions anatomiques n'ont qu'une importance secondaire, il n'y a guère à craindre de blesser les vaisseaux dans l'opération de la kélotomie.

Le nerf obturateur est au-dessous ou en dehors de l'artère ; il peut être comprimé par la hernie, et certains auteurs ont beaucoup insisté sur cette compression, amenant des douleurs le long de la cuisse (Rœser), de l'engourdissement, des crampes des muscles adducteurs (Romberg). Vinson a vu le nerf obturateur aplati dans le canal à la manière d'un ruban et contournant, sous cette forme, la face supérieure du sac.

Tout en faisant quelques réserves sur la valeur de ce symptôme, si l'on soupçonne une hernie obturatrice, il faut rechercher s'il n'y aurait pas quelques signes de compression ou d'irritation du nerf obturateur.

Contenu du sac. Dans toutes les observations de hernie obturatrice intestinale, le contenu du sac était formé par l'intestin grêle, par l'iléon le plus souvent ; jamais on n'y a trouvé de portion du gros intestin.

En général, l'intestin grêle est seul dans le sac, mais quelquefois on y trouve ensemble de l'intestin ou de l'épiploon. Ce dernier est souvent adhérent au fond du sac et parfois aussi à l'intestin hernié.

Il est un fait qui frappe à la lecture des observations de hernie obturatrice, c'est que très-rarement la hernie est formée par une anse complète d'intestin ayant entraîné dans le sac une portion du mésentère.

Dans une observation de Bouvier, l'intestin était gangrené et détaché, et il restait dans le sac une portion de mésentère large de 3 centimètres environ.

Vinson a observé un cas de hernie d'une anse complète avec une portion de mésentère, l'anse avait 5 centimètres de long et l'intestin étendu mesurait un peu plus de 10 centimètres ; ces faits sont rares.

Dans la grande majorité des cas, le sac ne renferme qu'une portion de la circonférence de l'intestin, portion d'étendue variable, se rapprochant plus ou moins du bord mésentérique, il y a pincement de l'intestin. Ceci est en rapport avec les petites dimensions que possède en général le sac herniaire.

La *position des bouts de l'intestin* au niveau de l'orifice interne du canal sous-pubien est sans doute très-variable ; on ne possède pas de renseignements sur ce point. Dans une de ses observations, Vinson dit que le bout supérieur de l'intestin était en bas, et le bout inférieur en haut.

Dans une observation publiée par Lallemant, le contenu du sac était formé par un *appendice diverticulaire* de l'intestin grêle, long de 3 centimètres et situé vers l'union du tiers supérieur avec le tiers moyen de l'intestin grêle. L'appendice était engagé dans le canal sous-pubien, dont l'intestin effleurait l'orifice interne, mais n'y pénétrait pas. La cavité de l'intestin était libre, il n'y avait pas d'obstacle mécanique au cours des matières ; cependant l'observation dit plus loin que l'intestin était distendu au-dessus de la portion herniée et affaissé au-dessous.

L'appendice ilio-cæcal a été trouvé dans le sac.

Dans plusieurs des faits publiés on signale l'existence d'une hernie diverticulaire, mais il semble que les auteurs ont pris parfois pour un petit diverticule la déformation de l'intestin déterminée par le pincement de cet organe.

On a rencontré dans le sac quelques-uns des organes du bassin, la vessie (Albinus, Chiene), l'utérus (Barnes), la trompe (Chiene), l'ovaire.

Il existe quelquefois des adhérences de l'épiploon avec le sac ou avec l'intestin, des adhérences de l'intestin avec le sac, ce qui rend les hernies irréductibles.

Le sac lui-même a été trouvé adhérent aux parties voisines, aux muscles avec lesquels il est en rapport.

Ses parois peuvent être d'une épaisseur assez considérable et recouvertes d'une couche cellulo-graisseuse plus ou moins condensée.

Dans les cas de *hernie obturatrice étranglée*, le sac a présenté toutes les altérations que l'on peut rencontrer dans cette complication des hernies.

On a trouvé dans sa cavité du pus (Bouvier), un liquide sanieux (Vinson), fétide (Gadermann), accompagnant généralement une perforation intestinale ; les parois du sac peuvent être enflammées, sphacélées, perforées, perdues au milieu d'un abcès stercoral (Bouvier).

Dans l'observation de Lorinser il a été établi un anus artificiel, et le malade a guéri.

Enfin, dans la majorité des cas, l'étranglement était compliqué d'une péritonite.

La hernie obturatrice est parfois accompagnée d'autres hernies ; Vinson n'a trouvé cette coïncidence de plusieurs hernies que quatre fois, mais je la crois plus fréquente.

On a vu la hernie obturatrice accompagner une hernie inguinale du même côté (A. Cooper), deux hernies inguinales (Cruveilhier), une hernie crurale épiploïque (Demeaux), deux hernies crurales (Frantz, Chassaignac). En même temps qu'une hernie obturatrice, il n'est pas rare de rencontrer un infundibulum au niveau du canal sous-pubien du côté opposé.

Dans un cas que je relaterai plus loin, à propos du diagnostic, j'ai vu une hernie crurale sous-pectinéale étranglée être accompagnée d'une hernie sous-pubienne droite, d'un infundibulum sous-pubien à gauche et d'un sac inguinal déshabité à gauche aussi.

Chiene, dans un cas, a trouvé trois hernies obturatrices, ou plutôt trois sacs herniaires : Une femme de soixante-treize ans succombe à des accidents d'occlusion intestinale que l'on avait attribués à un étranglement interne. A l'autopsie, Chiene trouve les particularités suivantes : « En disséquant les adducteurs de la cuisse de bas en haut, je découvris, dit-il, le sac qui était du volume d'un œuf de pigeon ; il était recouvert par les fibres du pectiné, et sa face externe était adhérente à l'aponévrose du muscle obturateur externe. Il avait traversé le canal obturateur entraînant avec lui les fibres les plus élevées du muscle obturateur externe. L'artère obturatrice était située derrière le collet du sac, dont elle était séparée par une bandelette transversale, dépendance de la membrane fibreuse. Le nerf était placé en avant du sac. Ce dernier contenait les deux tiers externes de la *trompe de Fallope* et deux pouces d'iléon. L'anse intestinale étranglée était gangrenée ; une perforation s'était produite, suivie de l'épanchement de matières fécales dans l'intérieur du sac herniaire. Pas de péritonite généralisée. L'ouverture du sac était ovalaire et mesurait, dans son plus grand diamètre, un demi-pouce. Le ligament rond de l'utérus passait en avant pour gagner l'orifice interne de l'anneau inguinal ; l'ovaire était comprimé contre la paroi pelvienne, immédiatement au-dessous de l'orifice obturateur.

« Le sac, dit Chiene, était constitué par le péritoine qui forme le *ligament large ;* selon toute probabilité, voici de quelles manières on peut expliquer cette particularité : A l'état normal, le ligament large présente une petite dépression entre le ligament rond et la trompe de Fallope. La masse intestinale est venue presser en ce point ; les feuillets du ligament se sont écartés ; la pression continuant, l'intestin a passé à travers le canal obturateur, poussant devant lui un sac formé du péritoine du ligament large ; et la trompe de Fallope a été entraînée avec le péritoine.

« Outre ce qui existait du côté gauche, il y avait encore deux petites hernies obturatrices du côté droit : 1° un sac antérieur, formé par le péritoine pariétal ; il était situé en avant du ligament rond et admettait l'extrémité du petit doigt ; il était vide ; 2° un sac postérieur, situé exactement dans le même point que celui du côté gauche, et présentant la même apparence ; il admettait l'extrémité du doigt indicateur et renfermait la moitié externe de la trompe de Fallope correspondante » (*Arch. méd.*, 1871, t. II, p. 479).

Cette observation offre quelques particularités qui m'ont engagé à la reproduire en partie, quoiqu'il n'y ait pas lieu, cependant, d'y insister.

. . . .

Causes, mécanisme. Les causes peuvent être distinguées en prédisposantes et accidentelles.

Parmi les premières, nous notons d'abord la disposition de la gouttière sous-pubienne qui permet plus facilement le glissement du péritoine qui la recouvre sous la pression continue de la tension intra-abdominale. Si les parois fibreuses du canal sont relâchées, si le canal est dilaté ou libre, la hernie aura plus de facilité à se former. L'âge et la grossesse jouent un rôle important dans ces dispositions anatomiques du canal.

La hernie est beaucoup plus fréquente chez la femme que chez l'homme; sur 48 cas que j'ai rassemblés, il y a 42 femmes et 6 hommes. Cette prédisposition de la femme doit être attribuée aux modifications amenées par la grossesse et l'accouchement (Garengeot, Eschenbach, Richter, Vinson); la région obturatrice est alors distendue, relâchée, les veines obturatrices sont dilatées.

Mais ces causes ne suffisent pas généralement, car la hernie se montre plus souvent dans un âge avancé, longtemps après la période sexuelle.

Sur 39 cas, j'ai noté 4 cas de 24 à 40 ans; 8 de 40 à 50; 2 de 50 à 60; 11 de 60 à 70; 14 cas de 70 à 81 ans.

La hernie n'a pas été observée dans l'enfance, elle est extrêmement rare dans la jeunesse, moins rare dans l'âge mûr, et se rencontre dans une progression rapidement croissante à mesure que l'on arrive à un âge plus avancé.

Outre le relâchement du canal par l'âge et la grossesse nous avons à signaler l'état de vacuité qu'il présente lorsque les veines dilatées par la grossesse sont moins tendues et lorsque la graisse qui le remplit habituellement est atrophiée par les progrès de l'âge, ou accidentellement.

Dans un cas (Klinkosch) on a attribué le relâchement du canal à l'ascite.

Nous avons dit que quelquefois le sac était doublé d'une couche cellulo-graisseuse plus ou moins épaisse; des auteurs, König en particulier, considèrent cette sorte de lipome sous-séreux comme une cause prédisposante de hernie, le lipome entraînant le péritoine. C'est là une question de la pathologie générale des hernies qui sera discutée dans une autre partie de cet ouvrage.

La tension intra-abdominale doit être considérée aussi comme une cause prédisposante de la hernie. Cette tension peut être regardée comme étant à peu près égale partout, elle se fera sentir davantage sur les parties les plus faibles. Celles-ci sont d'un siége variable selon les individus, généralement on les trouve au niveau des orifices naturels qui sont alors plus grands ou plus relâchés; nous avons vu plus haut quelles étaient les causes qui amenaient le relâchement ou la dilatation du canal sous-pubien, dans ces cas la tension abdominale aura plus de facilité à déprimer le péritoine en ce point et à y produire un infundibulum et plus tard un véritable sac.

Cette influence générale de la tension abdominale se trouve démontrée par la coïncidence fréquente de plusieurs hernies, chez le même individu, comme nous l'avons indiqué plus haut.

Les efforts, en augmentant la tension abdominale, sont la *cause accidentelle* principale de la hernie. Le péritoine subit alors une distension plus considérable, et le sac augmente de capacité, plus ou moins selon la violence de l'effort.

Vinson note que les contractions abdominales s'exercent de haut en bas et ont de la tendance à se produire de gauche à droite, d'où la plus grande fréquence de la hernie obturatrice à droite; sur 36 cas, je l'ai notée 20 fois à droite et 16 fois à gauche.

La hernie obturatrice a été observée plusieurs fois simultanément des deux côtés (Duverny, Hammel, Cruveilhier).

Si l'effort est assez énergique, il chassera dans le sac une portion d'intestin plus volumineuse que celle qu'il peut contenir; les parois du sac seront distendues, sa forme deviendra plus sphérique, l'intestin sera comprimé sur toute sa surface et particulièrement au niveau du collet, et de la portion tranchante du collet ; il ne pourra rentrer dans la cavité abdominale, il y aura *étranglement.*

Celui-ci devient plus serré par suite de la persistance de l'arrivée du sang artériel, tandis que le sang veineux est retenu ; en même temps la muqueuse herniée déverse quelques produits dans la cavité intestinale. Du liquide séreux peut également se former dans le sac sous l'influence de l'étranglement ou de l'inflammation.

Il est à noter que la hernie obturatrice est généralement très-petite, souvent ce n'est qu'un pincement de l'intestin ; il n'y a pas d'observation d'engouement herniaire appartenant à cette variété, et il est peu probable que l'étranglement puisse reconnaître pour cause, comme l'admettent Bouvier et Vinson, la distension par des matières fécales de l'intestin hernié. Quant à l'influence de la pénétration des gaz intestinaux, c'est une question réservée.

Quel est dans la hernie obturatrice le *siége de l'étranglement?* La plupart des auteurs s'accordent à dire que l'étranglement siège à l'orifice interne du canal sous-pubien ; c'était l'opinion de Velpeau. La disposition anatomique du canal s'accorde en effet avec cette opinion.

Cependant Bouvier a publié un fait d'étranglement par l'orifice externe du canal sous-pubien (Soc. anat., 1840).

« Une femme de quatre-vingt-un ans succombe à une hernie obturatrice étranglée ; on trouve à l'autopsie l'orifice abdominal du canal sous-pubien très-élargi et offrant 11 lignes (25 millimètres) dans son diamètre transversal et 8 lignes (18 millimètres) dans son diamètre vertical ; l'orifice crural présente une bride aponévrotique résistante qui le divise en deux parties à peu près égales, en se dirigeant obliquement de haut en bas, de dehors en dedans et d'arrière en avant. En avant et au-dessus de cette arcade se trouve le collet du sac qui repose immédiatement sur elle. Cette bandelette en rétrécissant l'ouverture antérieure a produit l'étranglement ».

Dans ce cas, le canal sous-pubien avait la forme d'un entonnoir dont l'orifice étroit était au niveau de l'orifice antérieur du canal sous-pubien.

Quel est l'*agent d'étranglement?* Est-ce l'anneau anatomique ou le collet du sac, un anneau pathologique situé au niveau de l'anneau normal ; l'étranglement est-il circulaire ou marqué surtout au niveau de l'arête fibreuse de l'orifice interne ? C'est à l'anatomie pathologique à répondre, ce qu'elle n'a pas fait encore. Ce que l'on peut dire, c'est que dans quelques observations l'intestin étranglé est rentré pendant l'opération, avant l'ouverture du sac et sans que quelque manœuvre spéciale eût été faite. Ceci permet de supposer que dans ces cas de réduction facile l'intestin a glissé sur la gouttière sous-pubienne, dégageant ainsi la portion en rapport avec l'arcade fibreuse de l'orifice interne. Aller plus loin, ce serait préjuger la question.

Symptômes. Ils doivent être décrits séparément selon que la hernie est étranglée ou non.

Dans le second cas les symptômes sont peu accusés, et l'on paraît avoir eu bien rarement l'occasion de s'occuper de cette variété de hernie, d'autant plus qu'en général la hernie est d'un petit volume et que la pénétration simple de l'intestin dans l'infundibulum ne donne lieu le plus souvent à aucun symptôme appréciable ; on a observé quelquefois des coliques à début brusque, passagères (Bransby, Cooper, Hilton).

Rust divisait la hernie obturatrice en *hernie du trou ovale imparfaite* et *hernie du trou ovale parfaite.* « Tant que la hernie, dit-il, se trouve dans le canal sous-pubien, on peut la nommer hernie du trou ovale imparfaite. Dans ce cas, l'on ne voit aucune tumeur, mais, aussitôt qu'elle sort de ce canal, elle forme un renflement à la partie interne et supérieure de la cuisse entre la cavité articulaire et le scrotum chez l'homme, et à côté de la partie supérieure de la grande lèvre chez la femme; c'est alors la hernie du trou ovale parfaite.

« Lorsque cette hernie pénètre encore plus avant, elle peut s'ouvrir un chemin entre divers muscles du haut de la cuisse jusque sous la peau. »

Vinson divise la hernie selon qu'elle forme une tumeur non appréciable (dans le canal) ou une tumeur appréciable, profonde ou superficielle.

La tumeur est située à la partie supérieure et interne de la cuisse, au-dessous et en arrière de l'anneau crural, vers l'angle supérieur interne du triangle de Scarpa, en dehors, comme le dit Rust, du scrotum chez l'homme et de la grande lèvre chez la femme.

Quand la hernie est recouverte par le pectiné et à plus forte raison par l'obturateur externe (Rayer, Cruveilhier, Bouvier, etc.), il y a une tuméfaction diffuse, souvent difficile à reconnaître. Si elle passe entre le pectiné et le moyen adducteur, ce qui est très-rare (Garengeot, Dupuytren), elle devient alors sous-cutanée et sa saillie est plus manifeste.

Le malade éprouve parfois de la douleur dans la région obturatrice, de l'engourdissement dans la cuisse.

Les symptômes de la *hernie obturatice étranglée* n'offrent rien de particulier. Tantôt l'étranglement est aigu, subit (Lemoine), tantôt il est plus lent, progressif. En général, la tumeur est peu ou pas appréciable, il y a un simple soulèvement des parties molles. La percussion ne donne rien.

Souvent il n'y a aucune douleur locale (Cruveilhier), dans d'autres cas le malade ressent une douleur, une gêne dans la région obturatrice, avec quelques irradiations; dans une observation de MM. Bouchard et Trélat il y avait une *douleur pectinéale* bien manifeste ; les mouvements de la cuisse sont gênés, douloureux, la cuisse peut être légèrement fléchie. Certains auteurs (Rœser, Rotteck, Romberg, Thiele) attachent une grande importance à la douleur qui se montre le long de la cuisse, sur le trajet du nerf obturateur, dont le tronc serait comprimé; Thiele l'a retrouvée signalée dans onze faits. Non-seulement, d'après Forget, ces auteurs signalent la névralgie du nerf obturateur, mais encore la paralysie des muscles obturateurs et petit adducteur.

Chassaignac dans un cas a observé du choléra herniaire.

Les autres symptômes sont ceux de l'étranglement intestinal.

Diagnostic. Il présente les plus grandes difficultés. Nous avons dit que, quand la hernie n'était pas étranglée, onn'avait généralement pas à s'en occuper. Quand la hernie est étranglée, elle est souvent d'un volume si petit qu'elle ne forme pas de tumeur, il faut un examen très-attentif pour la reconnaître ou la soupçonner. Dans un relevé de vingt-six cas fait par Thiele, le diagnostic a été exact dix-sept fois. C'est généralement avec l'étranglement interne que la confusion est faite, parce qu'on ne soupçonne pas l'existence de la hernie obturatrice ou que les signes qui devraient la faire découvrir manquent ou sont peu apparents. Il faut mettre en œuvre les moyens d'exploration suivants.

Rœser recommande de s'assurer de la direction de la branche horizontale et de la branche descendante du pubis à l'aide de la main gauche, de rechercher dans l'angle formé par l'écartement des doigts la portion supérieure du trou ovale : on devra trouver alors en ce point une tumeur résistante, du volume d'une noix.

Chez les vieillards dont la paroi antérieure du ventre a beaucoup de laxité, on pourrait, comme le conseille Vinson, explorer la face postérieure du pubis en refoulant la peau et les muscles.

Chez la femme, où l'on observe beaucoup plus souvent la hernie que chez l'homme, on explorera l'orifice interne du canal sous-pubien par le *toucher vaginal*, qui sera souvent d'un grand secours. On pourra reconnaître la présence de l'intestin, et de plus le toucher vaginal sera douloureux et la douleur limitée dans certains cas à la région obturatrice. Dans six cas où cette exploration est signalée, quatre fois elle permit de faire le diagnostic (Thiele).

Chez l'homme on explorera la région obturatrice par le toucher rectal.

Enfin il sera bon de comparer les deux régions obturatrices par l'examen extérieur et le toucher vaginal ou rectal.

La tumeur herniaire sous-pectinéale peut être masquée par des ganglions lymphatiques, par des masses graisseuses, par un abcès froid.

La hernie obturatrice ne peut guère être confondue avec la *hernie inguinale.*

Le diagnostic avec la *hernie crurale* peut présenter, au contraire, quelques difficultés ; la hernie obturatrice est située plus bas et plus en dedans que la hernie crurale ; de plus, celle-ci est plus arrondie, plus circonscrite.

Mais dans les cas de hernie crurale de Laugier, de Cloquet, le diagnostic serait pour ainsi dire impossible.

J'ai observé un cas de ce genre dans lequel une hernie crurale sous-pectinéale était accompagnée d'une hernie obturatrice.

Une femme de soixante-quinze ans présente des symptômes d'occlusion intestinale et succombe au bout de dix jours. Pendant la vie on n'avait constaté ni douleur, ni tumeur appréciable au niveau de la région pectinéale.

A l'autopsie on trouve que le muscle pectiné est légèrement soulevé; il recouvre un sac herniaire dont l'orifice est au niveau du ligament de Cooper. Le sac est étroit, long de 6 centimètres, il renferme de la sérosité sanguinolente. Son tiers supérieur seulement est rempli par une portion d'intestin grêle qui a le volume d'une grosse noisette et est très-adhérente aux parois. Ce n'est qu'un pincement de l'intestin ; le bord mésentérique est libre et a la forme d'un petit cylindre du volume d'une plume d'oie.

Du même côté existe une hernie obturatrice, le sac a 4 ou 5 centimètres de long, il a la forme d'un doigt de gant et passe au-dessus du bord supérieur de l'obturateur externe; une petite anse intestinale de 3 centimètres pénètre dans ce sac, elle appartient au bout inférieur de la hernie crurale; l'intestin ne renferme que des mucosités.

A gauche existe un infundibulum en cupule au niveau du canal sous-pubien ; dans le canal inguinal du même côté on trouve deux kystes réunis par des tractus fibreux qui se prolongent jusqu'à l'orifice interne du canal inguinal et semblent être un sac herniaire déshabité.

Ainsi dans ce fait il y avait à la fois hernie crurale pectinéale étranglée, hernie obturatrice, infundibulum du canal sous-pubien et des vestiges de hernie inguinale ancienne.

MM. Bouchard et Trélat observèrent un fait intéressant dans lequel le diagnostic présenta également des difficultés; l'observation a été communiquée par M. Trélat à la Société de chirurgie (1872).

Une femme de quarante-huit ans fait une chute dans un escalier le 4 novembre et éprouve depuis ce moment une douleur vive à la partie supérieure de la cuisse droite.

Des symptômes d'occlusion intestinale se montrent lentement; on songe à un étranglement interne.

« Le 11, la douleur de la cuisse existe toujours et offre les mêmes caractères qu'au début. Elle est constante, fixe, s'exagère par les mouvements du membre et surtout par la pression des doigts. Elle siége au niveau du pli inguinal, dans la région qui correspond à la tête fémorale.

« Evidemment, dit M. Trélat, il y avait là une obstruction intestinale, mais cette obstruction, fallait-il la rapporter à une péritonite, mieux à un entéro-péritonite traumatique, car on n'avait pas de détails précis sur la nature de la chute; fallait-il contre les apparences l'attribuer à un étranglement interne? Dans le dernier cas, la création d'un anus artificiel eût été indiquée, mais dans le premier l'opération n'offrait guère de ressources.

« Pendant que j'hésitais, M. Bouchard appela mon attention sur la douleur de la région inguinale.

« Il n'y avait pas à douter que cette région inguino-crurale ne fût un peu plus pleine que celle du côté opposé, un peu gonflée. Cette légère intumescence n'était point circonscrite. Les plus petits dérangements déterminaient de la douleur dans la région gonflée. La recherche du siége précis de cette douleur me fournit les résultats suivants : il n'y a rien au-dessus du ligament de Fallope, rien par conséquent au niveau du canal inguinal. Le relief du psoas est sensible sous la pression, mais cette sensibilité est vague; plus en dedans l'artère fémorale bat sous le doigt, le canal crural semble parfaitement vide; un peu plus en dedans encore, au niveau du pectiné, la douleur devient subitement vive.

« Plus loin, sur le premier adducteur, vers le bord interne de la cuisse et à sa face interne, le toucher ne provoque plus qu'une sensation pénible. C'est bien au niveau du pectiné que siége la douleur et qu'est le centre du gonflement. »

Songeant aux hernies décrites par Legendre, hernies qui se produisent soit dans l'épaisseur du pectiné, soit au bord inférieur du ligament de Gimbernat, M. Trélat fit une opération qui lui permit d'atteindre soit une hernie crurale anormale, soit une hernie obturatrice. La hernie était obturatrice et consistait en un pincement de l'intestin.

Enfin, pour montrer combien le diagnostic est parfois difficile, je citerai l'observation suivante dans laquelle on pensa à une néphrite et où la malade présenta des phénomènes singuliers du côté d'un membre supérieur.

Une dame âgée de quarante-sept ans, d'une constitution délicate et d'une grande susceptibilité, éprouva tout à coup dans la nuit du 9 septembre 1827 une douleur très-vive qui, de la région lombaire gauche, s'étendait jusque dans l'hypochondre, à l'aisselle du même côté. La main gauche était dans une sorte d'engourdissement qui était interrompu de temps en temps par des douleurs si violentes qu'il semblait à la malade qu'on déchirait sa main. La région lombaire était sensible, la malade supportait sans douleur vive la pression exercée sur la cuisse et sur la région inguinale. Les urines rouges et peu abondantes étaient rendues avec douleur, le pouls petit, la figure changeant à chaque instant, la malade anxieuse et très-irritable. On considéra cette affection comme une *néphrite aiguë* que l'on chercha à combattre au moyen de sangsues, de fomentations. Le lendemain, il survint du hoquet et des nausées, que l'on regarda comme symptôme de la néphrite ; on confirma le traitement antiphlogistique. Deux jours après, les symptômes parurent diminuer; les douleurs et les vomissements cessèrent pour reparaître le septième jour. Ce fut alors que l'on commença à présumer l'existence d'une hernie intestinale, présomption qui se forma bientôt en certitude, puisque le soir le hoquet revint en s'accompagnant de renvois nidoreux, et, le lendemain matin, de plusieurs vomissements de matières fécales; les purgatifs administrés restèrent sans succès; l'état de la malade s'empira, et le 23 au soir elle expira. A l'ouverture, on trouva une violente péritonite avec épanchement séreux considérable. L'épiploon, tiré vers la région inguinale gauche, pressait fortement sur les intestins, sur lesquels il formait une espèce de gouttière ; son extrémité pénétrait dans le trou ovale avec une portion de l'iléon, qui était totalement étranglée. Au-dessus de l'étranglement, l'intestin était prodigieusement distendu, et vide au-dessous. Le sac herniaire n'avait que le volume d'une noisette, ne formait aucune tumeur extérieure, était situé derrière le pubis, et entouré en grande partie par le ligament obturateur (*Allg. med.*, April 1829. S. 560, *Journ. des Progrès*, t. XVI, p. 256).

Pronostic. En dehors du cas d'étranglement le pronostic est sans gravité ; le sac, généralement de petites dimensions, a peu de tendance à retenir l'intestin, si un effort n'intervient pas pour pousser celui-ci au dehors.

Si la hernie réductible est peu grave par elle-même, elle est difficile à reconnaître et à maintenir. Il serait important de pouvoir comprimer le sac, afin d'empêcher la sortie de l'intestin lors d'un effort, car la présence d'un infundibulum constitue un danger pour le malade.

Quand elle est étranglée, la hernie obturatrice est grave, elle l'a été surtout jusqu'ici, parce qu'on l'a insuffisamment recherchée, ou recherchée trop tard. L'attention appelée sur ce point, on reconnaîtra souvent la hernie, et l'opération faite de bonne heure, soit par la voie abdominale ou par la voie crurale, donnera de meilleurs résultats que ceux que l'on a eus jusqu'aujourd'hui.

Traitement. Une hernie obturatrice étant reconnue, il faut chercher à en obtenir la réduction et à la maintenir réduite.

La *réduction* est possible, comme en témoignent les faits de Garengeot, Eschenbach, Dupuytren, Frantz.

Garengeot, Vinson, Rœser, ont décrit des procédés de réduction.

On emploiera le procédé de Garengeot en y ajoutant les manœuvres de Rœser.

Un coussin sera placé sous le siége de façon que celui-ci soit plus élevé que le tronc, la tête sera aussi relevée et inclinée en avant par un oreiller ; les cuisses seront fléchies dans une légère rotation en dehors et abduction, les genoux élevés, les jambes à demi fléchies : de cette manière on obtient le relâchement des muscles de la paroi abdominale, des abducteurs et de l'obturateur externe. Vinson conseille de placer la cuisse dans une légère adduction.

Ensuite on presse la tumeur de bas en haut, de dedans en dehors, en dirigeant les pressions suivant la direction du canal, comme si on voulait vider la tumeur dans le ventre (Richter, Sabatier, Sanson).

Dans la hernie étranglée, le taxis est difficile, car la tumeur est peu distincte, elle est profondément située et l'orifice interne du canal, siége habituel de l'étranglement, est masqué par la branche horizontale du pubis.

Rœser conseille une manœuvre que Forget décrit ainsi : faire presser, malaxer, pour ainsi dire, par un aide, le point où siége la hernie ; déprimer en même temps avec la main gauche la paroi abdominale derrière la branche horizontale du pubis, en la refoulant vers le sacrum ; introduire dans le vagin, ou dans le rectum chez l'homme, après avoir préalablement vidé la vessie, autant de doigts de la main droite qu'il en peut tenir, les diriger vers le lieu de l'étranglement comme s'ils allaient à la rencontre de l'autre main placée derrière le pubis, puis attirer vers l'excavation pelvienne les parties comprises entre les deux mains, dont l'action ainsi combinée agit synergiquement dans les mêmes directions.

Le procédé de Rœser pourra rendre des services dans certains cas, car il permet d'agir plus directement sur l'orifice interne du canal sous-pubien, mais la pression extérieure devra être plus méthodique et s'exercer comme si l'on voulait faire glisser l'intestin sur la gouttière sous-pubienne.

Le *taxis* a réussi rarement, six fois seulement dans le relevé de Thiele.

Dans l'observation suivante du docteur Lemoine fils le taxis a réussi à faire rentrer une hernie présentant un étranglement aigu.

Mme R., soixante-huit ans, avait eu depuis quatre jours une mauvaise digestion. Le 23 avril 1868, à huit heures du soir, elle est prise subitement, en balayant sa chambre, de violentes douleurs dans la cuisse ; elle éprouve dans les parties la sensation comme de quelque chose qui se déplace. Il survient des vomissements qui se répètent toute la nuit ; point d'évacuation ; douleurs très-vives autour de l'ombilic et à l'épigastre.

A onze heures du matin, le 24, vive anxiété, fortes plaintes, pouls peu fréquent et peu déprimé, et cependant l'expression du visage indique une dépression considérable des forces. Vive sensibilité du ventre ; exploration des régions inguino-crurale, point de sensibilité, pas de hernie. La malade avait eu, plusieurs années auparavant, une fracture du col du fémur, et se plaignait depuis la veille d'une douleur à la cuisse d'un *nerf levé*, là où elle avait eu la cuisse cassée. J'allais me retirer lorsqu'elle me demanda ce qu'il fallait faire pour son nerf levé. Cette douleur avait son siége à la partie interne et supérieure de la cuisse *droite*, près de la grande lèvre. En appuyant, je provoque une augmentation de la douleur, j'examine avec plus d'attention, et je crois sentir en dehors de la grande lèvre, contre la branche verticale du pubis, une petite tumeur globuleuse. Cette femme est assez maigre. En mettant la cuisse dans la flexion et une *abduction légère*, le doigt sent bien le bord externe de la branche descendante du pubis et sa petite tumeur qui semble faire saillie. En appuyant sur cette tumeur, la douleur augmente. Convaincu qu'il s'agit d'une hernie étranglée, je réitère la pression en la rendant plus forte et plus continue ; la tumeur me semble disparaître, je n'éprouve plus cette sensation globuleuse. La douleur a diminué d'une manière très-sensible, l'anxiété est moins vive ; peu d'instants après mon départ, il se produit deux selles abondantes, et la malade est guérie (*Gaz. hebdom.*, 1869, p. 815).

Il est à remarquer que plusieurs fois, pendant l'opération de la kélotomie, l'intestin est rentré avant le débridement (observation de M. Trélat), avant tout taxis immédiat, déplacé par les manœuvres de l'opération. Comme je l'ai déjà fait remarquer, je suis disposé à croire que dans ces cas il y avait une sorte d'étranglement par vive arête sur la portion fibreuse de l'orifice interne; alors il suffit quelquefois d'une légère pression pour déplacer l'intestin, à la condition toutefois qu'elle sera dirigée vers la gouttière sous-pubienne.

Bandage. La hernie étant réduite, il faudrait la maintenir et l'empêcher de sortir de nouveau. Le problème à résoudre est difficile, car le sac est petit et est caché sous le pubis, de plus il est recouvert de parties molles épaisses et de muscles dont les contractions soulèveront le bandage, du moins dans les premiers temps.

Garengeot aurait réussi dans un cas en appliquant un tampon de linge maintenu par un spica; A. Bérard dit que l'on pourrait imiter cette conduite, et Richter conseille de modifier la pelote de Garengeot selon le volume et la forme de la hernie.

Dupuytren fit construire pour un malade atteint de hernie obturatrice le bandage suivant, décrit ainsi par Jalade Lafond : Une ceinture embrassait la plus grande partie du corps, et une plaque verticale soutenait une pelote échancrée qui lui était horizontale ; ce bandage était soutenu par un sous-cuisse ; la hernie ne fut point contenue.

Chelius d'Heidelberg a proposé de maintenir la hernie à l'aide d'un bandage inguinal dont le col est courbé et assez allongé et dont la pelote est appliquée immédiatement au-dessous de la branche horizontale du pubis, à l'endroit où commence le muscle pectiné.

Vinson conseille l'emploi d'un caleçon de peau, lacé et contenant dans son épaisseur une pelote au niveau de la hernie.

Ces diverses tentatives ne paraissent pas avoir donné de résultats.

La hernie étant située sous la branche horizontale du pubis, au-dessous et en arrière de l'anneau crural, de petite dimension et dirigé obliquement en bas et en dedans, le bandage pourrait être fait sur le modèle du bandage crural, avec une pelote peu volumineuse, regardant en haut et en dehors, et qui devrait s'appliquer, comme le dit Chelius, au-dessous de la branche horizontale du pubis.

Opération. L'opération de la hernie obturatrice étranglée a déjà été pratiquée un certain nombre de fois sur le vivant, mais en général à une époque éloignée du début des accidents. Aussi les résultats sont-ils peu favorables; Thiele sur onze cas a trouvé trois succès.

Lassus, Velpeau, considéraient l'opération comme impraticable; mais elle fut regardée comme possible par Chelius, H. Cloquet, Gadermann, Dupuytren, A. Bérard, Vinson; depuis elle a été pratiquée quelquefois, avons-nous dit.

Trois ordres d'opération ont été proposés pour arriver jusqu'à l'étranglement: l'incision crurale, l'incision abdominale au-dessus de l'arcade, l'incision abdominale sur la ligne blanche.

Incision crurale. Proposée par Gadermann, A. Cooper, H. Cloquet, S. Cooper, Dupuytren, Cruveilhier, Rayer, elle a été exécutée par Obre, Bransby, Cooper, Lorinser, Trélat, König, etc. De tous les auteurs, Cruveilhier, sans l'avoir jamais faite, en a donné la description la plus précise :

1° Inciser les téguments, le tissu cellulaire et l'aponévrose fémorale, le long du bord interne du muscle pectiné, dans la direction de la ligne celluleuse qui le sépare du bord externe de l'adducteur superficiel;

2° Soulever le muscle pectiné, ce qui est facile en maintenant la cuisse dans la demi-flexion;

3° Inciser la lame aponévrotique qui forme la paroi postérieure de la gaîne du pectiné;

4° Ouvrir le sac avec la même précaution que dans toutes les hernies;

5° Débrider en bas et en dedans, pour éviter les vaisseaux qui se trouvent en dehors. Ce débridement devrait être fait en plusieurs temps : Dans le premier temps, on inciserait le muscle obturateur externe et on s'assurerait si une portion de la tumeur n'est pas logée entre le muscle et la membrane sous-pubienne; dans le second temps, on inciserait la membrane sous-pubienne.

D'après l'étude des faits publiés, voici comment l'opération doit être pratiquée :

On fera, à la partie supérieure et interne de la cuisse, une incision de 7 à 8 centimètres, légèrement oblique en bas et en dehors, commençant à la partie interne de l'arcade crurale et passant en dedans des vaisseaux fémoraux.

Après l'incision de la peau et du tissu cellulaire, on pourra rencontrer des ganglions lymphatiques que l'on écartera ou que l'on enlèvera.

Arrivé sur le plan musculaire, on explorera le pectiné, et avec une sonde cannelée on le séparera du muscle moyen adducteur. Gadermann, König, disent que l'on peut inciser le muscle dans une étendue plus ou moins grande. Il suffira souvent de l'écarter avec un crochet mousse pour découvrir le sac herniaire.

Dans cette opération on ne rencontre que des vaisseaux peu volumineux; il faut songer à la possibilité de la blessure de la veine saphène.

Le sac étant découvert, quelle doit être la conduite à tenir?

Rappelons que dans plusieurs opérations l'intestin est rentré, après l'écartement du muscle pectiné, sans débridement ni taxis méthodique; cette particularité doit être présente à l'esprit. Le diagnostic hernie obturatrice étranglée étant porté chez un malade, comme il est démontré aujourd'hui qu'en face d'une hernie étranglée le chirurgien doit intervenir sans retard, on pourrait être autorisé, si l'on était au début de l'étranglement, à faire la kélotomie sans ouverture du sac; à faire le taxis sur le sac, avec ou sans débridement sur l'arcade fibreuse.

En dehors de ces conditions exceptionnelles, il faut ouvrir le sac.

Celui-ci ouvert, il faut élargir le collet du sac.

Les premiers auteurs qui se sont occupés de la hernie obturatrice avaient conseillé de dilater le collet du sac par la méthode de Leblanc, d'employer les crochets d'Armand (Richter, Sabatier, Boyer, Sanson, A. Bérard, J. Lafond). Le débridement avec le bistouri a prévalu avec juste raison ; on doit débrider par petits coups en dedans (A. Cooper, S. Cooper, Dupuytren) ou en bas et en dedans (H. Cloquet, Cruveilhier, Rayer, Trélat, etc.), afin d'éviter les vaisseaux qui sont généralement en dehors.

A ce sujet il y a lieu de rappeler que l'étranglement siége le plus souvent au niveau de l'orifice interne, lequel est très-profondément situé. Rœser a répété l'opération sur le cadavre dans un cas de hernie obturatrice, et il eut tant de peine à atteindre le siége de l'étranglement, qu'il en conclut que le débridement d'une semblable hernie sera toujours très-difficile.

On se servira pour le débridement d'un très-petit ténotome boutonné.

On détachera les adhérences de l'intestin avec le sac, et elles sont assez fréquentes.

Après le débridement, si l'intestin est en bon état, il sera rentré dans l'abdomen par un taxis réglé. Avec la pulpe du doigt indicateur, on pressera sur la partie supérieure de l'intestin hernié de façon à la faire rentrer la première ; le reste suivra facilement.

Nous avons vu que, dans quelques cas, le diagnostic avec certaines variétés de hernie crurale est difficile, ou que même il y a coïncidence de hernie crurale et obturatrice.

Bransby Cooper, dans un cas de diagnostic difficile, craignant de rencontrer une hernie crurale, fit une incision comme pour l'opération de cette hernie, sorte d'*incision exploratrice*. Il n'y avait rien dans l'anneau crural, le pectiné fut séparé de l'adducteur et divisé dans une petite étendue; le sac fut découvert, mais la hernie rentra tout à coup en masse, sans aucune pression. La malade guérit de l'opération, mais mourut peu de temps après de bronchite.

L'opération faite par M. Trélat, sur la malade de M. Bouchard, se rapproche de celle de Bransby Cooper.

Il en fut de même chez la malade operée par Obre, en 1851 ; après l'incision on chercha une hernie crurale qui n'existait pas ; le muscle pectiné fut divisé, et on découvrit un sac herniaire. L'intestin fut rentré après incision du sac et débridement du collet, la malade guérit.

Lorinser dans un cas établit un *anus artificiel*, et la malade guérit. Voici le fait :

Une femme de soixante-cinq ans, maigre et chétive, en voulant soulever un objet pesant, ressentit une douleur vive dans l'aine gauche; symptômes d'étranglement intestinal. Opération le onzième jour.

Au-dessous du muscle pectiné, on trouva une couche celluleuse infiltrée; le sac, de couleur foncée, se déchirait facilement. Il donna issue à un liquide séro-purulent, mélangé de matières fécales. L'intestin était vers la partie supérieure du sac affaissé et retenu par des adhérences, il avait le volume d'une noix muscade. Jugeant que l'intestin avait été simplement pincé et que les matières intestinales s'écoulaient facilement, Lorinser ne débrida point, de crainte de détruire les adhérences. La cavité du sac fut lavée à l'aide d'injections d'eau tiède, puis on y plaça un linge de toile et l'on y fit des applications froides.

L'écoulement par l'anus artificiel diminua progressivement : la guérison fut complète.

Incision de l'abdomen. Elle a été conseillée par Martin et acceptée par Richter. Deux voies ont été proposées : dans l'une on ferait l'incision au-dessus de l'arcade crurale, dans l'autre on suivrait la ligne blanche.

Incision au-dessus de l'arcade. Löwenhard décrit cette opération qui, avec juste raison, n'a jamais été pratiquée : on ferait une incision au-dessus de l'arcade crurale, comme pour la ligature de l'artère iliaque externe, avec cette différence que l'on diviserait le péritoine et que l'on irait avec le doigt à la recherche de l'organe hernié. Il ne serait pas difficile, dit-il, de débrider de dedans en dehors, d'autant plus que l'on pourrait s'aider de la traction directe sur l'intestin.

Incision sur la ligne blanche. Elle a été pratiquée par Hilton et Coulson.

Observation de Hilton (1849). Femme de trente-six ans. Hilton voit la malade le onzième jour après le début des accidents, il croit à un étranglement interne et fait la gastrotomie.

Incision sur la ligne médiane de l'ombilic au pubis. La main introduite dans la cavité abdominale ne trouve rien ; l'incision est prolongée de 3 centimètres en haut et à gauche de l'ombilic. On constate qu'une portion de l'intestin grêle s'engageait dans le trou obturateur gauche ; elle se dégage par des « tractions douces » et « une pression assez ferme sur la partie supérieure de la cuisse ». L'anse n'était ni gangrenée, ni déchirée ; la plaie fut réunie par plusieurs points de suture. La péritonite qui existait au moment de l'opération continue, la malade meurt dans la nuit.

Observation de Coulson. Une femme de soixante ans est atteinte d'obstruction intestinale le 13 novembre 1861. Coulson fait l'ouverture de l'abdomen le 29.

Après avoir vidé la vessie par le cathétérisme et endormi la malade, Coulson fit sur la ligne médiane, à un pouce au-dessous de l'ombilic, une incision longue de trois pouces. La ligne blanche divisée, une petite incision fut faite au péritoine pour permettre l'introduction du doigt. Le cæcum fut trouvé vide, mais la distension des intestins grêles empêchait de pouvoir s'assurer, sans élargir l'ouverture abdominale, du siége de l'obstruction intestinale : la plaie fut agrandie, les intestins distendus furent mis à découvert, mais sans laisser voir encore le siége de l'obstacle. Coulson enfonça la main vers le cæcum, et rencontra une portion d'intestin affaissé. Il le suivit anse par anse et arriva ainsi au trou obturateur gauche, dans lequel se trouvait solidement engagée une anse intestinale. Il éprouva quelque difficulté à l'en dégager, mais avec de grandes précautions il put arriver à le faire sans accidents. La portion herniée comprenait deux pouces de l'iléon, fort congestionné, mais moins toutefois qu'on aurait pu le prévoir. L'intestin fut replacé dans le ventre, et la plaie fut réunie par six points de suture et des bandelettes adhésives. Le soir, la malade était fatiguée d'abondantes évacuations alvines et ressentait des douleurs dans l'abdomen. Les évacuations continuèrent et la mort survint le lendemain.

En résumé, si la hernie obturatrice étranglée a été reconnue, ou que l'on hésite entre une hernie crurale et une hernie obturatrice, on devra choisir l'incision crurale. Si l'on croit à un étranglement interne, en faisant l'ouverture de l'abdomen sur la ligne blanche, on pourra reconnaître la hernie obturatrice et lever l'étranglement. Dans tous les cas, il faut intervenir de bonne heure.

On devra faire également la laparotomie, si l'on hésite entre une hernie obturatrice et un étranglement interne, de même, si quelque cause particulière empêche d'opérer par la voie crurale.

NICAISE.

BIBLIOGRAPHIE. — RENEAUME DE LA GARENNE. *Essai d'un traité des hernies nommées descentes.* Discours pour l'ouverture de l'Ecole de chirurgie. Paris, 1726, p. 95. — GARENGEOT *Mém. sur plus. hern. singulières.* In *Mém. de l'Acad. roy. de chir.*, t. I, p. 709, 1734 ; 2e édit., 1819, p. 518. — GÜNZ (J.-G.). *Observationum anatomico-chirurgicarum de herniis libellus.* Leipsick, 1744, p. 96. — VOGEL (Z.). *Von den Brüchen*, p. 24, 1746. — *Abhandl. aller Arten der Brüche.* Glogau, 1769, p. 204. — HEISTER. *Institutiones chirurgicæ.* Trad. par Paul, t. II, p. 209. Avignon, 1750. — CAMPER. *Demonstrationum anatomico-pathologicarum*, lib. II, p. 17, et tab. 1, fig. 1-2. Amsterdam, 1760. — KLINKOSCH. *Dissertationes medicæ selectiores Pragenses quas collegit et edidit*, 8, 1. — *Divisio herniarum novaque ventralis herniæ species*, p. 184 et 185. Prague et Dresde, 1765 et 1775. — MARET. *Applicat. de la méthode du dilatatoire à l'étranglem. de la hern. par le trou ovalaire.* In Leblanc : *Nouvelle méthode d'opérer les hernies*, p. 225, 1768. — ESCHENBACH. *Observata anatomico-chirurgico-medica rariora.* Rostockii, 1769, p. 268, et *Hernia ovalis.* — HEUERMANN. *Abhandl. von den vornehmsten chirurg. Operationen*, etc., t. I, p. 578. Copenh. et Leips., 1773. — RICHTER. *Traité des hernies.* Trad. par Rougemont, p. 296, 1788.—LENTIN. *Beit. zur ansüb. Arzn.*, § 41. Leips., 1804. — RICHERAND. *Nosographie chir.*, 2e édit., t. III, p. 406. Paris, 1808.— LASSUS. *Path. chir.*, t. II, p. 104-105. 1809. — LAWRENCE. *A Treatise on Ruptures*, chap. XXIII, 2e édit., 1810. —

HESSELBACH. *Neueste anat. pathol. Untersuchungen*, etc. 1812-1814.— J. CLOQUET. *Hernie obturatrice*, 1816. In *Catalogue du musée Dupuytren*, 1879, t. IV, p. 311, pièce n° 248. — BUHLE. *De hernia obturatoria*. Halle, 1819. — MECKEL. *Pathol. Anat.*, Bd. II, Abtheil. 1, p. 449. — L.-J. SANSON. Art. HERNIE OVALAIRE dans le *Dict. de méd. et de chir. en 15 vol.*, t. IX, p. 607. — BOYER. *Traité des mal. chir.*, t. VIII, p. 329. Paris, 1822. — JALADE-LAFOND. *Considérat. sur les hern. abdom.*, 1re partie, p. 324. Paris, 1822. — GADERMANN. *Ueber den Bruch durch das Hüftbeinloch*. Landshut, 1823. — S. COOPER. *Dict. de chir. prat.*, t. I, p. 639, 1826. Trad. franç. — NÜCKEL. *Salzburg med.-chir. Zeitung*, p. 247. 1826. — MARÉCHAL. *Hernie du trou ovalaire*. In *Journ. des prog. des sc. et des instit. méd.*, t. XVI, p. 256, 1829. — SMITH. *Case of Hernia by the Foramen ovale*. In *the Lancet.*, August., 1830. — J. CLOQUET. Thèse de concours pour la chaire de path.-chir., p. 107, pl. 5. Paris, 1831. — CRUVEILHIER. *Anat. path.*, in-fol., 1832. — RIBES. *Hern. obturatrice, deux cas*. In *Bull. Soc. anat.*, t. VII, p. 123, 1832. — RUST. *Handbuch der Chirurgie*, t. VIII, p. 528, 1832. — W... *Hern. à travers le trou obturateur*. In *Gaz. méd. de Paris*, p. 576, 1833. — A. COOPER. *Hern. du trou ovale*. Trad. de Chassaignac et Richelot, p. 369, 1837. — CRUVEILHIER et MERCIER. *Bull. de la Soc. anat.*, p. 134, 1839. — DEMEAUX. *Bull. de la Soc. anat.*, p. 20, 1839.— VELPEAU. *Hernie obturatrice*. In *Méd. opérat.*, t. IV, p. 242, 1839. — THÉVENOD. *De la hern. du trou sous-pubien*, etc. Th. de Paris, 1839. — BOUVIER et FIAUX. *Revue méd. franç. et étrangère*, t. II, p. 3, 1840. In *Bull. Soc. anat.*, p. 216, et *Gaz. des hôp.*, p. 581.— WETHERFIELD. *Hernia of the Obturator Foramen*. In *the Lancet*, April, 1840. — TRIPIER. *Mode de formation de la hernie du trou sous-pubien*. Th. de Paris, 1840. — BÉRARD (A.). Art. PUBIS dans le *Dict. de méd. en 30 vol.*, t. XXVI, p. 331-336, 1842. — FRANTZ. *Case of Strang. Hern. through the Foramen Thyroideum*. In *British and Foreign Med. Review*, p. 556, 1842. — KING. *Hernia of the Obturator Foramen*. In *London Med. Gaz.*, t. XXXI, p. 409, 1842.— DÉALIS DE SAUJEAN. *De la hernie du trou sous-pubien*. Th. de Paris, 1842. — LIVOIS. *Hernie obturatrice étranglée*. In *Bull. Soc. anat.*, t. XVII, p. 54, 1843. — DEMEAUX. *Hernie obturatrice, ses rapports avec les vaisseaux*. In *Bull. Soc. anat.*, t. XVII, p. 54, 1843. — BEAU. *Hernie sous-pubienne*. In *Gaz. des hôp.*, p. 393, 1844. — VINSON. *De la hernie sous-pubienne (hernie obturatrice)*. Th. de Paris, n° 240, 1844. — LÖWENHARD. *Gaz. des hôp.*, p. 393, 1844. — OLIVARES (de Santiago). *Extirpat. d'une tum. énorme compliquée d'une hernie ovalaire et d'une hernie sciatique*. In *Journ. de chir. de Malgaigne*, t. III, p. 340, 1845. — RŒSER. *Hernie du trou ovalaire*. In *Gaz. méd.*, p. 110, 1847, et *Arch. für physiol. Heilkunde*, 1851, erstes Heft. — J. HILTON. *Obs. de hern. obturatrice simulant l'étranglem. int. et pour laquelle on a pratiqué la gastrotomie*. In *London Med. Chir. Trans.*, t. XXXI, p. 323, 1848, et *Arch. méd.*, 1849, t. XIX, p. 346. — HEWETT. *Hernie obturatrice*. In *Gaz. méd.*, p. 71, 1848. — H. OBRE. *Opérat. et guérison d'une hernie obturatrice*. In *Dublin Med. Press*, 1851, et *Arch. méd.*, 1852, t. XXVIII, p. 227. — Roman FISCHER. *Die Hernia Foraminis ovalis*. In *Zeitschrift für rationnelle Medicin, von Henle und Pfeufer*, Bd. II, p. 246, 1852. In *Arch. méd.*, 1853, t. I, p. 338.— BRANSBY COOPER. *Hernie obturatrice étranglée, opérat., mort*. In *Rev. méd.-chir. de Malg.*, t. XIV, p. 359, *Med. Times*, et *Ann. de la Soc. de Bruges*, 1853.—*Hernie s.-pubienne*. In *Arch. méd.*, 5e sér., t. III, p. 759, 1854. — LALLEMANT. *Hernie obturatrice*. In *Bull. Soc. nat.*, p. 253, 1856. — P.-W. LORINSER. *Hernie obturatrice étranglée, opérat., guérison*. In *Gaz. hebdom.*, p. 150, 1857. — G.-J. HEATH. *Obs. d'un cas de hernie obturatrice*. In *Gaz. méd.*, p. 722, 1857. — PUTTALI. *Hernie obturatrice*. In *Gaz. méd.*, p. 76, et *British Med. Journal*, 1859. — W. COULSON. *Opérat. d'une hernie obturatrice*. In *Gaz. hebd.*, p. 774, 1863. — GOSSELIN. *Hernie obturatrice*. In *Leç. sur les hernies abdomin.*, p. 460, 1865. — FORGET. *Mém. sur la hernie obturatrice*. In *Union médicale*, 1866. — LABBÉ. *Hernie obturatrice. Mort*. In *Bull. Soc. chir.*, 1866. — LEMOINE. *Hernie obturatrice. Taxis. Guérison*. In *Gaz. hebd.*, p. 815, 1869.—JAMAIN et TERRIER. *Hern. sous-pubiennes*. In *Man. de path. chir.*, t. II, p. 584, 1870. — CHIENE. *Hernie obturatrice*. In *Edinburg Med. Journ.*, Janv. 1871, et *Arch. méd.*, 1871, t. II, p. 478.— CRUVEILHIER. *Hernie obturatrice*. In *Bull. Soc. chirurg.*, 1871.— CHASSAIGNAC. *Hernie obturatrice*. In *Bull. Soc. chir.*, 1871. — TRÉLAT. *Opérat. de hernie obturatrice étranglée*. In *Bull. Soc. chir.*, p. 525, 1872. — MAYO. *Case of Strangulated Obturator Hernia*. In *British. Med. Journ.*, Juin 28, 1873. — DUSAUSSOY. *Hernie obturatrice*. In *Soc. anat.*, p. 756, 1876, et *Catalogue du musée Dupuytren*, 1879, t. IV, p. 312, pièce n° 249. — A. ZSIGMONDY. *Eine glücklich operirte Hernia obturatoria incarcerata*. In *Wiener mediz. Wochenschrift*, nos 42 et 43, 1878. — P. KOENIG. *Die Hernia obturatoria oder Hernia foraminis ovalis*. In *Lehrbuch der speciellen Chirurgie*, zweite Auflage. Berlin, t. II, p. 220, 1879.

N.

OBTURION. Substance indéterminée de l'Inde, dont le suc très-caustique cause de la fièvre et une sensation brûlante, quand on le touche. L'ail est employé pour guérir cette sensation de brûlure. On ajoute quelquefois ce suc à de l'eau-de-vie, au risque d'avoir des crachements de sang.

Dictionnaire des sciences naturelles, XXV, 290. — Mérat et de Lens, *Dictionnaire de matière médicale*, V.

Pl.

OCCIPITAL (Muscle). Partie postérieure du muscle qu'on a considéré comme digastrique sous le nom de muscle épicrânien ou muscle fronto-occipital (*voy.* Frontal, *muscle*). Le muscle occipital s'attache en bas aux deux tiers externes de la ligne courbe de l'os occipital, et, en haut, au bord postérieur de l'aponévrose épicrânienne. La disposition de ce muscle est fasciculée ; quelques-unes des fibres les plus externes vont transversalement se rendre à la conque de l'oreille. Il est innervé, comme le frontal, par le nerf facial ; il reçoit en plus des filets du nerf occipital.

Ce muscle est tenseur de l'aponévrose épicrânienne ; il donne ainsi un point d'appui à l'action du muscle frontal, comme celui-ci, en tendant également l'aponévrose, donne un point d'appui à l'occipital. Ce concours d'action est un des motifs de réunir les deux muscles en un seul ; mais il importe de faire remarquer que tous les muscles épicrâniens sont des tenseurs de l'aponévrose, et que les auriculaires la tendent en travers, pendant que le frontal et l'occipital la tendent longitudinalement. Il y a donc connexité d'action entre tous ces muscles, et il convient ou de les considérer tous isolément ou de les embrasser tous dans un même système.

Le faisceau le plus externe du muscle occipital a pour fonction de tirer en arrière le pavillon de l'oreille.

D.

OCCIPITAL (Grand nerf). Branche postérieure de la seconde paire nerveuse cervicale, il présente un volume beaucoup plus considérable que la branche antérieure. Il est souvent désigné sous le nom de branche ou nerf occipital interne (*Cruveilhier-Hirschfeld*). Il sort du rachis entre l'arc postérieur de l'atlas et la lame correspondante de l'axis, se réfléchit sous le bord inférieur du muscle grand oblique de la tête, et se dirige alors de bas en haut. Placé d'abord entre la face postérieure du grand oblique et le grand complexus, il traverse ce dernier à sa partie supérieure, marche entre lui et le trapèze et, perforant enfin celui-ci, devient sous-cutané. A ce moment, il s'élargit, il s'aplatit, et se divise en nombreux rameaux tous dirigés d'avant en arrière et placés entre le muscle occipital, l'aponévrose occipito-frontale et la peau. Ces rameaux, de plus en plus déliés, forment un véritable réseau et s'anastomosent avec les filets de la branche mastoïdienne du plexus cervical superficiel sur les côtés de la tête, et en avant parviennent jusqu'à la suture fronto-pariétale.

Le nerf grand occipital fournit :

1. Deux filets anastomotiques pour la première et pour la troisième branche postérieure des nerfs cervicaux.

2. Des branches musculaires pour le grand oblique de la tête, le grand complexus, le splénius et le trapèze. Il n'envoie aucun filet au muscle occipital.

3. Des branches cutanées dont nous avons dit la distribution.

J. Chauvel.

OCCIPITAL (Os). *Voy.* Crane et Basilaire.

OCCIPITAL (**Plexus**). *Voy.* Sympathique (Grand).

OCCIPITALE (**Artère**). Branche postérieure de la carotide externe, l'occipitale naît au voisinage de l'artère linguale, quelquefois près de la faciale, à 1 centimètre au-dessous de l'angle de la mâchoire, parfois immédiatement sous le bord inférieur de la glande parotide. De calibre peu considérable, elle se porte obliquement en haut et un peu en arrière dans l'espace postéro-maxillaire, monte vers l'apophyse mastoïde et, se dirigeant alors presque horizontalement en arrière, elle gagne la ligne courbe supérieure de l'occipitale, vers le milieu et au-dessous de laquelle elle se divise en deux branches terminales.

Superficiellement placées entre la peau et le muscle occipital, puis entre l'aponévrose occipito-frontale et les téguments, ces deux branches sont l'une interne et l'autre externe. La branche interne continue son trajet vers l'apophyse occipitale externe, émet un rameau volumineux qui s'anastomose avec l'artère du côté opposé, puis, se redressant, elle remonte vers le sommet de la tête, en décrivant de nombreuses flexuosités. La branche externe se redresse vers son origine, et décrit comme la précédente de multiples flexuosités. De ces branches partent de nombreux rameaux qui forment dans la région un réseau artériel des plus riches, et s'anastomosent largement, soit entre eux, soit avec les branches postérieures des artères temporales superficielles.

L'occipitale donne dans son trajet :

1° Un rameau pour la partie supérieure du muscle sterno-mastoïdien :

2° Une branche mastoïdienne postérieure, qui pénètre dans le crâne par le trou mastoïdien, rarement par le trou déchiré postérieur, et se distribue à la dure-mère.

3° Une branche cervicale postérieure, souvent très-développée, qui, placée entre le splénius et le complexus, descend parfois jusqu'à la partie inférieure du cou, en fournissant aux muscles de la région.

Rapports. Au point de vue chirurgical, l'artère occipitale présente à étudier trois parties :

1° De sa naissance au tubercule transverse de l'atlas. Très-profondément située, elle est en rapport intime avec le nerf grand hypoglosse, point de repère pour sa ligature. Recouverte par la portion curviligne de ce nerf, elle passe plus haut en dehors et en arrière de sa portion verticale. Ses rapports médiats sont : en avant, avec le ventre postérieur du digastrique ; en arrière, avec la veine jugulaire interne ; en dedans, avec l'artère carotide interne ;

2° Du tubercule transverse de l'atlas à la suture occipito-mastoïdienne. L'artère dans cette partie de son trajet est recouverte par tous les muscles qui du cou se portent à l'apophyse mastoïde. Très-profondément située, elle est inabordable pour le chirurgien ;

3° De la suture occipito-mastoïdienne à la ligne courbe de l'occipital. Immédiatement derrière et sous l'apophyse mastoïde, l'artère est recouverte par la peau, les attaches fibreuses du sterno-mastoïdien, le splénius et son aponévrose antérieure, quelquefois aussi par le petit complexus. Plus en dedans, elle se dégage, devient sous-cutanée, et peut être comprimée, un peu au-dessous de la ligne courbe supérieure de l'occipital et un doigt derrière l'apophyse mastoïde. Ainsi que le fait remarquer *Valette*, le doigt, s'il est porté plus en avant, peut, en même temps que dans l'occipitale, interrompre le cours du sang dans l'artère vertébrale, qui décrit à ce niveau une courbe avant de pénétrer dans le crâne.

Médecine opératoire. La ligature de l'occipitale, sous l'apophyse mastoïde, ou plus exactement derrière cette éminence osseuse, ne présente pas de sérieuses difficultés, et, malgré ses rares indications, elle est décrite par presque tous les auteurs. Au contraire, la profondeur du vaisseau, de son origine au tubercule transverse de l'atlas, est assez considérable pour qu'on ait longtemps regardé comme impossible d'aller à sa recherche dans cette partie de son trajet.

Cependant la fréquence des hémorrhagies qui suivent les blessures de l'espace postéro-maxillaire, la gravité de la ligature du tronc commun carotidien, appliquée sans distinction pour remédier à ces pertes sanguines, ont conduit à chercher des indications assez nettes pour préciser la source de l'écoulement sanguin. Dans un excellent mémoire sur la possibilité de lier l'artère occipitale près de son origine (*Recueil de mémoires de médecine et de chirurgie militaires*, 2e série, t. IX, 1852), Tharsile Valette a posé les indications de cette opération, en même temps que décrit un procédé pour en permettre l'exécution.

Dans l'espace postéro-maxillaire, six artères placées auprès l'une de l'autre peuvent être intéressées par l'instrument tranchant. Ces six artères sont : 1° la vertébrale, branche de la sous-clavière ; 2° la carotide interne ; 3° l'occipitale ; 4° l'auriculaire postérieure ; 5° la carotide externe ; 6° la pharyngienne inférieure. De ces artères, les cinq dernières sont des branches de la carotide primitive.

Étant donné une hémorrhagie provenant d'une plaie de l'espace postéro-maxillaire, on doit : A. comprimer la carotide primitive et la vertébrale simultanément en appliquant les doigts fortement au fond de la gouttière qui sépare la trachée du bord antérieur du muscle sterno-mastoïdien, au-dessous de l'apophyse transverse de la sixième vertèbre cervicale, reconnaissable à son tubercule antérieur, tubercule de Chassaignac. On aplatit à la fois et la carotide primitive et la vertébrale, et l'on interrompt le cours du sang dans les deux vaisseaux.

L'hémorrhagie persiste ou s'arrête.

B. L'*hémorrhagie persiste* malgré cette compression. Le sang vient forcément du bout périphérique du vaisseau divisé, ce qui, peu après l'accident, implique la lésion d'une artère largement anastomosée. Or, la vertébrale et l'occipitale sont seules dans des conditions qui permettent ce retour immédiat du sang.

1. La compression digitale de l'occipitale en arrière de l'apophyse mastoïde, au-dessous de la ligne courbe supérieure, met fin à l'hémorrhagie. En ce cas, le sang venant du bout périphérique de ce vaisseau, sa ligature est donc indiquée. Elle doit être pratiquée au-dessus et au-dessous du point lésé, c'est-à-dire dans la plaie.

2. La compression de l'occipitale au point indiqué n'arrête pas l'hémorrhagie. Le sang vient du bout périphérique de la vertébrale. La ligature dans la plaie, malgré ses difficultés, est la conduite indiquée.

C. L'*hémorrhagie s'arrête* par la compression simultanée de la vertébrale et du tronc carotidien au-dessous du tubercule carotidien de Chassaignac. Le sang vient du bout central ou cardiaque de l'une des six artères de l'espace postéro-maxillaire. Il faut comprimer la carotide primitive seule, en portant le doigt au-dessus du tubercule de la sixième vertèbre cervicale.

1° L'*hémorrhagie persiste*. Évidemment le sang vient de l'artère vertébrale, et ce vaisseau doit être lié à son origine.

2° *L'hémorrhagie s'arrête* par la compression isolée du tronc carotidien. En ce cas, il y a lésion nécessaire d'une des cinq artères qui en proviennent.

A. La carotide externe est-elle ouverte, les battements de la temporale superficielle du même côté sont affaiblis ou ont complétement disparu. La ligature de cette artère est indiquée.

B. Les battements de la temporale persistent. Il y a lésion de l'auriculaire postérieure, de la pharyngienne inférieure, de l'occipitale ou de la carotide interne. Mais la blessure des deux premières exige la ligature du tronc de la carotide externe au-dessous de leur naissance. La pharyngienne inférieure, parallèle à la carotide externe et accolée à ce vaisseau, est toujours et forcément comprise dans sa ligature.

Le problème se trouve donc réduit à trois inconnues. Mais, la carotide externe se trouvant mise à jour par le procédé qui conduit sur l'origine de l'occipitale, rien de plus aisé que de soulever successivement chacun de ces vaisseaux et de s'assurer lequel est lésé et doit être serré par le fil.

Reste une dernière question. L'hémorrhagie a-t-elle ou non sa source dans une blessure de la carotide interne? Pour s'en assurer il faut comprimer isolément ce vaisseau, et la chose est possible. En attirant fortement le menton vers l'épaule du côté sain, on rend plus profonde l'excavation qui sépare du larynx le bord antérieur du sterno-mastoïdien. Par ce mouvement, on rapproche de l'axe du corps l'extrémité supérieure de la carotide externe qui suit le menton. La carotide interne demeurant immobile sur la face antérieure du rachis, on peut la comprimer isolément, en ayant soin de porter les doigts et de presser directement en arrière, et non en arrière et en dedans.

A. Ligature de l'occipitale a son origine (Tharsile Valette). *Position.* Décubitus dorsal, la tête du sujet renversée en arrière, le menton tiré vers le côté sain.

1° Incision cutanée rectiligne qui, partant du bord supérieur du cartilage thyroïde, rase le bord parotidien du maxillaire inférieur et se termine sur le milieu de la ligne qui joint l'angle de la mâchoire au lobule de l'oreille.

2° Diviser le peaucier à petits coups dans la même étendue.

3° Couper successivement sur la sonde cannelée les feuillets superficiel et moyen de l'aponévrose cervicale, en ménageant la veine jugulaire externe et refoulant en haut la glande sous-maxillaire, si elle se présente dans la plaie.

4° Diviser avec précaution le feuillet profond de l'aponévrose cervicale, en ménageant les veines que l'on peut rencontrer dans l'angle inférieur de la plaie. Si l'on trouve, chemin faisant, des ganglions lymphatiques gênants, on les enlève par énucléation.

5° Repousser en avant le tronc commun des veines faciale et linguale, reconnaître dans l'angle supérieur de la plaie le tendon postérieur du muscle digastrique.

6° Rechercher et isoler la portion horizontale du nerf grand hypoglosse, à égale distance du tendon du digastrique et de la grande corne de l'os hyoïde.

7° Remontant le long du nerf, isoler sa portion curviligne et le commencement de sa portion verticale; récliner en arrière la veine jugulaire interne.

8° Déchirer lentement le tissu cellulaire entre la portion horizontale de l'hypoglosse et le tendon postérieur du digastrique, et reconnaître l'artère occipitale en se servant au besoin, comme point de repère, du tubercule transverse de l'atlas.

9° Dénuder l'artère et passer le fil au-dessous, dans l'angle supérieur de la plaie, à l'aide d'une aiguille de Deschamps, qu'on enfonce entre la veine jugulaire interne et l'occipitale pour la faire sortir entre l'occipitale et le nerf hypoglosse.

B. Ligature de l'occipitale sous l'apophyse mastoïde. Les points de repère superficiels sont la pointe et le bord postérieur de l'apophyse mastoïde ; les points de repère profonds, la rainure digastrique et le ventre postérieur du muscle digastrique.

Position du sujet. Décubitus dorsal, les épaules soulevées, la tête étendue et la face tournée vers le côté sain.

1° On commence, à un centimètre au-dessous et en avant de la pointe de l'apophyse mastoïde, une incision que l'on conduit en arrière, dans une étendue de 5 centimètres, parallèlement au bord postérieur de cette apophyse, on divise la peau, le tissu sous-cutané et l'aponévrose d'enveloppe.

2° On coupe directement, dans toute l'étendue de la plaie, le sterno-mastoïdien et son aponévrose d'insertion.

3° On divise de même, avec précaution, le splénius et son aponévrose à fibres nacrées resplendissantes. Le doigt enfoncé dans la plaie sent la rainure digastrique.

4° On soulève avec des pinces, et on coupe à petits coups, une mince aponévrose qui tapisse la face profonde ou antérieure du splénius.

5° Partant du ventre postérieur du digastrique, dans l'angle antérieur de la plaie, on déchire et on écarte avec le bec de la sonde le tissu cellulaire. On dénude l'artère et on passe le fil au-dessous, avec une aiguille courbe engagée du côté de la veine. J. Chauvel.

OCCIPITO-ATLOIDIEN. *Voy.* Droit postérieur.

OCCIPITO-ATLOIDIENNE (Articulation). *Voy.* Atlas.

OCCIPUT. Partie postérieure de la tête correspondante à l'os occipital. D.

OCCLUSION. Rapprochement des bords d'une ouverture naturelle ou des parois d'une cavité (*voy.* Intestins, Paupières, Vagin, etc.). D.

OCCON (Les).

Occon (Adolphe). Médecin allemand, né à Osterhausen, dans l'Ost-Frise, en 1447; mort en 1503. Il fut successivement médecin de l'évêque d'Augsbourg et de l'archiduc Sigismond d'Autriche. Il paraît qu'il connaissait fort bien les belles-lettres et la langue latine et qu'il contribua au renouvellement des études classiques en Allemagne. On trouve plusieurs lettres d'Occon dans le Recueil de celles adressées au savant Reuchlin.

Occon (Adolphe). Médecin allemand, fils adoptif du précédent, naquit à Brixen, dans le Tyrol, en 1494. Il étudia l'art de guérir dans les universités les plus célèbres de l'Italie, et obtint le bonnet de docteur à Bologne en 1519. Il se fixa ensuite à Augsbourg où il fut nommé peu après physicien et médecin de l'hôpital, et exerça son art avec la plus grande distinction pendant plus de cinquante ans.

Occon mourut en 1572, laissant un petit traité sur la peste, faussement attribué par quelques auteurs à son fils :

Was die Pestilenz an sich selbst sey, mit ihren Ursachen und Arzneyen. Augsburg, 1535, in-4°. L. Hn.

Occon (Adolphe). Fils du précédent, était un médecin et un numismate fort savant. Il vit le jour à Augsbourg le 17 octobre 1524. Reçu maître ès arts et docteur en médecine à Ferrare en 1549, il fut nommé en 1564 médecin de la ville d'Augsbourg, où il devint par la suite doyen du collége médical. Il perdit ces emplois en 1584, parce qu'il s'était opposé avec violence à l'introduction du calendrier grégorien.

Occon avait particulièrement étudié le grec et il contribua beaucoup à remettre en honneur l'étude de cette langue en Allemagne; ses connaissances étaient du reste fort étendues, et il entretenait des rapports suivis et une correspondance active avec les hommes les plus savants de son temps, tels que Conrad Gesner, Frischlin, Ortelius, Reusner, etc. En médecine, il était grand partisan de la rhubarbe, et il la prescrivait dans la plupart des maladies. Sa pharmacopée : *Pharmacopœa augustana* (Augustæ Vindel., 1464, in-fol.), resta en honneur pendant près d'un siècle dans toute l'Allemagne ; elle fut réimprimée douze fois, la dernière en 1734; cependant dès 1652 Zwelffer signala les lacunes, du reste inévitables, qu'elle renfermait.

Quoique d'une constitution fort délicate, Occon arriva à un âge très-avancé; il mourut le 28 septembre 1604, laissant, outre la pharmacopée (Vindobonae, 1574, in-fol.; 1580, in-12; 1597, in-4; 1613, 1622, 1640, in-fol.; Gondae, 1653, in-8; Vindob., 1673, in-8; 1684, 1694, 1710, 1734, in-fol.) :

I. *Imperatorum romanorum numismata a Pompejo magno ad Heracleum.* Antverpiæ, 1579, in-4°; August. V., 1601, in-4°; Mediolani, 1683, 1730, in-fol. (ouvrage classique sur la matière). — II. *Inscriptiones veteres in Hispania repertæ.* Basilæ, 1592, 1596, in-fol. — III. *Observationes medicæ; Carmen in Obitum Conr. Gesneri; Epistola græca ad C. Gesnerum de oxymelli helleborata aliisque ad rem medicam spectantibus.* In *Epistolæ medicæ Gesneri.* — IV. *Epistola de rheubarbara,* dans l'ouvrage de Laurent Scholz. — V. Diverses autres publications numismatiques, un manuscrit sur les monnaies consulaires et plusieurs traductions d'ouvrages grecs, entre autres du *Traité des vertus et des vices,* d'Aristote. L. Hn.

OCCULTES (Sciences). Ces termes appellent une double explication.

Il ne faut appliquer ici au mot *science* que son sens strictement étymologique. Posséder la science des choses occultes, c'est simplement les savoir (scire); c'est croire à un ordre de phénomènes tout particuliers, contraires, ou paraissant l'être, au jeu spontané des forces de la nature, et connaître les pratiques à l'aide desquelles on peut disposer de ces forces et produire ces phénomènes. Rien, dans ce groupe de connaissances, de semblable à quelqu'un de ces autres groupes, issus de l'observation, de l'expérience, de la réflexion, du travail synthétique de l'esprit, qui sont les sciences proprement dites et qu'on appelle la physique, la chimie, l'astronomie, etc. Il est même des cas où le nom de science répond encore moins, si c'est possible, à ce qu'il prétend désigner : c'est quand l'individu, au lieu de mettre en mouvement, par des conjurations, par un pacte, les puissances surnaturelles, en est le jouet et acquiert malgré lui — on peut dire sans le savoir — certains dons extraordinaires, comme celui de prédire l'avenir. Il en est ainsi dans la possession démoniaque, qui ne peut néanmoins, comme on le verra tout à l'heure, être distraite des sciences occultes et qui y a été en effet comprise. Dans cet état, le sujet ne fait acte ni de science, ni de savoir, ni de connaissances quelconques, et n'est plus que matière à observation. Le mot de sciences occultes n'a pas de signification beaucoup plus plausible, si on l'applique à l'ensemble des connaissances que peut posséder sur ce sujet un homme instruit. Ce n'est pas posséder une science que de connaître l'histoire et les pratiques de la magie.

En second lieu, le qualificatif *occulte* ne dérive pas de la nature cachée, invisible, des forces de la nature; il exprime seulement que les sciences ainsi qualifiées sont secrètes. Créé pour un temps où la magie, très-répandue, avait ses dépositaires particuliers et se trouvait placée sous la menace du bras séculier comme du bras religieux, le mot, peu à peu, a cessé d'être exact; il ne s'est d'ailleurs jamais adapté bien rigoureusement à tout l'ensemble des faits compris sous la dénomination de sciences occultes.

Cet ensemble de faits, d'où est-il venu, et de quoi se compose-t-il?

Il est venu de partout et de tous les temps. L'histoire de tous les peuples montre, à son origine, la superstition, la croyance à des êtres, à des forces distinctes, se partageant le gouvernement de la nature, de l'homme, des animaux, des plantes, de la matière inanimée. On a pu rencontrer en Australie, aux îles Salomon, aux Andamans, en Californie, dans l'Afrique centrale, des peuplades sauvages dépourvues en apparence de toute idée religieuse, de tout dogme, de tout sacrifice, de tout culte, mais il reste douteux à nos yeux, qu'un seul soit exempt de croyances superstitieuses, je veux dire de croyances à la vertu mystérieuse de certaines figures, de certains objets, ou aux esprits cachés, ne serait-ce que ceux qui agitent les arbres ou qui font gronder le tonnerre. Et à ce sujet je ne puis m'empêcher de faire remarquer que, de la croyance aux esprits à la crainte des esprits, et de la crainte des esprits à des pratiques extérieures ou mentales, en vue de les apaiser ou de les effrayer (car il est des sauvages qui gourmandent et injurient leurs dieux), la distance est si courte, la pente si naturelle et si forte, qu'on se prend involontairement à mettre en doute l'exactitude des renseignements relatifs à des peuples avec lesquels les communications orales sont fort difficiles, particulièrement sur des sujets de métaphysique, et dont l'infériorité intellectuelle et morale est ce qui empêche le plus d'en mesurer le degré. Cette réserve paraîtra plus légitime encore, si l'on ajoute que ces renseignements ont été contredits, à l'égard de certaines peuplades, par des témoignages ultérieurs, ou l'étaient même déjà par anticipation. Il paraît bien en être ainsi, par exemple, pour les tribus des rives septentrionales du Nil blanc, pour les Samoans, etc. (*voy.* Tylor : *la Civilisation primitive*, t. I, p. 482 et suiv.). Ce qui prouve, comme je le disais, combien peut être trompeuse l'observation en cette matière délicate, et de combien il s'en faut que cette époque *préreligieuse* (ou antérieure à toute religion), dont on a voulu faire le pendant de l'époque *préhistorique*, ait le droit de figurer parmi les phases successives du développement de l'humanité.

L'homme, donc, a une tendance native à symboliser la nature. Cette tendance, il la prend en lui-même. Quelque voisin de la brute que soit un homme, il a conscience de sa personnalité; il sait qu'il peut quelque chose. Confusément, il pense qu'il est une cause, et cette idée de cause, il la transporte hors de lui. Puisqu'il peut produire un bruit en soufflant dans un tube ou en frappant un métal, celui qu'il ne produit pas, le bruit de l'air, par exemple, l'est donc par un autre, et c'est cet autre qui est la puissance cachée. Dire, comme plusieurs, que le sauvage substitue par là une notion subjective à une notion objective, ce n'est pas assez : le sauvage *imagine* une cause externe, à la bonne heure ; il symbolise un phénomène, soit; mais l'idée de cause a précédé le symbole, et telle est la vraie racine psychologique de ce genre de supernaturalisme.

Voilà donc le premier pas fait dans cette voie par l'homme primitif; il personnifie les puissances de la nature. Mais cette personne occulte qu'il s'est figurée, elle affecte sa propre personne ; elle lui nuit ou elle le sert ; elle lui procure du plaisir ou de la peine. Par là s'éveillent en lui, non plus deux idées, mais deux sentiments : l'espérance et la crainte, que personne ne s'avisera de contester au sauvage, quand on les rencontre chez les animaux. Le sauvage craint son semblable et il espère en lui ; par la même disposition interne, il a les mêmes sentiments à l'égard des forces qu'il a personnifiées. Or, tout sentiment, tout désir, toute répulsion se réfléchit dans un acte. C'est la loi de la nature humaine, et l'on pourrait dire de toute la nature. L'affinité réciproque de deux corps bruts, leur *sympathie*, comme on disait autrefois, se satisfait par une combinaison. L'homme qui désire demande; l'homme qui craint supplie ; et, pour attirer le plaisir comme pour écarter la peine, il se répand en promesses, il offre des soumissions, des mortifications, des cadeaux, des sacrifices. Ainsi fait le sauvage à l'égard de ses dieux, et les pratiques de la superstition commencent. Quelquefois, comme je l'ai dit, au lieu de prier, il commande : c'est quand il s'est fait des puissances invisibles une idée inférieure. Il est en effet des tribus où l'homme se croit au-dessus de ses fétiches ou de certains d'entre eux; cette vue de la supériorité relative de l'homme entre même dans certaines formes de superstition (La Kabbale). Dans tous les cas, il s'établit entre la nature et l'homme une sorte de commerce, de fréquentation journalière et presque de familiarité, d'où l'on voit aisément sortir les pratiques de la magie et du sortilége. Placez maintenant dans ce milieu quelques hommes mieux doués que ceux qui l'entourent, plus appliqués à l'observation des phénomènes naturels, voyant plus clair dans le cœur humain, plus ingénieux à imaginer des rites, avec tout cela portés à la domination, et vous aurez ce qu'on trouve au berceau de toutes les antiques religions : le prêtre sorcier.

Je n'ai parlé jusqu'ici que de cette personnification des forces de la nature qui fait de celles-ci des dieux, des fétiches, des démons, et tout le fretin de ces esprits qu'on appellera plus tard fées, ondins, elfes, duses, aubes, gnomes, grigris, etc. Mais l'imagination humaine n'est pas toujours allée jusque-là; ou plutôt à côté de ce symbolisme elle a placé d'autres croyances, également superstitieuses, où l'on ne peut voir qu'une conception fausse de la nature et une interprétation arbitraire et fantaisiste de ses énergies, c'est le système des *influences*. Par exemple, le mélange de certaines substances, ramassées en de certains lieux, à de certaines heures, dans de certaines conditions, deviendra propre aux maléfices. Une maladie pourra se transmettre d'un sujet à un autre au moyen d'une corde allant de l'un à l'autre. La direction du vol d'un oiseau aura une signification heureuse ou malheureuse, etc. Dans d'autres circonstances, quelque fausse notion des phénomènes et de leur succession, des vertus inhérentes aux différents corps (aux astres, par exemple, ou aux plantes) ou de celles qui peuvent leur être communiquées par des pratiques spéciales (certains signes, certaines paroles, et plus tard l'aimant), ou encore de celles qui survivent dans une partie séparée du tout (les cheveux, les ongles, un morceau de peau), ou enfin l'hypothèse de corrélations mystiques entre certains corps et certains autres (entre les astres et l'homme), tout cela donnera le moyen d'annoncer les événements futurs, d'exercer sur les objets animés ou inanimés des influences occultes, de faire naître ou de guérir une maladie.

Pour apprécier justement ces croyances, il faut tenir compte du milieu, du temps où elles sont formées; la plupart étaient sincères, et on peut même l'affirmer de toutes celles qui ont apparu à l'origine des sociétés. En l'absence de notions scientifiques sur le monde, tout pouvait paraître possible, et ce qui est pour nous bizarre et insensé pouvait passer pour naturel tout autant que tel autre phénomène d'observation commune. Aussi le sorcier de nos jours est-il, pour le vulgaire, un personnage plus redoutable encore que le sorcier des temps primitifs parce que, lorsqu'il détourne une source, dessèche les récoltes, fait périr les arbres, ou rend une vache stérile, on sait que non-seulement il dispose d'un pouvoir occulte, mais encore que ce pouvoir va jusqu'à déranger l'ordre des phénomènes naturels; et c'est une impression de ce genre qu'a toujours faite et que fait encore sur les populations la vue de ces êtres misérables auxquels s'attache une idée de maléfice : les Moundas dans l'Inde, les Jakouns au Japon, les Cagots chez nous. Mais la même cause qui, dans la succession des temps, a accentué le caractère surnaturel des opérations magiques, cette cause, qui n'est autre que le progrès de la science et de la raison, les a de plus en plus compromises aux yeux des gens éclairés; et comme ces opérations ont toujours profité à quelqu'un ou à quelque chose, à la thaumaturgie privée, à la religion et à l'État; comme d'ailleurs, en dehors de tout calcul, elles sont de nature à surexciter la curiosité publique et à revêtir d'une autorité incomparable celui qui sait les produire, on a mis à leur service la science et la raison elles-mêmes, auxquelles on a demandé des moyens de supercherie. Dévoiler les pieuses supercheries dans l'antiquité; montrer qu'on y avait recours chez les différents peuples dès les premières lueurs de la civilisation; faire dans cette œuvre ténébreuse la part des connaissances physiques, chimiques, astronomiques, météorologiques (connaissances souvent bien bornées et bien grossières, mais inaccessibles à la foule), ç'a été de nos jours l'œuvre particulière d'Eusèbe Salverte.

Ce n'est pas à cette place qu'il doit être traité en détail des sciences occultes. Celles-ci ont des aspects divers, appelant des articles spéciaux, et c'est en indiquant ces aspects, en établissant les principales divisions du sujet et en distribuant ainsi la matière, que nous terminerons cet exposé.

Toutes les manifestations des sciences occultes ont ce caractère commun qu'elles sont provoquées par l'homme en vertu d'une force qui est en lui, qui sort de lui et qui lui donne la faculté de commander à la nature. C'est la différence du miracle au prodige. Le prodige est un dérèglement de la nature opéré par les puissances occultes; le miracle est une violence faite aux lois physiques par l'homme, mais en vertu d'un don fait par ces puissances. Le rapport entre l'homme et les choses invisibles n'est pas toujours entendu de la même manière. L'homme peut être, on l'a noté plus haut, envahi, pris d'assaut par le génie, par le démon; et, bien que dans cet état il puisse exécuter des actions extraordinaires, miraculeuses, on peut dire qu'il obéit. C'est le démon qui agit par lui. Tel est le cas des Sibylles, des démonomanes, de tous les vaticinants. Mais l'homme peut aussi commander aux démons, quand sa force, venue de plus haut, est supérieure à la leur, comme on le voit dans l'exorcisme. Les miracles proprement religieux ou théurgiques ont tous ce caractère que l'opérant est le mandataire d'une puissance supérieure qui lui donne autorité sur les puissances inférieures. De même dans la magie simple, celle qui consiste, par exemple, à changer subitement le vin en eau, l'or en étain, l'homme dispose librement de son pouvoir privilégié ; au lieu de commander aux esprits, comme l'exorciste, il commande (mais toujours en vertu d'un pouvoir occulte) aux éléments. Ces deux états des thaumaturges, l'état passif et l'état actif, doivent être rangés également dans la catégorie des sciences occultes, parce qu'ils sont foncièrement du même ordre et que parfois, d'ailleurs, ils se succèdent chez le même sujet. Les possédés qui s'agitaient sous l'étreinte du diable, qui hurlaient, qui blasphémaient et crachaient sur l'image du Christ, se mêlaient également de jeter des sorts, de prédire l'avenir, de découvrir les voleurs, tout comme les thaumaturges qui, froidement, librement, appelaient l'esprit avec invocation, et faisaient un pacte avec lui.

Avec cette racine commune, les sciences occultes présentent pourtant une certaine diversité, quelquefois difficile à bien préciser. On a coutume d'établir une distinction entre la sorcellerie et la magie; mais cette distinction est si confuse et le sens même des mots si peu défini, que certains auteurs regardent la magie comme une sorte d'expansion de cette sorcellerie primitive, dont il a été parlé plus haut, tandis que d'autres, réservant plus particulièrement le nom de sorcellerie pour la démonomanie du moyen âge, y voient une application nouvelle de la magie. Comme telle, elle serait, par beaucoup de côtés, une recrudescence de l'antique goëtie, de cette magie malfaisante qui a reçu plus tard le nom de *Magie noire*. On n'ignore pas, d'ailleurs, que la magie de ce temps s'est exercée de plus d'une manière, et que les pratiques étymologiquement rattachées au mot SORCELLERIE (art de jeter des sorts) remontent jusqu'à l'état primitif de l'humanité. L'usage le plus général est d'attribuer à la magie les opérations qui appellent l'assistance des puissances supérieures, et à la sorcellerie les opérations réservées aux puissances inférieures.

A ces trois modes de la science occulte on consacre des articles à part : pour les deux premiers, au mot SORCELLERIE ; pour le troisième, au mot ÉPIDÉMIQUES (FOLIES), sous lequel se rangera la démonomanie.

Un autre mode mérite d'être traité sous le nom qui lui appartient : je veux parler de la *Kabbale*. Par ses sephiroths, analogues aux nombres pythagoriciens; par ses anges et ses démons, catégorisés, hiérarchisés, attachés à toutes les opérations de la nature, depuis les plus élevées jusqu'aux plus basses, démons de la lumière et démons des ténèbres, démons du bien et démons du mal ; par ces rapports mystérieux qu'elle établit entre les diverses parties de l'organisme humain et les parties de l'organisme cosmique, rapports qui joueront un si grand rôle avec Paracelse, la kabbale est un instrument merveilleusement disposé pour la magie; elle lui offre à la fois des éléments essentiels et des moyens d'action; et l'on verra que son influence s'est fortement exercée sur la médecine (*voy.* KABBALE).

A la magie, à la sorcellerie, à la kabbale, se rattachent le *spiritisme* et le *mesmérisme*. Le premier n'est qu'un rappel confus et extravagant de superstitions diverses : la croyance aux apparitions, aux *revenants* (nécromancie); la démonologie ; les esprits frappeurs, aussi vieux que tout le reste, avec leur écriture et leurs dessins; la doctrine de la transfiguration des âmes et de leurs migrations à travers les astres : le tout perfectionné et arrangé au goût du jour et à celui des salons. Le mesmérisme n'est aussi qu'un écho des mêmes rêveries, mais plus faible, plus réservé, qui a dû à l'appareil scientifique dont son étude a été entourée d'avoir, de nos jours, un certain crédit, et d'avoir gagné la faveur de quelques esprits sérieux (*voy.* Mesmérisme et Spiritisme).

Je viens d'indiquer la *nécromancie;* c'est parmi les arts magiques le plus célèbre peut-être, celui qui saisit le plus fortement les imaginations. Magicien et nécromant étaient autrefois presque synonymes. Pour cette raison même, il sera traité des apparitions dans l'article général sur la magie et la sorcellerie.

Quant à l'*alchimie*, si elle ne fait pas partie intégrante de la magie, elle y confine; mais, par son but distinct, par la nature spéciale de ses opérations, qui en a fait le prélude d'une science véritable et aujourd'hui si brillante, elle méritait un examen particulier, qu'on trouvera aux mots Alchimie et Chimie.

Enfin, la magie donne, on l'a vu, à ceux qui savent user de ses pratiques, le don de découvrir les choses cachées ; d'embrasser à la fois, comme l'œil divin, le passé, le présent et l'avenir ; de pouvoir, en conséquence, annoncer les événements futurs, révéler les événements accomplis, apercevoir distinctement ce qui se passe à distance, ou dans la profondeur de la terre, ou dans l'immensité des cieux. C'est par ce côté que la magie est le plus largement et le plus fortement entrée dans l'opinion, parce que ce côté est celui qui touche le plus à la vie sociale et à la vie domestique. Faits historiques, destinée humaine, trésors enfouis, malfaiteurs cachés, etc., le champ d'opérations est inépuisable, surtout quand, du domaine où l'esprit, le démon, vient en aide à l'homme, on l'étend à cet autre ordre de phénomènes que j'ai spécifié, relevant du mysticisme autant que de la magie, où la divination se tire de certaines corrélations supposées entre les objets ou de certaines influences de sympathie ou d'antipathie. La liste des moyens de divination est assez longue, depuis ceux qui étaient dans l'antiquité, sous le nom d'*aruspices*, des institutions d'État, jusqu'à ces pratiques plus générales, plus familières, d'importance diverse, qui se sont perpétuées à travers les siècles : la chiromancie, l'astrologie, la cartomancie, la coscinomancie, la dactylomancie, la rhabdomancie, etc. Tout cet ensemble est passé en revue dans l'article consacré à la divination (*voy.* Divination), à l'exception pourtant de l'horoscope astrologique (généthlioscopie), qui a eu trop de retentissement pour n'avoir pas son mot dans un ouvrage où l'on a cru devoir admettre le tableau à peu près complet des sciences occultes (*voy.* Astrologie).

En résumé, tout ce que le lecteur ne trouvera pas au mot *sorcellerie*, il devra le chercher aux mots : *alchimie*, *astrologie*, *divination*, *épidémique* (folie), *kabbale*, *mesmérisme* et *spiritisme*.

A. Dechambre.

OCÉANIE (*Géographie médicale*). Malte-Brun a donné le nom d'Océanie à l'ensemble des terres répandues dans le vaste espace de l'Océan compris entre les côtes occidentales de l'Amérique et celles de l'Asie, qu'il contourne jusqu'au méridien des îles Andaman et Nicobar. C'est un immense archipel développé sur une ligne de 3000 lieues, et constitué par une vingtaine de grandes terres dont la principale égale presque l'Europe en étendue, tandis que les plus petites se groupent en un labyrinthe d'îles souvent reliées entre elles par des récifs sous-marins. En longueur, l'Océanie mesure 165 degrés, du 91e degré de longitude est au 105e longitude ouest ; diagonalement au moins 20 000 kilomètres. Sa largeur, qui va en diminuant à mesure qu'on s'avance vers l'est, est comprise entre le 35e degré de latitude nord et le 56e degré de latitude sud. Sa superficie est approximativement de 10 631 000 kilomètres carrés (Dussieux). Il importe de savoir qu'on ne trouve plus d'habitants, dans toute cette surface, au delà du 23e degré latitude nord, du 110e degré longitude ouest, et enfin du 47e degré latitude sud (Dumont d'Urville).

L'Océanie, par sa situation, par sa constitution géologique, se différencie suffisamment des grands continents de l'Orient et de l'Occident pour en être complétement séparée : elle forme la cinquième partie du monde. A l'est, une mer vaste et profonde l'isole complétement de l'Amérique. A l'ouest, le 90e degré de longitude est, qui sépare les parages de l'Australie de ceux de Madagascar, la limite de l'Afrique avec laquelle elle a plus d'affinité. Au nord, la mer de Chine et le détroit de Malacca la séparent moins de l'Asie que les grands archipels de la Malaisie ne l'en rapprochent.

DIVISIONS. La division fondée par Dumont d'Urville sur l'étendue des îles et les différences ethnographiques ayant été adoptée pour les articles MALAISIE, MÉLANÉSIE, AUSTRALIE, je me bornerai dans cet article, tout en m'efforçant de ne rien omettre de général, à l'étude de la géographie médicale de la Polynésie et de la Micronésie.

CONSTITUTION GÉOLOGIQUE ET FORMATION DU SOL DE L'OCÉANIE. Les archipels et les îles de l'Océanie ne sont pas dispersés sans ordre sur l'immense surface de l'Océan, mais disposés, comme les chaînes de montagnes des grands continents, suivant des lignes régulières qui appartiennent à différents systèmes de soulèvement. « Il est au moins remarquable qu'un si grand nombre d'îles soient situées, à quelques exceptions près, comme les îles Sandwich et la Nouvelle-Zélande, entre le 23°,28′ latitude boréale et le 23°,28′ latitude australe, et qu'il reste un espace immense sans île à l'est des groupes Sandwich et Nouka Hiva, jusqu'aux côtes de l'Amérique » (Dana, *Geology, or U. St. exploring Expedit. under the Command. of Charles Wilkes*, t. X, 1849, p. 12). En généralisant les vues de l'éminent géologue américain sur la configuration et la disposition des archipels, sur les périodes de soulèvement et de dépression par lesquelles passent de vastes étendues du sol sous-marin, on peut rapporter le relief actuel de l'Océanie à deux actions principales : 1° l'action ignée, 2° l'action des zoophytes coralligènes.

Action ignée. Des volcans en ignition, des îles de basalte et de trachyte, pourvus de cratères, ne donnent qu'une idée insuffisante de l'influence de l'action ignée sur la formation du sol de l'Océanie, si les îles de coraux reposent, comme le croit Dana, sur des hauts-fonds constitués par des îles basaltiques. Dans cette hypothèse, il faudrait évaluer à plus de 1000 le nombre des ouvertures volcaniques situées au-dessus ou au-dessous de la surface de la mer. Quoi qu'il en soit, Dana compte, dans toute l'étendue de la mer du Sud, 350 îles de basalte et de trachyte, et 290 îles de corail.

Les volcans en activité les plus importants sont : le Mauna-Loa aux îles Sandwich; les volcans de Tafoa et d'Amargouta des îles Tonga; les volcans de Tanna et d'Ambrym aux Nouvelles-Hébrides; le volcan de Tinakoro, dans le groupe de Vanikoro; le volcan de l'île Sesarga, dans le groupe Salomon; parmi les Mariannes le volcan de l'île Gougouan, de l'île Pagon, celui de la Grande-Ascension. La Nouvelle-Guinée présente deux volcans actifs.

L'Océanie présente dans une grande partie de son étendue des traces plus ou moins récentes d'une ancienne activité volcanique : des cônes de cendres, des cratères, des lacs dont quelques-uns sont remplis d'eaux bouillantes, des îlots fumants, des solfatares, des colonnes de vapeur, des sources thermales. Toute l'île d'Hawaï doit son existence au soulèvement de trois montagnes volcaniques. Le reste de l'archipel est formé de roches volcaniques. Dans la Nouvelle-Zélande, Dieffenbach a signalé l'existence de roches basaltiques et trachytiques, de lacs, de cônes de cendres. L'archipel Viti est basaltique et trachytique. Les mêmes formations paraissent avoir élevé au-dessus du niveau de la mer l'archipel de Samoa ou des Navigateurs, de Tonga ou des Amis. Taïti, qui ne présente que peu de traces de sa formation ignée; les îles Gambier et Pitcairn, l'île de Pâques, sont également basaltiques et trachytiques. L'île de Pâques est traversée par une rangée de cratères.

Iles de Corail. Tandis que les formations ignées ont élevé le sol de l'Océanie à des hauteurs qui atteignent 3000 mètres, les îles produites par les zoophytes coralligènes ont été justement décrites par Forster sous le nom d'îles basses. Les îles basses, au nombre de 190, occupent une zone irrégulière s'étendant de chaque côté de l'équateur, à une distance qui ne dépasse jamais le 30e degré de latitude, parce que dans ces limites la température des eaux de l'Océan ne s'abaisse jamais au-dessous du degré de chaleur (20 degrés centigrades) nécessaire à l'existence des caryophyllées, des astrées, des madrépores et des méandrines, qui, en séparant le carbonate de chaux des eaux de la mer, édifient, particule à particule, avec leurs coquilles et le carbonate de chaux qui résulte de leur décomposition, des récifs de 400 milles à 1200 milles de longueur.

Toutes ces constructions singulières, étant l'œuvre d'animaux qui ne peuvent vivre hors de l'eau ni à une profondeur de plus de 20 à 30 brasses, sont les vestiges incontestables d'un double mouvement de soulèvement et de dépression du sol de l'Océanie. Lorsqu'on les trouve sur les parois d'un cône volcanique, à une hauteur de 100 mètres, comme à Rotta, l'une des Mariannes, il est manifeste qu'elles ont suivi le sol qui s'élevait, tandis que, lorsque la sonde permet de constater leur présence à une grande profondeur, il ne saurait y avoir de doute sur l'affaissement progressif des hauts-fonds qui ont servi de base aux premières constructions. Darwin admet que, pendant que le sol se déprime graduellement, entraînant les premières constructions dans les profondeurs de la mer, les constructeurs de corail continuent leur travail vers la surface de la mer, où les attirent les conditions de leur existence : la lumière et la chaleur.

Les formations des coraux ont été décrites sous les noms d'atolls ou île à lagon, de récifs en barrières, de récifs en franges. L'atoll est un anneau de corail, de forme plus ou moins régulière, circonscrivant un lagon central dont le fond élevé par des constructions ultérieures forme le sol d'une île basse. Le récif en barrière diffère de l'atoll, parce qu'il se développe en longueur le long de la côte d'une grande terre. Il constitue la paroi externe d'un canal dont le rivage de la terre forme la paroi interne. Le récif en franges est une bordure de coraux disposés en masses rocheuses le long de la côte.

Avant que le récif submergé par la vague se transforme en sol véritable, de nouvelles modifications doivent s'y produire. Des fragments arrachés par les vagues élèvent sa surface au-dessus du niveau de la mer. Les coquilles cimentées par le carbonate de chaux fourni par les coraux morts, désagrégées par la pluie et les varechs qui s'y attachent, recouvrent le récif d'un sol fertile auquel les vents et les courants océaniques apporteront les graines des plantes dont la végétation servira d'aliment aux oiseaux voyageurs, et plus tard à l'homme.

Topographie. L'Océanie est constituée par environ 640 îles, réunies en 25 groupes dont les principaux, en allant de l'est à l'ouest, sont :

Polynésie. L'île de Pâques, par 27°,11′ latitude sud et 111°,55′ longitude ouest. Éloignée de toute terre par une distance de 800 lieues, l'île de Pâques élève, d'environ 350 mètres au-dessus de la mer, un sol formé de volcans éteints, sans arbres, sans eau. Sa population, évaluée à 2000 habitants en 1786 (La Peyrouse), était réduite, en 1872, à 275 habitants. La phthisie, les scrofules, la variole, le suicide, y sont les causes principales de la mortalité (Rey, *Arch. de méd. nav.*, 1873).

L'archipel de Gambier, par 25 degrés latitude sud et 137 degrés longitude ouest, est composé de 4 îles dont Mangareva est la principale. Situées au sud-ouest des îles basses ou de Pomotou, les îles Gambier appartiennent, par la constitution du sol et l'élévation du mont Duff (400 mètres), aux îles hautes. Leur population qui, en 1838, était d'environ 2000 habitants, était réduite en 1871 à 930 habitants. De 1840 à 1871, les décès donnent un excédant de 480 (naissances 1581, décès 2061); les causes principales de la mortalité sont : des épidémies de maladies fébriles avec délire, séparées par des intervalles de sept à huit années ; les affections scrofuleuses et tuberculeuses, les maladies de poitrine (Le Borgne, *Géogr. méd. des îles Gambier*. Thèse de Paris, 1872).

Archipel Dangereux ou des Pomotous. Entre les îles Gambier au sud et les Marquises ou Nouka-Hiva (voir l'art. Marquises), se développe au nord dans un espace de 500 lieues de longueur par 8 à 20 degrés latitude sud et 140 à 150 degrés longitude ouest et dans une direction est-sud-ouest à l'ouest-nord-ouest, une suite d'environ 60 à 70 îles basses ayant le plus souvent un lagon intérieur, entouré de brisants. Le sol est madréporique et sablonneux ; la végétation admirable ; mais l'eau est saumâtre, chargée de carbonate de chaux, et impropre à la cuisson. Gais, doux, expansifs, comme les Taïtiens, les habitants des Pomotous sont passionnés pour la danse, la musique ; ils ont un goût prononcé pour les liqueurs alcooliques. Les maladies dominantes sur les Pomotous sont : l'éléphantiasis, la phthisie, le carreau et la syphilis. Les vieillards et les malades sont complétement délaissés (Rochas, *Nouv. ann. des voy.*, t. III, année 1860).

L'archipel de la Société ou Taïti, par 17 degrés latitude sud, et 151 degrés longitude ouest, est formé de pics volcaniques qui, s'abaissant graduellement, présentent à leur base des vallées sinueuses à collines de basalte, recouvertes d'une végétation luxuriante. La population, évaluée par Cook à 30 000 habitants, était réduite, en 1818, à moins de 8000 habitants. Les maladies dominantes, parmi les naturels, sont : la phthisie et l'éléphantiasis ; parmi les Européens, la dysenterie et la fièvre typhoïde, qui a été observée à l'état épidémique, en 1849, par M. Gallerand, en 1853, par M. Prat. La variole a été importée à Taïti en 1842 (*voy.* l'art. Taïti).

L'archipel de Hawaï (îles Sandwich) est le plus septentrional de la Polynésie. Il s'étend du 157 au 161 degré longitude ouest, et du 17 au 23 degré latitude nord. C'est un groupe de 11 îles volcaniques dont la plus considérable, Hawaï, d'une superficie de 4000 milles carrés, est formée par 4 montagnes élevées de 4800 à 3344 mètres, interceptant entre elles un vaste plateau central. La population, évaluée par Cook en 1778 à 300 000 habitants, est réduite à moins de 70 000. Le chiffre moyen des décès (1908) l'emporte de 339 sur celui des naissances (1569). M. Dumas (*Une station aux îles Hawaï.* Thèse de Paris, 1861) attribue cette dépopulation aux excès alcooliques, à la prostitution, à la débauche précoce, aux avortements. La phthisie y est moins fréquente que dans d'autres archipels, bien que les îles Sandwich, qui ont tenté de s'organiser à l'image de nos sociétés européennes, soient devenues le centre d'un mouvement commercial considérable. Les communications fréquentes avec la Californie ont eu pour conséquence l'importation de la variole, de la rougeole, de la scarlatine, de la diphthérite. Mais l'affection fébrile la plus fréquente est la maladie appelée *bouhou* par les naturels, affection qui semble à M. Dumas identique à la grippe, et qu'on ne saurait rapprocher de la fièvre typhoïde qui, d'après M. Dumas, y est à peu près inconnue. L'archipel Mangia ou de Cook, par 20 degrés latitude sud et 160 degrés longitude ouest, appartient aux îles basses, dépassant à peine le niveau de la mer, bordées de récifs, recouvertes d'une végétation misérable et souvent privées d'eau. La population réduite à des ressources précaires est inhospitalière, défiante et sauvage. Les îles Hapaï ou Lafouga présentent la même constitution géologique. La population, composée de 5 à 600 habitants, présente les mêmes caractères moraux. Ce sont des marins audacieux, des guerriers pleins de résolution.

L'archipel de Hamoa ou des Navigateurs, par 13°,16′ latitude sud, et 170 à 175 degrés longitude ouest, élève ses pics volcaniques à une altitude qui dépasse la hauteur des autres montagnes de l'Océanie, et étale une végétation arborescente supérieure en beauté à tout ce que l'Océanie peut offrir de plus beau. La population, belle et vigoureuse, porte dans ses traits les traces d'un mélange avec la race mélanésienne des îles Viti. Elle a été évaluée à 80 000 habitants par Dumont d'Urville. L'assassinat de M. de Langle, raconté par La Peyrouse, témoigne de la perfidie et de l'esprit belliqueux des insulaires. Les maladies observées aux îles Hamoa sont les scrofules, l'éléphantiasis.

L'archipel de Tonga ou des Amis, par 17°,22′ latitude sud; 176 à 178 degrés longitude ouest, est formé de 4 à 5 groupes d'îles dont les plus méridionales, îles Kas et Tafua, composées de basalte et de dolérite, diffèrent des îles des autres groupes dont la formation est corallifère. La plupart des bancs qui ont fait émerger les îles Tonga sont encore vivants. Fondés à des profondeurs considérables de 3000 à 5000 mètres, ils s'élèvent à plus de 5 mètres au-dessus du niveau de la mer.

Les îles du groupe nord sont recouvertes d'une végétation splendide : de vastes forêts d'arbres à pain, de bananiers, de cocotiers, au milieu desquelles on cultive sur d'immenses clairières la patate douce, le mûrier à papier, les malvacées et les fougères arborescentes. Comme spécimens de la faune particulière des îles Tonga, il faut mentionner une chauve-souris frugivore et des perroquets à queue plate (*Année géographique*, 1879, p. 262).

Les habitants, au nombre d'environ 30 000, sont grands, bien faits, de race polynésienne, presque blancs, de belles proportions, à physionomie agréable; plus graves et plus sérieux que les naturels de Taïti, moins sauvages que les Néo-Zélandais, ils se rapprochent du type européen, bien que les lèvres soient grosses et les paupières relevées à la chinoise aux commissures externes.

Industrieux, les habitants des îles Tonga ont dû à leur caractère hospitalier le nom d'îles des Amis que leur donna Cook. Convertis au christianisme, ils vivent sous une sorte de monarchie constitutionnelle, et depuis le traité conclu en septembre 1876, entre le roi Georges Ier et le gouvernement allemand, se trouvent placés à moitié chemin entre les établissements français de la Nouvelle-Calédonie et de Taïti et les établissements des États-Unis (îles Samoa) et de l'Angleterre (îles Fidjy).

Les habitants des îles Tonga pratiquent quelques procédés chirurgicaux. Les maladies signalées par les voyageurs sont : les fièvres intermittentes, les maladies tuberculeuses, la syphilis, le pian, l'éléphantiasis, des ulcères rebelles appartenant à la syphilis ou à la lèpre.

La Nouvelle-Zélande termine au sud-ouest, par 34°,12′ à 47°,20′ latitude sud, et 164 à 178 degrés longitude est, la longue suite des archipels de la Polynésie ; elle sera l'objet d'un article particulier.

Micronésie. Au nord-ouest des archipels de la Polynésie se déroule une chaîne d'îles basses, formées de massifs de coraux, tantôt isolées, tantôt groupées en petits archipels. Les principales sont les îles King-Smil, les îles Gilbert, les îles Marshall, qui forment comme une ramification sud-est des Carolines qui, avec les Mariannes et les Palaos, constituent la Micronésie.

Les Carolines couvrent une zone étroite, comprise entre le 6e et le 10e degrés latitude nord et le 135e et le 169e degrés longitude est, d'environ 500 îlots réunis par groupes de 15 à 30. Les îles Palaos forment le dernier anneau de la chaîne à l'ouest ; l'île Radich à l'est. Les îles septentrionales sont plutôt volcaniques. L'ensemble est formé d'atolls verdoyants qu'entoure un immense développement de récifs extérieurs, tandis que des lagons profonds en occupent l'intérieur. Les Carolins des îles basses sont hospitaliers, doux, actifs, souvent divisés en castes ; d'une couleur cuivrée. Ceux des îles élevées, adonnés à la guerre et méritant moins d'intérêt, sont connus par leur perfidie et leur cruauté. Les Carolins diffèrent par les traits et les mœurs des Polynésiens ; habiles navigateurs, habitués à de longs voyages, ils possèdent à la fois la connaissance de la situation des constellations et celle du maniement nautique de leurs pirogues. Les maladies des Carolins sont : la dysenterie, la phthisie, la lèpre furfuracée et peut-être la lèpre tuberculeuse.

L'archipel des Palaos ou îles Pelew, situé au nord de la Nouvelle-Guinée, à l'ouest des Carolines, entre 6°,53′ et 8°,9′ latitude nord, et 133°,39 et 127°,39 longitude est, est composé de 18 îles basses très-fertiles. La population très-disséminée est d'origine malaise, elle est connue pour son énergie et sa férocité.

L'archipel des Mariannes est une chaîne de 17 îles d'origine volcanique, s'étendant du 13e au 21e degré latitude nord par 143 degrés longitude est, sur un espace de mer de 150 lieues environ. Découvert par Magellan, en 1521, l'archipel des Mariannes était occupé par une population évaluée à 100 000 habitants par les uns, à 40 000 par d'autres. Les persécutions religieuses, des famines, des épidémies, avaient réduit la population au chiffre de 3539 habitants en 1710. Après un nouvel accroissement, l'importation de la variole, en 1856, amena un nouvel abaissement. C'est à peine si on compte présentement 5610 habitants dans tout l'archipel (*Annal. hydrologiques*, 1865).

Les habitants des Mariannes sont, d'une part, des hommes de race cuivrée, nommés Indiens Chamorros, qui ressemblent aux Tagals et aux Visayos des Philippines ; d'autre part, à l'île Saypan, des noirs carolins, robustes, vigoureux et aussi actifs que les Chamorros sont indolents. Les maladies des Mariannes sont : la syphilis, la lèpre, la variole.

Orographie. Hydrographie. Climat. L'Océanie est hérissée d'inégalités orientées régulièrement, présentant cette particularité que celles qui dominent le relief général sont situées à l'extrémité des chaînes principales ou secondaires. Au nord, les îles Hawaï s'élèvent, au Mauna-Kea, à 4840 mètres ; les îles Taïti, à 3734 mètres au sommet de l'Orohéna. Au sud, la Nouvelle-Zélande, élevée de

4000 mètres, termine la chaîne méridionale. Sur 25 groupes d'îles, 19 suivent une direction nord 50°-60° ouest; 6 la direction nord 20°-30° est. La Nouvelle-Calédonie, la Nouvelle-Guinée, les Nouvelles-Hébrides, les îles Salomon, Gambier, Taïti, Pomotou, qui coupent l'Océan entre 12 et 27 degrés latitude sud, suivent la direction nord-ouest; les Mariannes, les Carolines, les îles Murgraves, les îles des Navigateurs et des Amis, la direction nord-est. Il en est de même de l'île méridionale de la Nouvelle-Zélande, tandis que la côte septentrionale suit la direction nord-ouest.

L'Océanie présente, sur les différentes régions de son étendue, les conditions climatologiques qui se suivent, depuis l'équateur jusqu'au 48e degré de latitude. Il ne saurait donc être question de sa météorologie, si ce n'est dans ce qu'elle a de général : l'égalité de température et la prédominance de l'humidité particulières aux climats insulaires. Ces influences, auxquelles on doit attribuer la magnificence de la végétation et la beauté du type humain, ne sont pas sans danger pour le développement et la direction des énergies particulières à l'homme. Privé des alternatives salutaires des saisons, qui équilibrent ses forces, l'homme s'abandonne aux excitations d'un climat excitant, s'énerve dans les plaisirs sexuels, et subit les prédispositions fatales d'un tempérament lymphatique exagéré.

Les courants atmosphériques et maritimes, entraînés dans un sens opposé au mouvement de la terre, ont une direction générale de l'est à l'ouest. L'échauffement des grandes terres, qui détermine la direction des brises de terre, modifie celle des vents alisés, tandis que leur rapidité s'accroissant entre les terres élevées crée des intempéries dangereuses pour la santé.

L'immense évaporation qui se produit sous l'influence d'un soleil vertical, la perméabilité des roches madréporiques, la pente rapide des cônes volcaniques, rendent inhabitable une grande partie de l'Océanie complétement privée d'eau. Les lacs, les rivières, appartiennent aux grandes terres : la Nouvelle-Zélande, Taïti. Dans les îles moins importantes, l'eau descend des sommets sous la forme de cascades, de torrents, de sources. En général, les îles basses manquent d'eau, avant qu'une végétation arborescente ne serve d'abri au sol. Sur les îles volcaniques, la végétation des plantes cellulaires qui forment le premier terreau autour des cratères est l'origine des filets des sources qui grossissent en descendant, à mesure que se développent de nouvelles plantes sur les flancs du cône, puis à sa base; de sorte que l'étendue de la surface fertilisée permet de déterminer l'ancienneté des îles, et de considérer les plus stériles comme émergées depuis l'époque la plus récente.

Flore. La flore de l'Océanie est essentiellement tropicale. Sous l'influence d'une atmosphère constamment humide, les espèces arborescentes élèvent leurs troncs énormes à des hauteurs inconnues dans nos climats, et abritent sous les cimes des tecks, des vaquois, des figuiers gigantesques, une forêt plus humble de fougères arborescentes, de cycadées, de bananiers, de myricées.

Les familles dominantes de la flore océanienne sont : parmi les Inembryonées : les Fougères; parmi les Monocotylédonées : les Aracées, les Palmiers, les Commélinacées, les Broméliacées, les Musacées; parmi les Dicotylédonées : les Cycadacées, les Myricacées, les Pipéracées, les Artocarpées, les Myristicacées, les Hernandiacées, les Verbénacées, les Myrsinéacées, les Rubiacées, les Goodéniacées, les Araliacées, les Myrtacées, les Papayacées, les Guttifères, les Papilionacées, les Térébinthacées, les Tiliacées.

Les souches de plusieurs fougères contiennent une substance alimentaire qui les fait rechercher par les naturels. A la Nouvelle-Zélande, on mange la souche de l'*Acrostichum furcatum* de Forster, et on fait une sorte de pain de la souche amère du *Pteris esculenta* Lin.

La famille des Aracées fournit à l'alimentation : le taro, *Arum esculentum* Forst.; le chou caraïbe, *Caladium esculentum* Willd.; le fruit du vaquois, *Pandanus odoratissimus* Lin., dont la tige grimpante s'élève de 25 à 30 mètres.

La famille des Palmiers donne à la flore sa magnificence, aux insulaires leurs principales ressources. Sitôt que le cocotier a couronné de son feuillage un récif madréporique, l'homme qui y aborde trouve dans son stipe, ses feuilles, ses fibres textiles, de quoi construire sa cabane, creuser sa pirogue, la garnir de cordages. Son fruit l'abreuve et le nourrit; il en tire de l'huile, du sucre. Le bourgeon du chou palmiste, *Areca oleracea* L., est comestible; l'*Areca catechu* L. fournit une espèce de cachou, son jus fermenté avec le riz donne la liqueur alcoolique appelée l'arack. Le talipot de Ceylan, le *Corypha umbraculifera* L., arbre magnifique, d'une hauteur de plus de 20 mètres, couronné de 8 à 10 feuilles embrassant une circonférence de 30 mètres, porte des baies sphériques contenant une noix comestible. La séve du *Caryota urens* est riche en sucre; son fruit, malgré sa saveur brûlante, est alimentaire. La moelle du *Sagus Rumphii* donne la fécule appelée sagou.

L'ananas appartient à la famille des Broméliacées, d'ailleurs précieuse pour ses plantes textiles.

La banane, *Musa paradisiaca* L. (Musacées); la canne à sucre, *Saccharum officinarum* L. (Cannées), sont des aliments offerts sans apprêts. La famille des Cycadacées, si intéressante par le port et l'inflorescence des plantes qui la constituent, fournit aux Néo-Irlandais une espèce de salep extraite de la moelle du *Cycas circinalis* L. débarrassée par le lavage des principes vénéneux qu'elle contient à l'état frais.

Le *Casuarina africana* L. (Myricacées) est surtout remarquable par son port, l'absence de feuilles remplacées par des gaînes.

Les Pipéracées fournissent aux habitants de l'Océanie deux excitants dont l'usage et l'abus sont entrés profondément dans leurs mœurs. Les insulaires des îles Hawaï, Nouka-Hiva, Tonga, Hamoa, composent avec le suc du *Piper methysticum* Forst. une liqueur enivrante appelée kava. Le *Piper betel* mélangé avec la noix d'arec et la chaux est un masticatoire en usage chez les Malais, les Carolins, les Mélanésiens.

L'arbre à pain, *Artocarpus incisa* L. (Artocarpées) est avec le cocotier l'espèce alimentaire la plus précieuse. L'*Inocarpus edulis* Gærtn. (Hernandiacées), l'arbre le plus élevé de la Nouvelle-Irlande, porte un fruit dont l'amande a le goût de la châtaigne. Pour les dimensions, on peut placer à côté de l'Inocarpus le *Cerbera manghas* L. (Apocynées), le *Tectona grandis* L. (Verbénacées), le *Timonius Rumphii* (Rubiacées), le *Musœnda frondosa* L. (Rubiacées).

La famille des Myrtacées est une des mieux représentées. Ses espèces les plus intéressantes sont : le goyavier, *Psydium pomiferum*, qui porte un fruit ovale, jaunâtre extérieurement, d'un rouge appétissant à l'intérieur; les variétés de Barringtonia, au brillant feuillage, aux fleurs magnifiques; les différentes espèces de bois de fer : *Metrosideros villosa* Hook. *M. diffusa* D. C., *M. obo-*

rata, Hook. l'*Eugenia malaccensis* L., l'*Eugenia pimenta* D. C. Aux Papilionacées appartiennent l'arbre à corail, *Erythrina corallodendron* Tourn., le *Pterocarpus crinaceus* Lam., qui donne le kino d'Amboine, le *Mucuna gigantea* L., *Dolichos giganteus* D. C.

Finissons par deux espèces intéressantes : le *Carica papaya* L. (Papayacées), dont la séve contient de la fibrine analogue à la fibrine animale, et dont le fruit, d'un jaune orange, est formé d'une chair épaisse qui est alimentaire ; le *Spondias dulcis* Forst. (Spondiacées), arbre au tronc énorme dans lequel on creuse les pirogues doubles, et dont le fruit, mangé à Taïti, porte le nom de pomme de Cythère.

La zone tempérée froide de la Polynésie a une flore qui présente à côté d'espèces européennes : *Apium graveolens*, *Nasturtium sylvestre;* à côté d'espèces et de genres communs à la Nouvelle-Zélande et au cap Horn : *Desmodium australe* D. C., *Drymis Ancistrum;* des familles et des espèces particulières à la Nouvelle-Zélande : les Epacridacées, Rich. : *Dacrydium cupressinum* Rich., *Podocarpus dacrydioides* Rich.; Liliacées : *Phormium tenax* Forst.

Faune. Au point de vue de la répartition des espèces animales, l'Océanie est remarquable par le petit nombre de celles qui y vivent, par le contraste des types voisins de l'homme particuliers à la Malaisie : l'orang-outang de Bornéo, et l'infériorité des types propres à l'Australie, où la classe des Mammifères est représentée par les Marsupiaux et les Monotrèmes. A part les grandes terres peuplées au nord par des espèces analogues à celles de l'ancien continent, et au sud par les remplaçants singuliers des Pachydermes, des Quadrumanes, des Ruminants : les Phalangers, les Edentés, les Kanguroos, la dissémination des espèces à la surface des îles de l'Océanie est due principalement à l influence de l'homme, aux migrations des oiseaux, enfin au concours de circonstances indéterminées.

Mammifères. L'ordre des Cheiroptères est le plus répandu. Il est représenté aux îles de la Sonde par les Galéopithèques; aux îles de la Polynésie (Taïti, Tonga, Vanikoro) par les Ptéropiens, Roussettes, qui sont disséminés dans toute l'étendue de la Polynésie : *Pteropus Tonganus P.*, *Vanikorensis*, Quoy et Gaimard.

Le cerf a été importé aux Mariannes, *Cervus Mariannus*, le babiroussa, *Sus babyrussa* L., s'est étendu des Célèbes, de Bornéo à la Nouvelle-Guinée et à la Nouvelle-Irlande. Les Phalangers volants, l'échidné de l'Australie, se retrouvent à la Nouvelle-Zélande et à la Nouvelle-Irlande. Le plus répandu des mammifères parasites est le rat. Le plus commun des animaux domestiqués est le cochon.

Oiseaux. Les rapaces sont représentés par un aigle à queue étagée, *Aquila fucosa*, *V. fucosus* G. Cuvier ; le balbusard de Buffon, oiseau de proie de la famille des faucons (Lesson), la chevèche bariolée, *Strix passerina*, *Noctua variegata* Lesson.

Les passereaux y sont très-nombreux; les Cassicans, les Calaos, les Paradisiers, particuliers à la Nouvelle-Zélande, à la Nouvelle-Guinée. On trouve dans un espace plus étendu : le martin-pêcheur à tête rousse, *Alcedo ruficeps* Cuv.; l'échenilleur, *Ceblepeyris* Cuv. Le gobe-mouche à gros bec, *Muscicarpa megarhyncha* Lesson, *M. Pomarea* Lesson.

Plusieurs espèces de pigeons : *Columba coronata* L., *Columba nicobarica* Temm., *Columba purpurata*, appelée kuru-kuru à Taïti, le merle de Vanikoro, *Turdus vanikorensis* Less. ; le traquet, *Saxicola splendens* Less.; le collier d'Urville, *Coracias papuensis* Less.; la pie-grièche grevelée, *Lanius macularius* Less.; l'héorotaire, *Melithreptus;* le *M. vestiarius* fournit aux îles Sandwich des plumes rouges d'une grande valeur; le corbeau à duvet blanc, *Corvus albicollis* Lat.

Parmi les Grimpeurs, on cite le coucou, *Cuculus taitensis* de Spermann, et de jolies espèces de perruches : *Psittacus evini* Less. (Taïti), *Psittacus taitensis* Gmel., bleu d'azur avec un bec d'un rouge corail; nonnette de Commerson; *Psittacus dorsalis* Less., dos bleu avec un ventre rouge.

Les Échassiers sont, pour Taïti : un héron à ailes blanches, *Ardea leucoptera* Vieill., et un héron gris et blanc, *Ardea bicolor* Vieill.

La classe des reptiles n'est représentée dans la Polynésie que par quelques espèces cantonnées dans des limites étroites : un petit scinque à queue d'azur (saurien) et un petit gecko à Taïti; un serpent de 2 à 3 mètres aux îles Hamoa. Les insectes sont rares. Il y a des myriapodes aux îles Tonga, des scorpions à Taïti.

Ethnographie. C'est principalement au point de vue de la prédominance de l'élément blanc, jaune ou noir, parmi les hommes qui peuplent l'Océanie, que Dumont d'Urville l'a divisée en Polynésie, Malaisie, Mélanésie. Chacune de ces régions appartenant à des races, sinon identiques, du moins semblables aux types qui les caractérisent dans les anciens continents, l'ethnographie n'a pas confirmé ces distinctions absolues; ses maîtres les plus autorisés, considérant la difficulté de trouver le type blanc ou le type jaune nettement isolé, rapportent la population de la Polynésie : 1° à la race noire; 2° à la race malayo-polynésienne.

1° La race noire comprend deux types principaux : le type papou et le type negritto.

Le type papou, qui est celui des habitants de la Mélanésie, est particulièrement accusé chez les insulaires de la Nouvelle-Calédonie. Ce sont des nègres, au teint fuligineux, à la chevelure rude, ébouriffée et laineuse, sveltes et bien pris dans leurs membres, d'une taille moyenne. Ils sont dolichocéphales prognathes.

Le type negrito, caractérisé par une petite taille, une structure frêle, une couleur noir roussâtre, une chevelure crépue chez les uns, lisse chez les autres, appartient aux Aétâs des Philippines, aux negrittos de Bornéo, aux noirs de Sumatra, aux Samangs de la presqu'île de Malacca, enfin aux noirs de l'Australie. Derniers débris de la race des premiers occupants, vivant à l'état sauvage par groupes isolés, la plupart des hommes appartenant à ce type humain présentent tous les traits d'un abrutissement complet.

2° La race malayo-polynésienne présente également deux types : le type polynésien et le type malais. Le type polynésien qui appartient non-seulement aux Kanacks de l'Océanie, mais encore aux Battaks de Sumatra, aux Dayaks de Bornéo, aux Alfouras des Moluques, est caractérisé par la prédominance des traits et des caractères anthropologiques du type blanc, la couleur du type jaune et plus rarement le crépé des cheveux et le prognathisme de la face du nègre, l'identité des traits physiques et du langage sur toute l'étendue de la Polynésie.

Supposant une origine commune, Oratio Hale et M. de Quatrefages admettent que les îles de l'Océanie ont été peuplées à une époque relativement peu ancienne par des migrations venues des archipels indiens. Les archipels de Tonga et de Samoa paraissent avoir été occupés les premiers et être devenus le centre de migrations secondaires que la généalogie de Gattaneva a permis de rapporter à des dates approximatives; c'est vers l'époque de la destruction de Carthage que les Kanacks seraient arrivés aux Marquises; en 1100, à Taïti; en 1500, à la Nouvelle-Zélande; en 1700, aux îles Chatam.

Les *Polynésiens* sont grands, bien faits, souvent d'une taille qui appartient en Europe aux hommes très-grands. Leur physionomie est agréable, et présente une variété de traits comparable à celle des Européens. La couleur de leur peau est peu foncée, surtout chez les hommes des races supérieures, qui ressemblent par le teint aux Européens des contrées méridionales; leurs cheveux sont noirs et lisses, frisés chez quelques-uns et relevés des deux côtés de la tête; ils ont le nez droit, les lèvres médiocrement grosses, les dents fort blanches, le visage ovale, les yeux noirs et bien fendus. La région frontale un peu rétrécie est légèrement inclinée; l'angle facial varie de 76 à 78. La partie postérieure de la tête est bien accusée. Le crâne donne 76,2 d'indice céphalique (mésaticéphales). Il est mésorrhinien. Son prognathisme sous-nasal est de 68 à la Nouvelle-Zélande, de 70,9 aux Marquises, de 75,0 à Taïti (P. Topinard).

Tous les Polynésiens qui, par les traits, le teint, la physionomie, semblent appartenir à la même origine et parlent la même langue, ne sont pas moins unis par les mœurs. Ils ont des dispositions pour les arts et la civilisation; les habitants des îles Sandwich sont aujourd'hui organisés politiquement. Ils ont des dynasties, des castes, des religions, des superstitions communes : le *Tabou*, qui consiste dans une privation volontaire, acceptée dans une intention pieuse et abusivement imposée par le prêtre, qui interprète la volonté de la divinité dans le sens de ses intérêts.

Enfin, tous les Polynésiens sont passionnés pour une boisson enivrante, le kava, dont la distribution s'accomplit solennellement et suivant les règles les plus sévères, touchant le rang de préséance des personnes, qui y prennent part. Tous se soumettent à l'opération douloureuse du tatouage, qui consiste dans l'introduction de matières colorantes dans des entailles qui dessinent sur la peau des signes idéographiques analogues au toddem des Américains et aux devises de nos armoiries.

D'ailleurs le contact des races polynésienne et noire, l'influence des milieux, la différence des ressources pour l'existence, particulières aux différents archipels, ont introduit dans les traits et les mœurs des variétés qu'il faut faire connaître. C'est principalement aux archipels de Tonga, de Samoa, qu'on rencontre le type polynésien mélangé, par suite des rapports avec les naturels des îles Viti, où les métis sont également très-nombreux et d'une fort belle race. A la Nouvelle-Zélande, à côté des Maoris, on rencontre une race d'hommes petits, d'une couleur aussi foncée que celle des mulâtres. En général, on rencontre en même temps l'insuffisance des ressources et les mœurs inhospitalières; la douceur et la bienveillance avec une vie facile.

Malais. Autant le type blanc domine chez le Polynésien, autant le type jaune asiatique apparaît chez le Malais, auquel M. Maury donne pour origine les montagnes du Thibet. Les Malais sont maigres, peu musclés, vifs, passionnés. Leur physionomie est empreinte de fausseté et de cruauté. Leur teint est jaunâtre plus ou moins foncé. Ils ont les cheveux noirs, gros, difficiles à lisser, quelquefois légèrement ondulés. Leur figure est plate, plutôt ronde qu'ovale, la saillie des pommettes donnant à la face un développement transversal disgracieux. Leurs yeux sont noirs un peu bridés. Le nez est gros, aplati vers le bout;

la bouche est très-grande, les lèvres épaisses, les dents noires et rongées par l'usage du siri. Le front est bombé, légèrement saillant, l'occiput aplati; le crâne est brachycéphale (81,6). Le prognathisme inférieur dépasse la moyenne de celui qui caractérise les hommes de la race jaune. Il est de 69,5 (Topinard). La langue malaise est un dialecte de la langue malayo-polynésienne.

Carolins. Toute la longue chaîne de petites îles basses qui forment la Micronésie est occupée par des populations dont le type physique, le langage, les mœurs, varient d'un archipel à un autre. Le seul caractère général qui les réunit est l'existence d'un type physique et de coutumes distincts de ceux des Polynésiens et le mélange plus ou moins accusé du type malais ou type noir. Les Carolins ont des formes régulières, souples et flexibles; leur peau est cuivrée; leurs cheveux noirs et longs sont retroussés en chignon sur le derrière de la tête, qui est aplatie comme celle des Malais. Leur physionomie est pleine de douceur, leur visage plutôt effilé qu'arrondi; leur bouche grande; les dents belles. La barbe, plus fournie que chez les Malais, est disposée comme chez les Juifs.

Les Carolins de l'île Oualan forment une population bonne, douce, hospitalière. Ils sont de petite taille, d'une couleur jaune orange; bien pris dans leurs membres. Leur front est découvert et étroit, les yeux petits et bridés, le nez épaté, la bouche grande, les dents belles, les cheveux noirs, la barbe bien fournie.

Les insulaires des îles Hall, Gilbert, Marshall, Murgrave, ont une taille peu élevée, des formes régulières, l'aspect farouche et sauvage, la peau d'un noir fuligineux, les cheveux noirs très-courts, la barbe peu fournie. Leurs cuisses sont tatouées de lignes circulaires.

Les îles Hogoleu présentent deux races distinctes. La première, laborieuse, active, de mœurs paisibles, est caractérisée par la couleur cuivrée, des cheveux noirs réunis au sommet de la tête, un front proéminent, le visage arrondi, les pommettes saillantes; une barbe bien fournie. La seconde, plus belliqueuse, constamment en guerre, se rapproche par les traits du type noir. Elle est composée d'hommes d'une taille moyenne de cinq pieds dix pouces, bien proportionnés, vigoureux. Leur teint est d'un brun foncé; leurs cheveux sont noirs, frisés, sans présenter l'aspect laineux des cheveux du nègre. Ils ont le front haut et droit, les pommettes saillantes, le nez bien dessiné, les lèvres minces, les dents belles. L'expression de leur physionomie est celle de la fierté et de l'indépendance. Ils sont tatoués et se peignent la figure en noir et en blanc (Morris).

PATHOLOGIE. Un fait ethnologique domine toute la question de la géographie médicale de l'Océanie, c'est la diminution progressive de sa population et son anéantissement probable par l'accroissement du chiffre des décès et la diminution de celui des naissances. Au commencement du dix-neuvième siècle, la population de la Nouvelle-Zélande, des Marquises, de Taïti, des îles basses, était évaluée à 1 022 000 habitants; les derniers recensements donnent un chiffre de 141 000, inférieur au premier de 880 365; ce qui équivaut à une diminution de 86 pour 100 en soixante-dix ans. Kotzebue rapporte qu'aux Mariannes, au moment de son voyage, il n'existait plus qu'un seul homme et une seule femme de sang indigène (de Quatrefages). L'île de Pâques n'a plus que 275 habitants. Aux Sandwich, le chiffre moyen des naissances 1569 est inférieur de 339 à celui des décès 1908 (Dumas). En trois ans, la population de Taïo-hac a été réduite de 400 individus à 250, sans qu'on ait eu à enregistrer plus de 3 à 4 naissances.

Cette dépopulation a des causes d'ordres différents : des guerres d'extermination, comme celles que les Espagnols ont faites par fanatisme aux indigènes des Mariannes, l'esprit belliqueux des Océaniens entretenu par le goût de la chair humaine et les incitations des prêtres, les cérémonies d'apparat dans lesquelles tout ce qui est faible et délaissé est sacrifié comme victime humaine, le dénûment et les disettes, l'infanticide accepté comme une des prescriptions des associations infâmes connues sous les noms d'Oulitanos, d'Uritoys, d'Arréoys; l'infécondité des unions consanguines et de la prostitution, dans laquelle est tombée trop facilement une race sans mœurs; enfin, les maladies diathésiques et zymotiques auxquelles on ne saurait donner une part prépondérante sans méconnaître un fait général de l'ethnologie : jamais une population n'est entièrement détruite par une épidémie; quels que soient ses ravages, elle trouve dans la résistance des races destinées à vivre des limites à son action destructive. La maladie est moins la cause de la destruction que la forme de celle-ci.

Maladies diathésiques. Tuberculose. Pour s'expliquer la disproportion qui subsiste entre les causes précédentes et le résultat qu'on leur attribue, Darwin (*Expedition on Beagle*) s'est demandé si le contact des races supérieures n'avait pas pour les races inférieures une influence destructive, soit que le sentiment de leur infériorité diminuât chez celles-ci la résistance individuelle (Broca), soit que les races européennes transportassent au loin, et sans en être atteintes, les causes matérielles des maladies qui leur sont particulières. Les nécropsies faites à Taïti par un médecin de la marine, M. Bourgarel, ayant montré l'existence des tubercules pulmonaires sur tous les cadavres examinés, on a cru trouver dans l'importation de la tuberculose la cause pathologique de la dépopulation. Nous admettons que la tuberculose est la maladie dominante de l'Océanie, comme elle l'est partout; nous croyons aux observations nécroscopiques de M. Bourgarel, parce qu'elles concordent avec celles qu'on peut faire sur presque tous les points du globe, en l'absence de conditions épidémiques; mais nous ne croyons pas à l'importation de la maladie parce que Cook a signalé l'existence de la consomption pulmonaire en Australie, sur des points de la côte que nul n'avait abordés avant lui. D'ailleurs, la tuberculose n'est pas, comme les maladies importées : la variole, la syphilis, particulière aux archipels visités par les navigateurs; mais elle se montre avec la même fréquence sur les îles qui ne sont presque jamais abordées : île Rotouma, île Oualan (Lesson).

Lèpre. Le mot lèpre est une expression trop peu déterminée pour qu'employée par les voyageurs elle suffise pour affirmer l'existence de l'une des maladies confondues sous ce nom. On ne peut mettre en doute l'existence de l'éléphantiasis des Arabes également commun aux Moluques, aux Mariannes et sur tous les archipels de la Mélanésie et de la Polynésie. M. Rochas a des doutes sur l'existence réelle de la lèpre squameuse. Il est disposé à faire de la maladie commune aux archipels de la Mélanésie et à celui de Tonga une affection voisine de l'ichthyose. Cependant, la maladie furfuracée qui a fait donner aux Nouvelles-Hébrides le nom d'île des Lépreux s'accompagne d'un prurit douloureux (Lesson) et laisse à sa suite des cicatrices blanchâtres (Rochas).

La lèpre tuberculeuse a été observée particulièrement aux îles de la Sonde (Lesson, *ouvr. cit.*); Heymann (*Desc. d. m. d. Trop.*); aux Philippines, à

Amboine (Moluques) (Hattem, *Nederl Tijdschhrips voor Geneeskunde*, 1858, t. II); enfin, à la Nouvelle-Zélande où elle est connue sous le nom de Ngerengere (*Reports of Leprosy by the Roy. Coll. of Phy.*, London, 1867).

Syphilis. La syphilis a été importée sur presque toutes les grandes terres : Australie, Nouvelle-Zélande, îles de Taïti, de Nouka-Hiva. Les petites îles, placées en dehors du mouvement de la navigation, en sont indemnes : île Rotouma, île de Pâques, île Oualan.

Tonga. M. Rochas a fait connaître sous le nom de tonga une forme de pian, particulière aux insulaires de la Mélanésie, qui, loin d'être syphilitique, occuperait dans la pathologie indigène la place de la variole.

Le *cancer* n'a jamais été observé à la Nouvelle-Zélande.

Maladies zymotiques et fébriles. Outre les maladies pandémiques : dysenteries, ophthalmies, bronchites, hépatites, qui se produisent dans leurs rapports connus avec les saisons et les latitudes, on observe sur les archipels de l'Océanie les fièvres intermittentes (Mélanésie), la Nouvelle-Calédonie jouissant seule d'une immunité restée jusqu'ici sans explication. On y observe également des fièvres continues d'une nature peu déterminée : le bouhou des Sandwich, attribué à la grippe (Dumas); la fièvre épidémique avec délire des îles Gambier (Leborgne);

Enfin les fièvres zymotiques d'Europe, qu'elles y soient naturalisées, comme la fièvre typhoïde, ou importées, comme les fièvres éruptives, des côtes de l'Amérique à l'est, des côtes de l'Angleterre à l'ouest.

La fièvre typhoïde est généralement rare en Océanie. Signalée principalement à Taïti et sur les archipels en communication avec l'Europe, elle s'y montre chez les Européens, comme maladie d'acclimatement. Milligan l'a observée en 1830, parmi les troupes anglaises de la Tasmanie. En 1841 elle sévit sur les orphelins d'un asile de la même colonie. Aux Marquises et à Taïti, elle règne particulièrement sur les équipages arrivés récemment de France (Gallerand, Prat). Thomson la dit fréquente chez les Maoris de la Nouvelle-Zélande.

Dès la fin du siècle dernier, la variole avait été importée sur le continent de l'Australie; en 1842, à Taïti; en 1853, aux îles Sandwich de la Californie; en 1863, aux Marquises et à l'île de Pâques, du Pérou.

La rougeole a fait son apparition en Océanie, en 1848, aux îles Sandwich; en 1854, en Tasmanie. La scarlatine a été observée en Tasmanie en 1843; en Australie, en 1849; à la même époque, on constata qu'à la Nouvelle-Zélande elle n'atteignait que les Européens. Le rapport annuel de la société épidémiologique de Londres, pour 1854, fait mention de la coexistence de la scarlatine et de la diphthérite aux îles Sandwich. Le rapport sur la grande épidémie de 1856 la suit en Australie, dans la Tasmanie et la Nouvelle-Zélande.

Connaissances médicales des indigènes. Un marin anglais qui, vers 1806, a fait un long séjour aux îles Hapaï, Mariner, a fait connaître quelles sont les pratiques chirurgicales que la nécessité suggère aux insulaires. Ils appellent *tapa* la saignée faite au moyen de coquilles tranchantes. Pour les tumeurs lentes, ils ont recours à une sorte de moxa fait d'un morceau de tissu ou de fruit de l'arbre à pain enflammé. Mariner vit un insulaire extraire de la poitrine la pointe barbelée d'une flèche, en se servant comme instrument d'un éclat de coquille fixé sur un morceau de bambou. Ils pratiquent la castration en incisant la peau à l'aide d'un bambou tranchant, et en prévenant l'effusion du sang par une ligature en masse, faite préalablement. Un coup d'une forte et lourde hache remplace nos procédés d'amputation.

H. Laveran.

Bibliographie. — Malte-Brun. *Géog. complète.* Paris, 1851. — Du même. *Précis de la géogr. univ.*, t. IV, p. 74. — Dumont d'Urville. *Mémoires de la Soc. de géogr.*, 5 janvier 1832. — Lesson (R.-P.). *Voyage médical autour du monde.* Paris, 1829. — Dumont d'Urville. *Voyage de la corvette* l'Astrolabe, exécuté par ordre du roi. Paris, 1830. *Botanique*, A. Richard. — Du même. *Voyage au pôle Sud et dans l'Océanie sur les corvettes* l'Astrolabe *et la* Zélée, etc. Paris, 1841-54, 23 vol. gr. in-8°. — Dussieux (L.). Article Océanie. *Encyclopédie moderne.* Didot. — J. Dana. *Geology, or U. St. Exploring Expedit. under the Command. of Charles Wilkes*, t. X, 1849, p. 12 et suiv. — Hirsch. *Handbuch der historisch geographischen Pathologie.* Erlangen, 1860. — Boudin. *Traité de géographie médicale.* Paris, 1857, 2 vol. gr. in-8°. — *Archives de médecine navale :* Rochas. *Nouvelle-Calédonie*, janvier 1866. — Du même. *Taïti*, 1866. — Rey. *Ile de Pâques*, 1873, t. XIX, p. 161. — Brassac. *Ile Gambier*, 1876, t. XXVI, etc. — Dumas (P.-M.). *Une station aux îles Hawaï.* Thèse de Paris, 1861. — Le Borgne (J.-P.-M.). *Géographie médicale de l'Archipel des îles Gambier.* Thèse de Paris, 1861. — Comeiras. *Topographie médicale de l'Archipel de la Société.* Thèse de Montpellier, 1845. — *Dictionnaire encyclopédique.* Art. Malaisie, Mélanésie, Australie, Marquises. L. Laveran.

OCELLUS LUCANUS ou **OCELLUS DE LUCANIE.** Philosophe grec, vivait cinq siècles avant l'ère vulgaire. Il appartenait à l'école pythagoricienne. Entre autres ouvrages, on lui attribue un traité *Sur la nature de l'Univers* (περὶ τῆς τοῦ παντὸς γενέσεος), où il se propose de prouver que l'univers n'a pas commencé et ne peut finir, et où l'on a cru découvrir le germe du panthéisme de Spinosa. Ce traité a été publié pour la première fois par Conrad Néobar, Paris, 1539, in-4, et traduit en latin par F. Chrétien, médecin de François Ier, Lyon, 1541, in-8. La traduction latine par Nogarola (Venise, 1559, in-8) est meilleure. Les éditions les meilleures du texte de l'ouvrage sont celles de Mullach. Berlin, 1846; Paris, 1860. L. Hn.

OCHAR. Sorte de manne ou exsudation sucrée qui se produit à la surface des feuilles de l'*Asclepias procera* Ait.

Mérat et de Lens, *Dictionnaire de matière médicale*, V, 2. Pl.

OCHIER (J.-B. Louis). Médecin français, né à Cluny (Saône-et-Loire), soutint sa dissertation inaugurale à Montpellier en 1807. Il était chef de clinique de perfectionnement pour les maladies réputées incurables, membre de la Société de médecine de Montpellier et de plusieurs autres sociétés médicales. Il exerça, paraît-il, la médecine à Montpellier; l'époque de sa mort ne nous est pas connue. On peut citer de lui :

I. *Fragments d'hygiène médicale pour les maladies chroniques.* Thèse de Montpellier, 1807, in-4°. — II. *Observ. sur une pierre adhérente à la tunique extérieure de l'estomac et située au centre d'une tumeur purulente.* In *Ann. de la Soc. méd. de Montpellier*, t. X, p. 450, 1807, et *Bull. des sc. méd. de Graperon*, t. I, p. 189. L. Hn.

OCHNA, OCHNACÉES. Les *Ochna* ne sont pas des plantes médicinales. Les espèces de cette famille auxquelles on avait d'abord donné ce nom, telles que l'*O. Jabotapita* de Linné, appartiennent au genre *Ouratea* d'Aublet, plus souvent désigné sous le nom de *Gomphia*. Les Ochnacées sont des plantes très-voisines des Rutacées, dont on pourrait, à la rigueur, les considérer comme une tribu. Elles n'ont pas en général, comme les Rutacées, de ponctuations glanduleuses, et ne renferment pas d'essences aromatiques et volatiles. Elles ont des stipules et sont dépourvues de disques glanduleux floraux. Ce sont des plantes à fleurs polypétales, et à gynécée formé de carpelles ordinairement indépendants, dont le style gynobasique s'unit, en dedans de la base des ovaires, avec une certaine étendue de la portion centrale du réceptacle, pour se relever ensuite et former, avec les autres styles, une colonne centrale qui semble sortir, non de l'ovaire, mais du réceptacle lui-même. Les fruits charnus renferment ordinairement une seule graine ascendante, dont l'embryon sans albumen a la radicule infère. Les feuilles sont en général remarquables par leur mode de nervation, les nervures secondaires étant nombreuses, pressées, parallèles, obliques ou à peu près perpendiculaires à la nervure principale ; et leurs découpures marginales sont en dents de scie, fines, régulières, parfois glanduleuses. Les *Ouratea* ont l'androcée diplostémoné, tandis que les étamines sont nombreuses dans les *Ochna*. Ce sont généralement des plantes amères et qui, par là, se rapprochent des Quassiées. Au Brésil, les *Ouratea Jabotapita* et *hexasperma* sont recommandés dans tous les cas où les médicaments amers sont jugés utiles. L'écorce du dernier sert à traiter les plaies des bestiaux produites par la piqûre des insectes. Au Malabar, les racines et les feuilles de l'*O. angustifolia* H. Bn sont prescrites comme amères, stomachiques, digestives, antivomitives; on les emploie en décoction dans l'eau ou le lait. Aux Antilles, on accorde les mêmes propriétés à l'écorce et à la racine de l'*O. ilicifolia*. Les graines de l'*O. parviflora* donnent, au Brésil, une huile qui est usitée comme condiment. Ce sont, en somme, des plantes d'un médiocre intérêt au point de vue médical. H. Bn.

Bibliographie. — Endl., *Enchirid. bot.*, 606. — Lindl., *Veg. Kingd.*, 474. — Rosenth., *Synops. pl. diaphor.*, 869, 1156. — H. Bn, *Hist. des pl.*, IV, 357-372, fig. 378-390.

Ochne. Nom donné en grec au poirier sauvage. Pl.

Ochroma. Genre de plantes Dicotylédones appartenant à la famille des Malvacées, section des Bombacées. Ce sont des arbres à feuilles alternes, lobées, munies de stipules caduques. Les fleurs sont grandes, à cinq pièces au calice et à la corolle; les étamines nombreuses sont soudées en une colonne infundibuliforme, quinquelobée, portant de nombreuses anthères convergentes par leur sommet. Le fruit est une capsule allongée, à cinq ou dix côtés, contenant des graines recouvertes d'un long duvet.

Dans l'*Ochroma lagopus* ou *Pied de lièvre* (*Bombax pyramidale* Cavanilles), qui est la plante la plus intéressante du genre, les capsules sont cylindriques, à cinq cannelures, longues de 30 centimètres environ, et elles s'ouvrent en 5 valves septifères qui, en se tournant en dehors par un mouvement de révolution sur elles-mêmes, présentent de ce côté un duvet de couleur fauve; le tout prend alors assez bien l'apparence du pied de l'animal, dont la plante porte le nom. La bourre qu'on trouve sur ce fruit sert, paraît-il, à faire des chapeaux en Angleterre.

Bibliographie. — De Candolle, *Prodromus*, I, 489. — Endlicher, *Genera plantarum*, 5306. — Bentham et Hooker, *Genera*, 212, n° 51. — Baillon, *Histoire des plantes*, IV, 156. Pl.

Ochrosia. Genre de plantes Dicotylédones appartenant à la famille des Apocynées. Ce sont des arbustes habitant les îles de l'Afrique australe et de l'Océan Pacifique, dont les feuilles sont en verticilles ou presque éparses, mais rapprochées les unes des autres. Les fleurs, en cymes terminales, ont un calice quinquepartite, une corolle hypocratériforme; cinq étamines insérées au milieu du lobe de la corolle. Les fruits sont des drupes peu charnus, divergents, contenant chacun deux semences obovales, comprimées, pendantes.

L'espèce la plus importante pour les usages médicinaux est l'*Ochrosia borbonica* Gmelin., vulgairement connu à Maurice sous le nom de *Bois jaune*. C'est l'*Ophioxylon Ochrosia* Pers., le *Cerbera udulata* Willd. Les feuilles sont rangées par quatre, obovales, elliptiques. Le bois, qui est la partie intéressante, a un aubier blanc et un cœur d'un jaune orangé. Il est très-amer et regardé comme très-stomachique.

Bibliographie. — Jussieu, *Genera*, p. 145. — Poiret, *Dictionnaire Encyclopédie*. — Endlicher, *Genera*, 338. Pl.

OCHRUS. Nom donné au *Pisum ochrus* par les anciens auteurs. C'est l'ὤχρός de Théophraste, *Historia Plantarum* (*voy.* Pois).

OCHS (Frantz-Moritz-Alexander). Médecin allemand, de Leipzig, reçu docteur dans sa ville natale en 1827 et praticien estimé de la même ville, mérite d'être cité pour ses recherches historiques sur le traitement des affections typhiques :

I. *Dissert. inaug. de malo typhode Græcis diversi modo descripto.* Lipsiæ, 1827, in-4°. — II. *Artis medicæ principes de curanda febre typhode, comparatos in conspectum historicum. Præmissa quæstione de autoribus græcis circa notionem affectus typhodis dissentientibus.* Lipsiæ, 1830, gr. in-8°. L. Hn.

ŒCHY (Joseph-Anton.). Né à Prague, fut nommé prosecteur d'anatomie et reçu docteur dans cette ville, où il pratiqua la médecine et plus spécialement l'ophthalmologie. Il est mort le 27 mars 1810. On connaît de lui :

I. *Anweisung zur zweckmässigen und zierlichen Leichenœffnung und Untersuchung.* Prague, 1802, in-8°. — II. *Der Bau des Menschenkörpers, nebst chir.-med. Bemerkungen, und über die Bereitungsart der Muskeln*, t. I, *Knochen-Bänder-und Muskellehre.* Prague, 1805, in-8°. — III. *Beobachtungen einer wichtigen Schusswunde welche durch Einwirkung der Luft entstand.* Prague, 1805, in-8°. — IV. *Sections-Geschichte eines Mannes von 64 Jahren, der an einer langwierigen Gelbsucht verschied.* In *Isenflamm und Rosenmüller Beitr. für Zergliederungskunst*, t. II, 1803, p. 62 à 64. A. D.

OCIMASTRUM. *Voy.* Ocymastrum.

OCIMUM. *Voy.* Basilic et Ocymum.

OCKEL (Les Deux).

Ockel (Peter von). Né dans la paroisse de Sahten, dans la Courlande, le 15 mai 1780, était d'une ancienne famille originaire de Halle. Il fit ses premières études à Mitau, puis étudia la médecine à Königsberg en 1798, à Pétersbourg en 1799, à Halle en 1801, à Iéna en 1802, et enfin à Vienne en 1803 et en 1804. Il passa son examen pratique à Pétersbourg en 1805, prit le bonnet de docteur à Königsberg en 1806 et à Pétersbourg en 1810. Cette même année, il se fixa à Mitau et pratiqua surtout les accouchements ; en 1820 il devint conseiller aulique et en 1823 il fut nommé inspecteur du service médical pour la Courlande ; puis, en 1825, il se fixa à Pétersbourg, où il exerça son art avec le plus grand succès et fut nommé successivement conseiller collégial, professeur de médecine, médecin en chef du ministère de l'intérieur, etc. En 1827 il fut promu à la dignité de chevalier de 4e classe de l'ordre de Wladimir, etc. On peut citer de lui :

I. *Dissert. inaug. med. chir. de tumoribus in cornea et sclerotica prominentibus*. Regiomonti, 1806, in-4°. — II. *Einige Bemerkungen über Flechten, deren Natur und Behandlung*. In *Petersb. verm. Abhandl. aus der Heilk.*, Samml. 4, p. 134, 1830. — III. *Ueber die wohlthätigen Wirkungen des Kochsalzes in der Cholera*. In *Leipzig. Zeitung*, 5 oct. 1831. Ext. in *Revue méd. fr. et étrang.*, t. V, p. 117, 1832. L. Hn.

Ockel (Friedrich von). Fils du précédent, né à Mitau le 1 (13) mai 1814, fit ses humanités à la fameuse école de Muralt, de Pétersbourg, puis étudia la médecine à Dorpat de 1832-1838, et vint prendre son degré de docteur à l'académie médico-chirurgicale de Pétersbourg. Peu après il fut nommé médecin à l'hôpital Kalinkin, en 1850 il devint directeur du Maximilianowskaja-Letschebniza et en même temps devint médecin consultant pour les maladies des oreilles. Il prit sa retraite en 1872, mais conserva ses consultations jusqu'à sa mort. Pendant plus de trente ans il fut médecin de la prison militaire de la capitale.

Ockel mourut le 2 juillet 1879. Il était conseiller actuel de la cour et chevalier de plusieurs ordres. Il n'a point laissé d'ouvrages de longue haleine, mais a publié un grand nombre de mémoires sur diverses branches de l'art de guérir, particulièrement sur l'*otologie*, dans les *Transactions* des diverses sociétés médicales desquelles il faisait partie et dans le *St. Petersb. medecin. Zeitschrift*. L. Hn.

OCOTEA. Genre de plantes Dicotylédones, appartenant à la famille des Laurinées. Ce groupe, créé par Aublet, a été divisé par les botanistes en un certain nombre d'autres qui rentrent actuellement dans les genres *Phœbe*, *Oreodaphne*, *Strychnodaphne*, *Nectandra*. Les espèces intéressantes pour la médecine appartiennent surtout à ce dernier genre. Ce sont les *Ocotea Pichurim*, *Ocotea cymbarum*, *Oc. amara*, qui sont devenues les *Nectandra Puchury*, *Nectandra amara* (*voy.* Nectandra). Pl.

OCRE ou **OCHRE** (de ὠχρὸς, jaune, jaune pâle). Terre argileuse contenant du protoxyde de fer. L'ocre mérite son nom quand l'oxyde de fer est hydraté (*terre de montagne*, *ocre de rue*); elle devient rouge par la calcination. Elle est rouge quand elle est naturellement anhydre (*sanguine*, *rouge d'Almagra*). Il y a aussi une ocre brune, contenant des hydrates d'oxydes de fer et de manganèse (*terre d'Ombre*, *terre de Sienne*).

L'ocre, outre son emploi dans la céramique et dans la peinture, a aussi des usages qui intéressent la médecine. Ils ont été exposés à l'article Argile; nous ajouterons seulement qu'on se sert de l'ocre rouge pour donner de la couleur au tabac et à certaines préparations culinaires. D.

OCTACTINIAIRES. *Voy.* Cténocères.

OCTAVIANUS HORATIANUS. « Médecin qui passe pour être né en Afrique, fut en estime après le milieu du quatrième siècle, sous l'empire de Gratien et de Valentinien II. Il avait été disciple de Vindicianus, médecin de l'empereur Valentinien I » (Eloy). On a de lui :

Rerum medicinalium Libri quatuor : I. *Logicus, de curationibus omnium fere morborum corporis humani...* II. *De acutis et chronicis passionibus...* III. *Gynæcia de mulierum accidentibus...* IV. *De physica scientia...* Argentinæ, 1532, in-fol. (Avec les trois livres de chirurgie d'Albucasis.) L. Hn.

OCTOCARBURE. $C^{16}H^{8}$. Carbure d'hydrogène retiré du gaz d'éclairage et isomère avec le cinnamène (*voy.* ce mot). D.

OCTOPODES (ὀκτὼ, huit ; ποῦς, ποδὸς, pied, patte). Parmi les animaux mollusques, il en est qui ont huit tentacules, et qu'on appelle, pour cette raison, Octopodes (*voy.* Octopodidés).

On a désigné souvent sous ce même nom d'Octopodes les animaux articulés aptères compris aujourd'hui dans la grande division des Arachnides (*voy.* ce mot). Les Octopodes avaient pour caractère le nombre de leurs huit pattes, mais plusieurs d'entre eux n'offrent au début de leur existence que six de ces appendices et la dernière paire ne paraît qu'après le développement complet.

Les Octopodes articulés, tous aptères, répondent aux Aranéides, Scorpionides, Solpugides, Phalangides et Acarides. Ils se distinguent très-facilement des autres aptères hexapodes, par le nombre plus considérable de leurs pattes (*voy.* Arachnides). A. Laboulbène.

OCTOPODIDÉS. Famille de Mollusques-Céphalopodes appartenant à l'ordre des Dibranchiaux ou *Acétabulifères* et formant, avec celle des Philonexidés (*voy.* ce mot), le sous-ordre des Octopodes. Les animaux qui la composent ont le corps charnu, court, oblong ou arrondi, couvert d'une peau rugueuse et dépourvu de lamelle dorsale interne. Les yeux, relativement petits, sont munis de paupières pouvant se fermer. Le manteau est réuni au sac viscéral par un muscle médian. Les huit bras plus ou moins allongés qui entourent la bouche sont reliés entre eux à leur base, et quelquefois presque jusqu'à leur extrémité, par un repli de la peau ; ils ont leur face interne armée d'une ou de deux rangées de ventouses sessiles dépourvues d'anneau corné, mais accompagnées parfois de fins tentacules charnus disposés par paires. Chez les mâles, le troisième bras du côté droit est presque toujours *hectocotylisé* et terminé par une lamelle creusée en cuiller. Les femelles possèdent un oviducte double.

Les Octopodidés se rencontrent pour la plupart près des côtes et vivent dans les anfractuosités des rochers ou dans des trous qui leur servent de repaire. Leurs diverses espèces se répartissent dans les trois genres : *Octopus* Lamk, *Eledone* Leach et *Cirroteuthis* Eschr. (*voy.* ces mots). Ed. Lefèvre.

OCTOPUS. *Voy.* Poulpe.

OCTYLAMINE. ($C^{16}H^{19}Az = \left.\begin{matrix} C^{16}H^{17} \\ H \\ H \end{matrix}\right\} Az.$) C'est une ammoniaque composée dans laquelle un équivalent d'hydrogène de l'ammoniaque a été remplacé par le radical *octyle* de l'alcool *octylique* ou *caprylique*. On le prépare en faisant chauffer pendant deux jours de l'iodure d'octyle (éther iodhydrique de l'alcool caprylique) avec une dissolution alcoolique d'ammoniaque. Par l'évaporation on obtient des cristaux d'iodhydrate d'octylamine. Ces cristaux sont décomposés, dans une cornue, par de la potasse caustique ; il se forme de l'iodure de potassium, et l'octylamine passe à la distillation.

C'est un liquide incolore, limpide, excessivement caustique, d'une saveur brûlante et amère, d'une odeur ammoniacale rappelant le poisson et l'odeur du bouc. Point d'ébullition de 172 à 175 degrés, plus léger que l'eau. L'octylamine est insoluble dans l'eau, elle brûle facilement. Si on la chauffe de nouveau en vase clos avec de l'iodure d'octyle, on obtient des ammoniaques composées, dans lesquelles deux ou trois équivalents d'hydrogène de l'ammoniaque sont remplacés par de l'octyle.

L'octylamine se combine facilement avec les acides pour former des sels généralement facilement cristallisables, et très-solubles dans l'eau. LUTZ.

OCTYLE. $C^{16}H^{17}$. C'est le radical non encore isolé de l'alcool octylique ou caprylique. On obtient le di-octyle ($C^{16}H^{17}$) en traitant l'iodure d'octyle par de l'amalgame de sodium. Lavé à plusieurs reprises avec de l'alcool froid, il se présente sous la forme de belles lames blanches, nacrées, solubles dans l'alcool absolu bouillant et dans l'éther, et qui se déposent, par le refroidissement de la solution, en cristaux bien définis. Ce corps fond à la température de 21 degrés et bout à 278 degrés.

HYDRURE D'OCTYLE. $C^{16}H^{17}H$. Cet hydrocarbure se trouve dans les pétroles d'Amérique bouillant de 115 et 120 degrés. Il se forme aussi, lorsqu'on chauffe l'acide sébacique avec un grand excès de baryte, et une petite quantité de sable. C'est une huile volatile bouillant de 115 à 118 degrés, aromatique et incolore ; le chlore la transforme en chlorure d'octyle :

$$\underset{\text{Hydrure d'octyle.}}{C^{16}H^{17}H} + \underset{\text{Chlore.}}{2\,Cl} + \underset{\text{Chlorure d'octyle.}}{C^{16}H^{17}Cl} + \underset{\text{Acide chlorhydrique.}}{HCl}$$

L'oxyde d'octyle hydraté constitue l'*alcool octylique* ou *caprylique*. On le prépare de la manière suivante : On saponifie de l'huile de ricin par de la potasse caustique, et on ajoute au savon obtenu un grand excès d'alcali ; on distille la matière dans une cornue en chauffant graduellement avec beaucoup de précaution, car la masse se boursoufle beaucoup au commencement. Il faut porter la température à 250 degrés, car c'est à cette température seulement que l'alcool se forme. L'alcool octylique est un liquide huileux, incolore, transparent, d'une odeur aromatique très-forte et persistante, bouillant à 180 degrés, insoluble dans l'eau, soluble dans l'alcool, l'éther et l'acide acétique. En distillant l'alcool octylique avec les chlorure, bromure ou iodure de phosphore, on obtient les chlorure, bromure et iodure d'octyle ou éthers capryl-chlorhydrique, bromhydrique et iodhydrique. LUTZ.

OCTYLÈNE ou **CAPRYLÈNE**. $C^{16}H^{16}$. C'est un hydrocarbure liquide, incolore, d'une odeur aromatique un peu forte, insoluble dans l'eau, soluble dans l'alcool et l'éther. Il bout sans se décomposer à 125 degrés. Sa densité est égale à 0,723 à 17 degrés. On le prépare en distillant l'alcool octylique avec du chlorure de zinc fondu. L'octylène dissout très-bien l'iode en se colorant en rouge ; il enlève, par l'agitation, l'iode aux dissolutions aqueuses. Il dissout à chaud le bi-iodure de mercure. Avec le brome il forme le bi-bromure d'octylène $C^{16}H^{16}Br^2$. Avec le chlore on obtient un produit de substitution $C^{16}H^{11}Cl^5$. L'acide azotique donne des produits nitrés. Le bromure d'octylène traité par l'acétate d'argent donne l'acétate d'octyl-glycol, et ce dernier, saponifié par la potasse caustique, donne le glycol octylénique.

LUTZ.

OCULARIA. Ce nom a été donné par quelques anciens auteurs à la Turquette, *Herniaria glabra* L.

MÉRAT et DE LENS, *Dictionnaire de matière médicale*, V, 5.

PL.

OCULINA. *Voy.* MADRÉPORES.

OCULINIDES. On désigne sous ce nom, dans l'embranchement des Cœlentérés, une famille appartenant à la classe des Anthozoaires ou *Polypes proprement dits* et à l'ordre des Zoanthaires (*voy.* ce mot). Les animaux qui la composent présentent les caractères suivants : Polypier calcaire, arborescent, s'accroissant par bourgeonnement latéral; parties murales très-développées, jamais poreuses, se continuant extérieurement avec un cœnenchyme plus ou moins compacte à surface tantôt lisse, tantôt marquée de stries ou de granulations très-fines; cloisons ordinairement peu nombreuses, lamellaires, égales ou inégales entre elles, dépourvues de synapticules ; polypes munis de vingt-quatre tentacules et logés dans des calices de forme variable irrégulièrement épars ou bien affectant une disposition alterne assez régulière.

Dans l'important travail monographique qu'ils ont publié sur cette famille (voy. *Ann. sc. nat.*, *Zoologie*, 3e sér., t. XIII, 1850), MM. Milne-Edwards et J. Haime admettent dix-sept genres, dont les représentants forment un total de quarante-deux espèces parmi lesquelles vingt-sept appartiennent exclusivement à l'époque géologique actuelle et se rencontrent pour la plupart dans les mers chaudes du globe. Les deux principales, *Amphelia oculata* L., de la Méditerranée, et *Oculina virginea* L., du grand Océan Indien, portent indistinctement le nom de *Corail blanc* à cause de la belle couleur blanche de leurs polypiers ; la première a été décrite dès 1565 par Gesner (*De rerum fossil.*, etc., p. 132, n° 2), sous le nom de *Corallium verrucosum*, puis figurée en 1716 par Besler (*Rariora mus. Besler*, p. 81, tab. XXV), sous celui de *Corallium albissimum;* la seconde, presque aussi anciennement connue, est le *Corallium album indicum* de Besler et l'*Accarbarium album verrucosum* de Rumphius (*Herb. Amboin.*, t. VI, p. 233, 1750).

Citons encore comme espèces importantes de ce groupe : *Cyathelia axillaris* Ell. et Soland., de la mer du Japon ; *Sclerhelia hirtella* Lamk ou *Corallii maximus truncus* de Besler, qui habite le grand Océan Indien ; *Lophelia prolifera* Pall. (*Corallium immaturum* Besl.), des côtes de la Norvége ; *Stylaster roseus* Pall., espèce américaine, dont le polypier est d'un beau rose violacé ou pourpre ; *Stylaster flabelliformis* Lamk, de l'île Bourbon ; *Stylophora pistillata* Esp. et *St. digitata* Pall., tous deux de la mer Rouge ; enfin *Crypthelia pudica* M.-Edw. et J. Haim., espèce des îles Philippines, remarquable par la forme de ses calices, qui se composent d'une lame mince circulaire dont la moitié inférieure pliée, puis redressée au devant de l'autre, cache l'ouverture calycinale.

Quant aux espèces fossiles, au nombre de quinze seulement, elles ont existé aux époques secondaire et tertiaire. Telles sont notamment : l'*Evhelia gemmata* Mich., du calcaire oolithique ; les *Synhelia gibbosa* Goldf. et *S. Sharpeana* M.-Edw. et Haim., du crétacé supérieur ; les *Diplhelia raristella* Defr., *D. papil-*

losa M.-Edw. et Haim., et *Arœacis Michelini* M.-Edw. et Haim., du terrain éocène; enfin l'*Astrhelia palmata* Goldf. et le *Stylophora raristella* Defr., du terrain miocène.

Ed. Lefèvre.

OCULISTE. Les oculistes avaient autrefois, comme d'autres spécialistes, le titre légal d'*expert*, et étaient astreints à des examens particuliers. Ces examens, abolis par le décret de la Convention qui rendait libres toutes les professions, tous les arts et métiers, ne furent jamais rétablis. La profession d'oculiste est donc libre, mais en même temps inapte à tout traitement, médical ou chirurgical, des maladies des yeux (*voy.* Cachets Oculistiques et Ophtalmologie). D.

OCULO-MOTEUR COMMUN (Nerf). Appelé aussi *moteur oculaire commun, nerf de la troisième paire*, ce nerf, le plus considérable des nerfs moteurs de l'œil, se distribue à tous les muscles volontaires du globe oculaire, sauf le droit externe et l'oblique supérieur, ainsi qu'au releveur de la paupière supérieure; il donne, en outre, indirectement, par l'intermédiaire du ganglion ophthalmique, des ramifications à l'iris, plus particulièrement au muscle constricteur de la pupille, et au muscle ciliaire ou muscle de l'accommodation.

Le *noyau d'origine* du nerf oculo-moteur commun, situé au-dessous de l'aqueduc de Sylvius, au niveau du tubercule quadrijumeau antérieur, à côté du raphé médium, appartient à la protubérance, avec laquelle il sera décrit, ainsi que le trajet que suivent les racines du nerf dans l'épaisseur de cet organe.

Le nerf oculo-moteur commun émerge de l'encéphale sur la face interne du pédoncule cérébral, à peu de distance du bord antérieur de la protubérance, au niveau du sillon qui sépare l'étage inférieur ou pied du pédoncule de son étage supérieur ou *tegmentum*, par une série de neuf à douze radicules aplaties, qui se réunissent bientôt pour former un cordon cylindrique, mesurant environ 3 millimètres en diamètre.

Ce cordon chemine dans le tissu cellulaire sous-arachnoïdien, en se dirigeant obliquement en avant et en dehors, passe entre l'artère cérébelleuse supérieure et l'artère cérébrale postérieure, et gagne le bord externe de l'apophyse clinoïde postérieure. Il s'engage ensuite dans l'épaisseur du feuillet de la dure-mère qui forme la paroi externe du sinus caverneux, parcourt cette paroi d'arrière en avant, traverse la fente sphénoïdale et passe dans l'orbite, en se divisant en deux branches.

Dans cette dernière portion de son trajet, le nerf oculo-moteur commun est situé en dehors de l'artère carotide interne, au-dessus de l'oculo-moteur externe, en dedans du pathétique et de la branche ophthalmique de Willis, qui le croisent à angle aigu.

Dans la fente sphénoïdale, le nerf occupe l'angle interne, c'est-à-dire la portion la plus large de cette fente, immédiatement au-dessus de la veine ophthalmique; il est entouré, à ce niveau, d'un anneau fibreux fourni par le tendon du muscle droit externe et dans lequel passent également le nerf moteur oculaire externe et le rameau nasal de l'ophthalmique.

Après avoir traversé la fente sphénoïdale, le nerf oculo-moteur commun se trouve situé sur un plan supérieur à celui de l'oculo-moteur externe, tandis que le nerf pathétique et le rameau frontal de la branche ophthalmique le croisent pour passer au-dessus de lui. Le rameau nasal est accolé à son côté externe, et se place ensuite entre ses deux branches.

Anastomoses. En cheminant dans la paroi externe du sinus caverneux, le nerf oculo-moteur commun s'anastomose avec :

1° La *branche ophthalmique du trijumeau*, qui lui donne un ou deux filets très-ténus.

2° L'*oculo-moteur externe*, par un filet également très-délié ;

3° Le *plexus caverneux* du grand sympathique, par plusieurs filaments de ce plexus qui viennent se joindre à lui.

Distribution. La division du nerf en deux branches est déjà indiquée ou même effectuée avant son passage par la fente sphénoïdale. Ces deux branches, d'un volume très-inégal, sont l'une supérieure, l'autre inférieure.

La *branche supérieure*, beaucoup plus petite que l'inférieure, est destinée aux muscles *releveur de la paupière supérieure* et *droit supérieur de l'œil*. Elle naît ordinairement au bord interne du nerf et se porte en avant et en haut. Située d'abord en dehors, puis au-dessus du nerf optique, elle se place ensuite au-dessous du muscle droit supérieur et s'épanouit presque aussitôt en un grand nombre de filets, dont la plupart pénètrent ce muscle par sa face inférieure. Les filets externes, moins nombreux et plus grêles, cheminent le long du bord externe du droit supérieur et se répandent dans le muscle releveur de la paupière. Quelquefois ces filets traversent le droit supérieur pour se rendre à leur destination.

La *branche inférieure*, bien plus considérable, innerve les muscles droit interne, droit inférieur et petit oblique ; elle fournit aussi la racine motrice du ganglion ophthalmique. Conservant la direction postéro-antérieure du nerf oculo-moteur commun, elle se place entre le nerf optique et le muscle droit externe et se divise aussitôt en trois rameaux : un *rameau interne*, qui gagne la face externe du droit interne, dans lequel il s'épanouit ; un *rameau moyen*, qui se distribue dans le droit inférieur, et un *rameau externe*, qui chemine près du plancher de l'orbite, en longeant le bord externe du droit inférieur, jusqu'au bord postérieur du petit oblique, dans lequel il se répand. C'est du rameau du petit oblique ou oblique inférieur que se détache, non loin du sommet de l'orbite, le *filet gros et court* qui constitue la *racine motrice du ganglion ophthalmique*. Cette racine, généralement simple, quelquefois divisée en plusieurs filaments, aboutit à l'angle postérieur et inférieur du ganglion. Rarement elle naît directement de la branche inférieure de l'oculo-moteur commun, dont elle forme alors une quatrième division.

Le nerf du droit inférieur de l'œil et celui du droit interne pénètrent dans la portion postérieure de ces muscles, par la face tournée vers le nerf optique. Le nerf du petit oblique atteint ce dernier vers la portion moyenne de son bord postérieur, auquel il est perpendiculaire. En cheminant le long du bord externe du droit inférieur, il donne constamment, suivant Henle, quelques filaments à ce muscle. Le même fait a été observé par Cruveilhier, mais seulement dans quelques cas exceptionnels.

Variétés. La distribution du nerf oculo-moteur commun peut se faire d'une manière un peu différente. Voici les principales variétés qui ont été observées à cet égard.

1° Le rameau du droit inférieur naît par deux racines, venant, l'une du rameau du droit interne, l'autre du rameau du petit oblique (Cruveilhier).

2° Le rameau du petit oblique et celui du droit inférieur sont réunis en un seul (Cruveilhier).

3° Le nerf oculo-moteur commun fournit un rameau au muscle droit externe par sa branche supérieure (Fæsebeck) ou par sa branche inférieure (Cruveilhier). Dans un cas d'absence de l'oculo-moteur externe, rapporté par Generali, ce nerf était remplacé par un rameau de l'oculo-moteur commun.

4° Sœmmerring figure comme normale une communication entre la branche supérieure de l'oculo-moteur commun et le rameau nasal de l'ophthalmique.

5° Le rameau du petit oblique traverse tout entier la partie inférieure du ganglion ciliaire (Arnold).

6° Il existe une communication entre l'oculo-moteur commun et le ganglion de Meckel (Cruveilhier).

Structure. Suivant Rosenthal, le nerf oculo-moteur commun renferme environ 15 000 fibres nerveuses, appartenant en majeure partie aux tubes larges (20 à 25 μ de diamètre). Des faisceaux de tubes minces (3 à 8 μ) forment la périphérie du nerf, et se rencontrent aussi, mais en petit nombre, dans son épaisseur. Rarement on trouve dans ce nerf des tubes minces isolés.

Rosenthal, de même que Purkinje et Reissner, a observé dans le tronc du nerf oculo-moteur commun des *cellules ganglionnaires multipolaires*, que Rüdinger rattache aux ramifications du grand sympathique annexées à ce nerf.

Physiologie. Le nerf oculo-moteur commun est purement moteur. Cependant la section et l'irritation de ses branches déterminent de la douleur; mais cette sensibilité doit être rattachée à la cinquième paire.

Quant au tronc lui-même, Valentin l'a trouvé sensible dans la cavité crânienne; Longet, au contraire, l'a toujours vu insensible. Suivant Cl. Bernard, le nerf oculo-moteur commun est doué d'une *sensibilité récurrente* qu'il doit à la branche ophthalmique du trijumeau. Cette sensibilité, très difficile à apprécier sur les branches du nerf dans l'orbite, peut être constatée aisément sur le tronc dans sa portion intra-crânienne. Mais il faut, pour cela, expérimenter sur des animaux jeunes et vigoureux, en évitant les pertes de sang trop abondantes.

Les *fonctions motrices* de l'oculo-moteur commun résultent et de l'expérimentation sur les animaux et de l'observation pathologique.

La section intra-crânienne de ce nerf a été pratiquée par Herbert Mayo sur des pigeons, par Longet sur des chiens et des lapins. A cette section, qui s'accompagne le plus souvent de lésions graves troublant les résultats, Cl. Bernard a substitué l'arrachement du nerf, à l'aide d'un crochet introduit par la paroi externe de l'orbite. « On pénètre, dit-il, dans la fosse temporale moyenne, puis on saisit avec le crochet le nerf, qui est libre sur l'extrémité antérieure du repli de la dure-mère qui vient s'insérer sur la selle turcique » (*Leçons sur la physiologie et la pathologie du système nerveux*, t. II, p. 203). A la suite de cet arrachement on constate que tous les muscles de l'œil, sauf le grand oblique et le droit externe, sont paralysés, ainsi que le releveur de la paupière supérieure. Cette paralysie se traduit par les phénomènes suivants :

1° Prolapsus de la paupière supérieure.

2° Immobilité presque complète du globe oculaire, qui ne se meut plus qu'en dehors, et saillie plus considérable de cet organe, que les muscles droits n'attirent plus vers le fond de l'orbite.

3° On constate, en outre, que la pupille est élargie et cesse de se rétrécir sous l'influence de la lumière ou d'une excitation portée sur les branches de la cinquième paire. Il résulte, en effet, des expériences de Mayo, que la constriction de la pupille produite par la lumière est un effet réflexe qui dépend de la troisième paire, et non un effet direct de cet agent sur l'iris. Après la section du nerf optique, elle cesse de se produire, comme dans l'amaurose ; mais l'excitation du bout central du nerf coupé la reproduit. Il suffit, d'ailleurs, que l'impression de la lumière porte sur un seul œil, pour que les deux pupilles se contractent. Ce fait; depuis longtemps constaté par les pathologistes, a été confirmé par les expériences de Longet, qui a vu l'iris des deux yeux se mouvoir à la suite de l'excitation mécanique d'un seul nerf optique.

Il n'en est plus de même après la section du nerf oculo-moteur commun. « Ayant répété les expériences d'Herbert Mayo, j'ai coupé à droite le nerf moteur oculaire commun, après avoir divisé le nerf optique correspondant, et, en pinçant à diverses reprises la portion de celui-ci qui tenait à l'encéphale, je n'ai plus aperçu aucune contraction de l'iris droit ; mais, ce que cet expérimentateur n'a pas noté, c'est que l'iris gauche continue à se mouvoir sous l'influence des excitations mécaniques portées sur le bout cérébral du nerf optique droit, et *vice versâ* en variant l'expérience » (Longet, *Traité de physiol.*, 3e édit., t. 3, p. 556).

En opérant sur une tête de supplicié, Nuhn a pu démontrer également que la pupille cesse de se rétrécir sous l'influence de la lumière quand on a sectionné le nerf de la troisième paire.

Il résulte des expériences de Cl. Bernard (*loc. cit.*, p. 209) qu'après la destruction du nerf oculo-moteur commun l'iris ne reste pas complétement immobile, et que la pupille peut encore s'élargir ou se rétrécir sous certaines influences : il y a élargissement de l'ouverture pupillaire, mais non paralysie de l'iris. La section du grand sympathique détruit cet élargissement, tandis que la galvanisation de ce nerf l'augmente encore. La belladone produit le même effet que la galvanisation. Ces phénomènes s'expliquent en admettant, avec Budge et Waller, que les mouvements de la pupille sont sous la double dépendance du moteur oculaire commun, qui innerve le sphincter pupillaire, et du grand sympathique, qui se distribue au dilatateur de la pupille. Déjà Pourfour du Petit avait observé que la section du grand sympathiqne au cou était suivie de la constriction de la pupille, en raison de la paralysie qu'elle produit dans les fibres musculaires radiées de l'iris.

L'existence d'un ganglion sur le trajet des fibres du moteur oculaire commun qui vont à l'iris semble être un obstacle à la transmission des excitations portées sur le tronc. En galvanisant ce nerf en avant du ganglion, on n'obtient aucune contraction de la pupille. Si, au contraire, on excite les filets ciliaires qui, du ganglion ophthalmique, se rendent à l'iris, on fait contracter la pupille.

La *paralysie* du nerf de la troisième paire est assez fréquente ; elle peut frapper soit le tronc du nerf, soit une ou plusieurs de ses branches.

Dans le premier cas, on observe un ensemble de symptômes dont la significae tion est des plus nettes : la paupière supérieure retombe sur le globe oculaire, qu'elle recouvre plus ou moins complétement ; le malade ne peut mouvoir son œil ni en dedans, ni en haut, ni en bas, tandis qu'il le tourne facilement en dehors. Le plus souvent la pupille est moyennement dilatée et ne se contracte plus sous l'influence de la lumière, l'autre œil étant fermé. On a cependant cité des cas dans lesquels l'iris avait conservé sa mobilité, et Cl. Bernard rapporte deux observations de ce genre. On admet généralement, avec Pourfour du Petit, que le nerf moteur oculaire externe fournit exceptionnellement, dans ces cas, une racine motrice au ganglion ophthalmique. Ce fait a été vérifié à l'autopsie par Grant, de New-York, sur un sujet qui avait présenté cette anomalie fonctionnelle pendant la vie.

La *paralysie des muscles droits* donne naissance, en outre, à des troubles visuels particuliers, caractérisés par une *diplopie binoculaire* qui est un des signes les plus importants et les plus précoces de cette paralysie. Cette diplopie est *croisée*, c'est-à-dire que l'image fournie par l'œil gauche est à la droite du malade, celle de l'œil droit à sa gauche. De plus, la paralysie affectant les muscles droits supérieur et inférieur, les deux images cesseront d'être sur un même plan horizontal dès que le malade regardera en haut ou en bas. La paralysie du petit oblique, muscle dont la contraction porte la pupille en dehors et en haut, et qui fait tourner l'œil autour de son axe antéro-postérieur, amène, dans la disposition des deux images, un défaut de parallélisme dont l'analyse est extrêmement intéressante. Enfin, dans la vision de près, les malades éprouvent des troubles de la vue dus à la paralysie du muscle ciliaire, qui préside à l'accommodation. Des expériences sur les oiseaux, qui, comme on sait, ont un appareil d'accommodation puissamment organisé, ont confirmé l'action du nerf oculo-moteur commun sur cette importante faculté de l'œil (Trautvetter).

MARC SÉE.

OCULO-MOTEUR EXTERNE (Nerf). *Moteur oculaire externe, abducteur* ou *nerf de la sixième paire*. Ce nerf, purement moteur, est exclusivement destiné au muscle droit externe du globe oculaire. C'est, après le pathétique, qu'il surpasse un peu en volume, le plus grêle de tous les nerfs crâniens.

Son origine réelle sera étudiée en même temps que le plancher du quatrième ventricule, où elle se trouve située. Quant à son *origine apparente*, on voit le nerf émerger de la dépression qui se trouve entre le bord postérieur de la protubérance et le bulbe rachidien, au voisinage du bord externe de la pyramide antérieure, par plusieurs radicules, dont le point d'implantation est sujet à varier quelque peu, les unes s'engageant parfois entre les fibres transversales les plus inférieures de la protubérance, les autres paraissant se dégager des faisceaux externes de la pyramide, ou même des fibres les plus internes de l'olive. Ces variétés n'ont plus aujourd'hui la moindre importance.

Ordinairement les radicules du moteur oculaire externe se groupent en deux faisceaux, qui se réunissent immédiatement, ou restent isolés dans une étendue plus ou moins considérable.

Le nerf abducteur, d'abord situé entre la protubérance et la partie latérale de la gouttière basilaire, se dirige obliquement en avant, en dehors et en haut, pour gagner le sommet du rocher. Il traverse ensuite la dure-mère, pour devenir horizontal et parcourir d'arrière en avant le sinus caverneux, appliqué contre la paroi externe de ce sinus, très-près de sa paroi inférieure. Il pénètre, enfin, dans l'orbite, en passant par la portion interne de la fente sphénoïdale, et se ramifie dans le muscle droit externe.

Dans la première portion de son trajet, le nerf, appliqué par l'arachnoïde à la surface de la protubérance, est plongé dans le liquide céphalo-rachidien. Au moment où il traverse la dure-mère, la séreuse encéphalique l'entoure complétement. Dans le sinus caverneux, il se trouve en dehors de l'artère carotide interne, dont il croise la portion verticale pour longer ensuite la portion horizontale du vaisseau. Le moteur oculaire commun, placé au-dessus de lui en avant, en est séparé en arrière par un espace angulaire ; les nerfs pathétique et ophthalmique de Willis sont d'abord en dehors, puis le croisent à angle aigu pour lui devenir supérieurs.

En s'engageant dans l'orbite, l'oculo-moteur externe traverse l'anneau fibreux qui entoure la branche inférieure du moteur oculaire commun, à laquelle il est d'abord accolé; il passe entre les deux tendons d'origine du droit externe, et pénètre le muscle par sa face interne, à l'union du tiers postérieur avec les deux tiers antérieurs de son corps charnu, après s'être divisé en quatre ou cinq rameaux divergents.

Anastomoses. Dans le sinus caverneux, au moment où le nerf oculo-moteur externe croise l'artère carotide interne, on voit se détacher de son bord inférieur deux ou trois filets qui se portent en bas et s'engagent dans le canal carotidien, pour se joindre au plexus de ce nom. Ces filets, relativement volumineux, sont tellement constants que les anciens les décrivaient comme formant l'origine du grand sympathique.

Outre cette anastomose avec le plexus caverneux du grand sympathique, on a signalé des communications du nerf abducteur avec la troisième et avec la cinquième paire. L'anastomose entre les nerfs oculo-moteur externe et oculo-moteur commun a été décrite par Cruveilhier et par plusieurs autres anatomistes; c'est par elle que Volkmann a expliqué les contractions qu'il a provoquées dans le muscle droit externe en excitant la troisième paire dans le crâne.

L'anostomose avec la cinquième paire a été signalée par Meckel, Valentin et Longet; on admet généralement que la branche ophthalmique de Willis fournit un filet à l'oculo-moteur externe au moment où les deux nerfs s'entre-croisent. Meckel a décrit aussi une anastomose du nerf abducteur avec le nerf vidien.

Le muscle droit externe est, de tous les muscles du corps, celui qui, relativement à son volume, reçoit le nerf le plus considérable.

Structure. Le nerf de la sixième paire est surtout formé de tubes larges; mais on trouve aussi un petit nombre de tubes minces disséminés dans son épaisseur.

Variétés. On a cité des cas d'absence du nerf oculo-moteur externe; il est alors remplacé par une branche de la troisième paire.

La division du nerf en deux faisceaux peut se prolonger au delà de leur passage à travers la dure-mère, qui leur présente alors deux ouvertures distinctes.

Ce n'est que très-exceptionnellement que le nerf abducteur fournit une racine motrice au ganglion ophthalmique.

Physiologie. Insensible avant son anastomose avec la cinquième paire, le nerf abducteur peut être coupé dans le crâne sans provoquer de douleur, si l'on use des plus grandes précautions pour ne pas toucher à la cinquième paire. Quand on le galvanise, on détermine une forte déviation du globe oculaire en dehors.

Les cas de paralysie isolée du nerf oculo-moteur externe sont très-rares; dans un fait de ce genre, rapporté par Mackensie, elle était causée par une apoplexie; dans un autre, mentionné par Yelloly, elle était déterminée par une tumeur qui comprimait la protubérance et la pyramide antérieure. Une tumeur du quatrième ventricule, la syphilis, une chute, avaient produit cette paralysie dans d'autres observations de ce genre. Chez tous ces malades, il existait un strabisme interne, et l'œil ne pouvait plus être porté en dehors. MARC SÉE.

OCYMASTRUM ou **OCIMASTRUM.** Nom donné par les anciens auteurs à la *Circée* (*Circæa lutetiana* L.) ; *voy.* ce mot. On trouve dans J. Bauhin la plante désignée sous le nom de *Ocimastrum verrucarium*. Pl.

OCYMUM. Sous ce nom dérivé de ὠκύς, rapide, Pline a désigné une sorte de fourrage qui croît très-rapidement. Dans ses commentaires sur Dioscoride, Matthiole parle de ce fourrage et dit qu'il ne faut pas le confondre avec le Basilic ou *Ocymum*.

Bibliographie. — Matthiole. *Commentaires sur Dioscoride*, liv. II, ch. cxxxv. — Amouroux fils, *Mémoires de la Soc. d'agricult.*, pour 1789, p. 62. — Mérat et de Lens, *Dictionnaire de matière médicale*, V, 5. Pl.

ODAD. Sous ce nom, Olivier désigne une petite graine brunâtre, réniforme, ponctuée à la surface, et employée en Perse contre les maladies des yeux. Peut-être est-ce le *Cassia Absus*.

Bibliographie. — Olivier, *Journal de pharmacie*, IX, 215. — Mérat et de Lens, *Dict. de matière médicale*, V, 5. Pl.

ODALLAM, ODOLLAM. Noms tamoul et malabre d'une Apocynée, appartenant au genre *Cerbera*, qui est le *Cerbera Odollam* Gærtn. C'est l'*Odollam* de Rheede (*voy.* Cerbera).

Bibliographie. — Rheede, *Hortus malabaricus*, I, p. 71, tab., 39. — De Candolle. *Prodromus*, VIII, 353. Pl.

ODDI (Oddo degli). Né à Padoue en 1478, fit ses études dans cette ville où il professa la philosophie avec beaucoup de succès, dit-on. Il alla quelque temps exercer et professer la médecine à Venise, où sa réputation devint telle qu'on le rappela dans sa ville natale, où il fut comblé d'honneurs. Il avait commenté Galien avec tant de soin et de persévérance et défendait si chaudement les idées du médecin de Pergame, que ses contemporains avaient l'habitude de le nommer l'âme de Galien. Il s'était occupé aussi d'astrologie, au point de vue de l'influence des astres sur la santé et les maladies. Les ouvrages qu'on lui attribue sont posthumes et ont été publiés par son fils, qui en châtia quelques-uns, notamment ceux où il est question d'astrologie. Il est mort le 5 février 1558. Nous citerons de lui :

I. *In aphorismorum Hippocratis priores duas sectiones dilucidissima interpretatio.* Padoue, 1564, in-8° ; puis édition plus complète. Venise, 1572, in-8° ; Padoue, 1589, in-8°. — II. *De pestis et pestiferorum omnium affectuum causis, signis, præcautione, curatione, libri quatuor. Apologiæ pro Galeno, tum in logicâ, tum in philosophiâ, tum in medicinâ, libri tres. De cœna et prandio libri duo.* Venise, 1570, in-4°. — III. *Ars parva*, Venise, 1574, in-4°. — IV. *In primam totam fen libri primi canonis Avicennæ expositio.* Venise, 1575, in-4° ; Padoue, 1612, in 4°. — V. *In librum artis medicinalis Galeni exactissima et dilucidissima expositio.* Brescia, 1607, in-4° ; Venise, 1608, in-4°. A. D.

Oddi (Marco degli). Né à Padoue en 1526, fils du précédent, fut reçu docteur à l'Université de cette ville et successivement chargé d'enseigner la logique, la philosophie et la médecine pratique. Il y mourut le 25 juillet 1591. On connaît de lui :

I. *De putredine.* Venise, 1570, in-4° ; Padoue, 1585 ; édition comprenant les traités de son père : *De pestis*, etc., publiés à Venise en 1570. — II. *Meditationes in theriacam et Mithridaticum antidotum.* Venise, 1576, in-4°. — III. *Methodus exactissima de componendis medicamentis et aliorum dijudicandis.* Padoue, 1583, in-4°. — IV. *De morbi natura et essentia*. Ibid., 1589, in-4°. — V. *De urinarum differentiis causis et judiciis tabulæ*. Ibid., 1591, in-fol. A. D.

ŒDER (GEORG-CHRISTIAN). Médecin et célèbre botaniste allemand, fils de l'exégète Georg-Ludwid, naquit à Ansbach le 3 février 1728. Il étudia la médecine à Gottingue et l'exerça ensuite pendant trois ans à Slesvig. Haller, qui avait apprécié ses talents dans les sciences naturelles, le fit appeler en 1752 à la chaire de botanique de l'Université de Copenhague. Le désir de connaître exactement la flore du Danemark et de la Norvége lui fit entreprendre plusieurs voyages dans les deux pays, pendant lesquels il s'occupa non-seulement de botanique, mais encore d'économie politique, de statistique et de finances. Les publications qu'il fit sur ce sujet en 1769 attirèrent l'attention du comte de Bernstorff, qui le recommanda particulièrement à Struensée, alors ministre; celui-ci lui confia le poste de président de la Chambre des finances de Norvége; mais lors de la chute de Struensée il dut renoncer à ces fonctions qu'il remplaça en 1773 par celles de bailli de la ville d'Oldenbourg. La mort le surprit le 28 janvier 1791, au moment où il était occupé de dresser le cadastre du duché d'Oldenbourg. Linné a donné son nom à un genre de plantes, *Œdera*, de la famille des Composées. On peut mentionner de lui :

I. *Dissert. de derivatione ac revulsione per venæsectionem*. Gottingæ, 1749, in-4°. — II. *De irritabilitate*. Havniæ, 1752, in-4°. — III. *Index plantarum in Linnæi systemate*. Havniæ, 1761, in-8°. — IV. *Flora Danica*. Havniæ, 1762-1772, 3 vol. in-fol. (Ouvrage magnifique, continué par O.-F. Müller, Wahl et Hornemann, et dont le dernier volume ne parut qu'en 1814.) — IV. *Elementa botanicæ*. Hafniæ, 1762-1764, 2 vol. in-8°. (Cet ouvrage servit pendant plusieurs années de base à l'enseignement de la botanique dans les universités de Montpellier et d'Edimbourg.) — V. *Nomenclator botanicus inserviens Floræ Danicæ*. Hafniæ, 1769, in-8°. — VI. *Verzeichniss der zu der Flora Danica gehörigen Kräuter*. Kopenhagen, 1770, in-8°. — VII. *Ueber die Inoculation der Hornviehseuche*. In *Teutsches Museum*, 1776 —VIII. Un grand nombre d'ouvrages sur l'économie politique, les finances, etc., dont nous n'avons pas à nous occuper ici. L. HN.

ODET (PHILIPPE). Médecin du seizième et du dix-septième siècle, était de Nancy. Il fit ses études médicales à Paris sous Jean Riolan le père, qui l'affectionnait beaucoup. Il fut anobli par le duc Charles III par lettres datées du 16 mars 1605. C'est à ce prince qu'il avait dédié l'ouvrage suivant :

De tuenda valetudine Libri sex, in quibus omnia quæ ad diætam hominis sani pertinent breviter ac dilucide pertractantur. Nanceii, 1604, in-12. L. HN.

ODEURS. § I. **Physiologie**. *Voy*. OLFACTION.

§ II. **Hygiène**. L'odeur est en général la propriété d'un gaz ou d'une vapeur. Elle est en rapport avec l'extrême diffusibilité ou volatilité de la substance odorante; sa perception peut être considérée comme le résultat de la propagation d'ondes qui viendraient agir sur l'odorat, ainsi que les ondes sonores et les ondes lumineuses agissent sur l'ouïe et sur la vue. Certaines actions physiques, comme le frottement, favorisent le dégagement des odeurs, mais, le plus souvent, elles sont le résultat d'actions chimiques ou d'actes physiologiques qui se passent dans l'intérieur des corps.

Tantôt l'odeur appartient en propre au corps odorant, par exemple : l'odeur de l'hydrogène arsénié et de l'hydrogène sulfuré; tantôt elle est la propriété d'un produit volatil qui existe à l'état normal dans le corps odorant, par exemple : l'odeur que répand une fleur constituée par des tissus dont la substance est inodore, mais qui sécrète dans ces tissus une huile volatile odorante ; d'autres fois, l'odeur est le résultat de changements chimiques éprouvés par les éléments constitutifs des corps, exemple : l'odeur du beurre rance; enfin, elle est très-souvent produite par des combinaisons ultimes qui se passent, pendant la décomposition des matières organiques, entre les gaz qui se développent alors, parmi lesquels l'ammoniaque joue le principal rôle.

Au point de vue de l'hygiène des odeurs proprement dites, c'est-à-dire au point de vue des impressions qu'en reçoit l'organisme et des effets qui peuvent en résulter, on comprend l'importance qu'il doit y avoir à se rapporter ainsi à l'origine des odeurs. Il ne faudrait point attribuer, par exemple, à l'odeur d'ail que dégage l'hydrogène arsénié, ou à l'odeur d'œufs pourris, qui s'échappe des composés sulfurés, les accidents provoqués par l'absorption de ces gaz. En pareil cas, l'odeur perçue pourrait être regardée comme un phénomène révélateur de la présence d'un produit gazeux éminemment nuisible; et, à cet égard, elle sera, sans aucun doute, avantageuse pour la santé, puisqu'elle permettra de prendre immédiatement les mesures de préservation nécessaires. Il en est de même pour l'odeur que des changements chimiques développent dans une substance alimentaire ; la sensation qu'éprouve alors l'odorat mettra en garde contre les qualités nuisibles de cet aliment et, le plus souvent, le fera rejeter.

Il en sera de même aussi pour les odeurs qui se dégagent des matières en décomposition; et, dans cet ordre d'idées, toute mauvaise odeur devra être considérée comme l'indice d'un danger et, par suite, comme plus ou moins dangereuse elle-même suivant son degré de persistance ou de concentration.

Les considérations inhérentes à ce genre de perception odorante rentrent donc plus spécialement dans l'étude des émanations, et nous renvoyons à ce mot. Quant aux phénomènes purement chimiques qui donnent lieu à la perception elle-même, et quant aux conditions qui font varier les odeurs en force, en expansion et en caractères essentiels, leur étude appartient à la physiologie du sens de l'odorat.

Mais il est tout un côté de la question qui tombe bien évidemment dans le domaine de l'hygiène, j'entends parler de l'influence spéciale que, suivant le degré de sensation agréable ou désagréable que l'on éprouve, les odeurs arrivent à avoir sur l'ensemble des fonctions de l'organisme.

Il faut bien distinguer ici la sensation de la perception sensorielle ; c'est à l'exagération de la première que l'on doit attribuer les résultats signalés ; et l'éducation, les habitudes, l'âge, le sexe et la maladie, en développant outre mesure ou en pervertissant l'irritabilité des centres nerveux, prédisposent singulièrement à la manifestation des effets réflexes, ce qui permet d'expliquer la plupart des phénomènes observés.

Cette remarque une fois faite, il est facile de proposer une classification des odeurs d'après l'excitation nerveuse favorable ou défavorable dont elles peuvent être le point de départ; et leur division en odeurs *agréables*, *désagréables* et *indifférentes*, est celle qui se présente naturellement à l'esprit.

Hygiéniquement parlant, une odeur est agréable, quand à la satisfaction sensuelle qu'elle provoque répond un sentiment général de bien-être.

Sous ce rapport, il n'est pas douteux qu'une atmosphère imprégnée de suaves odeurs flatte toutes les sensations et favorise le fonctionnement organique.

Les Grecs et les Romains prodiguaient les parfums dans les cérémonies publiques et privées; ils en répandaient dans les salles de festins, et se couronnaient de roses. Pareille coutume existait dans le moyen âge, et l'on sait combien, de tous temps, les substances odorantes ont été recherchées par les nations de l'Orient. Malheureusement, à côté de l'usage, il y a l'abus; et l'on doit reconnaître que l'imagination et la sensualité jouaient un rôle considérable en pareilles circonstances. S'il est bon d'apprécier et de rechercher la douce influence produite par la respiration d'un air pur chargé des effluves du printemps; si, bien des fois, le goût des bonnes odeurs s'allie avec des habitudes de propreté et une délicatesse dans les soins corporels que l'hygiène doit évidemment favoriser, il arrive trop souvent que l'on ne demande aux perceptions odorantes qu'une sensation de mauvais aloi capable de répondre à des perversions ou à des aberrations de goût éminemment condamnables.

Que par une simple vue de l'esprit les anciens en fussent arrivés à regarder les émanations odorantes qui s'échappent du corps des jeunes animaux comme ayant des propriétés restaurantes, passe encore; que la coutume se soit assez longtemps conservée de faire respirer à des valétudinaires les odeurs fumantes exhalées dans les étables par des animaux vigoureux, cela est peut-être ridicule, mais non immoral. Mais que dire de ce procédé hygiénique qui faisait réchauffer les sens engourdis du vieux roi David par l'odeur de la jeune et belle sunamite Abisag, couchée à ses côtés; que penser du moyen analogue employé par Capivaccio qui conserva l'héritier d'une grande maison d'Italie, tombé dans le marasme, en le faisant coucher entre deux filles jeunes et fortes? Comment comprendre que l'illustre Boerhaave ait cherché lui-même à guérir un prince allemand de la même manière, sinon, pour nous en tenir absolument à une explication physiologique, que c'était faire appel à des actes réflexes que l'hygiène réprouve, mais qui sont susceptibles de réveiller plus ou moins des fonctions éteintes par l'âge ou par la maladie?

Il n'est pas douteux que les fonctions génésiques soient celles sur lesquelles l'action des odeurs paraît se faire sentir le plus; et ce fait, en dehors des exagérations maladives qu'une imagination débauchée peut lui prêter, est en concordance avec ce que l'on observe dans la nature. Il y a des animaux chez lesquels l'approche du mâle est sollicitée par les odeurs que dégagent, à l'époque du rut, certaines glandes placées autour des organes génitaux; et chez les fleurs l'odeur, en attirant à elle les insectes chargés de pollen, ne concourt-elle pas ainsi à la fécondation? Bien plus, chez beaucoup d'entre elles, l'odeur qu'elles exhalent aurait une action plus immédiate sur les phénomènes de cette nature; Morren a trouvé que les orchidées aromatiques perdent leur parfum, une demi-heure après l'application artificielle du pollen, et que les fleurs non fécondées conservaient leur odeur plus longtemps. Rivière cité par Duchartre parle d'une aroïdée du genre *Conophallus* (Blume) dont les fleurs femelles exhalent une odeur infecte jusqu'au moment où les fleurs mâles situées plus haut, sur le même support commun, ouvrent leurs étamines pour répandre leur pollen; l'odeur disparaît alors.

D'après cela, on comprend combien on peut aller vite dans la recherche d'une pareille influence des odeurs; et s'il y a des perceptions odorantes délicates qu'il est bien excusable à une femme qui veut plaire de faire naître, quelle honte de songer que par sa faiblesse et sa débauche un homme peut descendre assez bas dans sa propre estime pour arriver à n'être plus qu'un de ces *renifleurs* dont parle Ambroise Tardieu, dans son livre sur les attentats à la pudeur, et qu'une littérature malsaine ose nous montrer aujourd'hui dans toute leur repoussante expression!

A côté de ces effets indubitables et dans lesquels, comme on le voit, l'imagination tient une large part, nous citerons l'influence qu'on a attribuée aux odeurs sur l'activité des fonctions nutritives.

Les Athéniens parfumaient leurs vins; les Romains faisaient de même; et Grégoire de Tours nous a transmis la recette de plusieurs vins artificiels que recherchaient nos ancêtres, les Gaulois et les Francs, et qu'il appelle *vina odoramenti immixta*. Certaines odeurs aromatiques peuvent être regardées, en effet, comme des excitants favorables de la digestion. Sous ce rapport, l'art culinaire a su tirer profit des aromates qui agissent à la fois sur le goût et l'odorat; mais de là à prétendre que l'odeur d'un mets peut, par elle-même, avoir des effets compensateurs de la privation qu'on en éprouve, il y a toute la distance de la vérité à la fable. Quand Bacon parle d'un homme qui pouvait jeûner pendant quatre ou cinq jours entiers, en respirant l'odeur de l'ail et des herbes aromatiques (Baco, *De vita et morte*); quand on assure que Démocrite prolongea sa vie de quelque temps en se nourrissant de la vapeur odorante du pain chaud; quand Oribase dit avoir connu un philosophe auquel l'odeur du miel servit de nourriture durant un certain temps, il est peut-être bon de recueillir ces faits comme des exemples de ce que peut la résignation du philosophe devant l'abstinence; mais, en vérité, cela ne signifie pas grand'chose, à moins que les matières odorantes, quand elles sont de la nature des essences, ne ralentissent les combustions intérieures et n'empêchent ainsi la dénutrition; car l'on pourrait penser qu'elles agissent ainsi en se rappelant l'action qu'elles exercent sur la phosphorescence, qui est empêchée par elles.

Nous arrivons maintenant à un autre ordre d'idées, c'est-à-dire à l'impression désagréable et à l'influence fâcheuse des odeurs sur l'économie. Ici, les exemples abondent; mais il nous faut encore séparer l'action de l'odeur proprement dite, c'est-à-dire la sensation qu'elle fait naître, des effets de l'inhalation des gaz odorants ou des particules pulvérulentes qui la transportent avec elles.

Une éducation molle et lâche, le féminisme, le nervosisme, la maladie, doivent être placés à côté des idiosyncrasies individuelles quand on veut avoir l'explication de certains faits. Schneider dit avoir connu une femme qui, aimant les autres odeurs, se trouvait mal en respirant celle des fleurs d'oranger. Piesse, dans son *Traité des parfums et odeurs*, rapporte le cas d'une jeune dame chez laquelle cette même odeur déterminait des spasmes violents. On lit dans les *Éphémérides des curieux de la nature* qu'un militaire perdait connaissance quand il sentait l'odeur de la pivoine. Marrigues (*Journ. de phys.*, 1780) cite le fait d'une jeune femme qui perdait la voix lorsqu'on lui mettait sous le nez un bouquet de fleurs odorantes.

Odier nous apprend qu'il a connu une personne à laquelle l'odeur du musc donnait une aphonie que les bains froids seuls pouvaient faire cesser. Le musicien Grétry et le peintre Vincent étaient incommodés par l'odeur d'une rose; Ledelius, dans les *Éphémérides des curieux de la nature*, parle d'un marchand à qui la même odeur causait une ophthalmie; Jean Quercet, secrétaire de François Ier, ne pouvait supporter l'odeur d'une pomme; le duc d'Epernon et mademoiselle Contat s'évanouissaient à l'odeur du lièvre; Wagner cite dans le journal de Hufeland (1811) le fait d'un homme qui se trouvait mal à l'odeur d'un bouillon d'écrevisses.

La plupart des cas peuvent s'expliquer par une association d'idées et des antipathies acquises à la suite de circonstances désagréables dont on a gardé le souvenir; mais bien des fois aussi l'action est toute physique, indépendante de l'idée, et ne s'explique pas. Souvent les dispositions morbides du moment, l'évolution physiologique d'une fonction, surtout chez la femme, doivent être invoquées. C'est une chose bien connue que la perversion des sens pendant la grossesse; telles odeurs qui étaient agréables avant la conception deviennent odieuses et provoquent des troubles fonctionnels qu'il faut se hâter de prévenir.

D'autres fois enfin, la prévention seule entraîne des effets de nervosisme ridicules. C'est ainsi que Thomas Capellini rapporte qu'une dame qui ne pouvait, disait-elle, souffrir l'odeur de la rose, se trouva mal en recevant la visite d'une de ses amies qui en portait une, et cependant cette fatale fleur n'était qu'artificielle. Une des parentes de Scaliger (*Exercit.* 142, § 2) tombait en syncope à la vue d'un lis, et pensait qu'elle succomberait, si elle en sentait l'odeur.

Mais à côté de ces faits sur lesquels il serait puéril d'insister, il en est d'autres qui s'expliquent par l'absorption des émanations elles-mêmes (gaz, vapeurs ou particules pulvérulentes), émanations douées de propriétés spéciales et dans la manifestation desquelles l'odeur n'a que faire. Ainsi, quand Boyle dit qu'un de ses amis ayant fait piler de l'hellébore noir, tous ceux qui étaient dans la chambre furent purgés (*De nat. determ. efflu.*, p. 38); quand Sennert assure la même chose par rapport à la coloquinte, il n'est pas douteux que c'est à l'absorption de particules purgatives que les effets sont dus. De même, ce n'est point à l'odeur qu'il faut attribuer les accidents que présentent ceux qui arrachent sans précaution des plantes vireuses, telles que l'œnanthe, la rue, l'hellébore, la bétoine, etc., ainsi que les effets d'irritation spéciale que les émanations des cantharides produisent sur ceux qui sont occupés à les pulvériser.

Il est, en dernier lieu, toute une série d'accidents mis sur le compte des émanations odorantes des fleurs, et sur lesquels nous devons insister.

Le danger qu'il y a à séjourner et surtout à dormir dans un milieu imprégné de certaines odeurs pénétrantes a été signalé depuis longtemps. Ingenhousz cite le cas d'une jeune fille, morte à Londres, en 1799, par l'odeur des *lis* (*Encyclop. médic.*, art. FLEURS). Triller a donné l'histoire d'une autre femme, dont la mort a été causée par l'odeur des *violettes*. Suivant Cromer, l'odeur des *roses* amena la mort d'un saint évêque de Pologne (*De rebus polonicis*, lib. VIII). J. Schenckius nous apprend que des personnes ont été asphyxiées par l'odeur du *safran* (*Obs. med.*, lib. VIII, de Floribus, obs. 1); les fleurs de *sureau* et de *magnolia* ont occasionné plus d'une fois des nausées et des troubles nerveux. Gardanne raconte que des hommes qui dormaient dans un grenier où l'on avait disséminé des racines de *jusquiame noire* se réveillèrent atteints de stupeur et de céphalalgie; l'un d'eux éprouva des vomissements et une hémorrhagie nasale abondante (*Gaz. de santé*, 1773 et 1774).

On trouve dans le *Journal de chimie médicale*, publié par A. Chevallier, un grand nombre d'exemples d'accidents causés par les émanations des fleurs. Parmi ces fleurs, celles du *laurier-rose*, du *jasmin*, de la *tubéreuse*, du *narcisse* et de la *jacinthe*, sont le plus fréquemment incriminées. Chacune d'elles a à son passif un certain nombre de cas de mort et d'accidents asphyxiques ou nerveux plus ou moins prononcés. Les émanations du laurier-rose sont très-dangereuses; on y a eu recours plus d'une fois pour le suicide; tel est le cas d'un jeune officier de l'armée française qui, à Milianah, fut trouvé mort dans son alcôve, qu'il avait décorée lui-même de branches fleuries de laurier-rose entrelacées. Que de fois l'imagination des Orientaux s'est plu à orner d'une touchante auréole ce genre de mort que des amants malheureux étaient venus demander aux enivrants parfums des fleurs ! De pareilles tentatives ne sont même pas rares dans les annales européennes du suicide, si souvent exploitées par le roman.

Ce n'est pas seulement avec les odeurs florales que des accidents ont été constatés ; un certain nombre de fruits odorants ont été l'objet d'une pareille observation. C'est ainsi que Chevallier et Cahours ont signalé le cas d'un garçon épicier, trouvé asphyxié dans un cabinet où l'on conservait des *oranges* et où il s'était endormi.

Il en faillit être de même pour une dame qui avait passé la nuit dans une chambre où se trouvaient accumulés des *abricots* destinés à faire de la confiture ; et des faits analogues sont dus à l'odeur des *coings* et des *citrons*.

Quelle est donc la nature de ces accidents? Le plus souvent, on a observé de la céphalalgie, des vertiges, un malaise général accompagné de sueurs, de nausées, d'oppression cardiaque ; parfois, il y a des vomissements ; des troubles nerveux plus ou moins variés peuvent se manifester ; ou bien ce sont des douleurs dans les muscles et dans les articulations ; puis surviennent de la somnolence, de la faiblesse générale, et enfin, la perte de connaissance. On conçoit bien que de tels symptômes ne sont pas le résultat de la perception odorante ou de la sensation individuelle qui en résulte ; que l'idiosyncrasie et la plus ou moins grande susceptibilité nerveuse des personnes jouent un certain rôle dans la forme que revêtent les accidents, cela est possible ; mais il y a là, il faut le reconnaître, tous les phénomènes d'un empoisonnement et d'une asphyxie. L'action toxique est le résultat de l'inhalation des huiles essentielles odorantes, que leur composition range dans la classe des hydro-carbures ou des éthers composés ; et l'on n'ignore pas que de pareils produits agissent sur l'économie de la façon la plus fâcheuse : témoin les désordres nerveux assez graves qui se manifestent chez certains distillateurs et surtout chez les ouvriers qui fabriquent les essences artificielles.

D'autre part, cette cause de viciation de l'atmosphère n'existe pas seule ; les phénomènes chimiques qui président à la respiration, à la nutrition comme à la décomposition des tissus végétaux, interviennent à leur tour, par la production plus ou moins notable d'acide carbonique qui se dégage dans le milieu ambiant ; Boussingault avait aussi pensé qu'il y avait dans ce cas une certaine production d'oxyde de carbone ; mais il existait dans les expériences une cause d'erreur que Cloez a démontrée depuis. D'autre part, on sait que les échanges gazeux se font dans l'intimité des tissus par une simple diffusion. C'est pour cela qu'une tige florale trempée dans l'eau continue à être le siége de phénomènes d'absorption et d'exhalation gazeuse, et il n'est pas illogique de penser que les actions intimes qui font naître les émanations odorantes activent les phénomènes de réduction et augmentent la production d'acide carbonique.

Mais c'est surtout quand il s'agit de fruits jetés pêle-mêle ou mis en tas, et dont la pulpe est plus ou moins atteinte et lésée, qu'il y a lieu d'attribuer les accidents qui se manifestent à l'asphyxie. Dans ce cas, les expériences récentes de M. Livache (*Journ. de phys. et de chim.*, 1878) démontrent que, si les fruits à l'état sain ne contiennent dans leur substance aucune trace d'acide carbonique, il n'en est pas de même quand ils ont été plus ou moins pressés ou écrasés ; il se fait alors une véritable fermentation avec dégagement d'acide carbonique.

Les moyens employés pour remédier aux accidents que nous venons d'étudier consisteront à soustraire rapidement la victime à la cause qui les produit, à l'exposer à l'influence d'un air frais et pur, et à réveiller comme à soutenir les fonctions de la respiration et de la circulation par des excitants administrés *intus et extra*.

Il nous reste à dire un mot de l'emploi et de la valeur des substances odorantes comme agents de désinfection. C'est dans les pays où la décomposition des matières organiques est rendue plus rapide par l'action d'une haute température que l'usage des odeurs dans les cérémonies funèbres a pris naissance. Les Juifs avaient des parfums qu'ils répandaient sur les morts; et tous les peuples de l'antiquité paraissent avoir pratiqué la même coutume, depuis les Égyptiens, qui enveloppaient les cadavres de bandelettes aromatiques, jusqu'aux Romains, qui faisaient une telle prodigalité de parfums pendant la célébration des funérailles, que Pline raconte que Néron, lors des funérailles de sa femme Poppée, fit brûler sur le bûcher plus d'encens que l'Arabie n'en produisait dans toute une année. Cet usage s'est conservé en partie jusqu'à nos jours; et les odeurs que l'on répand en pareilles circonstances répondent à la fois aux traditions religieuses et au besoin de se soustraire aux émanations putrides. S'il est vrai qu'au point de vue qui nous occupe, c'est-à-dire de l'impression sensorielle que provoquent les mauvaises odeurs, cette dernière peut être prévenue et annihilée par l'emploi de parfums agréables, il n'est pas moins vrai aussi de dire qu'au point de vue de la désinfection proprement dite, c'est-à-dire de la neutralisation et de la destruction des produits délétères qui se forment alors, les parfums les plus odorants peuvent joindre à leur insuffisance cette propriété funeste de masquer le danger et de le laisser grandir à l'ombre d'une fausse sécurité.

De l'étude que nous venons de faire et des idées que nous avons exposées on peut tirer quelques préceptes généraux d'application, qui appartiennent à l'hygiène, et qui découlent naturellement des différents points de vue auxquels nous nous sommes placés.

On peut les résumer en quelques mots :

Tenir compte des idiosyncrasies individuelles, et s'appliquer à en rechercher la cause.

Ne jamais procéder par la violence ou par l'esprit de système, quand on veut prévenir et corriger des sensations qui, pour être déraisonnables, n'en sont pas moins imposées à l'organisme.

S'adresser avant tout aux influences morales de l'éducation et aux influences physiques d'une hygiène appropriée pour combattre des effets indicateurs d'une irritabilité nerveuse maladive.

Proscrire l'abus des parfums énervants et le séjour des plantes odoriférantes dans les pièces d'habitation.

Demander à des lotions fréquentes, faites avec des liquides toniques ou désinfectants, et non pas à des odeurs purement pénétrantes, la disparition d'émanations personnelles ou objectives qui constituent une infirmité ou un désagrément.

Se garder enfin de toutes les habitudes qui pervertissent le sens de l'odorat et poussent au féminisme et à la débauche.

En ce qui concerne les émanations infectes dont quelquefois on peut être imprégné, et qu'on transporte ainsi avec soi, on se rappellera qu'elles doivent être regardées comme indicatrices d'agents infectieux, et prendre toutes les précautions nécessaires pour éviter de s'en faire le véhicule. A cet égard, il n'est peut-être pas indifférent de porter tel ou tel vêtement; Stark d'Édimbourg et Aug. Duméril ont fait un certain nombre d'expériences relatives à l'influence de la couleur des étoffes sur la propriété que celles-ci possèdent de fixer temporairement les effluves odorants. Il résulte de leurs observations que des étoffes de laine de couleur noire ou bleue absorbent et retiennent pendant plus longtemps les odeurs que ne le font les étoffes de même nature dont la couleur est rouge ou jaune; les tissus blancs seraient les moins aptes à s'imprégner de la sorte.

ALEXANDRE LAYET.

BIBLIOGRAPHIE. — BOYLE. *Exercitatio de mira subtilitate effluviorum. De insigni efficacia effluviorum.* In *Op. varia*, t. II. Genevæ, 1694. — TRIOMPH (J.-H.). *De aromaticorum natura, usu et abusu.* Ienæ, 1695. — TRILLER (D.-G.). *De morte subita, ex nimio violarum odore oborto.* Witebergæ, 1762, in-4°. — SELIGIUS (C.-H.). *De odoribus.* Erlangæ, 1766, in-4°. — KIRWAN (A.-P.). *De l'odorat et de l'influence des odeurs sur l'économie animale.* Thèse de Paris, 1812. — BARTHÉLEMY (J.). *Essai sur les fleurs et leurs effets pernicieux.* Thèse de Paris, 1812. — CLOQUET (H.). Art. ODEUR du *Dict. encycl. des sciences médic.*, t. XXXVII. — DU MÊME. *Osphrésiologie, ou Traité des odeurs*, etc. Paris, 1821, in-8°. — DUMÉRIL (Aug.). *Des odeurs.* Thèse Faculté des sciences de Paris, 1843. — CHEVALLIER (A.). *Sur les émanations des fleurs et des fruits et sur les accidents qu'elles peuvent déterminer.* In *Ann. d'hygiène*, 2e série, t. XXIII, 1865. — PIESSE (S.). *Des odeurs des parfums*, etc. Edition française par Reveil (O.). Paris, 1865.

A. L.

ODEURS (Physiologie). *Voy.* ODORAT.

ODHELIUS (ERIC). Né à Flo, dans la province de Westergothland, le 8 novembre 1760, fit ses premières études à Skara, puis se rendit à Upsal en 1777. Il commença bientôt ses études médicales et fut inscrit de bonne heure à la Société chirurgicale de cette ville; il passa ses examens ordinaires et alla faire un stage à la maternité de Stockholm en qualité d'adjoint. Reçu docteur en médecine à Upsal le 11 juin 1785, il fut nommé chirurgien dans l'armée suédoise le 14 décembre 1786, accompagna son régiment jusqu'en Norvége et fut fait prisonnier. Après la paix, il fut envoyé en Finlande comme chirurgien de l'hôpital militaire de Lovisa. Il fit la campagne de Gotheborg, servit en 1808 comme chirurgien de l'armée, jusqu'en 1812, où il reçut son congé. Il fut alors nommé intendant des eaux minérales à Lund, fonctions qu'il remplit pendant neuf années. Il se fixa ensuite à Stockholm, fut nommé assesseur de l'Académie des sciences de cette ville et mourut d'un accident à Dalsland le 7 février 1834. Nous connaissons de lui, outre divers mémoires non livrés à l'impression :

I. *Descriptiones arteriarum corporis humani.* Upsal, 1781, in-4°. — II. *Dissertatio inauguralis morborum casus.* Thèse de doctorat. Upsal, 1785, in-4°. — III. *Beskrifning paa ett Missfoster.* In *K. Vetenskapen Akademiens nya Handlingar*, 1785. — IV. *Kraften af Valeriana Sylvestris emot voldsaamma Nerv-Sjukdomar.* Ibid., 1789. — V. *Berättelse om ben af ett Foster abortgaangne genom saar paa magen, utan förlust af modrens lif.* Ibid., 1815. — VI. *Berättelse om en dödlig forkylning.* In *Läkare och naturf.*, t. VIII, p. 149. — VII. *En casus om Lifmodrens omstjelpning.* Ibid., t. VIII, p. 286. — VIII. *Embetsberättelse fraan sköfde för aar* 1800. Ibid., t. XIII, p. 286.

A. D.

ODHELSTIERNA (ERIC). Né à Upsal le 26 janvier 1661, mort à Stockholm le 12 octobre 1704. Il était docteur en médecine, mais il s'est surtout occupé de géognosie et fut même ingénieur des mines. De 1683 à 1692 il voyagea dans diverses parties de l'Europe, et c'est pendant ce voyage qu'il prit son bonnet de docteur à Reims en 1687. Il fut anobli en 1698. On a de lui :

I. *De mercurii minera in fodina argentea Stahlbergensi detecta.* In *Acta litter. et sc. Sueciæ*, t. I. — II. *Observ. chimico-metallurg. circa ortum et effluviam metallorum.* Remigii, 1687.

L. Hn.

ODIER (Les deux).

Odier (Louis). Médecin du plus grand mérite, né à Genève le 17 mars 1748, mort dans cette ville le 13 avril 1817. Il commença ses études médicales dans sa ville natale, mais, à l'imitation de plusieurs de ses compatriotes, il alla les continuer à l'Université d'Édimbourg, où il fut reçu docteur en 1770. Après avoir passé encore deux ans dans cette ville, il alla à Londres suivre l'hôpital Saint-Thomas et écouta les leçons de Hunter, Fordyce, etc., puis se rendit à Leyde pour entendre Gaub et van Dœvern, et enfin vint à Paris.

De retour à Genève, il n'exerça pas immédiatement l'art de guérir, mais institua un cours de chimie, pour propager sur le continent les idées nouvelles qu'il avait entendu professer par Black. Mais bientôt il s'adonna entièrement à la médecine et y obtint tout le succès que mérite l'activité la plus infatigable unie aux connaissances les plus sérieuses. C'est lui qui le premier fit connaître la vaccine en France, et il introduisit dans la médecine plusieurs remèdes nouveaux.

En 1799, l'Académie de médecine de Genève conféra à Odier le titre de professeur honoraire. Il fut en outre membre du conseil des Deux-Cents et prit toujours une part très-active aux affaires publiques. En 1814, il fut atteint d'un premier accès d'angine de poitrine, et en 1817 un second accès l'emporta.

Odier s'est beaucoup occupé de la rédaction de la *Bibliothèque britannique*, dont il avait pris à sa charge toute la partie médicale; les notes signées de la majuscule O, qui accompagnent les extraits insérés dans ce Recueil, renferment une foule d'observations intéressantes. On peut en outre citer de lui :

I. *Epistola physiologica inauguralis de elementariis musicæ sensationibus.* Edinburgi, 1770, in-8°. — II. *Pharmacopœa Genevensis.* Genevæ, 1780, in-8°. — III. *Observ. sur des morts apparentes produites par une cause accidentelle...* Trad. de l'angl. (1800). — IV. *Réflexions sur l'inoculation de la vaccine.* Genève, 1800, in-8°. — V. *Instruction sur les moyens de purifier l'air et d'arrêter les progrès de la contagion, à l'aide des fumigations du gaz nitrique.* Genève, 1801, in-8°. — VI. *Observat. sur la fièvre des prisons.* Trad. libr. de l'angl. (1802). — VII. *Grammaire anglaise...* Genève, 1817, in-12. — VIII. *Manuel de médecine pratique, ou sommaire d'un cours gratuit donné en 1800, 1801 et 1804...* 3e édit. Genève et Paris, 1821, in-8°. — IX. *Obs. sur l'épiderme d'une baleine.* In *Journ. de méd.*, t. VI. — X. *Quatre lettres sur la mortalité de la petite vérole inoculée.* Ibid., 1773, 1775, 1776, 1777. — XI. *Lettr. sur l'huile de ricin.* Ibid., 1778. — XII. *Extrait mortuaire de Genève pour 1778 et 1779, avec des considérations importantes.* In *Mém. de la Soc. des sc. et des arts de Genève*, t. I. — XIII. *Mém. sur l'hydrocéphale interne.* In *Rec. de la Soc. de méd.*, t. III. — XIV. *Mém. sur les causes de l'anasarque qui accompagne la fièvre rouge*, envoyé à la Soc. de méd. (1779). — XV. *Hist. d'une femme qui avait un ovaire transformé en hydatides...* In *Mem. de l'Inst. Savants étrangers*, t. I, 1806.

L. Hn.

Odier (Louis-Robert). Médecin suisse très-distingué, né à Genève le 22 juillet 1836, arrière-neveu du précédent, était fils d'un professeur de la Faculté de droit. Après avoir heureusement terminé ses études préparatoires au gymnase libre de sa ville natale, il se rendit à Paris en 1855, pour y étudier la médecine. Reçu interne provisoire en 1861, interne en 1863, il remplit avec zèle ses fonctions successivement à l'hôpital Beaujon, à la Maternité, à l'hôpital Saint-Louis et aux Enfants-Trouvés. C'est dans ce dernier établissement qu'il entreprit ses premiers travaux sur l'accroissement du poids des nouveau-nés; il réussit à établir la loi de cet accroissement dans les conditions physiologiques et publia successivement avec René Blache et dans sa dissertation inaugurale les résultats auxquels il était arrivé.

Odier retourna à Genève en 1868, et se consacra à la clientèle et à l'instruction des sages-femmes. Il obtint au concours, en 1872, la place de chirurgien en chef de l'hôpital cantonal, et remplit ses fonctions avec la plus grande distinction. Le cours libre d'obstétrique et de gynécologie qu'il professa à la Faculté de médecine de Genève, immédiatement après sa création, fut très-suivi. En 1877, il fut atteint d'une paralysie qui suivit une marche progressive et amena la mort le 21 octobre 1879. On trouvera une notice détaillée sur la vie et les travaux d'Odier dans le *Bulletin méd. de la Suisse romande*, 1880, nº 2, p. 42.

Nous citerons d'Odier :

I. Avec Blache : *Quelques considérations sur les causes de la mortalité des nouveau-nés et sur les moyens d'y remédier*. Paris, 1867, in-8°, 12 pl. (Extr. de l'*Union méd.*, 1867). — II. *Recherches sur la loi d'accroissement des nouveau-nés, constaté par le système des pesées régulières, et sur les conditions d'un bon allaitement*. Thèse de Paris, 1868. — II. Nombreux articles ou mémoires dans la *Gaz. des hôpit.*, les *Bull. de la Soc. de biol.* et *de la Soc. anat.*, et dans le *Bull. de la Soc. méd. de la Suisse romande*. L. Hn.

ODINA. Roxburgh. Genre de plantes Dicotylédones, appartenant à la famille des Térébinthacées. Ce sont des espèces de l'Inde et de l'Afrique tropicale, dont les fleurs dioïques-polygames ont un calice persistant quadri ou quinquélobé ; une corolle à 4 ou 5 pétales, imbriquées, réfléchies après la floraison ; dans les fleurs mâles, 8 à 10 étamines, en dedans d'un disque annulaire ; dans les fleurs femelles, un ovaire sessile, libre, uniloculaire, devenant à maturité un drupe, comprimé, oblong, réniforme, contenant une semence également comprimée.

Les *Odina* sont des arbres à feuilles caduques, alternes, composées, imparipennées, à folioles opposées ; les fleurs et les fruits sont de petite dimension.

La seule espèce intéressante est l'*Odina Wodier* Roxb., qui vient dans les Indes Orientales ; c'est un arbre élevé, à écorce cendrée, à nombreux rameaux, portant des feuilles à 3 ou 4 paires de folioles, ovales, oblongues, acuminées, entières et glabres et tomenteuses, à la face inférieure plus pâle que la supérieure. Les fleurs en grappes, terminales, sont petites, à 4 sépales et 8 étamines.

L'écorce de cette espèce est usitée en poudre fine, mêlée à l'huile du *Melia azedarach*, pour la guérison des ulcères opiniâtres. On le nomme en Samoul *Woodiam-puttoy*. Pl.

Bibliographie. — Roxburgh. *Flora indica*, II, 293. — Royle. *Illustrations of Himalaya's Plants*, tab. 31, fig. 2. — Endlicher. *Genera plant.*, nº 5898. — Bentham et Hooker. *Genera*, I, p. 423. — Ainslie. *Materia indica*, II, 486. Pl.

ODOLANT-DESNOS (Pierre-Joseph). Médecin et érudit français, né le 21 novembre 1722 à Alençon, mort le 11 août 1801 dans la même ville. Il exerça d'abord la médecine dans sa ville natale, mais plus tard ne s'occupa plus guère que de l'étude de l'histoire locale. Il recueillit sur ce sujet une foule de documents restés manuscrits pour la plupart. Outre divers ouvrages sur la ville d'Alençon, sur les familles illustres de son pays, et un grand nombre d'articles fournis à des ouvrages de chronologie et à divers dictionnaires, Odolant-Desnos a publié :

I. *Sur le danger de manger la chair des animaux dont on ne connaît pas le genre de mort.* In *Journal de médecine*, t. XIV, p. 236. — II. *Sur un cancer à l'estomac.* Ibid., t. XI, p. 407. — III. *Cas d'obstruction de l'œsophage.* Ibid., t. XI, p. 413. — IV. Plusieurs articles in *Collect. d'observ. sur les mal. épidémiques* par Le Pecq de la Cloture. Paris, 1778, 3 vol. in-4°.

L. Hn.

ODON (César). Médecin de Bologne, exerçait son art vers le milieu du seizième siècle; il fut en outre directeur du jardin botanique de Bologne. On connaît de lui :

I. *Theophrasti sparsæ de plantis sententiæ, in continuam seriem ad propria capita, nominaque secundum litterarum ordinem disposita.* Bononiæ, 1561, in-4°. — II. *De urinis*, petit traité joint à H. Martinius : *Anatomia urinæ*, Francof., 1658, in-12. L. Hn.

ODONATES. Dans le système entomologique de Fabricius, les insectes caractérisés par des mâchoires fortes, cornées, dentées, ont reçu le nom d'*Odonates* par contraction du mot *odontognathes* (ὀδοὺς, ὀδόντος, dent; γνάθος, mâchoire). Les *Odonates* de Fabricius sont compris entre ses *Piezata* (Hyménoptères) et ses *Mitosata* (Myriapodes); ils constituaient le cinquième ordre d'insectes. Les *Piezata* formaient le quatrième et les *Mitosata* le sixième.

Les Libellules sont les *Odonata* par excellence. Ces insectes renferment, pour Latreille et Rambur, la majeure partie de la famille des Subulicornes. Actuellement ils font partie des Névroptères pseudo-orthoptères (*voy.* Névroptères, p. 729).

A. Laboulbène.

ODONTALGIE. On désigne communément sous le nom d'odontalgie toute douleur ayant pour siége, soit une dent isolément, soit l'appareil dentaire ou le bord alvéolaire dans une étendue plus ou moins grande.

Envisagée de cette façon, l'odontalgie est un symptôme appartenant à un certain nombre d'affections; elle présente même dans ses caractères des différences assez marquées pour servir d'élément diagnostique aux lésions diverses de l'appareil dentaire. C'est donc au seul point de vue symptomatologique que nous l'étudierons, ne faisant ici qu'indiquer ses causes et renvoyant le lecteur, pour le traitement, à l'étude spéciale de chaque lésion particulière qui en est l'origine.

Nous diviserons notre travail en deux parties :

Odontalgie provoquée par des phénomènes d'ordre physiologique, ou odontalgie de l'éruption.

Odontalgie provoquée par des phénomènes d'ordre pathologique, ou odontalgie symptomatique des lésions des diverses parties de l'appareil dentaire, c'est-à-dire des dents, du périoste alvéolo-dentaire, des gencives, des nerfs dentaires.

I. Odontalgie provoquée par des phénomènes d'ordre physiologique ou odontalgie de l'éruption. L'odontalgie de l'éruption se distingue suivant les phases mêmes de ce phénomène, net ous étudierons l'odontalgie due à l'éruption des dents temporaires, puis l'odontalgie due à l'éruption des dents permanentes.

a. *Odontalgie de l'éruption des dents temporaires.*

Elle appartient à la première enfance, aussi est-il difficile d'en établir les caractères. Toutefois, d'après ce qu'on sait des accidents qui peuvent accompagner la dentition permanente, il est présumable que l'odontalgie provoquée par l'éruption des dents temporaires ne consiste pas en une douleur véritable, mais plutôt en une gêne ou un prurit plus ou moins marqués, que les enfants manifestent par de la salivation, et par le besoin qu'ils semblent éprouver de mordre tous les objets qu'ils saisissent. Quelquefois cependant les gencives deviennent sensibles et douloureuses à la pression et les enfants en éloignent avec des cris de douleur tout ce qui peut les comprimer : c'est ainsi qu'ils repoussent leur hochet, leur biberon, et même après quelques instants de succion le sein de leur nourrice.

Observe-t-on des différences au point de vue de la douleur dans l'éruption des dents, suivant que les enfants sont de vigoureuse ou de faible constitution ? Le fait n'a pas été, à notre connaissance, rigoureusement établi ; mais on peut dire qu'en général, chez un enfant de robuste constitution, et surtout bien nourri, les dents apparaissent avec ordre, à époques régulières et bien déterminées : aussi semble-t-il qu'elles ne puissent provoquer que de très-légères réactions locales ou réflexes. Au contraire, les phénomènes douloureux, ainsi que tous les accidents de l'éruption, s'observeraient plus fréquemment chez les enfants chétifs ou mal nourris. Chez les sujets athrepsiés, en effet, par le fait de leur mauvaise constitution ou de leur alimentation défectueuse, la muqueuse de la bouche, de l'estomac et du tube digestif tout entier, est déjà, avant l'éruption des dents, le siége d'un état inflammatoire que l'évolution dentaire ne peut que rendre encore plus vif.

Quant aux conséquences de l'odontalgie, due à l'éruption des dents temporaires, nous ne savons s'il est permis de considérer comme telles les troubles du système nerveux central produisant les contractures, les soubresauts et l'éclampsie confirmée, de même que les toux spasmodiques qu'on observe à cette époque. D'autre part, ces phénomènes nerveux sont-ils des actes réflexes dont le point de départ se trouverait dans la muqueuse gingivale irritée par l'évolution des follicules dentaires, ou bien la congestion des méninges qui provoque ces désordres nerveux résulte-t-elle d'une lésion vasculaire ayant la même cause générale que les autres points d'hyperémie, observés à ce moment sur la plupart des membranes, sur la peau, comme sur presque toutes les muqueuses? Cette question, que nous ne faisons qu'indiquer, appartient à l'étude des accidents dits de dentition (*voy.* Dentition).

b. *Odontalgie de l'éruption de la dentition permanente.*

L'éruption des dents permanentes s'accomplit le plus habituellement sans douleur : on ne constate, en effet, que des phénomènes congestifs légers (*gingivite*), qui accompagnent l'ébranlement des dents temporaires et la sortie des suivantes. On n'est donc nullement fondé à considérer l'odontalgie de l'éruption des dents permanentes comme la cause des troubles nerveux signalés parfois à cette époque de la vie, tels que certaines névroses, entre autres la chorée et quelques affections spasmodiques ; on peut même dire qu'aucun fait ne permet d'établir une relation étiologique entre ces phénomènes nerveux et l'évolution des dents contemporaines.

Toutefois, l'éruption de la dent de sagesse, la dernière de la série comme dans l'ordre d'apparition, ne s'effectue pas toujours d'une façon aussi indolente que les précédentes. Cette troisième molaire, en effet, qui apparaît de dix-huit à vingt-cinq ans, donne lieu très-fréquemment[1] à des accidents variés, douloureux, parfois très-sérieux et très-importants à connaître, à cause de leur gravité et des erreurs de diagnostic auxquelles ils exposent. Rappelons qu'on n'observe ces

[1] Une statistique de la fréquence des accidents de la dent de sagesse inférieure donne une proportion de 75 pour 100 sans considération de gravité.

accidents que lors de l'éruption de la troisième molaire inférieure. Des raisons anatomiques bien connues sont la seule cause de cette différence : à la mâchoire supérieure, en effet, cette dent trouve en arrière de la deuxième molaire une place largement suffisante pour se loger, tandis qu'à la mâchoire inférieure, entre la deuxième molaire et la branche montante du maxillaire, l'espace est presque toujours trop étroit pour qu'elle puisse prendre rang sur la même ligne que les autres. Cette raison anatomique, seule cause de la difficulté d'éruption de la dent de sagesse, rend compte de la rareté et même de l'absence de tout accident dû à cette cause chez les individus prognathes par hérédité dans la famille ou dans la race.

Les accidents douloureux de l'éruption de la dent de sagesse se divisent, d'après leur siége anatomique, en accidents superficiels ou muqueux, profonds ou osseux, et enfin en accidents nerveux.

1° Accidents superficiels ou muqueux. Dans son mouvement d'ascension, la couronne de la dent soulève la gencive que rencontre la dent supérieure correspondante ; celle-ci la contusionne et l'enflamme. La douleur, dans ce cas, est celle qui accompagne toute gingivite locale, tantôt simple, tantôt ulcéreuse. Dans quelques cas, l'inflammation s'étendant de la muqueuse buccale au tissu cellulaire de la joue donnera lieu à une fluxion simple, fluxion œdémateuse, dont l'indolence est parfois complète et dans tous les cas ne détermine qu'une légère sensation douloureuse à la pression.

2° Accidents profonds ou osseux. La dent incluse dans son alvéole éprouve, en raison de la compression qu'elle subit, tantôt l'atrophie simple, et dans ce cas ne détermine aucun accident, tantôt, continuant à se développer, elle exerce sur les parois alvéolaires une pression excentrique aboutissant à l'ostéite et à la nécrose de l'os. Ces accidents amènent à leur tour de nouveaux désordres : abcès, fistules cutanées et muqueuses, conséquence de toute destruction des os. La douleur déterminée par ces accidents est continue, sourde, profonde, avec crises aiguës à l'occasion de toute nouvelle poussée inflammatoire.

Dans quelques cas plus rares, la dent de sagesse, prenant une direction oblique ou horizontale en avant, peut amener la compression fort douloureuse de la totalité de l'arcade dentaire. La douleur, dans ce cas, rend assez bien compte du fait de cette compression même.

3° Accidents nerveux. Enfin l'éruption de la dent de sagesse est parfois l'occasion de troubles nerveux constituant des névralgies de forme particulière que nous étudierons, en même temps que les névralgies dentaires, à la fin de cet article.

II. Odontalgie symptomatique d'altérations pathologiques des diverses parties de l'appareil dentaire.

§ 1. *Odontalgie symptomatique de l'altération des parties constituantes des dents.* Si nous voulons nous rendre compte du mécanisme de la douleur provoquée par les altérations de la substance des dents, il est nécessaire que nous connaissions, au point de vue de leur sensibilité, les différents tissus qui composent cet organe.

L'*émail* est un revêtement inerte, comparable par sa constitution chimique et son rôle protecteur aux cellules épithéliales recouvrant les papilles du derme. Ses altérations ne déterminent donc aucun phénomène douloureux, et il est tout à fait étranger à la question qui nous occupe.

La *dentine* que l'on a parfois, avec si peu de raison, comparée au tissu osseux, en diffère au contraire absolument tant par sa constitution anatomique et chimique que par son rôle physiologique. La dentine, en effet, est douée d'une sensibilité propre qu'elle doit à la pénétration de son tissu par des éléments nerveux spéciaux. Les canalicules dont elle est creusée sont remplis par des fibrilles nerveuses, constituant vraisemblablement les terminaisons des filets de la cinquième paire qui viennent innerver la pulpe dentaire. Ces fibrilles forment en outre à la périphérie de la dentine, un réseau anastomotique doué d'une sensibilité extrême et placé au-dessous de la face profonde de l'émail.

Cette variation dans la sensibilité de la couche superficielle et dans celle des parties profondes de l'ivoire, explique les différences que présente l'odontalgie symptomatique d'une lésion de ce tissu, suivant que la couche superficielle ou les couches profondes se trouvent atteintes. Ainsi, la mise à nu du réseau superficiel, lorsqu'elle s'opère rapidement, (traumatismes détruisant brusque-l'émail, caries du collet), donne lieu à des douleurs d'une intensité presque ment comparable à celles qui résultent de la mise à nu de la pulpe elle-même.

Lorsque le réseau superficiel est découvert plus lentement, la douleur n'est pas aussi intense; elle n'est plus provoquée, comme dans le premier cas, par le simple contact de l'air irritant la couche anastomotique, mais elle se produit sous l'influence des agents acides ou sucrés. Et lorsque l'altération gagne les couches sous-jacentes, les phénomènes douloureux, tout en restant à peu près les mêmes, diminuent de plus en plus d'intensité, et il faut alors pour les faire naître, des excitations plus énergiques comme le contact d'un corps étranger, le passage d'un liquide à une température éloignée de celle de la bouche. La sensation qui se produit alors, bien que très-vive, est habituellement passagère, et s'éteint assez rapidement après la suppression de l'agent qui l'a provoquée; elle est aussi très-variable d'intensité suivant le lieu plus ou moins exposé qu'occupe la carie dans la couronne de la dent. Ainsi, une cavité située dans un interstice dentaire pourra rester absolument indolente jusqu'à la mise à nu de la pulpe, tandis que, placée sur la face triturante d'une molaire, elle sera de bonne heure sujette à une foule de provocations douloureuses.

Lorsqu'on explore une cavité de carie au deuxième degré, on détermine presque toujours de la douleur ; mais la sensation varie encore, suivant le lieu que rencontre la sonde ; ainsi, elle est très-vive ordinairement vers la couche la plus superficielle de l'ivoire, sur les côtés de l'orifice de la cavité, puis beaucoup moindre et parfois nulle sur les points plus profonds pour redevenir aiguë vers le voisinage de la pulpe.

La *pulpe dentaire*, essentiellement formée de nerfs et de vaisseaux, est un organe de sensibilité exquise, d'où il suit que toute altération qui l'atteint donne lieu à de violentes douleurs. Le grand nombre de vaisseaux qui entrent dans sa constitution, expliquent en outre la fréquence et l'intensité des inflammations qui la frappent.

D'autre part, sa situation dans une cavité résistante, inextensible est la cause des accidents d'étranglement si douloureux qu'on observe dans beaucoup de cas de pulpite.

Les traumatismes détruisant l'émail et l'ivoire, et mettant à découvert la pulpe, la carie au troisième degré, sont donc les causes ordinaires de l'inflammation de l'organe.

Si l'inflammation développée au sein de la pulpe dès sa mise à découvert est superficielle et légère, la *douleur* est ordinairement intermittente, revenant par accès quelquefois réguliers ou se reproduisant par une circonstance provocante, le contact de l'air ou d'un liquide froid; un choc, la rencontre d'une matière alimentaire, le vide fait dans la bouche par succion, etc. Cette douleur, primitivement bornée à la région dentaire, est souvent assez vague d'abord, et le sujet n'en distingue que rarement le point précis, accusant parfois une dent voisine ou la dent correspondante, de la mâchoire opposée, particularités qui sont dues à des localisations névralgiques de la douleur sur des branches plus ou moins distantes du même tronc nerveux ou des ramifications secondaires. Ces douleurs ne se bornent même pas toujours aux dents et aux mâchoires, mais se portent sur un rameau très-lointain du siége du mal et peuvent se rencontrer, d'une manière générale, sur un point quelconque du système nerveux sensitif de la face dans le côté correspondant. Nous étudierons cette forme d'odontalgie avec la névralgie dentaire symptomatique de carie.

Si l'inflammation de la pulpe est générale, soit la *pulpite aiguë*, la douleur n'est plus intermittente ou errative comme dans la forme superficielle et légère; elle devient continue, lancinante avec exacerbations passagères; et, dans le cas d'étranglement du tissu au sein de la cavité qui le renferme, elle acquiert une intensité telle qu'elle est considérée comme l'une des plus vives qu'il soit donné d'éprouver; la douleur est alors spontanée, permanente et exaspérée par les températures élevées, calmée au contraire par les liquides froids. C'est dans ces cas qu'on observe des individus qui non-seulement recherchent le grand air, l'air froid, mais encore prennent de temps en temps dans la bouche une gorgée d'eau froide qui leur procure un soulagement temporaire. La douleur est aggravée par la position horizontale qui augmente l'afflux sanguin, et par les exercices violents qui, activant la circulation, augmentent la fréquence des pulsations artérielles, si douloureuses, on le sait, dans toute inflammation aiguë.

Nous voyons que les lésions de la pulpe déterminent, suivant leur gravité, des phénomènes douloureux variables dans leur durée et dans leur intensité. Nous devons donc distinguer deux formes d'odontalgie symptomatique des lésions de la pulpe :

L'une odontalgie spontanée *avec crises* et irradiations nerveuses, symptomatique d'une inflammation superficielle et légère; c'est la douleur habituelle de la carie pénétrante;

L'autre odontalgie spontanée *permanente*, lancinante avec exacerbations passagères; exaspérée par les liquides chauds et calmée par les températures basses; symptomatique de l'inflammation générale de la pulpe et de son étranglement (*Pulpite*).

§ 2. *Odontalgie symptomatique des lésions du périoste alvéolo-dentaire.*

a. *Odontalgie de la périostite.* Dans la période d'inflammation subaiguë ou de simple hypérémie, il n'existe qu'une sensation de gêne et de tension au niveau de la dent malade; ce n'est du reste pas une douleur réelle. La pression exercée sur la dent malade par l'arcade opposée n'est même pas douloureuse; elle amène plutôt un bien-être passager, sans doute par la décongestion qu'elle produit; mais la percussion brusque, faite avec un corps dur, éveille un peu de douleur véritable. Le passage des liquides tièdes, et leur maintien au contact de la dent affectée produit parfois un peu de soulagement; l'impression des liquides froids est légèrement douloureuse. Reconnaissons cependant que ces effets déterminés par les liquides à température basse ou élevée sont très-peu marqués en général.

Dans l'inflammation confirmée, c'est-à-dire la *périostite aiguë*, les douleurs sont tout à fait différentes. Elles sont spontanées, continues, profondes, aiguës, s'exaspérant par la pression des dents opposées, parfois même par le simple contact de la langue. La percussion pratiquée verticalement éveille de vives douleurs. Les liquides tièdes sont devenus insupportables ; les liquides froids calment un peu ou sont sans influence.

Enfin dans la périostite chronique on observe une diminution graduelle, parfois la disparition presque complète des mêmes phénomènes douloureux.

b. *Odontalgie de l'ostéo-périostite.* Les phénomènes douloureux de l'ostéo-périostite diffèrent peu de ceux qu'on observe dans le cours de la périostite ordinaire. Le début est ordinairement indolent ; il n'existe alors qu'un simple chatouillement, avec sensation de plénitude de la gencive. La pression des dents malades contre les dents opposées produit encore un certain soulagement.

Dans la période de pleine suppuration l'état habituel d'indolence est interrompu par des crises fréquentes, avec douleurs permanentes, sourdes, qu'exaspèrent la pression, le contact des dents opposées, douleurs qui, en définitive, n'ont pas d'autres caractères que ceux d'une périostite aiguë, greffée sur un état chronique antérieur.

c. *Odontalgie provoquée par le développement de tumeurs du périoste.* Les tumeurs du périoste donnent lieu à des douleurs dont les caractères sont les mêmes que ceux qui ont pour cause toute autre altération chronique du périoste. Ces douleurs, en effet, sont sourdes, profondes, peu influencées par les transitions de température, mais se réveillant très-vives au moindre choc. Fréquemment elles s'irradient dans le côté de la face correspondant, principalement dans l'oreille, simulant de véritables névralgies faciales. Ces douleurs reparaissent par accès d'une durée de quelques jours, auxquels succèdent des périodes de calme d'un ou de plusieurs mois, pendant lesquels l'indolence peut être complète.

Si nous résumons les caractères de l'odontalgie provoquée par les différentes lésions du périoste, nous voyons qu'ils sont de deux ordres :

Phénomènes négatifs : insensibilité aux agents physiques et chimiques, presque complète dans l'état aigu de la périostite, absolue dans l'état chronique ou subaigu.

Phénomènes positifs : sensibilité aux agents mécaniques, à la pression et surtout à la percussion, notable dans la période subaiguë, excessive dans l'état aigu.

D'autre part nous observerons que la douleur ayant les mêmes caractères dans les différentes lésions du périoste, nous ne saurions trouver en elle les éléments du diagnostic différentiel de ces lésions, diagnostic qui ne saurait dès lors être établi qu'à l'aide des signes objectifs.

§ 3. *Odontalgie provoquée par les lésions des gencives.* Les gencives sont le siége de nombreuses altérations soit essentielles, soit symptomatiques d'états généraux plus ou moins graves, et donnant lieu à des phénomènes douloureux de forme et d'intensité variables. Mais nous considérons comme en dehors de ce travail l'étude de la douleur dans la plupart de ces affections, et nous ne nous occuperons que de l'odontalgie symptomatique de la gingivite proprement dite.

Dans ce dernier cas, la douleur sera proportionnelle à l'étendue de la partie enflammée : faible par conséquent dans la gingivite limitée à la région de quelques dents, et ne déterminant alors qu'un peu de gêne, elle deviendra très-vive dans la gingivite généralisée et pourra même acquérir une intensité extrême. Dans ces conditions, en effet, ainsi qu'on l'observe dans la gingivite mercurielle par exemple, l'inflammation ne reste pas bornée à la muqueuse, mais s'étend souvent au périoste sous-jacent, revêtant alors la forme phlegmoneuse. La douleur symptomatique de cet état est extrême ; augmentée par le mouvement et par la pression, elle est d'abord pulsative avec sensation de chaleur cuisante, et devient plus profonde, jusqu'à formation et écoulement du pus au dehors.

La douleur de la gingivite généralisée n'a donc pas d'autres caractères que celle de toute inflammation phlegmoneuse ordinaire.

§ 4. *Odontalgie symptomatique des lésions des nerfs dentaires, ou névralgie dentaire proprement dite.* On entend par névralgie dentaire toute irritation douloureuse des nerfs dentaires, en un point quelconque de leur étendue, s'irradiant très-souvent plus ou moins loin du point d'origine et dans des directions variables.

Au point de vue des causes, nous distinguerons trois formes principales de névralgies dentaires :

1° Névralgies traumatiques ;

2° Névralgies symptomatiques d'altérations des dents (carie, périostite, déchaussement) ;

3° Névralgies essentielles, c'est-à-dire provoquées par des lésions connues ou inconnues des nerfs dentaires eux-mêmes, mais dont les causes, toujours éloignées, sont parfois impossibles à apprécier.

Les traumatismes pouvant donner lieu à des névralgies dentaires sont les coups, les chutes sur la face, les projectiles ayant détruit la paroi des canaux dentaires ; les tumeurs du voisinage qui les compriment. L'extraction des dents, surtout les extractions multiples peuvent elles-mêmes devenir l'occasion de névralgies très-douloureuses et très-rebelles apparaissant souvent après plusieurs années d'indolence (*névralgies traumatiques*). On observe cette dernière forme de névralgie chez les gens d'un certain âge, aux mâchoires édentées ou présentant de larges espaces vides de dents. La douleur reste bien limitée au bord alvéolaire, ou plutôt aux cavités alvéolaires vides, et à la partie de la gencive qui les recouvre. Cette odontalgie est tout à fait comparable par sa forme et par sa cause aux névralgies traumatiques des autres régions, qu'on observe à la suite des amputations, névralgies des moignons, etc.

Les altérations des dents pouvant devenir la cause de névralgies sont celles de la carie et de la périostite, telles que nous les avons étudiées, et sur lesquelles nous ne reviendrons pas.

Les causes des névralgies essentielles doivent être rapportées à des influences générales telles que l'anémie, la chlorose, l'infection paludéenne, la plupart des états cachectiques, et enfin à la diathèse arthritique. Remarquons toutefois que ces localisations névralgiques ne présentent rien de particulier, et qu'on les rencontre fréquemment sur les autres branches du trijumeau, ainsi que sur des rameaux nerveux de toute autre région.

Citons en dernier lieu une cause de névralgie que nous avons déjà signalée dans l'étude de l'odontalgie de l'éruption, à propos de la dent de sagesse. Il est probable que cette dent ne détermine de phénomènes névralgiques que par la compression qu'elle exerce autour d'elle. Mais comme cette compression, dans certains cas, n'est nullement appréciable, nous reconnaîtrons que la dent de sagesse, dans son éruption à la mâchoire inférieure peut donner lieu à des accidents névralgiques, d'après un mécanisme qui assez souvent nous échappe.

Au point de vue symptomatologique, la névralgie dentaire reconnaît deux formes principales, suivant qu'elle reste localisée aux extrémités périphériques (névralgie traumatique du bord alvéolaire, névralgie de la papille dentaire); ou qu'elle s'irradie à une étendue variable de la face, soit superficielle, soit profonde.

La névralgie dentaire irradiée, la plus commune, occupe tantôt un seul nerf dentaire, tantôt les deux; elle s'étend soit aux rameaux cutanés de la cinquième paire, soit aux anastomoses de ces rameaux avec ceux du plexus cervical pouvant ainsi donner lieu à une névralgie non-seulement faciale, mais véritablement hémi crânienne. Les points particulièrement douloureux se trouvent pour le nerf dentaire inférieur à sa sortie au trou mentonnier, et pour le nerf dentaire supérieur à son émergence du trou sous-orbitaire. Lorsque la névralgie dentaire s'étendant aux autres branches du trijumeau devient faciale, elle donne lieu à certaines localisations douloureuses pouvant, par leur siége, fournir quelques indications sur le point de départ.

On observe, en effet, que la souffrance accusée dans l'oreille ou dans le voisinage de l'articulation temporo-maxillaire est presque toujours caractéristique d'une lésion des dents inférieures, généralement du fond de la bouche. Les points douloureux de la région temporale sont généralement l'indice de lésions des dents de la mâchoire supérieure, et surtout des dernières molaires. La douleur rapportée à l'œil peut avoir pour cause une lésion quelconque du maxillaire supérieur.

Ces souffrances ne présentent pas de caractère spécial : tantôt fixes ou erratives, parfois continues, d'autres fois intermittentes, elles sont ou aiguës, ou subaiguës, ou sourdes; elles prennent, en un mot, toutes les formes et n'ont pas de physionomie propre.

Suivant les causes qui les ont déterminées, elles sont influencées différemment par des agents physiques et chimiques. Certaines névralgies, en effet, sont calmées par les températures élevées, et d'autres par les températures basses : les unes seront moins violentes ou même tout à fait apaisées le matin, à jeun, en été, et les autres par les conditions inverses d'activité nutritive.

Tel est l'ensemble des caractères symptomatiques de la névralgie dentaire à forme irradiée.

L'autre forme de névralgie dentaire qui reste limitée à une ou plusieurs extrémités périphériques, a son type dans la névralgie que nous désignerons sous le nom de *névralgie de la papille dentaire*. Cette forme d'odontalgie nerveuse s'observe le plus fréquemment, peut-être même uniquement, comme la plupart des névralgies, du reste, chez les sujets arthritiques. Elle atteint indifféremment tous les points de l'arcade dentaire, occupant une ou plusieurs dents, souvent des dents sans aucune trace d'altération. Elle n'est influencée ni par les actions mécaniques exercées sur les dents douloureuses ni par les actions soit physiques soit chimiques. Elle reste fixe, s'attachant à une ou plusieurs dents pendant quelques semaines ou quelques mois, jusqu'à ce que le patient se débarrasse par une opération radicale de l'organe douloureux. Toute souffrance disparaît alors, mais fréquemment elle reparaît peu de temps après, avec les mêmes caractères, frappant le même côté ou le côté opposé, et l'une ou l'autre mâchoire. La névralgie de la papille dentaire peut persister dans les mêmes conditions pendant plusieurs années.

Les conditions d'âge, de sexe, de milieu, ne semblent exercer aucune influence sur cette forme de névralgie. Il en est de même malheureusement du traitement qui dans tous les cas ne doit jamais être que général.

DE L'ODONTALGIE CONSIDÉRÉE COMME ÉLÉMENT DE DIAGNOSTIC DIFFÉRENTIEL DES ÉTATS PATHOLOGIQUES QUI LA PROVOQUENT

Odontalgie. .	Provoquée. .		Par le conctact direct et par les agents acides ou sucrés.	Fractures superficielles de l'ivoire. Carie de la première période.
			Par les transitions de température	Carie de la seconde période.
	Spontanée. .	Intermittente..	Démangeaisons, prurit, dans la première enfance . . .	Accidents locaux de la première dentition.
			Douleurs inflammatoires faibles coïncidant avec le remplacement des dents temporaires.	Accidents locaux de la seconde dentition.
			Crises passagères faibles, avec irradiations périphériques multiples exagérées par les températures extrêmes	Dénudation de la pulpe. Carie de la troisième période.
			Crises passagères aiguës, courtes, à forme spasmodique.	Tic douloureux de la face.
		Continue . . .	Avec crises; intolérance des températures élevées, calmée par le froid.	Pulpite.
			Sourde, exaspérée par la percussion.	Périostite simple générale.
			Aiguë; intolérance du moindre contact	Périostite phlegmoneuse.
			Légère, avec localisation douloureuse fixe, perceptible au doigt sur un point profond du bord alvéolaire	Périostite chronique du sommet.
			Légère, avec crises éloignées; déviation et ébranlement des dents; suppuration alvéolaire.	Tumeurs du périoste. Ostéo-périostite alvéolaire.
			Occupant la profondeur du bord alvéolaire; sans lésion dentaire appréciable.	Névralgie dentaire centrale.
			Occupant les rameaux cutanés.	Névralgie dentaire périphérique.
			Phlegmoneuse, occupant une région ou la totalité du bord alvéolaire.	Gingivite.
			Localisée à la gencive de la région postéro-inférieure de la bouche.	Accidents muqueux de la dent de sagesse.

A ces différentes formes d'odontalgie nerveuse essentielle, on a rattaché encore quelquefois, mais à tort, suivant nous, certains cas de névralgie qui doivent être considérés ou bien comme symptomatiques de lésions de l'appareil dentaire, ou bien comme des formes de névralgie faciale. C'est ainsi que les névralgies dentaires des femmes enceintes considérées souvent comme essentielles peuvent toujours être rapportées soit aux altérations communes des dents, carie, périostite, soit à la gingivite. On sait, en effet, que la carie dentaire est plus fréquente pendant la grossesse; et de plus M. Pinard a montré que la gingivite se rencontre très-souvent chez les femmes enceintes, notamment chez les multipares. Outre la carie, la périostite et la gingivite l'odontalgie de l'état puerpéral peut avoir une cause très-souvent méconnue, l'éruption douloureuse de la dent de sagesse. Enfin la névralgie dentaire a pu être confondue avec le tic douloureux de la face siégeant sur les branches sous-orbitaires. Nous n'avons pas à décrire le tic douloureux ou névralgie épileptiforme de Trousseau; car nous considérons cette variété de la névralgie faciale comme tout à fait indépendante de l'odontalgie. Aussi n'en faisons-nous mention que pour mettre en garde contre cette confusion, et pour rappeler aux médecins qui voudraient essayer quelque tentative de guérison, que le traitement a toujours échoué lorsqu'il a été exclusivement dirigé sur les dents ou sur un point quelconque de l'appareil dentaire.

Nous avons adopté dans l'étude de l'odontalgie une marche qui nous a permis de montrer successivement les différents états physiologiques ou pathologiques de l'appareil dentaire qui peuvent lui donner lieu. De telle sorte qu'étant supposée une lésion quelconque nous pouvons actuellement dire le genre de souffrances qu'elle déterminera. Mais pour atteindre le but que nous nous sommes proposé au commencement de cette étude, c'est-à-dire pour faire servir l'élément douleur au diagnostic des lésions dentaires, il nous faut présenter les caractères de l'odontalgie dans un ordre inverse, afin que nous puissions, étant donnés les caractères de la douleur, dire quelle lésion ou quel groupe de lésions a dû lui donner lieu. C'est par ce travail que nous terminerons et nous l'exposerons dans le tableau ci-dessus. E. MAGITOT.

ODONTIA. Section du genre hydnum (*voy.* HYDNUM).

ODONTOBIUS. Ver nématoïde, presque microscopique, vivant sur les fanons de la baleine.

Roussel de Vauzème, médecin et naturaliste, recueillit dans un voyage aux mers australes (1833?) un certain nombre de faits nouveaux concernant l'histoire naturelle, faits qu'il publia seul ou avec la collaboration de Breschet, dans les annales des sciences naturelles.

L'un de ces faits se rapporte à un ver nématoïde qui vit dans une couche glutineuse placée à la surface des fanons de la baleine. La longueur de ce ver est de deux lignes et demie à peine. Le corps est arrondi, blanc, filiforme et se termine par une queue enroulée sur elle-même. La tête, vue au microscope, présente une bouche ronde, entourée de plusieurs pointes *cornées*.

Le canal intestinal, distinct à travers les téguments, s'étend jusqu'à l'extrémité de la queue et, de chaque côté, on distingue deux cordons (organes génitaux?) qui se perdent en ondulant vers le milieu du corps; on voit vers le tiers postérieur des granulations oviformes (ovules?) L'oviducte (?) s'ouvre au tiers antérieur du corps, et l'anus à l'extrémité de la queue (?)

Roussel de Vauzème compare ces petits vers aux oxyures et les classe parmi les nématoïdes, mais il les rapproche à tort des vibrions observés par Leeuwenhœck à la surface des dents de l'homme; ceux-ci, on le sait, sont des végétaux. Il leur donne le nom d'*Odontobius* (qui vit sur les dents), *Odontobius ceti*.

La couche glutineuse où vivent ces vers a environ une ligne d'épaisseur; examinée au microscope, on y distingue une couche d'œufs (?) blancs, arrondis, opaques, luisants comme de petites perles nacrées. Ils contiennent une substance qui paraît être le *germe* d'un ver non éclos; dans une couche plus profonde se trouvent des *œufs* à peu près semblables, offrant une déchirure par laquelle le ver est sorti. Les odontobies vivent et adhèrent à la surface de cette couche où ils se trouvent en quantités innombrables, enchevêtrés les uns dans les autres. Un certain degré de dessiccation paraît ne pas les tuer, car lorsqu'un fanon presque desséché après quatre ou cinq jours d'exposition à l'air libre, est replacé dans de l'eau de mer, les vers se ravivent et s'agitent à la surface de la couche des *œufs*.

La description de ces vers, telle que la donne Roussel de Vauzème, est absolument insuffisante pour déterminer leur place dans la classe des nématoïdes; néanmoins Dujardin et Diesing ont cru devoir admettre, en vue de cette espèce, un genre nouveau (g. ODONTOBIUS) qui a pour caractères : « corps filiforme, obtus en avant, aminci en arrière, bouche ronde, entourée de plusieurs pointes ou aiguillons cornés; queue aiguë, roulée en spirale » (Dujardin). Une seule espèce (*odontobius ceti*).

Aucun naturaliste, que je sache, n'a observé de nouveau ce ver qui doit être placé dans les *species inquirendæ*. Eberth a classé dans le genre ODONTOBIUS quatre espèces nouvelles de petits nématoïdes, dont il ne donne pas l'*habitat*. Il suppose, d'après la figure qui accompagne le mémoire de Roussel de Vauzème, que la bouche est armée de six pointes cornées; mais ce caractère même ajouté aux précédents, serait tout à fait insuffisant pour établir un genre distinct parmi les vers nématoïdes. C. DAVAINE.

BIBLIOGRAPHIE. — ROUSSEL DE VAUZÈME. *Note sur l'odontobius ceti de l'ordre des intestinaux cavitaires*. In *Annales des sciences naturelles*, 2e série, t. I, p. 326, pl. IX, fig. 1-4, A. Paris, 1834. — DUJARDIN. *Hist. nat. des helminthes*, p. 292, 1845. — DIESING. *Systema helminthum*, t. II, p. 125, 1851. — C.-J. EBERTH. *Untersuchungen über Nematoden*, p. 27, tab. I, fig. 1-27, in-4°. Leipzig, 1863. C. D.

ODONTOÏDE. *Voy.* ATLAS et AXIS.

ODONTOLOGIE. Traité sur les dents (de ὀδούς, ὀδόντος, dent, et λόγος, traité). Instruments importants de la digestion, passibles d'affections graves et surtout fort douloureuses; destinées aussi à ajouter un charme de plus à la beauté, les dents ont dû fixer de tous temps l'attention. Les poètes de l'antiquité y font de fréquentes allusions.

Ils ont parlé des dents depuis leur sortie :

..... Cum septimus annus
Transire puero, nundum omni dente renato.
(JUVENAL, Sat. XIV, v. 11).

Jusqu'à l'époque où l'âge semble leur commander de tomber :

Nec minus in certo dentes cadere imperat ætas
Tempore.....
(LUCRÈCE. *De Naturâ rerum*, lib. V, v. 672).

La solidité, le bel arrangement et la blancheur de ces petits os suggèrent aux poètes, nombre d'images qu'ils rapprochent d'une bouche de roses et de lèvres vermeilles. Ils peignent aussi leurs désordres. Le défaut de propreté ternit l'éclat des dents :

Quid si præcipiam, ne fuscet inertià dentes?
(OVIDE, *Ars amat.*, lib. III, v. 193).

La couleur jaune, livide ou noire, paraît tenir à la même cause :

Luridi dentes... lividi... atri.
(HORACE).

Martial les a comparées au buis et à la poix.

Et tres sunt tibi, Maximina, dentes :
Sed planè piccique, buxeique.
(MARTIAL, lib. II, epig. 41).

et au viel ivoire :

Antiqui dentis, fusca Lycoris ebur.
(MARTIAL, lib. VIII, epig. 12).

Dans son tableau de l'Envie, Ovide donne à ce monstre des dents couvertes de rouille : *Livent rubigine dentes* (*Métamorph.*, lib. II, v. 776).

Martial en dit autant à l'égard de Mammercus :

Rubiginosis cuncta dentibus rodit.
(MARTIAL, lib. V, epig. 29).

Dans une épigramme de Martial, on lit que la vieille Ælia avait perdu presque toutes ses dents; il n'en restait que quatre; encore étaient-elles ébranlées. En toussant elle les cracha :

Si memini, fuerant tibi quatuor, Ælia, dentes :
Exspuit una duos tussis, et una duos.
Jam secura potes totis tussire diebus;
Nil istic, quod agat, tertia tussis habet.
(MARTIAL, lib. I, epig. 20).

Quelles que soient les causes de la perte des dents, on a toujours cherché à les réparer.

« Vous achetez, dit Martial à la vieille Lælia, des dents et des cheveux, et n'en rougissez pas. Mais que ferez-vous avec un œil? On n'en trouve point à vendre. »

Dentibus atque comis, nec te pudet, uteris emptis.
Quid facies oculo, Lælia? Non emitur.
(MARTIAL, lib. XII, epig. 23).

Quid mecum est tibi? me puella sumat,
Emptos non soleo polire dentes.
(MARTIAL, lib. XIV, epig. 56).

L'os et l'ivoire remédient au désordre de la bouche d'Églé :

Sic dentata sibi videtur, Ægle,
Emptis ossibus, indicoque cornu.
(MARTIAL, lib. I, epig. 73).

Galla ôte pendant la nuit ses dents artificielles :

Cum sis ipsa domi, mediaque ornere Subura,
Fiant absentes et tibi, Galla, comæ;
Nec dentes aliter, quam Serica nocte reponas,
Et lateas centum condita pyxidibus,
(MARTIAL, lib. IX, epig. 38).

Si Thaïs a les dents noires, Lecania les a blanches comme la neige. Pourquoi cette différence? C'est que Lecania achète les siennes :

Thais habet nigros, niveos Lecania, dentes.
Quæ ratio est? Emptos hæc habet, illa suos.
(MARTIAL, lib. V, epig. 44).

Horace représente les sorcières Canidie et Sagane courant la ville, et perdant, l'une son ratelier, l'autre ses cheveux :

..... At illæ currere in urbem.
Canidiæ dentes, altum Saganæ caliendrum
Excidere.....
(HORACE, *Satyræ*).

L'usage des cure-dents en lentisque ou en tuyaux de plumes est, paraît-il, fort ancien :

Lentiscum melius : sed si tibi frondea cuspis
Defuerit, dentes penna levare potes.
(MARTIAL, lib. XIV, epig. 22).

Pétrone mentionne le cure-dent en argent :

Ut deinde spinâ argenteâ dentis perfodit
(*Satyriar.*)

Martial cite le dentiste Cascellius qui rétablit les dents comme il les extirpe :

Eximit aut reficit dentem Cascellius ægrum.
(MARTIAL, lib. IX, epig. 56).

Lucrèce fait remarquer que l'hiver est préjudiciable aux dents : *Dentibus algus* (liv. V, v. 745 et 746).

La dentition a joué un rôle parmi les événements rattachés à la vertu du nombre 7. L'enfant perce *sept* dents de chaque côté dans les *sept* premiers mois.

Les médecins naturalistes anciens se sont aussi occupés des dents, tant au point de vue de la nature, de l'évolution de ces organes, que des affections qui peuvent les atteindre.

Hippocrate en parle souvent, mais surtout relativement aux signes qu'ils peuvent donner dans le cours de diverses maladies. Les dents sont chargées de viscosités dans les fièvres (Aph., sect. IV, 53) ; elles étaient cariées et en suppuration dans l'épidémie de Pernithe (Epid., liv. IV, 52). Le froid est l'ennemi des dents (Aph., sect. V, 18) ; une meule qui frotte les agace (Humeurs; § 11). Le père de la médecine parle de collutoires contre la douleur de dents; c'est avec un collutoire composé de castoreum et de poivre qu'il soulagea la femme d'Aspasius (Epid. liv. V, 67). Si la dent est cariée et branlante il faut l'extirper; si elle tient encore fortement dans l'alvéole, il faut, ne fût-elle point cariée, la dessécher en la brûlant. Les masticatoires sont aussi d'une grande utilité (De affection, § 4). Quoique Hippocrate soit le premier qui parle positivement de l'extraction des dents, on peut croire, cependant, qu'elle avait été pratiquée avant lui. Un passage de Cicéron semble indiquer que cette opération avait été inventée par Esculape, troisième du nom : *Tertius* (*Æsculapius*), *Arsippi et Arsinoœ filius; qui primus purgationem alvi dentisque evulsionem, ut ferunt, invenit* (Cicéron. *De naturâ Deorum*, liv. III, n° 22). On trouve même des traces de l'extraction des dents malades dans le culte qu'on rendait à Apollon.

Au rapport d'Erasistrate, qui était petit-fils d'Aristote, qui fut médecin de Seleucus Nicator, roi de Syrie, trois cent cinquante-quatre ans avant l'ère chrétienne, et qui est cité par Cœlius Aurelianus (*Tardarum passionum*, libri V; 1529, in-fol., lib. II, cap. IV), on exposait dans le temple de Delphes un instrument en plomb (*plumbeum odontogagum, dentiducum*), qui ne pouvait être qu'une espèce de pince ou de davier propre à arracher les dents. Cette matière, le plomb, dont était fait l'instrument, indique assez qu'on n'avait recours à l'avulsion que lorsque les dents étaient mobiles et susceptibles d'être enlevées par une pince ou davier en plomb. Si les dents étaient ébranlées dans une fracture de la mâchoire inférieure, Hippocrate conseillait de les attacher aux voisines avec un fil d'or ou de soie. On retrouve ce fait mentionné dans les *Lois des Douze Tables*, code public publié à Rome par les décemvirs en 450 avant Jésus-Christ. « Vous ne jetterez point d'or sur le bûcher et cependant vous pourrez brûler le mort avec l'*or qui lie ses dents*, sans manquer à la loi (Hoffman, de Legib. XII tabularum, p. 55; Bouchaud, *Commentaire sur la loi des Douze Tables*, p. 758).

Galien n'a presque rien ajouté aux préceptes d'Hippocrate relativement au traitement des affections dentaires.

Au chapitre XII du septième livre, Celse a consacré un paragraphe aux affections des dents. Pour les dents qui vacillent, il conseille de cautériser légèrement les gencives. Une dent devient-elle fort douloureuse, il faut la racler tout autour pour en détacher la gencive, puis la secouer jusqu'à ce qu'elle soit devenue bien mobile, car, dit-il, l'avulsion d'une dent adhérente est très-dangereuse et détermine même parfois la luxation du maxillaire inférieur; il soutient aussi une opinion qui a cours encore de nos jours, relative aux « dents de l'œil », c'est-à-dire aux dents implantées dans le maxillaire supérieur, et au danger de leur extraction forcée « car les tempes et les yeux peuvent en être ébranlés. » Un instrument, *forceps*, que M. Védrènes a traduit par *davier* et qui nous semble être plutôt une véritable *pince*, est indiqué; Celse donne, relativement à son usage, une recommandation que nos dentistes d'aujourd'hui suivent encore : il faut que le davier (forceps) exerce sur la dent son action d'une manière verticale, et non pas latérale, car autrement, l'alvéole pourrait être brisée. L'hémorrhagie, suite de l'extraction d'une dent, est aussi signalée par Celse, non moins que l'emploi des fils d'or pour maintenir les dents branlantes, non moins que la sortie trop précoce des dents de la seconde dentition. Enfin, Celse prévoit le cas de l'extraction incomplète d'une dent, les racines de cette dernière étant restées dans l'alvéole. Dans ce cas il conseille l'emploi d'un instrument que les Grecs appelaient ῥιζάγρα. Somme toute, il est clair que du temps de Celse, l'odontologie formait une partie assez importante de la chirurgie courante. Un précepte nous a frappé : c'est celui qui recommande, lorsque la dent est « creuse » et qu'on doit l'enlever avec l'instrument, de remplir préalablement la cavité avec de la charpie ou du plomb, afin que les efforts nécessaires pour l'évulsion ne fassent pas éclater la dent. Cela est ingénieux (Voy. *Traité de médecine de Celse*, trad. de M. Védrènes, 1876, in-8°, p. 501.)

Scribonius Largus (43 après Jésus-Christ) combat l'extirpation prématurée des dents malades et douloureuses; il veut, avant d'en venir là, qu'avec un instrument approprié (scalprum), on évide la partie cariée; lorsque la douleur est trop forte il faut user de collutoires et de masticatoires (Scribonius Largus,

Compositiones medicæ, Johannes Rhodius recensuit, Patavii, 1565, in-4°; cap. x, § 53. *Ad dentium dolorem*).

Pline le naturaliste (*Hist. nat.*, trad. de Littré, 1848, in-8°), parle des époques de la dentition (VII, 15, 1); des dents surnuméraires (VII, 15, 4); des variétés des dents (XI, 63, 3). Il mentionne un assez grand nombre de remèdes contre le mal de dents (XXV, 105; XXVIII, 49; XXX, 8; XXXII, 26); la pressure de lièvre instillée dans l'oreille (XXVIII, 49), l'insufflation dans l'oreille de la cendre d'un chien mort de la rage (XXX, 8). Dans les dents creuses on met de la cendre de crottes de rats ou de foie de lézard (XXX, 8), on scarifie les gencives avec un os pointu que l'on trouve dans le lièvre (XXVIII, 49). Les dents ébranlées et douloureuses sont raffermies en les touchant avec l'astragale de bœuf rendu incandescent (XXVIII, 49).

Le grammairien et sophiste Julius Pollux n'a pas oublié les dents dans son *Onomasticon* (Basil. 1541, in-4°, p. 94). Il sait le nombre des dents humaines, leur division en *medii*, *sectores*, *divisores*, *occisores*. Il mentionne deux instruments employés par les médecins : le *Dentifricium* et le *Dentifrangibutum*. Celui qui manque de dents est appelé *Edentulus Edentatus*, celui qui les a proéminentes, *dentosus*, *mulier dentosa*.

Pour Cælius Aurelianus, il faut, dans l'odontalgie, se contenter des émollients, des laxatifs, des scarifications des gencives, des remèdes anodins, des fumigations, des topiques. Cælius Aurelianus. *Tardarum passionum*, lib. V, 1529, in-fol., lib. II, cap. IV. *De dolore dentium*).

Marcel l'empirique, médecin gaulois qui vivait à Bordeaux dans le quatrième siècle de notre ère, n'a pas cru consacrer moins de deux longs chapitres aux douleurs de dents. A part les étonnantes recettes qu'il donne, il a copié mot à mot Scribonius Largus, et, comme ce dernier, il repousse l'extraction. Pour donner une idée de la pratique de Marcel, si bien nommé l'empirique, oyez un des nombreux remèdes qu'il propose contre la rage de dents : « Prenez la première sangsue que vous trouverez, mettez-la dans votre bouche; avec les doigts médius de la main droite et de la main gauche, frictionnez les dents et dites : Sangsue! de même que ce sang ne retournera pas dans la bouche, de même mes dents ne doivent pas être douloureuses toute l'année. Il peut recommencer la même chose tous les ans pour se préserver de toute douleur de dents. » (Marcellus. *De medicamentis empiricis*, Basil., 1536, in-fol., lib. I, cap. XII et XIII).

Paul d'Egine (septième siècle) n'a écrit que quelques lignes touchant l'extraction des dents, mais elles méritent d'être rappelées : « Après avoir déchaussé la dent jusqu'à sa racine, il faut, avec un extracteur, l'attirer par degrés et l'enlever. Mais si elle est cariée, il devient nécessaire de remplir le trou d'une petite boule de charpie afin de ne pas la briser pendant l'opération. Après l'extraction, il faut brûler les chairs qui ont été déchirées avec de l'eau légèrement salée, et après, se gargariser avec du vinaigre et de l'oxycrat. Comme il y a parfois des dents surnuméraires, celles qui sont solides dans l'alvéole doivent être raclées avec un poinçon; il faut, au contraire, enlever avec l'extracteur celles qui ne sont pas dans ce cas. Si une dent a acquis un volume anormal, ou si elle est brisée, on peut faire disparaître avec la lime la portion proéminente. » (*The seven Books of Paulus Ægineta; translated from the Greek, by Francis Adams*. London, 1844; t. ij, p. 294, liv. VI, sect. 28).

Ces citations suffisent pour montrer ce qu'était, dans l'antiquité, la science de l'odontologie. Un fait général s'en dégage : c'est que l'extraction des dents douloureuses et malades ne se faisait qu'avec la plus grande circonspection, comme l'*ultima ratio*, et qu'avant d'en venir là, on avait recours à toutes espèces de moyens, souvent sages, parfois bizarres, pour soulager les patients. On cherchait à guérir, on arrachait peu.

De l'Ecole arabiste, nous ne retenons que ce que Albucasis a écrit sur les dents, dont les affections ont été exposées par lui avec beaucoup de soin dans les chapitres XXIX, XXX, XXXI, XXXII, XXXIII du deuxième livre de sa *Chirurgie*. Albucasis commence par parler des concrétions qui se forment sur les dents, et qu'il faut enlever par la rugination; il donne même les figures de quatorze rugines de différents modèles. L'extraction des dents forme deux chapitres entiers. Cette opération doit être différée autant que possible, et après que tous les autres moyens auront été épuisés. Assurez-vous bien quelle est la dent malade, car souvent le patient se trompe lui-même et vous invite à arracher une dent qui est saine. Déchaussez alors aussi profondément que possible ; ébranlez la dent soit avec vos doigts, soit avec des pinces légères ; saisissez-la alors solidement avec de fortes pinces, après avoir placé la tête du malade entre vos genoux, et tirez dans le sens de la longueur, pour ne pas risquer de la rompre. Il est possible qu'elle sorte ; sinon, introduisez un instrument en dessous, de tous les côtés et avec soin, puis essayez de l'ébranler comme la première fois. Si la dent est percée ou cariée, vous en remplissez la cavité avec du linge que vous presserez fortement avec la pointe d'un stylet. Après l'extraction, le malade se gargarisera avec du vin ou avec du vinaigre et du sel. S'il arrive une hémorrhagie, ce qui est fréquent, mettez sur la plaie du vitriol en poudre et, si cela ne suffit pas, cautérisez. Albucasis s'étend ensuite longuement sur l'extraction des racines des dents ; il donne les figures de plusieurs instruments propres à cet usage : des pinces en forme de bec de cigogne, des limes, des leviers, des pointes en forme de triangles, une espèce de fourche à deux branches, etc. « Sachez, dit-il, que les instruments pour ces dents sont nombreux, et qu'il nous est impossible de les décrire tous... Dans beaucoup de cas, les anciens n'ont pas décrit les instruments en raison de leur grande variété. » Enfin, le médecin arabe propose et décrit le sciage des dents proéminentes ; il consolidait les dents branlantes au moyen de fils d'or et d'argent ; cette petite opération est décrite dans tous ses détails ; il mentionne les dents artificielles faites d'os de bœuf, que l'on taille comme il convient. (*Voy.* la *Chirurgie d'Albucasis*, traduction de M. Lucien Leclerc. Paris, 1861, in-8°, p. 95 et suiv.) En un mot, du temps d'Albucasis, l'odontologie était une véritable science, une partie importante de la chirurgie, et les maladies des dents étaient le sujet de légitimes méditations et de nombreux écrits. L'odontologie ne constituait pas une spécialité, elle faisait essentiellement partie de la chirurgie.

Environ deux cent cinquante ans après Albucasis, Guy de Chauliac renouvelait à peu près les préceptes édictés par les Arabes. Dans des chapitres séparés, il traitait : *Des passions des dents en général; de la douleur de dents*; *de la dent ébranlée et affaiblie ; de la pourriture, vermine, érosion et pertuisement des dents*; *de la limosité et laide couleur des dents; de l'agacement et congélation des dents; de l'arrachement des dents* (Guy de Chauliac, *La grande chirurgie*, édit. de Laurent Joubert. Tournon, 1619, in-8°, p. 541 et suiv.). Comme l'illustre médecin de Montpellier n'ajoute presque rien à ce qui a été dit précédemment, nous ne le suivrons pas dans ses développements.

Quant à l'école de Salerne, elle se contente de ce précepte :

Afin de conserver vos dents,
Mettez sur la braise allumée
La graine de poireau, la jusquiame et l'encens ;
Et par un entonnoir prenez-en la fumée.

Nous passons sans regret les deux siècles qui séparent Guy de Chauliac d'Ambroise Paré, le restaurateur de la chirurgie en France. L'illustre chirurgien de Charles IX n'a pas cru s'abaisser en traitant des maladies des dents. Il en a donné l'anatomie et la physiologie, telles qu'on les comprenait de son temps ; il a indiqué un certain nombre de dentifrices et de masticatoires ; il a consacré tout un chapitre à la « Douleur de dents » et, à cette occasion, il raconte qu'un valet de chambre du Connétable, exaspéré par une violente odontalgie, se fût volontiers jeté par la fenêtre, « s'il n'eust eu peur d'estre damné ». Il parle du détachement, de l'ébranlement des dents, de leur « pourriture, corruption, pertuisement « vers engendrés en icelles » ; il donne les figures de plusieurs limes à limer les dents, de poussoirs, déchaussoirs, daviers, policans ; il n'oublie pas le plombage des dents creuses, les dents artificielles que l'on peut faire en ivoire, en dents de Rohart ; il fournit enfin d'excellents préceptes relatifs à l'extraction. « Prenez garde, ajoute-t-il, qu'on ne vous enlève une dent bonne pour une dent mauvaise. » Et le brave Paré de nous raconter cette histoire : « Je veux ici réciter l'histoire d'un maistre barbier, demourant à Orléans, nommé maistre François Louis, lequel avoit par-dessus tout l'honneur de bien arracher une dent, de façon que tous les samedis, plusieurs païsans ayant mal aux dents, venoient vers luy pour les faire arracher, ce qu'il faisoit fort dextrement avec un polican ; et l'ors qu'il en avoit faict, le jettoit sur son ais en sa boutique. Or, avoit-il un serviteur nouveau, Picard, grand et fort, qui disoit tirer les dents à la mode de son maistre. Arriva, cependant, que ledit François Louis disnoit, un villageois requérant qu'on luy arrachât une dent, ce Picard prit l'instrument de son maistre, et s'essaya à faire comme luy ; mais au lieu d'oster la mauvaise dent au pauvre villageois, luy en poussa et arracha trois bonnes. Et sentant une douleur extrême, et voyant trois dents hors de sa bouche, commença à crier contre le Picard ; lequel, pour le faire taire, luy dit qu'il ne dît mot, et ne criast si fort, attendu que si le maistre venoit, luy feroit toutes troys payer pour une. » (Amb. Paré, *Œuvres*, liv. VI, chap. II ; liv. XVII, chap. XXV, XXVI, XXVII, XXVIII ; liv. XXIII, chap. III ; liv. XXVI, chap. XXXVI, XXXVIII).

Il ne faut pas se le dissimuler. Depuis Ambroise Paré, l'art dentaire n'a fait que dégénérer sous les rapports de l'honneur et de la dignité professionnels. Dans l'antiquité, chez les Arabes, les plus grands maîtres n'ont pas dédaigné de s'occuper des maladies des dents et de pratiquer les opérations qui leur convenaient. Les temps modernes ont vu surgir la spécialité de dentiste, laquelle, satisfaite d'abord des exhibitions de la rue, du char tout clinquant, de la grosse caisse, des timbales et du boniment légendaire, occupe maintenant des salons dorés, à laquais poudrés, et étale ses mensongères annonces soit sur les murs, soit à la quatrième page des journaux. Vouloir faire connaître les milliers d'ouvrages qui ont été publiés par ces charlatans abominables, serait au-dessus de nos forces. Vaillant a déjà dit, en 1839, ce qu'étaient le charlatanisme et les dentistes de son époque. Le streptodonte, le stérodonte, appareils nouveaux pour le redressement des dents, les « dents incorruptibles », les « dents osanores », les « dentiers à pâte minéro-adamantine », les « rateliers ornés de gencives », les « dents à pivots », celles « à crochets », les « dents artificielles à base de vulcanite », etc., etc., tout cela a grouillé dans la fange du charlatanisme. Quelques hommes pourtant, fidèles à l'honneur scientifique, ont mis leurs efforts à faire sortir l'odontologie de la déplorable voie dans laquelle elle s'était engagée. La France, pour ne citer que notre pays, compte des dentistes du plus grand mérite et dont les travaux se recommandent au respect de tous. Pierre Fauchard (1728), G.-P. Lemonnier (1753), Bourdet (1757), Courtois (1775), Laforgue (1802), Duval (1805), Oudet (1826), Goblin (1827), Maury (1828), Labarre, Talma et tant d'autres habiles praticiens ont rendu des services réels en exerçant leurs talents à faire faire des progrès considérables à l'odontologie, en simplifiant les procédés d'opération, et en substituant, dans beaucoup de cas, la *médecine* dentaire à la *chirurgie* dentaire. D'autres investigateurs, encore plus profondément pénétrés de l'idée scientifique, ont soumis les dents à de patientes et savantes recherches. Le nom de M. Magitot vient naturellement sous la plume ; on connaît ses beaux travaux sur les *Lésions anatomiques de l'émail et de l'ivoire dans la carie dentaire* (1866) ; ses *Études et expériences sur la salive considérée comme agent de la carie dentaire* (1867) ; son *Mémoire sur l'ostéo-périostite alvéolo-dentaire* (1867). Ah ! Schlund fut bien inspiré, lorsqu'en 1845, il publia un excellent petit livre, portant ce titre : *Importance d'un traitement scientifique des maladies des dents.* Il y a là tout un avenir pour le dentiste honnête et instruit.

Rappelons, pour finir, que c'est du temps de Louis XIII que date l'introduction à la cour de France, des dentistes en qualité de commensaux de la couronne. Il y avait déjà des *renoueurs*, des *opérateurs pour la pierre*, des *opérateurs oculistes ;* il y eut des *opérateurs pour les dents.* Faisons passer à la postérité les noms de ces illustres dentistes, qui eurent pour mission de soigner les mâchoires royales.

Louis XIII. Un opérateur pour les dents (le nom ne nous est pas parvenu).
Louis XIV. Charles de Boisguérin.
Louis XV. Claude Arnaut, forgeron, François Caperon, Claude Mouton, Etienne Bourdet.
Louis XVI. Etienne Bourdet.

A. Chéreau.

ODONTOMES. *Voy.* Maxillaires.

ODORAT. *Voy.* Olfaction.

ODORIC (Jean). Médecin de Trente, vivait au milieu du seizième siècle. Il était très-estimé de P.-A. Matthiole et on trouve de ses *Lettres* dans le Recueil de celles du médecin Matthiole. L. Hn.

ODORINE. L'un des produits volatils signalés dans l'huile de corne de cerf (*huile de Dippel*) et ayant une odeur très-fétide. D.

ODUOC ou **O-DUOC.** Nom donné par les Cochinchinois à un arbuste qui produit une gomme résine semblable à la myrrhe. D'après le *Dictionnaire clas-*

sique d'histoire naturelle, cité par Mérat et de Lens, ce serait le *Laurus Myrrha* de Loureiro. Pl.

Mérat et De Lens, *Dict. de mat. médic.*, V, 9. Pl.

O'DWYER (John). D'une ancienne famille noble de Cassel, dans le comté de Tipperary, en Irlande ; il quitta sa patrie pour les Pays-Bas et étudia la médecine à Louvain, où il obtint la licence vers le milieu du dix-septième siècle. Il se fixa ensuite à Mons et y acquit, en peu de temps, une notoriété telle, que le prince de Rache se l'attacha comme médecin, dans l'armée espagnole. Après avoir quitté le service militaire, il obtint le poste de médecin pensionné de la ville de Mons. Il a publié un ouvrage où il combat vivement les abus qui se commettaient à son époque sous le couvert de la médecine :

Querela medica, seu planctus medicinæ modernæ status. Montibus, 1686, in-12. L. Hn.

ŒDÈME. Par *œdème* ou *œdématie* (οἰδεῖν, grossir, se gonfler), on entend l'infiltration séreuse du tissu cellulaire, localisée à une portion de l'enveloppe cutanée ou à tout autre organe. C'est ce caractère de localisation qui distingue l'œdème de l'*anasarque*, ou hydropisie généralisée à toute ou presque toute la surface du corps ; la légitimité et l'importance clinique de cette distinction ont été suffisamment mises en relief dans l'article Anasarque (1re série, t. IV, p. 169); nous n'y reviendrons pas.

Divisions. Selon qu'il occupe le tissu cellulaire sous-cutané, ou sous-muqueux, ou le stroma conjonctif des organes, l'œdème est périphérique, sous-cutané ou profond, viscéral (œdème de la glotte, du poumon, des méninges, du cerveau, etc.). Chacun de ces œdèmes viscéraux ayant une place naturellement marquée dans l'étude pathologique des divers organes auxquels il se rapporte, c'est l'œdème sous-cutané ou périphérique que nous aurons spécialement en vue (*voy.* Larynx, Cerveau, Poumon, etc.). .

L'œdème a encore été divisé en un grand nombre de variétés, d'après son étendue, son siége, sa marche, sa durée, ses causes. C'est ainsi que, d'après son étendue, on a distingué l'œdème *généralisé* ou anasarque, et l'œdème *partiel*, termes qui devraient évidemment être rejetés, puisque la caractéristique de l'œdème, c'est précisément d'être limité. D'après son siége, il est *unilatéral* ou *bilatéral*, *symétrique* ou non. D'après sa marche, il est *fixe* ou *ambulant*, *aigu*, *sthénique*, *actif*, ou *chronique*, *asthénique*, *passif;* d'après sa durée, il est *passager*, *fugace*, ou *permanent*, ou *à répétition* ; selon sa cause, il peut être *primitif*, *essentiel* (?), ou *secondaire*, *symptomatique*, etc. D'autres divisions ont encore été fondées sur l'idée qu'on s'est faite du mode pathogénique suivant lequel l'infiltration se produit : ainsi la plupart des auteurs contemporains divisent les œdèmes en *mécaniques* et *dyscrasiques*.

Historique. L'œdème a été connu de tout temps ; mais si, dès les époques les plus reculées, les médecins s'appliquent à en décrire les caractères, à en déterminer la valeur pronostique avec une précision souvent remarquable, on voit, au contraire, les interprétations pathogéniques varier d'âge en âge, selon les écoles, selon les doctrines médicales en honneur, et ne présenter quelque rigueur scientifique qu'à partir d'une époque relativement rapprochée de nous.

L'histoire de l'œdème peut être divisée en trois périodes :

La *première* s'étend depuis Hippocrate jusqu'au commencement du dix-huitième siècle. Durant cette longue période, les théories dépourvues de base solide, fondées sur des spéculations purement subjectives, s'élèvent et disparaissent selon les idées physiologiques du temps.

Hippocrate voit dans l'hydropisie l'action du *phlegme* froid et humide sur le foie et la rate. Mais en revanche, il possède déjà des idées étendues sur les conditions étiologiques dans lesquelles elle survient, telles que le froid, l'humidité, les affections hépatiques et spléniques ; peut-être même entrevit-il la relation qui existe entre l'œdème et les lésions des reins.

Avec l'Ecole d'Alexandrie, des vues nouvelles surgissent. Erasistrate s'éloigne de l'humorisme de l'Ecole de Cos. Pour lui, les maladies ne dépendent plus d'une altération des humeurs, mais d'une *erreur de lieu*. De même que le sang, en pénétrant des veines dans les artères, produit la fièvre et l'inflammation, de même que l'humeur qui nourrit les nerfs, en pénétrant dans leur cavité, engendre la paralysie, de même aussi, quand le sang ne peut plus traverser le foie, par suite d'une altération de cet organe, il est dévié et passe dans les tissus, d'où hydropisie. Plus tard, Asclépiade, imbu de l'atomisme d'Epicure, en fait l'application à la médecine et édifie ainsi tout un système : toutes les affections, y compris les hydropisies, sont liées à la stase, ou bien à l'écoulement trop rapide des atomes, etc. Les méthodistes, qui descendent d'Asclépiade, mettent tous les actes vitaux sous la dépendance de la *tonicité*, c'est-à-dire de la propriété qu'ont les tissus de se resserrer ou de se relâcher ; toutes les maladies tiennent à un excès (*strictum*) ou à un défaut (*laxum*) de tonicité ; mais ces théoriciens ne s'entendent pas toujours pour classer les maladies dans l'une ou l'autre catégorie ; c'est ainsi que l'hydropisie dépend pour les uns du laxum et pour les autres du strictum.

Galien en revient à l'humorisme hippocratique qu'il oppose au solidisme des médecins alexandrins. Comme Erasistrate, il admet bien l'influence du foie sur la production des œdèmes, mais cette influence n'est plus primitive ; le foie n'est altéré que consécutivement à une altération humorale, à une *intempérie* froide.

Les Arabes, disciples et commentateurs de Galien, apportèrent peu de vues nouvelles dans la question qui nous occupe.

Le moyen âge, durant lequel le respect de l'autorité des maîtres scientifiques ou autres s'opposait à tout progrès, n'ajoute pas une idée nouvelle aux théories galéniques, et à la fin du seizième siècle, on voit encore la Faculté de Paris proclamer que c'est le refroidissement du foie qui amène l'hydropisie.

La *deuxième période* s'ouvre avec la Renaissance : Bacon crée la méthode inductive, qui s'adapte seule aux sciences naturelles, et secoue le joug de la tradition et de l'autorité ; Harvey découvre la circulation du sang en 1615, Aselli, les chylifères en 1622, Rudbeck, les lymphatiques en 1651. Toutes ces découvertes vont modifier profondément les idées reçues sur les causes et la nature des œdèmes.

Durant cette période qui se termine en 1823, les doctrines qui régnèrent peuvent être rapportées à deux groupes principaux : pour les uns, l'œdème est lié à un trouble mécanique de la circulation veineuse ; pour les autres, il tient à une modification du cours de la lymphe. Ces deux théories ne sont pas exclusives l'une de l'autre, comme nous le verrons ; mais cette dualité pathogénique était peu compatible avec l'esprit philosophique d'alors ; un même phénomène, l'hydropisie, devait répondre à un mécanisme toujours identique. La première théorie, ou, si l'on veut, la théorie veineuse de l'œdème, apparut peu de temps après la découverte de la circulation. Harvey qui, dans ses expériences, avait pratiqué beaucoup de ligatures veineuses, n'avait pas remarqué d'hydropisie à leur suite. C'est un de ses élèves, Richard Lower, qui, en 1680, dans deux expériences remarquables, démontra l'influence de l'arrêt du cours du sang dans les veines sur la production de l'œdème : dans l'une, après la ligature de la veine cave inférieure, il constata un épanchement de sérosité dans l'abdomen ; dans l'autre, après avoir lié les veines jugulaires d'un chien, il observa le gonflement œdémateux de toutes les parties situées au-dessus des ligatures, en même temps qu'un flux de larmes et de salive. Ces expériences capitales n'entraînèrent cependant pas la conviction générale, et, durant toute la période que nous considérons, nous ne voyons guère les idées de Lower prises en considération que par Haller qui, dans ses *Elementa physiologiæ*. a rassemblé un certain nombre de faits d'œdème produit chez des animaux par des ligatures veineuses, ou observé chez l'homme à la suite de compression de veines par des tumeurs.

La deuxième théorie, ou théorie lymphatique, suivit la découverte des vaisseaux blancs. Elle fut formulée pour la première fois en 1673 par Loos et Geizinger. Elle eut une vogue considérable et, pendant longtemps, rencontra peu de contradicteurs. L'œdème se produisait soit par rupture des lymphatiques et épanchement de la lymphe dans les tissus ambiants, soit par simple stase de cette humeur dans les vaisseaux qui la contiennent, stase résultant de leur compression, de leur obstruction, ou de leur dilatation rendant les valvules insuffisantes, ou encore de l'oblitération des glandes lymphatiques (Sœmmering et Mascagni). Comme nous l'avons dit, presque tous les médecins, y compris Hunter lui-même, se rallièrent à cette doctrine. En 1798, Pinel décrivait encore les hydropisies parmi les affections spéciales au système lymphatique. Ce n'est qu'en 1823, que Bouillaud, s'appuyant sur des observations cliniques et un grand nombre d'autopsies, montra que l'œdème chez l'homme reconnaît le plus souvent pour cause une oblitération des veines, remettant ainsi en honneur les idées de R. Lower, et rejetant au second plan l'action des troubles de la circulation lymphatique.

La publication des recherches de Bouillaud inaugure la *troisième période*. Celle-ci est véritablement la période positive : les systèmes, les théories *a priori* sont décidément rejetés; c'est sur une observation clinique rigoureuse, sur des connaissances anatomiques et physiologiques rendues de plus en plus précises par l'histologie et la méthode expérimentale que vont repôser les idées nouvelles.

Bouillaud vient d'établir d'une manière définitive l'influence des troubles de la circulation veineuse. Peu de temps après, Bright et Christison créent une nouvelle catégorie pathogénique d'œdèmes, les œdèmes dyscrasiques, c'est-à-dire liés à une altération primordiale du sang, altération dont les causes, la nature et le mode d'action vont être bientôt éclairés par les recherches cliniques, par les travaux d'hématologie d'Andral et Gavarret, de Becquerel et Rodier, de Carl Schmidt, par les expériences de Magendie, de Cl. Bernard, d'Hayem et Carville, par les recherches de Poiseuille sur les phénomènes physiques de la circulation, etc. Un peu plus tard (1852), la découverte des vaso-moteurs par Cl. Bernard, puis les expériences de Brown-Séquard, de Schiff, celles de Ranvier, etc., établissent d'une manière positive l'existence d'œdèmes d'origine névro-vasculaire. Enfin, les recherches histologiques récentes sur le tissu conjonctif et le système lymphatique, les travaux de Rigler, de Teichmann, de Virchow, de Rindfleisch, de Young et surtout de Ranvier et Renaut, attirent l'attention sur les rapports de l'œdème avec le système lymphatique, depuis longtemps perdus de vue, et jettent un jour tout nouveau sur ce côté de la question.

Nous n'avons fait qu'esquisser à grands traits les progrès réalisés en ces derniers temps dans l'étude de l'œdème. Entrer dans plus de détails, c'eût été empiéter sur les chapitres suivants. Mais nous en avons dit assez pour montrer tout ce qui appartient à notre temps. Tour à tour, nous avons vu l'observation clinique, la physiologie expérimentale et l'histologie normale et pathologique, apporter un contingent de notions positives, et c'est ainsi que ces méthodes d'investigation, en s'associant, donnent à la science contemporaine une sûreté de vue que n'a connue aucune époque. S'il existe encore des œdèmes dont la genèse reste obscure, des œdèmes *incertæ sedis*, il faut reconnaître que leur nombre diminue de jour en jour, et qu'à l'heure actuelle, il est possible de les encadrer tous dans l'un des groupes pathogéniques que nous venons d'entrevoir et que nous établirons bientôt.

Anatomie pathologique. Lorsqu'on examine sur le cadavre un membre œdématié, on y retrouve la plupart des altérations constatées pendant la vie : tuméfaction, mollesse, dépressibilité sous le doigt, peau tendue et lisse, effacement des plis normaux, etc. L'aspect extérieur en est cependant un peu modifié par la mort; les parties infiltrées paraissent comme affaissées, elles sont plus pâles encore, la peau semble plus poisseuse au toucher, le trajet des veines superficielles se dessine sous forme de lignes d'une teinte brunâtre plus ou moins prononcée. Si l'on pratique une incision un peu profonde, on constate l'épaississement de la couche cellulaire sous-cutanée, pouvant atteindre 5 et 6 centimètres; cette couche a des caractères bien différents de ceux qu'elle offre à l'état normal : au lieu d'être plus ou moins dense, comme feutrée, elle forme une masse translucide, quelquefois opaline ou jaunâtre, ou un peu rosée; elle tremblote à la moindre secousse comme de la gelée; de la surface de section suinte en abondance variable un liquide séreux, et il est aisé de voir, de prime abord, que c'est à la distension par ce liquide des mailles du tissu cellulaire qu'on doit rapporter et son épaississement et son aspect gélatiniforme. Çà et là, on aperçoit des tractus fibreux, des lobules adipeux de forme variable, lenticulaires, polyédriques, etc., qui n'ont pas été dissociés par l'infiltration séreuse et sont comme flottants au milieu d'elles; ailleurs, des traînées rouges formées par les vaisseaux sanguins. Le liquide s'écoule toujours assez lentement par les lèvres de l'incision pour que, même au bout de plusieurs heures, celles-ci présentent encore la plupart des caractères que nous venons d'exposer, et que leur épaisseur seule soit diminuée. C'est par suite de l'étroitesse presque capillaire des espaces dans lesquels elle est contenue, que la sérosité hydropique ne s'écoule ainsi que goutte à goutte, malgré sa fluidité; elle reste maintenue entre les fibres du tissu conjonctif comme de l'eau qui imbibe de la ouate, suivant la comparaison de Ranvier. Mais qu'on isole un fragment du tissu œdémateux, qu'on l'abandonne ensuite à lui-même, alors les éléments fibro-élastiques qui le constituent se rétractent et recouvrent leur cohésion primitive en exprimant complètement le liquide qui les distend; alors même qu'on place les fragments œdémateux dans de la sérosité, on les voit ainsi revenir sur eux-mêmes, ce qui prouve bien que c'est à la rétraction des éléments conjonctifs et élastiques qu'est due l'issue du liquide (Cornil et Ranvier).

Dans un membre infiltré, le tissu sous-cutané n'est jamais seul atteint : les couches conjonctives qui séparent les différentes parties constituantes de ce membre, les espaces intermusculaires, les gaînes celluleuses des vaisseaux et des nerfs, etc., sont également infiltrés, d'où une sorte de macération, de dissociation des organes, entraînant souvent pour la dissection, des difficultés bien connues des anatomistes, et faisant « justice d'un certain nombre de fascia superficiels imaginés par quelques anatomistes sur toute la surface du corps. » (Cruveilhier). Ajoutons d'ailleurs que c'est toujours l'œdème sous-cutané qui prédomine et que c'est à lui que revient de beaucoup la plus grande part dans la tuméfaction totale des parties. Il suffit, pour s'en convaincre, dans un cas d'œdème unilatéral, de dépouiller, comme l'indique Bichat, les deux membres homologues de toutes les couches sus-aponévrotiques ; on constate alors que la différence de volume, auparavant considérable, devient à peine marquée.

Comme sur le vivant, l'œdème peut, en général, être facilement déplacé par la pression et par la position. Cruveilhier a pu plusieurs fois, par de larges incisions pratiquées sur le dos du pied, évacuer dans l'espace d'une nuit toute la sérosité contenue dans le tissu cellulaire d'un cadavre placé dans une position telle que l'incision fût à la partie la plus déclive.

La sérosité de l'œdème est incolore ou très-légèrement citrine, claire, transparente, d'une saveur fade ou un peu salée, inodore. Sa densité est inférieure à celle de tous les autres liquides hydropiques ; souvent elle n'est que de 1002 et ne dépasse jamais 1010 ou 1012. Sa réaction est légèrement alcaline. Son analyse chimique a donné les résultats suivants, d'après Ch. Robin (Humeurs normales et morbides) :

SÉROSITÉ DES ŒDÈMES

Principes de la première classe.	
Eau	995 à 976
Chlorure de sodium	1 à 7
Carbonate de soude Phosphates de soude et de chaux	1 à 8
Principes de la deuxième classe.	
Lactates alcalins Urée et urates	2 à 5
Cholestérine (traces)	non dosée.
Séroline et corps gras	traces à 5
Principes de la troisième classe.	
Albumine	3 à 7
Matières colorantes parfois	traces.

La sérosité de l'œdème contient donc une quantité considérable d'eau ; le chlorure de sodium en constitue un des principes les plus abondants, puisqu'il peut atteindre la proportion de 7 pour 1000 ; les produits de désassimilation, tels que les lactates, les urates et l'urée y existent constamment, bien que peu abondants dans la plupart des œdèmes ; mais on les voit augmenter notablement dans les hydropisies du mal de Bright. Si l'on rapproche cette dernière particularité du fait démontré par Bartels, à savoir que, chez les brightiques, une bonne partie de l'eau absorbée qui devrait être éliminée par les urines est retenue sous forme d'infiltration hydropiques cela justifie l'expression de Lorain qui disait que ces malades pissaient dans leur tissu cellulaire. Les corps gras se rencontrent toujours dans la sérosité des œdèmes, surtout anciens ; selon Robin, ils proviendraient des vésicules adipeuses ouvertes par les mouchetures pratiquées pour donner issue au liquide, tandis que pour O. Weber, ils seraient dus à un dédoublement de l'albumine. Enfin, les principes albuminoïdes n'y sont représentés que par de l'albumine dont la proportion n'excède pas 5 à 7 pour 1000 ; la fibrine fait entièrement défaut.

On peut encore observer accidentellement dans le liquide de l'œdème d'autres substances qui ne sont pas comprises dans le tableau précédent : ce sont d'abord les acides et les pigments biliaires qui n'y existent que dans les cas d'ictère ; c'est ensuite le sucre qui non-seulement s'y trouve constamment chez les diabétiques en abondance notable, comme dans toutes les humeurs de l'économie, mais qu'on y rencontre même parfois, en dehors du diabète sucré, à la dose de 0,4 à 0,77 pour 100, ainsi que l'ont établi les recherches de Bock.

On peut enfin y constater la présence de certaines substances, telles que le salicylate de soude, l'iodure de potassium, ingérées à titre de médicaments, non éliminées en totalité par les reins et retenues en partie dans la sérosité qui infiltre le tissu cellulaire, ainsi que nous avons pu, notre interne, M. Sainton et moi, le constater récemment par quelques analyses à l'hôpital Laennec.

Ajoutons que la sérosité œdémateuse, dépourvue de fibrine, ne coagule au contact de l'air, ni spontanément, ni par l'addition de globules du sang (Cornil et Ranvier). Elle ne contiendrait donc pas de substance fibrinogène, contrairement à l'opinion de Schmidt, Uhle et Wagner, etc. ; d'après ces auteurs, en effet, tous les transsudats renferment de la fibrinogène, ordinairement en quantité proportionnelle à celle de l'albumine, et si leur coagulation n'a pas lieu spontanément, c'est qu'ils ne contiennent pas de substance fibrino-plastique ; mais elle survient immédiatement par l'addition du sang qui apporte cet élément nécessaire. Des données analytiques qui précèdent, se dégagent plusieurs faits importants :

1° Si l'on compare, ainsi que nous le faisons ci-dessous, la composition chimique de la sérosité de l'œdème à celle de la lymphe, il est impossible d'accepter l'opinion d'Uhle et Wagner, à savoir que l'œdème n'est qu'une accumulation de lymphe dans les radicules lymphatiques, puis dans les autres interstices des tissus, et à l'intérieur de certains éléments. Et ce que l'analyse chimique ne permet pas n'admettre n'est pas davantage justifié par le fait anatomo-pathologique de la dilatation des vaisseaux lymphatiques des parties œdématiées, ni par les expériences instituées dans le but d'éclairer l'histoire des œdèmes lymphatiques, ainsi que nous le verrons plus loin. La sérosité hydropique n'est pas de la lymphe ; dans la grande majorité des cas elle dérive du plasma sanguin, elle sort des vaisseaux en vertu d'un travail osmotique dont nous aurons à étudier les conditions. Si dans certaines circonstances elle dérive aussi de la lymphe, c'est par suite d'un travail analogue, et elle n'est pas plus alors de la lymphe en nature que dans les autres cas elle n'est du plasma même du sang.

HUMEURS.	EAU.	PRINCIPES DE LA 1re CLASSE.	PRINCIPES DE LA 2e CLASSE.	ALBUMINE.	FIBRINE.
Sérosité de l'œdème.	976 à 993	2 à 15	2 à 3	5 à 7	»
— de la lymphe	910 à 965	5,73 à 10,50	3 à 8	19 à 45,50	0,08 à 6,56

2° De plus, l'analyse chimique montre que la sérosité de l'œdème diffère aussi beaucoup de la partie liquide du sang, par la grande proportion d'eau et surtout par la faible quantite d'albumine qu'elle contient (5 à 7 pour 1000 au lieu de 74 à 75) et par l'absence totale de fibrine. Et cependant tout, les faits cliniques comme les données expérimentales, démontre que cette sérosité provient du sang et que c'est l'issue d'une portion du contenu des vaisseaux à travers leur paroi qui lui donne naissance. Il faut donc admettre que toutes les parties qui composent le plasma ne filtrent pas dans ces cas, et que même quelques-unes, comme la fibrine, sont totalement retenues. Ce n'est pas tout : si l'on compare le liquide de l'œdème aux autres sérosités hydropiques, on voit que ces diverses humeurs, d'origine identique, diffèrent entre elles dans des proportions parfois assez grandes, ainsi qu'on peut le voir dans le tableau comparatif suivant emprunté à Picot (*Les grands processus morbides*) :

HUMEURS.	EAU.	PRINCIPES DE LA 1re CLASSE.	PRINCIPES DE LA 2e CLASSE.	SÉRINE ET MÉTALBUMINE.	FIBRINE.
Sérosité de l'œdème . . .	976 à 993	2 à 15	2 à 3	5 à 7	»
— péritonéale . . .	955 à 985	6,60 à 11,20	5,27 à 17,50	13 à 39	0,00 à 0,32
— péricardique . . .	955,13 à 962,83	6,69 à 7,34	8,21 à 12,69	21,62 à 24,68	»
— pleurale.	923 à 940	7 à 10	5 à 22	35 à 60	0,60
— de l'hydrocèle . .	860 à 934	7 à 11	1 à 13	48 à 60	»
— de l'hydrocéphale.	986,8 à 989,8	9,477 à 6,854	3,74 à 2,608	0,549	»

Il résulte de là que, dans le courant qui s'établit des vaisseaux vers les tissus ambiants, il n'y a pas une transsudation simple ; les membranes à travers lesquelles s'exécute le passage des principes venus du sang font un *choix* (Robin) parmi ces principes ; il y a là une véritable *transsudation élective* (Jaccoud), et les matériaux choisis diffèrent quant à leur nature et à leurs proportions relatives selon les membranes à travers lesquelles s'opère l'exosmose ; « il y a enfin une influence exercée sur cet acte de *sécrétion* par l'état de dilatation et de resserrement des capillaires, par la quantité et la rapidité du sang qui les parcourt, indépendamment de toutes les questions relatives à la composition de ce liquide. » (Robin).

3° Enfin l'absence constante de fibrine différencie complètement, au point de vue chimique, les transsudats œdémateux des exsudats inflammatoires qui, comme eux, s'infiltrent entre les faisceaux du tissu conjonctif en les écartant les uns des autres.

Histologie de l'œdème. Dans la sérosité, le microscope ne découvre d'une manière constante que des globules blancs en petite quantité et parfois de rares globules rouges.

Dans le tissu conjonctif, il nous révèle des altérations bien autrement importantes et complexes. Ce chapitre d'anatomie pathologique a été récemment élucidé par les travaux de Ranvier et Renaut. Éclairer d'un jour nouveau la nature intime de l'œdème à l'aide d'une connaissance plus approfondie de la structure du tissu conjonctif, et, en même temps, mettre en lumière plusieurs points de l'anatomie fixe de ce tissu par l'étude de l'œdème, soit spontané, soit artificiel, telle a été l'œuvre de ces histologistes : réalisation remarquable de ces paroles prophétiques de Cruveilhier : « Si jamais on parvient à découvrir la nature du tissu cellulaire séreux, ce sera par l'étude d'un membre infiltré. »

Si, suivant la méthode de Ranvier, on détache avec des ciseaux courbes un fragment de tissu conjonctif œdématié, et qu'on le place sur une lame de verre en le recouvrant d'une lamelle mince, assez rapidement pour que le liquide n'en soit pas exprimé, le microscope permet d'y reconnaître les particularités suivantes :

D'abord les faisceaux fibreux se montrent isolés, écartés, dissociés; leurs intervalles sont remplis par de la sérosité dans laquelle on retrouve les globules blancs que nous y avons déjà signalés; ceux-ci sont plus nombreux qu'à l'état normal; il y a donc une multiplication manifeste des cellules migratrices du tissu conjonctif. Les fibres lamineuses et élastiques ne subissent pas de modifications; Uhle et Wagner signalent seulement un état un peu trouble des fibres du tissu cellulaire.

Les cellules fixes présentent des altérations bien plus évidentes. D'après Ranvier dont les recherches datent de 1871, ces cellules, normalement grandes, plates, munies d'un noyau également aplati, très-analogues aux cellules épithéliales des séreuses, et disposées le long des faisceaux du tissu conjonctif, ces cellules, disons-nous, présentent dans l'œdème des modifications de leur forme et de leur constitution intime. D'abord elles sont devenues plus ou moins globuleuses, sphériques ou ellipsoïdes, ainsi que leur noyau. En outre, elles sont remplies de granulations réfringentes. La nature de ces dernières est mal connue ; elles semblent bien contenir de la graisse, mais par les réactions qu'elles donnent en présence des acides chromique, picrique et acétique, diminution de leur diamètre et augmentation de leur réfringence, elles s'éloignent manifestement des granulations purement graisseuses. Dans les œdèmes anciens, d'autres granulations se mêlent aux précédentes; elles sont colorées en jaune clair, très-petites, anguleuses et dérivent probablement de la matière colorante du sang.

Dans des recherches plus récentes, J. Renaut (Académie des sciences, décembre, 1878) est arrivé à des résultats qui tendent à modifier notablement les idées reçues sur la nature, la forme, la disposition des cellules fixes du tissu conjonctif, et sur les modifications dont elles sont le siége dans l'œdème, idées auxquelles nous nous sommes conformés dans les lignes qui précèdent. D'après lui, la cellule fixe du tissu connectif lâche n'est pas une cellule plate analogue aux cellules endothéliales soudées entre elles qui forment un revêtement continu à la surface des séreuses; elle est constituée par une masse protoplasmique hyaline, tendue en nappe, envoyant par divers points de sa périphérie des prolongements de même nature, membraniformes ou filiformes, et allant rejoindre les prolongements similaires des cellules voisines pour se continuer avec eux. A l'état d'intégrité, ces cellules ne présentent ni granulations, ni vacuoles. En outre, la direction des nappes et de leurs expansions ne serait nullement en rapport avec celle des faisceaux fibreux qui forment la trame du tissu conjonctif. Lorsqu'il a donné, en 1869, la description, devenue en quelque sorte classique, des cellules fixes, Ranvier a décrit un état accidentel, causé par un véritable traumatisme du tissu ; en dissociant les éléments par une injection interstitielle, il rompait les prolongements protoplasmiques des cellules, et celles-ci, isolées de la sorte, et libres dans le liquide additionnel, venaient s'accoler aux faisceaux fibreux dissociés, « comme le feraient tous les corps minuscules, des globules du sang par exemple, autour d'un brin de fil ou d'un poil accidentellement introduit dans la préparation. » Or, ces altérations des cellules connectives, déterminées par l'œdème artificiel, se produisent également dans l'œdème spontané ; elles n'y sont pas le résultat d'une modification vitale de ces éléments, d'un trouble nutritif occasionné par l'infiltration de sérosité hydropique ; elles sont simplement liées à l'écartement par ce liquide des mailles du tissu conjonctif. Le réseau des expansions des cellules fixes étant rompu, la substance qui les compose revient sur elle-même en vertu de sa rétractilité ; elles forment ainsi des plaques granuleuses semées de gouttelettes réfringentes disposées autour du noyau ; les prolongements périphériques rétractés, rentrés dans la masse cellulaire, donnent à leur contour un aspect irrégulier, festonné.

Les vésicules adipeuses sont habituellement le siége d'altérations qui diffèrent suivant l'ancienneté de l'œdème. Dans les infiltrations récentes, on constate seulement une transformation granulo-graisseuse de la mince couche de protoplasma comprise entre la membrane d'enveloppe de la vésicule et la goutte huileuse centrale ; au milieu de ces granulations nouvelles, et dans un point où elles forment un amas plus considérable, on aperçoit le noyau de forme ovoïde, non nucléolé, et reconnaissable à sa transparence, à sa pâleur, à la netteté de son contour, et à l'absence de granulations dans son intérieur. Considérée dans son ensemble, la cellule adipeuse se montre donc alors comme formée d'une partie centrale, huileuse, uniformément réfringente, d'une partie périphérique, membrane homogène, transparente, sans stries ni granulations, et d'une zone intermédiaire aux précédentes qui a l'aspect d'une couronne de granulations (Ranvier). Dans les œdèmes de longue durée, l'altération des vésicules adipeuses est plus profonde ; celles-ci sont pénétrées par un liquide albumineux dans lequel la goutte de graisse centrale subit une sorte d'émulsion, se divise en gouttelettes très-fines et finit par être résorbée en partie.

Les vaisseaux sanguins sont isolés au milieu de la sérosité qui les a dissociés, comme tous les autres éléments, par une véritable hydrotomie spontanée ; ils sont gorgés de sang, et les globules rouges y sont parfois tellement pressés qu'il est impossible de les distinguer; pourtant on peut presque toujours constater que les leucocytes y sont tassés en grand nombre le long de la paroi.

Les vaisseaux lymphatiques sont constamment dilatés dans les tissus œdématiés, particularité que Cruveilhier avait déjà signalée : « Avec un peu d'attention, dit-il, on différencie parfaitement les filaments cellulaires des vaisseaux lymphatiques qui sont dans ce cas plus volumineux que de coutume, et d'ailleurs isolés par l'infiltration comme ils l'auraient été par la dissection la plus habile. » Il ajoute qu'ils ont aussi des parois plus opaques qu'à l'état normal. Cette dilatation des vaisseaux blancs avait, du reste, déjà été vue par Mascagni.

Lorsque l'œdème du tissu cellulaire, à l'étude duquel nous nous sommes exclusivement attachés jusqu'ici, se prolonge un certain temps, il finit par envahir la peau elle-même et y détermine des altérations intéressantes, étudiées par Teichmann, par Young, mais surtout par J. Renaut, dans sa thèse inaugurale, en 1874, et sur lesquelles nous devons insister maintenant.

Lorsqu'on examine une coupe de la peau ainsi atteinte, on constate qu'elle est épaissie et que, comme dans tous les œdèmes, les faisceaux conjonctifs du derme sont écartés les uns des autres par l'interposition du liquide qui l'infiltre. Les vaisseaux sanguins sont dilatés, gorgés de sang, plus apparents qu'à l'état normal, et entourés extérieurement de nombreux globules blancs qui forment des traînées le long de leurs parois. Mais c'est dans les capillaires lymphatiques que se rencontrent les modifications les plus remarquables. Leur section se montre sur les coupes comme de larges lacunes, creusées entre les faisceaux du tissu fibreux, tapissées à leur surface interne d'une couche continue de cellules endothéliales aplaties à gros noyaux vésiculeux; ils diffèrent ainsi beaucoup par leur béance, par leur excessive dilatation, par leur forme étoilée, des capillaires lymphatiques normaux de la peau dont les parois sont affaissées et se montrent sous la forme de simples fentes, difficiles à reconnaître à cause de leur étroitesse. Ici, au contraire, leur section dépasse souvent en dimension les plus gros vaisseaux sanguins du derme. D'après J. Renaut, auquel nous empruntons tous ces détails, cette dilatation des capillaires lymphatiques, soupçonnée par Young en 1868, serait constante dans l'œdème de la peau.

Les lésions précédentes qui se montrent dans le derme, consécutivement à l'hydropisie prolongée du tissu cellulaire lâche sous-jacent, ne diffèrent en rien d'ailleurs de celles que l'on constate dans certains œdèmes cutanés primitifs, d'origine névro-paralytique, tels que l'urticaire, l'érythème papuleux, etc. Toutefois dans ces formes particulières, à développement très-rapide, le liquide infiltré contient habituellement, outre les leucocytes déjà indiqués, des globules rouges, plus ou moins nombreux, et donnant parfois une teinte ecchymotique aux points où siége la lésion; tel est le *purpura urticata* (Rayer).

Ces œdèmes primitifs sont presque toujours circonscrits. Cependant, chez les nouveau-nés, l'œdème diffus de la peau apparaît constamment avec celui du tissu cellulaire sous-cutané et constitue le *sclérème* (Cornil et Ranvier).

Lorsque la peau reste pendant un certain temps ainsi altérée, de nouvelles modifications ne tardent pas à s'y montrer. Elles consistent surtout en un épaississement de plus en plus marqué du derme et du pannicule adipeux : le premier peut atteindre 1 demi-centimètre, 1 centimètre et même plus; le second, 5 et même parfois 8 centimètres. Les téguments acquièrent en même temps une résistance de plus en plus grande qui a valu à cet état le nom d'*œdème dur*. Plusieurs causes concourent à engendrer ces changements dans l'épaisseur et la consistance de la peau : c'est d'abord une dilatation considérable des voies lymphatiques; on voit, à la surface de la peau, ces canaux se dessiner sous forme de traînées blanchâtres, quelquefois saillantes, semblables à des vergetures; c'est ensuite la présence dans l'épaisseur du derme d'un grand nombre de globules blancs disposés le long des vaisseaux sanguins et d'îlots embryonnaires répandus en divers points; c'est enfin, dans les parties profondes de la peau, une véritable prolifération du tissu conjonctif, et le retour à l'état embryonnaire des vésicules adipeuses. On voit donc qu'il s'agit là d'une véritable inflammation chronique du derme, d'une *dermite chronique hypertrophique*, due à l'irritation de la peau par la présence prolongée de la sérosité qui distend ses éléments et modifie sans doute notablement leurs conditions nutritives.

Il y a plus : dans quelques circonstances, la distension des lymphatiques que nous venons d'indiquer atteint de proche en proche les vaisseaux afférents des ganglions voisins; ces ganglions eux-mêmes s'enflamment chroniquement, deviennent fibreux; le cours de la lymphe est de plus en plus gêné; les lymphatiques offrent des dimensions de plus en plus considérables; tous phénomènes d'où résulte enfin, outre l'hypertrophie inflammatoire du derme, la production d'un œdème et de varices lymphatiques de la peau. Telle est, du moins, l'opinion formulée par Renaut, d'après lequel ce serait là la genèse de cette forme d'œdème chronique de la peau décrite par Wirchow sous le nom de *leucophlegmasie* et par Rindfleisch sous celui de *pachydermie lymphangiectasique*. Cet auteur incline aussi à rapporter au même mécanisme le développement de la plupart des hypertrophies éléphantiasiques de la peau et même de l'éléphantiasis dit des Arabes. (*Voy.* le mot ÉLÉPHANTIASIS.)

La peau œdémateuse peut encore être le siége de lésions inflammatoires se produisant suivant un mode plus aigu, d'érythèmes (*érythème lisse*, de Béhier et Hardy), et surtout de poussées érysipélateuses. Rien de plus commun, en effet, que ces érysipèles sur les membres inférieurs atteints d'œdème chronique consécutivement au mal de Bright, aux affections cardiaques, etc., que chacun a vus survenir à l'occasion de la moindre lésion des téguments, telle que les mouchetures pratiquées pour donner issue à la sérosité, et même spontanément. Le fait est facile à comprendre si l'on tient compte de l'analogie frappante qui existe entre la dermite chronique qu'engendre l'œdème cutané et que nous décrivions tout à l'heure, et les lésions qui caractérisent l'érysipèle. Ces inflammations ne présentent d'ailleurs ici rien de spécial au point de vue anatomo-pathologique; il en est de même d'autres lésions dont elles sont le point de départ : ulcérations, phlegmons diffus, plaques gangréneuses. Toutes ces complications seront étudiées, en temps et lieu, au point de vue de leurs caractères cliniques et des indications pronostiques particulières qui s'y rattachent.

Nous devons encore signaler certaines altérations qu'on rencontre dans quelques-unes des parties constituantes des membres œdématiés. C'est ainsi que les articulations sont assez souvent atteintes. Luneau (Société anatomique, 1872) a signalé la coïncidence avec l'œdème de lésions articulaires consistant en une hypersécrétion de synoviale et une altération des cartilages très-analogue à celle que l'on décrit sous le nom d'altération velvétique. Plus récemment, (Société clinique, séance du 15 mars 1878), Letulle appelait l'attention sur la fréquence de l'hydarthrose du genou dans la *phlegmatia alba dolens*. — Ces faits n'ont pas lieu de surprendre; on s'explique aisément, en effet, que les conditions circulatoires qui amènent un épanchement de sérosité dans le tissu cellulaire, entraînent en même temps l'hydropisie des séreuses articulaires.

Les muscles doivent être altérés dans l'œdème : du moins, l'atonie, la faiblesse très-marquée qu'ils présentent alors permettent de l'admettre; l'apport des matériaux de leur nutrition y est certainement entravé; ils subissent, de plus, une véritable macération, et l'on sait que l'imprégnation par exemple du myocarde par la sérosité est regardée comme une cause très-efficace de dégénérescence graisseuse du cœur dans la péricardite. Mais les altérations musculaires, dans le cas particulier qui nous occupe, n'ont pas été spécialement étudiées, à notre connaissance. Nous savons seulement que dans l'éléphantiasis on les trouve tantôt durs, fibreux, tantôt frappés de dégénérescence graisseuse (Barrallier).

De même, les nerfs, qui, lorsque l'infiltration est très-rapide ou abondante, manifestent leur souffrance par des douleurs, forcément mal nourris et comprimés par la sérosité, doivent subir une modification intime qui nous est encore inconnue. Chez les éléphantiasiques on a aussi constaté l'existence d'une grande quantité de tissu connectif entre le névrilème et le tissu des nerfs.

Enfin, il est permis de penser que le sang, indépendamment des altérations primitives qu'il peut présenter et qui doivent être considérées alors comme génératrices de l'œdème, peut être modifié par l'existence d'une infiltration hydropique un peu étendue. Il est évident que les échanges qui s'accomplissent normalement entre le sang, dans son passage à travers le système capillaire, et les tissus ambiants, ne doivent plus s'effectuer de la même manière lorsque ces tissus sont baignés, dissociés par une grande quantité de liquide; et vraisemblablement on pourrait constater une différence entre le sang ramené par les veines d'un membre sain, et celui qui revient d'un membre œdématié.

PHYSIOLOGIE PATHOLOGIQUE. La physiologie nous apprend que le sang, en franchissant les capillaires, laisse filtrer à travers la paroi de ces conduits une portion de son plasma. Ce liquide, toujours modifié par une action catalytique de la membrane qu'il traverse, se répand dans la trame des organes, baigne leurs éléments constitutifs, se modifie encore à leur contact; puis, repris par les racines veineuses et les voies lymphatiques, il rentre en définitive dans la masse générale du sang. D'après une école dont Ranvier est chez nous le représentant le plus autorisé, cet intermédiaire nécessaire entre le sang, vecteur des principes nutritifs, et les éléments anatomiques auxquels ils sont destinés n'est autre que la lymphe qui se trouverait être ainsi l'humeur la plus abondamment répandue dans l'organisme.

Quoi qu'il en soit de cette manière de voir, qui a soulevé de graves objections dont nous n'avons pas d'ailleurs à discuter ici la valeur, un fait reste incontesté, c'est la présence, dans la trame des tissus, d'un liquide interstitiel, sorte de milieu intérieur, incessamment renouvelé. A l'état normal, les deux courants, l'un exosmotique, l'autre endosmotique, sont dans un état d'équilibre parfait. Si cette harmonie est rompue, le liquide s'accumule dans l'intervalle des éléments, et l'œdème est constitué. Il peut en être ainsi dans deux ordres de circonstances :

1° *Le départ restant le même, l'apport augmente.* C'est ce qui survient, d'une part, quand la pression sanguine s'exagère dans les capillaires, que la cause en soit dans ces vaisseaux eux-mêmes, ou bien dans les conduits afférents ou efférents ; d'autre part, quand la diffusibilité du plasma sanguin est accrue ;

2° *L'apport restant le même, le départ diminue.* Ceci se réalise lors d'une entrave à la circulation veineuse ou lymphatique.

Il en sera de même, *a fortiori*, si l'apport s'élève et que le départ diminue en même temps.

De ces données, en tous points conformes aux notions que nous possédons sur les lois de l'osmose et de l'absorption dans l'organisme vivant, il résulte que, dans la production de l'œdème, deux ordres de causes peuvent intervenir : d'abord des troubles mécaniques de la circulation, soit du sang dans les capillaires, les artères ou les veines, soit de la lymphe ; en second lieu, des altérations du plasma sanguin, propres à modifier sa diffusibilité.

Nous aurons donc à étudier l'influence de chacun des groupes pathogéniques suivants :

a Troubles de la circulation sanguine : dans les capillaires, dans les artères, dans les veines ;

b Troubles de la circulation lymphatique ;

c Altérations dyscrasiques du sang.

A. *Influence des troubles de la circulation capillaire.* L'augmentation de pression dans les capillaires, qui constitue une condition éminemment propre à engendrer l'œdème, peut survenir dans plusieurs circonstances, à savoir : 1° quand la masse totale du sang augmente ; 2° quand, dans un département capillaire donné, afflue une quantité de sang plus grande que celle qui y est reçue normalement ; 3° quand, par un trouble de l'innervation vaso-motrice, les capillaires se dilatent d'une manière exagérée et persistante ; 4° lorsque, enfin, la résistance diminue autour de ces conduits, et qu'il y a diminution de pression dans les tissus périvasculaires (hyperémie *ex vacuo*).

1° La masse totale du sang peut être accrue expérimentalement, soit par l'introduction d'un surcroît de liquide dans les vaisseaux, soit par la suppression des grands émonctoires de l'organisme.

Dès le siècle dernier, Hales (1748) avait vu des animaux s'infiltrer à la suite d'injections intra-veineuses d'eau. Magendie, poussant brusquement une grande quantité d'eau dans le système circulatoire d'un animal, le vit aussi devenir hydropique. Ces expériences furent répétées par Cl. Bernard, par Stokvis, par Hayem et Carville, par Picot ; et les conditions dans lesquelles survient alors l'œdème ont été précisées. Il faut tout d'abord que l'élimination par les reins, la peau, le poumon soit entravée ; sans quoi, le but de l'expérience, qui est de déterminer une augmentation de la quantité totale du sang, ne peut être atteint, étant donnée la rapidité avec laquelle la sécrétion rénale, en particulier, débarrasse le sang de l'excès d'eau qu'il peut contenir ; en outre, les hydropisies se montrent plus sûrement si l'injection est pratiquée dans les artères, au lieu de l'être dans les veines ; et Picot n'en a pas observé en introduisant dans la veine saphène d'un chien pesant 17 kilogrammes plus de deux litres d'eau, c'est-à-dire, un huitième environ du poids du corps ; il faut enfin que l'eau soit injectée brusquement en grande quantité, sinon il ne se produit pas d'œdème, comme l'a démontré Stokvis. Pour quelques auteurs, la cause hydropigène dans ces cas, ne serait pas l'augmentation de pression dans les capillaires, mais l'état hydrémique du sang. Cette interprétation ne saurait être admise selon nous : en effet, si on retire d'abord aux animaux en expérience une quantité de sang égale au volume d'eau qu'on injecte, on ajoute ainsi une nouvelle cause d'hydrémie, mais on n'augmente pas la tension vasculaire ; or, on ne voit plus alors l'œdème se produire. D'autre part, Stokvis injectant avec lenteur une quantité d'eau considérable et déterminant par ce fait un état hydrémique du sang très-prononcé, ne vit pas survenir d'œdèmes. Il faut donc bien admettre que c'est avant tout l'afflux brusque d'une masse plus considérable de liquide dans le système capillaire qui détermine dans ces circonstances la transsudation séreuse.

L'augmentation de la quantité totale du sang et les conséquences qui en résultent peuvent encore être obtenues par la suppression de certaines sécrétions, et, en particulier, des sécrétions sudorale et rénale.

Rien de plus controversé que l'influence de la suppression des fonctions de la peau dans la genèse de l'œdème. Les expériences bien connues de Fourcault (1844), qui supprimait brusquement la transpiration par le vernissage de la peau, n'ont jamais été suivies d'infiltration du tissu cellulaire, non plus que celles, très-analogues, de Feinberg (1874) ; mais, en revanche, Edenhuizen (cité par Uhle et Wagner) chez des animaux enduits soit de mucilage de gomme, soit d'huile de lin, soit de vernis à l'huile, déterminait, outre des congestions et des ecchymoses viscérales, des épanchements séreux plus ou moins abondants dans les plèvres, le péritoine et le tissu cellulaire sous-cutané.

Il serait logique de penser que l'abolition de la sécrétion urinaire doit être suivie de conséquences semblables. Cependant à la suite de la néphrotomie ou de la ligature des uretères (Prévost et Dumas, Cl. Bernard et Barreswill, Zalesky, Gréhant, etc.), l'œdème n'a jamais été noté à notre connaissance. Ce résultat imprévu tient, croyons-nous, à ce qu'on empêche brusquement, dans ces expériences, non-seulement l'élimination de l'eau, mais encore celle de principes de désassimilation tels que l'urée, l'acide urique, la créatine, la créatinine, etc., dont la rétention dans l'organisme donne rapidement lieu à des accidents nerveux formidables qui amènent la mort avant que les hydropisies aient eu le temps de se produire ; il faut encore tenir compte de ce qu'on voit presque toujours alors s'établir une hypersécrétion compensatrice des glandes salivaires, sudoripares, intestinales, qui ramène aussitôt la tension intra-vasculaire à son taux physiologique.

On le voit, les difficultés sont grandes lorsqu'on veut expérimentalement exagérer cette tension. Toutefois les faits acquis suffisent à montrer que la réplétion excessive du système circulatoire peut devenir hydropigène, soit qu'elle résulte de l'introduction dans les vaisseaux d'un excès de liquide, ou bien de la rétention de l'eau dans le sang, par suite de la suppression de ses principaux émonctoires. Sans doute alors on peut invoquer l'influence de l'altération du plasma sanguin, dans lequel la proportion d'eau s'élève nécessairement : que cette hydrémie intervienne dans une certaine mesure, c'est possible ; mais, comme nous l'avons établi, c'est la distension anormale des capillaires qui constitue l'élément pathogénique prédominant.

2° Si un territoire capillaire se trouve obstrué, supprimé, tout le sang qui devait le traverser est forcé de prendre une autre voie ; il s'engage dans les capillaires du voisinage restés libres, se surajoutant à celui qu'ils reçoivent déjà : il y a donc là afflux sanguin exagéré, augmentation de pression, c'est-à-dire que les conditions capables de produire un œdème se trouvent réalisées. En fait c'est, au point de vue purement local, le même mécanisme que précédemment.

L'inflammation nous fournit de ce mode pathogénique un exemple saisissant. Sur les points atteints, la circulation s'arrête, ainsi que l'ont montré toutes les expériences dans lesquelles on a suivi pas à pas les phases du processus inflammatoire ; mais dans les parties qui avoisinent ces foyers, les capillaires sont extrêmement dilatés, pleins de sang, et peu à peu les tissus ambiants s'infiltrent de sérosité.

C'est à cette forme qu'on a donné le nom d'*œdème collatéral*. Vulpian explique sa production par un mécanisme différent ; d'après lui, dans les veines où se rendent les capillaires oblitérés, la *vis a tergo* se trouve supprimée, la tension y devient nulle ; « un courant rétrograde s'y établit sous l'influence de la pression qui continue à agir sur le sang des veines communiquant, d'une part, avec des réseaux capillaires où la circulation est restée libre, et, d'autre part, avec ces vaisseaux veineux où la *vis à tergo* a cessé d'agir. Il y a *fluxion rétrograde* dans ces derniers vaisseaux. Sous l'influence de la pression assez élevée à laquelle est soumis le sang dans les veinules et les capillaires non oblitérés dans lesquels reflue le sang, une transsudation séreuse se fait au travers des parois de ces canalicules vasculaires et un œdème plus ou moins étendu se forme dans les régions qui avoisinent ou entourent celle où la circulation a cessé d'être libre. » (*Leçons sur l'appareil vaso-moteur*, t. II, p. 584.)

3° L'influence de l'innervation vasculaire a été révélée par la mémorable expérience de Cl. Bernard : à la suite de la section du grand sympathique au cou, il observa, dans les parties où se distribue le rameau coupé, une dilatation des vaisseaux, une rapidité plus grande de la circulation et une élévation de la pression intra-vasculaire. *A priori* on est porté à admettre que l'action des vaso-moteurs, capable de modifier la circulation dans des proportions si considérables, peut être également susceptible d'engendrer le phénomène si voisin de la transsudation séreuse. Aussi devons-nous maintenant examiner dans quelle mesure ces nerfs vaso-moteurs constricteurs ou dilatateurs peuvent intervenir dans la pathogénie de l'œdème.

Les premiers peuvent agir de diverses manières. On peut admettre d'abord que, si les vaisseaux d'une région deviennent imperméables par une contraction énergique et prolongée de leur tunique musculaire, un œdème collatéral se produise dans les parties avoisinantes suivant le mécanisme que nous avons indiqué plus haut. Mais il est rare que ces nerfs agissent ainsi d'une manière active; le plus souvent c'est par leur paralysie et la dilatation passive des vaisseaux qui en résulte, qu'ils favorisent l'apparition de l'œdème. C'est ce que prouvent un grand nombre de faits expérimentaux et cliniques dans lesquels l'influx nerveux cesse de parvenir aux muscles vasculaires, soit par la section des nerfs qui s'y rendent, soit par la destruction de leur point d'origine dans les centres nerveux : Budge, après la section du grand sympathique, notait une tendance aux épanchements séreux; Herbert Mayo, à la suite de la section du nerf trijumeau, vit se produire de l'œdème dans la moitié correspondante de la face; Schiff détermina l'hydro-péricarde en extirpant les ganglions cervicaux du grand sympathique; Chossat (thèse, 1874) produisit l'œdème du membre inférieur par la simple section du nerf sciatique. Dans tous les cas, c'est la paralysie vasculaire qui, à elle seule, détermine l'infiltration œdémateuse; d'autres fois, et ce n'est pas là son mode d'action le moins intéressant, elle agit comme une cause accessoire qui s'ajoute à une autre cause hydropigène restée insuffisante et la rend efficace. C'est ce que mettent en évidence les expériences si concluantes de Ranvier, sur lesquelles nous reviendrons bientôt, et qui ont été confirmées par celles de Boddaert, de Hehn et de Rott.

D'un autre côté, Brown-Séquard a présenté à la Société de biologie (1870) des faits expérimentaux et cliniques dans lesquels l'œdème s'était montré à la suite de lésions encéphaliques; des observations analogues ont été de nouveau rapportées en 1873 par Charcot, Bαréty, Ollivier. Dans la plupart des cas, les lésions siégeaient à la base de l'encéphale, et l'on sait que c'est là, à 1 millimètre en arrière des tubercules quadrijumeaux, que Owsjannikow a localisé le centre des nerfs vaso-moteurs.

Dans l'observation de J. Roux rapportée dans la thèse de Couyba (1871), le nerf radial ayant été piqué dans une saignée, le blessé ressentit aussitôt une douleur vive dans le pouce, l'index et la moitié externe du médius, du côté correspondant, et bientôt présenta un œdème exclusivement limité à ces parties. Dans ce cas, comme dans quelques autres consignés dans la thèse de Mougeot (1869), l'apparition de l'œdème doit évidemment être mise sur le compte de la paralysie des nerfs vaso-constricteurs. Mais il est loin d'en être toujours ainsi à la suite de blessures nerveuses, accidentelles ou expérimentales. On voit souvent, en effet, ces lésions suivies de l'infiltration œdémateuse d'une région plus ou moins éloignée du lieu de distribution des nerfs intéressés. La même interprétation n'est plus applicable à ces cas. Il s'agit, a-t-on dit, d'une paralysie réflexe des vaisseaux. Mais cette expression « paralysie réflexe » nous semble toujours paradoxale; un acte réflexe aboutit à un mouvement, non à une paralysie; et, puisque les nerfs vaso-dilatateurs sont admis aujourd'hui par presque tous les physiologistes, il nous semble plus rationnel d'admettre alors une excitation réflexe de ces nerfs. Il est d'ailleurs des cas où la dilatation active des vaisseaux, déterminant aussi la production d'œdème, est manifeste. Telle est l'expérience suivante de Ranvier : il électrise le nerf tympanico-lingual pendant plusieurs heures; d'abord il voit la pression s'élever rapidement à 20 centimètres de mercure dans un manomètre qu'il a mis en communication avec le canal de Wharton; puis bientôt la glande sous-maxillaire se gonfle de plus en plus, et devient assez volumineuse pour former au-dessous de la mâchoire une forte saillie, simulant la tumeur parotidienne dans les oreillons. L'examen de la glande ainsi altérée y révèle toutes les lésions de l'œdème. Dans le même ordre d'idées, Brown-Séquard, en lésant chez des cobayes le ganglion thoracique supérieur du grand sympathique, détermina du même côté l'œdème du poumon. Si la destruction du ganglion était complète, l'œdème ne se produisait plus. Là encore la dilatation vasculaire est évidemment un phénomène actif, et c'est à l'action des nerfs vaso-dilatateurs qu'elle doit être rapportée.

La conclusion à tirer des faits précédents, c'est que la distension des capillaires, l'augmentation de pression dans leur intérieur et la transsudation séreuse qui en est la conséquence, peuvent se montrer sous l'influence du système nerveux qui agit alors, soit par paralysie des vaso-constricteurs, soit par excitation des vaso-dilatateurs.

4° La tension dans les capillaires sanguins est enfin liée, comme on le sait, à la pression exercée sur eux par le milieu dans lequel ils sont plongés. Si cette pression diminue, le sang afflue dans les vaisseaux afin de combler le vide qui se fait autour d'eux, et si cette hyperémie atteint un degré suffisant, la transsudation hydropique pourra en être la conséquence : tels sont les *œdèmes ex vacuo*. Bien des faits démontrent leur réalité : une ventouse puissante appliquée sur la peau, par exemple, amène l'œdème du tissu cellulaire sous cutané; si un organe, comme le poumon, a été longtemps comprimé par un épanchement liquide abondant, et que la compression vienne à être brusquement supprimée par une ponction aspiratrice, le sang se précipite dans les capillaires de l'organe, appelé par le vide ainsi produit dans le thorax, et peut déterminer un œdème pulmonaire aigu, c'est là l'origine de l'expectoration albumineuse que l'on observe parfois à la suite de la thoracentèse (Hérard, Béhier, Moutard-Martin, Terrillon).

B. *Influence des troubles de la circulation artérielle.* Nous avons réservé uniquement pour le chapitre actuel l'examen de l'influence des troubles de la circulation artérielle ayant leur siége dans les canaux d'un certain calibre, tout ce qui est du ressort de la circulation capillaire ayant été discuté plus haut.

Monneret ne doutait pas que l'obstruction de l'artère principale d'un membre ne fût capable d'amener l'œdème de ce membre : « Le ralentissement de la circulation veineuse, ainsi privée de la *vis a tergo* que lui communique l'impulsion artérielle, explique le développement de l'hydropisie, » écrivait-il. Vulpian admet ce mode de production de l'œdème et l'explique aussi par une « *fluxion veineuse rétrograde.* »

Cependant l'expérimentation et même les faits cliniques sont loin de vérifier entièrement cette manière de voir, et Cocteau (thèse, 1867), qui a pratiqué un grand nombre de ligatures d'artères, n'indique nulle part l'œdème parmi les troubles circulatoires et nutritifs qui en ont été la conséquence.

La cessation du cours du sang dans une artère semble donc peu susceptible d'amener l'infiltration des parties auxquelles elle se distribue. Si le vaisseau atteint est peu volumineux, son oblitération peut passer inaperçue, la circulation restant suffisamment assurée par les anastomoses ; s'il s'agit d'une artère plus importante, mais dont l'imperméabilité n'entraîne pas une suppression totale de l'irrigation sanguine des organes auxquels elle fournit, il n'en résulte pour eux qu'une ischémie, plus ou moins prononcée, dont les effets ne se montrent ordinairement que d'une façon passagère, lorsque pour subvenir à leurs fonctions physiologiques, ces organes font appel à une plus grande quantité de principes nutritifs ; telle est l'affection que l'on rencontre parfois chez les chevaux et à laquelle les vétérinaires donnent le nom de *claudication intermittente;* si enfin l'importance de l'artère est telle que son obstruction supprime entièrement l'arrivée du sang dans un membre ou un segment de membre, il en résulte une forme spéciale de gangrène, la gangrène sèche. Mais, en général, dans aucun de ces cas, on n'observe d'œdème, à la condition toutefois que la circulation veineuse correspondante soit intacte.

C. *Influence des troubles de la circulation veineuse.* Nous avons dit naguère comment, dans deux expériences très-remarquables, Richard Lower, dès 1680, avait montré que la ligature d'un gros tronc veineux entraîne l'hydropisie dans les parties qu'il dessert. Toutes les données modernes sur le rôle de la stase veineuse étaient dans ces expériences, et pourtant elles attirèrent à peine l'attention jusqu'au jour où Bouillaud, reprenant ces données expérimentales et les complétant par un ensemble imposant de preuves cliniques, établit de la manière la plus concluante que la plupart des œdèmes sont dus à une oblitération veineuse et que l'infiltration est entièrement liée dans sa distribution à celle de la veine où la circulation a cessé : l'obstruction du tronc veineux principal d'un membre amène l'œdème de ce membre seul ; une lésion siégeant dans le cœur et gênant le cours du sang dans l'ensemble du système veineux produit des œdèmes étendus, l'anasarque même.

Depuis lors, tout le monde admet sans conteste l'existence des œdèmes liés aux troubles de la circulation veineuse, et peu de faits en médecine, paraissent mieux établis. Cependant il restait un point obscur : Hogdson, dès 1815, Reynaud (1820) avaient publié des cas d'oblitération de la veine fémorale non suivie d'infiltration du membre inférieur ; d'autres encore en avaient rencontré d'analogues ; mais, depuis Lower, la question n'avait pas été soumise au contrôle expérimental. C'est ce que fit Ranvier (1869) dans des expériences auxquelles nous avons déjà fait allusion. Nous devons y insister, en raison des résultats importants qu'elles ont fournis.

Ayant pratiqué, comme le physiologiste anglais, la ligature des deux veines jugulaires, il n'observa, à la suite, ni écoulement de larmes, ni salivation, ni œdème. Ayant lié, d'autre part, la veine fémorale immédiatement au-dessous de l'anneau crural, il ne vit survenir d'infiltration du membre correspondant, ni le jour de l'opération, ni les jours suivants. La ligature de la veine cave inférieure lui donna les mêmes résultats négatifs.

Dans une seconde série d'expériences, Ranvier fit encore la ligature de la veine cave inférieure chez un chien ; l'œdème, comme précédemment, ne se montra pas, et il ne constata qu'un abaissement très-marqué de la température dans les parties situées au-dessous de la ligature. Alors il coupa le nerf sciatique d'un seul côté ; presque aussitôt la température s'éleva très-notablement dans le membre inférieur correspondant ; au bout d'une heure, il y eut déjà du gonflement autour du tendon d'Achille; et vingt heures après, la tuméfaction était si considérable que la portion du membre comprise entre le genou et le calcanéum était devenue cylindrique.

Comme on pouvait se demander si, après la section du sciatique, nerf mixte, l'hydropisie avait été déterminée par la paralysie des fibres vaso-motrices, ou des fibres motrices volontaires, ou encore des fibres sensitives, l'auteur ouvrit le canal rachidien d'un chien, et coupa, du côté gauche seulement, les trois dernières paires lombaires et toutes les paires sacrées. Préalablement la veine cave inférieure avait été liée. A la suite, il ne constata dans le membre inférieur gauche ni œdème, ni élévation thermique. Il en fut de même dans une autre expérience où la moelle fut sectionnée immédiatement au-dessus du renflement lombaire. Si on se rappelle que les nerfs vaso-moteurs destinés aux extrémités inférieures naissent sur un point de la moelle plus élevé que le renflement lombaire, qu'ils ne se réunissent au tronc du nerf sciatique qu'au delà de ses origines, on est forcément amené à conclure de ces faits que c'est de la section seule des vaso-moteurs que dépend l'apparition de l'œdème.

Ces expériences furent reprises depuis, avec quelques variantes, par Bodaert (1872), et en Allemagne, par Hehn (1873) et par Rott (1874); les résultats obtenus par eux confirmèrent ceux de Ranvier.

Mais doit-on en induire que, lors d'une oblitération veineuse, l'intervention des troubles névro-vasculaires soit toujours nécessaire? Nous ne le pensons pas, d'accord en cela avec Vulpian, Straus, Picot; le système nerveux nous semble n'avoir, dans la genèse de l'œdème d'origine veineuse, qu'un rôle accessoire, complémentaire en quelque sorte, mais nullement indispensable.

Il faut d'abord bien distinguer les faits expérimentaux des faits pathologiques. Lorsque, en effet, on lie, à la racine d'un membre, la veine principale, on est bien loin de s'opposer au retour du sang vers le cœur; un système considérable d'anastomoses établit à côté de ces veines une voie collatérale, presque aussi large que la voie directe. Les expériences de Sappey sont démonstratives à cet égard, au moins en ce qui concerne les veines du cou, celles du membre supérieur et la veine cave inférieure. Au membre abdominal, cet anatomiste, après la ligature de la veine fémorale au pli de l'aine, n'a pu faire refluer une injection pratiquée dans une veine dorsale du pied, de la fémorale vers des veines plus élevées. Mais, si on emploie pour l'injection une substance suffisamment fluide, elle parvient avec facilité jusque dans l'oreillette droite (Chossat, Th. citée). Au contraire, dans les obstructions veineuses pathologiques, les conditions ne sont plus les mêmes; ce n'est pas seulement la veine principale du membre qui est oblitérée, ce sont encore toutes ou presque toutes les veines collatérales, ainsi que nous avons encore pu le constater dans de récentes autopsies. L'entrave à la circulation en retour est donc ici bien plus considérable, et il n'est pas surprenant que les conséquences soient différentes.

Mais si, à la gêne circulatoire occasionnée par la ligature d'un gros tronc veineux, et insuffisante pour devenir hydropigène, on ajoute un obstacle de plus, l'œdème pourra apparaître. Or, nous avons vu que la paralysie vasomotrice seule est suffisante dans certains cas pour amener une transsudation séreuse à travers la paroi des capillaires : sectionner le nerf sciatique, c'est apporter le surcroît nécessaire d'obstacles à la circulation, c'est rendre la stase veineuse suffisante pour qu'elle engendre l'œdème; et si on exagère la stase par un autre moyen, quel qu'il soit, le résultat sera identique. C'est ainsi que

Straus et Duval, après avoir constaté qu'une simple ligature de la veine cave inférieure n'a produit aucun résultat, lient alors la veine crurale et voient bientôt apparaître dans le membre correspondant une infiltration considérable. Des résultats semblables ont été obtenus par Rott. « La circulation collatérale avait bien réussi à neutraliser les effets d'une ligature, mais elle ne peut surmonter un double obstacle, et l'œdème, dans ce cas, se produit infailliblement... La paralysie vaso-motrice, dans l'expérience de Ranvier, produit donc le même résultat qu'une nouvelle ligature surajoutée à celle de la veine cave inférieure; elle n'est pas une condition nécessaire, mais une condition favorable à la production de l'œdème. » (Straus.)

Ce concours d'obstacles multiples à la circulation est d'ailleurs loin d'être toujours nécessaire. Vulpian a vu plusieurs fois l'œdème se montrer à la suite d'une simple ligature de la veine crurale ou de la veine cave inférieure, sans intervention d'aucune autre cause ; c'est ce qui résulte encore des nombreuses expériences récemment communiquées par Colin à l'Académie de médecine (séance du 23 décembre 1879). Non-seulement, d'après ce physiologiste, un obstacle au cours du sang veineux suffit pour produire l'œdème, indépendamment de toute intervention vaso-motrice, si l'on a soin de prendre certaines précautions expérimentales qu'il détermine, mais encore la ligature des veines associée à la section des nerfs, n'aurait pas d'effets plus prononcées que la ligature seule.

La théorie de l'œdème par stase veineuse, telle qu'elle ressortait des expériences de Lower, telle que l'a magistralement formulée Bouillaud, reste donc entière; toute gène de la circulation veineuse, si elle est suffisamment prononcée, peut devenir hydropigène.

Jusqu'ici nous n'avons eu en vue que la suppression de la perméabilité des veines ; c'est en effet là le plus sûr moyen d'y entraver le cours du sang. L'obstacle peut d'ailleurs indifféremment siéger dans l'intérieur des vaisseaux (trombose), ou leur être extérieur (ligature, compression par une tumeur, etc.). Mais on conçoit que, si un ou plusieurs des agents multiples qui interviennent dans la progression centripète du sang viennent à être compromis, il en résultera un ralentissement, lequel, s'il est insuffisant par lui-même, pourra, en s'associant à d'autres causes, également insuffisantes, déterminer une stase capable d'amener l'œdème.

Or, on sait que la circulation veineuse est influencée par la *vis à tergo*, par l'action de la pesanteur, par les contractions musculaires, l'aspiration thoracique et l'état des valvules des veines. Nous avons déjà vu que l'absence de *vis à tergo* est invoquée par plusieurs, Vulpian entre autres, pour expliquer les œdèmes collatéraux, et que la même cause avait paru suffisante au même auteur, ainsi qu'à Monneret, pour déterminer une infiltration séreuse dans le cas d'oblitération artérielle. L'action de la pesanteur qui agit en sens inverse du cours du sang veineux dans toute la portion sous-diaphragmatique du corps, ne paraît guère capable à elle seule d'entraîner la production d'œdème dans les conditions physiologiques; mais, quand il existe déjà un ralentissement circulatoire, quelle qu'en soit l'origine, cette cause intervient alors de la manière la plus efficace. De même, la suppression des contractions musculaires, par l'immobilité prolongée d'un membre, par sa paralysie, la diminution de l'aspiration thoracique, l'insuffisance ou la destruction des valvules des veines (varices), peuvent produire l'œdème ou, du moins, contribuer largement à sa production.

Lorsque, plus haut, nous avons jeté un coup d'œil général sur les conditions physiologico-pathologiques capables de donner naissance aux infiltrations hydropiques, nous avons admis que les troubles de la circulation veineuse agissent en s'opposant au départ du liquide interstitiel, incessamment exsudé des capillaires. Nous pensons, en effet, que la diminution de l'absorption par les veines, absorption dont la réalité n'est plus mise en doute depuis les expériences de Magendie, joue un rôle important dans la production des œdèmes; mais nous devons remarquer qu'elle n'agit jamais seule, et qu'elle est toujours unie à une augmentation de pression dans les capillaires, conséquence inévitable de la stase veineuse. En d'autres termes, l'absorption est diminuée, en même temps que l'exhalation est augmentée.

D. *Influence des troubles de la circulation lymphatique.* Après avoir régné presque sans conteste pendant près de deux cents ans, la théorie de l'œdème par stase de la lymphe tomba, au commencement de ce siècle, en une telle désuétude, que Cruveilhier la proclamait universellement abandonnée à la suite des expériences de Magendie, qui avaient réhabilité les veines dans leurs propriétés absorbantes, et que Monneret pouvait écrire : « Les lésions de l'appareil vasculaire lymphatique capables d'entraîner la gêne ou l'arrêt de la circulation de la lymphe dans ses vaisseaux propres, ne peuvent être considérées comme des causes d'hydropisie. » En pareille matière, les négations comme les affirmations trop absolues sont toujours téméraires; la preuve, c'est qu'aujourd'hui des recherches et des observations nouvelles ont montré que les vaisseaux lymphatiques ont un rôle incontestable dans la production de certains œdèmes, plus spécialement désignés sous le nom d'*œdèmes lymphatiques.*

Nous devons retracer en quelques mots les phases que cette intéressante question a traversées.

D'une part, nous voyons Monro, Dupuytren, lier le canal thoracique sans produire d'anasarque, et les cliniciens apporter des faits assez nombreux à l'appui de ces données expérimentales. Les oblitérations du canal thoracique ne sont pas très-rares (thromboses d'origine inflammatoire, dépôts calcaires dans la cavité du canal ou dans l'épaisseur de sa paroi, compression par des tumeurs voisines, etc.); or, Bichat, Laënnec, Andral, Virchow, Oppolzer, etc., ont pu les observer chez l'homme en l'absence de tout œdème.

Mais, d'autre part, quelques observations dues à Virchow, à Scherb, à Nasse, montrent la même lésion suivie d'anasarque; Virchow découvre chez un veau mort-né, et présentant une infiltration hydropique généralisée, une thrombose dans le canal thoracique, près de sa terminaison. Rigler (1855) constate, en dehors de toute oblitération veineuse, un œdème des membres inférieurs à la suite de la suppuration de tous les ganglions de l'aine. Cornil (Société anatomique, 1873) rapporte un cas très-remarquable d'œdème ayant simulé en tous points une phlegmatia alba dolens et consécutive à une suppuration des vaisseaux lymphatiques et des ganglions inguinaux du membre inférieur, développée elle-même à la suite d'une inflammation suraiguë de la trompe utérine droite. Enfin, Colin (communication citée) a vu, après la ligature du canal thoracique ou de toutes ses branches afférentes, sur des ruminants, d'énormes infiltrations dans les médiastins, entre la base du cœur et la colonne vertébrale, entre les feuillets du mésentère, autour de l'intestin.

Ces contradictions sont semblables à celles que nous avons déjà rencontrées à propos des oblitérations de veines; la raison en est aussi analogue. Si, en effet, l'abondance des anastomoses et l'ampleur des voies collatérales dans le système veineux ont pu nous rendre compte de l'absence d'œdème après la ligature de la veine principale d'un membre ou de la veine cave inférieure, nous devons, à plus forte raison, nous attendre à un résultat analogue, quand le canal thoracique ou un gros tronc lymphatique deviennent imperméables. Il suffit de se rappeler l'extrême richesse anastomotique du système lymphatique, et l'existence dans le canal thoracique même de conduits qui réunissent ses deux extrémités.

En outre, on connaît l'expérience souvent répétée de Ludwig et de Robin : on détermine un œdème artificiel de la lèvre supérieure en serrant fortement une ligature autour du museau d'un animal. Si on enlève ensuite la ligature, on voit la lymphe s'écouler abondamment et l'infiltration disparaître peu à peu, à mesure que cet écoulement a lieu. Cette expérience prouve au moins que la circulation de la lymphe peut avoir une notable influence sur l'œdème, et que, si son arrêt ne suffit pas à déterminer l'infiltration séreuse, il y aide singulièrement en empêchant la résorption de la sérosité.

J. Renaut, dans sa thèse, a repris cette question, et il a démontré, en se fondant sur des observations très-probantes et des examens anatomo-pathologiques très-précis, que l'inflammation aiguë des vaisseaux et des ganglions lymphatiques peut être suivie d'œdème, comme dans le cas précité de Cornil, comme dans ces érysipèles à répétition, qu'on rencontre surtout chez les scrofuleux; mais que c'est surtout à la suite des adéno-lymphangites chroniques que l'on peut voir survenir un gonflement œdémateux, souvent considérable, toujours persistant, en raison des troubles que ces lésions finissent par apporter dans le cours de la lymphe.

Le système lymphatique peut encore intervenir d'une autre manière. Nous avons vu dans un autre chapitre que les œdèmes de longue durée amènent des altérations graves des vaisseaux et des ganglions lymphatiques. On sait de plus, et par l'expérience citée plus haut de Robin et Ludwig, et par les observations rapportées par Renaut, que les lymphatiques paraissent être les voies principales de l'élimination de la sérosité hydropique, quand celle-ci est résorbée. On conçoit donc que, dans les œdèmes chroniques, s'accompagnant des lésions que nous savons du côté des voies lymphatiques, la résorption ne soit plus possible par le fait, sans compter qu'à un œdème d'origine veineuse vient alors se superposer un véritable œdème lymphatique qui contribue pour une bonne part aux proportions énormes que prennent dans ces cas les membres atteints.

E. *Influence des altérations dyscrasiques du sang.* La connaissance du rôle hydropigène de ces altérations est de date récente, comme nous l'avons vu; c'est à Bright que revient l'honneur de l'avoir le premier signalé. Bientôt les travaux de Christison, Grégory, Andral et Gavarret, Rayer, Becquerel et Rodier, établirent péremptoirement l'existence de l'œdème dyscrasique et déterminèrent les conditions hématologiques dans lesquelles il survient. Ces conditions consistent dans une diminution absolue ou relative de la proportion d'albumine dans le sang : en fait, il s'agit là d'une véritable hydrémie ; et Becquerel et Rodier ont pu formuler cette règle que l'hydropisie survient dès que le sang ne contient plus que 67 pour 1000 d'albumine.

Le fait établi, il nous reste à l'interpréter au point de vue de la physiologie pathologique ; en d'autres termes, il s'agit de montrer pourquoi, dans le cas d'hypo-albuminose, un courant exosmotique exagéré s'établit des capillaires vers les tissus ambiants.

Les lois physiques de l'osmose, telle qu'elles ont été formulées par Graham, par Mialhe, etc., permettent de s'en rendre compte.

Graham, on le sait, a divisé les substances absorbables en *colloïdes* et *cristalloïdes* ; les substances colloïdes ont un pouvoir diffusif très-faible, tandis que les liquides cristalloïdes diffusent, au contraire, très-facilement. Or, à l'état normal, le sang est colloïde ; qu'il devienne cristalloïde, soit par une augmentation des sels, soit par une diminution de l'albumine, et ses qualités osmotiques seront entièrement modifiées ; le sérum filtrera, diffusera en abondance à travers les parois vasculaires. La diminution d'albumine amènera d'autant plus facilement l'état cristalloïde du sang que, d'après les travaux de Carl Schmidt, elle est toujours suivie d'une augmentation proportionnelle des sels, avec cette particularité que huit parties d'albumine sont remplacées par une partie de sels.

Du reste, les recherches expérimentales de Poiseuille confirment pleinement ces données théoriques. Une injection d'eau pure dans les artères d'une région ne revient pas par les veines, l'eau filtrant en totalité à travers la paroi des capillaires ; il en est de même si, au lieu d'eau, il injecte une solution saline. Mais, quand il se sert de sérum du sang, d'une solution d'albumine de l'œuf, l'injection franchit les capillaires et sort par les veines. Le liquide n'a donc plus diffusé comme l'eau pure ou salée.

Un fait important à noter, c'est que le sang peut être depuis longtemps déjà dans les conditions que nous venons d'indiquer, sans que l'œdème se soit encore montré. Il faut ordinairement qu'une circonstance occasionnelle intervienne, telle qu'une irritation locale, même très-légère, une pression, un trouble de l'innervation, un refroidissement, la déclivité, et alors il se produit avec la plus grande facilité.

Tous ces faits jettent, croyons-nous, le plus grand jour sur le mode d'action des altérations du sang dans le développement des œdèmes. Ils permettent aussi d'interpréter un grand nombre de faits cliniques dans lesquels on observe des hydropisies ne reconnaissant pas d'autre condition pathogénique, ainsi que nous allons le voir.

Étiologie. Il en est de l'œdème comme de tous les processus morbides : l'expérimentation peut bien en dissocier, en isoler tous les éléments pathogéniques, approfondir l'influence que chacun d'eux peut exercer sur sa production, rechercher les raisons physiques, chimiques ou biologiques de leur action ; mais dès qu'on veut appliquer les données analytiques ainsi obtenues aux faits tels qu'ils se présentent dans l'organisme vivant, tels que nous les observons en clinique, on acquiert bientôt la conviction que cette dissociation, excellente comme moyen d'étude, n'en est pas moins tout artificielle, que les cas où l'œdème peut n'être rapporté qu'à un seul des groupes pathogéniques que nous venons d'étudier séparément, constituent une véritable exception, et que, le plus souvent, plusieurs causes s'associent pour l'engendrer. Nous allons le voir en passant en revue la série des maladies dans lesquelles l'œdème est un symptôme habituel, maladies des appareils circulatoire, respiratoire, rénal, etc.

Œdème dans les maladies de l'appareil circulatoire. Ces maladies tiennent le premier rang dans l'étiologie des œdèmes, comme permettait de le prévoir l'importance pathogénique bien établie des obstacles au cours du sang.

C'est un fait banal, en quelque sorte, que la fréquence des hydropisies dans les *affections cardiaques*. Toutes, en effet, déterminent en définitive une augmentation de pression dans les vaisseaux qui aboutissent au cœur et une diminution dans ceux qui en partent ; il en résulte que ces deux circonstances, affaiblissement de la *vis à tergo* et stase veineuse, se trouvent ici réunies pour déterminer la filtration exagérée de sérosité au niveau des capillaires et entraver sa résorption par les racines des veines. Notons encore que le cours de la lymphe elle-même est rendu plus difficile et qu'il doit y avoir en même temps stase de ce liquide dans ses vaisseaux propres. L'œdème cardiaque est donc de nature mécanique.

Mais cette conception simple et théoriquement si satisfaisante, incontestablement vraie au début des cardiopathies, devient très-difficile à appliquer à un grand nombre de faits cliniques. Nous observons, en effet, chaque jour, des cas où il y a une disproportion flagrante entre le degré de l'œdème et l'étendue, la gravité des lésions cardiaques ; nous voyons apparaître les hydropisies, qui avaient manqué jusque-là, chez des malades dont l'affection ne présente aucune aggravation sensible. Aussi, frappé de ces faits et d'autres encore du même ordre et d'une interprétation également difficile avec la théorie mécanique précédente, Gendrin s'éleva énergiquement contre elle. Pour lui, les œdèmes que l'on observe chez les cardiopathes ne se produisaient pas mécaniquement ; c'étaient des œdèmes dyscrasiques ; ils se développaient sous l'influence d'un état cachectique, dû surtout aux troubles de la circulation et de la respiration, et pouvant être favorisé par l'âge, ou des maladies intercurrentes, etc. Nous admettons volontiers que la *cachexie cardiaque*, mal définie d'ailleurs, ait une certaine influence hydropigène, à une période avancée des maladies du cœur, lorsque la plupart des organes ont été altérés dans leur structure intime, et que toutes les fonctions sont en souffrance. Mais nous croyons aussi, avec presque tous nos contemporains, que cette influence est peu importante, tardive, qu'elle s'ajoute simplement à d'autres, plus précoces, plus efficaces, alors que les œdèmes existent déjà depuis longtemps.

Au reste, ce qui est inexplicable quand on se borne à ne voir, dans le développement des hydropisies, qu'une conséquence immédiate de l'obstacle mécanique siégeant dans le cœur, cesse de l'être lorsque, par une compréhension plus large, plus exacte de la physiologie pathologique des affections cardiaques, on tient compte d'un élément très-important dans la genèse de l'asystolie et, partant, des œdèmes : l'affaiblissement des vaisseaux dont le rôle a été bien mis en relief par Rigal. Le cœur, en effet, trouve dans les vaisseaux une sorte d'appareil régulateur, capable de neutraliser pendant longtemps les effets nuisibles de son affaiblissement. Mais cette compensation a des limites : sous l'influence d'une cause quelconque (affaiblissement des vaso-moteurs, altérations des tuniques élastiques et musculaires, comme dans l'athérome, les grandes pyrexies, certaines diathèses, quelques intoxications), et sans que les conditions anatomiques et physiologiques du moteur central de la circulation soient modifiées, l'asthénie vasculaire survient, et avec elle, l'asystolie, dont l'œdème est une des premières manifestations.

Ce n'est pas tout encore : en dehors de ces causes mécaniques, déjà complexes, en dehors de la cachexie, d'autres conditions accessoires peuvent aussi intervenir ; l'action de la pesanteur, la déclivité, qui contribue si efficacement à l'apparition de l'œdème, les refroidissements qui le font parfois survenir d'une manière inattendue chez des malades dont l'état actuel éloignait l'idée de cette complication (Parrot); enfin, l'albuminurie qui peut être la conséquence d'une simple stase dans les veines rénales, mais qui résulte aussi à un moment donné, d'une altération structurale des reins, d'une néphrite, et nous verrons bientôt que la pathogénie de l'œdème dans les affections rénales n'est pas elle-même des moins compliquées.

Ainsi, à première vue, la production des hydropisies dans les maladies du cœur semble d'une interprétation aisée; mais, lorsqu'on approfondit les choses, lorsqu'on soumet les faits à une critique un peu sévère, on voit bientôt que dans cette question, comme en tout ce qui concerne les phénomènes biologiques, qu'ils soient morbides ou normaux, rien n'est simple, et que des conditions très-multiples participent, dans une mesure inégale, à la genèse du processus morbide.

Toutes les altérations cardiaques n'amènent pas également vite les hydropisies et celles-ci n'atteignent pas dans toutes les mêmes proportions. D'une manière générale, ce sont les affections du cœur droit, et en particulier l'insuffisance tricuspidienne, dont l'action est la plus précoce et la plus sûre, parce qu'elles entravent d'emblée le cours du sang dans les veines caves et, par suite, dans tout le système veineux de la grande circulation, et que l'oreillette droite est impuissante à en neutraliser les effets. Puis viennent les lésions mitrales, rétrécissement et surtout insuffisance, dont l'action hydropigène se fait sentir plus tardivement, quoique assez vite; il faut auparavant que la petite circulation s'engorge et que le cœur droit soit forcé. Enfin, les lésions aortiques ne s'accompagnent d'œdème qu'à une période avancée et après un temps souvent très-long, lorsque la compensation vient à cesser; et l'on sait que le ventricule gauche jouit, à cet égard, d'une grande résistance. Les hydropisies peuvent même toujours manquer alors.

Les lésions du myocarde agissent plus ou moins rapidement suivant le degré et l'étendue des altérations de la fibre musculaire. L'œdème survient le jour où le muscle faiblit au point d'amener une stase suffisante dans les veines.

Le mode de production des hydropisies dans les péricardites a été bien mis en relief par d'ingénieuses expériences de François-Franck (1877), qui a démontré que les troubles circulatoires dans les épanchements du péricarde doivent être rapportés à la compression du cœur; les oreillettes s'affaissent et admettent une moindre quantité de sang; il y a donc obstacle au déversement des veines dans ces cavités, c'est-à-dire, stase veineuse généralisée; en même temps, les ventricules, recevant moins de sang des oreillettes, en débitent par conséquent de plus petites quantités. Il en résulte un abaissement de la pression artérielle, une diminution de la *vis a tergo* dans les capillaires; toutes les conditions mécaniques de la production de l'œdème s'y trouvent donc. Il faut savoir encore que le myocarde est lui-même fréquemment altéré dans les péricardites, soit qu'il s'enflamme par propagation, soit qu'il subisse la dégénérescence graisseuse.

Les oblitérations *artérielles*, compression, ligature, thrombose, embolie, etc., ne comptent pas, nous l'avons vu, l'œdème parmi leurs conséquences ordinaires. Cependant, on l'observe souvent à la suite des anévrysmes; mais ceux-ci agissent seulement à cause de la compression qu'ils exercent sur les veines satellites, et non parce qu'ils entravent le cours du sang dans l'artère. Enfin, Bizot (1837) et Thierfelder (1840) ont noté, dans des cas d'aortite aiguë, un œdème qui se localisa d'abord aux membres inférieurs, puis se généralisa. Ces faits, impossibles à interpréter, sont toujours restés les seuls semblables, et il est vraiment permis de se demander si quelque circonstance accessoire n'a pas échappé à ces observateurs.

Si les hydropisies ont une place si restreinte parmi les conséquences des lésions artérielles, les lésions des *veines*, au contraire, agissent avec une grande efficacité pour produire les œdèmes.

On les observe effectivement à la suite de toutes les modifications de calibre de ces conduits : oblitérations par thrombose, par endophlébite adhésive, compression par une ligature, par une cicatrice, par du tissu conjonctif de nouvelle formation (sclérose), par une tumeur quelconque (anévrysmes, ganglions hypertrophiés, utérus gravide, corps fibreux, kystes ovariques), et même, compression par un épanchement liquide dans la cavité péritonéale, etc. Les anévrysmes artérioso-veineux qui, en permettant le passage direct du sang d'une artère dans une veine, apportent une gêne notable dans la circulation veineuse au delà de la communication anormale, s'accompagnent toujours, au bout d'un certain temps, d'un gonflement œdémateux qui augmente peu à peu et, dans certaines circonstances, prend des proportions considérables, s'accompagnant d'œdème de la peau, avec altération des lymphatiques. La dilatation anormale des veines, les varices, en un mot, qui résultent d'une perte d'élasticité et de contractilité des vaisseaux, et ont pour conséquence une insuffisance de leurs valvules, entraînent une stase veineuse qui ne tarde pas à déterminer une tension exagérée dans les capillaires et l'extravasation de la sérosité dans le tissu cellulaire.

Dans tous ces cas, le processus est facile à saisir; les conditions sont les mêmes que dans la ligature expérimentale d'une veine, avec cette particularité, sur laquelle nous avons déjà insisté, que les voies collérales sont ordinairement intéressées, presque au même titre que la voie directe. Ajoutons que, dans les cas d'oblitération veineuse, soit par phlébite, soit par thrombose, l'œdème revêt des caractères particuliers : il est dur, blanc et douloureux (*voy.* PHLEGMATIA ALBA DOLENS).

Nous avons déjà vu comment et dans quelle mesure les altérations des *vaisseaux* et des *ganglions lymphatiques* (oblitérations, thromboses des canaux, lymphangites, hypertrophies, suppurations et dégénérescences ganglionnaires), peuvent intervenir dans la genèse de l'œdème. Les détails dans lesquels nous sommes entrés à ce sujet dans le chapitre précédent, nous dispensent d'y revenir ici.

Œdème dans les maladies de l'appareil respiratoire. L'influence de ces affections a été diversement interprétée. Quelques auteurs et surtout des médecins anglais, Abercrombie, Graves, etc., leur ont attribué une large part dans l'étiologie de l'œdème. Cette opinion a été fortement combattue chez nous : « Nous n'admettons pas, dit Grisolle, et cela, contrairement à Abercrombie et quelques autres médecins anglais, l'existence d'hydropisies symptomatiques de maladies aiguës ou chroniques du poumon, car personne, en France, n'a constaté rien de pareil ». Littré (*Dictionnaire en* 30 *vol.*) exprimait le même avis. Il y a eu là, en réalité, croyons-nous, une confusion dans l'interprétation des faits cliniques. Les œdèmes, cela ne peut être sérieusement contesté, ne font nullement partie du tableau symptomatique des maladies aiguës franches des bronches, du poumon ou de la plèvre. Dans les affections cardiaques on constate souvent, il est vrai, des catarrhes bronchiques, de la congestion ou de l'œdème pulmonaire, accompagnant, précédant même l'apparition des infiltrations périphériques; mais ce sont là autant de conséquences communes à une même cause, et rien n'autorise à mettre sur le compte des manifestations broncho-pulmonaires la production des hydropisies, comme l'a déjà fait remarquer dans ce dictionnaire même (art. ANASARQUE) Ernest Besnier, qui s'élève hautement contre cette tendance qui consiste à subordonner les uns aux autres des phénomènes morbides n'ayant entre eux aucune autre relation que celle de l'époque de leur apparition.

D'un autre côté, il faut établir une distinction entre les maladies des organes respiratoires à marche aiguë, à courte durée, et les affections chroniques qui apportent à la petite circulation une entrave persistante et souvent considérable, telles que l'emphysème, la pneumonie chronique, la bronchectasie, les bronchites chroniques, les épanchements pleurétiques considérables, amenant le collapsus de tout un poumon; les œdèmes, en effet, font incontestablement partie de la symptomatologie de ces états morbides à leur période ultime, mais sans en relever directement.

Au début, et souvent pendant de longues années, bien que la circulation pulmonaire soit entravée, la grande circulation n'en est pas notablement troublée; entre elle et la lésion, il y a le cœur droit qui compense encore suffisamment les effets nuisibles de cette dernière. Ce n'est que le jour où il faiblit, où il se laisse passivement dilater, où la valvule tricuspide devient elle-même insuffisante, que l'œdème apparaît en même temps, du reste, que tout le cortége des symptômes qui caractérisent l'asystolie. En fait, il s'agit là d'une véritable asystolie d'origine pulmonaire, et l'hydropisie constitue alors, comme toujours, un des éléments de ce syndrome.

La tuberculose pulmonaire mérite une place à part dans le groupe étiologique que nous étudions. L'œdème s'y montre souvent sous l'influence de causes qui n'interviennent pas ordinairement dans les autres affections des voies respiratoires. Tantôt il est lié à des thromboses veineuses qui se montrent le plus habituellement aux membres inférieurs; tantôt il résulte de l'altération cachectique du sang, rentrant, par conséquent, dans la catégorie des œdèmes dyscrasiques; il est alors mobile, fugace, se montrant là où l'appelle la déclivité; plus rarement enfin il apparaît en même temps qu'on constate la présence d'albumine dans les urines; ces deux phénomènes dépendent alors le plus souvent d'une dégénérescence graisseuse ou amyloïde des reins.

Enfin, les épanchements purulents de la plèvre s'accompagnent habituellement d'un œdème des parois thoraciques, dont l'importance séméiotique sera examinée plus loin. Au point de vue pathogénique, il rentre dans la catégorie des *œdèmes collatéraux*, qui se produisent au voisinage des foyers inflammatoires, quand la phlogose atteint un degré suffisant d'intensité.

Œdème dans les maladies de l'appareil digestif. Ici, l'on rencontre rarement ces infiltrations de cause mécanique qui occupent une place si importante dans la pathologie des organes de la circulation et de la respiration. Si l'on en observe parfois, ce n'est qu'à titre de phénomènes contingents, même exceptionnels; elles sont alors dues à la compression des veines caves, des veines iliaques, etc., par des tumeurs développées dans l'un des segments de l'appareil. Les œdèmes qui peuvent être directement rapportés aux affections du tube digestif sont presque toujours de nature dyscrasique, et l'altération sanguine survient alors dans deux conditions : ou bien les lésions s'opposent d'une manière prolongée à la réparation alimentaire, ou bien elles entraînent des déperditions incessantes, aboutissant à un état cachectique suffisant pour devenir hydropigène.

A la première catégorie appartiennent les maladies qui s'opposent à l'ingestion et à la progression des aliments (cancers de la langue, paralysies du voile du palais et du pharynx, rétrécissements de l'œsophage, sténose cicatricielle ou cancéreuse du pylore, etc.), celles qui entraînent à leur suite une dyspepsie opiniâtre (vomissements incoercibles de la grossesse, ulcère simple et cancer de l'estomac, du duodénum, etc.), celles enfin qui s'opposent invinciblement à l'absorption intestinale (anus contre nature siégeant en un point élevé de l'intestin, certaines entérites chroniques, tuberculeuses, des pays chauds, etc.). Dans tous ces cas, c'est l'inanition qui est en cause; car, disons-le dès maintenant, l'alimentation insuffisante, l'abstinence prolongée a une action hydropigène très-manifeste, comme Brücke l'a démontré expérimentalement; après avoir sectionné l'un des nerfs sciatique d'une grenouille, il la place dans un bocal, où il la laisse sans nourriture. Au bout de plusieurs semaines, il observe de l'œdème dans le membre paralysé. Il nourrit alors l'animal et l'œdème disparaît rapidement pour reparaître de nouveau à la suite d'une nouvelle abstinence, et ainsi de suite. Il y a longtemps du reste que l'on a remarqué les hydropisies chez les faméliques (*hydrops famelicus*), dans les villes assiégées, durant les grandes disettes (disette des Flandres, épidémies d'Anzin, d'Eichsfeld, de Chemnitz, etc.). L'interprétation de ces faits est facile à l'aide des données que nous possédons; la réparation des principes protéiques du sang ne s'accomplissant plus, il en résulte bientôt une hypoalbuminose, dont nous connaissons le mode d'action.

Il y a encore, avons-nous dit, une seconde catégorie de maladies de l'appareil digestif pouvant produire des œdèmes dyscrasiques, non plus par l'obstacle qu'elles apportent à l'alimentation, mais par les déperditions dont elles sont l'origine pour l'organisme. Nous voulons parler de certaines diarrhées incoercibles, et surtout de celles qui sont riches en matières albuminoïdes; la dysenterie en offre le meilleur exemple. Dans le choléra, au contraire, où les selles ne contiennent presque aucune trace d'albumine, ou par suite la désalbumination du sang est rare (Sée), les œdèmes sont exceptionnels.

Nous devons enfin noter que dans les affections cancéreuses du tube digestif, on observe souvent des thromboses veineuses et des œdèmes consécutifs; mais c'est un effet ordinaire de la diathèse cancéreuse, ne présentant là rien de spécial.

Les annexes de l'appareil gastro-intestinal, et en particulier le foie et la rate, ont joué jadis un rôle considérable dans l'étiologie de l'œdème. Aujourd'hui, ce rôle a été singulièrement réduit.

Les maladies du *foie* ne déterminent que rarement et d'une manière très-indirecte, l'œdème du tissu cellulaire sous-cutané. Celui-ci se montre seulement quand l'ascite, qui est une conséquence fréquente des affections hépatiques, atteint des proportions assez considérables pour comprimer la veine cave inférieure, et déterminer l'infiltration des membres abdominaux; il peut encore survenir lorsque, à leur période ultime, les altération du foie engendrent un état cachectique qui favorise les épanchements séreux. Dans les deux cas, on le voit, il n'y a rien qui soit spécial au foie, lequel n'agit ainsi que par l'intermédiaire des lésions secondaires déterminées par les affections dont il est le siége.

Il est encore plus rare de voir l'œdème apparaître à la suite des affections aiguës ou chroniques de la *rate;* il faut pour cela que ces affections produisent une hypersplénie assez considérable pour comprimer la veine cave inférieure. Bien plus, même dans les hypertrophies les plus énormes « les conditions de cette compression se présentent avec la plus grande rareté, et quand l'ascite ou l'œdème des extrémités inférieures ne sont pas dus à une cause pathologique concomitante, telle que lésions hépatiques, compression de la veine porte ou de la veine cave par des agglomérats ganglionnaires, des tumeurs diverses, etc., ils ne se produisent sous l'influence de la splénopathie que dans les degrés avancés de la cachexie, alors que l'altération générale des liquides ou des solides facilite singulièrement, si elle ne le produit directement, le développement de l'hydropisie » (Besnier, art. RATE, 3e sér., t. II, p. 447). Nous sommes même portés à penser que dans ces derniers cas, affection splénique et hydropisies sont deux conséquences d'un même état général, et que les secondes ne dérivent nullement de la première.

Œdème dans les maladies de l'appareil urinaire. Ce sont les lésions des reins entraînant l'albuminurie qui occupent ici le premier rang, à savoir : les néphrites catarrhale, parenchymateuse, interstitielle, amyloïde, etc. ; les œdèmes figurent parmi les manifestations les plus constantes de ces affections que l'on comprend sous la désignation collective de mal Bright, du nom du grand clinicien qui les avait décrites comme un seul groupe nosologique, caractérisé par l'existence simultanée d'albuminurie, d'hydropisies et de lésions rénales.

Mais si la coïncidence ordinaire des trois termes de la trilogie brightique est bien établie, on se heurte à de grandes difficultés lorsque l'on en cherche l'interprétation pathogénique. L'idée qui se présente la première, c'est d'attribuer l'action hydropigène aux déperditions incessantes d'albumine subies par l'organisme, à la désalbuminémie qui en résulte. On conçoit, en outre, que, le rein laissant filtrer habituellement une moindre quantité d'eau, il doit s'ensuivre une véritable pléthore aqueuse, autre circonstance favorable à la production d'infiltrations; sans compter que les maladies rénales entraînent toujours une diminution notable du nombre des globules sanguins, ce qui constituerait encore, d'après Gubler, une nouvelle et puissante cause d'hydropisie, puisque les globules en fixant l'albumine, l'empêchent de transsuder. En d'autres termes, l'albuminurie dès qu'elle existe, ne tarde pas à créer une hypoalbuminose du sang, en même temps qu'une pléthore aqueuse; cela devrait, en apparence, suffire à expliquer l'apparition des œdèmes qui l'accompagnent habituellement. Pourtant, il est des circonstances, en clinique, où cette interprétation se trouve en défaut, où il est impossible de l'appliquer rationnellement; tels sont les cas de néphrite aiguë dans lesquels l'œdème se montre avant l'apparition de l'albuminurie, ou bien à une époque où les déperditions sont loin d'être suffisantes pour qu'on puisse leur attribuer sérieusement une désalbuminémie capable d'être hydropigène. Il faut nécessairement recourir alors à un autre mode d'interprétation. Or, on sait que les excitations des reins réagissent tout particulièrement sur le système vaso-moteur : les paralysies, dites réflexes, consécutives à des lésions de ces organes, en sont une preuve. Il est possible d'admettre, en conséquence, que les affections rénales aiguës peuvent, par une dilatation réflexe des vaisseaux périphériques, déterminer des infiltrations œdémateuses; les deux faits remarquables observés par Potain (cité par Rendu, thèse d'agrégation) d'hémianasarque survenant à la suite de contusion d'un rein, viennent puissamment à l'appui de cette manière de voir, dont nous ne contestons pas d'ailleurs le caractère hypothétique.

Dans les maladies rénales, à marche lente, chronique, ce dernier élément pathogénique n'intervient guère, croyons-nous. Ce qui cause les œdèmes alors, c'est la pléthore hydrémique, ce sont surtout les pertes d'albumine. « Quelle que soit la cause de l'albuminurie, qu'elle se montre dans les inflammations ou dans les fièvres d'infection telles que la scarlatine, la rougeole, la variole, les typhus, la septicémie, le choléra, qu'elle ait son point de départ dans des affections graves du poumon ou du cœur, qu'elle provienne de lésions temporaires ou permanentes des reins, qu'enfin elle soit le résultat d'empoisonnements subits ou graduels par des substances telles que l'alcool, le plomb, les cantharides, etc., toujours elle établit une perte notable de l'albumine du sang, qui, au bout d'un certain temps, aboutit à l'hypoalbuminose. Le chiffre de l'albumine peut alors tomber jusqu'à 50 et 30 pour 1000, condition des plus favorables pour la production des hydropisies » (Picot, *loc. cit.*).

Ce qui prouve encore l'action presque exclusive de l'albuminurie et de l'hydrémie, relativement à la genèse des œdèmes dans les affections rénales, c'est que, dans la néphrite interstitielle où il n'y a pas rétention d'eau puisque la polyurie y est de règle, où l'albuminurie est à peine appréciable, les hydropisies manquent généralement jusqu'au jour où les urines diminuent et où l'albumine s'y montre en abondance.

Pourtant, il faut reconnaître que, même dans les néphrites albumineuses chroniques, l'œdème fait parfois défaut pendant tout le cours de la maladie, quelle que soit d'ailleurs l'abondance des déperditions protéiques; que, dans d'autres cas, on voit les infiltrations disparaître alors que l'albuminurie persiste et que l'hypoalbuminose doit logiquement augmenter encore. Ces faits, bien que rares, n'en reposent pas moins sur une observation rigoureuse, et il nous semble indispensable, pour les comprendre, de reconnaître une prédisposition particulière chez certains malades. Nous avons vu d'ailleurs que, dans les dyscrasies expérimentales, les hydropisies, toujours imminentes, n'apparaissent cependant qu'à la condition d'être provoquées par quelque cause adjuvante.

Il est enfin une autre affection des organes urinaires, qui peut, dans certains cas, s'accompagner d'œdèmes ordinairement très-étendus; c'est la rétention d'urine. Trousseau a consacré une de ses leçons cliniques à cette variété d'anasarque; plusieurs observations personnelles qu'il y rapporte, d'autres faits dus à Ronvaux de Namur (1862), à Bourgeois (d'Étampes), à Balp (1872), à Paoli et enfin à Davreux (1874), établissent amplement, croyons-nous, la réalité de l'influence étiologique de la rétention d'urine, influence qui avait d'ailleurs été entrevue et signalée déjà par J. Franck et par Boyer.

La pathogénie de cet œdème n'est pas bien connue. Cependant, si on se rappelle ce que nous avons dit des conséquences de l'accumulation d'eau dans le système vasculaire, on est porté à penser qu'il s'agit là d'un phénomène du même ordre. Sous l'influence de la réplétion, de la distension progressive de la vessie, des uretères et des bassinets, le rein cesse bientôt de fonctionner, et l'eau, ne pouvant plus être éliminée, s'accumule dans le sang (Spring, Picot, Rathery). Il est vrai que la ligature des uretères n'est pas suivie d'œdèmes. Mais, comme nous l'avons déjà fait observer, la sécrétion urinaire est, dans cette expérience, brusquement supprimée, et l'intoxication urémique, par sa marche rapide, tue les animaux avant que les infiltrations aient pu se produire. Tout autres étaient, au contraire, les conditions dans les observations dont il vient d'être parlé et où il s'agissait d'une gêne progressive de la miction, laissant encore passer l'urine par regorgement ; tout autres peuvent donc en être les conséquences.

Œdème dans les maladies du système nerveux. Nous avons suffisamment indiqué déjà les œdèmes, tantôt directs, tantôt réflexes, qui suivent dans quelques cas les blessures des nerfs, en même temps que nous en avons fourni l'interprétation pathogénique. A côté de ces lésions traumatiques des nerfs périphériques, nous signalerons certaines névralgies, et, en particulier, celles du nerf trijumeau, qui s'accompagnent assez souvent du gonflement œdémateux de la moitié correspondante de la face. D'après Vulpian, dans bon nombre de cas où la névralgie dépend d'une altération des dents avec périostite alvéolo-dentaire, il n'y aurait là qu'un œdème collatéral inflammatoire ; mais, dans d'autres circonstances, il n'en peut plus être ainsi et il s'agit vraiment alors d'un de ces œdèmes que nous avons attribués à l'excitation réflexe des nerfs vaso-dilatateurs.

Dans les paralysies d'origine cérébrale ou spinale il n'est pas rare d'observer une infiltration séreuse des membres atteints. Nous devons distinguer ici avec Vulpian deux ordres de faits : tantôt l'œdème est précoce; il se montre quelques jours seulement après le début de l'affection, et il y a alors paralysie des vasomoteurs et dilatation passive des petits vaisseaux, comme l'indique l'élévation concomitante de la température locale des parties ; de plus, les contractions musculaires n'exercent plus leur influence sur la progression du sang dans les veines; d'où, en somme, une augmentation de pression dans les capillaires, une gêne de la circulation veineuse, et l'œdème. Tantôt, au contraire, l'œdème ne se produit que plus tardivement, au bout de plusieurs semaines ; alors pourrait intervenir, en dehors des causes précédentes, un certain degré d'altération des parois vasculaires qui, après avoir conservé pendant longtemps leur intégrité malgré la tension toujours exagérée qu'ils subissent, finissent par se fatiguer et par subir un relâchement qui constitue une condition favorable à une transsudation séreuse (Vulpian). Enfin, dans les paralysies anciennes, le poids des membres reposant immobiles sur le lit peut exercer sur les veines une compression dont il faut tenir compte.

Dans une névrose, l'hystérie, on voit dans quelques cas, rares d'ailleurs et devant être rapprochés des autres désordres de l'innervation vaso-motrice qu'on y observe, des infiltrations œdémateuses plus ou moins étendues, pouvant envahir tout un membre, et à caractère ordinairement transitoire.

Œdème dans les pyrexies. Il n'est pas une seule de ces maladies qui ne puisse s'accompagner d'œdèmes dont le mode de production est très-variable, comme nous allons le voir.

C'est ainsi que, dans le *rhumatisme*, des troubles cardiaques atteignant d'emblée une très-grande intensité, qu'une néphrite développée dans les mêmes conditions étiologiques que l'attaque rhumatismale, qu'une phlébite, conséquence exceptionnelle à la vérité du rhumatisme aigu, peuvent engendrer un œdème plus ou moins étendu ; c'est ainsi encore qu'autour des articulations atteintes on rencontre généralement un œdème collatéral manifeste, et que le refroidissement qui a causé le rhumatisme peut aussi simultanément déterminer un de ces œdèmes *a frigore* sur lesquels nous reviendrons. Mais en dehors de ces circonstances où l'hydropisie n'affecte avec la maladie rhumatismale que des relations de coïncidence ou n'en dérive qu'indirectement, il existe encore un œdème rhumatismal essentiel, déjà vu par Monneret, par Ferrand, Fernet et Guyon, et qui a fait le sujet d'une thèse récente (Davaine, 1879). Cet œdème qui peut s'observer également dans le rhumatisme vrai, aigu ou subaigu, et dans le rhumatisme blennorrhagique, se présente sous deux formes, l'une généralisée, l'autre circonscrite. Voici d'ailleurs les conclusions du travail de Davaine.

« Le tissu cellulaire sous-cutané peut être le siége d'une détermination directe du rhumatisme.

« La lésion est un œdème qu'on peut dénommer *œdème rhumatismal essentiel*.

« Cet œdème présente plusieurs formes correspondant à différents modes pathogéniques que le rhumatisme est susceptible de revêtir :

« 1° Infiltration séreuse (hypercrinie) du tissu cellulaire; œdème aigu, non douloureux, sans réaction locale ;

« 2° Hydrophlegmasie du tissu cellulaire ; œdème dur, douloureux à la pression, sans modification notable de la coloration de la peau ;

« 3° Phlegmasie du tissu cellulaire accompagnée d'une rougeur plus ou moins intense des téguments, présentant tous les caractères du phlegmon à sa première période, se terminant constamment par résolution, observé dans les services de chirurgie.

« Le rhumatisme du tissu cellulaire sous-cutané peut se révéler par des manifestations plus circonscrites, les *nodosités rhumatismales éphémères*. Celles-ci adhèrent presque toujours à la face profonde du derme. Parfois elles sont en connexion avec les ligaments, le périoste, sur lesquels elles restent toujours mobiles.

« Elles sont, suivant toute vraisemblance, constituées par des infiltrations séreuses circonscrites du tissu cellulaire sous-cutané. »

Quel est le mode pathogénique suivant lequel se produit cet œdème spécial? Résoudre cette question équivaudrait à fournir l'explication physiologico-pathologique de toutes les manifestations rhumatismales, et l'on sait qu'elle n'a pas été encore donnée d'une manière satisfaisante. A vrai dire, nous inclinons à voir dans la plupart de ces manifestations un trouble vaso-moteur, une violente hypérémie d'origine nerveuse, pouvant selon son intensité, selon sa durée, produire de simples phénomènes congestifs, ou des exsudations séreuses, ou même de véritables inflammations. Tout dans la marche ordinaire du rhumatisme, la fugacité de ses localisations, leur passage facile d'un point à un autre, le peu de profondeur des lésions qu'il détermine, tout, disons-nous, plaide en faveur de cette manière de voir.

Dans la *fièvre intermittente*, l'œdème peut se montrer dans deux circonstances différentes : tantôt il survient après quelques accès seulement, ou après une durée de quelques semaines ; tantôt, au contraire, il s'observe seulement lorsque est survenue la cachexie palustre ; il est alors une des conséquences de cette cachexie. Dans le premier cas, on peut observer, d'après Griesinger, soit quelques œdèmes locaux, soit un peu de bouffissure générale, soit, plus ordinairement, un œdème généralisé. Le mécanisme en est assez obscur : « On a fait jouer un certain rôle aux troubles de la circulation veineuse pendant l'accès ; mais s'il en était ainsi, cette hydropisie devrait être plus fréquente, l'arrêt du sang dans le système veineux devrait produire l'albuminurie. Cette théorie ne saurait, en outre, s'accorder avec ce que j'ai observé moi-même, que la résorption de l'hydropisie une fois commencée peut se continuer pendant de nouveaux accès ; il ne nous reste donc que l'anémie pour expliquer ce symptôme. » (Griesinger.)

Il faut encore signaler les œdèmes qui peuvent survenir consécutivement à une cardiopathie, à une albuminurie, à des thromboses veineuses, développées elles-mêmes sous l'influence de l'intoxication palustre.

Dans la *fièvre typhoïde* en dehors des complications rénales et cardiaques qui peuvent aussi s'y rencontrer, en dehors des coagulations veineuses qui se montrent assez souvent dans le décours de la maladie (*Phlegmatia alba dolens*), on peut encore observer une hydropisie plus ou moins étendue; c'est un symptôme rare, appartenant plus spécialement à certaines épidémies et apparaissant ordinairement à la fin du troisième septenaire, exceptionnellement du deuxième. L'œdème débute tantôt par le visage, tantôt par les membres inférieurs, puis se généralise rapidement. Il s'accompagne souvent d'éruptions miliaires abondantes, et dure en moyenne de six à quatorze jours. Il ne se relie à aucune lésion viscérale, n'aggrave pas d'une manière spéciale le pronostic et ne semble devoir être rapporté qu'à l'appauvrissement considérable du sang dès le début, et, dans quelques cas, peut-être, à la suppression ou à l'altération des sueurs (Griesinger).

Les œdèmes ne s'observent guère dans la *diphthérie*, malgré la fréquence de l'albuminurie, et c'est un fait d'observation bien digne d'être signalé que cette rareté d'une hydropisie concomitante, comme le font remarquer Lorain et Lépine.

L'*érysipèle* peut engendrer plusieurs sortes d'œdèmes : d'abord on voit habituellement, au pourtour des parties atteintes, un œdème collatéral plus ou moins étendu, plus ou moins intense; d'autre part, à la suite de ces érysipèles à répétition observés spécialement dans certaines constitutions et quelques diathèses, on voit assez souvent persister un gonflement œdémateux, de durée parfois indéfinie. Nous avons assez insisté sur la pathogénie de ces œdèmes pour n'avoir pas besoin d'y revenir.

Ajoutons que l'érysipèle peut aussi se compliquer d'endocardite ou de néphrite et devenir ainsi le point de départ de l'hydropisie.

Parmi les fièvres éruptives, il en est une, la *scarlatine*, dans laquelle les œdèmes se montrent avec une fréquence spéciale, indépendamment même des cardiopathies et de l'albuminurie qui surviennent assez souvent sous son influence. On a beaucoup discuté sur le mode de production de l'anasarque scarlatineuse, on l'a attribuée tour à tour à l'impression du froid, à l'intensité de la fièvre et à l'hypoalbuminose qui en est la conséquence, etc. Toutes ces interprétations sont passibles d'objections capitales et aucune n'est applicable à la généralité des cas. Les différentes théories émises à ce sujet ont été d'ailleurs rappelées et appréciées dans l'article ANASARQUE d'Ernest Besnier.

Dans la *rougeole*, les hydropisies se montrent, à titre de complication rare, dans deux conditions différentes : tantôt elles sont symptomatiques d'une détermination cardiaque ou rénale; tantôt, au contraire, elles surviennent isolément sans aucun trouble du côté du cœur ou de l'appareil urinaire. Leur interprétation n'est d'ailleurs pas plus aisée que dans la scarlatine.

Le gonflement œdémateux de la face et des extrémités constitue, comme on sait, un des symptômes normaux, réguliers de la *variole*. Il s'agit là incontestablement d'un œdème collatéral inflammatoire, lié à l'éruption et ordinairement en rapport avec sa confluence.

En résumé, on voit, par les considérations qui précèdent, que les œdèmes peuvent survenir dans toutes les pyrexies, et qu'ils y sont de deux ordres : tantôt ils ne relèvent pas directement de la maladie protopathique; ils sont la conséquence d'une de ses complications : lésions cardiaques, rénales, thromboses veineuses; et il est à remarquer que ces complications peuvent se présenter dans toutes les fièvres ; tantôt, au contraire, l'hydropisie est bien une conséquence directe, une manifestation propre de l'affection dans le cours de laquelle elle apparaît (œdème rhumatismal, scarlatineux, etc.)

Il est encore une variété d'œdème commune à toutes les fièvres : nous voulons parler de celui qu'on observe fréquemment aux jambes chez les convalescents lorsqu'ils commencent à se lever ; l'altération du sang par le fait de la maladie elle-même, la diète prolongée à laquelle ont été soumis ordinairement les malades et l'état d'inanition véritable dans lequel ils se trouvent, l'affaiblissement du cœur dont les éléments musculaires sont toujours plus ou moins profondément altérés dans les affections générales fébriles, la diminution de résistance des parois veineuses ou des capillaires, toutes ces conditions réunies font comprendre, croyons-nous, pourquoi l'obstacle opposé à la circulation des membres inférieurs par l'action de la pesanteur suffit, dans ces circonstances, pour en déterminer l'infiltration.

Œdème dans les maladies générales chroniques. Quelques-unes de ces affections peuvent encore entraîner des altérations du cœur ou des reins susceptibles de produire, comme toujours, des hydropisies. Mais le plus souvent celles-ci surviennent par suite de la cachexie qu'entraine la maladie chronique, et tantôt elles sont liées directement à l'état dyscrasique du sang, tantôt elles relèvent d'oblitérations thrombosiques des veines, dues elles-mêmes à la cachexie. Tels sont les œdèmes qu'on observe à une certaine période dans le cancer, dans la tuberculose, le scorbut, la leucocythémie, l'adénie, la scrofulose, l'affection farcino-morveuse et dans la chlorose elle-même. Plus ces maladies épuisent, cachectisent l'économie, et plus l'apparition d'œdèmes y est constante et précoce. A ce point de vue, le cancer occupe assurément le premier rang parmi elles.

La *goutte* doit avoir une place à part. Sans parler des œdèmes d'origine rénale qui s'y peuvent rencontrer, ni même des infiltrations dyscrasiques qui surviennent au dernier terme de la cachexie goutteuse, on observe un œdème particulier, coïncidant dans son apparition avec les accès et qui n'est pas sans analogie avec l'œdème rhumatismal essentiel dont nous avons parlé. Dans la goutte aiguë, il se montre dès les premiers jours, au voisinage des jointures atteintes ; la peau, dans les points œdématiés, est très-tendue. L'infiltration peut parfois s'étendre à tout le membre. Lorsque survient le déclin de l'accès, la tension et le gonflement des parties diminuent; la pression du doigt les déprime plus facilement; puis l'œdème finit par disparaître, suivi de vives démangeaisons et de desquamation épidermique. Dans la goutte chronique, le gonflement se fait graduellement et présente d'emblée les caractères ordinaires de l'œdème ; il persiste beaucoup plus longtemps: et lorsque l'accès se termine, il peut se prolonger encore; il n'est pas suivi de démangeaisons. D'après Garrod, la fréquence de l'œdème goutteux est telle que sa présence constitue un des meilleurs caractères propres à différencier la goutte du rhumatisme.

Œdème dans les intoxications. Il paraît dû, dans certains cas, à des troubles vaso-moteurs : tels sont les œdèmes qui surviennent quelquefois à la suite des morsures de serpents, des empoisonnements par la belladone, l'opium, etc. ; tous les auteurs rapportent cette curieuse observation de Wagner : un enfant de quatre ans fut pris d'œdème de la face après l'administration de deux paquets d'un demi-grain de morphine; cet accident se dissipa au bout de douze heures environ. Le lendemain, il se reproduisit sous l'influence d'une dose moitié plus faible.

D'autres substances toxiques amènent l'hydropisie par la cachexie qui suit leur absorption prolongée, comme le plomb, l'arsenic, etc. Parfois enfin, dans le saturnisme, par exemple, l'œdème peut tenir à une néphrite.

Nous pouvons encore ranger dans ce groupe certaines éruptions, dont l'urticaire est le type, constituées, comme nous l'avons vu, par un œdème circonscrit de la peau, d'origine névro-vasculaire, et survenant à la suite de l'ingestion de certains aliments.

Signalons enfin l'œdème de la face et des extrémités que l'on rencontre presque constamment dans la trichinose un peu prononcée; d'après les uns (Colberg), il serait dû à la congestion collatérale développée autour des foyers de myosite trichineuse; d'après d'autres (Klob), à l'obstruction des lymphatiques, pouvant dépendre de ce que les trichines exécutent leur migration par la voie de ces vaisseaux.

Œdème dans les affections chirurgicales. Parmi elles, il n'en est pas une, et cela se conçoit aisément, qui ait une action hydropigène spéciale, comme les affections du cœur ou des reins, par exemple. Mais l'œdème s'y montre souvent en tant que complication : tels sont les œdèmes collatéraux qui se forment au voisinage des foyers inflammatoires, des collections de pus dans des cavités naturelles ou accidentelles ; telles sont les infiltrations mécaniques qui se produisent lorsqu'un tronc veineux se trouve comprimé par une tumeur, quelles qu'en soient la nature et l'origine, par une extrémité osseuse luxée, etc. ; tels sont encore les œdèmes cachectiques qui résultent, soit des suppurations prolongées, soit des progrès d'une tumeur maligne, etc., etc. Mais, en général, sauf ces cas de cachexie, toutes ces hydropisies ont un caractère évident de contingence, et résultent du siége, bien plus que de la nature des affections.

Œdèmes primitifs ou essentiels. Nous comprenons dans ce groupe un certain nombre d'œdèmes qui constituent, en somme, toute la maladie, et ne peuvent être rapportés à aucun état morbide antérieur. Ainsi on voit parfois des infiltrations se développer tout à coup à la suite d'un arrêt des règles ou de la suppression brusque d'un exutoire, ou bien encore sous l'influence d'un refroidissement intense, surtout chez les individus surpris en pleine transpiration.

Le mécanisme de ces hydropisies est difficile à saisir ; il a été, du reste, diversement compris par les auteurs. Les uns y ont vu le résultat d'une contraction spasmodique des petits vaisseaux de la peau, entraînant la suppression de la sueur. On a opposé à cette opinion le résultat négatif, au point de vue de la production d'œdèmes, des expériences de vernissage de Fourcault, mais nous avons vu que ces résultats n'avaient pas été confirmés par les recherches d'Edenhuizen. Toutefois, nous ne croyons pas que ce soit là la véritable interprétation qu'il convient de donner aux œdèmes *à frigore*, et que les notions que nous possédons sur l'innervation vaso-motrice trouvent mieux ici leur application. La réfrigération périphérique donne lieu, sans doute, à une contraction énergique des muscles vasculaires, bientôt suivie de leur relâchement paralytique : d'où une hyperémie de la peau qui peut être assez prononcée dans certains cas pour déterminer une transsudation séreuse. Mais le froid n'agit pas toujours ainsi directement : l'œdème est parfois, en effet, la conséquence de l'absorption de boissons très-froides alors que la peau est couverte de sueur. Il rentrerait plutôt alors dans la catégorie des œdèmes réflexes. Tout le monde a constaté avec quelle promptitude s'arrête la transpiration par l'ingestion d'une glace ou d'un liquide froid. On ne peut admettre là qu'une excitation réflexe des vaso-moteurs qui amène la constriction des vaisseaux périphériques; que cette constriction soit violente et suivie d'une dilatation passive également prononcée, et l'œdème pourra survenir comme dans le cas de refroidissement cutané. Ce ne sont d'ailleurs là que des données hypothétiques, et il est prudent de reconnaître, avec Vulpian, que la pathogénie de ces hydropisies est encore bien obscure.

Caractères cliniques de l'œdème. Nous étudierons d'abord les caractères de l'œdème sous-cutané, abstraction faite de son siége, de son étendue, de ses causes; puis nous indiquerons les modifications qui peuvent survenir du côté de la peau elle-même dans les œdèmes de longue durée; enfin nous terminerons en étudiant les différentes localisations les plus habituelles du processus, lesquelles d'ailleurs sont étroitement subordonnées aux conditions pathogéniques.

Dans les parties œdématiées, on constate à première vue des modifications de couleur : elles sont le plus communément pâles, décolorées, et douées d'une certaine translucidité. A leur niveau, la peau est lisse, luisante, tendue et amincie; on observe en même temps une tuméfaction plus ou moins considérable, déterminant une déformation très-appréciable de la région; les dépressions, les méplats, les plis normaux, sont effacés, les saillies sont nivelées; la configuration générale d'un membre, de la face, d'un organe, se trouve ainsi plus ou moins profondément modifiée. Le gonflement atteint des proportions d'autant plus considérables que le tissu cellulaire sous-cutané est plus lâche; c'est pourquoi on le voit devenir si énorme aux paupières, aux parties génitales, tandis qu'il reste toujours peu marqué sur le front, le cuir chevelu, la face palmaire des mains, etc.

Au niveau des cicatrices, des vergetures anciennes, l'œdème détermine une saillie plus grande de la peau, et il semble que la sérosité y soit recouverte seulement d'une pellicule mince et blanchâtre.

Au toucher, les parties infiltrées sont molles, pâteuses, un peu tremblotantes. Si l'on y exerce avec la pulpe du doigt une pression lente et graduelle, on voit les tissus déprimés conserver l'empreinte du doigt sous l'aspect d'un enfoncement cupuliforme, d'un godet qui persiste pendant quelque temps et ne s'efface que peu à peu. C'est là un phénomène à peu près pathognomonique, et qui révèle l'existence de l'œdème, alors même qu'il est peu prononcé et qu'il n'entraîne pas de changements de couleur ou de volume appréciables. Il faut, dans ces cas, le rechercher de préférence là où la peau repose sur un plan résistant, par exemple, sur la face interne du tibia dans l'œdème du membre inférieur, et parfois même, en appuyant avec deux doigts faiblement écartés, on détermine deux dépressions légères, mais séparées par une crête qui devient facilement appréciable, moins à la vue qu'au toucher. Dans certaines régions, comme à la face, il n'est pas aisé, il est même souvent impossible de produire la dépression caractéristique dans les cas d'œdème léger; ce qui permet alors de le distinguer, c'est plutôt l'examen de l'ensemble de la physionomie, une bouffisure légère du visage, une modification des traits indéfinissable, mais pourtant possible à saisir. On peut aussi parfois faire apparaître une vague dépression circulaire avec une bague ou la partie évasée du stéthoscope.

Le palper permet encore de reconnaître quand la peau n'est pas elle-même envahie par l'œdème, mais simplement tendue par suite de l'épaississement des couches sous-cutanées. On sent, en effet, qu'elle glisse sur ces dernières, et que ce n'est pas elle qu'on déprime, qu'on écrase, mais les mailles du tissu cellulaire sous-jacent remplies par la sérosité (Renaut). Si, en outre, on fait un pli à la peau, ce qui est possible en agissant lentement, de manière à refouler le liquide qui la soulève en ce point, on constate qu'elle n'est pas épaissie; et ce pli s'efface rapidement, comme à l'état normal; il ne reste que l'enfoncement causé par la pression exercée sur les couches sous-dermiques.

Les plis des vêtements, des draps, se dessinent en creux sur les régions œdématiées, et leur empreinte ne disparaît que lentement. Une pression soutenue sur un point, comme celle d'un bandage, peut chasser complétement l'infiltration vers les parties voisines.

Si l'on pique la peau, on voit aussitôt s'écouler un liquide clair, transparent, qui présente tous les caractères physiques, chimiques et anatomiques de la sérosité de l'œdème, tels que nous les avons établis.

La température des parties infiltrées est en général abaissée.

Il est des cas où l'œdème s'éloigne par quelques côtés de la description que nous venons d'en donner : les caractères essentiels restent, tels que la dépressibilité sous le doigt, l'empâtement ; mais on ne constate plus cette pâleur, cette sorte de translucidité des parties. Tantôt elles ont une couleur rouge ou mieux rosée ; cela s'observe dans quelques cas d'œdème collatéral, par exemple, dans celui qui se développe au pourtour des jointures frappées par le rhumatisme articulaire aigu, mais c'est surtout dans les œdèmes d'origine névro-vasculaire, ceux en particulier qui surviennent sous l'influence des névralgies, l'œdème des paupières et de la face dans certaines névralgies du trijumeau, etc. ; on voit encore cette coloration dans certaines éruptions qui ne sont, nous l'avons vu, que des œdèmes circonscrits, comme l'urticaire, et quelquefois les nodosités éphémères rhumatismales, récemment décrites par Davaine, etc. Bien plus, dans ces cas, il y a le plus souvent, dans les points tuméfiés, une élévation de température appréciable à la simple palpation. Tantôt, au contraire, dans certains cas d'œdème par obstacle au cours du sang veineux, lorsque surtout l'hématose est fortement entravée, la peau prend une teinte cyanique plus ou moins accusée, en même temps qu'il y a un refroidissement sensible des parties.

Outre les symptômes objectifs précédents, l'œdème s'accompagne, en général, de certains troubles fonctionnels dus, soit au gonflement des parties, soit aux mauvaises conditions nutritives dans lesquelles se trouvent placés les tissus et les organes.

L'œdème est en général peu douloureux; la pression n'y est pénible que si elle est brusque, sans ménagement. Dans la *phlegmatia alba dolens*, la douleur est cependant un symptôme constant (dolens) ; elle est due sans doute alors à la rapidité de l'infiltration, à la compression brusque exercée par le vaisseau oblitéré sur le tronc nerveux qui l'accompagne, et peut-être aussi aux modifications nutritives que le nerf subit.

Les membres atteints sont habituellement le siége d'une sensation de pesanteur et d'une atonie musculaire plus ou moins marquée. Enfin, la tuméfaction des parties peut constituer un obstacle fonctionnel : les paupières tuméfiées recouvrent le globe de l'œil ; les grandes lèvres infiltrées sont une entrave de plus à la parturition ; le prépuce très-œdématié et bridé par le frein se contourne et rend la miction difficile, etc.

Dans les œdèmes de longue durée, pour peu qu'ils soient intenses, il survient souvent des modifications de la peau, dont nous avons indiqué plus haut les caractères anatomiques et que nous devons maintenant étudier au point de vue symptomatique.

Nous venons de voir que dans l'œdème ordinaire, celui du tissu cellulaire sous-cutané, il est facile de constater l'intégrité de la peau, qui est simplement tendue et plus lisse, plus mince qu'à l'état normal. Mais, au bout de quelques semaines, le derme peut être lui-même envahi ; on sent alors aisément qu'il n'est plus ni mince, ni élastique comme précédemment, qu'il n'est plus seulement distendu par les couches sous-jacentes œdématiées ; la peau s'infiltre, elle s'épaissit et devient elle-même molle et pâteuse ; la pression du doigt y forme un enfoncement dans son épaisseur même ; en même temps, dit J. Renaut, sur certains points apparaissent des taches blanches, isolées ou confondues de manière à former des sortes de réseaux. Ces taches font saillie comme le centre des papules de l'urticaire, et elles se prononcent quand on essaye de plisser la peau en les comprenant dans l'épaisseur du pli. Quand l'œdème, au niveau de ces plaques, devient trop considérable, on voit souvent l'épiderme s'érailler, comme il arrive dans les vergetures. Enfin, il peut même céder et former des crevasses par lesquelles s'écoule spontanément la sérosité. C'est surtout à la partie supérieure et interne des cuisses, et sur les parois abdominales, au-dessus et au-dessous du pli de l'aine, que ces plaques œdémateuses s'observent le plus souvent, et qu'elles sont plus marquées (Renaut, thèse citée).

Que la cause hydropigène prolonge encore son action, et de nouvelles modifications de la peau vont se produire, constituant ce que nous avons déjà décrit anatomiquement sous le nom d'*œdème dur*. Cette altération nouvelle caractérisée, comme nous savons, par une dermite chronique hypertrophique, s'observe surtout aux membres inférieurs, lorsqu'une affection cardiaque, une oblitération veineuse devenue définitive à la suite de phlébite adhésive, etc., y ont déterminé un œdème qui persiste durant des mois ou des années. Alors la dépression en godet caractéristique ne s'obtient plus facilement ; la peau hypertrophiée elle-même et superposée à un pannicule adipeux anormalement développé est élastique et résistante. Renaut a très-bien décrit l'aspect qu'elle présente dans ces cas : « La surface de la peau, de lisse et polie qu'elle était, devient rugueuse, les orifices pileux s'écartent et s'élargissent, leur fond présente une coloration violacée ou brunâtre, et il en résulte un piqueté régulier sur la peau. Lorsqu'on essaye de faire un pli en serrant entre l'index et le pouce une certaine épaisseur des téguments, on produit, en ramenant la sérosité sous l'épiderme, des sortes de petits îlots blancs compris entre les dépressions pileuses, de telle sorte que la peau prend l'aspect d'une surface chagrinée à gros grains. »

A la longue, ces altérations cutanées augmentent encore ; les lymphatiques, dont nous avons signalé l'ectasie comme constante, se dilatent dans des proportions considérables et forment des saillies blanchâtres disposées par groupes ou par lignes sinueuses, de véritables varices lymphatiques se produisent ; l'hypertrophie du derme et de la couche adipeuse sous-jacente s'accroît de plus en plus. En somme, il y a là un état de la peau consécutif à un œdème simple, mais prolongé, très-analogue aux éléphantiasis, le plus souvent à cette forme que Virchow a désignée sous le nom d'*elephantiasis lævis seu glabra*, mais même aussi parfois à l'éléphantiasis verruqueuse (*elephantiasis papillaris seu verrucosa*). Nous ne pouvons insister davantage ici sur les rapports qui existent entre ces terminaisons de l'œdème et les éléphantiasis. Ces rapports avaient du reste été bien vus par Cruveilhier, qui a établi que l'œdème dur hypertrophique, dont il indiquait nettement la véritable cause, c'est-à-dire un état subinflammatoire ou *hydrophlegmasique* du tissu cellulaire, peut aboutir à l'*œdème éléphantiasique*. Il allait même jusqu'à avancer, ce que les recherches modernes tendent de plus en plus à faire admettre, que « l'éléphantiasis des Arabes, au moins dans un certain nombre de cas, n'est pas une maladie spéciale, mais bien une lésion complexe hypertrophique, avec transformation de tissu, dont le point de départ est dans un *œdème* local entretenu et aggravé par des causes sans cesse renouvelées d'irritation locale » (Cruveilhier, *Anatomie pathologique*).

Les régions œdématiées sont assez souvent le siége de complications inflammatoires, attribuées généralement à la distension exagérée de la peau et à sa mauvaise nutrition. Ces causes peuvent assurément intervenir, mais c'est surtout de l'œdème cutané que relèvent les accidents dont nous parlons, comme l'a montré Renaut. Il suffit d'ailleurs, pour s'en rendre compte, de se rappeler ce que nous avons dit plus haut, à savoir que dans l'œdème de la peau il y a une véritable dermite, un état inflammatoire manifeste des différentes parties constituantes du derme : un degré de plus, et on conçoit que des lymphangites, des érysipèles, des phlegmons même, se trouvent réalisés; si on tient compte de la nutrition imparfaite de la peau, on peut prévoir que ces inflammations auront une tendance à devenir gangréneuses. En fait, rien n'est plus fréquent que les érythèmes de la peau œdématiée, se manifestant sous forme de plaques d'un rouge plus ou moins accusé, mal limitées et désignées par Hardy et Béhier sous le nom d'*érythème lisse*. Ces plaques érythémateuses se recouvrent parfois de vésicules ou de pustules qui, en se rompant, laissent souvent à leur suite des ulcérations rebelles par lesquelles s'écoule la sérosité. Celle-ci peut encore se faire autrement issue au dehors. Nous avons déjà montré comment l'épiderme se laisse parfois érailler par le liquide infiltré dans les mailles du derme ; dans d'autres cas plus habituels, il se forme une petite eschare précédée dans son apparition par une rougeur nettement circonscrite, avec ou sans vésicule, et laissant, lorsqu'elle se détache, une solution de continuité qui laisse couler au dehors la sérosité.

Il n'est pas rare que les érythèmes consécutifs à l'œdème surviennent sans cause appréciable ; souvent aussi ils apparaissent à l'occasion de la plus légère irritation locale : ainsi agissent la malpropreté, le contact des déjections, les frottements répétés, les mouchetures que l'on est souvent forcé de pratiquer pour diminuer la tension et le volume des parties, etc.

Mais les érythèmes ne sont pas les seules complications que l'on observe ; des érysipèles éclatent souvent sous l'influence des mêmes causes insignifiantes, et même spontanément, et ils ont une tendance redoutable à devenir gangréneux ; des phlegmons diffus se montrent également, eux aussi de mauvaise nature, et aboutissant souvent au sphacèle. Toutes ces complications sont exceptionnellement graves ; graves localement, comme toutes les inflammations bâtardes qui amènent la mortification des tissus; graves aussi au point de vue général: frissons violents et répétés, fièvre ardente, phénomènes adynamiques précoces, sécheresse et aspect terreux des téguments, altération profonde des traits, langue aride et fuligineuse, soif vive, diarrhée fétide, délire plus ou moins accentué, pouls rapide et petit, tels sont les symptômes généraux qui accompagnent ces états et se terminent rapidement par la mort.

La gangrène peut aussi survenir d'emblée dans quelques cas.

Signalons encore une forme particulière de lymphangite, qui se montre seulement lorsqu'il y a œdème de la peau, et qui se traduit par l'apparition de petites cordes dures et noueuses, douloureuses à la pression, représentant les vaisseaux lymphatiques enflammés et se montrant à la racine des membres (Renaut). Les ganglions vers lesquels elles se dirigent sont eux-mêmes alors indurés, hypertrophiés et très-douloureux lorsqu'on les presse. Cependant, à leur niveau, la peau n'est nullement rouge. La forme de lymphangite que Lailler a décrite sous le nom de *lymphangite en plaque* doit être, d'après Renaut, regardée aussi comme une conséquence de certains œdèmes.

Enfin, il n'est pas rare d'observer du purpura sur les membres infiltrés; c'est surtout dans l'œdème cachectique que l'on observe ainsi des taches pétéchiales, et celles-ci sont alors des manifestations de l'état cachectique au même titre que l'œdème qui les accompagne.

Il nous reste maintenant à indiquer les points où s'observent le plus souvent les œdèmes. A cet égard, ceux-ci peuvent être divisés en deux catégories. Les uns sont de cause purement locale, liés à un trouble local de la circulation, et alors le siége de l'infiltration se rattache étroitement à celui de la lésion pathogénique. C'est ainsi qu'à la suite de thrombose, de compression veineuse, l'œdème est strictement limité aux régions desservies par la veine oblitérée; que, dans les cas de suppuration profonde, l'œdème apparaît dans les points correspondants de la surface cutanée, sur les parois thoraciques, dans la pleurésie purulente, à la région lombaire, dans le phlegmon périnéphrétique, au pourtour des jointures, sur le trajet des gaînes tendineuses dans les cas d'inflammation de ces jointures ou de ces gaînes, etc. La seconde catégorie comprend les œdèmes de cause générale, ceux qui dépendent d'un état dyscrasique du sang (cachexies, albuminurie), ou bien des affections cardiaques. De prime abord, ces causes ne semblent devoir déterminer aucune localisation spéciale de l'hydropisie, et, dans l'espèce, elles n'en déterminent que là où intervient quelque cause occasionnelle locale. La plus fréquente, c'est l'action de la pesanteur : l'œdème des cachexies, celui des maladies du cœur, se montrent d'abord dans les parties les plus déclives, notamment à la partie inférieure des jambes, au pourtour des malléoles; c'est là qu'il faut les chercher tout d'abord. Dans l'albuminurie il n'en est pas de même; l'œdème se montre généralement en premier lieu aux paupières et à la face. Cette localisation spéciale est difficile à expliquer; les interprétations qu'on en a données ne satisfont guère; la plus vraisemblable, c'est que la face se trouve particulièrement exposée à l'action du froid, source d'irritation locale, véritable traumatisme qui peut bien être ici la cause occasionnelle, dont nous parlions tout à l'heure, qui appelle en ce point l'œdème dont les conditions pathogéniques essentielles sont déjà réalisées. Le décubitus doit néanmoins avoir ici une large part, car souvent la bouffissure des paupières, constatée au réveil, ne tarde pas à disparaître pendant la veille.

Dans tous ces cas, l'œdème n'existe que pour un temps plus ou moins long;

il n'est que le premier degré de l'anasarque, laquelle surviendra inévitablement à une période plus avancée de la maladie primitive, si celle-ci continue à progresser. Du reste, ces infiltrations sont pendant quelque temps fugaces, variables dans leur siége, se déplaçant suivant les hasards de la déclivité, disparaissant parfois totalement pour reparaître bientôt, jusqu'au jour où elles deviennent définitives, permanentes, et où elles prennent une extension de plus en plus grande.

Les faits cliniques précédents sont, notons-le, conformes en tous points aux données expérimentales que nous avons exposées plus haut, à savoir que, dans les états dyscrasiques du sang, alors que ces états réunissent toutes les conditions nécessaires pour être hydropigènes, l'œdème peut manquer jusqu'à ce qu'une circonstance adjuvante, telle qu'une irritation locale, etc., provoque son apparition.

En somme, si l'on tient compte de la fréquence des hydropisies d'origine cardiaque ou cachectique, et, en outre, de ce fait que les veines des membres pelviens sont celles qui s'oblitèrent le plus souvent, qu'elles sont presque exclusivement le siége des varices, on voit par là combien l'œdème des membres inférieurs doit être fréquent par rapport à celui de tout autre point du corps.

Marche, durée, terminaison. Chacune des causes si multiples qui peuvent produire l'œdème imprime un cachet spécial à son évolution clinique, de sorte que la *marche* de ce processus ne saurait être comprise dans une formule générale. Tantôt il débute lentement, graduellement, d'abord fugace et procédant par apparitions intermittentes, puis tendant de plus en plus à devenir permanent; tantôt, au contraire, il apparaît brusquement et il est définitif d'emblée. Dans certains cas, il atteint presque aussitôt son summum d'intensité et d'étendue; dans d'autres, il s'étend de jour en jour en devenant de plus en plus considérable. Il est ainsi toute une classe d'œdèmes, ceux des maladies du cœur et des états dyscrasiques, qui aboutissent nécessairement, au bout d'un temps variable, à l'anasarque, dont ils ne sont que le prélude.

Une fois constitués, les différents œdèmes ont une *durée* qui est uniquement liée à celle de la cause qui les engendre: l'œdème résultant d'une thrombose veineuse disparaît le jour où les voies collatérales s'élargissant deviennent suffisantes pour assurer la circulation en retour, ou bien lorsque le caillot se résorbe, lorsqu'il se canalise; si, au contraire, l'obstacle circulatoire persiste, l'œdème devient permanent et ne tarde pas à engendrer du côté de la peau les altérations sur lesquelles nous avons insisté plus haut. Quand il s'agit d'une gêne transitoire, telle que la constriction d'une chaussure, la station debout chez un convalescent, l'œdème est éphémère comme la cause qui l'a produit. Nous pourrions ainsi multiplier les exemples; tous montreraient également les relations étroites qui existent entre l'œdème et la lésion productrice au point de vue de la durée.

Ce que nous venons de dire de la marche et de la durée s'applique également au mode de *terminaison;* on peut pourtant dire qu'un œdème, quel qu'il soit, peut, ou aboutir à l'anasarque, ou bien, restant limité, disparaître au bout d'un temps variable selon les cas, ou enfin rester permanent. Signalons encore les érysipèles, les phlegmons, les gangrènes, dont toute la gravité nous est connue et qui peuvent terminer rapidement les maladies qui ont amené l'œdème. Il faut dire, à la vérité, que ces graves complications s'observent plus fréquemment dans l'anasarque que dans l'œdème proprement dit.

DIAGNOSTIC. VALEUR SÉMÉIOLOGIQUE. On n'éprouve ordinairement aucune difficulté à reconnaître l'œdème : le gonflement, la mollesse pâteuse des parties, l'absence d'élévation thermique et surtout la persistance de l'empreinte digitale, sont des caractères qui n'appartiennent qu'à ce processus morbide. Il faudrait une singulière inattention pour confondre l'œdème avec un embonpoint exagéré ; il est difficile aussi de ne pas le distinguer de l'emphysème du tissu cellulaire, dans lequel la sonorité à la percussion et la crépitation particulière que produit la pression du doigt sont absolument caractéristiques. Ce n'est que dans ces œdèmes particuliers dont nous avons parlé, s'accompagnant d'une coloration rosée de la peau, d'un certain degré de chaleur et d'une dureté plus grande des parties, que le diagnostic peut hésiter ; ils peuvent être confondus avec une inflammation phlegmoneuse au début, et l'étude de la marche de la maladie permettra seule parfois d'éviter cette confusion. Il en est ainsi notamment d'une forme d'œdème rhumatismal, étudiée d'abord par Kirmisson (1876) sous l'inspiration du professeur Guyon, puis par Davaine (1879), et qui simule complétement un phlegmon par ses caractères de dureté, de chaleur et de rougeur. L'erreur est alors si facile, que les malades sont presque toujours admis dans les services de chirurgie. Voici les seules données qui peuvent aider à distinguer les deux affections : Cet œdème se termine toujours par résolution et ne présente jamais, par suite, de fluctuation, tandis que, dans le phlegmon, le pus ne tarde pas à trahir sa présence par une fluctuation évidente (Kirmisson). L'existence d'accidents rhumatismaux antérieurs ou contemporains peut être d'une grande utilité pour ce diagnostic.

En somme, reconnaître l'œdème n'est pas chose difficile ; en spécifier la cause constitue le vrai problème diagnostique.

L'importance séméiologique de l'œdème est, en effet, considérable : sa constatation met sur la piste de lésions qui pourraient rester encore longtemps méconnues, elle permet d'en affirmer d'autres dont l'existence était encore douteuse ; elle apporte enfin souvent au pronostic un élément d'une haute valeur. Pour arriver au diagnostic pathogénique, il faut avant tout connaître complétement le mécanisme et les causes de l'œdème ; il ne reste plus alors qu'à appliquer ces notions aux cas particuliers en procédant le plus souvent par exclusion. Or, dans le chapitre de l'étiologie nous avons pris soin d'indiquer toutes les affections où se rencontre l'œdème, en insistant même sur les particularités qu'il présente dans quelques-unes d'entre elles. Nous croyons inutile de revenir en détail sur ces différents points. Indiquons cependant à grands traits l'opération diagnostique telle qu'elle doit se pratiquer dans la majorité des cas.

La première chose à considérer chez un malade présentant un œdème, c'est le siége de ce dernier. Chaque localisation implique une signification à part.

A la *face* l'œdème est généralisé ou partiel. L'œdème généralisé n'est souvent qu'une première phase de l'anasarque brightique ; c'est d'abord une bouffissure légère, vague et fugace, des traits ; puis l'infiltration devient persistante en même temps qu'elle augmente et qu'elle prend plus d'extension ; mais l'œdème vrai de toute la face, restant limité à cette région, est une chose rare ; Baron l'a signalé comme un symptôme de l'oblitération de l'artère pulmonaire.

L'œdème partiel limité à l'une des moitiés de la face peut avoir pour cause : un obstacle siégeant à la terminaison de la veine jugulaire, une dent cariée et un abcès dentaire, une névralgie du trijumeau, un furoncle ou un anthrax de la joue, une phlébite de l'artère ophthalmique, une altération des parties osseuses de la face, etc. Il sera en général facile de remonter à celle de ces lésions qui est en jeu.

Un œdème limité aux *paupières*, indépendamment des causes générales qui peuvent lui donner naissance (albuminurie, etc.), peut dépendre d'inflammations des os ou des parties molles de l'orbite, de tumeurs orbitaires, de conjonctivite purulente, de panophthalmie, etc. C'est aussi aux paupières que l'on rencontre le plus souvent l'œdème particulier lié à l'intoxication charbonneuse, décrit sous le nom d'*œdème malin*. Bourgeois (d'Étampes), qui l'a le premier signalé, ne l'avait pas observé ailleurs qu'aux paupières; ce n'est que depuis qu'on l'a rencontré sur les lèvres, la langue, les bras, le thorax; encore les exemples en sont-ils fort peu nombreux. L'œdème malin débute par un gonflement diffus de l'une ou de l'autre paupière, le plus souvent de la supérieure, quelquefois des deux à la fois, sans douleurs ni démangeaisons bien marquées; la peau a une teinte pâle, légèrement jaunâtre ou bleuâtre. Au bout de vingt-quatre ou quarante-huit heures, les paupières sont transformées en deux bourrelets durs qu'on ne peut plus écarter ; si auparavant on a examiné la conjonctive, on l'a trouvée formant un chémosis séreux, mais l'œil était intact. Tantôt la surface des paupières est lisse; tantôt, et même le plus souvent, elle est inégale et couverte de bosselures auxquelles succèdent des phlyctènes remplies d'un liquide séreux ou séro-sanguinolent, et recouvrant des eschares. Dès lors se déroulent tous les phénomènes généraux et locaux de la pustule maligne (Raimbert). En somme, pendant les premières heures, cet œdème ne diffère en rien de l'œdème bénin des paupières ; ce n'est qu'au bout d'un certain temps, par l'apparition des phlyctènes et des eschares, qu'il devient possible d'en reconnaître la nature.

L'œdème des *lèvres* est presque toujours la conséquence d'une altération inflammatoire ou ulcéreuse que l'on doit chercher et qu'il est facile de découvrir.

Aux *oreilles*, l'œdème peut résulter d'une poussée d'eczéma, d'un petit abcès du conduit auditif externe.

On observe aussi parfois un œdème limité à la région mastoïdienne; il est, en général, lié soit à une périostite simple de l'apophyse mastoïde, soit à la suppuration des cellules mastoïdiennes. Mais le gonflement présente, dans ces deux affections qu'il est important de différencier, des caractères distincts, du moins au début : dans la périostite, il est diffus, et le sillon qui existe entre la conque et l'apophyse mastoïde a disparu ; dans l'abcès mastoïdien, au contraire, le gonflement est plus exactement circonscrit, et le sillon en question persiste (Duplay).

Signalons encore le gonflement œdémateux de la région parotidienne qui caractérise les oreillons. Cet œdème qui s'étend bientôt à la région sous-maxillaire offre au toucher une résistance molle, pâteuse, ne se déprime pas sous le doigt, et se rapproche ainsi des œdèmes actifs. D'abord unilatéral, il envahit au bout de douze à vingt-quatre heures le côté opposé, et prend parfois des proportions énormes, s'étendant comme une mentonnière d'une parotide à l'autre, pouvant même gagner les côtés du cou et le haut de la poitrine.

Les œdèmes limités au *cou* sont presque toujours dus à une lésion inflammatoire (adénites, phlegmons, etc.), qu'il est habituellement aisé de reconnaître.

Au *membre supérieur* on peut voir des œdèmes peu étendus, liés à une phlegmasie du tissu cellulaire, des gaînes tendineuses, des articulations, des os, etc., ou bien à une lésion nerveuse, traumatique ou spontanée (sections, névrites, névralgies, etc.). On peut aussi observer un œdème étendu à tout le membre. S'il est unilatéral, on doit rechercher s'il n'existe pas une oblitération de la veine principale par une tumeur quelconque qui la comprime (adénopathie, anévrysme, etc.), ou par un caillot thrombosique (œdème douloureux). On sait, en effet, que la phlegnatia alba dolens du membre supérieur s'observe quelquefois ; elle peut même être bilatérale. Si l'œdème total d'un membre supérieur s'accompagnait de l'infiltration de la moitié correspondante de la face, il faudrait songer à une tumeur du médiastin comprimant le tronc brachio-céphalique veineux du même côté (anévrysme aortique, etc.). Un œdème semblable, mais bilatéral, aurait une signification analogue, mais il indiquerait de plus que la veine cave supérieure ou les deux troncs brachio-céphaliques veineux sont comprimés.

Parmi les œdèmes du *tronc*, signalons d'abord l'œdème des parois thoraciques dans le pyothorax, qui, bien qu'inconstant, a une grande valeur séméiologique. Quand il existe, il est limité au côté malade et siége surtout sur les parties latérales de la poitrine, au-dessous de l'aisselle et au niveau du bord postérieur du creux axillaire. D'autres collections purulentes du tronc se révèlent de même à l'extérieur par un œdème circonscrit : tels sont les abcès périnéphrétiques et ceux de la fosse iliaque; tout œdème qui apparaît sous la peau du tronc indique d'une manière presque certaine l'existence du pus dans la profondeur, au point correspondant.

Les *organes génitaux* de l'homme et de la femme sont souvent le siége d'infiltrations plus ou moins considérables, indépendamment des cas d'anasarque ; presque toujours ces infiltrations dépendent d'ulcérations, de lésions inflammatoires ou autres de ces organes (chancres, traumatismes, etc., etc.). L'œdème de la vulve peut acquérir dans certaines circonstances une notable valeur au point de vue médico-légal. Notons enfin l'œdème du scrotum, qui est presque constant chez les nouveau-nés.

Aux *membres inférieurs*, si l'œdème est bilatéral, on doit tout d'abord rechercher une affection cardiaque, et à son défaut une lésion rénale ou un état cachectique qui se révèleront par leur symptomatologie propre. En dehors de là, c'est presque toujours sur le système veineux que doivent porter les investigations. Un œdème bilatéral peut être dû à des varices des deux jambes, à une compression de la veine cave inférieure par une tumeur abdominale, telle que l'utérus gravide, un kyste de l'ovaire, un anévrysme aortique, un épanchement ascitique, comme dans la cirrhose du foie, et même à la compression exercée sur l'abdomen par une ceinture trop serrée. L'œdème peut encore résulter de la pression des jarretières ou des chaussures étroites, d'un excès de marche, de la flexion trop prolongée des jambes, etc. Il est presque toujours facile de juger rapidement la part qu'on doit attribuer à l'une ou l'autre de ces différentes causes. Signalons encore l'œdème des jambes chez les paraplégiques.

Si un seul des membres abdominaux est infiltré, c'est encore le système veineux qui doit être surtout exploré : varices, fracture ancienne de la jambe, constriction du membre par un agent quelconque, tumeur du creux poplité (anévrysme, etc.), cicatrices, tumeur de l'aine ou intra-pelvienne (parfois même l'intestin distendu par des matières fécales), certaines névralgies sciatiques, telles sont les causes qui interviennent le plus souvent et qu'on devra rechercher, sans compter les thromboses, d'origine puerpérale ou cachectique, qui produisent ordinairement l'œdème blanc douloureux. Nous ne ferons que mentionner les œdèmes circonscrits liés à une inflammation locale (phlegmon profond de la cuisse, arthrites rhumatismales ou autres, lésions osseuses, lymphangites, etc.), qui ont ici la même signification que dans les autres régions du corps.

Les exemples qui précèdent et que nous aurions pu multiplier beaucoup suffisent à montrer que ce n'est pas en considérant un œdème en lui-même qu'on pourra remonter à la cause qui l'a produit, mais bien en étudiant sa marche, en recherchant les circonstances dans lesquelles il s'est montré, les phénomènes généraux ou locaux qui ont précédé son apparition, et enfin en tenant compte de tous les symptômes concomitants.

Pronostic. Le pronostic de l'œdème est entièrement subordonné à celui de sa cause. Il peut cependant devenir un danger par les complications locales dont il peut être le siége, par les érysipèles, les phlegmons, les gangrènes qui se développent parfois sous l'influence de la plus légère irritation dans les parties infiltrées. Il est bien entendu que nous n'avons en vue ici que l'œdème sous-cutané, qui ne crée jamais directement par son siége un danger pour l'existence, comme certains œdèmes sous-muqueux ou viscéraux, ceux de la glotte ou du poumon, par exemple.

Traitement. Combattre l'affection dont l'œdème n'est qu'une conséquence à l'aide des moyens thérapeutiques qu'elle comporte, faire disparaître le symptôme en guérissant la lésion primordiale, telle est la première indication, celle que l'on doit avant tout s'efforcer de remplir. Mais il est des cas où la cause ne saurait être atteinte, et l'infiltration, par son abondance ou son siége, peut à un moment donné créer une gêne ou un danger; il faut nécessairement alors chercher à favoriser la résorption de la sérosité ou bien amener son évacuation. Les sudorifiques, les diurétiques et les drastiques, si souvent efficaces dans les œdèmes généralisés, dans l'anasarque, restent le plus souvent impuissants dans les œdèmes circonscrits et *de cause locale;* ce sont surtout les moyens locaux que l'on doit opposer à ces derniers : frictions stimulantes, bains excitants, douches, mais principalement la position élevée des parties infiltrées et leur compression méthodique, surtout à l'aide de bandes élastiques; Remak a conseillé aussi l'emploi des courants continus. Ce n'est que dans les circonstances où ces moyens sont inapplicables, ou bien quand ils échouent, que l'on doit songer à donner issue à la sérosité. Encore faut-il avoir toujours présentes à l'esprit les graves complications dont les moindres lésions cutanées peuvent être le point départ dans une région œdématiée. Il faut donc, pour qu'on intervienne de la sorte, que la tension extrême des parties rende urgente l'évacuation du liquide épanché. Quel que soit le procédé auquel on a recours, il est indispensable d'user de grandes précautions et de ne pas trop multiplier les solutions de continuité. Celles-ci peuvent être produites à l'aide de scarifications, de mouchetures, et surtout de ponctions capillaires multiples; on peut encore déterminer une pustulation de la peau avec l'huile de croton. Nous renvoyons du reste le lecteur à l'article Anasarque, dans lequel la valeur et le mode d'application de ces différents moyens ont été l'objet d'une discussion approfondie. Nous indiquerons seulement quelques moyens qui ont été proposés récemment pour éviter les accidents auxquels nous venons de faire allusion. Southey (Congrès du Havre, 1877) et quelques autres médecins anglais ont préconisé le drainage capillaire des membres œdématiés ; ils se servent dans ce but de petits tubes d'argent de 1 millimètre de diamètre et de 2 centimètres de long, munis d'un tube en caoutchouc destiné à conduire le liquide dans un récipient. Ce procédé, peu employé en France, y a cependant donné de bons résultats entre les mains de plusieurs médecins (Ball, C. Paul) ; il ne serait jamais suivi d'aucun accident, et permet, en outre, de mesurer exactement la quantité de sérosité évacuée. Dernièrement Laboulbène a indiqué un autre moyen qui lui a toujours réussi sans jamais déterminer ni érythèmes, ni érysipèles, et qui consiste dans l'emploi de l'ignipuncture faite avec de petites aiguilles rougies à la flamme d'une lampe à alcool (*Société médicale des hôpitaux*, 8 août 1879). Enfin Wickens, dans le but de se mettre à l'abri des mêmes complications tout en produisant un dégorgement plus considérable des parties infiltrées, a proposé le procédé suivant : Après avoir bien huilé le membre, il y pratique vingt ou trente piqûres avec une aiguille à bec de lièvre dont il a soin d'enfoncer la pointe jusque dans le tissu cellulaire sous-cutané; puis il place sur ces piqûres des éponges imbibées d'une solution d'acide salicylique ; ces éponges se gorgent de la sérosité qui s'écoule par les ouvertures cutanées, et en empêchent la décomposition ; on les renouvelle toutes les deux ou trois heures (*Archives médicales belges*, avril 1879).

En terminant cet article, nous devons, pour être fidèle à la justice et à notre reconnaissance, indiquer combien nous a été précieuse l'active et intelligente collaboration de M. H. Sainton, interne distingué des hôpitaux de Paris. LEGROUX.

BIBLIOGRAPHIE. — Richard LOWER. *Tractatus de corde, item de motu et colore sanguinis et chyli in eum transitu.* Londini, 1680. — HALES. *Statist. des Geblüts*, 1748. — HALLER. *Elementa physiologiæ...* Lausannæ, 1757.— G. BRESCHET. *Recherches sur les hydropisies actives en général et sur l'hydropisie active du tissu cellulaire en particulier.* Thèse de Paris, 1812. — HODGSON. *Treat. of the Diseases of Arteries and Veins.* 1815. — ABERCROMBIE. *Observations on Certain dropsical Affections which are successfully treated by Blood-letting*, 1818. — MÉRAT. Art. ŒDÈME. In *Dict. en 60 vol.*, 1819. — BOUILLAUD. *De l'oblitération des veines et de son influence sur le développement des hydropisies partielles ; considérations sur les hydropisies passives en général.* In *Arch. de médecine*, 1823. — PORTAL. *Observations sur la nature et le traitement de l'hydropisie.* Paris, 1824. — RAYER. Art. HYDROPISIE du *Dict. de médecine*, 1re édit., 1824. — REYNAUD. *Des obstacles à la circul. du sang dans le tronc de la veine porte et leurs effets anatom. et physiol.* In *Journal hebdomadaire*, 1829. — BOUILLAUD. *Observat. et considérations nouvelles sur l'oblitération des veines*, etc. In *Arch. de médecine*, 1824. — BRIGHT. *Report on Medical Cases.* London, 1827.— LOBSTEIN. *Traité d'anatomie pathologique.* Strasbourg, 1829-1833. — LITTRÉ. Art. HYDROPISIE du *Dict. de médecine en 30 volumes*, 1833. — DARWALL. *Cyclopedia of Pract. Med.* Art. DROPSY, 1833. BRIGHT. *Cases and Observat.* In *Guy's Hospital Reports*, 1836. — POISEUILLE. *Recherches sur les causes des mouvements du sang dans les vaisseaux capillaires.* In *Acad. des sc.*, 1835. — BIZOT. *Anasarque liée à l'aortite.* Paris, 1837. — MAGENDIE. *Leçons sur les phénomènes physiques de la vie*, 1837. — ANDRAL. *Clinique médicale*, t. III, 1840. — HENLE. *Ueber Wassersucht.* In *Hufeland's Journal*, 1840. — RAIGE-DELORME. Article ŒDÈME. In *Dictionnaire en 30 volumes*, 1840. — J.-P. FRANK. *Traité de médecine pratique.* Traduction française, 1842. — HELLER. *Patholog. Chemie des Morbus Brightii.* In *Arch. für Phys. Pathol. Chemie und Microscopie*, 1844. — BOUCHUT. *Mémoire sur la phlegmatia alba dolens.* In *Gaz. méd.*, 1844. — FOURCAULT. *Causes générales des maladies chroniques*, etc., 1844. — BIDAULT. *Sur les concrétions sanguines dans les veines.* Th. Paris, 1845. — VOGEL. *Patholog. Anatomie.* Leipzig, 1845. — A. HERNANDEZ. *Études sur l'ascite, l'anasarque et l'œdème.* Thèse de Paris, 1847. — DEVILLIERS et REGNAULT. *Recherches sur les hydropisies chez les femmes enceintes.* In *Arch. gén. de médecine*, 1848. — EMPERICOS. *De l'hydropisie produite par l'altération de proportion de l'albumine du sang.* Thèse de Paris, 1848. — C. SCHMIDT. *Ueber Transsudation im Thierkörper.* In *Ann. der Chemie u. Pharm.*,

1848. — Cl. Bernard. *Injection d'eau dans le système vasculaire du chien.* In *Soc. de biologie*, 1849. — Lebert. *Note sur l'hydropisie produite artificiellement chez les animaux.* Ibid., 1849. — Becquerel et Rodier. *De l'anémie par diminution de proportion de l'albumine du sang et des hydropisies qui en sont la conséquence.* In *Arch. gén. de méd.*, 1850. — Budge et Waller. *Recherches sur le système nerveux.* Weimar, 1851. — Abeille. *Traité des hydropisies et des kystes*, 1852. — Mialhe, *De l'albumine et de ses divers états*, etc. In *Union médicale*, 1852. — A. Fabre. *De l'anasarque et de son traitement par l'acupuncture.* Thèse de Paris, 1852. — Robin et Verdeil. *Traité de chimie anatomique et pathologique*, 1853. — Virchow. Article Wassersucht. In *Handbuch der spec. Pathologie und Therapie*, 1854. — Becquerel et Rodier. *Traité de chimie pathologique*, 1854. — Wachsmuth. *Ueber die Menge der festen Bestandtheilen und des Eiweisses in den verschiedenen Exsudaten.* In *Virchow's Arch.*, 1854. — Rigler. *Zeitschrift der k. k. Gesellschaft der Aertze zu Wien*, 1855. — Hoppe-Seyler. *Ueber seröse Transsudate* In *Virchow's Arch.*, 1856. — Bouchut. *Anasarque et albuminurie, suite de rougeole.* In *Gaz. des hôpit.*, 1856.— Monneret *Traité de pathologie gén.*, 1857. — Aran. *Hydropisie aiguë liée aux congestions du foie.* In *Union méd.*, 1857. — Leudet. *Recherches anat. et cliniques sur les hydropisies consécutives à la fièvre typhoïde.* In *Arch. gén. de méd.*, 1858. — Cl. Bernard. *Leçons sur les liquides de l'organisme*, 1859. — Legrone. *Des polypes vein. ou de la coag. du sang dans les veines.* In *Gaz. hebd.*, 1859-60. — Withehead. *De l'œdème et de ses variétés.* Thèse de Paris, 1860. — Edenhuizen. *Zeitschr. f. rat. Med.*, 1860. — Virchow. *Pathologie cellulaire.* Trad. française, 1861. — A. Schmidt. *Archiv f. Anat. und Physiologie*, 1861-1862. — Cruveilhier. *Traité d'anatomie pathologique gén.*, 1862. — J. Pradié. *Physiologie pathologique de l'œdème.* Thèse de Paris, 1862. — Woillez. *Traité de diagnostic médical*, 1862. — Hyde-Salter. *On the Diagnosis of Dropsies.* In *British Med. Journal*, 1863. — Ronvaux. *De l'anasarque et de son traitement*, 1864. — Thomas Laycock. *De l'influence de certains centres nerveux sur la production des hydropisies.* In *the Lancet*, 1865. — Trousseau. *Nouvelle espèce d'anasarque, suite de rétention d'urine.* In *Union médicale*, 1865, et *Clinique médicale.* — O. Weber. Articles Exsudation, Transsudation et Wassersucht. In *Handbuch der speciellen Chirurgie*, 1865. — G. Sée. *Leçons de pathologie expérimentale*, 1866. — Mougeot. *Recherches sur quelques troubles de nutrition consécutifs aux altérations des nerfs.* Thèse de Paris, 1867.— Yung. *Zur Anatomie der œdematösen Haut.* In *Wiener Akad. Sitzungber*, 1868. — Drivon. *Recherches sur l'analyse chimique et la composition des sérosités*, 1869. — L. Ranvier. *Recherches expérimentales sur la production de l'œdème.* In *Comptes rendus de l'Acad. des sciences*, 1869.— Bouillaud. *Quelques observations sur le travail de M. Ranvier.* Ibid., 1869. — Brown-Séquard. *Comptes rendus de la Soc. de biologie*, 1870. — L. Ranvier. *Des lésions du tissu conjonctif lâche.* In *Comptes rendus de l'Acad. des sciences*, 1871. — Couyba. *Des troubles trophiques consécutifs aux lésions traumatiques de la moelle et des nerfs.* Thèse de Paris, 1871. — J. Renaut. *Observation pour servir à l'histoire de l'éléphantiasis et des œdèmes lymphatiques.* In *Archives de physiol.*, 1872. — Uhle et Wagner. *Nouveaux éléments de pathologie gén.* Trad. française, 1872. — Rathery. *De la pathogénie de l'œdème.* Thèse de concours, 1872. — Luneau. *Des lésions articulaires dans les membres affectés d'œdème.* In *Bull. de la Soc. anat.*, 1872. — A. Willigens. *Quelques considérations sur l'œdème.* Thèse de Paris, 1872. — Boddaert. *Note sur la pathogénie du goitre exophthalmique.* Gand, 1872. — Ranvier et Cornil. *Anatomie pathologique de l'œdème.* In *Mouvement médical*, 1872. — Raimbert. Article Charbon du *Nouveau Dictionnaire de médecine et de chirurgie pratiques*, t. VII, 1872. — Hehn. *Ueber die Enstehung mechanischer Œdeme.* In *Centralblatt*, 1873. — G. Bock. *Ueber den Zuckergehalt der Œdemflüssigkeiten.* In *Arch. von Reichert und du Bois-Reymond*, 1873. — Nicaise. *Du gonflement du dos de la main consécutif à la paralysie traumatique du nerf radial.* In *Gaz. méd. de Paris*, 1873. — Guyochin. *Analyse de sérosités d'œdème et d'ascite dans un cas de maladie de Bright.* In *Gaz. méd.*, 1873. — Ch. Chossat. *Etude sur les conditions pathogéniques des œdèmes.* Thèse de Paris, 1874. — I. Straus. Article Hydropisie du *Nouveau Dictionnaire de médecine et de chirurgie pratiques*, t. XVIII, 1874. — Angulo Hérédia. *Essai sur la pathogénie des hydropisies.* Thèse de Paris, 1874, — A. Brochin. *Contribution à l'histoire des hydropisies.* Thèse de Paris, 1874. — J. Renaut. *Contribution à l'étude anatomique et clinique de l'érysipèle et des œdèmes de la peau.* Thèse de Paris, 1874. — Th. Rott. *Ueber die Enstehung von Œdem.* In *Berlin. klin. Wochens.*, 1874. — J.-J. Picot. *Recherches expérimentales sur l'action de l'eau injectée dans les veines au point de vue de la pathogénie de l'urémie.* In *Comptes rendus de l'Acad. des sciences*, 1874. — Feinberg. *Ueber reflectorische Gefässnervenlähmung und Rückenmarksaffection, nebst Leiden zahlreicher Organe nach Unterdrückung der Hautperspiration. Ueber Firnissung der Thiere*, 1874. — Davreux. *L'anasarque, suite de rétention d'urine*, 1874. — Ch. Robin. *Leçons sur les humeurs normales et morbides.* 2e édition, 1874. — Boddaert. *Recherches expérimentales sur la part qui revient au degré d'imperméabilité des voies lymphatiques dans la production de l'œdème.* In *Bulletin de l'Acad. de Belgique*, 1875. — A. VULPIAN. *Leçons sur l'appareil vaso-moteur*, 1875. — J.-J. PICOT. *Les grands processus morbides*, 1876-1878. — CORNIL et RANVIER. *Manuel d'histologie pathologique*, 2e partie, 1873, et 3e partie, 1876. — J. HUTCHINSON. *De certaines formes rares d'œdème dur des jambes*. In *the Lancet*, 1876. — KIRMISSON. *Œdème inflammatoire des membres de nature rhumatismale*. In *Progrès médical*, 1876. — LANCEREAUX. *Traité d'anatomie pathologique*, t. I, 1875-1877. — BAUR. *De la pathogénie des hydropisies et en particulier de l'anasarque* à frigore. Th. de Paris, 1877. — J. COHNHEIM et L. LICHTHEIM. *Ueber Hydrämie und hydrämischen Œdem*. In *Arch. für Pathol. Anat. und Physiol.*, 1877. — FRANÇOIS-FRANCK. *Recherches sur le mode de production des troubles circulatoires dans les épanchements abondants du péricarde*. In *Gazette hebdomadaire*, 1877. — SOUTHEY. *Traitement de l'anasarque par un drainage capillaire*. In *Association française pour l'avancement des sciences*. Congrès du Havre, 1877. — M. LETULLE. *De l'hydarthrose dans la phlegmatia alba dolens*. In *Bulletin de la Soc. clinique*, 1876. — J. RENAUT. *Note sur les modifications survenant dans la forme des cellules fixes du tissu conjonctif lâche à la suite de l'œdème artificiel*. In *Comptes rendus de l'Acad. des sciences*, 1878, et *Gaz. méd. de Paris*, 1879. — A. DAVAINE. *Contribution à l'étude du rhumatisme, œdème rhumatismal, nodosités éphémères rhumatismales du tissu cellulaire sous-cutané*. Thèse de Paris, 1879. — WICKENS. *Traitement chirurgical de l'anasarque*. In *Archives médicales belges*, avril 1879. — LABOULBÈNE. *Soc. médicale des hôpitaux*. Séance du 8 août 1879. — COLLIN. *Recherches expérimentales sur le mode de développement des infiltrations et des hydropisies passives*. In *Bulletin de l'Acad. de médecine*, 23 décembre 1879. L.

ŒDÈME DES NOUVEAU-NÉS. *Voy.* NOUVEAU-NÉS.

ŒIL. § 1. **Anatomie.** *Œil, globe oculaire, bulbe oculaire*, sont autant de synonymes pour désigner l'organe compliqué qu'on trouve chez l'homme (et les animaux supérieurs) à la terminaison périphérique du nerf optique.

Les conditions anatomiques nécessaires pour que l'être organisé éprouve des sensations visuelles, lumineuses, sont : premièrement un organe nerveux central dont l'état d'activité est perçu par le sens intime comme lumière ; en second lieu — d'une manière absolue cette condition n'est pas même nécessaire — un nerf périphérique qui se rend à cet organe central. Pour que les sensations de lumière ne soient éveillées que par les vibrations de l'éther, il faut de plus que la terminaison périphérique de ce *nerf optique* soit excitée uniquement ou de préférence par les vibrations de l'éther.

Effectivement, si nous examinons dans le bas de l'échelle animale la constitution de l'organe visuel, nous trouvons qu'il se réduit à un organe nerveux central et à un nerf optique, ce dernier portant à sa terminaison périphérique une modification spéciale qui le rend apte à être ébranlé, excité, par les vibrations de l'éther.

Mais dans l'immense majorité des cas les fonctions de l'organe visuel ne se réduisent pas à fournir à l'être organisé des sensations visuelles, lumineuses : pour peu qu'on s'élève dans la série animale, on voit que l'organisme acquiert, à l'aide de ses sensations visuelles, des notions très compliquées sur la grandeur, la forme, la distance et les rapports des objets extérieurs qui émettent ou réfléchissent des vibrations de l'éther. Une telle complication de la fonction n'est plus possible avec un organe visuel élémentaire : elle exige la présence, à la terminaison périphérique du nerf optique, de dispositions très-compliquées, qui, chez les animaux supérieurs au moins, représentent dans leur ensemble un globe, une boule entourant l'extrémité périphérique du nerf optique, et mû par des forces motrices appropriées : c'est l'œil.

D'une manière générale, la disposition de l'œil tend à mettre les rayons lumineux partis d'un point lumineux en rapport avec une seule fibre nerveuse : d'où la possibilité pour l'animal de distinguer les différents points lumineux du monde environnant. Ce but est réalisé dans le monde organisé d'après des principes physiques différents. Chez les vertébrés, ce principe est celui de la chambre obscure munie d'un système dioptrique collecteur : l'œil peut être assimilé à une chambre obscure du physicien ; pour être vus, les objets extérieurs doivent y former une image renversée.

Nous allons commencer par analyser la disposition de l'organe visuel de l'homme, puis nous verrons les modifications les plus importantes dans la série.

I. *Plan général.* L'œil est une vésicule arrondie, à paroi membraneuse composée de plusieurs couches ou tuniques, et remplie de milieux transparents, les uns tout à fait liquides, les autres plus ou moins épais, consistants. Il peut être comparé à une baie insérée sur le nerf optique comme sur un pédicule. Sa situation dans l'orbite est telle qu'un tiers à peu près de sa face antérieure est libre, ou plutôt recouverte par des voiles membraneux, les paupières, qui cependant n'y adhèrent pas, et peuvent, en se retirant, le découvrir plus ou moins. Dans ses deux tiers postérieurs, le globe oculaire est entouré du tissu cellulo-graisseux de l'orbite. Les adhérences avec les parties environnantes sont cependant très-lâches, et après section des quelques muscles qui de l'orbite se rendent à l'œil, du nerf optique, de quelques autres minces filets nerveux et de petits vaisseaux, on peut extraire le bulbe avec la plus grande facilité, libre de toutes les parties environnantes.

Les tuniques de l'œil sont au nombre de trois : 1° *une externe,* fibreuse, très-résistante. Elle contrebalance la pression exercée par les milieux transparents, et conserve ainsi à l'œil sa forme globuleuse. Dans un petit segment antérieur, elle est transparente, et y acquiert une grande importance au point de vue de la marche des rayons lumineux dans l'œil.

2° *Une moyenne,* incomplète en avant, vasculaire, musculeuse et pigmentée. Sa pigmentation noire intense absorbe les rayons lumineux superflus qui gêneraient l'acte visuel ; sa vascularisation extrêmement riche fournit les sucs nourriciers à bon nombre d'autres organes intra-oculaires tout à fait ou en partie dépourvus de vaisseaux sanguins ; enfin, les fibres musculaires lisses, qui sont relégués en certains endroits déterminés, sous forme de petits muscles, servent à adapter l'œil pour la vision à des distances différentes.

3° *La tunique interne,* qui n'existe que dans le segment postérieur du globe, est en majeure partie composée d'éléments nerveux. Dans cette membrane s'opère l'influence intime des vibrations de l'éther sur la substance nerveuse; c'est sur elle que les objets extérieurs doivent former image pour être perçus.

Les milieux transparents remplissent tout l'espace circonscrit par les enveloppes énumérées. Ils jouent à l'égard des rayons lumineux le rôle d'une lentille sphérique convexe. D'une manière générale, ils tendent à produire sur la tunique interne, nerveuse, une image renversée des objets extérieurs. Seulement, au point de vue de la réfraction de la lumière, il faut leur ajouter le segment antérieur, transparent, de la tunique externe, fibreuse.

Enfin, comme l'œil ne nous fournit les renseignements les plus précieux sur le monde extérieur qu'en se mouvant, nous aurons à considérer les muscles qui meuvent le globe oculaire, et les dispositions des organes environnants qui facilitent les mouvements oculaires.

II. *Forme et dimensions de l'œil.* On peut assimiler la forme de l'œil à celle d'une sphère ; c'est la comparaison qui se présente le plus naturellement à l'esprit, et qui suffit pour une première orientation. Comme à une sphère, nous distinguons au globe oculaire un équateur, des méridiens, des pôles, etc. L'équateur est le grand cercle situé dans un plan frontal de l'œil (le globe oculaire étant dans l'orbite); il divise le globe en un hémisphère antérieur et un hémisphère postérieur. Il y aura deux pôles, un antérieur, un postérieur, situés respectivement aux sommets des deux hémisphères. Les méridiens sont les grands cercles perpendiculaires à l'équateur, et passant par les deux pôles. Le diamètre antéro-postérieur, ou axe principal de l'œil, est la ligne fictive qui relie les deux pôles ; les diamètres ou axes vertical et horizontal sont les diamètres vertical et horizontal du cercle équatorial. Ajoutons que les désignations « interne » et « externe » se disent par rapport au centre de l'œil, situé à l'intersection de l'axe antéro-postérieur avec le plan équatorial.

De même que nulle part dans la nature organique nous ne trouvons des formes géométriques régulières, de même aussi le globe oculaire n'est pas une sphère géométrique. D'abord, on y remarque facilement comme un étranglement circulaire, concentrique autour du pôle oculaire antérieur, et qui est situé un peu en avant de l'équateur. La plupart des auteurs expriment ce fait en disant qu'au niveau de cet étranglement un segment de sphère à rayon plus petit que le reste de la surface oculaire complète la capsule oculaire proprement dite, qui elle a un rayon de courbure plus grand. La comparaison courante est celle d'un verre de montre qui serait enchâssé dans une sphère dont le rayon de courbure serait plus grand que celui du verre. Suivant Merkel, l'idée d'un étranglement de la capsule oculaire exprimerait mieux les faits. Si sur une coupe antéro-postérieure de l'œil, dit cet auteur, on complète en avant le cercle formé par l'hémisphère postérieur, le cercle touche le pôle oculaire antérieur (le sommet de la cornée transparente); au niveau de l'étranglement, il reste, sous notre cercle mathématique, une dépression triangulaire. Le segment antérieur de la coque oculaire, situé en avant de la dépression annulaire, a réellement, par le fait de la dépression, un rayon de courbure plus petit que le reste de la surface oculaire. La zone de la tunique externe correspondant à cette courbure plus forte est précisément sa partie transparente, celle qui appartient aux milieux transparents de l'œil. Nous verrons plus loin qu'au niveau de l'étranglement annulaire un diaphragme musculaire, étendu à travers toute la cavité oculaire, s'insère à la face interne des tuniques oculaires. Le tiraillement exercé sur la coque oculaire par ce diaphragme doit être pour beaucoup dans la production de cette dépression.

La dépression annulaire de l'œil n'épuise pas encore la liste de ses écarts de la forme sphéroïdale. L'axe antéro-postérieur mesure 24 millimètres, l'axe horizontal 23 millimètres et demi, et l'axe vertical ne dépasse pas 23 millimètres. Au lieu donc de parler de la sphère oculaire, nous devrions comparer le bulbe à un ellipsoïde à trois axes inégaux, avec le grand axe antéro-postérieur. Nous pourrions même aller plus loin encore, et constater que la moitié interne, nasale, de l'œil, est moins développée dans son ensemble que la moitié externe, temporale.

Les dimensions que nous venons d'indiquer sont très-constantes pour les yeux normaux, emmétropes ; mais nous voyons des écarts surgir pour les yeux myopes et hypermétropes. Dans les yeux myopes, l'axe antéro-postérieur est plus long que 24 millimètres ; et dans les yeux hypermétropes, cet axe est plus court que 24 millimètres; les écarts sont d'autant plus considérables que le degré de l'amétropie est plus fort. Les autres diamètres ne changent pas sensiblement, aussi longtemps que la myopie et l'hypermétropie n'atteignent pas les limites pathologiques. Cette circonstance permet même de faire souvent le diagnostic de la myopie et de l'hypermétropie à la seule inspection : l'œil étant dirigé en dedans, on constatera à l'équateur de l'œil myope une courbure moins forte qu'à l'état normal. L'équateur de l'œil hypermétrope a une courbure plus forte qu'à l'état normal; cela doit être le cas, si les diamètres équatoriaux ne se modifient pas dans le même sens et dans la même proportion que le diamètre antéro-postérieur.

Remarque. Des recherches très-récentes[1], faites sur des yeux vivants, démontrent cependant que l'axe antéro-postérieur des yeux emmétropes n'est pas aussi constant que les investigations purement anatomiques l'avaient fait supposer. Supposons qu'un œil qu'on sait avoir présenté une certaine réfraction, emmétrope, par exemple, vienne à être opéré de la cataracte, c'est-à-dire dépouillé de son cristallin. On peut alors déterminer exactement, par un procédé connu, la courbure de la cornée; on détermine d'autre part la réfraction, l'adaptation de cet œil, et, l'indice de réfraction des milieux transparents étant connu, on a tous les éléments pour calculer avec la plus grande précision la distance de la face antérieure de la cornée jusqu'au plan rétinien. On s'est convaincu de cette manière qu'il y a des yeux emmétropes de longueurs très-différentes, variant entre 24 et 26 millimètres, et même plus; la moyenne serait de 25 millimètres, c'est-à-dire plus forte que les mensurations anatomiques ne l'avaient fait admettre. Les recherches plutôt physiologiques du genre de celles que nous venons de signaler semblent démontrer aussi qu'à un même degré d'amétropie ne correspond pas toujours un même allongement ou raccourcissement de l'œil.

Les dimensions, surtout transversale et verticale, de l'œil, sont donc très-constantes. Ce que le vulgaire désigne sous les noms de grands et petits yeux tient à une étendue plus ou moins grande de la fente palpébrale, une fente étroite ne laissant à découvert qu'une petite partie de l'œil, et une grande fente découvrant largement l'œil; une protrusion ou bien une longueur démesurée de l'œil peut aussi donner lieu aux « grands yeux. »

Les auteurs s'accordent sensiblement à attribuer à l'œil le poids de 7 grammes environ. Il paraîtrait toutefois que celui de la femme est un peu plus petit que celui de l'homme.

Les dimensions des yeux des nouveaux-nés sont relativement fortes : les diamètres n'ont que quelques millimètres de moins que chez l'adulte. Mais l'œil se rapproche davantage de la forme sphérique, les diamètres étant tous à peu près égaux. Or, le diamètre antéro-postérieur du cristallin a déjà acquis presque la longueur qui existe chez l'adulte; et comme néanmoins les nouveaux-nés sont presque tous hypermétropes dans une assez forte mesure, il est clair que les conditions de réfraction de la lumière chez le nouveau-né doivent différer sensiblement de ce qui existe chez l'adulte.

La forme particulière, globulaire, de l'œil, est due à la pression exercée sur les tuniques par les liquides ou milieux de l'œil, pression assez forte, comme nous le verrons (évaluée à 15 millimètres mercure), et qui est contrebalancée par la résistance des tuniques. Comme la résistance de l'enveloppe externe,

[1] Mauthner, *Vorlesungen über die opt. Fehler d. Auges*, 1876.

fibreuse, l'emporte de loin sur celle des deux autres, elle entrera surtout en ligne de compte. La dépression annulaire en avant de l'équateur est due à des influences musculaires, situées dans le diaphragme inséré en cet endroit, dirigées vers l'axe antéro-postérieur de l'œil et renforçant par conséquent à ce niveau la tunique fibreuse. La tunique externe est donc sur le vivant, par le fait de la pression intra-oculaire, dans un état de tension telle qu'elle ne cède guère à une pression; sur le vivant, l'œil fuit devant le doigt explorateur, et ne se laisse guère déprimer.

Débarrassé de toutes ses adhérences normales, l'œil est donc une boule assez résistante; dans l'orbite, il est très-lâchement uni aux parties environnantes, et n'affecte des adhérences plus intimes qu'en certains endroits bien déterminés. Ces adhérences, constituées la plupart par des organes importants qui se rendent à l'œil, et qu'on doit couper lors de l'« énucléation » de l'œil, sont, d'avant en arrière : la conjonctive, insérée intimement à l'œil à la périphérie cornéenne, six muscles striés venant de différents endroits de l'orbite, et insérés par des tendons sur la sclérotique; quatre veines assez grosses qui sortent à l'équateur de l'œil (veines vorticineuses); des artères et des filets nerveux nombreux (artères et nerfs ciliaires postérieurs) qui pénètrent dans l'œil aux environs du pôle postérieur, tout autour d'un tronc nerveux beaucoup plus gros (nerf optique) que les autres. Le nerf optique ne s'insère pas toutefois au pôle postérieur de l'œil, c'est-à-dire au sommet de l'hémisphère postérieur, mais à 5 millimètres environ en dedans de ce pôle, dans le méridien horizontal. Quand l'instrument tranchant a sectionné les liens signalés, alors l'œil s'extrait des parties environnantes comme une noix de sa coque.

Considérons la coupe de la figure 1, faite selon le méridien horizontal de l'œil droit, et qui, par conséquent, passe à travers le nerf optique. On y remarque l'étendue et les trois tuniques de l'œil, les espaces circonscrits par ces tuniques, comblés par les milieux transparents.

III. Commençons par la *tunique externe*, *fibreuse*. Sur notre coupe, on voit qu'elle constitue une enveloppe complète de l'œil, et de plus qu'elle seule des trois tuniques reflète, par sa face externe, la forme du globe oculaire; les autres tuniques, ou bien présentent des lacunes considérables, ou bien se détachent en certains endroits de la tunique fibreuse. En un endroit cependant la tunique externe semble aussi offrir une lacune, c'est-à-dire à l'insertion du nerf optique sur la sclérotique; nous verrons qu'en cet endroit elle entre dans un rapport tellement intime avec le tronc nerveux, qu'il n'est plus guère permis de parler d'une lacune véritable.

Nous distinguons dans la tunique fibreuse deux parties ou segments : un antérieur et un postérieur. Le segment antérieur est la partie située en avant de la dépression annulaire; il représente à peu près la sixième partie de la tunique fibreuse; il est d'une transparence parfaite, d'où son nom de *cornée transparente*. Nous savons déjà que la cornée a une plus forte courbure que le segment postérieur de la tunique fibreuse. Ce dernier, étendu de la périphérie de la cornée transparente jusqu'au pôle oculaire postérieur, est désigné sous le nom de *sclérotique*. La sclérotique est opaque, d'un blanc luisant à sa face externe; elle est composée dans toute son épaisseur d'un tissu fibreux blanc, à l'exception des quelques plans internes, qui sont pigmentés : la face interne est donc noirâtre. Quelquefois la sclérotique, vue de sa face externe, présente un ton bleuâtre; chez les adultes, cela est dû à une pigmentation plus forte de la face interne; chez les enfants, où le ton bleuâtre est de règle, il est dû à ce qu'à travers la sclérotique plus mince on entrevoit le pigment de la tunique vasculaire.

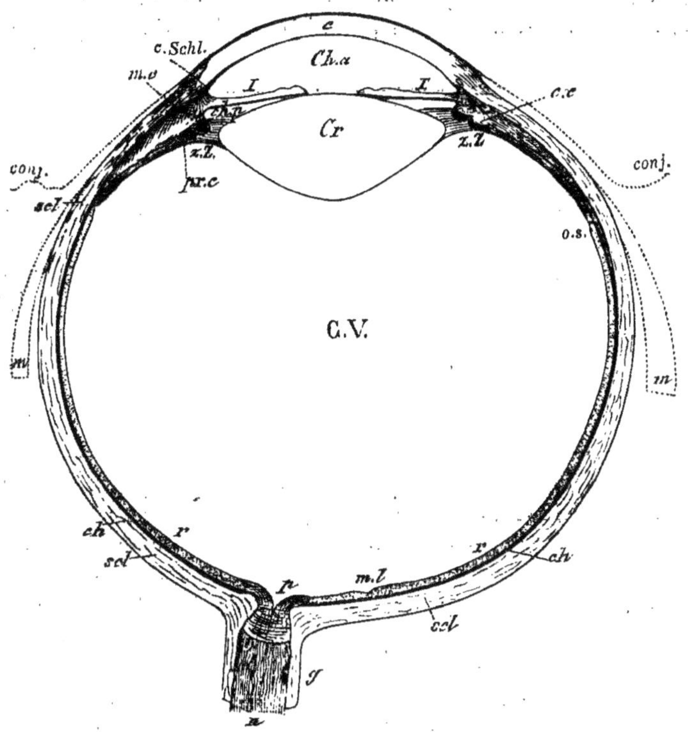

Fig. 1. — Coupe schématique horizontale à travers l'œil droit.

c, cornée transparente. — *scl*, sclérotique. — *ch*, choroïde. — *c,c*, corps ciliaire. — *m,c*, muscle ciliaire. *pr.c*, procès ciliaires. — I, iris. — *r*, rétine. — *p*, papille du nerf optique. — *n*, nerf optique. — *g*, gaîne du nerf optique. — m.l, *macula lutea* et *fovea centralis*. — o,s, *ora serrata* de la rétine. — *Cr*, cristallin. — *c,Schl*, canal de Schlemm. — *z,Z*, zone de Zinn ou ligament suspenseur du cristallin.— *Ch.a*, chambre antérieure. — *ch.p*, chambre postérieure. — C.V, corps vitré. — *m*, muscles droits interne et externe. — *conj*, conjonctive.

L'œil étant supposé intact dans l'orbite, la sclérotique est recouverte en avant de la membrane conjonctive, *conj*. Cette dernière se différencie à la périphérie cornéenne, et, unie à l'aide d'un tissu cellulaire lâche à la sclérotique sous-jacente, elle recouvre celle-ci jusqu'à l'équateur du bulbe, et même un peu au delà, puis se réfléchit sur les paupières supérieure et inférieure, en constituant le cul-de-sac conjonctival. La conjonctive étant sur le globe une membrane à peu près transparente, on voit sur le vivant, à travers une fente palpébrale largement ouverte, la sclérotique blanchâtre, « le blanc des yeux ». A la périphérie cornéenne, la conjonctive se soude intimement à cette partie transparente de la tunique fibreuse, y adhère fortement, et la recouvre dans son ensemble; elle n'altère en aucune façon la transparence de la cornée. Aussi la « couleur des yeux » n'est pas le fait de la tunique fibreuse, mais, quand on parle d'yeux bleus, gris, noirs, etc., cela est le fait de certaines parties situées plus profondément et qu'on voit par transparence à travers la cornée.

L'épaisseur de la sclérotique est la plus forte contre le pôle postérieur, là où elle est renforcée par la gaîne externe du nerf optique et par les traînées fibreuses venant des nerfs et vaisseaux ciliaires; elle y est de 1 millimètre; plus loin elle n'a qu'un 1/2 millimètre d'épaisseur, mais elle se renfle de nouveau au delà de l'équateur, à l'insertion des muscles droits, dont les tendons renforcent la sclérotique; entre deux tendons voisins elle conserve toutefois sa moindre épaisseur. La cornée est plus épaisse : 1 millimètre et même plus à sa périphérie, un peu plus mince (9 millimètres) au centre. Voir d'ailleurs pour ces proportions notre figure 1.

La trame de la sclérotique est composée de faisceaux entrecroisés de fibres du tissu conjonctif, les uns méridionaux, les autres équatoriaux, d'autres enfin obliques. Autour du nerf optique et au niveau de la dépression annulaire, les faisceaux équatoriaux sont surtout développés. Ces différents systèmes de faisceaux ne se disposent pas cependant en lamelles concentriques; il y a des échanges notables entre eux suivant l'épaisseur de la sclérotique. Un réseau très-développé de fibres élastiques fines traverse toute l'épaisseur de la sclérotique.

Pour ce qui est du rapport plus intime entre la sclérotique et le nerf optique, nous renvoyons à l'article OPTIQUE (*nerf*). Rappelons seulement qu'à ce niveau la sclérotique ne présente pas une simple lacune pour le passage du nerf; les fibres sclérotidiennes, tout en devenant plus rares, traversent en nombreux faisceaux les fibres nerveuses à ce niveau, constituent une espèce de *membrane criblée* à travers laquelle les fibres nerveuses se tamisent en quelque sorte pour pénétrer à l'intérieur de l'œil. La *lame criblée* est le siége d'une circulation sanguine et lymphatique très-développée et importante, sur laquelle nous reviendrons plus loin. Les fibres nerveuses du nerf optique pénètrent donc seules dans l'œil à travers la lame criblée (elles se dépouillent de leur moelle tout contre cette dernière); la gaîne externe, épaisse, du nerf, se continue directement dans les plans fibrillaires externes de la sclérotique; la gaîne interne plus mince (ou les deux gaînes internes plutôt) se continue dans les plans sclérotidiens internes. Quelquefois la fente comprise entre les deux gaînes nerveuses se prolonge encore un peu dans la sclérotique, et la divise donc en deux feuillets, dont l'externe est beaucoup plus épais que l'interne. Tel est le cas pour beaucoup d'yeux myopes.

Autour de l'entrée du nerf optique, on trouve dans la sclérotique les petits canaux pour le passage des nerfs et des vaisseaux ciliaires postérieurs. Un peu en arrière de l'équateur de l'œil sont les 4-6 canaux pour le passage des veines vorticineuses, canaux très-obliques de dedans en dehors et d'avant en arrière. Nous avons signalé l'épaississement de la sclérotique au devant des insertions des muscles droits. Les tendons ne se superposent pas simplement à la surface sclérotidienne; leurs fibres s'enfoncent en sens méridional dans la sclérotique et sont recouvertes par une couche de fibres ordinaires, entrelacées dans tous les sens. Enfin, l'insertion des deux muscles obliques renforce la sclérotique par des faisceaux de fibres plus ou moins équatoriales.

La face externe de la sclérotique est couverte d'un tissu cellulaire assez lâche, qui contribue à former la capsule de Ténon (épisclère), sur laquelle nous reviendrons plus loin.

Pour étudier la face interne de la sclérotique, nous la décollons de la tunique vasculaire sous-jacente. Ce qui frappe d'abord, c'est qu'à l'opposé de la face externe celle-ci est d'un brun assez intense et que, loin d'être lisse comme la face externe, elle est comme déchiquetée. C'est que la sclérotique est reliée à la choroïde par un système tout particulier de lamelles pigmentées très-lâches, qui lors de la séparation violente des deux membranes restent en partie adhérentes à la sclérotique. Toutefois, les lamelles sclérotidiennes les plus internes sont pigmentées également. A la face interne de la sclérotique, on remarque de plus une série de dépressions ou de minces gouttières, dirigées dans le sens méridional. Ces gouttières logent les filets des nerfs ciliaires, qui lors du décollement de la sclérotique restent en partie adhérents à cette dernière, et contribuent eux aussi à donner à sa face interne l'aspect déchiqueté. A l'ensemble des parties pigmentées de la face interne de la sclérotique on a donné le nom de *lamina fusca.*

Le segment antérieur, transparent, de la tunique fibreuse, est la *cornée transparente* (fig. 1, *c*). Elle est la continuation directe de la sclérotique, et sur une coupe transversale on voit les faisceaux fibrillaires de l'une se continuer directement dans l'autre (fig. 2). Seulement, dans la cornée, les faisceaux sont plus réguliers, se disposent davantage en lamelles superposées, s'anastomosent moins dans le sens de l'épaisseur de la membrane.

Au point de vue physique, la transparence de la cornée est due avant tout à ce que l'indice de réfraction de la substance inter-fibrillaire et du liquide parenchymateux est à peu près le même que celui des fibres et des cellules cornéennes, la forme et la disposition plus régulière des fibres étant de moindre importance. La condition essentielle pour la transparence réside donc dans l'égalité de l'indice de réfraction pour les liquides et les solides de la cornée. Aussi la voyons-nous se troubler, dès qu'à la suite d'une insulte traumatique l'humeur aqueuse, l'eau, ou d'autres liquides, peuvent s'y infiltrer. Dans la partie physiologique de cet article, nous verrons que la tradition d'après laquelle la transparence de la cornée serait due à l'infiltration de l'humeur aqueuse est aussi fausse que vieille, et qu'au contraire la cornée est transparente sur le vivant *parce que* ni l'humeur, ni les larmes, ne peuvent s'y infiltrer. Au point de vue chimique, il y a une différence entre la cornée et la sclérotique : à l'ébullition, celle-ci donne de la gélatine, celle-là de la chondrine.

Dans notre figure 1 et surtout dans la figure 2, on remarquera que contre la cornée la sclérotique s'avance plus loin dans ses plans antérieurs que dans ses plans postérieurs; de plus, à ce niveau la conjonctive garde sa structure propre un peu plus loin encore que la sclérotique. Il en résulte que dans ses plans postérieurs la cornée s'avance plus loin vers la périphérie que dans ses plans antérieurs. Cette particularité est très-importante pour la pratique, car, pour produire une plaie cornéenne aussi périphérique que possible, il faut que le couteau pénètre dans la partie périphérique et opaque de la cornée; on croirait couper dans la sclérotique, et cependant le couteau pénètre en arrière dans les plans cornéens. On a donné le nom de limbe conjonctival à la petite étendue conjonctivale qui empiète ainsi sur la cornée.

A l'extrémité antérieure de la sclérotique, tout contre la cornée transparente, et dans les plans sclérotidiens postérieurs, on rencontre sur la coupe transversale, soit une lacune unique, soit plusieurs lacunes situées les unes à côté des autres : c'est le *canal de Schlemm* (fig. 2, Pv), qui renferme un ou plusieurs tubes veineux, appelé aussi *plexus ciliaire* par Leber.

Renvoyant à l'article CORNÉE pour de plus amples détails, nous rappellerons que la base de la cornée est son « tissu propre », qui dans sa plus grande masse est la continuation directe de la sclérotique. Il a une structure plus ou moins lamellaire, et l'instrument piquant qu'on y enfonce obliquement file facilement entre les lamelles, sans percer la cornée d'outre en outre. L'opérateur doit avoir présent à l'esprit cette particularité; il lui faut, suivant l'expression de Hyrtl, une certaine audace pour percer la cornée.

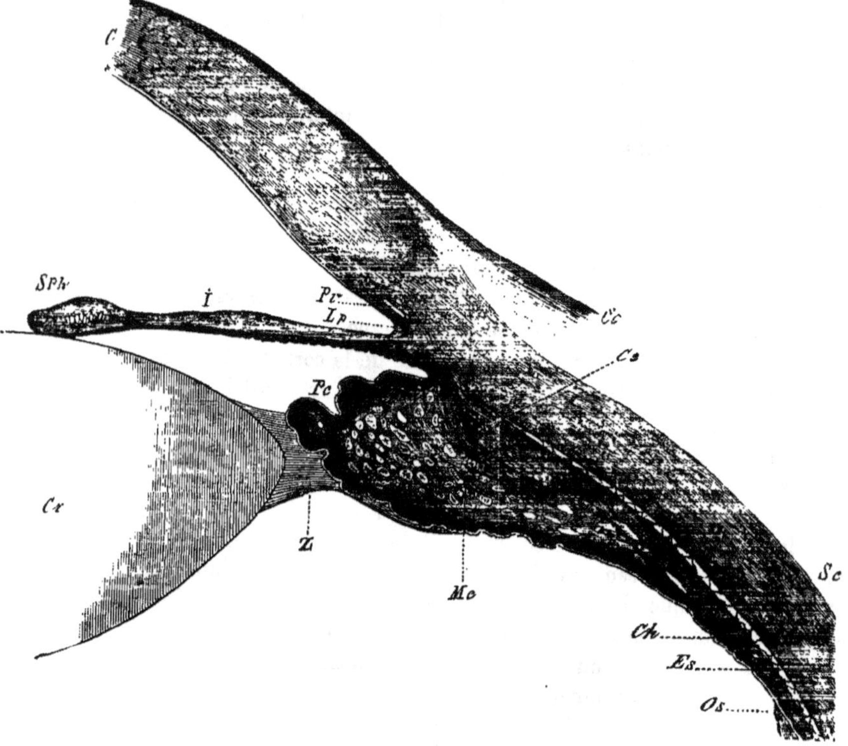

Fig. 2. — Coupe à travers la région ciliaire du bulbe (Merkel).

C, cornée transparente. — *Co*, conjonctive. — *Pv*, plexus veineux (canal de Schlemm). — *Lp*, ligament pectiné de l'iris. — *Sc*, sclérotique. — *I*, Iris. — *Sph*, sphincter de l'iris. — *Os*, ora serrata de la rétine, se prolongeant en avant dans une mince pellicule, la portion ciliaire de la rétine. — *Ch*, choroïde. — *Es*, espace suprachoroïdien. — *Co*, *Mc*, corps ciliaire et muscle ciliaire, ce dernier est mal rendu. — *Pc*, procès ciliaires. — *Z*, zone de Zinn (lig. susp. du crist.). — *Cr*, cristallin.

La substance propre de la cornée est tapissée en avant par un épithélium stratifié, la continuation de l'épithélium de la conjonctive; en arrière, elle est recouverte d'une couche simple de cellules endothéliales. Sous ces revêtements épithéliaux, la substance propre se condense en deux lamelles plus homogènes, dont l'antérieure est la membrane de Bowman; la postérieure, qui est tout à fait hyaline, constitue, avec l'endothélium signalé, la membrane de Demours ou de Descemet.

La membrane de Bowman et peut-être les quelques plans antérieurs de la substance propre sont plus ou moins la continuation du tissu conjonctif de la muqueuse de ce nom, comme déjà l'épithélium cornéen est la continuation directe de l'épithélium conjonctival. Les plans cornéens antérieurs dans leur ensemble sont même désignés par quelques auteurs du nom de « conjonctive cornéenne ». Nous verrons que ces parties ont des rapports de nutrition très-intimes avec la conjonctive, rapports qui deviennent manifestes dans certains cas pathologiques.

La membrane de Descemet de son côté a des rapports plus intimes de nutrition avec la tunique vasculaire, et cette parenté se manifeste également dans les processus pathologiques. Ainsi, à sa périphérie, la membrane de Descemet se résout en un certain nombre de fibrilles qui se réfléchissent sur la face antérieure de l'iris, et dont l'ensemble a reçu le nom de *ligament pectiné* ou ligament *suspenseur de l'iris* (fig. 2, L. p). Ce ligament est donc situé dans l'angle aigu formé par la rencontre de l'iris avec la tunique fibreuse. Chez certains animaux (bœuf) les trabécules en question se disposent de façon à délimiter plus ou moins un canal circulaire autour de l'œil, et auquel on a donné le nom de *canal de Fontana*. C'est donc à tort que beaucoup d'auteurs emploient le nom de *canal de Fontana* en anatomie humaine. Mais une autre circonstance augmente encore la confusion : le *canal de Fontana*, s'il existait chez l'homme, serait situé tout contre le *canal de Schlemm* (*voy.* la fig. 2), et souvent on confond plus ou moins les deux[1].

Il nous faut signaler encore ici, comme rentrant dans les limites physiologiques, l'*arc sénile* de la cornée. A l'âge de décrépitude physiologique se développe dans la périphérie de la cornée un cercle blanchâtre plus ou moins opaque, laissant cependant une zone cornéenne périphérique transparente. Il est dû à un dépôt de granulations graisseuses entre les fibres et dans les cellules cornéennes fixes.

La tunique fibreuse est peu vasculaire, et la cornée n'a pas de vaisseaux du tout. Il y a bien des branches artérielles et veineuses plus fortes qui traversent la sclérotique, mais c'est pour gagner la tunique moyenne; elles n'envoient à la sclérotique que quelques petites branches peu nombreuses (*voy.* OPHTHALMIQUE).

IV. *La seconde tunique oculaire, tunique moyenne, tunique vasculaire,* située sous la tunique fibreuse, a été caractérisée plus haut comme une membrane pigmentée, vasculaire et musculeuse. Sa pigmentation lui a valu aussi le nom d'*uvée*[2]. Une première orientation sur son étendue et sa disposition nous sera donnée par notre figure 1. Dans sa plus grande étendue, au niveau du segment postérieur de l'œil, elle est beaucoup plus mince que la sclérotique, contre laquelle elle est appliquée ; elle y est représentée par une ligne noire. En avant de l'équateur bulbaire, et particulièrement tout contre la dépression annulaire de la sclérotique, elle s'épaissit considérablement, l'épaississement présentant sur une coupe transversale la forme d'un triangle (fig. 1 et 2). Immédiatement en avant de cet épaississement, elle reprend des dimensions beaucoup moindres, et de plus quitte la paroi de la tunique fibreuse, se dirige en dedans à angle presque droit, dans une direction perpendiculaire à l'axe antéro-postérieur de l'œil, qu'elle n'atteint toutefois pas, car elle présente en

[1] Non content de confondre le canal de Fontana avec le canal de Schlemm, on est allé jusqu'à confondre les deux avec une grosse veine qui chez le bœuf est située à la limite entre le corps ciliaire et la choroïde, et qui a reçu le nom de *canal de Hovius*.

[2] Le nom d'*uvée* vient de ce que, débarrassée de la sclérotique, la tunique moyenne est noirâtre, plus ou moins semblable à un grain de raisin. Il est réservé par certains auteurs pour désigner la couche de cellules polygonales pigmentées appartenant à la rétine et tapissant la face interne de la tunique vasculaire; d'autres enfin réservent le nom d'uvée à l'iris, ou même à la couche de pigment qui le tapisse en arrière.

avant une lacune circulaire, la pupille ; elle présente une seconde lacune circulaire en arrière, pour l'entrée du nerf optique dans l'œil.

On distingue donc naturellement trois parties à la tunique vasculaire : dans sa partie postérieure, là où elle présente une épaisseur uniforme, elle prend le nom de *choroïde;* le renflement triangulaire en avant de l'équateur oculaire est le *corps ciliaire*, et la partie plus mince situéo au devant du corps ciliaire, étendue comme un diaphragme vers l'axe oculaire, a pris le nom d'*iris*.

Dans toute son étendue, la tunique moyenne est le siége d'une pigmentation noire intense, et elle renferme de nombreux vaisseaux sanguins; les éléments musculaires sont confinés dans le corps ciliaire et l'iris. Nulle part elle n'offre une grande résistance; elle se déchire avec la plus grande facilité, et ne saurait guère aider la sclérotique à contrebalancer la tension intra-oculaire. C'est que sa plus grande masse est constituée par des vaisseaux sanguins, qui sont reliés par un tissu cellulaire très-lâche. On pourrait dire que la trame de la tunique moyenne n'est constituée que par des vaisseaux sanguins, plus le peu de tissu connectif nécessaire pour les relier; en deux endroits seulement (iris et corps ciliaire) il vient s'y ajouter des fibres musculaires lisses, qui n'augmentent pas cependant sa résistance d'une manière bien sensible. Quant à la pigmentation, elle tient au dépôt de granulations pigmentaires dans les éléments cellulaires. Quoiqu'il n'y ait aucune portion dans l'étendue de la tunique moyenne dépourvue de pigment, nous verrons cependant que la pigmentation est localisée en ce sens que, suivant l'épaisseur, il y a des parties non pigmentées.

L'épaisseur de l'uvée varie considérablement, on le conçoit sans peine, selon le degré de réplétion des vaisseaux sanguins : à la choroïde on attribue une épaisseur de 0,05-0,08^{mm}, à l'iris de 0,2-0,4^{mm}; le corps ciliaire s'affaisse trop après la mort pour que sa mensuration sur le cadavre ait une valeur réelle.

Pour étudier la face externe de la choroïde et du corps ciliaire, il faut décoller avec précaution la sclérotique. Dans cette manœuvre, on trouvera que dans sa plus grande étendue l'uvée n'adhère à la sclérotique que par un tissu très-peu résistant et pigmenté, composé de lamelles traversant plus ou moins obliquement la fente située entre la choroïde et la sclérotique et qui a reçu le nom d'*espace suprachoroïdien*. Nous avons déjà vu que ces lamelles restent en partie adhérentes à la sclérotique, sous forme de trabécules, de lambeaux de tissu noir très-irréguliers. En deux endroits seulement, l'uvée adhère plus fortement à la sclérotique : autour du nerf optique, et au bord antérieur du corps ciliaire, au niveau de la dépression annulaire de la sclérotique. Au niveau du corps ciliaire, cette adhérence tient à l'insertion de fibres musculaires dans la sclérotique. Autour du nerf optique, elle est due à la présence des vaisseaux et nerfs ciliaires postérieurs. On remarque facilement les nerfs ciliaires à la face choroïdienne externe, sous forme de petites bandes grisâtres, non pigmentées, courant vers le corps ciliaire, les troncs les plus volumineux étant logés dans des dépressions de la sclérotique. Toute la surface externe de la choroïde est d'un noir brunâtre ; elle est comme déchiquetée, aspect qui tient à la présence des trabécules de l'espace suprachoroïdien qui sont restés en rapport avec la choroïde.

En regardant de plus près la face externe de la choroïde, ou mieux encore en étalant contre la lumière la membrane isolée, on y démêle un dessin très-délicat; de nombreuses lignes sinueuses plus ou moins pâles convergent vers quatre à six points situés un peu en arrière de l'équateur du bulbe :

ce sont les « tourbillons (vortices) » formés par les veines choroïdiennes. Au centre de chaque tourbillon naît une veine assez volumineuse, « veine vorticineuse », qui traverse l'espace suprachoroïdien et perfore la sclérotique obliquement d'avant en arrière. Les tourbillons du reste se remarquent tout aussi bien du côté de la face interne de la choroïde. La visibilité des tourbillons tient à la pigmentation du stroma choroïdien, qui constitue un fond noir sur lequel tranchent les grosses veines non pigmentées.

Quant à la face choroïdienne interne, qu'on découvre après avoir détaché la tunique interne, nerveuse, elle est plus lisse que l'externe, de couleur noire, et elle laisse également voir des indices des tourbillons veineux.

Nous renvoyons à l'article Choroïde pour la structure plus intime de cette partie de la tunique vasculaire, en faisant toutefois observer qu'il s'y trouve des lacunes très-regrettables. L'aménagement des vaisseaux sanguins dans la tunique moyenne, surtout dans la choroïde et le corps ciliaire, doit surprendre à première vue : d'abord par la richesse vasculaire d'un organe qui selon toutes les apparences n'en a pas besoin, et puis par cette particularité que les réseaux capillaires sont relégués dans des parties circonscrites, qui ne renferment pas de troncs vasculaires plus gros. Pour bien comprendre la signification de ces faits en apparence paradoxaux, il faut avoir présent à l'esprit cet axiome de physiologie, savoir que les processus nutritifs se passent uniquement dans les capillaires et dans les vaisseaux du plus petit calibre.

Des trois ou quatre couches de la choroïde, l'interne ou première est une mince membrane hyaline, vitrée, sans vaisseaux sanguins; la seconde, ou chorio-capillaire, renferme exclusivement le réseau si développé des vaisseaux capillaires ; les vaisseaux d'un certain calibre sont tous confinés dans la troisième couche ; enfin, comme quatrième couche, on a les lamelles choroïdiennes externes qui forment la paroi interne de l'espace suprachoroïdien. La pigmentation est reléguée dans la troisième et dans la quatrième couche ; la chorio-capillaire et la membrane hyaline en sont dépourvues. Ces différentes couches ne se laissent pas cependant isoler ; après une longue macération seulement on réussit à décoller la chorio-capillaire de la troisième couche, sous forme d'une mince lamelle grisâtre, non pigmentée.

Le fait que les troncs vasculaires sont confinés dans une couche externe, et que les capillaires si développés se trouvent exclusivement dans une couche interne ; enfin, le grand nombre de vaisseaux, qui dépassent certainement de beaucoup ce qui serait nécessaire pour la nutrition de notre membrane, tout cela nous met sur la voie d'une fonction importante : nul doute que le réseau capillaire si développé, situé tout contre la membrane interne, nerveuse, dépourvue de vaisseaux sanguins dans ses plans externes, n'ait pour fonction de fournir à la nutrition de cette dernière membrane. Nous reviendrons sur cette importante question dans la partie physiologique.

Telle est la disposition de la tunique moyenne dans sa plus grande étendue, depuis le pôle postérieur de l'œil jusque un peu au delà de l'équateur du bulbe, au niveau d'une ligne festonnée particulière, qu'on voit sur la face interne du bulbe, et dont nous apprendrons plus loin à connaître la signification. A ce niveau la tunique vasculaire subit une série de changements notables. Tout d'abord, sa surface interne ne reste pas unie ; elle commence par présenter un système de plis très-fins, nombreux, très-réguliers, et dirigés dans le sens méridional. Très-peu marqués à leur origine, ces plis se prononcent davantage en avant, où nous les reprendrons plus loin. Ils sont du reste très-visibles à l'inspection directe d'un œil ouvert; la tunique interne (nerveuse) est assez mince et transparente pour ne pas les voiler, et du reste elle se moule elle-même très-exactement sur la tunique vasculaire.

Au niveau de notre ligne festonnée, appelée *ora serrata*, la structure de la choroïde change notablement : les différentes couches choroïdiennes cessent d'être aussi bien distinctes, la couche des capillaires disparaît comme telle ; dans la membrane ainsi simplifiée, on ne trouve plus la disposition caractéristique des veines, et on n'y rencontre plus que quelques troncs artériels de calibre moyen, qui se dirigent en avant, vers le corps ciliaire, ou qui arrivent de cet endroit. Enfin, comme dernier changement important survenant ici, signalons les fibres musculaires lisses qui commencent à se montrer en une mince couche, située à la face externe de la choroïde, et qui s'épaissit davantage en avant, au niveau du corps ciliaire.

Disons dès à présent que la zone festonnée indiquée divise le globe oculaire en une partie postérieure, affectée aux processus nerveux qui se passent dans l'acte de la vision, et une antérieure, qui préside plus particulièrement aux phénomènes de la réfraction lumineuse. Les deux segments, comme nous le verrons plus loin, sont assez indépendants dans leur nutrition, et empruntent leurs vaisseaux sanguins à des sources différentes. Cette indépendance nutritive se reflète du reste dans les processus pathologiques, ces derniers pouvant rester plus ou moins localisés dans l'un des deux segments, sans empiéter sur l'autre.

Le corps ciliaire, avons-nous dit, est un épaississement de l'uvée (*voy.* fig. 2). Nous venons de décrire les petites saillies méridionales qui prennent naissance à l'extrémité antérieure de la choroïde, et qui se prononcent davantage en avant. Plus en avant, certaines de ces saillies prennent un calibre prédominant, et constituent des lambeaux toujours très-réguliers, très-saillants, qui se développent encore davantage en avant, et deviennent proéminents vers l'intérieur du globe oculaire. A un certain niveau, tous retombent brusquement au niveau de la face postérieure de l'iris. La face interne du corps ciliaire est donc plissée très-régulièrement, les plis ayant une direction méridionale.

L'épaississement de l'uvée au niveau du corps ciliaire ne tient pas uniquement à la présence de ces lambeaux saillants. Nous avons vu plus haut au niveau de l'ora serrata apparaître à la face externe de la tunique vasculaire une couche de fibres musculaires lisses. Or, la couche musculeuse, dont les éléments ont une direction méridionale, devient très-puissante en avant, et près de la limite antérieure du corps ciliaire il vient s'y joindre à la face interne un anneau de fibres musculaires dirigées circulairement, dans le sens de l'équateur du bulbe oculaire. Le petit muscle a reçu dans son ensemble le nom de *muscle ciliaire*, et les proéminences situées plus en dedans sont les *procès ciliaires*, les deux ensemble constituant le *corps ciliaire*.

Le muscle ciliaire, à l'opposé des procès ciliaires, est très-peu ou point pigmenté : aussi se fait-il remarquer, sur une coupe transversale analogue à celle de la figure 2, par son aspect grisâtre. Quand on détache l'uvée de la sclérotique, sa face externe est très-peu pigmentée au niveau du muscle ; les anciens avaient remarqué cette particularité, longtemps avant la découverte des fibres musculaires lisses par le microscope, et avaient décrit le muscle sous le nom de « ligament ciliaire. » Cette désignation lui est venue de ce que, en avant, les fibres musculaires s'insèrent sur une lame fibreuse, une espèce de tendon qui à son tour s'insère sur la sclérotique, à sa réunion avec la cornée transparente. Cette insertion constitue l'adhérence plus forte, signalée plus haut, entre l'uvée et la tunique fibreuse. Le tendon du muscle ciliaire se présente sur une coupe transversale comme une lamelle de tissu homogène, fendillée longitudinalement, très-résistante, qui passe en dedans du canal de Schlemm, et se perd dans la périphérie des lamelles cornéennes postérieures. Il sépare donc le ligament pectiné de l'iris et le canal de Schlemm, et contribue à former la paroi interne de ce dernier. Son adhérence avec les lamelles cornéennes postérieures est tellement forte, que, si on arrache la tunique vasculaire de la tunique fibreuse, des portions plus ou moins grandes des lamelles cornéennes postérieures suivent le ligament. Chez l'embryon, on a trouvé que les plans cornéens postérieurs sont la continuation directe du corps ciliaire, tandis que la plus grande masse de la substance propre de la cornée est la continuation directe de la sclérotique; les vaisseaux du corps ciliaire se prolongent dans les plans cornéens postérieurs. Dans la vie embryonnaire donc, les plans cornéens postérieurs ont des rapports nutritifs très-intimes avec le corps ciliaire. Or, ces rapports persistent dans une assez forte mesure pendant la vie extra-utérine : témoin l'adhérence si intime du tendon du muscle ciliaire avec la cornée, témoin encore les troubles nutritifs si caractéristiques des plans cornéens postérieurs qui surviennent dans les inflammations du corps ciliaire.

Le tissu propre des procès ciliaires est pigmenté, d'où leur couleur noirâtre, même sur une mince coupe transversale. Du reste, les procès sont à proprement parler la continuation de la choroïde, le muscle étant un élément nouveau qui est venu s'ajouter à la face externe. Les procès sont formés dans leur plus grande masse, comme la choroïde, de nombreux vaisseaux sanguins ramifiés jusqu'à production de capillaires, et reliés par un peu de tissu conjonctif à cellules pigmentées. Quand ces vaisseaux sont remplis de sang, les procès sont fortement gonflés, et nullement comparables à ce qu'on trouve sur une préparation anatomique. On n'oubliera pas que les procès ciliaires sont des saillies, et qu'entre deux saillies est un sillon très-profond. Il en résulte que, sur une coupe méridionale qui tomberait au fond d'un sillon, le corps ciliaire n'offrirait pas l'épaisseur de la figure 2, par exemple; cette épaisseur serait fournie par celle du muscle ciliaire, doublée d'une mince couche de tissu analogue à celui des procès.

Dans une préparation qui montre les procès ciliaires débarrassés de tout ce qui en masque la face interne, le plissement devient très-manifeste, parce qu'au sommet de la proéminence ciliaire la pigmentation est moins intense que dans le sillon. A l'aide de la loupe, on constatera de plus que les petites saillies méridionales qui commencent à l'ora serrata n'entrent pas toutes dans les procès ciliaires, et qu'au fond de chaque sillon on en découvre encore quelques-unes.

Le nombre des procès ciliaires, chose curieuse, est très-constant : chez l'homme, on en compte 70, très-rarement un de plus ou de moins.

Quelques mots encore sur l'espace suprachoroïdien, la fente située entre la choroïde et la sclérotique, et dont la signification réelle a été mise au jour par Schwalbe. Suivant Axel Key et Retzius, cet espace est subdivisé en un certain nombre de fentes par de minces lamelles parallèles à la choroïde, les subdivisions de l'espace communiquant ensemble, comme elles communiquent avec la fente de la capsule de Ténon par des canaux qui entourent les veines vorticineuses à leur passage à travers la sclérotique. Quand on détache la choroïde de la sclérotique, les lamelles en question se déchirent, et en se déformant elles constituent les trabécules qui donnent l'aspect déchiqueté aux parois de l'espace suprachoroïdien. Quant à l'étendue de l'espace suprachoroïdien, une injection passe en avant jusque contre le tendon du muscle ciliaire, inséré sur la sclérotique; en arrière, l'injection pénètre jusqu'à une petite distance du nerf optique, épargnant la petite zone dans laquelle les nerfs et les artères ciliaires postérieures pénètrent dans l'œil, et où la choroïde adhère plus fortement à la sclérotique. Nous verrons plus loin que l'espace suprachoroïdien fait probablement partie du système lymphatique de l'œil, et que dans tous les cas son existence rend possible le glissement de la choroïde à la surface interne de la sclérotique, glissement qui est dû aux contractions du muscle ciliaire.

Nous n'avons pas décrit comme partie constituante de la choroïde la couche de cellules polygonales pigmentées à sa face interne, parce que ces cellules font partie de la tunique interne, nerveuse.

La présence du corps ciliaire a valu le nom de *région ciliaire*[1] à la partie correspondante de l'œil dans son ensemble. La région ciliaire comprend donc, outre le corps ciliaire, la partie antérieure de la sclérotique, une petite partie périphérique de la cornée, et de plus certains organes importants plus centraux, qui font partie des milieux transparents. La région ciliaire, en raison de la richesse vasculaire et surtout de la richesse en nerfs du corps ciliaire, — les anciens, qui connaissaient cette dernière circonstance, parlaient d'un « ganglion ciliaire », — est une espèce de *Noli me tangere* dans l'œil : l'expérience a suffisamment prouvé que les plaies, soit intentionnées, soit accidentelles, du corps ciliaire, ne se bornent pas à provoquer l'atrophie de l'œil primitivement atteint, mais encore une affection « sympathique » très-délétère sur le second œil. Il est important pour la pratique de retenir que la limite antérieure du corps ciliaire est à 1 à 2 millimètres de la périphérie apparente de la cornée.

La dernière partie de la tunique oculaire moyenne est l'*iris* (fig. 1, I, et fig. 2, I), qui constitue un diaphragme étendu à travers la lumière de l'œil, et percé d'une ouverture centrale, la *pupille*. Jetons un regard sur notre figure 2 pour voir l'insertion périphérique de l'iris (insertion ciliaire, bord ciliaire de l'iris). Il s'insère sur le corps ciliaire, et de manière qu'il soit la continuation de la lame de substance située entre le muscle et les procès ciliaires. Mais l'iris a une seconde insertion périphérique, constituée par son *ligament pectiné*; les trabécules de ce ligament, qui sont la continuation de la membrane de Descemet, se réfléchissent sur la face antérieure de l'iris; ils fixent ce dernier en avant à la cornée. L'iris est donc soutenu à la périphérie par deux insertions, une antérieure et une postérieure, qui se contrebalancent. Pour les autres détails touchant l'iris, voir l'art. Iris. Rappelons seulement qu'il renferme des fibres musculaires lisses disposées de deux manières : les unes concentriques, autour de la pupille, constituant le muscle sphincter de la pupille, les autres radiaires, constituant le muscle dilatateur de la pupille.

La topographie du corps ciliaire et de l'iris est loin d'être bien saisie par

[1] Les synonymes de la partie ciliaire de la tunique vasculaire sont très-nombreux. Le muscle ciliaire, qui a frappé de tous temps les anatomistes à cause de sa couleur grisâtre, due à l'absence de pigment, pris avec son insertion antérieure à la sclérotique, a été nommé anneau ciliaire, ganglion ciliaire, cercle ciliaire, orbiculus cil., ligament sclérotico-ciliaire, ligament ciliaire. L'ensemble du corps ciliaire (muscle et procès) a été nommé couronne ciliaire, *orbiculus cil.*, tunique ciliaire.

beaucoup d'auteurs. Dans nos figures 1 et 2, on distingue au corps ciliaire trois angles et trois côtés. L'angle pointu, situé plus près de l'équateur de l'œil, est l'angle externe ; le sommet des procès ciliaires constitue l'angle interne, et le tendon du muscle ciliaire est à l'angle antérieur. La face antérieure du corps ciliaire est appliquée contre la sclérotique (il n'y a pas de face externe) ; la face postérieure est la grande face libre, étendue du sommet des procès ciliaires vers l'équateur de l'œil ; enfin, la face interne (elle est plus interne qu'antérieure) est comprise entre le sommet des procès et l'angle antérieur. L'iris s'insère à l'angle antérieur du corps ciliaire, et de là se dirige vers l'axe antéro-postérieur de l'œil, mais en même temps un peu en avant[1].

V. La *tunique interne*, ou tunique nerveuse de l'œil, a reçu dans sa plus grande étendue le nom de *rétine* (*voy.* RÉTINE) (*r*, fig. 1). Elle peut être considérée comme l'expansion membraneuse du nerf optique à la face interne de la choroïde. Elle est tout à fait transparente sur le vivant, et à l'examen ophthalmoscopique les colonnes sanguines des vaisseaux rétiniens semblent flotter librement au devant du pigment du fond de l'œil. Quand nous parlons de la transparence rétinienne, il faut excepter la couche externe, composée d'une seule rangée d'épithélium pigmenté. Cette couche pigmentée s'étend du reste en avant au delà de la limite antérieure de la rétine proprement dite, sur le corps ciliaire, dans les fonds des sillons entre les procès, sur la face postérieure de l'iris, encadre le bord pupillaire de l'iris, et arrive même sur la face antérieure de cette membrane, où elle forme une petite zone circulaire et noire autour de la pupille. On sait que ce pigment dérive du feuillet externe, direct, de la vésicule oculaire secondaire, tandis que les autres parties rétiniennes, situées en dedans du pigment, dérivent du feuillet interne, réfléchi, de la même vésicule.

Insistons un peu sur la limite antérieure des éléments nerveux de la rétine. Au niveau de la ligne festonnée circulaire que nous avons déjà rencontrée à la face interne des tuniques oculaires, là où des changements si importants s'opèrent dans la choroïde, les éléments nerveux de la rétine cessent, et le tissu de charpente, fortement transformé (représenté par une rangée unique de cellules cylindroïdes), recouvre seul les procès ciliaires, sous le nom de portion *ciliaire de la rétine*, désignation qui naturellement comprend également les cellules polygonales pigmentées de cet endroit, recouvertes par les cellules cylindroïdes non pigmentées. Le tissu de charpente de la rétine, de même que le pigment, se continue même sur la face postérieure de l'iris, où il tapisse, sous forme d'une lamelle homogène très-mince, la face postérieure des cellules polygonales pigmentées.

La partie de la rétine située au niveau de la ligne festonnée a reçu le nom d'*ora serrata*. L'aspect festonné de cette ligne tient à ce que, entre les petits plis de la choroïde, les éléments nerveux de la rétine s'avancent plus loin qu'au niveau des arêtes de ces saillies.

Signalons encore deux points importants de la tunique nerveuse, situés au pôle postérieur de l'œil : l'un est la papille du nerf optique, correspondant au punctum cæcum du champ visuel ; l'autre est la macula lutea, correspondant à l'endroit de la vision la plus distincte. On a « changé tout cela » bien à tort dans le *Nouveau Dictionnaire de médecine et de chirurgie* (art. ŒIL, p. 263).

[1] Dans la figure 2, empruntée à Merkel, l'iris devrait se détacher davantage de la périphérie cornéenne.

La rétine non plus ne forme donc pas une enveloppe complète à l'œil. Mais, tandis que la tunique vasculaire offre une seconde solution de continuité en arrière, au niveau de l'entrée du nerf optique, la rétine est fermée en cet endroit par l'entrée du nerf, par la « papille » du nerf optique (*voy.* l'article RÉTINE).

La rétine, transparente sur le vivant, se trouble très-vite après la mort, et devient opaque grisâtre. Cela tient à ce que sa plus grande masse est formée d'éléments nerveux, éminemment altérables. C'est donc une membrane très-peu résistante, moins encore que la choroïde, et pas plus que cette dernière elle ne renforce la résistance de la sclérotique contre la tension intra-oculaire.

La rétine a une épaisseur de 4 millimètres environ à l'entrée du nerf optique; de là elle diminue, et devient très-mince à l'ora serrata.

Une question importante consiste à examiner le degré d'adhérence entre la rétine et la choroïde. Cette adhérence est assez forte pour ne pas céder lors d'une perte considérable des milieux intra-oculaires. Mais dans des cas pathologiques on voit la rétine se décoller en tout ou en partie, et elle ne reste adhérente qu'au niveau du nerf optique et à l'ora serrata; dans le décollement complet, la membrane affecte donc la forme d'une fleur de convolvulacée, dont l'ouverture serait à l'ora serrata. Chose curieuse, la séparation se fait ordinairement entre le pigment rétinien et la rétine; le pigment reste en rapport avec la choroïde. Lorsque dans les préparations anatomiques on détache la rétine de la choroïde, le pigment reste en rapport avec la rétine ou la choroïde, selon que sur le vivant l'intérieur de l'œil a été oui ou non soumis à un éclairage prolongé.

VI. Le squelette oculaire que nous venons de décrire, formé par les trois tuniques, circonscrit un espace considérable, divisé par le diaphragme iridien en une partie antérieure plus petite, et une partie postérieure plus grande (fig. 1). L'ouverture circulaire au centre de l'iris, à travers laquelle les deux parties de l'espace intra-oculaire communiquent ensemble, est la *pupille* (ou prunelle), qu'on voit sur l'œil vivant sous forme d'un petit cercle noir, au centre de l'iris. Les espaces subdivisés de cette manière sont remplis par *les milieux transparents* de l'œil, les uns tout à fait liquides, les autres plus ou moins consistants, mais tous parfaitement transparents. L'ensemble de ces milieux transparents (plus la cornée transparente) a une influence particulière, importante, sur la marche des rayons lumineux dans l'œil; nous verrons qu'ils tendent à produire sur la rétine une image renversée des objets extérieurs. Les milieux de l'œil sont de plus les éléments principaux qui entretiennent la tension intra-oculaire à son niveau si élevé.

Dans la figure 1, nous voyons en arrière de l'iris, et appliquée contre lui, la coupe transversale d'une espèce de lentille biconvexe, le *cristallin*, relié par un ligament au corps ciliaire. Le bord libre de l'iris est adossé à la face antérieure du cristallin; il reste néanmoins plus vers la périphérie un espace libre, triangulaire sur une coupe transversale, limité en avant par l'iris, en arrière par le cristallin, en dehors par le corps ciliaire. C'est la *chambre postérieure, ch. p*, en opposition avec la *chambre antérieure*, qui est l'espace retranché par l'iris du reste de l'espace intra-oculaire. Dans les dessins de l'œil fournis par les auteurs du commencement de ce siècle, le cristallin n'est pas représenté en contact avec la face postérieure de l'iris, et dans les écrits des dix-huitième et dix-septième siècles il est généralement placé à peu près au milieu du globe oculaire. Ces auteurs se représentaient donc la chambre postérieure beaucoup plus grande qu'elle ne l'est en réalité. Quand on eut démontré (Helmholtz) que réellement l'iris est appliqué contre la face antérieure du cristallin, on alla jusqu'à nier tout à fait l'existence d'une chambre postérieure, à tel point qu'on a dû se mettre à la démontrer. La chambre postérieure a des dimensions très-petites, cependant elle est une formation importante; sa signification devient manifeste surtout dans certains cas pathologiques. Les deux chambres, en effet, sont remplies d'un liquide analogue à l'eau, appelé *humeur aqueuse*, qui, selon toutes les apparences, est sécrété dans la chambre postérieure (par les procès ciliaires), s'infiltre dans la fente capillaire entre l'iris et le cristallin, et de là arrive dans la chambre antérieure; les voies d'excrétion de cette humeur sont situées, d'après des recherches récentes, dans la chambre antérieure, dans l'angle périphérique formé par l'iris et la cornée, c'est-à-dire au niveau du ligament pectiné de l'iris. Il arrive fréquemment que dans une inflammation de l'iris celui-ci se soude par son bord pupillaire avec la face antérieure du cristallin; l'humeur aqueuse alors, continuant à être sécrétée, s'accumule dans la chambre postérieure où elle est comme enkystée, et la distend fortement; l'iris est poussé en avant, bombe en avant, comme on dit, dans sa périphérie, et le bord pupillaire de l'iris est retiré en arrière, à l'instar d'un ombilic. On sait de plus que la rétention de l'humeur aqueuse dans la chambre postérieure a des conséquences très-graves pour l'œil.

Naturellement, quand l'iris est fortement contracté, retiré vers la périphérie (quand la pupille est largement dilatée), il ne touche plus le cristallin, et les deux chambres communiquent plus largement ensemble.

En arrière du cristallin, le grand espace intra-oculaire est rempli par un milieu transparent plus consistant que l'humeur aqueuse, et qui a reçu le nom d'*humeur vitrée* ou de *corps vitré*.

Nous allons donner quelques généralités sur l'anatomie des divers milieux transparents de l'œil, renvoyant pour plus de détails aux articles spéciaux.

Le premier de ces milieux est la cornée transparente, déjà décrite. Vient ensuite la chambre antérieure remplie d'humeur aqueuse. Elle a la forme d'un segment de sphère, limité en avant par la cornée, en arrière par l'iris et le cristallin. Sa disposition ressort de la figure 1. La périphérie en est importante sous plus d'un titre. Nous y avons en effet le ligament pectiné de l'iris, et, selon toutes les probabilités, les voies d'excrétion de l'humeur aqueuse. Il ne faut pas oublier, lors de certaines opérations, que la chambre antérieure s'étend plus vers la périphérie (2 millimètres au moins) que la limite périphérique apparente de la cornée (*voy.* fig. 2); une plaie située au delà d'un millimètre dans le limbe conjonctival peut tomber encore dans la chambre antérieure, et pour ouvrir celle-ci à sa limite périphérique il faut pénétrer avec l'instrument encore dans la sclérotique.

La profondeur de la chambre antérieure, suivant l'axe antéro-postérieur de l'œil, est environ de 3 millimètres. Il ne faut pas oublier que sur le vivant la chambre antérieure paraît moins profonde qu'elle n'est en réalité. Nous regardons en effet l'iris à travers une lentille positive, formée par la cornée et l'humeur aqueuse; nous le voyons donc sous un certain grossissement, et en apparence rapproché de la cornée.

Pour s'en convaincre, on n'a qu'à plonger un œil énucléé dans l'eau, dont l'indice de réfraction est à peu près le même que celui de la cornée et de l'humeur aqueuse; on élimine ainsi l'effet dioptrique de ces deux dernières, et la chambre antérieure paraît beaucoup plus profonde. On a même construit de petits baquets en verre qui permettent d'appliquer de l'eau sur l'œil du vivant, et de démontrer ainsi au regard les dimensions de la chambre antérieure.

L'indice de réfraction de l'humeur aqueuse est sensiblement le même que celui de la cornée, de 1,33. Au point de vue de la marche des rayons lumineux, les deux forment donc un seul tout, une espèce de lentille convexe en avant.

En arrière de l'humeur aqueuse nous avons le critallin, une lentille biconvexe, mais dont la face postérieure a une courbure beaucoup plus forte que la face antérieure. Tandis que l'humeur aqueuse est liquide comme de l'eau, le cristallin est un corps assez résistant, qui conserve sa forme contre des influences externes assez sérieuses. Il se compose d'une enveloppe, *capsule du cristallin*, et d'une substance composée de *fibres du cristallin* (*voy.* CRISTALLIN).

Le cristallin, tel que nous l'avons représenté sur la coupe de la figure 1, n'a pas la forme qu'il tend à prendre en vertu de son élasticité, c'est-à-dire cette forme ne correspond pas à l'équilibre normal des molécules constituantes. Le cristallin frais, extrait du bulbe avec sa capsule, a une forme beaucoup plus rapprochée de la sphère : il tend donc naturellement sur le vivant à se rétrécir dans le sens équatorial et à augmenter suivant le diamètre antéro-postérieur. Or, on a démontré que, lors de l'effort accommodateur, le diamètre antéro-postérieur, et surtout la courbure de la face antérieure, augmentent dans une mesure qui, au point de vue dioptrique, explique parfaitement le phénomène de l'accommodation. Il s'ensuit qu'à l'état de repos des agents accommodateurs le cristallin est sollicité, par une force extrinsèque, à prendre une forme contraire à son équilibre normal; c'est probablement dans les organes situés à l'équateur du cristallin que nous trouverons l'agent de cette force.

Les rapports de l'équateur du cristallin sont les suivants : L'équateur est environ au niveau du sommet des procès ciliaires (ce point toutefois n'est pas encore très élucidé), mais il ne touche jamais les procès eux-mêmes. Il est aujourd'hui démontré à satiété qu'il y a un certain espace entre les procès ciliaires et le cristallin, et que cet espace persiste lors de l'accommodation.

VII. *Ligament suspenseur du cristallin*, nommé aussi *anneau*, *zone* ou *zonule de Zinn*. Le cercle libre compris entre l'équateur du cristallin et les sommets des procès ciliaires est traversé de dehors en dedans par le ligament suspenseur, qui adhère au sommet des procès, et de là s'élance vers l'équateur du cristallin sur lequel il s'insère. L'origine du ligament suspenseur doit cependant être recherchée plus en dehors et en arrière que les sommets des procès ciliaires. Au niveau de l'ora serrata — cette limite importante entre les segments oculaires antérieur et postérieur — on voit apparaître (fig. 1) dans les couches périphériques du corps vitré, et surtout dans sa membrane enveloppante, un grand nombre de fibres hyalines d'une ténuité extrême, invisibles à l'œil nu, renfermant des noyaux ; elles prennent toutes une direction méridionale en avant et en dedans, les unes vers les sommets des procès ciliaires, les autres dans les sillons entre les procès. Elles finissent par se réunir à plusieurs pour former des bandes plus épaisses qui adhèrent au sommet des procès, et de là vont s'insérer à la capsule du cristallin. La plupart se rendent en avant de l'équateur, où leur insertion forme une ligne festonnée visible à l'œil nu, surtout sur certains cristallins pathologiques; quelques-unes de ces fibres s'insèrent plus en arrière, à l'équateur même; d'autres enfin dans la périphérie de la face postérieure du cristallin (fig. 2).

Si on détache le cristallin et le corps vitré des enveloppes de l'œil, surtout sur des yeux de cadavre plus ou moins macérés, non-seulement le ligament suspenseur du cristallin suit le corps vitré, jusque tout contre l'ora serrata, là où il naît sous formes de fibrilles très-minces, mais encore le pigment de la partie ciliaire de la rétine suit la zone de Zinn ; et, comme dans les sillons ce pigment est plus développé qu'aux sommets des saillies du corps ciliaire, la surface du corps vitré porte alors à sa région ciliaire une série de bandes noires, séparées par des bandes claires, dirigées toutes dans le sens méridional. Cet aspect (godroné) du corps vitré macéré, décrit comme un fait d'anatomie normale, a contribué à introduire les désignations de « cercle ciliaire, zone ciliaire, canal godroné, etc. », pour les organes situés à ce niveau. Ces désignations, employées successivement pour désigner des formations très-diverses, tombent heureusement dans un oubli de plus en plus complet.

On est loin d'être d'accord sur la disposition du ligament suspenseur du cristallin, malgré les nombreux travaux récents dont il a été l'objet. Dans tous les cas, il contribue à former la paroi postérieure de la chambre postérieure. Les uns prétendent que cette paroi est incomplète à ce niveau, qu'il y a des fentes entres les fibres constituantes du ligament suspenseur ; pour les autres, les fibres antérieures sont reliées latéralement et constituent une membrane complète. Un autre point en litige est l'insertion sur le cristallin : suivant les uns, toutes les fibres s'insèrent à la face antérieure du cristallin ; d'autres décrivent en outre une insertion en arrière de l'équateur : on aurait donc, en dehors de l'équateur du cristallin, un canal circulaire autour du cristallin, triangulaire sur une section, limité en avant et en arrière par un feuillet du ligament suspenseur ; ce canal est décrit sous le nom de *canal godroné* ou *canal de Petit*. Nous faisons grâce de plusieurs autres variantes relatives au ligament suspenseur ; ce que nous venons de dire démontre suffisamment qu'il y a là pour des recherches anatomiques un champ d'investigation très inculte encore.

Le ligament suspenseur du cristallin ayant un point d'attache aux procès ciliaires, nous verrons plus loin que pendant l'accommodation ceux-ci doivent agir de l'une ou de l'autre manière sur le cristallin par l'entremise de son igament. Faisons seulement remarquer ici, comme détail anatomique, la direction du ligament suspenseur. D'après notre figure 1, il se dirige, particulièrement à partir des procès ciliaires, de dehors en dedans, vers l'équateur du cristallin. Toutefois, nous avons déjà dit que la situation respective des parties à ce niveau (cristallin avec son ligament, sommets des procès ciliaires) est loin d'être connue parfaitement.

VIII. Un milieu transparent, le *corps vitré*, remplit tout à fait le grand compartiment de la cavité intra-oculaire situé en arrière du cristallin et de son ligament suspenseur (fig. 1). C'est une substance comme gélatineuse, moins consistante que le cristallin. Sa périphérie, condensée en une membrane homogène (*membrane hyaloïde*), est appliquée intimement contre la face interne de la rétine, contre les procès ciliaires, contre le ligament suspenseur et contre la face postérieure du cristallin. Nous avons même vu qu'au niveau de l'ora serrata les fibres d'origine du ligament suspenseur du cristallin prennent naissance dans la membrane hyaloïde et dans les couches superficielles du corps vitré. Rappelons aussi que normalement la membrane est soudée au feuillet postérieur du cristallin, au point de faire corps avec lui. Au point de vue optique, il est important de savoir que l'indice de réfraction de l'humeur vitrée est à peu près le même que celui de l'humeur aqueuse. Le cristallin est donc environné de toutes parts d'un milieu transparent dont l'indice de réfraction est inférieur au sien (*voy.* pour la structure l'article Corps vitré).

IX. *Situation topographique de l'œil dans l'orbite.* Nous avons à considérer ici les rapports du bulbe avec le rebord orbitaire et avec les parois osseuses de l'orbite. L'œil ne touche nulle part les os; il en est séparé dans toutes les directions par une masse de parties molles (muscles, graisse, vaisseaux, etc.), qui remplit tout à fait l'espace orbitaire non occupé par le globe, et qui se moule régulièrement sur ce dernier, de manière à lui former comme une coque, une cavité articulaire. Naturellement, il faut excepter le segment antérieur de l'œil, qui est à nu, et recouvert seulement par la conjonctive.

L'axe antéro-postérieur de l'œil ne coïncide pas avec l'axe antéro-postérieur de l'orbite. Le dernier se dirige en dehors, et forme avec celui du côté opposé un angle ouvert en avant, de 42 à 43 degrés, et dont le sommet se trouve un peu en arrière de la selle turcique. Les axes des deux yeux au contraire sont parallèles, et dirigés presque droit devant nous; plus exactement, ils comprennent entre eux un angle de 10 degrés.

Le sommet de la cornée se trouve à peu près sur la ligne qui joindrait les points les plus proéminents des bords orbitaires supérieur et inférieur (sur une coupe verticale). Sur une coupe horizontale, au contraire, les bords orbitaires interne et externe ne viennent pas au niveau du sommet cornéen; la ligne qui réunit ces deux bords coupe les tuniques oculaires, en dehors un peu en arrière de l'ora serrata, en dedans au bord antérieur du corps ciliaire.

Le bulbe est donc le plus à découvert en dehors; en dedans, les os propres du nez prolongent en quelque sorte l'orbite. La pratique a depuis longtemps démontré que les violences extérieures agissent sur le bulbe surtout du côté externe. Pour couper le nerf optique dans l'opération de l'énucléation de l'œil, on pénètrerait de préférence du côté externe dans l'orbite, si le nerf optique était inséré au pôle postérieur de l'œil; mais cette insertion est plus en dedans; de plus, les os propres du nez sont inclinés assez pour ne pas gêner les instruments, de sorte que beaucoup d'opérateurs pénètrent de préférence du côté interne. Le centre de l'œil est situé à quelques millimètres en dehors de l'axe antéro-postérieur de l'orbite.

Les rapports de l'œil avec l'orbite ne sont pas absolument fixes. On peut le refouler légèrement en arrière et le déplacer latéralement par une pression du doigt; naturellement il faut alors que le reste du contenu de l'orbite se déplace en sens opposé. On a consigné un certain nombre de cas (Arlt) de corps étrangers, pénétrés dans l'orbite du côté externe, ayant produit une luxation de l'œil au devant de l'orbite; la réduction a rétabli la fonction de l'organe. La situation de l'œil dans l'orbite dépend encore de plusieurs autres conditions. Ainsi, la graisse vient-elle à se développer excessivement autour de l'œil, elle pousse ce dernier un peu en avant; vient-elle à s'atrophier, la pression atmosphérique repousse l'œil en arrière. Grâce cependant aux liens aponévrotiques de l'œil avec l'orbite, ces déplacements du bulbe ne peuvent pas facilement dépasser une certaine limite. Lors d'un amaigrissement considérable, le déplacement possible du bulbe ne suffisant pas à combler le vide, la pression atmosphérique, agissant sur les parties molles qui entourent l'œil, les déprime et produit entre l'œil et l'orbite un enfoncement assez grand quelquefois pour admettre un doigt.

X. Muscles de l'œil (*voy.* p. 303, *la*, fig. 4). Nous commencerons la description des organes qui environnent l'œil dans l'orbite par celle des muscles.

Il y a sept muscles striés dans l'orbite, dont six ont une insertion sur le globe oculaire : ce sont les six *muscles extrinsèques* de l'œil, en opposition avec les muscles « intrinsèques (muscle ciliaire, muscles de l'iris) ». Ces six muscles seuls meuvent l'œil; le septième est le releveur de la paupière supérieure; il n'a pas de rapport immédiat avec l'œil. Pour comprendre la disposition exceptionnelle des muscles qui s'attachent à l'œil, il faut savoir que ce dernier n'exécute jamais de déplacement de toute sa masse, mais seulement des rotations autour d'un centre qui reste toujours fixe, et qui est situé à 1-2 millimètres en arrière du milieu de l'axe antéro-postérieur de l'œil. Un déplacement du segment oculaire antérieur suppose toujours un déplacement du segment postérieur en sens opposé.

Parmi les muscles insérés sur le globe oculaire, nous avons en premier lieu les quatre *muscles droits*, un *supérieur*, un *inférieur*, un *externe* et un *interne*; ils sont droits en ce sens que leur direction est plus ou moins parallèle à l'axe antéro-postérieur de l'œil. Ils produisent des rotations oculaires autour d'axes situés plus ou moins près du plan équatorial de l'œil. Nous avons de plus deux *muscles obliques*, un *grand* et un *petit*, qui produisent une rotation de l'œil autour de son axe antéro-postérieur.

Les quatre muscles droits et le grand oblique ont leurs insertions fixes au fond de l'orbite, autour du trou optique, avec le releveur de la paupière; le muscle petit oblique a son insertion fixe en avant, au bord orbitaire interne.

L'insertion au fond de l'orbite se fait sur une membrane périostale très-épaisse, produite par la confluence de la dure-mère et du périoste orbitaire, au niveau de la fente sphénoïdale. Cette membrane ferme la fente sphénoïdale, et ne présente à ce niveau que deux ouvertures plus grandes : l'une au niveau du trou optique; l'autre, à l'extrémité interne de la fente sphénoïdale, un peu en dehors et en dessous du trou optique, destinée au passage du nerf oculo-moteur commun. Les muscles s'insèrent en cercle autour de ces deux ouvertures; les deux nerfs (optique et oculo-moteur commun) se placent au centre du cône formé par l'assemblage des corps musculaires. Du reste, tous ces muscles s'insèrent sur la base de la petite aile du sphénoïde, où notre membrane fait office de périoste.

Eu égard à leurs insertions et à leurs parcours, on divise les six muscles insérés au fond de l'orbite en deux couches, une centrale, formée par les quatre muscles droits, et une superficielle comprenant le grand oblique et le releveur de la paupière supérieure.

Les corps des quatre muscles droits forment sensiblement une pyramide à sommet postérieur; ils se soudent ensemble de manière à constituer un entonnoir oval, dont la lumière va aboutir au trou optique et au trou périostal pour le passage du nerf oculo-moteur commun. Les insertions du muscle grand oblique et du releveur de la paupière supérieure se joignent à celle des muscles droits, celle du releveur naturellement en haut, celle du grand oblique en dedans.

De ces six muscles, cinq ont à peu près le même parcours en avant; le grand oblique fait exception. Les quatre *droits* se dirigent en avant, d'abord appliqués contre la paroi de l'orbite, à l'exception du droit supérieur, qui en est séparé par le releveur de la paupière supérieure. A peu près vers le milieu de leur course, ils s'éloignent de l'orbite, plongent dans le tissu cellulo-graisseux de l'orbite, et, dirigés obliquement en avant et en dedans, ils vont s'insérer sur le globe oculaire, un peu en avant de son équateur. A partir de l'équateur, ils sont appliqués sur la sclérotique et, lors de leurs contractions, ils se déroulent en quelque sorte sur l'œil.

Le *releveur de la paupière* supérieure longe la paroi orbitaire plus loin ; il finit cependant par se dévier en bas, traverse également le tissu graisseux de l'orbite, s'étend en éventail et s'insère au bord supérieur de la paupière supérieure dans toute son étendue (*voy.* RELEVEUR).

Le muscle *grand oblique* (*os*, fig. 4, p. 303), né de la partie la plus reculée de l'angle interne de l'orbite, se dirige en dedans et en haut, longe dans toute sa longueur l'angle supéro-interne, et va gagner sa *poulie* de renvoi, anneau cartilagineux attaché à une dépression de l'os frontal. Devenu tout à fait tendineux, il se réfléchit sur la poulie en dehors et en arrière, passe sous l'extrémité antérieure du droit supérieur, et s'insère, étalé en éventail; sur l'octant supérieur, postérieur et externe de la surface bulbaire. Un point capital dans l'anatomie de ce muscle, c'est sa réflexion sur sa poulie de renvoi. Le bord orbitaire antérieur offre à son angle supéro-interne une petite rigole, une échancrure, complétée en anneau par une lame fibreuse, constituant la poulie. De cette manière l'effet de la contraction musculaire agit sur l'œil de dehors en dedans et d'arrière en avant, c'est-à-dire dans une tout autre direction que celle du corps musculaire.

Le septième muscle à considérer est le *petit oblique*. A l'opposé des muscles précédents, il a son insertion fixe à la partie inférieure et interne du rebord orbitaire, immédiatement en arrière de la crête lacrymale de l'os unguis, c'est-à-dire en arrière de l'ouverture orbitaire du canal lacrymal. Le muscle se détache dès son origine de la paroi osseuse, se dirige en dehors et en arrière, décrivant une courbe à concavité supérieure, moulée sur le globe oculaire, passe sous le muscle droit inférieur, et s'insère en éventail sur l'octant inférieur, postérieur et externe de la surface du globe oculaire. Son insertion va à l'encontre de celle du grand oblique, et les fibres extrêmes de ces deux insertions se rencontrent (*oi*, même fig.). Les deux obliques sont donc aussi appliqués contre l'œil, et se déroulent lors de leurs contractions.

Les quatre muscles droits ont tous à peu près la même longueur (les tendons y compris), de 40 millimètres; les obliques n'ont que 32-34 millimètres. Eu égard à l'épaisseur de leurs corps musculaires, il se rangent dans l'ordre suivant : droit interne (17,4 millimètres carrés), droit externe (16,7 millimètres carrés), droit inférieur (15,9 millimètres carrés) et droit supérieur (11,3 millimètres carrés). Le grand oblique n'a que 8,4 millimètres carrés, et le petit oblique seulement 7,9 millimètres carrés (d'après Volkmann). La longueur n'est donc pas en raison de l'épaisseur; le droit interne est le plus fort, le droit supérieur le plus faible des muscles droits.

L'insertion des six muscles extrinsèques sur l'œil, leur insertion mobile, a lieu d'une manière tout à fait particulière, et différente de ce qu'on trouve généralement dans l'organisation ; et comme cette particularité est très-importante en vue de certaines opérations, il convient de s'y arrêter spécialement.

Pour fixer les idées, envisageons les quatre muscles droits. Chacun de ces muscles a une double insertion, une sur la sclérotique, par son tendon, et une sur l'aponévrose de la capsule de Ténon, par l'intermédiaire des fascias musculaires. Aussi, après section, sur le vivant, de l'insertion sur la sclérotique, le muscle ne peut pas se retirer au fond de l'orbite, il est retenu en avant par son fascia inséré sur la capsule de Ténon.

Négligeons pour le moment l'insertion aponévrotique, et disséquons les tendons. Les corps musculaires, appliqués en avant sur le globe oculaire, se sont déjà étalés en largeur; les tendons s'étalent encore davantage, et s'insèrent sous cette forme, à une certaine distance de la cornée transparente, sur des lignes plus ou moins parallèles à la périphérie cornéenne. La largeur de ces différentes insertions varie d'un muscle à l'autre et suivant les individus.

Outre l'insertion tendineuse proprement dite, il y en a une seconde, également sur la sclérotique. Jusque tout près de leur insertion sur la sclérotique (à 1-2 millimètres de celle-ci) les tendons ont une surface parfaitement lisse, et n'affectent pas d'adhérences avec les parties voisines; contre la sclérotique, ils émettent à droite et à gauche de nombreuses fibres qui s'y insèrent, élargissant en quelque sorte l'insertion sclérotidienne.

Quant à l'insertion des fascias musculaires sur la capsule de Ténon, et aux rapports existants entre les tendons et la capsule de Ténon, ces points ne peuvent être traités qu'un peu plus loin, quand nous considérerons le tissu fibreux de l'orbite dans son ensemble.

Suivant Merkel, le droit externe a le tendon le plus court, de 3,7 millimètres; puis viennent les droits supérieur et inférieur avec 5,50 millimètres environ, et enfin le droit interne avec 8,8 millimètres. Les distances auxquelles les quatre droits s'insèrent de la périphérie cornéenne varient aussi un peu : pour le droit supérieur à 8 millimètres, le droit inférieur à 7,2 millimètres, le droit externe à 6,8 millimètres et le droit interne à 6,5 millimètres (Merkel). L'insertion du droit interne serait donc la plus rapprochée de la cornée; il y a cependant sous ce rapport des différences individuelles notables.

Des données précédentes il résulte que lors de l'opération de la ténotomie on doit aller avec la pince ou avec le crochet saisir le tendon du muscle droit interne à plus de 6,5 millimètres en arrière de la cornée; et comme ce tendon a une longueur de 8,8 millimètres, on ne risque guère d'aller trop en arrière, tandis qu'on reste facilement trop en avant. Si l'on a présent à l'esprit ce que nous avons dit au sujet de la résistance de l'enveloppe externe de l'œil, on comprend le précepte pratique suivant lequel la pince, pour aller saisir le tendon, doit être dirigée perpendiculairement à la surface de l'œil, et qu'on doit y aller hardiment; le bulbe en effet ne se laissera pas saisir, il fuit devant l'instrument.

Les insertions oculaires des deux muscles obliques se font dans le genre de celles des muscles droits. Elles sont doubles également, par un tendon sur la sclérotique, et par les fascias sur la capsule de Ténon. Celle du grand oblique est à 16 millimètres, et celle du petit oblique à 17 millimètres de la périphérie cornéenne. Le tendon du petit oblique n'a que 2,6 millimètres de longueur, tandis que celui du grand oblique en a 19,5 à partir de sa poulie jusqu'à la sclérotique.

XI. *Capsule de Ténon*, *aponévroses*, *fascias* et *tissu graisseux de l'orbite*. En dehors du bulbe oculaire, la cavité orbitaire renferme une quantité d'autres tissus dont voici la disposition.

En avant, l'orbite est plus ou moins fermé par le voile composé des paupières et de l'*aponévrose tarso-orbitaire*. Cette aponévrose est une membrane assez résistante, insérée sur toute l'étendue du bord supérieur du tarse supérieur et au bord inférieur du tarse inférieur; elle relie les tarses au bord orbitaire, de manière à fermer l'orbite en avant. A son insertion osseuse, cette aponévrose se continue avec le *périoste orbitaire*. Celui-ci est une lame fibreuse très-résistante, continue en arrière avec la lame fibreuse sur laquelle nous avons vu les muscles s'insérer au fond de l'orbite. La lame périostale n'adhère fortement à l'os sous-jacent qu'au bord orbitaire antérieur, et au niveau des souttures osseuses; dans le reste de son étendue elle n'y est réunie que par des liens très-lâches. Il est bon d'avoir présente à l'esprit cette disposition quand on veut extirper tout le contenu de l'orbite. On recommande aujourd'hui, quand une tumeur maligne intra-oculaire a déjà envahi les organes circumoculaires, ou bien si elle y a pris naissance, d'extirper le périoste avec le contenu de l'orbite. Cette opération n'offre pas de difficultés; après incision, avec un bistouri, du périoste à son insertion au bord orbitaire, le manche d'un scalpel introduit sous le périoste le décolle aisément et nettement de l'os; quelques coups de ciseaux, en incisant les adhérences au niveau des souttures osseuses, et celle plus forte au niveau du trou optique, achèveront l'opération[1].

Le sac circonscrit par le périoste orbitaire, l'aponévrose tarso-orbitaire et les paupières, est beaucoup plus spacieux que le volume du bulbe avec ses muscles, nerfs et vaisseaux. D'une manière générale, le reste du sac est rempli par du tissu cellulo-graisseux, moulé sur le globe, et formant autour de lui comme une cavité articulaire. Nous avons déjà insisté sur ce point que le tissu graisseux se laisse déplacer avec plus ou moins de facilité, et permet au globe oculaire de fuir jusqu'à un certain point devant le doigt explorateur.

Contre le globe oculaire, le tissu conjonctif de l'orbite se condense en une membrane aponévrotique, dont la face interne est à proprement parler la cavité articulaire dans laquelle se meut le globe oculaire. L'aponévrose en question, vec la fente plus ou moins complète située entre elle et le globe oculaire, a reçu le nom de *capsule de Ténon*, du nom de son inventeur.

Les idées de Ténon sur la capsule qu'il venait de découvrir se ressentaient de la doctrine, alors régnante, de Bichat sur la constitution des séreuses. Les recherches récentes ont montré que, malgré certaines modifications qu'il a fallu faire au schéma de Ténon (sac fermé invaginé sur lui-même et présentant deux feuillets, un pariétal et un viscéral), ce dernier correspond cependant à la vérité plus qu'on n'était disposé à l'admettre il y a une dizaine d'années.

Schwalbe, dans des recherches classiques, a démontré que les injections poussées soit dans l'espace suprachoroïdien, soit dans l'espace situé entre la dure-mère et l'arachnoïde du système nerveux central, remplissent un espace ou fente entourant le globe oculaire, et situé à l'endroit du sac synovial de Ténon. L'injection peut être poussée jusque tout près du nerf optique, et jusque tout près de la périphérie cornéenne. En avant donc, l'espace injecté arrive jusque dans le voisinage de la cornée. En arrière, l'injection ne dépasse pas l'entrée des nerfs et vaisseaux ciliaires postérieurs dans l'œil, et elle laisse libre un espace circulaire d'un diamètre de 1 centimètre, au milieu duquel se trouve l'insertion du nerf optique sur la sclérotique.

Schwalbe distingue deux feuillets à la capsule de Ténon, un viscéral et un pariétal. Ce dernier, qui est la capsule de Ténon proprement dite, est une aponévrose solide, dont la face interne est en réalité la paroi de la cavité

[1] Chez les grands mammifères, la lame périostale renferme de nombreuses fibres musculaires lisses, constituant le muscle orbitaire. Des traces de cette organisation se trouvent chez l'homme, attendu qu'au niveau de la fente sphéno-maxillaire la lame périostale renferme des fibres musculaires lisses.

articulaire sur laquelle glisse le globe oculaire. En arrière, elle se soude intimement avec la sclérotique, là où l'injection s'arrête ; en avant, elle se perd dans la conjonctive, tout près de la périphérie cornéenne, et avec la conjonctive elle adhère plus ou moins à la sclérotique. Ce feuillet est en définitive un épaississement membraneux du tissu conjonctif de l'orbite.

Le feuillet viscéral (episclère) est une couche très-peu développée de tissu conjonctif plus lâche qui recouvre la sclérotique et dont les plans les plus externes, qui forment paroi à l'espace injecté, sont un peu plus condensés.

Ces deux feuillets ne sont toutefois pas isolés comme les feuillets d'une séreuse véritable; ils sont réunis par de nombreux trabécules très-lâches de tissu conjonctif permettant néanmoins au feuillet viscéral, uni à la sclérotique, de glisser le long du feuillet pariétal. Ces trabécules délimitent des espèces de vacuoles, et ce sont ces vacuoles qu'on remplit quand on pousse l'injection signalée plus haut.

Ajoutons, pour caractériser l'espace de la capsule de Ténon, que les faces adossées des deux feuillets sont recouvertes par un endothélium continu très-beau, qui recouvre en même temps les trabécules intermédiaires. La fente de la capsule de Ténon est donc un ensemble de vacuoles communiquant largement ensemble et tapissées d'une couche continue d'endothélium. C'est là, en définitive, la constitution des lacunes lymphatiques qu'on a découvertes en si grand nombre dans le corps humain, et au nombre desquelles on range aujourd'hui la fente de la capsule de Ténon. A l'appui de ceci, on cite la possibilité de remplir ces espaces par une injection poussée dans les espaces lymphatiques du cerveau et du nerf optique, ainsi que dans l'espace suprachoroïdien qui, lui aussi, est considéré comme une fente lymphatique. L'injection poussée dans l'espace suprachoroïdien passe la sclérotique autour des veines vorticineuses.

Quelques auteurs ne parlent que d'un seul feuillet de la capsule de Ténon, et alors ils ont en vue le feuillet externe. Nous avons vu qu'une telle manière d'envisager les choses a sa raison d'être.

Les rapports entre la capsule de Ténon et les tendons des muscles de l'œil sont très-importants à considérer, et cependant les idées de beaucoup d'auteurs sont loin d'être bien nettes à ce sujet.

Les tendons aplatis des quatre muscles droits perforent des fentes dans le feuillet externe de la capsule de Ténon, s'élargissent encore davantage, et s'insèrent sur la sclérotique dans la lumière de l'espace de Ténon. Aussi, quand on a poussé une injection dans cet espace, la masse entoure les extrémités tendineuses antérieures. La surface de ces tendons est parfaitement lisse, et à leur passage à travers les fentes de la capsule ils ne sont réunis à cette dernière que par quelques filaments fibreux extrêmement lâches, sans résistance sérieuse et permettant un certain jeu aux tendons dans le sens de l'action musculaire. Près de leur insertion sur la sclérotique, dans l'espace de Ténon, ils émettent de nombreuses fibres qui à droite et à gauche de l'insertion tendineuse proprement dite fixent les tendons à la sclérotique, comme nous l'avons déjà dit. Quand sur une préparation anatomique on tire sur un muscle, on voit ces fibres se tendre tout autour du tendon. Ce sont ces fibres qu'il importe de couper dans la strabotomie quand on veut obtenir un effet considérable. La capsule de Ténon n'a rien à faire avec le tendon, et les liens si lâches au niveau de la fente pour le passage des tendons n'entrent pas en ligne de compte lors d'une opération de ce genre.

Dans les traités d'ophthalmologie on insiste cependant, et avec raison, sur le fait qu'une incision latérale plus ou moins large de la capsule de Ténon permet de graduer l'effet de la ténotomie. Toutefois cela ne tient pas à une adhérence des tendons musculaires avec la capsule de Ténon, mais au rapport particulier que les fascias musculaires affectent avec elle. Chaque muscle, en effet, est recouvert d'une mince aponévrose, qui s'épaissit en avant, et là où elle s'applique sur la capsule de Ténon, elle adhère intimement à celle-ci, particulièrement aux endroits perforés par les tendons. Cette adhérence des fascias empêche le muscle de se retirer au fond de l'orbite quand son tendon est détaché de la sclérotique; elle est la raison principale pour laquelle une large incision de la capsule de Ténon augmente l'effet de la ténotomie. C'est elle aussi qu'on doit avoir en vue quand, à l'aide d'un point de suture, on tâche d'atténuer l'effet d'une ténotomie qu'on trouve après coup avoir dépassé le but.

Boucheron a récemment décrit avec soin les détails qui nous occupent ici. Cet auteur signale de plus une double adhérence entre le feuillet pariétal de la capsule de Tenon et les tendons des muscles après leur pénétration dans la cavité de Ténon. Les deux bords du tendon sont reliés dans toute leur longueur (dans la cavité de Ténon) au feuillet viscéral de la capsule de Ténon par des lamelles fibreuses, qui interceptent même ainsi une espèce de bourse muqueuse sous-conjonctivale située en avant du tendon.

La face externe de la capsule de Ténon (du feuillet externe) et des fascias musculaires émet de minces membranes fibreuses qui cloisonnent le tissu graisseux de l'orbite, et vont s'insérer sur le périoste de la paroi osseuse. Contre l'équateur oculaire environ, là où les tendons musculaires perforent la capsule de Ténon, ces expansions des fascias musculaires se renforcent considérablement et jouent un rôle important dans la fixation et les mouvements du bulbe. Comme elles adhèrent très-intimement en cet endroit à la capsule de Ténon, différents auteurs ont cru y trouver des prolongements de la capsule vers les parois osseuses. Elles tendent toutes à aller s'insérer contre le rebord orbitaire, tout près de l'insertion de l'aponévrose tarso-orbitaire, avec laquelle elles se soudent en plus d'un endroit. Elles se rencontrent du reste de diverses manières, se soudent, et particulièrement sous la portion supérieure de la glande lacrymale, elles forment, par leur réunion, une aponévrose plus forte, qui sépare les deux portions de la glande, et qui est souvent décrite comme une aponévrose à part. La même chose existe pour les deux obliques; l'aponévrose du grand oblique s'insère par une forte expansion sur la poulie de renvoi.

Il est à remarquer que des fibres musculaires lisses (Sappey) et striées (Merkel) peuvent s'étendre au loin dans toutes ces expansions aponévrotiques, constituant de petits muscles dont l'action est opposée à celle des muscles proprement dits (Sappey), et dont deux ont même reçu les noms de muscle orbitaire interne (celui du droit interne) et de muscle orbitaire externe (celui du droit externe).

Les expansions aponévrotiques en question semblent remplir un double rôle. D'abord elles empêchent le globe oculaire de se déplacer trop facilement en avant ou en arrière; par l'entremise des tendons et de la capsule de Ténon, elles s'insèrent en effet sur le globe lui-même. En second lieu, elles jouent vis-à-vis des muscles le rôle de freins, empêchent des rotations exagérées de l'œil. Cette action est renforcée encore par la présence de fibres musculaires nombreuses, dont l'effet n'est pas à dédaigner à ce point de vue (Merkel). Lors de la ténotomie, elles contribuent à retenir en avant les muscles et les empêchent de se retirer au fond de l'orbite.

XII. *Nerfs qui se rendent à l'œil.* La description des nerfs de l'œil a sa place dans des articles spéciaux, et nous ne présenterons ici que des considérations générales. Aucun organe du corps ne peut rivaliser avec le bulbe oculaire, non-seulement pour le nombre des nerfs distincts, mais encore pour la masse totale des fibres nerveuses. Nous avons six paires crâniennes, l'oculo-moteur commun, l'oculo-moteur externe, le pathétique, la branche ophthalmique du trijumeau, le facial et le nerf optique, pour l'innervation de l'œil et de ses annexes, sans parler du rameau orbitaire de la seconde branche du trijumeau ; il y a de plus des filets provenant du grand sympathique, non-seulement pour régler la circulation, comme dans les autres organes, mais pour présider à certains mouvements de muscles intrinsèques de l'œil.

Tout d'abord, les points d'émergence de la masse cérébrale sont pour tous ces nerfs situés à la base du crâne, sur le pourtour du pont de Varole. Le nerf oculomoteur apparaît en avant du pont, dans le sillon qui sépare ce dernier de la substance perforée postérieure, tout contre la ligne médiane. L'origine véritable, ganglionnaire, est cependant plus profonde, dans un ganglion allongé situé au niveau des corpuscules quadrijumeaux, en avant de l'aqueduc de Sylvius, et qui lui est commun avec le nerf pathétique. D'une part, le ganglion est très-allongé (son extrémité antérieure est même dans le troisième ventricule), et d'autre part des faisceaux de fibres s'en détachent dans toute sa longueur, et cela de manière qu'au point d'émergence du nerf ce dernier est encore subdivisé en un certain nombre de racines, échelonnées d'avant en arrière. Ces divers faisceaux de fibres, qui se réunissent bientôt en un tronc unique, ont des fonctions tout à fait spéciales. Sur le côté du pont de Varole apparaissent ensemble le nerf pathétique et le trijumeau. Le trijumeau seul a son point d'émergence réel en cet endroit. Le pathétique vient de plus loin, et, si nous le poursuivons, nous le voyons s'engager sous l'arachnoïde, contourner le pédoncule cérébral par sa face externe, contourner encore le processus *cerebelli ad corpora quadrigemina*, et se perdre dans la valvule de Vieussens. On sait qu'en réalité il se croise dans la valvule, et va se rendre dans l'extrémité postérieure du noyau qui émet en même temps l'oculo-moteur commun. Le trijumeau, un nerf sensible, au moins pour le rameau qu'il envoie dans l'orbite[1], sort de la masse cérébrale à l'endroit où le *processus cerebelli ad pontem* va se confondre avec le pont de Varole. Au bord postérieur du pont de Varole émerge l'oculo-moteur externe, au fond du sillon qui sépare les pyramides du pont. Tout contre lui et un peu en dehors se trouvent le nerf facial et le nerf acoustique, rapport important à noter. Le noyau de l'oculo-moteur externe est dans le plancher du quatrième ventricule, tout contre la ligne médiane ; il affecte un rapport de voisinage très-important avec les fibres du nerf facial.

XIII. On voit donc que tous les nerfs destinés à l'œil et à ses annexes vont se rendre dans certains ganglions situés dans la moelle allongée. Ces ganglions se trouvent répandus dans toute la longueur de la moelle allongée, à commencer par le nerf oculo-moteur commun, qui fait irruption dans le troi-

[1] Le filet moteur du trijumeau, qui se rend tout entier dans les muscles masticateurs (le muscle buccinateur seul est innervé par le facial), temporal, masseter, les deux ptérygoïdiens, nous intéresse au point de vue pathologique, puisqu'il fait souvent partie de l'image clinique d'une paralysie du trijumeau.

sième ventricule, pour finir avec le trijumeau, qui descend jusque dans la moelle cervicale. Les ganglions des nerfs moteurs (oculo-moteur commun, pathétique et oculo-moteur externe) se caractérisent à première vue comme des ganglions moteurs : ils sont la continuation des colonnes antérieures (motrices) de la moelle, et leurs cellules composantes ressemblent tout à fait aux cellules motrices de la moelle. Les origines sensitives du trijumeau, c'est-à-dire du nerf sensitif de l'œil, sont encore plus étendues et plus nombreuses que celles des nerfs moteurs. Outre la racine motrice (qui sort d'un ganglion offrant les caractères des ganglions moteurs), nous avons une infinité de racines surgissant aux endroits les plus divers du mésocéphale, les unes arrivant d'en haut, les autres arrivant d'en bas, et cependant on peut être sûr que bon nombre de ces filets d'origine du trijumeau sont encore inconnues. On a poursuivi une racine ascendante jusque tout près du troisième ventricule, sous les tubercules quadrijumeaux antérieurs; il en vient du cervelet, et la racine descendante pénètre dans la moelle épinière.

La multiplicité et la dissémination des origines du trijumeau tient à ce que ce nerf est la racine sensitive correspondant non-seulement à sa propre racine motrice, mais encore à l'oculo-moteur commun, à l'oculo-moteur externe, au pathétique, au facial, et même aux paires cervicales supérieures. On sait dans quelle forte mesure le trijumeau, ce gardien, cette sentinelle de l'œil, produit des mouvements réflexes dans les nerfs moteurs que nous venons de citer. Nous pouvons même aller plus loin, et relever le fait qu'au niveau du mésocéphale toutes les voies motrices réflexes, qui des couches optiques se rendent vers la périphérie, affectent un rapport plus ou moins intime entre les nombreuses stations d'origine du nerf trijumeau.

Mais il est clair que là ne s'arrêtent pas les connexions centrales des fibres nerveuses motrices et sensitives de l'œil. Tout d'abord, il faut qu'elles ou leurs centres d'innervation mésocéphaliques soient reliés aux centres psychiques, aux hémisphères cérébraux. Ces voies plus centrales ont été décrites (par Meynert), au moins pour le noyau de l'oculo-moteur commun et pour le trijumeau.

Nous demandons plus encore à l'origine centrale des nerfs oculaires. La grande complication des mouvements réflexes produits par les nerfs oculaires sensitifs et moteurs suppose des liens entre les noyaux d'origine de ces nerfs et un grand nombre de centres réflexes. Nos connaissances à ce sujet sont encore rudimentaires. Nous pouvons cependant signaler que les centres moteurs sont tous plus ou moins près des tubercules quadrijumeaux, qui sont certainement le siége d'un grand nombre de ces centres réflexes (Adamück), et dans lesquels se rend une bonne partie des fibres du nerf optique : or, les impressions lumineuses sont une source très-féconde de mouvements réflexes dans les muscles oculaires et dans d'autres muscles du corps.

Certains auteurs croient avoir vu des fibres allant du noyau de l'oculo-moteur commun aux tubercules quadrijumeaux; d'autres croient avoir découvert des fibres directes reliant le noyau de l'oculo-moteur externe aux tubercules quadrijumeaux et au noyau de l'oculo-moteur du même côté, cette dernière circonstance expliquant l'association du muscle droit interne d'un côté avec le droit externe de l'autre côté (Huguenin, Duval), etc., etc. Mais cela mérite confirmation. De tels mécanismes nerveux doivent être supposés pour expliquer les associations si diverses entre les muscles de l'œil.

XIV. De leurs différents points d'émergence de la substance cérébrale les nerfs de l'œil tendent tous sensiblement vers le même endroit, le sinus veineux caverneux. Cette convergence a pour effet de les rapprocher du plexus nerveux sympathique carotidien, auquel tous empruntent des filets vasomoteurs. Assez séparés à leur origine, ils se rapprochent, affectent avec les nerfs voisins des rapports autres que jusqu'ici, tous détails de la plus haute importance quand il s'agit de localiser certains processus centraux siégeant à la base du cerveau, et intéressant les nerfs qui nous occupent. A l'endroit où le sommet de la pyramide de l'os temporal et la selle turcique du sphénoïde se rencontrent, les nerfs se sont rapprochés; ils traversent la dure-mère et, après un trajet plus ou moins long dans le sinus veineux caverneux, ils se ramassent en quelque sorte en un paquet, tout contre la fente sphénoïdale, qui leur livre passage dans l'orbite.

L'espace étroit sur lequel se condensent tous les organes importants qui nous occupent ici est la partie médiane de la fosse cérébrale moyenne, bordée en dedans par le corps de l'os sphénoïde, ce dernier présentant la selle turcique, les deux apophyses clinoïdes, l'une antérieure, l'autre postérieure.

Sur le côté de la selle turcique est la faible gouttière qui loge l'artère carotide interne dès son entrée dans le crâne par le trou déchiré postérieur. C'est l'endroit où la pyramide de l'os temporal se rencontre avec le corps du sphénoïde. A ce niveau, la dure-mère n'est pas intimement appliquée à l'os, elle passe au-dessus des aspérités osseuses et délimite ainsi avec les os un espace destiné à loger l'artère carotide, le sinus caverneux et les nerfs qui se rendent dans l'orbite. La tente du cervelet, insérée sur l'arête de la pyramide de l'os temporal, s'insère par une racine sur l'apophyse clinoïde postérieure, et de là s'élance comme un pont sur l'apophyse clinoïde antérieure, formant un arc de cercle à concavité externe.

De cette manière est constitué un triangle membraneux, dont la base est la selle turcique, et sous lequel se trouve l'espace qui loge les organes que nous avons en vue. Au devant de ce triangle, c'est-à-dire au devant de l'apophyse clinoïde antérieure, on voit émerger l'artère carotide, immédiatement derrière l'endroit où le nerf optique traverse la dure-mère pour gagner le trou optique.

Voyons d'abord, et toujours dans une vue d'ensemble, les endroits où les nerfs traversent la dure-mère. Celle-ci présente des ouvertures très-nettes pour chacun d'eux. L'oculo-moteur commun, le plus interne, se rend au triangle membraneux signalé, et au niveau du milieu de la selle turcique plonge dans la dure-mère. Vient ensuite le pathétique, plus en dehors; il sort du cerveau plus en arrière, et a donc un trajet plus long; il pénètre dans la dure-mère contre l'arête supérieure de la pyramide de l'os temporal, sous l'insertion de la tente du cervelet; il passe par une fente allongée de la dure-mère, au niveau du sommet de la pyramide. Plus en dehors se trouvent très-rapprochées deux ouvertures, l'interne pour l'oculo-moteur externe et l'externe pour le trijumeau, celle pour le trijumeau étant naturellement la plus grande. Ces deux ouvertures se trouvent encore dans la fosse cérébrale postérieure, contre l'insertion de la tente du cervelet sur l'arête de la pyramide.

Une fois la dure-mère traversée, les nerfs se rapprochent de plus en plus, et finissent tous par pénétrer dans les lacunes du sinus caverneux, où ils sont environnés de sang veineux. Pour les poursuivre, nous n'aurons qu'à éloigner le triangle membraneux formé par les insertions antérieures de la tente du cervelet; nous avons ainsi accès à l'espace signalé, compris entre la dure-mère et l'os. Au fond de ce creux et contre la selle turcique, nous voyons la carotide interne qui, au sortir du trou déchiré antérieur, fait un coude, se dirige en avant et se loge dans la gouttière osseuse peu profonde sur le côté de la selle turcique. En avant, on la voit se recourber en haut, former son second coude, en dedans de l'apophyse clinoïde antérieure, derrière le nerf optique. De la convexité du second coude part l'artère ophthalmique. L'espace en dehors et au-dessus de l'artère carotide est occupé par le sinus caverneux; ce dernier est traversé par le réseau si riche du plexus nerveux carotidien, qui enlace également l'artère et est traversé d'arrière en avant par nos différents nerfs.

Le nerf oculo-moteur commun est le plus interne; il traverse le sinus caverneux et gagne son ouverture dans la fente sphénoïdale pour s'élancer dans l'orbite. Le pathétique se place à son côté externe et tout contre lui; il conserve ce rapport dans la fente sphénoïdale. L'oculo-moteur externe plonge dans la profondeur du sinus caverneux, et se place entre l'artère carotide et le trijumeau. Ce dernier s'aplatit après son passage à travers la dure-mère et forme le ganglion de Gasser, situé dans une légère excavation de la pyramide de l'os temporal. Des trois branches qui sortent du ganglion, la médiane seule, la branche ophthalmique de Willis, se rend dans l'orbite. Dans la partie antérieure du sinus caverneux, le nerf ophthalmique se rapproche sensiblement des nerfs précédents, et envoie à chacun d'eux un mince filet qui explique la sensibilité, assez obtuse, il est vrai, des nerfs moteurs de l'œil.

L'œil et ses annexes reçoivent enfin de nombreux filets nerveux du grand sympathique, non-seulement des fibres vasomotrices qui ne font pas plus défaut à l'œil qu'à un autre organe, mais encore des fibres qui innervent un muscle intrinsèque de l'œil, le dilatateur de la pupille, et peut-être un muscle intrinsèque.

On connaît la richesse du plexus nerveux sympathique qui entoure l'artère carotide dans le sinus caverneux, c'est-à-dire tout contre le sommet de l'orbite, en un endroit vers lequel convergent tous les nerfs destinés à l'œil pour s'élancer dans l'orbite. Ce *plexus carotidien* est formé par des filets nerveux partis des ganglions cervicaux et qui pénètrent dans le crâne, appliqués sur l'artère carotide interne. Il envoie des rameaux bien sensibles à tous les nerfs oculaires, au nerf ophthalmique et aux divers nerfs moteurs; l'oculo-moteur externe surtout reçoit une branche volumineuse qui semble même avoir, jusqu'à un certain point, sous sa dépendance les contractions du muscle droit externe.

Outre les filets vaso-moteurs que nous venons de signaler, le plexus carotidien du grand sympathique donne naissance à un mince filet qui pénètre dans l'orbite à travers la fente sphénoïdale, et après un trajet considérable s'insère sur le ganglion optique [*voy.* SYMPATHIQUE (*grand*)].

XV. *Distribution périphérique des nerfs oculaires.* A l'extrémité antérieure du sinus caverneux, tous les nerfs qui se rendent dans l'orbite se sont rapprochés sensiblement, et s'élancent ainsi dans le tissu périostal de la fente sphénoïdale. Dans le voisinage du nerf optique, la lame périostale qui ferme la fente sphénoïdale a l'épaisseur considérable de plusieurs millimètres; elle est perforée de trous ou plutôt de canaux pour le passage des nerfs.

Le plus interne de ces canaux, le plus médian, est celui pour le passage du nerf oculo-moteur commun et de l'oculo-moteur externe; le nerf pathétique a un canal à part situé en dehors du précédent; enfin le nerf ophthalmique (branche ophthalmique du trijumeau) est le plus latéral de tous ; il a lui aussi un canal à part situé en dehors et en bas de celui du pathétique.

Nerfs dans l'orbite. Une fois dans l'orbite, les nerfs changent de position les uns par rapport aux autres ; tandis que l'oculo-moteur commun poursuit sa route et pénètre à l'intérieur du cône musculaire, le *pathétique* passe au-dessus de lui et va se placer contre la paroi interne de l'orbite, où il se perd dans le corps du muscle grand oblique.

L'*oculo-moteur externe* conserve à peu près ses rapports avec l'oculo-moteur commun. Il se résout bientôt en un pinceau de filets qui tous se perdent dans le muscle droit externe.

L'*oculo-moteur commun* innerve plusieurs muscles, sa branche supérieure fournit un rameau au muscle releveur de la paupière supérieure et un autre au droit supérieur ; la branche inférieure distribue des filets aux muscles droit interne, droit inférieur et petit oblique. Le filet du petit oblique se distingue des autres en ce qu'il émet, comme branche collatérale, un rameau qui va s'insérer, après un trajet de un millimètre seulement, dans l'angle inféro-postérieur du ganglion optique. C'est la racine motrice ou courte racine de ce ganglion.

Le *nerf ophthalmique*, première branche du trijumeau, un nerf essentiellement centripète, a une distribution assez compliquée. Déjà avant son entrée dans l'orbite, il a émis une branche récurrente pour la tente du cervelet ; elle ne nous intéresse guère. De plus il s'est subdivisé en trois branches terminales, les nerfs frontal, lacrymal et naso-ciliaire. Ce sont ces branches qui traversent la fente sphénoïdale, le tronc commun n'atteignant pas l'orbite. Le *nerf frontal* émet une branche interne, le *nerf sus-trochléateur* (frontal interne). Il s'anastomose en une anse à convexité antérieure avec le nerf sous-trochléateur, branche du nasal, et cette anse anastomotique fournit, par des rameaux très-superficiels, à la partie interne de la paupière supérieure, à la peau de la racine du nez, aux sourcils et à la peau du front contre la ligne médiane (fig. 3, *str. itr.*). Le tronc du nerf frontal proprement dit, se dirigeant en avant, se divise en ses deux branches terminales, le *sus-orbitaire* (syn. frontal externe), et le *frontal* proprement dit (syn. frontal interne) (*voy.* OPHTHALMIQUE).

Le nerf *lacrymal* pénètre par un rameau supérieur dans la glande, à laquelle il fournit ainsi qu'à la conjonctive à ce niveau, et en sort à la face antérieure, subdivisé en un certain nombre de petits filets qui quittent l'orbite pour se jeter dans la peau de la tempe (fig. 3, *la*). Un filet inférieur fournit quelques branches à la glande lacrymale, et va former une anse remarquable avec le rameau orbitaire du nerf sous-orbitaire. Enfin, le nerf *naso-ciliaire* (syn. nerf nasal), la troisième branche terminale du nerf ophthalmique, aussitôt entré dans l'orbite, émet la *racine sensitive* ou *longue racine du ganglion optique*. Ce mince filet s'insère à l'angle supéro-postérieur du ganglion optique, et c'est par cette voie détournée qu'il gagne le globe oculaire. Le tronc du nerf naso-ciliaire émet un ou plusieurs rameaux qui se rendent directement à l'œil, assez près du nerf optique : ce sont les *nerfs ciliaires longs* (en opposition avec les nerfs ciliaires courts qui sortent du ganglion optique) qui arrivent donc à l'œil sans passer par le ganglion optique. Après avoir fourni ces deux espèces de fibres pour le globe oculaire (rameaux directs et rameau indirect, celui-ci passant par le ganglion optique), le tronc du nerf naso-ciliaire se subdivise en nerf *ethmoïdal* ou nasal interne, et nerf *sous-trochléateur* ou *nasal externe*. Ce dernier, après avoir fourni quelques filets à la muqueuse du sac lacrymal et à la conjonctive de l'angle interne de l'œil, s'anastomose avec le sus-trochléateur, branche du frontal, formant ainsi une anse nerveuse. Le nerf ethmoïdal fournit à la cloison et à la muqueuse latérale des fosses nasales, jusqu'à la peau du bout du nez [*voy.* OPHTHALMIQUE (NERF)].

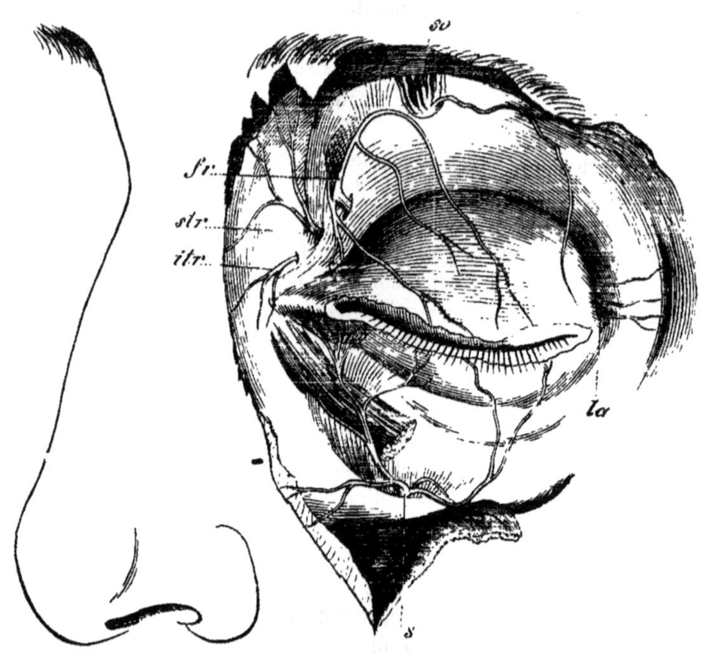

Fig. 3. — Région oculaire vue du côté antérieur. Nerfs dans la peau des paupières.

str, *itr*, rameaux provenant de l'anastomose du nerf sus-trochléateur et du nerf sous-trochléateur. — *fr*, rameaux palpébraux du nerf frontal, tous dirigés latéralement. — *so*, nerf sus-orbitaire; il s'anastomose avec le précédent. — *la*, branches terminales du nerf lacrymal. — *s*, rameaux du nerf sous-orbitaire qui s'élèvent dans la paupière inférieure (Merkel).

Rappelons sommairement, et dans son ensemble, l'innervation motrice et sensible (celle-ci représentée dans la figure 3) des paupières. Le muscle orbiculaire est innervé par le facial, tandis que le muscle releveur de la paupière supérieure est innervé par l'oculo-moteur commun. Cette distinction est importante au point de vue de la symptomatologie des lésions des deux nerfs cités. La sensibilité des paupières et de la conjonctive est due pour la paupière supérieure à des rameaux terminaux du nerf ophthalmique. Les nerfs palpébraux supérieurs proviennent avant tout du nerf frontal *fr* et du nerf sus-orbitaire *so*, les deux branches terminales du frontal proprement dit. La partie interne, médiane, de la paupière supérieure, reçoit ses nerfs sensibles *str*, *itr*, de la part de l'anse anastomotique entre le nerf sous-trochléateur (provenant du frontal) et du sous-trochléateur (provenant du naso-ciliaire). Le nerf lacrymal, lui, ne paraît guère donner de filets à la paupière supérieure, il en fournit beaucoup à la conjonctive de cette paupière. La paupière inférieure reçoit ses nerfs sensibles de la part du nerf sous-orbitaire, dès sa sortie du canal sous-orbitaire. La conjonctive de la paupière inférieure est innervée par les mêmes filets.

XVI. *Ganglion optique* (syn. ganglion ophthalmique, ganglion ciliaire) et *nerfs ciliaires*. Aux deux angles antérieurs du ganglion optique sortent les nerfs *ciliaires courts* qui, mêlés aux nerfs *ciliaires longs*, venus du nerf naso-ciliaire, perforent la sclérotique un peu obliquement et arrivent avec eux dans l'espace suprachoroïdien. Tous ensemble se creusent des sillons dans la sclérotique et n'envoient que quelques filets très-minces à la choroïde. Arrivés à l'extrémité postérieure du corps ciliaire, vers lequel ils tendent tous, ces nerfs se subdivisent en forme de pinceaux, et se perdent la plupart dans le muscle, en suivant une direction équatoriale.

Ainsi beaucoup de fibres nerveuses ciliaires trouvent leur terminaison dans le muscle ciliaire; mais un grand nombre de rameaux en sortent et vont se rendre dans l'iris surtout, quelques-uns dans la cornée transparente. Les derniers, destinés à la cornée, ont été l'objet de recherches récentes de Koenigstein (*Wiener Sitzb.*, t. LXXVI, 5me fasc., p. 37, 1877).

Les nerfs qui se rendent au corps ciliaire et à l'iris ne pénètrent pas tous dans l'œil à son pôle postérieur. Du nerf lacrymal entre autres partent quelques filets qui perforent la sclérotique en avant de l'équateur bulbaire et pénètrent directement dans les muscles ciliaires.

Enfin, le ganglion optique envoie quelques filets vaso-moteurs dans le nerf optique, qui suivent les vaisseaux centraux de la rétine au moins jusque dans la papille du nerf (Krause).

XVII. *Vaisseaux sanguins de l'œil et de ses annexes. Artères.* Le bulbe oculaire et la plupart de ses annexes reçoivent le sang artériel de la carotide interne, par l'intermédiaire de l'artère ophthalmique, qui s'en détache dans le crâne, de la convexité de son second coude, tout près du trou optique, pénètre dans l'orbite par ce dernier et fournit par ses subdivisions les organes intra-orbitaires.

Les paupières, au contraire, reçoivent la plus grande quantité de leur sang artériel par les artères temporale et faciale, branches de la carotide externe. Dans l'épaisseur des paupières, les ramuscules provenant de ces deux sources différentes s'anastomosent fréquemment, et ainsi se trouve établie une anastomose importante entre les subdivisions de l'artère carotide interne et de la carotide externe.

L'artère ophthalmique est pour nous de loin la plus importante, puisqu'elle fournit à elle seule au globe oculaire et à la plupart de ses annexes.

Les subdivisions de l'artère ophthalmique, logées dans le tissu cellulo-graisseux de l'orbite, se distinguent de la plupart des artères du corps par des particularités importantes : elles ont des parois minces, délicates, suivent un trajet flexueux, et ne sont reliées aux tissus ambiants que par des liens très-lâches. Les deux dernières dispositions, on le conçoit, leur permettent de suivre plus ou moins, et sans tiraillement excessif, les mouvements rotatoires du bulbe [*voy.* OPHTHALMIQUE (*Artère*)].

XVIII. *Veines*. Les veines de l'œil et de ses annexes ne correspondent pas tout à fait aux artères, en ce sens que chaque artère serait accompagnée d'une ou de plusieurs veines. De plus, le plus grand nombre des veines de l'appareil visuel vont se déverser dans un des sinus veineux de la dure-mère, le sinus caverneux. Cette particularité imprime à la circulation de l'œil un cachet tout particulier, très-important. Nous distinguons dans l'orbite deux grandes voies veineuses, représentées par la veine ophthalmique supérieure et la veine ophthalmique inférieure, celle-là recueillant le sang de la partie supérieure, celle-ci de la partie inférieure de l'orbite. On les étudiera avec les développements nécessaires à l'article OPHTHALMIQUES (*Vaisseaux*).

XIX. *Circulation sanguine du globe oculaire.* La circulation sanguine dans le globe oculaire se divise naturellement en deux grands systèmes, très-indépendants l'un de l'autre : le système des vaisseaux rétiniens, et celui des vaisseaux ciliaires (ou de la tunique vasculaire de l'œil). — Un caractère anatomique commun à toute la vascularisation intérieure de l'œil est l'existence de gaînes périvasculaires autour des petits vaisseaux. Il en est ainsi des vaisseaux rétiniens, et même des capillaires eux-mêmes. Les vaisseaux choroïdiens, surtout les artères, ont une série de gaînes périvasculaires imbriquées. Les capillaires choroïdiens au contraire ont une paroi endothéliale unique. Il serait impossible de donner ici une idée de la distribution des vaisseaux sanguins sans engager à fond la description de l'artère et de la veine ophthalmiques. Nous renvoyons donc à cette description (*voy.* OPHTHALMIQUE).

XX. Nous arrivons au *canal de Schlemm*, dont la fonction est encore si obscure. Sur une coupe méridionale à travers le corps ciliaire, la sclérotique et la cornée, on voit toujours (fig. 1 *c. Schl*) la section d'un ou plusieurs canaux, située contre la face interne de la sclérotique, tout contre la périphérie cornéenne, en dehors du ligament pectiné de l'iris et du tendon du muscle ciliaire. Les trabécules du ligament pectiné passent en dedans de ce canal pour aller s'insérer dans la membrane de Descemet. — Le fait est que cette section appartient à un canal circulaire, entourant la périphérie cornéenne. On peut l'injecter et par les artères, et par les veines, et alors on trouve qu'il se compose de plusieurs canaux anastamosés en plexus. La disposition diffère du reste sur l'étendue du canal; par endroits il n'y a qu'un seul tube plus grand (0,50^{mm}), dans lequel on peut introduire une petite canule et l'injecter. Le liquide injecté passe les veines ciliaires antérieures.

Le canal de Schlemm n'est donc pas un canal unique, mais un plexus de canaux anastomosés, comme Rouget l'a démontré le premier.

Les résultats des injections, signalés déjà, et le fait que dans certains cas, chez des pendus entre autres, on a trouvé le canal de Schlemm rempli de sang, l'ont fait considérer comme un canal veineux. Cette opinion, du reste, est renforcée encore par les recherches anatomiques de Leber, qui a trouvé que les veines perforantes, provenant du muscle ciliaire, communiquent avec le canal par une vingtaine de petits rameaux. Ces veines perforantes, du reste, constituent elles-mêmes un plexus de veines anastomosées, étendu à travers toute l'épaisseur de la sclérotique, et qui se déverse dans les veines ciliaires antérieures. Leber a trouvé aussi que des veinules venues du tissu sclérotidien débouchent dans le canal de Schlemm.

A la suite de ses injections dans la chambre antérieure, Schwalbe a conclu que le canal de Schlemm n'était pas un canal veineux, mais un canal lymphatique, communiquant par les veines perforantes avec les veines ciliaires antérieures. Cet auteur, en injectant dans la chambre antérieure une solution de carmin, a rempli le canal de Schlemm, les veines ciliaires antérieures et les veines conjonctivales antérieures. Il suppose donc une ouverture béante entre la chambre antérieure et le canal de Schlemm, qui serait le débouché de l'humeur aqueuse. Au sortir du canal de Schlemm, l'humeur aqueuse arriverait, par des rameaux communicants, dans les veines ciliaires antérieures. Comme en règle générale le canal de Schlemm ne renferme pas de sang sur le cadavre, il faut supposer que par un mécanisme valvulaire, situé probablement dans les rameaux communicants, le sang veineux ne peut pas y refluer, tandis que l'humeur aqueuse peut s'écouler dans les veines. L'auteur en question n'a pas cependant réussi à découvrir de telles valvules.

Les idées de Schwalbe ont été combattues par Leber, d'après lequel les substances dialysables seules, étant injectées dans la chambre antérieure, rempliraient le canal de Schlemm, les veines ciliaires et les veines conjonctivales. Tel est le cas pour une solution de carmin; un corps non dialysable, colloïde, par exemple, une solution de bleu de Prusse, ne remplirait ni le canal de Schlemm ni les veines conjonctivales.

Leber combat donc l'existence de communications ouvertes entre le canal de Schlemm et la chambre antérieure. D'après lui, si le liquide passe dans les veines, c'est à la suite d'une infiltration interstitielle dans le ligament pectiné.

Tout récemment, Heisrath, en répétant les injections dans la chambre antérieure, a confirmé la manière de voir de Schwalbe, savoir : l'existence d'une ouverture béante qui permettrait à l'humeur aqueuse de passer directement dans le système veineux. L'auteur en question a injecté sous une pression continue, sur le vivant et sur le cadavre, dans la chambre antérieure, non-seulement du bleu de Prusse, mais même du cinabre suspendu dans un liquide. Or, même sur le vivant (chiens, lapins, grenouilles), une pression ne dépassant pas la tension intra-oculaire normale fait passer ces substances dans les veines ciliaires antérieures.

Mentionnons ici que chez les animaux le canal de Schlemm a une tendance à disparaître. Chez les mammifères supérieurs, il affecte plus encore que chez l'homme le caractère de plexus; plus bas dans la série, il n'existe plus comme tel. — On ne confondra pas le canal de Schlemm (nous avons déjà insisté sur ce point), comme cela a été fait si longtemps, avec le canal de Fontana. Ce dernier est une formation décrite chez le bœuf, et n'existe pas chez l'homme : c'est tout simplement une lacune plus forte, sous forme de canal circulaire, circonscrite par les trabécules du ligament pectiné de l'iris. On le confondra encore moins avec le canal de Hovius, qui est une veine choroïdienne du bœuf, circulaire autour de l'œil, et située au niveau de l'ora serrata.

XXI. *Lymphatiques de l'œil.* On n'a découvert des vaisseaux lymphatiques véritables, tels qu'on est habitué à les voir dans d'autres endroits du corps, que dans la conjonctive. Le globe oculaire proprement dit, avec ses trois tuniques, semble en être dépourvu. Mais la question des lymphatiques oculaires a acquis un intérêt palpitant, depuis que des recherches récentes ont démontré dans l'œil et dans ses annexes plusieurs cavités, tapissées par des revêtements endothéliaux, et comparables par conséquent aux cavités séreuses du corps, dont on connaît la communication directe avec la lumière des canaux lymphatiques. Quelques-unes des cavités signalées dans l'œil, celles dans le tronc du nerf optique, communiquent même largement avec les espaces sus et sous-arachnoïdiens des centres nerveux, dont on connaît aussi les communications avec le système lymphatique.

Le système des lymphatiques de la conjonctive bulbaire, qui est nourri par la lymphe de la cornée transparente et d'une portion de la sclérotique, présente une disposition différente dans le limbe conjonctival et dans le reste de son étendue. Dans le limbe conjonctival, on trouve un réseau très-développé de vaisseaux lymphatiques, renflé aux points anastomotiques, et qui en arrière se continue avec le réseau plus lâche du reste de la conjonctive et situé dans cette membrane. Les troncs lymphatiques de la conjonctive gagnent les deux angles de l'œil. Du côté de la cornée, le réseau lymphatique paraît communiquer avec les tubes cornéens interstitiels; au moins on peut injecter le réseau lymphatique de la conjonctive en poussant une injection entre les lamelles cornéennes. Waldeyer dessine ici la communication directe entre les *corneal tubes* et le réseau lymphatique du limbe. D'après Raehlmann et Leber, les corneal tubes se prolongeraient jusque entre les cellules épithéliales de la cornée.

Le réseau lymphatique de la conjonctive bulbaire est de plus en communication avec les canaux interstitiels de la sclérotique, qu'on rend visible à l'aide du nitrate d'argent d'après la méthode de Recklinghausen.

Quant aux sacs séreux et lymphatiques, qui jouent un si grand rôle dans les publications récentes, nous avons en premier lieu la chambre antérieure, tapissée sur ses parois par une couche continue d'endothélium, et à laquelle fait suite la chambre postérieure. L'humeur aqueuse est considérée commue un liquide lymphatique. Nous venons de parler des travaux de Schwalbe, de Leber et de Heisrath, qui s'occupent des débouchés de l'humeur aqueuse.

L'espace suprachoroïdien de Schwalbe offre tout à fait la structure des espaces lymphatiques, de même que la fente de la capsule de Ténon. Une injection poussée dans l'espace suprachoroïdien passe autour des veines vorticineuses à travers la sclérotique et arrive dans la capsule de Ténon. Une injection poussée dans l'espace sus-arachnoïdien du cerveau passe dans les espaces correspondants entre les gaînes du nerf optique, et, d'après Schwalbe, finirait par s'infiltrer jusque dans la capsule de Ténon. Enfin, les recherches si étendues de Axel Key et Retzius avant tout ont démontré un système très-développé de canaux lymphatiques dans le tronc du nerf optique, entre les fibres nerveuses, système qui se continue à travers la lame criblée jusque dans la rétine. Du côté du cerveau ce système lymphatique entre les fibres nerveuses communique avec les espaces sous-arachnoïdiens, à partir desquels il peut être injecté (*voy.* l'article NERF OPTIQUE).

Il ne faut pas cependant oublier qu'en caractérisant les espaces en question (suprachoroïdien, capsule de Ténon et chambre antérieure) comme appartenant aux voies lymphatiques on s'est presque uniquement guidé sur leurs revêtements endothéliaux. On ne sait à peu près rien de la circulation lymphatique (si tant est qu'elle existe) dans ces espaces. Il nous semble qu'en présence des découvertes morphologiques récentes que nous venons de signaler on a une tendance à trop oublier le rôle principal, incontestable, des fentes en question, et qui est de favoriser certains glissements, certains déplacements de parties : de l'iris dans la chambre antérieure, de la choroïde à la face interne de la sclérotique, du bulbe oculaire dans son ensemble dans la capsule de Ténon, et du nerf optique dans ses gaînes, lors des déplacements du regard.

L'interprétation constante des découvertes récentes en question étant admise, on ne saurait méconnaître que pour la circulation lymphatique l'œil se rapproche beaucoup du cerveau. Comme dans ce dernier, le système des fentes interstitielles et des espaces lymphatiques tend à remplacer les vaisseaux lymphatiques proprement dits. L'analogie va plus loin encore : de même que les vaisseaux sanguins du système nerveux central, ceux de la rétine et de la choroïde sont entourés de gaînes périvasculaires, qu'on croit avoir un rapport intime avec la circulation lymphatique.

§ II. **Physiologie.** Entendue dans le sens le plus large, la physiologie de l'œil comprend l'ensemble des fonctions de l'organe : *a* fonctions nutritives, comme pour tout organe du corps ; *b* fonctions spécifiques, consistant dans l'excitation de l'appareil terminal du nerf optique. A ces deux rubriques il faut ajouter *c* les conditions de réfraction de la lumière dans les milieux transparents de l'œil ; la lumière, l'excitant presque exclusif du nerf optique, est influencée d'une manière très-importante par les milieux transparents, avant d'arriver sur la rétine ; enfin *d* la motilité de l'œil est importante à considérer, car les notions variées que notre organe visuel nous donne sur les rapports des objets extérieurs supposent certains mouvements qu'exécute le globe oculaire.

La marche des rayons lumineux dans l'œil jusqu'à la rétine est traitée dans les articles RÉFRACTION, muscle CILIAIRE, ACCOMMODATION, etc. ; les processus spécifiques qui se passent dans la rétine lors de l'excitation du nerf optique forment le sujet de l'article RÉTINE, et enfin les phénomènes centraux et une grande partie des mouvements oculaires reviennent à l'article VISION.

Il reste donc à traiter des conditions de nutrition de l'œil et de ses organes particuliers, et jusqu'à un certain point des mouvements du globe oculaire. Nous ajoutons à cette étude quelques considérations sur la marche des rayons lumineux dans les milieux transparents que nous avons fait connaître. On verra qu'elles ne font pas absolument double emploi avec les remarques déjà présentées aux articles spéciaux CORNÉE, CRISTALLIN.

I. *Conditions de nutrition de l'œil.* La nutrition de l'œil et de ses différentes parties étant soumise aux lois générales de la nutrition de nos organes, elle dépend en grande partie de la disposition des vaisseaux sanguins. Or, la circulation oculaire dans son ensemble se distingue en ce qu'elle est bien isolée, ne communique que très-indirectement avec celle des organes voisins. Il doit en résulter, au point de vue de la nutrition, une indépendance relative de l'œil vis-à-vis du reste du corps. Cette vérité est reconnue depuis longtemps, et dans les temps où la médecine était dominée encore par certaines spéculations philosophiques, on aimait à comparer l'œil à un *microcosme* dans le *macrocosme* constitué par le corps entier.

Cependant l'indépendance relative de l'œil n'est que très-superficielle ; on n'a pas tardé à reconnaître qu'il ne se ressent que trop des altérations générales et même partielles survenant dans le reste du corps. Aujourd'hui, nous sommes même à nous demander si la nutrition de l'œil ne se ressent pas plus de l'état momentané des différentes parties du corps que n'importe quel autre organe. On n'a, pour s'en convaincre, qu'à ouvrir un traité de pathologie ophthalmologique, et dans la plupart des rubriques « étiologie » on trouvera consignés les états pathologiques les plus divers, soit de l'organisme dans son ensemble, soit de certains organes spéciaux. Et qu'on ne dise pas qu'il en est ici de l'étiologie comme dans beaucoup de parties de la pathologie, qu'elle est très-incertaine et établie trop à la légère. Il n'y a pas si longtemps encore, on avait en ophthalmologie, sous l'influence du cachet de science exacte que cette discipline avait prise, fait plus ou moins table rase de la vieille liste étiologique. Néanmoins, l'observation clinique tend aujourd'hui à faire rentrer peu à peu dans la liste des facteurs étiologiques un grand nombre d'affections morbides du reste du corps.

L'explication de cette sensibilité de l'œil aux perturbations les plus diverses du reste du corps se trouve probablement dans sa constitution anatomique. Tous les tissus du corps sont en somme représentés dans l'une ou l'autre partie de l'œil. Le système nerveux spécialement l'est à un degré peut-être plus prononcé que dans n'importe quel autre organe périphérique, et nous connaissons la sensibilité du système nerveux aux moindres causes nuisibles. Six paires nerveuses encéphalo-rachidiennes se rendent à l'œil, et, de plus, de nombreux et importants rameaux du grand sympathique; une tunique entière de l'œil n'est en quelque sorte formée que par du tissu nerveux.

Comme caractères généraux de la circulation sanguine oculaire, nous avons à signaler, outre son isolement prononcé, le fait que tout l'arbre vasculaire intra-oculaire se trouve constamment sous une pression considérable. Cette tension, contre-balançant plus ou moins la pression intra-vasculaire, introduit certainement dans la circulation des modifications imparfaitement connues encore dans leur essence et dans leurs conséquences.

Enfin, la disposition particulière du système lymphatique influe sans doute d'une manière puissante, mais peu connue, sur la nutrition oculaire dans son ensemble. Nous renvoyons à la description des voies lymphatiques, et nous nous bornerons ici à la caractériser à grands traits. D'une manière générale, il y a dans le système lymphatique de l'œil, de même que dans celui du système nerveux central, une tendance à remplacer les vaisseaux lymphatiques ordinaires par des fentes interstitielles ou lacunes lymphatiques. Des vaisseaux lymphatiques n'existent que dans la conjonctive, ils semblent recueillir, outre la lymphe conjonctivale, celle de la cornée transparente et celle de la partie antérieure de la sclérotique. Des injections poussées dans les tubes interstitiels cornéens remplissent les vaisseaux lymphatiques de la conjonctive; ces tubes, d'après la description de Waldeyer, seraient avant tout des prolongements des vaisseaux lymphatiques. — Une injection poussée dans la chambre antérieure (même du cinabre en suspension) passe dans les vaisseaux ciliaires antérieurs. Étant donc admis que la chambre antérieure est un espace lymphatique, il communique par des bouches béantes avec le système veineux. Une injection poussée dans l'espace suprachoroïdien passe dans la capsule de Ténon à travers des canaux qui entourent les veines vorticineuses, à leur passage à travers la sclérotique. Inversement, on peut remplir l'espace suprachoroïdien en injectant la capsule de Ténon. — On ne sait pas quelle voie ultérieure prend la lymphe, une fois qu'elle est parvenue dans la capsule de Ténon; l'injection ne révèle pas dans celle-ci les débouchés lymphatiques. — Mais une injection poussée dans l'espace intervaginal du nerf optique passe à travers les fentes de la gaîne externe du nerf optique dans la capsule de Ténon, et de là dans l'espace suprachoroïdien. — L'espace intervaginal du nerf optique est une fente lymphatique communiquant largement avec l'espace subdural intra-crânien. — Sous la gaîne interne du nerf optique existe une fente en communication avec les espaces sous-arachnoïdiens du cerveau; et dans l'intérieur du nerf optique, entre les fibres nerveuses, nous avons un système de lacunes lymphatiques, surtout bien développé dans la lame criblée, également en communication avec les espaces sous-arachnoïdiens du cerveau.

Nous allons insister davantage sur la nutrition de certaines parties de l'œil; sur ce terrain, nous sommes à même de formuler quelques résultats importants, tirés pour la plupart de la disposition anatomique des vaisseaux.

II. *Nutrition de la tunique fibreuse de l'œil : sclérotique et cornée.* Les échanges nutritifs paraissent se réduire à peu de chose dans la sclérotique proprement dite. Le rôle de cette membrane, rôle uniquement de charpente, ne demande du reste pas la dépense de force vive. Les vaisseaux sanguins y sont très-rares : à l'œil nu, la membrane est blanche.

D'accord avec cela, nous voyons que les solutions de continuité et les pertes de substance ne guérissent que difficilement, et jamais par régénération de tissu ; l'occlusion a lieu par interposition d'une cicatrice, d'une substance intercalaire, comme on dit, et qui ne ressemble pas du tout au tissu sclérotidien normal. — Pour sa nutrition, la sclérotique se place donc sur un même niveau avec les membranes fibreuses, les fascias et les tendons.

En un endroit cependant de la surface sclérotidienne on trouve un réseau vasculaire des plus développés : nous voulons parler des vaisseaux épisclérotidiens, qui entourent la périphérie cornéenne. Mais ce luxe vasculaire n'a rien à faire avec la sclérotique proprement dite : les vaisseaux épisclérotidiens sont destinés avant tout à la nutrition de la cornée.

La cornée transparente, quoique dépourvue de vaisseaux sanguins, paraît être le siége de processus nutritifs très-intenses. Des troubles nutritifs y apparaissent et disparaissent avec une très-grande facilité ; des pertes de substance notables se comblent par l'apparition d'un tissu de nouvelle formation, analogue au tissu cornéen normal ; de grandes solutions de continuité se ferment très-rapidement. Aussi, quoique la membrane elle-même soit dépourvue de vaisseaux, elle a cependant dans le réseau péricornéen si développé une riche source de sucs nutritifs. C'est que les tubes cornéens interstitiels prolongent en quelque sorte dans la cornée le réseau vasculaire en question.

Ce que nous venons de dire n'a pas été admis toujours, et ne l'est pas encore aujourd'hui par tout le monde. A un certain moment de date relativement récente, les idées régnantes en physiologie avaient fait admettre que des plaies d'un organe dépourvu de vaisseaux sanguins guérissaient moins facilement que celles d'un organe vascularisé. Dans certains procédés opératoires donc, on évitait soigneusement la cornée, et on cherchait à pratiquer les plaies dans la sclérotique. L'expérience, d'accord avec ce que nous avons dit plus haut au sujet des échanges nutritifs dans la sclérotique, a démontré suffisamment que les plaies sclérotidiennes guérissent toujours difficilement et d'une manière très-incomplète, à l'opposé de ce qu'on remarque pour la cornée. Aussi tâche-t-on aujourd'hui de mettre autant que possible les plaies opératoires dans le tissu cornéen.

Le réseau péricornéen, quelque riche qu'il soit, n'est pas la seule source de nutrition pour la cornée. Des raisons puissantes nous obligent à admettre que les lamelles cornéennes antérieures, et surtout l'épithélium cornéen, tirent leurs sucs nutritifs en partie des vaisseaux conjonctivaux, et que les lamelles cornéennes postérieures ont avec l'iris et le corps ciliaire quelques rapports nutritifs plus directs encore que par la voie détournée des artères perforantes et du grand cercle artériel de l'iris.

Pour ce qui est des plans cornéens postérieurs, les faits que nous avons en vue sont les suivants : 1° Dans bon nombre de cas d'iritis, et surtout d'iridocyclite, on y voit survenir des troubles diffus, qui ne sont pas l'expression d'un dépôt iridien sur la membrane de Descemet, mais qui siégent réellement dans les plans cornéens postérieurs. 2° Chaque fois qu'un processus pathologique atteint les plans cornéens postérieurs, l'iris se prend également : on observe au moins une congestion de l'iris et du corps ciliaire. 3° Nous verrons à l'article EMBRYOLOGIE que primitivement les vaisseaux du corps ciliaire s'avancent jusque dans les plans cornéens postérieurs, qui sont alors une continuation de la choroïde, au même titre que le reste de la substance propre de la cornée est une continuation de la sclérotique. 4° Enfin, nous avons vu que réellement des vaisseaux, capillaires, il est vrai, venus du côté du corps ciliaire, s'avancent dans les plans postérieurs de la sclérotique jusque contre la cornée ; dans des cas pathologiques ils envahissent même cette dernière.

La nutrition des quelques plans cornéens antérieurs et de l'épithélium cornéen est manifestement plus ou moins sous la dépendance des vaisseaux conjonctivaux antérieurs, et même des postérieurs. Nous n'avons qu'à rappeler ici les processus granuleux et phlycténulaires, qui passent si facilement de la conjonctive sur la cornée, et qui alors siégent uniquement dans les plans cornéens antérieurs. Dans beaucoup de ces cas l'œil nu suffit pour démontrer que les vaisseaux de nouvelle formation sont la continuation directe des vaisseaux conjonctivaux. Le pathologiste est autorisé à parler d'une conjonctive cornéenne, et cela d'autant plus qu'une affection tout à fait caractéristique siége exclusivement dans le domaine des vaisseaux conjonctivaux antérieurs : plans cornéens antérieurs et conjonctive autour de la cornée; nous voulons parler des conjonctivites et des kératites phlycténulaires. — D'ailleurs l'embryologie explique ce rapport nutritif entre la conjonctive et les plans cornéens antérieurs : dans un stade assez avancé de la vie intra-utérine, quand la cornée est encore vascularisée, la conjonctive cornéenne est assez bien différenciée de la substance propre de la cornée, et elle reçoit ses vaisseaux sanguins uniquement de la conjonctive, alors que les vaisseaux de la substance propre arrivent de la sclérotique. La disposition des vaisseaux conjonctivaux antérieurs dans la vie extra-utérine, leur provenance des vaisseaux ciliaires antérieurs, ne soustraient donc pas la conjonctive cornéenne à l'influence de la conjonctive bulbaire.

Mentionnons encore les recherches de Raehlmann (*Arch. f. Ophth.*, t. XXIII, 1, p. 182) et de Leber (*ibidem*, t. XXIV, 1, p. 252), qui ont rempli un système de canalicules intercellulaires dans l'épithélium cornéen, en faisant des injections interstitielles dans la substance propre de la cornée : les sucs nutritifs arriveraient donc de la substance propre dans l'épithélium.

III. *La nutrition de la tunique vasculaire de l'œil.* L'anatomie pure nous y a révélé deux territoires de circulation bien distincts (*voy.* OPHTHALMIQUE) : un postérieur, comprenant la choroïde proprement dite, et un antérieur, comprenant le corps ciliaire (processus et muscle) et l'iris. Il est suffisamment démontré par des faits cliniques que ces deux territoires (ciliaires antérieur et postérieur) sont jusqu'à un certain point indépendants dans leurs processus nutritifs. Une inflammation dans l'un peut poursuivre son évolution entière ou en partie, sans que l'autre soit intéressé; on peut même dire que telle est la règle générale.

D'abord, le territoire postérieur prête à des considérations du plus haut intérêt. Nous avons vu que les vaisseaux les plus gros se distribuent dans une couche choroïdienne externe, pigmentée, et que les capillaires sont relégués dans une couche interne, non pigmentée. Nous avons de plus insisté sur le grand développement du réseau capillaire en question, comparable au moins à celui des alvéoles pulmonaires ; ses capillaires sont extrêmement larges ; il est le plus serré en arrière, au pôle postérieur de l'œil, et cesse complétement à l'*ora serrata*, avec les éléments nerveux de la rétine.

Certes, un réseau capillaire si développé, qui ne trouve son pareil que dans le poumon (où les échanges nutritifs sont si intenses), n'est guère nécessaire pour les besoins nutritifs de la choroïde proprement dite, dont les fonctions se réduisent en somme à absorber physiquement les rayons lumineux qui pourraient gêner la vision ; les fibres musculaires sont en effet reléguées dans le corps ciliaire. Or, cette absorption de lumière, quelque utile qu'elle soit à l'acte de la vision, n'est pas essentielle, puisque les albinos peuvent voir très-bien ; dans tous les cas, elle n'est pas de l'ordre des faits demandant la dépense de forces vives, et partant des échanges nutritifs.

Le paradoxe disparaît avec l'hypothèse suivant laquelle la profusion des capillaires et vaisseaux choroïdiens n'a pas pour but la nutrition de la choroïde, mais celle d'un organe voisin. Cette hypothèse, que nous croyons pouvoir étayer de preuves suffisantes, est pour ainsi dire dans l'esprit de tout ce que nous savons sur le fonctionnement des différentes parties de l'œil, et néanmoins on chercherait en vain, dans les diverses publications, une formule qui exprimât nettement la chose.

Naturellement, il ne suffit pas de signaler un organe voisin de la choroïde qui reçoive de celle-ci ses matériaux nutritifs en tout ou en partie. Il faut la présence d'un foyer où les échanges nutritifs sont assez intenses pour expliquer la richesse extraordinaire des vaisseaux choroïdiens. Or, à la face interne de la choroïde, dans le voisinage immédiat de la chorio-capillaire, nous trouvons la rétine, ou plutôt les couches rétiniennes externes dépourvues de vaisseaux et qui, d'après tout ce que nous savons, sont le siége d'échanges nutritifs très-intenses. L'hypothèse d'après laquelle la chorio-capillaire est avant tout, sinon exclusivement destinée à la nutrition de la rétine, explique seule la disposition anatomique si singulière : réseau capillaire des plus développés à la face interne de la choroïde, étendu seulement jusqu'à l'ora serrata, limite antérieure des éléments nerveux de la rétine, et plus serré en arrière, au niveau de la zone rétinienne la plus sensible, c'est-à-dire qui, fonctionnant le plus, est aussi le siége des échanges nutritifs les plus intenses. Des faits pathologiques viennent corroborer cette idée : les choroïdites disséminées affectent dès leur début la fonction des cônes et des bâtonnets, surtout le sens de lumière, tout à fait comme les rétinites des couches externes. Au point de vue de la physiologie, il est certain que chez les animaux où la rétine est dépourvue de vaisseaux sanguins les vaisseaux choroïdiens doivent y suppléer. A part quelques mammifères supérieurs (le porc entre autres), l'absence de vaisseaux rétiniens est la règle dans toute la série vertébrée. Et comme il n'y a qu'une catégorie de poissons, certains reptiles et batraciens, qui ont un réseau vasculaire dans les couches périphériques du corps vitré, il faut bien admettre que la rétine doive soutirer ses matériaux nutritifs, chez la plupart des animaux, à la choroïde ; et cela est même infiniment probable pour les animaux dont le corps vitré est vascularisé. Il est donc tout naturel d'admettre qu'il en est de même jusqu'à un certain point de la rétine humaine, dont les vaisseaux, toujours assez rudimentaires et relégués dans les couches internes, sont les analogues des vaisseaux du corps vitré de certains animaux. Enfin, et cet argument est très-puissant, les recherches récentes de Boll et de Kühne ont démontré que, sous l'influence de la lumière, il se produit un changement chimique dans une substance particulière, localisée dans les cônes et les bâtonnets, et que la régénération de cette substance (érythropsine) ne se fait que par le fait du contact entre la rétine et la choroïde.

On revendique encore pour la circulation choroïdienne une influence sur la nutrition du corps vitré et indirectement sur la pression intra-oculaire. Cependant les raisons invoquées à l'appui de cette hypothèse, vues d'un peu plus près, perdent beaucoup de leur poids. Les choroïdites finissent bien à la longue par influencer la pression intra-oculaire, mais il est plus que probable que c'est par voie indirecte, en intéressant secondairement le corps ciliaire, dont l'influence sur la nutrition du corps vitré est bien connue. D'accord avec cela, nous trouvons que les choroïdites simples, dites disséminées, quoique influençant les cônes et les bâtonnets (les choroïdites abaissent dans une mesure très-forte la sensibilité de l'œil à la lumière), ne retentissent guère sur le corps vitré : témoin la transparence si parfaite de ce dernier dans la plupart des choroïdites simples.

Etant admis que la nutrition du corps vitré soit sous la dépendance des vaisseaux choroïdiens, songeons que dans ce cas les sucs nourriciers, pour arriver dans le corps vitré, devraient traverser la rétine, et il en serait de même pour les résidus de la nutrition, qui suivraient la voie inverse. Or, on se figure difficilement que la rétine, cette membrane nerveuse si délicate, soit exposée à des insultes pareilles, uniquement dans le but de nourrir un tissu d'une dignité histologique inférieure, tel que le corps vitré.

Nous pourrions même, dans cet ordre d'idées, faire un pas de plus, et conclure de la richesse exceptionnelle du système vasculaire de la choroïde que les échanges nutritifs dans les couches externes de la rétine doivent être beaucoup plus intenses qu'on ne le croit communément.

La circulation choroïdienne, comme nous l'avons vu, affecte un rapport de continuité avec la circulation de la papille du nerf optique. De là aussi que les processus morbides choroïdiens retentissent sur cette dernière ; et comme la circulation choroïdienne est cachée (à l'examen ophthalmoscopique) par le pigment rétinien, l'examen de la papille du nerf optique peut fournir un signe important de diagnostic. Ed. Jaeger a même démontré qu'on peut distinguer, à l'ophthalmoscope, l'injection choroïdienne de la papille de l'injection provenant d'une autre source.

Tout en étant très-indépendante de celle du corps ciliaire, la circulation choroïdienne ne l'est pas cependant d'une manière absolue, comme du reste cela ressort des rapports anatomiques. Aussi voyons-nous quelquefois des processus pathologiques de la choroïde se propager au corps ciliaire et inversement.

Le territoire de la circulation ciliaire antérieure comprend le corps ciliaire et l'iris, et plus indirectement la cornée transparente. Elle acquiert toutefois son plus grand développement dans le procès ciliaire.

Il s'agit avant tout de connaître la signification physiologique de cette vascularisation extrême des procès ciliaires. Elle n'est certes pas nécessitée pour la nutrition des procès, dépourvus d'éléments contractiles, et ne demandant guère une nutrition active. Des faits nombreux démontrent que les procès sont les organes sécréteurs principaux, sinon uniques, de l'humeur aqueuse. Le plus démonstratif est bien fourni par les cas d'adhérences circulaires entre l'iris et le cristallin. Dans ces cas, la périphérie de l'iris est projetée en avant, contre la cornée. Quoi de plus simple que d'admettre que l'humeur aqueuse, sécrétée par les procès ciliaires, et ne pouvant plus s'écouler par la pupille, distend la chambre postérieure et projette la périphérie de l'iris en avant? La distension de la chambre postérieure dans les cas de ce genre est du reste mise hors de doute par des recherches anatomiques. A cela il faut ajouter que les inflammations du corps ciliaire produisent toujours une diminution de la tension intra-oculaire, ce qui sans doute tient à une oblitération plus ou moins complète des voies de sécrétion de l'humeur aqueuse (nous verrons en effet que l'humeur aqueuse est le facteur principal dans la production de la tension intra-oculaire).

La circulation ciliaire antérieure a de plus sous sa dépendance, selon toutes les apparences, la nutrition du cristallin et du corps vitré : témoin les troubles du corps vitré et du cristallin à la suite de cyclite [1].

Il n'est guère besoin d'insister sur les liens nutritifs existant entre l'iris et le corps ciliaire d'une part, la sclérotique et la cornée d'autre part. Ces liens, prouvés suffisamment par l'expérience clinique, ressortent du reste de la description anatomique qui précède.

IV. *La nutrition de la rétine*, en tant qu'elle dépend des vaisseaux rétiniens, a un intérêt puissant pour le physiologiste aussi bien que pour l'ophthalmologiste, parce que c'est le seul endroit du corps où la circulation est parfaitement visible.

La circulation rétinienne offre les caractères suivants : 1° Les vaisseaux de la rétine n'affectent aucun rapport avec la circulation des organes environnants, excepté par l'intermédiaire de la papille. Nous avons vu (art. OPHTHALMIQUE) que le réseau vasculaire rétinien se continue dans celui du nerf optique, et que le dernier réseau, au niveau de la lame criblée, communique avec celui de la choroïde, et surtout par l'intermédiaire du cercle artériel de Zinn avec les artères ciliaires postérieures. Grâce à cette communication, la rétine n'est pas fatalement frappée de mortification à la suite d'une obstruction de l'artère centrale de la rétine, par une embolie, par exemple. La circulation collatérale en question, quoique suffisante pour prévenir une mortification de la rétine, ne l'est pas cependant assez pour fournir à la nutrition complète : aussi voyons-nous dans ces cas survenir des altérations nutritives qui détruisent les éléments rétiniens nerveux. L'artère centrale de la rétine n'est donc qu'une artère terminale incomplète, dans le sens de Cohnheim.

Un second caractère de la circulation rétinienne consiste en ce que les subdivisions de l'artère et de la veine ne s'anastomosent pas entre elles, que chaque subdivision de l'artère centrale constitue avec ses ramifications un territoire de circulation isolé, ne communiquant avec les branches voisines qu'à travers le réseau capillaire. En d'autres mots, de même que l'artère centrale, chacune de ses subdivisions est une artère terminale (Cohnheim) : quand elle est bouchée, une circulation collatérale ne peut plus s'établir dans ses ramifications, le sang n'y reflue que par les capillaires : ce sont là tous les éléments nécessaires pour la production d'un infarctus, d'une mortification dans la zone de distribution de cette artère. D'accord avec cela, on a observé réellement la production d'infarctus hémorrhagiques dans les cas où l'une ou l'autre subdi-

[1] Les animaux (des poissons et des reptiles) à procès ciliaires rudimentaires ont précisément un réseau vasculaire dans les couches périphériques de leur corps vitré.

vision de l'artère centrale était seule bouchée. Si, lors d'une embolie du tronc commun, on n'observe pas le phénomène, c'est que la circulation collatérale qui s'établit dans la papille, bien qu'insuffisante pour suppléer complétement à l'artère centrale, suffit cependant pour préserver la rétine de la nécrose.

Nous avons déjà parlé de l'importance de la circulation choroïdienne pour la rétine, inutile d'y revenir.

Il semblerait donc que les éléments nerveux sensibles à la lumière sont nourris avant tout, sinon exclusivement, par les vaisseaux choroïdiens; les parties rétiniennes plus internes, conductrices surtout, sont nourries par les vaisseaux rétiniens.

La rétine a un rapport nutritif avec le nerf optique. Pour le démontrer, nous n'avons qu'à rappeler les connexions vasculaires entre les deux. Voir d'ailleurs l'article NERF OPTIQUE. Bornons-nous à parler ici de l'influence exercée sur la rétine par la section du nerf optique chez certains animaux. Lors des premières expériences de ce genre, on observa une altération particulière de la rétine, consistant en une atrophie des fibres nerveuses et des cellules ganglionnaires, avec immigration du pigment dans la rétine, effets qu'on mettait sur le compte de la section des fibres du nerf optique. Et comme les cônes et les bâtonnets sont assez bien conservés dans cette expérience, plusieurs auteurs ont conclu que les cônes et les bâtonnets n'ont pas de rapport de continuité avec les fibres nerveuses, sinon ils s'atrophieraient également. Le résultat de la section du nerf optique est parfaitement compréhensible, depuis que nous savons que les cônes et les bâtonnets ont une source de nutrition différente de celle des couches rétiniennes internes. D'ailleurs, Krenchel a tout à fait ébranlé les objections qu'on a faites à la dignité physiologique des cônes et des bâtonnets, en démontrant que les altérations des couches rétiniennes internes sont le résultat de la section des vaisseaux plutôt que de la section des fibres nerveuses: si l'on coupe chez la grenouille le nerf optique dans le crâne, sans toucher à ses vaisseaux, tous les éléments rétiniens nerveux, fibres et cellules, sont intactes encore après des mois.

Nous devons signaler l'extrême sensibilité des éléments rétiniens aux moindres troubles circulatoires: l'atrophie en est la conséquence ordinaire, contrairement à ce qui existe chez les autres nerfs de l'économie.

Signalons encore les pulsations artérielles ou veineuses qu'on observe quelquefois dans les vaisseaux rétiniens : elles sont du domaine de la pathologie. Il en est de même d'un grand nombre de phénomènes ophthalmoscopiques, décrits récemment par Ed. Jaeger, sur les vaisseaux rétiniens.

V. *Nutrition des milieux transparents : humeur aqueuse, cristallin et corps vitré.* Dans la période fœtale, le *cristallin* est le siége d'une nutrition beaucoup plus intense que chez l'adulte. Vers la fin de la période embryonnaire, et un peu pendant les premières années de la vie extra-utérine, il augmente encore de volume, puis tout accroissement cesse. D'accord avec cela, nous trouvons chez le fœtus la capsule du cristallin parcourue par un réseau capillaire très-développé, nourri en partie par l'artère hyaloïde (qui provient de l'artère centrale de la rétine), et en partie par les artères de l'iris. Une fois l'accroissement du cristallin achevé, tous ces vaisseaux s'oblitèrent et disparaissent. Mais si, après cette époque, les échanges nutritifs paraissent y être très-peu intenses, ils doivent néanmoins exister en principe. Memorsky trouva bien que le ferrocyanure de potassium, injecté dans les veines du chien, apparaît dans l'humeur aqueuse après vingt minutes, dans le corps vitré très-tard, et pas du tout dans le cristallin. Mais Bence Jones a prouvé que différentes substances introduites dans le canal digestif apparaissent réellement dans le cristallin, seulement ils demandent à cet effet un temps beaucoup plus long que les autres parties de l'organisme. L'expérience répétée sur l'homme, au moment de l'opération de la cataracte sénile, donna le même résultat positif : le carbonate de lithium apparaît dans le cristallin, mais seulement après deux heures à trois heures et demie.

Nous ne savons à peu près rien de positif sur la manière dont se font les échanges nutritifs dans le cristallin ; il est toutefois certain qu'ils sont sous la dépendance du corps ciliaire : on voit souvent une cyclite causer rapidement un trouble du cristallin. Mais les matériaux nutritifs arrivent-ils directement du corps ciliaire, et pénètrent-ils surtout à la périphérie du cristallin ? Ou bien les matières nutritives provenant du corps ciliaire et contenues dans l'humeur aqueuse et le corps vitré pénètrent-elles uniformément de toutes parts dans le cristallin ? On ne le sait pas.

A mesure que le cristallin avance en âge, les échanges nutritifs semblent y tarir. Sa substance subit une transformation progressive, une espèce de racornissement, semblable à celui de l'épiderme, dont il est du reste l'homologue. Ces altérations sont les conséquences de l'âge ; elles commencent dès l'enfance, par le noyau du cristallin : on pourrait donc les comparer à l'exfoliation superficielle de l'épiderme. Somme toute, elles ont pour résultat la formation d'un noyau dur, corné, plus ou moins sec, qui ne se laisse plus facilement écraser par les doigts ; ce noyau est déjà bien manifeste à l'âge de vingt-cinq ans ; il augmente peu à peu, et finit, dans un âge avancé, par envahir tout le cristallin. Pendant ce temps, la transparence de la substance cristalline n'est pas cependant altérée bien sensiblement. Le noyau durci est comme une substance inerte, mais transparente. Aussi voyons-nous que le cristallin d'un individu mort à cinquante ans, par exemple, se trouble bien dans ses couches périphériques, alors que le noyau reste longtemps transparent. Dans ses expériences signalées plus haut, Bence Jones retrouva le carbonate de lithium même dans le noyau : il faut donc admettre que, même dans ce dernier, les échanges nutritifs ne sont pas complétement abolis.

Dans ce qui précède, nous avons déjà épuisé à peu près tout ce qu'il y a à dire sur la *nutrition du corps vitré*. Elle est très-active également dans une certaine période fœtale, pendant laquelle des vaisseaux sanguins y pénètrent à travers la fente choroïdienne et s'y résolvent en un réseau capillaire. Ces vaisseaux disparaissent relativement tôt, et alors les échanges nutritifs du corps vitré paraissent se réduire à très-peu de chose.

On n'est pas fixé sur le point de savoir si le corps vitré peut se régénérer ; toutefois, cela paraît être le cas. Dans tous les cas, sa nutrition est sous la dépendance du corps ciliaire. Les cyclites y produisent rapidement un ramollissement et des opacités très-épaisses. Il est plus que douteux que, dans les conditions normales, les vaisseaux rétiniens et les vaisseaux choroïdiens proprement dits aient une influence sur la nutrition du corps vitré. Les vaisseaux choroïdiens doivent être écartés pour les raisons déjà signalées, et qui nous paraissent sans réplique. Pour les vaisseaux rétiniens, la chose est plus douteuse ; en effet, chez beaucoup d'animaux, les vaisseaux rétiniens sont placés dans la membrane limitante interne, entre le corps vitré et la rétine proprement dite ; et, d'un autre côté, il n'est pas excessivement rare d'observer un certain degré de trouble au pôle postérieur du corps vitré dans certaines névrites et rétinites. Dans tous les cas, l'influence des vaisseaux rétiniens sur la nutrition du corps vitré se réduit à très-peu de chose, et est limitée peut-être à la partie postérieure, avoisinant la papille du nerf optique.

Pour démontrer une intervention des vaisseaux choroïdiens dans la nutrition du corps vitré, on cite encore certains faits pathologiques, comme l'immigration, dans le corps vitré, de leucocytes venus de ces deux membranes, dans le cas de corps étrangers, de choroïdité suppurative, les vaisseaux formés dans le corps vitré à partir des vaisseaux rétiniens, etc., etc.; mais il est clair que dans ces cas les conditions de nutrition sont trop altérées pour qu'elles permettent de conclure à ce qui se passe à l'état normal.

L'*humeur aqueuse* est, selon toutes les apparences, au point de vue des échanges nutritifs, le plus important des milieux transparents de l'œil. De nombreux faits démontrent qu'à l'opposé de ce que nous avons trouvé pour le cristallin et le corps vitré, les échanges doivent y être très-intenses, à tel point que cette humeur se renouvellerait tout à fait dans un espace de temps relativement court. Ainsi, dans certaines opérations où l'humeur aqueuse s'écoule, elle se reproduit en moins de cinq minutes. Quand on injecte de l'eau dans la chambre antérieure, elle disparaît en très-peu de temps par voie de résorption. Le pus et le sang épanchés dans la chambre antérieure, la substance du cristallin blessé, peuvent disparaître très-vite, également par résorption, après dissolution préalable dans l'humeur acqueuse.

Il y a lieu de parler d'une espèce de circulation de l'humeur aqueuse, ce liquide que d'aucuns veulent assimiler à de la lymphe, ce à quoi le faible pour cent d'albumine y contenue s'oppose cependant.

Nous aurons donc à rechercher la source et les voies d'élimination de l'humeur aqueuse.

Nous n'avons pas à revenir sur les faits qui localisent la source de l'humeur aqueuse dans le corps ciliaire. Schwalbe se demande même si les cellules cylindroïdes de la portion ciliaire de la rétine, qui rappellent à plus d'un titre l'épithélium de certaines glandes, n'interviennent pas ici d'une manière active.

Est-ce que l'iris, surtout à sa face postérieure, ne contribue pas à sécréter l'humeur aqueuse? On est tenté de l'admettre, si l'on considère que le réseau vasculaire particulier aux procès ciliaires se prolonge un peu sur la périphérie de la face iridienne postérieure.

Des recherches très-récentes de M. R. Deutschmann font considérer sous un jour tout nouveau la reproduction si rapide de l'humeur aqueuse après évacuation. Cet auteur a repris les anciennes indications de Saint-Yves et de Janin, d'après lesquelles l'humeur aqueuse filtrerait du corps vitré dans la chambre postérieure. Deutschmann démontre qu'au moins après l'évacuation par suite d'une plaie cornéenne le liquide reproduit dans la chambre antérieure est pour sa plus large part un exsudat du corps vitré.

Quant à la voie d'excrétion de l'humeur aqueuse, nous renvoyons d'abord à ce que nous avons dit, à propos de l'anatomie du canal de Schlemm, sur la communication existant entre ce canal et la chambre antérieure. Ce qui ressort de plus clair de ces recherches, c'est que l'humeur aqueuse s'écoule par la région du ligament suspenseur de l'iris, probablement par une communication béante entre le système veineux et la chambre antérieure : en effet, des substances colloïdales, injectées sur le vivant dans la chambre antérieure, sous une pression continue qui ne dépasse pas la tension intra-oculaire, passent dans les veines conjonctivales et ciliaires antérieures. Il appert aussi de ces expériences, comme nous allons le voir, que la cornée transparente n'est pour rien dans la résorption de l'humeur aqueuse.

Des expériences d'un autre genre, qui ont également pour but de déterminer les voies d'écoulement de l'humeur aqueuse (Knies et Weiss), sembleraient démontrer qu'une grande voie d'écoulement commence dans le ligament pectiné, et, située dans la sclérotique, court en arrière et débouche à la surface bulbaire, en arrière de l'équateur, c'est-à-dire dans la capsule de Ténon. Mais, comme on a employé des substances diffusibles pour les injecter dans la chambre antérieure, les conclusions des auteurs ne s'imposent pas avec la même force que celles tirées des expériences avec des substances colloïdales.

A une époque où les études ophthalmologiques ne s'appuyaient pas encore sur des recherches microscopiques, on croyait que l'humeur aqueuse passait à travers la cornée transparente, d'arrière en avant, par des canaux spéciaux, ouverts à la face cornéenne antérieure. On se basait sur l'expérience suivante, faite sur des yeux de cadavres : en comprimant un tel œil entre les doigts, dans le sens de l'équateur, on voit souvent suinter des gouttelettes liquides à la face cornéenne antérieure. Les recherches microscopiques montrèrent ce qui en est des tubes cornéens antéro-postérieurs. Mais, ce qui plus est, les recherches récentes de plusieurs auteurs, et surtout de Leber, ont démontré à l'évidence que sur le vivant l'humeur aqueuse ne passe pas du tout par filtration dans la cornée transparente, et qu'elle en est empêchée par la présence de la membrane de Descemet, et surtout de l'endothélium qui la tapisse à sa surface concave.

A la suite des expériences de Leber, l'erreur séculaire, répétée fatalement d'un traité d'ophthalmologie à l'autre, et d'après laquelle la transparence de la cornée tiendrait à l'imprégnation par l'humeur aqueuse et les larmes, a été définitivement rectifiée. On a même trouvé que la transparence de la cornée n'était possible que grâce à l'épithélium à sa face antérieure et grâce à l'endothélium à sa face postérieure, qui s'opposent efficacement à l'infiltration de la cornée par les larmes et l'humeur aqueuse.

VI. La *tension ou pression intra-oculaire* se rattache tout naturellement à la nutrition des milieux transparents de l'œil. Elle doit son existence à deux facteurs que nous avons signalés à diverses reprises : elle est due à un certain équilibre entre la tension des liquides intra-oculaires et la résistance des membranes de l'œil, surtout la sclérotique. En raison de cette tension, l'œil résiste fortement à toute tentative de déprimer sa surface ; il fuit devant le doigt à l'instar d'une boule mobile : on ne saurait donc saisir la sclérotique à l'aide d'une pince, et on ne l'entame que très-difficilement à l'aide de ciseaux. Mais, si un doigt indicateur empêche l'œil de fuir, on peut en déprimer la surface à l'aide de l'autre, et la plus ou moindre grande facilité avec laquelle on y parvient sert à juger approximativement du degré de la tension intra-oculaire. On a inventé des instruments spéciaux, des « tonomètres », pour évaluer plus exactement, pour mesurer la tension. L'exposition des principes sur lesquels reposent ces tonomètres nous conduirait trop loin.

A l'aide des tonomètres, on a évalué la tension intra-oculaire à 20-30 millimètres de mercure. Dans les conditions physiologiques, elle est à peu près constante, sauf quelques variations insignifiantes, que nous allons énumérer.

Malgré les recherches les plus assidues dans ces dernières années, l'existence d'une tension intra-oculaire considérable, et surtout la grande constance de cette tension, constituent une profonde énigme pour le physiologiste. On a bien mis en évidence un certain nombre de facteurs qui influent pendant un temps plus ou moins long sur cette tension, mais sa grande constance échappe à toute explication.

Pour ce qui est de l'existence même de cette tension, on ne comprend pas trop bien pourquoi soit une diminution dans la sécrétion, soit une augmentation de l'excrétion des liquides intra-oculaires, ne finisse pas par la faire disparaître. Schwalbe, à la suite de ses injections dans la chambre antérieure, croit pouvoir invoquer ici la communication ouverte entre le système veineux et la chambre antérieure.

L'humeur aqueuse paraît, en vertu de sa facile reproduction, être la cause prochaine de l'existence et de la régularisation de la tension intra-oculaire.

Est-ce qu'au point de vue hydrostatique on peut considérer les milieux transparents de l'œil (humeur aqueuse, cristallin et corps vitré) comme formant un tout ? A première vue, on pourrait être tenté de l'admettre. Le corps vitré, tout en ayant une certaine consistance, peut cependant être assimilé à un liquide, en ce sens qu'une pression exercée sur un point se communique uniformément à toute sa masse. — Mais le cristallin, quoique assez mobile, constitue, avec son ligament suspenseur, un diaphragme assez résistant, qui ne permet pas à la pression de s'équilibrer facilement entre le corps vitré et l'humeur aqueuse. Plusieurs faits cliniques tendent à revendiquer à ce diaphragme oculaire une résistance capable de supporter un surcroît notable de pression dans le corps vitré, par exemple. Il est d'ailleurs renforcé dans une mesure plus ou moins forte par la présence de l'iris. Il résulte des recherches d'Adophe Weber que sous l'influence de l'ésérine, l'iris s'appliquant fortement à la face antérieure du cristallin, la pression diminue d'une manière notable dans la chambre antérieure et augmente derrière l'iris. Le contraire a lieu par l'action de l'atropine, qui dilate la pupille, et retire l'iris vers la périphérie, en le détachant de la face antérieure du cristallin; la pression alors augmente dans la chambre antérieure et diminue dans le corps vitré. Cela tient à ce que l'ésérine, en contractant le sphincter de la pupille, renforce le diaphragme constitué par le cristallin et son ligament; l'action de l'atropine au contraire affaiblit ce diaphragme. — Nous n'avons pas à insister ici sur le jour nouveau jeté par ces expériences sur l'équilibre hydrostatique dans l'œil, et les indications thérapeutiques qui en découlent dans une foule de maladies oculaires; ces indications dérivent d'un principe mécanique très-simple : l'ésérine est indiquée chaque fois qu'il importe de diminuer la pression à la face postérieure de la cornée.

A l'état physiologique, avons-nous dit, la tension intra-oculaire reste à peu près constante. Dans certains états pathologiques, elle peut diminuer ou augmenter sensiblement, et ces changements de tension constituent un symptôme clinique très-important à constater, mais difficile à expliquer. La diminution de la tension semble se prêter un peu à une explication, quand on songe que les affections qu'elle accompagne le plus communément siégent précisément dans le corps ciliaire, l'organe sécréteur de l'humeur aqueuse.

On a, dans les dernières années, recherché soigneusement dans le système nerveux et dans le système circulatoire les facteurs capables d'influencer la tension intra-oculaire. Quoique contradictoires à plus d'un titre, ces expériences ont cependant mis au jour un certain nombre de points dignes d'être signalés.

La tension intra-oculaire doit être liée d'une manière intime, mais imparfaitement connue encore, à la pression sanguine. Rien d'étonnant dès lors qu'une diminution de cette dernière amoindrisse également la tension intraoculaire. Par exemple, une ligature sur la carotide diminue de 6-8 millimètres la tension intra-oculaire du même côté (Adamück). L'irritation du nerf pneumogastrique et du nerf depressor sanguinis (de Cyon) agit dans le même sens, et il en est de même pour l'ingestion de substances (opium, digitaline, etc.) qui diminuent la pression sanguine. La section de la moelle épinière paralyse les nerfs vaso-moteurs des vaisseaux abdominaux ; ceux-ci se remplissent outre mesure, logent la plus grande partie de la masse sanguine, et la tension intra-oculaire diminue sensiblement.

Inversement, la tension intra-oculaire augmente quand on étrangle l'aorte descendante; le même effet s'obtient par l'irritation de la moelle cervicale (rétrécissement des petites artères de tout le corps). Une irritation de la moelle allongée produit une augmentation considérable de la tension intra-oculaire; peut-être que la racine ascendante du trijumeau est en cause ici.

Voilà pour le sang artériel. Un obstacle mis au cours du sang veineux de la tête n'augmente la tension oculaire que quand il se trouve tout près de l'œil. Ainsi une ligature de la veine jugulaire est sans effet; celle des veines vorticineuses, au contraire, fait monter la tension au delà du double de ce qu'elle est normalement.

Pour ce qui est de l'action du muscle ciliaire sur la tension intra-oculaire, nous renvoyons à ce que nous avons dit plus haut sur l'action de l'ésérine et de l'atropine, celle-là provoquant les contractions du muscle, et celle-ci leur paralysie. Les auteurs ne sont pas d'accord touchant l'action de ces deux alcaloïdes sur la tension intra-oculaire dans son ensemble; dans tous les cas, leur influence est beaucoup moindre qu'on ne l'admettait il y a quelques années.

L'irritation du grand sympathique chez le chat produit, d'après Adamück, une élévation brusque, puis une lente diminution de la tension, pouvant aller au-dessous de l'état normal. Cette action paraît être la résultante d'influences très-diverses. Ainsi on s'accorde à attribuer, dans cette expérience, une influence considérable à la contraction des fibres musculaires lisses dans l'orbite (ces muscles lisses de l'orbite sont très-développés chez certains animaux); d'un autre côté, dans cette expérience, la pression sanguine générale augmente d'abord, puis diminue. Les expériences faites par d'autres auteurs, et sur d'autres animaux, ont donné des résultats différents.

Les opinions sont tout aussi partagées au sujet de l'influence exercée par le trijumeau sur la tension intra-oculaire. Von Hippel et Grünhagen prétendent qu'une irritation du trijumeau augmente la tension. Pour le démontrer, ils citent l'augmentation de la tension oculaire à la suite d'irritations de la cornée et de la conjonctive, et surtout l'effet marqué (une tension de 200 milligrammes de mercure) de l'irritation de la moelle allongée origine du trijumeau déjà signalée. Adamück, en irritant le tronc du trijumeau dans le crâne, a également obtenu une augmentation notable de la tension oculaire. Il paraîtrait que l'application de la nicotine sur la cornée agit dans le même sens, et aussi fortement que l'irritation de la moelle allongée. On sait que depuis longtemps on a cherché à expliquer le glaucome, surtout secondaire, par la supposition d'une irritation du trijumeau, particulièrement des filets ciliaires de ce nerf.

La section du trijumeau entraîne une diminution lente, mais notable, de la tension oculaire (Donders). V. Hippel et Grünhagen affirment que tel n'est le cas que quand on voit apparaître les symptômes de la kératite neuroparalytique ; les altérations de la cornée, et surtout de l'épithélium, faciliteraient une filtration de l'humeur aqueuse.

L'iridectomie, qui agit si puissamment sur la tension intra-oculaire augmentée dans des cas pathologiques, n'exerce plus cette influence à l'état normal. Il est même probable que dans cette opération, c'est la section de la sclérotique, et non pas l'iridectomie, qui est le moment actif; elle agirait en produisant une cicatrice à filtration, les débouchés de l'humeur aqueuse étant obstrués pathologiquement.

On voit par cette courte énumération qu'on a cherché de tous côtés des influences capables d'augmenter la tension intra-oculaire; il est même probable qu'on en découvrira encore d'autres plus importantes. Mais les résultats obtenus, tout en expliquant une augmentation *passagère* de la tension, ne sauraient en aucune façon expliquer une augmentation *permanente*. Là où en sont nos connaissances, nous ne comprenons pas pourquoi la compensation physiologique ne ramène pas bientôt la tension à son niveau normal.

VII. *Coup d'œil général sur l'influence des milieux transparents sur la marche des rayons lumineux.* Une image renversée des objets extérieurs se forme sur notre rétine, et notre œil est construit d'après le principe de la *camera obscura*, munie d'un système dioptrique collecteur. Celui qui aurait le moindre doute à ce sujet n'aurait qu'à énucléer un œil d'un lapin albinotique, et à le placer dans un endroit obscur devant trois lumières disposées en triangle, par exemple; il verrait par transparence, à travers la sclérotique, l'image du triangle lumineux, mais renversée.

Un premier acheminement vers la forme de *camera obscura* consiste dans la présence du diaphragme iridien, fortement pigmenté, de même que le reste du fond de l'œil. La pigmentation est assez intense pour empêcher l'arrivée dans l'œil de presque tous les rayons lumineux, à l'exception de ceux qui traversent la pupille. Mais la largeur de la pupille par rapport aux dimensions du globe oculaire est trop forte pour permettre la formation, sur le fond de l'œil, d'une image un tant soit peu nette. Ce défaut est corrigé par la présence des milieux réfringents, dont l'effet global est celui d'une lentille biconvexe, située au niveau de la pupille, et dont le foyer principal coïnciderait avec la rétine. Pour arrondir les chiffres, nous pouvons admettre que la distance focale principale de cette lentille devrait être de 20 millimètres, puisque la rétine est environ 20 millimètres en arrière de la pupille. Le système dioptrique de l'œil normal doit donc avoir la force de 50 dioptries environ. Voyons à grands traits de quelle manière ce but est atteint.

Poursuivons la marche de la lumière d'avant en arrière. Le degré plus ou moins grand de la réfraction lumineuse étant une fonction des rayons de courbure des surfaces refringentes et de l'indice de réfraction des milieux réfringents, ces deux éléments entrent surtout en ligne de compte.

La première surface réfringente que nous rencontrons d'avant en arrière est la surface antérieure de la cornée. Sa courbure n'est pas tout à fait sphéroïdale, mais ellipsoïdale : par conséquent, pour tous les méridiens, la courbure est plus forte au centre qu'à la périphérie. De plus, l'ellipsoïde dont la cornée est un segment n'est pas une surface de révolution, mais un ellipsoïde à trois axes inégaux ; les différents meridiens cornéens ont donc une courbure différente, celle du méridien vertical étant ordinairement la plus forte, et celle du méridien horizontal la plus faible. Au point de vue dioptrique, cette courbure particulière produit un certain degré « d'astigmatisme », nom qui veut dire que les rayons partis d'un point ne sont pas réunis en un seul foyer par la cornée, et cela se comprend, puisque chaque méridien, ayant une courbure à part, aura aussi son foyer à part. L'astigmatisme causé par la cornée est cependant plus ou moins compensé par les surfaces réfringentes plus profondes de l'œil. Le rayon de courbure au centre de la cornée, qui nous intéresse avant tout, puisque les rayons qui traversent les parties cornéennes périphériques sont interceptés par l'iris, est évalué à 7,70 millimètres dans le méridien vertical, et à 7,80 millimètres dans le méridien horizontal ; en moyenne donc de 8 millimètres.

Quant à l'indice de réfraction, il est le même que celui de l'humeur aqueuse et, disons-le dès à présent, le même que celui du corps vitré ; de sorte qu'au point de vue dioptrique la cornée, l'humeur aqueuse et jusqu'à un certain point le corps vitré, forment un tout. Au moins pouvons-nous considérer la cornée et l'humeur aqueuse comme un seul milieu réfringent, dont la face antérieure nous est donnée dans celle de la cornée transparente. Il s'ensuit qu'au point de vue de la réfraction et de la réflexion lumineuse la face postérieure de la cornée n'entre pas en ligne de compte. Nous connaissons l'image catoptrique (par réflexion) de la face antérieure de la cornée ; il n'en existe pas de la face postérieure, puisqu'il n'y a pas là de surface de séparation entre milieux d'indices de réfraction différents.

On a déterminé l'indice de réfraction de l'humeur aqueuse, et par conséquent celui de la cornée, à 1,33. Les constantes optiques (rayon de courbure et indice de réfraction) du premier milieu réfringent de l'œil sont donc telles que sa distance focale principale est de 34 millimètres environ. Or, comme l'œil n'a que 24 millimètres de longueur, il faut, pour qu'une source lumineuse très-éloignée forme foyer sur la rétine, condition requise pour l'œil normal, que les rayons soient rendus encore plus convergents par une ou plusieurs autres surfaces réfringentes. C'est là le fait du

Cristallin. Nous pourrions déjà dès à présent calculer à peu près la force réfringente du cristallin, en considérant qu'il faut un système dioptrique d'environ 20 millimètres de distance focale, c'est-à-dire d'une force réfringente de 50 dioptries, pour que son foyer principal soit situé sur la rétine (20 millimètres étant à peu près, et en chiffres ronds, la distance de la rétine au centre optique de l'œil). Or, une distance focale de 20 millimètres correspond à 50 dioptries ; par conséquent l'action du cristallin est de 20 dioptries (50 — 30 = 20D).

Le cristallin étant en définitive une lentille biconvexe située dans un milieu (humeur aqueuse et corps vitré) moins réfringent que lui (et dont l'indice de réfraction est connu), nous n'avons à considérer que les courbures de ses deux faces, son indice de réfraction et son épaisseur.

Le rayon de courbure de la face antérieure du cristallin est de 8 millimètres ; celui de la face postérieure de 6 millimètres.

Mais ni l'une ni l'autre n'est une surface sphérique : la section transversale se rapproche, pour la face antérieure, d'une ellipse, pour la face postérieure, d'une parabole. Notons encore que probablement les courbures sont différentes dans les différents méridiens; on trouve en effet souvent que l'astigmatisme régulier total du système dioptrique de l'œil est moindre que l'astigmatisme régulier de la cornée; ce dernier est donc compensé par un astigmatisme régulier du cristallin.

L'épaisseur du cristallin est un peu moindre que 4 millimètres.

Quant à l'indice de réfraction, il augmente d'une manière continue de la périphérie vers le centre; à la périphérie, il est cependant plus grand que celui de l'humeur aqueuse et du cristallin : témoin les images catoptriques de ses deux surfaces (ou plutôt de la face antérieure du cristallin et de la face antérieure du corps vitré). Le cristallin peut être considéré, au point de vue optique, comme composé d'un très-grand nombre de couches concentriques, à indice de réfraction d'autant plus grand qu'on se rapproche davantage du centre. Il en résulte qu'en réalité il y a en avant de son plan équatorial une série de couches sphériques emboîtées, la convexité en avant, l'indice de réfraction d'une couche étant plus forte que celui de la couche précédente. La même disposition se reproduit en sens inverse derrière le plan équatorial; c'est-à-dire qu'il y a là une série de couches sphériques emboîtées, concaves en avant, et dont l'indice de réfraction diminue d'avant en arrière. Un moment de réflexion, et on comprend que l'effet de toutes ces couches est le même : de dévier les rayons lumineux vers l'axe antéro-postérieur du cristallin.

Helmholtz a démontré que cette disposition feuilletée du cristallin est d'une haute importance dioptrique : la réfraction totale est beaucoup plus forte que si le cristallin avait un indice de réfraction moyen entre les couches corticales et le noyau. L'indice de réfraction total, tel qu'il résulte de la disposition feuilletée, est de 1,4545 suivant Listing et Helmholtz, et seulement de 1,437 suivant Reich, dont les recherches sont plus récentes. La distance focale principale est de 50 millimètres (Reich), ce qui correspond à 20 dioptries, comme d'ailleurs nous l'avons déjà dit.

Hermann a démontré de plus que les feuillets emboîtés du cristallin ont une courbure plus forte vers le centre, et il démontre qu'à la suite de cette disposition :

1° La réfraction totale est plus forte (que si les faces étaient parallèles);

2° L'aberration de sphéricité est diminuée;

3° Les rayons périphériques (dans la vision indirecte) sont moins astigmatisés (obtention d'un effet périscopique).

La réfraction du cristallin a une importance capitale au point de vue de l'*accommodation*, cette faculté de l'œil en vertu de laquelle il change son système dioptrique de manière qu'une source lumineuse, quoique située à des distances très-variables, peut cependant avoir son foyer sur la rétine. Le système dioptrique de l'œil, tel que nous l'avons décrit, adapte l'œil pour des rayons parallèles, venus de très-loin.

Lors de l'accommodation pour des objets rapprochés, quand l'œil doit s'adapter pour des rayons divergents, la courbure de la face antérieure du cristallin augmente, et elle avance un peu; la courbure de la face postérieure augmente aussi, mais beaucoup moins que celle de l'antérieure : le cristallin augmente donc d'épaisseur. Les recherches les plus minutieuses ont démontré de plus que le degré des changements qui surviennent dans le cristallin suffit tout à fait pour expliquer le maximum de l'accommodation observé réellement.

Nous renvoyons à l'article ACCOMMODATION pour ce qui regarde les forces qui entrent en jeu lors de l'accommodation, et la manière dont elles agissent sur le cristallin.

Rappelons encore ici que, de même que la rétine, les différents milieux transparents, la cornée y comprise, sont fluorescents, et que cette propriété est surtout marquée pour le cristallin. Les milieux transparents jouissent en même temps de la propriété d'absorber les rayons calorifiques, sans que cependant ils soient tout à fait athermanes, sous l'épaisseur qu'ils ont dans l'œil.

VIII. *Action des nerfs du globe oculaire.* La détermination fonctionnelle des nerfs qui se rendent à l'œil et à ses annexes ressort déjà en grande partie de leur origine centrale et de leur distribution périphérique. L'expérimentation physiologique a cependant mis au jour un certain nombre de faits importants.

Le *nerf oculo-moteur commun* est caractérisé dès son origine comme un nerf moteur, et vers la périphérie il se rend uniquement dans les muscles. Néanmoins, une anastomose, dans le sinus caverneux, entre le trijumeau et l'oculo-moteur commun, nous explique pourquoi les lapins accusent une douleur lorsque, après section de l'oculo-moteur dans l'orbite, on en irrite le bout central (sensibilité récurrente).

Les fonctions motrices de l'oculo-moteur commun ressortent en grande partie de sa distribution périphérique, c'est-à-dire que par sa branche supérieure il préside aux contractions du releveur de la paupière supérieure et du droit supérieur ; par sa branche inférieure, il innerve le droit interne, le droit inférieur et le petit oblique ; le rameau du petit oblique envoie au ganglion ophthalmique sa courte racine. L'expérimentation a démontré d'une part que cette courte racine amène au ganglion ophthalmique des fibres motrices pour le muscle ciliaire et pour le sphincter de l'iris (Hensen et Voelkers, *Experimentaluntersuch. über den Mechanismus der Accommodation.* 1866, Kiel), et d'autre part que les fibres motrices que l'oculo-moteur fournit à l'intérieur de l'œil n'y arrivent que par la voie détournée à travers le ganglion ophthalmique. Chez l'homme, on observe souvent des paralysies de l'oculo-moteur commun ; ordinairement le sphincter de l'iris et le muscle ciliaire sont alors paralysés.

Il est donc bien prouvé que l'oculo-moteur commun innerve le sphincter de l'iris et le muscle ciliaire, outre le releveur de la paupière, trois muscles droits et le petit oblique.

Hensen et Voelkers (*Archiv f. Ophth.*, t. XXIV, I, p. 1) sont allés tout récemment plus loin ; ils ont démontré que chez le chien les fibres présidant à ces différentes fonctions naissent à des endroits différents du noyau de l'oculomoteur commun. Ce noyau, comme nous l'avons vu, est situé au devant du canal central de l'épendyme, depuis la limite postérieure des corpuscules quadrijumeaux jusqu'un peu au devant des corpuscules quadrijumeaux antérieurs. Les fibres s'en détachent dans toute sa longueur, et à leur sortie elles se ressentent encore de cette origine, puisqu'elles sont réunies en faisceaux échelonnés les uns derrière les autres. Hensen et Voelkers ont porté une irritation électrique successivement sur le plancher du troisième ventricule, puis plus en arrière, jusque dans le quatrième ventricule ; dans le troisième ventricule, à l'extrémité antérieure du noyau, elle provoque la contraction du muscle ciliaire (constatée à l'aide d'aiguilles enfoncées à travers les membranes oculaires) ; un peu plus en arrière, elle produit un rétrécissement notable de la pupille ; plus encore en arrière, la contraction du muscle droit interne, puis seulement du droit supérieur et du releveur de la paupière ; un peu plus loin, déjà sous les tubercules quadrijumeaux, le droit inférieur entre en action, et tout à fait sous les tubercules, c'est le tour du muscle petit oblique. Les faisceaux antérieurs ayant été coupés, à leur sortie des pédoncules cérébraux, l'irritation du noyau donnait bien une contraction des muscles extrinsèques de l'œil, mais l'iris et le muscle ciliaire ne bougeaient plus : preuve que les filets antérieurs de l'oculo-moteur président à l'accommodation et aux contractions du sphincter iridien.

Une étude approfondie de l'indépendance fonctionnelle relative de ces différentes espèces de fibres de l'oculo-moteur d'un côté, et de leur association si énergique d'un autre côté, trouve sa place ailleurs. Bornons-nous ici à rappeler le fait que la contraction du sphincter de la pupille est liée par une association intime à la contraction simultanée des deux muscles droits internes (convergence des yeux) et à la contraction du muscle ciliaire (accommodation).

Rien n'est plus propre à démontrer l'indépendance des fibres pupillo-constrictrices que le rétrécissement pupillaire survenant chaque fois qu'une lumière tombe sur la rétine. Les fibres qui se rendent au sphincter de la pupille sont seules en cause ici. Dans ce phénomène, il s'agit du reste d'une action réflexe typique et constante. Non-seulement on voit se contracter la pupille de l'œil éclairé (réaction primaire), mais encore celle du second œil, fût-il même dans l'obscurité (réaction consensuelle). Cette réaction de la pupille existe encore pendant le sommeil (Raehlmann). Les tubercules quadrijumeaux paraissent être les centres dans lesquels l'irritation des fibres du nerf optique se réfléchit sur les fibres pupillo-constrictrices. L'irritation de différentes parties du système nerveux central paraît se réfléchir d'une manière analogue sur les fibres pupillo-constrictrices. Mais ce côté de la question est encore bien obscur : il est difficile de distinguer dans chaque cas particulier ce qui revient sur le compte d'une contraction du sphincter, et ce qui revient sur le compte d'un relâchement du dilatateur de la pupille.

Le *nerf pathétique*, qui a une origine centrale commune avec l'oculo-moteur commun et qui se rend uniquement à un muscle, est également un nerf essentiellement moteur ; il innerve le muscle grand oblique. Comme l'oculo-moteur commun, il emprunte un certain degré de sensibilité à une anastomose avec le trijumeau dans le sinus caverneux.

Le *nerf oculo-moteur externe* ou *abducteur* est moteur au même titre que les deux nerfs précédents, et pour son origine centrale, et pour sa distribution périphérique. Comme le pathétique, il innerve un seul muscle, le droit externe. Très-probablement il emprunte lui aussi quelques fibres au trijumeau dans le sinus caverneux. Nous avons signalé, là où il se croise avec l'artère carotide, la forte anastomose entre le nerf en question et le grand sympathique : c'est qu'au moins chez le lapin la contractilité du droit externe paraît être pour une partie sous la dépendance du grand sympathique (*voy.* pl. bas).

X. La *branche ophthalmique du nerf trijumeau* est, comme son nom l'indique, destinée au globe oculaire et aux autres organes contenus dans l'orbite. La racine motrice du trijumeau, celle qui passe à côté du ganglion de Gasser, se rend en entier dans les muscles masticateurs et n'a rien à faire avec la branche ophthalmique. Celle-ci est donc uniquement sensitive, au moins pour autant que nous en pouvons exclure les fibres motrices.

L'origine centrale de la racine sensitive du trijumeau la distingue nettement des racines motrices. Nous avons vu que les stations d'origine de la racine sensitive sont éparpillées sur une grande étendue, sortent de ganglions très-divers qui commencent en avant au niveau antérieur du tubercule quadrijumeau antérieur, sont comme infiltrés dans tout le mésocéphale, et s'étendent même jusque dans la moelle épinière. C'est que la racine sensitive du trijumeau ne correspond pas uniquement à la racine motrice du même nerf, mais elle complète la paire, au point de vue de l'homologie avec les paires rachidiennes, non-seulement avec tous les nerfs moteurs de l'œil, mais encore avec le facial et une partie du grand hypoglosse. Ici, nous n'avons à nous occuper que de la branche ophthalmique du trijumeau. Elle préside à la sensibilité de tous les organes où elle se rend et qui sont insensibles chaque fois qu'on coupe chez le lapin, par exemple, le trijumeau dans le crâne : conjonctive, cornée, caroncule lacrymale, paupière, etc., etc.

Ce qui frappe surtout après la section du nerf trijumeau, c'est que l'animal ne clignote plus, si l'on touche la conjonctive ou la cornée. Le clignotement est donc un mouvement réflexe, provoqué par une irritation de la branche ophthalmique du trijumeau. Ce nerf est en quelque sorte le gardien de l'œil, écartant par la fermeture instantanée des paupières toutes les influences nuisibles.

Un autre phénomène qui apparaît immédiatement après la section du trijumeau dans le crâne, c'est un rétrécissement notable de la pupille, qui disparaît bientôt. Ce rétrécissement est même le meilleur point de repère pour décider si on a réussi à couper le trijumeau ou non. Avant de signaler les points de vue sous lesquels on a cherché la raison du phénomène, signalons encore quelques faits qui ont avec lui un rapport plus ou moins éloigné : *a*. Après la section, les vaisseaux de l'iris (Schiff et d'autres) et les vaisseaux extérieurs de l'œil (Hippel et Grünhagen, Leber et d'autres) se dilatent : le trijumeau semble donc fournir à l'œil des vaso-constricteurs; au contraire, Cl. Bernard indique dans ces conditions, comme phénomène initial, un rétrécissement des vaisseaux de l'œil, de sorte que le trijumeau porterait des vaso-dilatateurs. *b*. Après l'extirpation (chez le chat) du ganglion cervical supérieur et du thoracique supérieur, l'irritation d'un nerf sensible quelconque produit encore une dilatation de la pupille du côté opéré (Vulpian), naturellement par action réflexe : il semblerait donc que toutes les fibres pupillo-dilatatrices (*voy*. pl. bas, *grand sympathique*) ne sont pas contenues dans le grand sympathique au cou, mais que quelques-unes au moins sortent de l'encéphale avec un nerf de l'œil, probablement avec le trijumeau. *c*. D'après les expériences de Franck, au moins une partie des fibres nerveuses pupillo-dilatatrices du chat, bien que contenues dans le grand sympathique au cou, ne remonteraient pas à l'œil par le plexus carotidien, mais en longeant l'artère vertébrale. Dans le crâne, ces fibres se rendraient dans le ganglion de Gasser et de là vers la périphérie. Le tronc du trijumeau renfermerait donc deux espèces de fibres pupillo-dilatatrices : les unes directes, signalées sous *b*, les autres indirectes, à travers le grand sympathique.

Ce n'est pas ici le lieu d'entrer dans une discussion approfondie de ces faits, en partie contradictoires, comme nous venons de le dire. Ce qui ressort le plus clairement de ce qui précède, c'est que les fonctions du trijumeau au point de vue de l'œil sont encore imparfaitement connues. *a*. Le trijumeau donne la sensibilité à l'œil, cela est hors de doute. *b*. Le tronc du nerf semble aussi contenir des fibres vaso-motrices pour l'œil, constrictrices d'après Schiff, dilatatrices d'après Cl. Bernard. Laborde a trouvé qu'une lésion de la racine ascendante du trijumeau, dans le plancher du quatrième ventricule, produit une insensibilité et une hyperémie de l'œil. Est-ce à dire, comme le prétend l'auteur, que les fibres vaso-motrices sont déjà mêlées au trijumeau dans les centres? Evidemment non, car plusieurs autres explications sont possibles dans l'occurrence. *c*. Probablement que des fibres pupillo-dilatatrices sont contenues dans le tronc du nerf trijumeau (Vulpian, Franck).

Il y a, à propos des expériences du genre de celles que nous venons de signaler, à faire un certain nombre de remarques importantes dont la portée paraît ne pas avoir été suffisamment saisie par plusieurs expérimentateurs. Il est souvent impossible de décider si une dilatation de la pupille est un effet de relâchement du muscle sphincter, d'une contraction du muscle dilatateur, ou même d'une contraction des vaisseaux iridiens; inversement, une contraction de la pupille peut être la suite d'une action du sphincter, d'un relâchement du dilatateur ou même d'un relâchement des vaso-constricteurs. Peut-être même que la complication est plus grande encore et qu'une excitation ou un relâchement des vaso-constricteurs entre souvent en ligne de compte pour expliquer un changement survenu dans le diamètre de la pupille.

Tout d'abord, une réplétion des vaisseaux iridiens dilate l'iris et amoindrit le diamètre de la pupille; le contraire arrive quand la quantité de sang dans les vaisseaux iridiens diminue, même sans l'intervention des vaso-moteurs : ainsi, après section du grand sympathique au cou, si on laisse pendre la tête de l'animal en bas, la pupille se resserre, elle se dilate au contraire quand on relève la tête. En second lieu, il ne faut pas oublier ce fait incontestable que les nerfs vaso-constricteurs de tous les organes paraissent être d'une manière permanente dans un certain degré d'irritation, et cela par une action réflexe produite par les nerfs sensibles de l'organe (tonus vasculaire). Le trijumeau naturellement ne fera pas exception sous ce rapport. Mais les choses se compliquent singulièrement, si l'hypothèse de Cl. Bernard, d'après laquelle le trijumeau porterait des vaso-dilatateurs vers l'œil, venait à être confirmée. Inversement, une irritation portée sur l'œil (sur le trijumeau) produit une dilatation des vaisseaux (par relâchement des vaso-constricteurs ou excitation des vaso-dilatateurs), et partant un resserrement de la pupille; mais il ne faut pas oublier que la même irritation produit par action réflexe sur le muscle sphincter une contraction de la pupille.

Nous voyons donc que les fonctions du trijumeau au point de vue du globe oculaire constituent un sujet qui demande impérieusement des éclaircissements ultérieurs.

Il serait important de savoir lesquelles des origines centrales sensitives du trijumeau fournissent à la branche ophthalmique. Il est bien plausible d'admettre que ce sont les origines supérieures, les plus voisines des ganglions moteurs de l'œil, puisque le trijumeau produit tant d'actions réflexes sur les muscles de l'œil. Cependant Schiff prétend avoir observé une kératite après la section unilatérale de la moelle allongée. Duval et Laborde l'ont observée, ainsi qu'une insensibilité de l'œil, en blessant la racine ascendante du trijumeau et même l'olive.

Les fibres que le trijumeau envoie dans l'œil (surtout dans le corps ciliaire, l'iris et la cornée) lui donnent sa sensibilité qui, très-obtuse à l'état normal, s'éveille dans les cas pathologiques, et donne lieu à la *douleur ciliaire* si forte quelquefois, et qui s'irradie dans le front et dans le nez. La *photophobie* elle aussi dépend d'une hyperesthésie des nerfs ciliaires; probablement l'irritation du nerf optique hyperesthésié également se propage par irradiation jusqu'aux centres d'origine des nerfs ciliaires. Le *blépharospasme* dans les cas de photophobie est un phénomène du même genre, réfléchi par le trijumeau sur le facial. Un autre mouvement réflexe produit par le trijumeau est l'*éternument.* Dans certaines affections oculaires compliquées de photophobie et de douleurs ciliaires, la lumière qui arrive dans l'œil provoque l'éternument. Certaines personnes ne peuvent même pas regarder une flamme sans éprouver dans le nez un chatouillement et sans éternuer. Certainement qu'il s'agit là d'une irradiation centrale de l'irritation ciliaire sur le nerf nasal interne : le résultat est le même que si l'on chatouillait la muqueuse nasale, c'est-à-dire qu'il en résulte de l'éternument.

De loin la plupart des fibres du trijumeau pénètrent dans l'œil par les nerfs ciliaires postérieurs : la section de ces nerfs rend insensible même la cornée, qui cependant reçoit encore des filets provenant des nerfs conjonctivaux. Mais n'oublions pas qu'un petit nombre de filets provenant notamment du nerf frontal et du nerf lacrymal pénètrent dans l'œil à l'équateur ou au niveau du corps ciliaire.

Quel est le rôle du trijumeau dans la sécrétion lacrymale? Une irritation portant sur les filets terminaux du trijumeau, et spécialement du nerf ophthalmique, provoque une sécrétion lacrymale. Mais faut-il en conclure qu'il renferme les filets sécréteurs, c'est-à-dire centrifuges? Probablement que non; les nerfs sécréteurs, centrifuges, ont une origine centrale analogue à celle des nerfs moteurs : or, la racine motrice du trijumeau n'est pour rien dans la constitution du nerf ophthalmique. Reich a démontré que l'action réflexe qui provoque la sécrétion lacrymale se fait bien en sens centripète par la voie du trijumeau, mais que la voie centrifuge doit être cherchée ailleurs, probablement dans le grand sympathique. Ces fibres centrifuges s'unissent au trijumeau dans un point inconnu de la périphérie, mais elles restent intactes quand on sectionne le trijumeau dans le crâne : dans ces conditions, une irritation portée sur l'œil opposé provoque encore la sécrétion lacrymale du côté opéré. Ceci est de plus la preuve qu'une irritation d'un trijumeau se réfléchit sur les glandes lacrymales des deux côtés.

Une question que nous avons déjà touchée est celle de la *kératite neuroparalytique* et de l'*influence trophique* du trijumeau sur la cornée transparente. Chez les lapins auxquels on a coupé le trijumeau il survient après quelques jours une kératite ulcéreuse très-intense, pouvant conduire à la perforation et même à la perte complète de l'œil du côté opéré (Magendie). On observe du reste, lors de cette expérience, des phénomènes analogues du côté des muqueuses nasale et buccale. On en a conclu que le trijumeau devait exercer dans les organes auxquels il se rend une influence régulatrice sur la nutrition. Les fibres, centrifuges par conséquent, qui devaient exercer cette influence sur les éléments cellulaires eux-mêmes, ont reçu le nom de *fibres trophiques.* L'absence de cette innervation trophique devrait causer toutes les altérations nutritives consécutives à la section du trijumeau. Ce sont même les expériences de ce genre sur le trijumeau qui ont servi à faire admettre l'existence de nerfs trophiques en général.

Mais Snellen a dépouillé le phénomène du mystère nutritif qu'on y cherchait; il a démontré, par des expériences aussi simples qu'ingénieuses, qu'après la section du trijumeau la kératite ne survient pas, si l'on écarte toutes les insultes auxquelles est exposé un œil insensible, qui ne clignote plus, et qui par conséquent ne se protége plus contre les nombreux traumatismes, comme la poussière, l'air, etc. Les conclusions de Snellen ont été vérifiées depuis par un grand nombre d'auteurs; on a trouvé de plus que le dessèchement joue un grand rôle dans la production de cette kératite. Le clignement des paupières ne se faisant plus (à cause de l'insensibilité), la cornée, exposée continuellement à l'air, n'est plus humectée par les larmes; elle se dessèche; la partie desséchée se nécrotise, et finit par être emportée par la suppuration, tout comme une partie mortifiée dans n'importe quelle partie du corps.

Du reste, on observe la même kératite chaque fois que l'un ou l'autre obstacle (paralysie du facial, rétraction cicatricielle par des brûlures, ou bien dans la variole, etc.) empêche l'occlusion de l'œil; naturellement elle se produit avec plus de facilité, si en même temps il y a anesthésie du trijumeau. Certains auteurs admettent cependant que la section des vaso-moteurs qui suivent la voie du trijumeau peut concourir, avec la perte de la sensibilité, à produire l'affection cornéenne. Mais le peu de précision des idées à ce sujet ressort du fait que les uns invoquent une paralysie des nerfs vaso-constricteurs, et les autres (Cl. Bernard) une paralysie des nerfs vaso-dilatateurs!

Pour ce qui regarde l'influence du trijumeau sur la tension intra-oculaire, *voy*. pl. h.

X. Le *grand sympathique* envoie à l'œil d'une part la racine sympathique du ganglion ophthalmique, et d'autre part des filets vaso-moteurs qui accompagnent toutes les artères de l'œil, sans exception.

Quand on coupe chez un animal le grand sympathique au cou, la pupille du même côté se rétrécit; l'œil est un peu dévié en dedans (strabisme paralytique), et un peu enfoncé dans l'orbite, et par suite la fente palpébrale est moins ouverte; tous les vaisseaux de l'œil se dilatent (ceux de la conjonctive, de l'iris, de la rétine, etc.). Si maintenant on tétanise le bout périphérique du grand sympathique, la pupille s'élargit au delà de sa grandeur normale; l'œil se redresse, se dévie même un peu en dehors, il redevient plus proéminent et la fente palpébrale s'ouvre; les vaisseaux deviennent plus minces partout où ils avaient été dilatés, et ce rétrécissement dépasse même le calibre primitif, de sorte qu'il se produit une anémie de l'œil, visible surtout à l'ophthalmoscope dans la rétine. En un mot, on obtient l'effet contraire de la section nerveuse.

Lors de la section du grand sympathique, on coupe donc, et les nerfs vaso-moteurs de l'œil, et les fibres qui innervent le dilatateur de la pupille; ce dernier étant paralysé, le sphincter prédomine trop. Le rétrécissement de la pupille n'est pas uniquement un effet de la congestion de l'iris, mais bien avant tout celui de la paralysie d'un muscle dilatateur de la pupille. En effet, quand la pupille est rétrécie par l'ésérine, l'irritation du grand sympathique n'agit plus guère sur la largeur de la pupille, mais bien sur le calibre des vaisseaux iridiens; de plus, lors de l'irritation du grand sympathique, les deux effets ne marchent pas parallèlement (Arlt) : la dilatation pupillaire se montre beaucoup plus tôt que le rétrécissement des vaisseaux.

Pourquoi, lors de la section du grand sympathique, l'œil s'enfonce-t-il dans l'orbite? Le contraire devrait résulter de la dilatation des vaisseaux orbitaires! Cela résulte de ce que, au fond de l'orbite, particulièrement au niveau de la fente sphéno-maxillaire, il y a un muscle à fibres lisses (H. Müller) qui est paralysé par la section du grand sympathique; ses fibres, qui normalement sont dans un certain degré de contraction, étant paralysées, s'affaissent et se laissent refouler contre la paroi osseuse par l'action des quatres muscles droits sur l'œil.

Ce qui est moins bien expliqué, c'est le léger strabisme paralytique interne après la section du grand sympathique. Il faut donc admettre que le grand sympathique innerve pour une partie le droit externe (au moins chez le lapin).

Pour l'action du grand sympathique sur la tension oculaire, *voy.* pl. h.

Nous avons vu plus haut que le grand sympathique innerve aussi la sécrétion de la glande lacrymale, en ce sens qu'il fournit des fibres centrifuges présidant à cette sécrétion.

Quelle est l'origine de toutes ces fibres que le grand sympathique envoie à l'œil, et par quelles voies y arrivent-elles?

A l'article MOELLE ÉPINIÈRE, on verra que les fibres de deux espèces, destinées à l'œil, vaso-motrices et pupillo-dilatatrices, n'ont pas leur origine dans le grand sympathique lui-même, mais que ce dernier les emprunte à la moelle épinière. Chez le chien, les fibres vaso-motrices quittent la moelle plus en arrière que les fibres pupillo-dilatatrices (Bernard). Ces dernières quittent la moelle par les deux dernières paires cervicales et la première dorsale. Comme l'irritation de cette partie de la moelle produit sur le dilatateur de la pupille le même effet qu'une irritation du grand sympathique lui-même, on a conclu que les fibres en question y prenaient naissance : d'où le nom de *centre cilio-spinal* qu'on a donné à cette région de la moelle épinière.

On a fait dernièrement beaucoup de bruit autour d'une observation (Salkowsky) qui semblerait démontrer que les fibres pupillo-dilatatrices remontent dans la moelle épinière plus haut que le centre cilio-spinal; autrement dit que ce dernier, ou bien un second centre pour les fibres pupillo-dilatatrices, serait situé à l'extrémité antérieure de la moelle allongée, près du quatrième ventricule. La pupille d'un animal curarisé, dont on entretient artificiellement la respiration, se dilate considérablement, si l'on vient à interrompre celle-ci; l'effet ne se produit pas, si l'on a coupé préalablement la moelle au cou. Mais il ne faut pas oublier que chaque nerf moteur a, outre son centre spinal, encore un centre cérébral, ce dernier agissant sur le muscle probablement par l'entremise du premier. Peut-être donc qu'on pourrait mettre l'expérience en question sur un même pied avec la faradisation de la masse corticale du cerveau.

Quoi qu'il en soit, la plus grande masse au moins des fibres nerveuses pupillo-dilatatrices arrive donc dans le grand sympathique au cou, traverse le ganglion cervical supérieur, en sort pour gagner l'intérieur du crâne avec le plexus carotidien. On admettait jusque dans ces dernières années que les fibres pupillo-dilatatrices gagnent l'œil en compagnie des nerfs vaso-moteurs, en suivant la voie de la racine sympathique du ganglion optique. Cependant, Hensen et Voelkers croient avoir remarqué que ni l'ablation du ganglion optique ni celle du ganglion cervical supérieur n'empêchent toujours l'effet pupillo-dilatateur de l'excitation du grand sympathique au cou.

Plus récemment, Franck croit avoir démontré par l'expérimentation que chez le chien les fibres pupillo-dilatatrices, au sortir du ganglion cervical supérieur, ne suivent pas l'artère carotide interne, mais l'artère vertébrale, pénètrent dans le crâne par le trou déchiré postérieur, et vont se rendre dans le ganglion de Gasser; de là elles gagnent la périphérie par la voie du trijumeau.

Selon toutes les apparences, le nerf trijumeau renferme encore d'autres fibres pupillo-dilatatrices, celles-ci venues directement du centre pupillo-dilatateur (et non pas par la voie détournée du grand sympathique), avec les autres racines du trijumeau (Vulpian). Nous renvoyons à ce sujet à ce que nous avons dit à propos du nerf trijumeau, en insistant de nouveau sur la nécessité de nouvelles recherches touchant l'innervation de l'œil par le trijumeau.

Le centre cilio-spinal peut être mis en activité par des irritations d'organes très-divers : la pupille se dilate sur des animaux quand on irrite n'importe quel nerf rachidien sensible (Chauveau) et même (Cl. Bernard) quand on irrite les viscères abdominaux (cette dernière circonstance explique-t-elle la large pupille des enfants qui ont des vers intestinaux?) ; il en est de même de la faradisation de la substance corticale du cerveau (Bochefontaine). Ceci est du reste en parfait accord avec les données récentes (surtout de Munck) sur les centres optiques dans l'écorce du lobe occipal du cerveau. Une excitation de ce centre doit provoquer un resserrement de la pupille, tout comme l'extirpation de ces parties corticales entraîne une dilatation de la pupille.

Bien des considérations tendent à nous faire admettre (Raehlmann et Witkowski) qu'à l'état de veille l'activité incessante du centre psychique, et par son intermédiaire celle de la surface externe sensible, agissent d'une manière permanente sur le centre cilio-spinal, et entretiennent une espèce de tonus dans le dilatateur de la pupille. Pendant le sommeil, soit naturel, soit narcotique (chloral, morphine, chloroforme), en l'absence des excitations sensorielles et psychiques, le dilatateur de la pupille se relâche, et la pupille se contracte. Mais chaque excitation d'un nerf sensible (pincement, chatouillement, action de crier contre les oreilles, etc.) sollicite le dilatateur; au moment du réveil, la pupille se dilate largement. La peur dilate fortement la pupille, tout comme si l'on excitait le grand sympathique : de là probablement que, d'après la description d'anciens auteurs, les yeux d'individus torturés *sortaient* de la tête.

L'influence psychique sur le centre cilio-spinal peut être assez forte pour vaincre un effort contraire considérable. Ainsi Fontana avait remarqué que, quand on effraie un chat au moment où l'on éclaire son œil, la pupille se dilate. On peut répéter la même expérience tous les jours : quand, pendant qu'on éclaire à l'aide de l'ophthalmoscope l'œil d'un enfant, on effraie ce dernier (à l'aide d'un bruit), il y a dilatation de la pupille. L'effet ne se produit plus après plusieurs répétitions de l'expérience.

N'oublions pas d'ailleurs de signaler l'association entre l'innervation du muscle droit externe et celle du dilatateur de la pupille, même sans qu'il survienne de changement dans l'innervation accommodatrice. Ainsi un prisme convenablement disposé devant un œil fera diverger les yeux et dilatera également les pupilles.

Si à tout ce que nous venons de dire sur l'innervation du dilatateur de la pupille par le nerf grand sympathique nous ajoutons ce que nous avons dit touchant l'innervation du sphincter de la pupille par l'oculo-moteur commun, nous voyons que la largeur de la pupille, dans un moment donné, est une fonction des plus compliquées de facteurs variables très-nombreux, et souvent il est impossible de faire la part à chacun d'eux. Un changement dans la grandeur de la pupille étant survenu, nous ne savons pas même toujours s'il est dû à un relâchement d'un muscle iridien ou à la contraction de son antagoniste. Ajoutez à cela que, dans beaucoup de circonstances, ni le dilatateur, ni le sphincter de la pupille, ne sont en cause, et qu'il s'agit d'un changement dans l'injection sanguine des vaisseaux iridiens, et ce sera assez pour faire comprendre avec quelle circonspection on doit aborder des expériences sur ce sujet.

XI. Le *ganglion ophthalmique* ou *ganglion optique*, dont les connexions avec les nerfs qui s'y rendent et les nerfs qui en partent sont si bien connues au point de vue anatomique, est encore entouré d'une profonde obscurité pour ce qui regarde les faits physiologiques. On peut bien former des hypothèses plus ou moins plausibles sur ses fonctions, en se basant sur ses rapports anatomiques, mais il est à peine besoin de rappeler combien en général sont stériles les efforts de ce genre. De ce que l'oculo-moteur commun, le grand sympathique et le trijumeau, lui envoient des rameaux, on a conclu que les rameaux émergents sont moteurs (pour les muscles et pour les vaisseaux de l'intérieur de l'œil) et sensibles. On suppose de plus que le ganglion est le centre pour une foule d'actions réflexes qui se passent dans l'œil. Mais quelles sont ces actions réflexes? On n'a à ce sujet que des hypothèses. Voici du reste les quelques faits isolés mis au jour par l'expérimentation, et qui ont rapport les uns aux fonctions spécifiques du ganglion, les autres à la question de savoir lesquelles des innervations oculaires, que nous mettons sur le compte de trois nerfs qui fournissent au ganglion, passent réellement par cette voie.

Hensen et Voelkers ont démontré que l'irritation électrique du ganglion provoque les contractions du muscle ciliaire et du sphincter de l'iris, et que le même effet est obtenu par l'excitation d'un ou de plusieurs nerfs ciliaires qui émergent du ganglion. Mais, tandis qu'il suffit de l'excitation d'un seul nerf ciliaire pour faire agir le muscle ciliaire dans son ensemble, l'action sur l'iris est telle que l'irritation d'un seul nerf ciliaire provoque une contraction partielle du sphincter : la pupille devient donc irrégulière.

La même localisation paraît exister pour les fibres sensibles, au moins la section d'un ou de plusieurs nerfs ciliaires anesthésie un secteur cornéen, correspondant aux filets nerveux coupés (Snellen).

Nous avons déjà dit que les fibres pupillo-dilatatrices paraissent ne pas traverser le ganglion ophthalmique (Hensen et Voelkers); dans ce cas, elles seraient probablement renfermées dans les nerfs ciliaires qui vont directement du nerf naso-ciliaire à l'œil. Cela cadrerait parfaitement avec les expériences nombreuses d'après lesquelles le nerf trijumeau conduirait à l'œil les fibres pupillo-dilatatrices en tout ou en partie.

D'après Franck, quelques filets ciliaires seulement conduiraient des fibres dilatatrices, tandis que tous renfermeraient des fibres pour le sphincter de la pupille.

Quant à la sensibilité cornéenne, elle disparaît par le fait de l'extirpation du ganglion (*voy.* l'art. CORNÉE) : les nerfs sensibles de la cornée traversent donc tous ce dernier.

Enfin, Cl. Bernard a prétendu qu'après l'ablation du ganglion l'humeur aqueuse ne se reforme pas aussi vite que lorsque le ganglion est intact, mais ce point mérite confirmation.

XII. *Action physiologique des muscles extrinsèques de l'œil.* Nous avons à considérer ici à peu près uniquement l'action des muscles sur le globe oculaire.

Dans cette étude, nous connaissons le corps à mouvoir et la disposition des forces motrices.

Nous pouvons préciser tout de suite la question en faisant observer que les mouvements oculaires sont analogues à ceux d'une tête osseuse articulaire dans une cavité articulaire enarthrodiale, c'est-à-dire qu'il n'y a pas de mouvements de translation du globe oculaire dans son ensemble, et que les mouvements exécutés sont des rotations autour d'un centre restant toujours fixe. Une fois l'existence d'un centre de rotation fixe étant démontrée, nous n'aurons plus qu'à considérer les muscles, c'est-à-dire leurs deux insertions et leurs forces contractiles, pour avoir la direction suivant laquelle ils agissent (direction qui ressort du plan musculaire et de l'axe de rotation) et la mesure de leur force. C'est en cela que consistera notre tâche.

Les liens qui fixent l'œil dans l'orbite sont : *a.* Les quatre muscles droits, dont l'effet est plus ou moins contrebalancé par les muscles obliques ; ceux-ci en effet tendent à tirer l'œil en avant. *b.* L'aponévrose tarso-orbitaire et les paupières. Quand on ouvre démesurément les fentes palpébrales, l'œil avance de un millimètre (J.-J. Müller) ; il est bien entendu que cela n'a pas lieu lors de l'usage ordinaire de l'œil. *c.* Les liens aponévrotiques qui fixent au périoste les fascias musculaires, et par leur entremise la capsule de Ténon. *d.* Les nerfs et les vaisseaux qui se rendent à l'œil.

Mais lors de ses mouvements le globe oculaire doit glisser sur les parties environnantes, notamment le segment postérieur de la sclérotique sur le tissu graisseux de l'orbite, et en avant, la cornée et la sclérotique (la conjonctive bulbaire faisant corps avec la sclérotique) sur la face postérieure des paupières. Il faut donc que les liens qui fixent l'œil dans l'orbite soient assez lâches pour permettre ces mouvements. Les muscles, en s'allongeant, et en s'enroulant autour de l'œil, se plient facilement à une rotation oculaire. L'espace en fente de la capsule de Ténon, qui entoure presque tout le segment postérieur de l'œil, facilite le glissement contre le tissu graisseux de l'orbite. Les vaisseaux et les nerfs qui se rendent à l'œil passent comme à travers des boutonnières de la capsule de Ténon, peuvent s'étirer plus ou moins, et ne pas gêner les mouvements oculaires, d'autant plus que dans leur trajet orbitaire ils ont un trajet flexueux. Les liens aponévrotiques qui relient l'œil au périoste sont assez lâches pour lui permettre un certain jeu.

Il n'en est pas moins vrai que certaines dispositions anatomiques empêchent des rotations trop excursives du globe, et jouent le rôle de freins pour le mouvements oculaires, c'est-à-dire pour l'action de n'importe quel muscle.

Nous devons signaler à ce point de vue : *a.* Les nerfs et vaisseaux qui ne s'accommodent aux rotations oculaires que jusqu'à un certain point. *b.* L'élasticité des muscles : un muscle ne se laissera pas distendre outre mesure. *c.* Les liens aponévrotiques entre les fascias musculaires et la capsule de Ténon d'une part, et le périoste d'autre part ; les fibres musculaires contenues dans ces liens paraissent jouer un rôle tout à fait opposé à celui du muscle correspondant. *d.* Enfin la capsule de Ténon, qui en avant se réunit au globe oculaire, de même qu'en arrière, et la conjonctive du cul-de-sac, entrent également en ligne de compte.

XIII. *Détermination du centre de rotation de l'œil.* Après qu'on eut reconnu que le centre de rotation de l'œil ne se trouve pas dans la sclérotique, au pôle postérieur de l'œil (hypothèse admise encore par J. Müller), et que la surface convexe du segment postérieur de l'œil se meut sur une surface concave moulée sur celle-là, il était naturel d'admettre, comme on l'a fait réellement, que le centre de rotation coïncide avec le centre de courbure de la sclérotique, c'est-à-dire environ avec le milieu de l'axe antéro-postérieur de l'œil.

Il résulte de déterminations nombreuses et très-exactes, exécutées d'après des méthodes diverses, que le centre de rotation de l'œil est le même dans les divers mouvements oculaires, et se trouve en moyenne, chez les emmétropes, à $13,60^{mm}$ (Donders et Doyer) en arrière du sommet cornéen, et environ 10^{mm} en avant de la surface postérieure de la sclérotique (l'axe antéro-postérieur de l'œil étant de 24^{mm}), et 2^{mm} environ en arrière du milieu de l'axe oculaire antéro-postérieur.

La circonstance que le centre de rotation est plus près du pôle postérieur que du pôle antérieur a pour effet de diminuer l'excursion du segment postérieur, et par suite les tiraillements des nerfs et vaisseaux qui se rendent au pôle postérieur de l'œil.

D'après Donders et Doyer, la distance du centre de rotation au sommet cornéen est moindre chez les hypermétropes, plus grande chez les myopes, comparativement à ce qui existe chez les emmétropes. La même chose ressort de recherches plus récentes.

Signalons encore que J.-J. Müller et Berlin ont trouvé que pour leurs yeux, quand le regard est très-élevé ou abaissé, le centre de rotation se déplace un peu dans l'œil. Il est vrai de dire qu'il s'agit là de deux myopes, et l'on sait que chez les myopes les mouvements oculaires, surtout vers les limites du champ de regard, s'exécutent moins facilement que chez l'emmétrope, en raison de la plus grande longueur de l'œil.

Quant aux diverses méthodes employées pour déterminer le centre de rotation, nous nous bornerons à signaler les principes de celle de Donders (Doyer) et de celle de Volkmann.

Dans la méthode de Donders (qui est classique en ce sens qu'elle fut imaginée la première), il s'agit de mesurer le déplacement latéral exécuté par l'image catoptrique formée sur la cornée par une lumière derrière (et à côté de) laquelle se trouve l'œil de l'observateur. Si le centre de rotation coïncidait avec le centre de courbure de la cornée (dont la situation est connue), l'image catoptrique, observée par un œil qui reste fixe, ne se déplacerait pas lors des mouvements oculaires. Si, au contraire, le centre de rotation est situé derrière le centre de courbure cornéen, l'image réfléchie se déplacera dans le sens de la rotation oculaire, et cela d'autant plus que le centre de rotation sera plus reculé par rapport au centre de courbure. Le déplacement du reflet cornéen étant connu (mesuré à l'aide de l'ophthalmomètre), un calcul permettra de déterminer la distance du centre de rotation au sommet cornéen. Il faut ensuite une correction pour la courbure ellipsoïdale de la cornée.

Volkmann part du raisonnement suivant: Si le centre de rotation reste fixe lors des mouvements oculaires, supposons qu'il se trouve juste au centre d'un cercle. Alors deux objets disposés sur les différents rayons du cercle se couvriront, quels que soient les mouvements exécutés par l'œil. Il s'agit donc de trouver par des tâtonnements la position de l'œil dans le cercle dans laquelle les deux objets disposés sur les rayons se couvrent, quelle que soit la rotation exécutée par l'œil.

Ainsi elle est démontrée, la proposition portant que dans les mouvements oculaires ordinaires l'œil reste sur place, ne subit pas de translation de sa masse dans l'orbite. Il en résulte que tous les mouvements que les six muscles extrinsèques impriment au globe sont des rotations autour d'axes qui tous passent par le centre de rotation. Pour déterminer l'action de chaque muscle sur l'œil, il s'agira de trouver *a*. la direction dans laquelle il agit, et *b*. la force contractile et le degré de raccourcissement de chaque muscle.

Direction dans laquelle agissent les muscles. Le centre de rotation de l'œil restant fixe, un muscle quelconque doit agir suivant un plan qui passe par le centre de rotation, l'origine du muscle sur l'orbite, et son insertion sur le globe oculaire ; ces trois points déterminent ce qu'on appelle le plan de l'action du muscle. La perpendiculaire élevée sur ce plan, au centre de rotation, est l'*axe de rotation* du muscle.

Le centre de rotation, déterminé par les méthodes indiquées précédemment, étant commun aux six plans d'action musculaire, il restait à déterminer empiriquement, sur un certain nombre d'yeux normaux, les deux autres points nécessaires à la fixation du plan d'action musculaire et de l'axe de rotation. C'est ce qu'exécutèrent, par des recherches très-laborieuses, Fick, Rüte et Volkmann. A cet effet, ils reportent tous les points à rechercher sur un système de trois axes de coordonnées rectangulaires situé dans l'orbite et dans le globe oculaire, dont l'origine coïncide avec le centre de rotation de l'œil.

Pour simplifier les expressions, on suppose que le centre de rotation coïncide avec le centre de l'œil. L'œil est supposé se trouver dans la situation où les deux lignes visuelles sont parallèles, la tête droite et le regard fixé à l'horizon ; c'est la « position normale » de Volkmann ; elle paraît être la position de repos des yeux. Or, dans cette position de l'œil, les coordonnées de l'œil coïncident sensiblement avec les coordonnées de l'orbite. L'axe des x joint les centres de rotation des deux yeux et coïncide avec le diamètre transversal de l'œil ; l'axe des y coïncide avec l'axe optique de l'œil, et l'axe des z est la perpendiculaire élevée au centre de rotation sur le plan des deux axes précédents. Comme parties positives de ces axes on considère, pour l'axe de x, la portion située en dehors de l'origine ; pour l'axe de y, la portion située en arrière, et pour l'axe des z, la portion dirigée en haut.

Ces déterminations étant faites (les deux insertions par rapport aux axes), on calcule, d'après un procédé indiqué par Fick, et toujours par rapport aux axes des coordonnées, la situation des plans musculaires et des axes de rotation correspondants.

	ANGLES FORMÉS		
	AVEC L'AXE DES x.	AVEC L'AXE DES y.	AVEC L'AXE DES z.
Par le droit supérieur	150° 5'	113° 47'	107° 5'
— inférieur	148° 7'	114°	71° 26'
— externe	90° 52'	91° 20'	1° 25'
— interne	89° 19'	90° 45'	1° 1'
— grand oblique	53° 46'	146° 42'	79° 15'
— petit oblique	50° 47'	140° 6'	83° 46'

Volkmann a obtenu ainsi les angles suivants entre les axes de rotation et les parties positives des axes des coordonnées, en considérant des premiers les portions qui du centre de rotation se dirigent en avant (aucun axe n'est en effet situé transversalement).

De ce tableau on peut tirer les conséquences suivantes :

1° Aucun des six axes de rotation (quatre muscles droits et deux obliques) ne coïncide justement avec un des trois axes des coordonnées : par conséquent la rotation de l'œil, en haut ou en bas, en dedans ou en dehors, demande le concours de deux muscles au moins.

2° Les trois paires musculaires ne sont pas des *antagonistes* dans le sens strict, attendu que ni l'axe de rotation du droit supérieur ne coïncide avec celui du droit inférieur, ni celui du droit interne avec celui du droit externe, et encore moins ceux des deux obliques.

Il en résulte qu'en supposant un seul et même axe de rotation pour chaque paire musculaire, comme on le fait communément, on commet une erreur sensible. Cependant A. Graefe justifie l'hypothèse d'un seul axe de rotation pour chaque paire musculaire par la considération suivante : Supposons que le droit interne tende à tourner l'œil autour de son axe de rotation à lui, alors le mouvement réellement exécuté sera influencé par le tiraillement passif subi par l'antagoniste, le droit externe. La rotation s'effectuera donc réellement autour d'un axe intermédiaire entre celui du droit interne et du droit externe. L'hypothèse d'un seul axe de rotation pour chaque paire musculaire, émise depuis longtemps dans le but de simplifier les exposés, a donc réellement une base physiologique, et on pourra continuer à parler des trois paires de muscles antagonistes.

Voici la situation des trois axes des trois paires musculaires, d'après les déterminations de Volkmann :

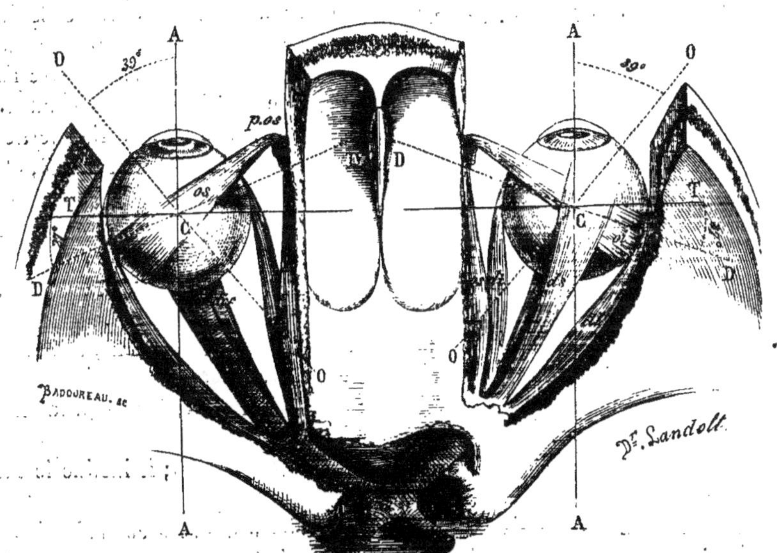

Fig. 4. — Coupe horizontale à travers les deux orbitres, montrant la disposition des muscles oculaires extrinsèques, avec axes de rotation (Landolf).

ds, muscle droit supérieur. — *dl*, muscle doit externe. — *di*, muscle droit interne. — *os*, muscle grand oblique, et *p os*, sa poulie de renvoi. — *oi*, insertion oculaire du muscle petit oblique. — AA,T, axes antéro-postérieur et transversal de l'œil. — DD, axe de rotation des muscles droits supérieur et inférieur. — OO, axe de rotation des deux muscles obliques.

1° L'axe de rotation de la première paire musculaire (droits interne et externe) coïncide à peu près avec le diamètre vertical du bulbe.

2° L'axe de rotation de la seconde paire musculaire (droits supérieur et inférieur) est situé à peu près dans le plan du méridien horizontal de l'œil, mais est dirigé de dedans et d'avant en dehors et en arrière, et forme avec l'axe bulbaire transversal un angle de 27 degrés (fig. 4).

3° L'axe de rotation de la troisième paire (les deux obliques) forme en avant et en dehors avec l'axe optique un angle de 39 degrés (fig. 4) ; de plus cet axe n'est pas situé exactement dans le plan méridien horizontal de l'œil, mais forme en avant, au-dessus de ce plan, un angle de 8 degrés. On pourrait cependant, sans commettre une grande erreur, le considérer comme situé dans ce plan.

Nous avons maintenant tous les éléments nécessaires pour juger de l'effet d'un muscle ou d'une paire musculaire sur la position de l'œil.

D'une manière générale, la position d'une sphère mobile autour d'un centre fixe n'est pas déterminée par la connaissance de la position d'un seul point de sa surface ; ce point restant fixe, la sphère pourrait encore exécuter des rotations autour d'un axe passant par ce point et le centre de rotation. Il faut donc connaître de plus la position d'un second point de la surface pour que celle de la sphère soit bien déterminée; mais, on le comprend, ce second point ne pourrait pas être le pôle opposé au premier.

L'usage a prévalu de prendre pour un de ces deux points de repère le centre de la cornée, ou la cornée elle-même, et pour le second un point du méridien vertical, respectivement le méridien vertical lui-même.

Voyons donc l'effet de chacun des six muscles sur la position de la cornée et du méridien vertical de l'œil, l'œil étant supposé dans la position normale définie plus haut. Nous remarquons tout d'abord que le droit externe et le droit interne seuls ne changent pas la position du méridien vertical, parce que leur axe de rotation, qui reste fixe, est situé dans ce méridien et coïncide avec l'axe vertical de l'œil. Pour les autres muscles, l'axe de rotation ne coïncidant avec aucun des axes de l'œil, ceux-ci se déplaceront, et avec eux le méridien vertical.

1° Le droit externe déplace la cornée en dehors, dans le plan horizontal, et le méridien vertical conserve sa position verticale.

2° Le droit interne déplace la cornée en dedans, dans le plan horizontal, et ne change pas la position du méridien vertical.

3° Le droit supérieur déplace la cornée en haut et un peu en dedans, et de plus incline l'extrémité supérieure du méridien vertical en dedans.

4° Le droit inférieur déplace la cornée en bas et un peu en dedans, et de plus incline l'extrémité supérieure du méridien vertical en dehors.

5° Le grand oblique déplace la cornée en bas et en dehors; il incline le méridien vertical en dedans.

6° Le petit oblique déplace la cornée en haut et en dehors; il incline le méridien vertical en dehors.

Les effets signalés des six muscles sur le globe oculaire ayant été calculés pour la position normale de l'œil, il importe de voir les modifications que subissent les effets musculaires dans les autres positions de l'œil, qui de fait se présentent souvent. Pour la seconde paire (droit supérieur et inférieur), plus l'œil est amené dans l'abduction, et plus aussi l'axe antéro-postérieur de l'œil se rapproche du plan musculaire correspondant; au moment où il y aurait coïncidence entre les deux, l'action musculaire ne produirait plus qu'un déplacement de la cornée en bas ou en haut, sans inclinaison du méridien vertical ; il n'y aurait plus de *torsion* oculaire autour de l'axe antéro-postérieur par l'effet de ces deux muscles. Inversement, plus l'œil est amené dans l'adduction, et plus aussi sera grand l'angle compris entre l'axe antéro-postérieur de l'œil et le plan des muscles droits supérieur et inférieur ; il en résulte que dans la même mesure l'effet diminue sur le déplacement de la cornée en haut ou en bas, mais il augmente sur le méridien, c'est-à-dire que la torsion est augmentée.

L'effet des muscles obliques sur le déplacement cornéen et l'inclinaison du méridien vertical sera également tout autre dans l'adduction et dans l'abduction. Le maximum de leur effet sur la situation de la cornée se produit dans l'adduction, et le maximum de leur effet sur la position du méridien vertical a lieu dans l'abduction.

Demandons-nous maintenant par quelles forces musculaires sont exécutés les différents déplacements de la ligne de regard. Les éléments nécessaires à cette réponse sont contenus dans ce que nous venons de dire.

a. Une rotation latérale pure (autour de l'axe vertical) de la ligne visuelle (adduction et abduction) s'effectue par la première paire.

b. Une élévation ou un abaissement pur de la ligne visuelle (rotation autour de l'axe oculaire horizontal) ne saurait s'effectuer à l'aide d'un droit seul, qui déplacerait en même temps la cornée en dedans et inclinerait le méridien vertical. Il faut le concours d'un muscle oblique, qui neutralise ces derniers effets et qui concourt à l'élévation ou à l'abaissement de la ligne visuelle : avec le droit supérieur, il faut le petit oblique ; avec le droit inférieur, le grand oblique.

c. Les rotations dans les positions intermédiaires (directions de la ligne visuelle en dehors et en haut, en dedans et en haut, en dedans et en bas, et en bas et en dehors) s'effectuent par l'action synergique d'un muscle de chaque paire :

a. La rotation en dehors et en haut demande l'action du droit externe, du droit supérieur et du petit oblique ;

b. La rotation en haut et en dedans demande le concours des muscles droit interne, droit supérieur et petit oblique ;

c. La rotation en bas et en dehors demande le concours des muscles droit externe, droit inférieur et grand oblique ;

d. La rotation en bas et en dedans, le concours des muscles droit interne, droit inférieur et grand oblique.

Nous voyons donc que, même avec la simplification que nous avons introduite dans les axes de rotation des divers muscles, la plupart des mouvements de l'œil demandent le concours des muscles des trois paires. Si nous nous souvenons que les axes des droits interne et externe eux-mêmes ne coïncident pas absolument, et que, pour les autres paires, l'écart est encore plus grand, nous comprendrons que tous les mouvements oculaires demandent le concours de tous les muscles. De fait, cela paraît ressortir des observations cliniques : la paralysie complète d'un muscle influence la position de l'œil dans presque toutes les directions du regard.

Il faut néanmoins bien saisir les détails de l'analyse à laquelle nous venons de soumettre les muscles oculaires, sinon il serait impossible de se retrouver dans la symptomatologie des paralysies musculaires. L'analyse d'une paralysie musculaire devra en effet partir des données que nous a fournies l'examen précédent de l'action des muscles extrinsèques de l'œil.

Force contractile et degré de raccourcissement de chaque muscle. Dans ce qui précède, nous avons appris à connaître la direction dans laquelle agissent les six muscles extrinsèques de l'œil. C'est là une partie seulement du problème que nous avons à résoudre, mais de loin la plus importante pour la pratique. Il nous reste à déterminer la force relative des six muscles, c'est-à-dire le résultat réel, au point de vue de l'intensité, de leur contraction sur le bulbe. Cet effet dépend d'une part du volume de ces muscles par rapport à leur longueur, et d'autre part du degré de raccourcissement musculaire.

Pour ce qui est de la longueur et du volume des muscles, nous avons déjà donné les indications nécessaires dans la partie anatomique. Nous y avons vu qu'à l'état de relâchement les quatre muscles droits (muscles et tendons) ont à peu près la même longueur, qui est environ de 40 millimètres. Les obliques n'ont que 32-34. La coupe transversale est pour le droit interne de 17,4 millimètres carrés; pour le droit externe, de 16,7 millimètres carrés; pour le droit inférieur, de 15,9 millimètres carrés; pour le droit supérieur, de 11,3 millimètres carrés; pour le grand oblique, 8,4 millimètres carrés, et pour le petit oblique, 7,9 millimètres carrés.

Il en résulte que déjà à partir de la position normale de l'œil, l'innervation étant supposée égale pour tous, la force contractile (et par suite l'effet sur l'œil) est très-différente pour les six muscles. Dans toute autre position de l'œil, tel muscle étant contracté et tel autre relâché et allongé, ces rapports deviennent encore beaucoup plus compliqués.

D'après les recherches de Volkmann, les muscles oculaires se raccourcissent en moyenne seulement d'un quart de leur longueur; cela ne constitue donc que la moitié du raccourcissement des muscles du squelette. Le raccourcissement agit encore d'une façon toute particulière sur le globe oculaire. La partie antérieure du muscle (avec son tendon) est enroulée autour de l'œil, et lors d'une contraction se déroule sur celui-ci, tandis que l'antagoniste s'enroule comme sur une poulie. Cette particularité seule rend possible des rotations de l'œil autour d'un centre et empêche les tiraillements du globe.

Partant de ces données, Volkmann a calculé l'excursion de la rotation qu'un chacun des muscles peut imprimer au globe oculaire. Le résultat obtenu concorde sensiblement avec les chiffres obtenus sur le vivant, dans la délimitation du champ de regard.

Volkmann est encore arrivé au résultat que, lors du maximum de contraction d'un muscle, ce dernier est presque tout à fait déroulé sur le globe; naturellement, ceci ne peut guère s'entendre des deux obliques. Une fois le muscle presque déroulé, son insertion particulière sur le globe commence à jouer le rôle de frein à l'égard de la contraction musculaire. A ce moment, un raccourcissement plus grand devrait tendre à déplacer le globe oculaire dans son ensemble. Rappelons de plus le frein mis à l'action musculaire par les rapports établis entre les fascias musculaires et la capsule de Ténon d'une part, et le périoste d'autre part, par l'intermédiaire des aponévroses de l'orbite. Nous avons vu que plusieurs de ces expansions aponévrotiques sont de véritables muscles, dont l'action est presque directement opposée à celle du muscle droit correspondant; ces muscles orbitaires de Sappey jouent le rôle de freins au même titre que chaque muscle droit plus ou moins relâché par rapport à son antagoniste. A cela, il faut ajouter les résistances variables et en quelque sorte incommensurables, opposées aux différents muscles par les parties molles de l'orbite, par les nerfs et vaisseaux qui pénètrent dans l'œil, etc.; et on conçoit qu'il devient presque impossible de déterminer rigoureusement la part qui revient à chaque muscle dans un mouvement donné de l'œil. Si plus haut nous avons procédé comme si cela était possible, il ne faut pas oublier que ces données ne peuvent prétendre à une exactitude rigoureuse.

Ici s'arrête notre tâche. Nous avons, dans ce qui précède, élucidé la question de savoir quels mouvements oculaires sont possibles. A l'article « VISION » incombe le soin de rechercher lesquels de ces mouvements sont exécutés réellement. On y verra qu'une petite partie seulement des mouvements possibles sont exécutés réellement, c'est-à-dire ceux qui sont les plus propices à l'acte de la vision. L'analyse des mouvements oculaires exécutés réellement a été poussée très-loin, et on peut dire qu'elle constitue une des branches les plus avancées de la physiologie. NUEL.

BIBLIOGRAPHIE. — Elle nous est facilitée par le tableau bibliographique donné par Merkel, très-complet pour ce qui regarde les auteurs anciens, ces maîtres dans l'anatomie macrographique, et dont beaucoup méritent d'être consultés de nos jours. Nous donnons avant tout la bibliographie de l'anatomie macrographique ; les détails microscopiques plus récents sont consignés dans des articles spéciaux, à l'exception de la nutrition de l'œil. Les questions spéciales de physiologie occupent aussi des articles spéciaux.

A. APPAREIL VISUEL DANS SON ENSEMBLE. TRAITÉS D'ANATOMIE. — J.-F. MECKEL. *Handbuch der menschlichen Anatomie*. Halle et Berlin, 4 vol., 1820. — F. HILDEBRANDT. *Handbuch der Anatomie des Menschen, herausgegeben von E. H. Weber*. Braunschweig, 1832, 4 vol. — *Cyclopædia of Anatomy and Physiology*, edited by TODD. London, 1839, vol. II ; art. EYE, by Jacob. — C.-F.-T. KRAUSE. *Handbuch der menschlichen Anatomie*. Hannover, 2e édit., 1842, 2e partie. — E. HUSCHKE. *Eingeweidelehre*. In *S.-T. Soemmerring's Handbuch vom Bau des menschlichen Koerpers*. Leipzig, 1844. — J. CRUVEILHIER. *Traité d'anatomie descriptive*. Paris, 1852, 3e éd., 1851. — F. ARNOLD. *Handb. der Anat. des Menschen*. Freib., 2e vol. — TODD et BOWMAN. *Physiological Anatomy and Physiology*. London, 1856, vol. II. — J. HENLE. *Handbuch der systematischen Anatomie*. Braunschweig, 1866. — Ph.-C. SAPPEY. *Traité d'anatomie descriptive*. 2e édit. Paris, 1866-72. — MILNE-EDWARDS. *Leçons sur la physiologie et l'anatomie comp.* Paris, 1876, t. XII, 1re et 2e partie.

OUVRAGES SPÉCIAUX SUR L'ANATOMIE DE L'ŒIL EN GÉNÉRAL. — J. SCHALLING. *Ophtahlmia, sive disquisitio hermetico-Galenica de natura oculorum, eorumque visibilibus characteribus, morbis et remediis*. Erfurti, 1516, in-fol. — HIERON. FABRICIUS ab AQUAPENDENTE. *De visione, voce et auditu*. Venetiis, 1600, in-fol. Patavii, 1603, in-fol. Francof. ad M., 1609, in-fol. — Jul. CASSERII. *Placentini, Pentaestheseion, hoc est de quinque sensibus liber, organorum fabricam variis iconibus fideliter et ad vivum aeri incisis illustratam*, etc., etc. Venetiis, 1609, in-fol. Francof., 1610, in-fol. — Joh. FLICCIUS. præs. Joh-Henr. TONSORIS. *Theses physicæ de sensibus externis* Marb. Cattor., 1628, in-4°. — Vop. Fortunat. PLEMPIUS. *Ophthalmographia seu tractatio de oculo*. Amstel., 1632, in-4°. Lovanii, 1659, in-fol. — MARTINI HORTENSII. *Oratio de oculo ejusque præstantia*. Amst., 1635, in-fol. — Joh. MICHAELIS resp. J.-F. HORNANI. *Oculi fabrica, actio, usus, s. de natura visus libellus*. Lugd. Batav., 1649, in-8°. — Ant. MOLINETTI. *Dissertationes anatomicæ et pathologicæ de sensibus et eorum organis*. Patavii, 1669, in-4°. — Guil. BRIGGS. *Ophthalmographia, s. oculi ejusque partium descriptio anatomica*. Cantabrigiæ, 1676, in-12. Lugd. Batav., 1686 (*Manget Bibl., anat.*, vol. II). — Marc. MAPPI resp. Jo. BRAUN. *Diss. de oculi humani partibus et usu*. Argentorati, 1677, in-4°. — Joh.-Bapt. VERLE. *Anatomia artificiale dell' occhio umano*. Firenze, 1679, in-12 (*Manget, Bibl. anat.*, vol. II. — Joh.-Dan. DORSTEN resp. Georg. SCHUMACHER. *Exercitatio anatomica de oculo*. Marburg, 1687, in-4°. — M.-G.-E. WAGNER. *Spec. inaug. med. de oculo seu delicatissimo nec non curiosissimo machinæ humanæ organo*. Altdorf. 1698, in-4°. — Godofr. BIDLOO. *De oculis et visu variorum animalium observationes physico-anatom.* Lugd. Batav., 1715, in-4°. — HOVIUS. *Tractatus de circul. humor. motu in oculis*. Lugd. Batav., 1716. — A. GRISCHOW resp. Jerem. KRÜGER. *Polychresta ophthalmographiæ methodice ac synoptice consignata*. Jena, 1716, in-4°. — Chr. WEDEL. *Epistola ad Fr. Ruyschium, de oculi tunicis, cum ejusdem responsione*. Amstel., 1720, in-4° (vid. Ruyschii opera). — J.-Dom. SANTORINI. *De oculo*. In *Santor. observ. anat.* Venetiis, 1724. — F.-F. DU PETIT. *Mém. sur plusieurs découvertes faites dans les yeux de l'homme, des animaux à quatre pieds, des oiseaux et des poissons*. In *Mém. de Paris*, 1726. — John TAYLOR. *Account of the Mechanism of the Globe of the Eye*. London, 1730, in-8°. — *Le méchanisme ou le nouveau traité de l'anatomie du globe de l'œil, avec l'usage de ses différentes parties et de celles qui lui sont contiguës*. Paris, 1738, 8°. — *Neue Abhandlung von der Zusammensetzung des Auges*, etc. Frankfurt

a. M., 1750, in-8°. — F. PETIT. *Réflexions sur les découvertes faites sur les yeux.* Paris, 1732, in-4°. — J. DEMAFFÉ. *Diss. de oculi constructione.* Lugd. Bat., 1737, in-4°.— Nic. LE CAT. *Description anatomique des tuniques communes de l'œil.* In *Mém. de l'Acad. de Paris*, 1739. — C.-N. LE CAT. *Traité de sens.* Rothom., 1740, in-8°. Paris, 1767, in-8°. — Joh.-Petr. LOBÉ. *Dissert. de oculo humano.* Lugd. Bat., 1742, in-4°. In *Haller coll. dissert.*, vol. VII, p. 2. — Petr. CAMPER. *Dissert. de quibusdam oculi partibus.* Lugd. Bat., 1746, in-4°. In *Haller Coll. diss. anat.*, vol. IV. — Heinr.-Ludw. MUTH. *Anatomia oculi humani, una cum structura artificiali, oder Zergliederung des menschlichen Auges.* Cassel, 1747, in-8°. — Ambros. BERTRANDI. *Dissertationes II. de hepate et oculo.* Taur., 1748, in-8°. — Gerard-Jac. SCHUTT. *Diss. de proximo visus organo.* Traj. ad. Rhen., 1752, in-4°. — J.-G. ZINN. *Observat. de vasis subtilioribus oculi.* Göttingen, 1753. — Jo.-Grg. ZINN. *De differentia fabricæ oculi humani et brutorum. Commentar. Soc. reg.* Gottingens, vol. IV, 1754, p. 191. — Jo.-Gottfr. ZINN. *Descriptio anatomica oculi humani iconibus illustrata.* Gotting., 1755, in-4°. *Nunc altera vice edita, et necessario supplemento, novisque tabulis aucta ab Henr.-Aug. Wrisberg.* Gotting., 1780, in-4°. — HILL. *The Fabrique of the Eye.* Lond., 1758.— Wll. PORTERFIELD. *A Treatise on the Eye, the Manner and Phænomena of Vision.* Edinb., 1759, in-8°. — Th. GATAKER. *An Account of the Structure of the Eye.* London, 1761, in-8°. — Alb. LENTFRINK. *Diss. de fabrica oculi ejusque usu tam præsente quam absente lente crystallina.* Lugd. Bat., 1763, in-4°. — J.-F. HÄSELER. *Betrachtungen über das menschliche Auge.* Hamburg, 1771, in-8°. — Jean JANIN. *Mémoires et observations anatomiques, physiologiques et physiques sur l'œil et sur les maladies qui affligent cet organe.* Lyon, 1772, in-8°. — Joh. WARNER. *A Description of the Human Eyes, with their Principal Diseases.* London, 1773, in-8°. — Edm. SIMPSON. *Tentamen anatomico-physiologicum de oculo humano.* Edinb., 1774, in-8°. — Jo. KLINGER. *Diss. sist. structuram oculi.* Viennæ, 1777, in-8°. — Heur.-Wilh.-Matth. OLBERS. *Diss. de oculi mutationibus internis.* Gotting., 1780, in-4°. — J.-Fr. BLUMENBACH. *De oculis Leucæthiopum et iridis motu commentatio.* Gotting., 1786, in-4°. — Magn. HORREBOW. *Tractatus de oculo humano ejusque morbis.* Hafniæ, 1792, in-8°. — (Jo -Chr. REIL) Bogisl.-Conr. KRÜGER. *Diss. de oculi mutationibus internis.* Halæ, 1797, in-8°. — Al. MONRO. *Three Treatises on the Brain, the Eye and the Ear. Illustr.*, etc. Edinb. and London, 1797, in-4°. — Car.-Fr. HINKE. *Descriptio structuræ oculi humani, tabulis anatom. a per. Lodero editis accommodata.* Jenæ, 1799, in-4°. — S.-Th. SÖMMERRING. *Abbildungen des menschlichen Auges.* Frankf. a. M., 1801, in-fol. Traduction en français par A.-P. Demours, 1818. — J.-L. ANGELY. *De oculo organisque lacrymalibus ratione ætatis, sexus, gentis et variorum animalium.* Erlang., 1803, in-8°. — LE FEDURE. *Histoire anatomique, physiologique et optique de l'œil.* Par., 1803, in-8°. — Dietr.-Grg. KIESER. *Diss. de anamorphosi oculi.* Gotting., 1804, in-4°. — Joh.-Fr. SCHRÖTER. *Das menschliche Auge nach der Darstellung des Hern Sömmerring im Profildurchschnitt noch mehr vergrössert abgebildet.* Mit einem Vorbericht von J.-C. Rosenmüller. Weimar, 1810, in-fol. — Chr.-Heinr.-Th. SCHREGER. *Versuch einer vergleichenden Anatomie des Auges und der Thränenorgane des Menschen, nach Alter, Geschlecht, Nation,* etc., *und der übrigen Thierklassen.* Leipzig, 1810, in-8°. — Guil.-Gottl. VOIT. *Comment. med. exhibens oculi humani anatomiam et pathologiam, ejusdemque in statu morboso exstirpationem.* Norimberg, 1810, in-4°. — ROSENTHAL. *Ueber das Auge.* In *Reils Archiv*, Bd. X, 1811. — Francisc. MARTEGIANI. *Novæ observationes de oculo humano.* Neapel, 1814, in-8°. — EDWARDS. *Contrib. à la connaiss. de la structure de l'œil.* In *Bull. de la Soc. philom.*, 1814. — J. DÖLLINGER. *Illustratio iconographica fabricæ oculi humani.* Wirceb, 1847, in-4°. — BAUDET-DULARY. *Thèse sur l'œil et la vision.* Paris, 1817. — D.-W. SÖMMERRING. *De oculorum hominis animaliumque sectione horizontali commentatio.* Göttingen, 1818, in-fol. — HEGAR. *Dissert. de oculi partibus quibusdam.* Götting., 1818. — Fr. MÜLLER. *Rech. anat. et physiolog. sur quelques parties de l'œil*, etc. In *Mém. de la Soc. méd. d'émul.*, 1819.— A.-K. HESSELBACH. *Bericht von der königl. anat. Anstalt zu Würzburg, mit einer Beschreibung des menschlichen Auges und der Anleitung zur Zergliederung desselben.* Würzburg, 1820, in-8°. — C.-F. SIMONSON. *Tractatus anatomico-physiolog. de oculo.* Hafniæ, 1820. — C.-H.-T. SCHREGER. *Vergleichende Ansicht der Augen nach ihrer Grösse, Form, Farbe und Stellung durch alle Thierklassen. Abhandl. der phys. med. Soc. zu Erlangen*, I. Bd., 1821. — Everard HOME. *On the Anatomical Structure of the Eye, illustrated by Microscopical Drawings executed by F. Baur.* In *Philos. Transact.*, 1822. — Thom. YOUNG. *The Bakerian Lecture on the Mechanism of the Eye.* In *Phil. Transact.*, 1822. — Arthur JACOB. *Inquiries respecting the Anatomy of the Eye, communicated by Earle.* In *Medico-chirurg. Transact.*, vol. XII. — WERNECH. *Betrachtung ophthalmol. Gegenstände. Medicin.* In *chir. Zeitung*, 1823, I. Bd., 1823. — Joh. MÜLLER. *Zur vergleichenden Physiologie des Gesichtssinnes des Menschen und der Thiere, nebst einem Versuch über die Bewegungen der Augen und über den menschlichen Blick.* Leipzig, 1826, in-8°. — M.-J. WEBER. *Ueber die wichtigsten Theile des menschlichen Auges.* In *Gräfes und Walthers Journal für Chirurgie*, Bd. XI, 1828. — G.-R. TREVIRANUS. *Beiträge zur Anatomie und Physiologie der Sinneswerkzeuge des Menschen und der Thiere.* I. Heft. *Beiträge zur*

Lehre von den Gesichtswerkzeugen und dem Sehen des Menschen und der Thiere. Bremen, 1828, in-fol. — A. WATSON. *Anatomical Description of the Human Eye illustrated by a Coloured Plate.* London, 1828. — F.-A. AMMON. *Zeitschrift für die Ophthalmologie.* Dresden, 1830, Bd. I-V. — FRANZEL. *Die drei Häute des menschlichen Augapfels.* In *Ammons Zeitschr.*, I. Bd., 1830. — C.-F.-T. KRAUSE. *Bemerkungen über den Bau und die Dimensionen des menschlichen Auges.* In *Meckels Archiv für Anat. und Physiologie.* Bd. VI, 1832. — *Fortgesetzte Untersuchungen.* In *Poggendorffs Annalen*, 1836, Bd. XXXIX. — Fr. ARNOLD. *Untersuchungen über das Auge des Menschen.* Heidelberg und Leipzig, 1832, in-4°. — E. HUSCHKE. *Untersuchungen über einige Streitpunkte in der Anatomie des menschlichen Auges.* In *Ammons Zeitschr. für Ophthalmologie*, Bd. III et IV, 1833. — J. DALRYMPLE. *The Anatomy of the Human Eye.* London, 1834, in-8°. — J.-Harr. CURTIS. *A Map of the Anatomy of the Eye.* London, 1835, in-fol. — W.-A. WALLACE. *The Structure of the Eye.* York, 1836, in-fol. — A. GIRALDÈS. *Etudes anatom. sur l'organisation de l'œil.* Paris, 1836, in-4°. — DONNÉ. *Mikroscopische Untersuchung des menschl. Auges.* In *Frorieps N. Notizen*, Bd. IV, 1836. — G. VALENTIN. *Feinere Anatomie der Sinnesorgane des Menschen.* In *Valentins Repertorium*, 1836 u. 1837. — S. delle CHIAJE. *Osservazioni anat. sul'occhio umano.* Napol., 1838, in-fol. — A. HUECK. *Die Bewegung der Krystallinse.* Dorpat, 1839, in-4°. — S. PAPPENHEIM. *Die specielle Gewebslehre des Auges, mit Rücksicht auf Entwickelungsgeschichte und Augenpraxis.* Berlin, 1842, in-8°. — FURNARI. *De l'œil et de ses annexes chez les indigènes de l'Algérie.* In *Ann. d'ocul.*, 1843. — Ernst BRÜCKE. *Anatomische Beschreibung des menschlichen Augapfels.* Berlin, 1847, in-4°. — BOWMAN. *Lectures on the Parts concerned in the Operations in the Eye and on the Structure of the Retina.* London, 1849. — E. ILGEN. *Das Sehorgan, anatomisch, vergleichend anatomisch, physiologisch und pathologisch, durch Abbildungen erläutert.* Wiesbaden, 1850. — HANNOVER. *Das Auge. Beiträge zur Anatomie, Physiologie und Pathologie dieses Organs.* Leipzig, 1852. — Ch. ROUGET. *Note sur la structure de l'œil.* In *Comptes rendus de la Soc. de biologie*, 2e série, t. III, année 1856. Paris, 1857. — ARLT. *Zur Anatomie des Auges.* In *Arch. f. Ophth.*, v. III, 1857. — R.-A. LŒWIG. *Quæstiones de oculo physiologicæ. Diss. inaug.* Vratislav., 1857, in-4°. — F. NUNNELEY. *On the Organs of Vision, their Anatomy and Physiology.* London, 1858. — ECKER. *Icones physiologicæ.* Tab. XX, fig. 1. — ARLT. *Ueber den Ringmuskel der Augenlieder* (situation du bulbe). In *Arch. f. Ophth.*, v. IX, 1863. — D. ROSSI. *Del' occhio umano e delle sue parte accessorie.* Napoli, 1871. — EMMERT. *Die Organe des Sehens. Zwei Vorträge in der Aula von Bern*, 1872. — Heinrich MUELLER. *Gesammelte und hinterlassene Schriften zur Anatomie und Physiologie des Auges. Zusammengestellt und herausgegeben von Otto Becker.* Leipzig, 1872. — Fr. MERKEL. *Makroscopische Anatomie des Auges.* In *Graefe's et Saemisch. Handbuch*, etc., vol. I, p. 1, 1874.

B. INDICATIONS TOUCHANT LES DIMENSIONS DE L'ŒIL. — PETIT. In *Mém. de l'Acad. des sciences de Paris*, 1723, 1725, 1726, 1728, 1730. — JURIN. *Essay upon Distinct and Indistinct Vision. Smiths Complete System of Optics*, 1738. — HELSHAM. *A Course of Lectures on Natural Philosophy*, 1739. — WINTRINGHAM. *Experimental Inquiry on some Parts of the Animal Structure.* London, 1740. — Th. YOUNG. *Philosoph. Transact.*, 1801. — D.-W. SÖMMERRING. *De oculorum hominis animaliumque sectione horizontali.* Göttingen, 1818. — BREWSTER. In *Edinburg Philosophical Journal*, 1819. — G.-R. TREVIRANUS. *Beiträge zur Anatomie und Physiologie der Sinneswerkzeuge.* Bremen, 1828. — C. KRAUSE. *Bemerkungen über den Bau und die Dimensionen des menschlichen Auges.* In *Meckels Archiv*, Bd. VI, 1832. — DU MÊME. *Poggendorffs Annalen*, t. XXXIX, 1836. — KOHLRAUSCH. *Ueber die Messung des Radius der Vorderfläche der Hornhaut am lebenden menschlichen Auge.* In *Isis*, 1840. — HUSCHKE. *Eingeweidelehre*, 1844. — SENFF. In *R. Wagners Handwörterbuch*, Bd. III, 1, p. 271, 1846. — BRÜCKE. *Beschreibung des menschlichen Augapfels*, 1847. — ENGEL. *Prager Vierteljahrsschrift*, Bd. I, 1850. — LISTING. *Zur Dioptrik des Auges.* In *Wagners Handwörterbuch*, IV. Bd., 1853. — SAPPEY. *Gazette médicale*, 1855, nos 26-27. — R. SCHNEYDER. *Chem. Untersuchungen verschiedener Augen von Menschen und Thieren.* Freiburg, 1855. — ARLT. *Zur Anatomie des Auges.* In *Archiv für Ophthalmologie*, III Bd., 2. Abth., 1857. — RUTE. *Lehrbuch der Ophthalmologie.* 2. Aufl. Braunschweig., in-8°, 1857. — NUNNELEY. *Quart. Journal of Microscop. Sciences.* April 1858. — DU MÊME. *On the Organs of Vision.* London, 1858. — J.-H. KNAPP. *Die Krümmung der Hornhaut des menschlichen Auges.* Heidelberg, 1859. — DU MÊME. *Ueber die Lage und Krümmung der Oberfläche der menschlichen Krystallinse.* In *Arch. f. Ophth.*, vol. VI, 2, 1860. — Ed. v. JAEGER. *Ueber die Einstellungen des dioptrischen Appar. im menschlichen Auge.* Wien, 1861. — F.-C. DONDERS. *Astigmatismus und cylindrische Gläser.* Berlin, 1861. — SCHELSKE. *Ueber das Verhältniss des intraoculären Druckes und der Hornhautkrümmung des Auges.* In *Arch. f. Ophth.*, v. X, 2, 1864. — HELMHOLTZ. *Handbuch der physiol. Optik* (Traduction française par Javal et Klein. Leipzig et Paris, 1856-66. — VOLKMANN. *Zur Mechanik der Augenmuskeln.* In *Bericht der sächs. Gesellsch. der Wissensch.* Leipzig, 1869.

C. MUSCLES EXTRINSÈQUES OCULAIRES ET FASCIAS. ANATOMIE. — Indépendamment des traités d'anatomie signalés plus haut, parmi lesquels ceux de Cruveilhier et de Henle traitent particulièrement des aponévroses, nous avons :

W. PORTERFIELD. *Essay concerning the Motion of our Eyes.* In *Edinburgh Medical Essay and Observ.*, vol. III-IV. — J.-G. ZINN. *De tunicis et musculis oculorum comment.* In *Soc. reg. Gotting.*, vol. III. — J.-B. MORGAGNI. *Epistolæ anat.* Ven., 1762. — A. PORTAL. *Observat. sur les muscles des yeux.* In *Mém. de l'Acad. de Paris*, 1770. — J. HUNTER. *Observations on Certain Parts of the Animal Œconomy.* London, 1786, 1792 et 1837. — TÉNON. *Mém. et observat. sur l'anat.* Paris, 1806. — Ch. BELL. *On the Motions of the Eye.* In *Phil. Transact.*, 1823. — A. HUECK. *Die Achsendrehung des Auges.* Dorpat, 1838. — L. BENNET. *A Practical Treatise on the Cure of Strabismus or Squint, by Operation and by Milder Treatment, with some New Views of the Anatomy and Physiology of the Muscles of the Human Eye.* London, 1840. In *Edinburgh Medical and Surgical Journal.* — PRAVAZ. *Mém. sur l'action des muscles de l'œil.* In *Archives gén. de méd.*, 1841. — BONNET. *Sur l'anatomie des aponévroses et des muscles de l'œil.* In *Gaz. méd. de Paris*, 1841, n° 7, et *Traité des sections tendineuses.* — J. DALRYMPLE. *Tunica vaginalis oculi.* In *Lancet*, 1841. — HELLE. *Rech. sur les muscles de l'œil et l'aponévr. orbitaire*, p. 18, 1841. — SCHERER. *Note pour servir à l'histoire de l'anatomie de la capsule fibreuse de l'œil.* In *Ann. d'ocul.*, vol. VIII, 1842. — A. BONNET. *Des muscles et des aponévroses de l'œil.* In *Ann. d'ocul.*, vol. VII, 1842. — PÉTREQUIN. *Recherches sur l'insertion précise d. muscles de l'œil à la sclérotique*, etc. In *Ann. d'ocul.*, vol. X, 1843. — J. STRUTHERS. *On the Anatomy and Physiology of the Oblique Muscles of the Eye*, etc. In *Monthly Journ.*, Oct. 1849. — BUSCH. *Action du muscle oblique supérieur.* In *Müllers Arch.*, vol. IV, 1850. — CLAVEL. *Des fonctions des muscles obliques de l'œil.* In *Arch. gén. de méd.*, et *Ann. d'ocul.*, vol. XXVI, 1851. — BÉRAUD. *Détails relatifs au canal lacrymo-nasal* (petit oblique). In *Gaz. méd.*, n° 10, 1852. — N.-B. MOSELEY. *On an Additional Muscle of the Eye.* In *Monthly Journal*, Dec. 1853. — MACKENZIE. *Traité pratique des maladies des yeux*, traduit par Warlomont et Testelin, p. 504-576, 1857. — H. MUELLER. *Ueber einen glatten Muskel in der Augenhöhle d. Menschen*, etc. In *Zeitschr. f. wissensch. Zoolog.*, vol. IX, 1858. — BUDGE. *Grand oblique et capsule de Ténon.* In *Zeitschr. f. rat. Mediz.*, vol. VII, 1859. — STREATFIELD. *Can the Sup. and Infer. Recti Move the Eye laterally?* In *Ophth. Hosp. Rep.* April 1859. — LINHART. *Bemerkungen über die Capsula Tenoni.* In *Würzb. Verhandl.*, vol. IX, 1859. — Ed. MEYER. *Du strabisme*, etc. Paris, 1863. — E. BISCHOFF. *Poids des muscles.* In *Zeitschr. f. rat. Mediz.*, vol. XX, 1863. — MAYER. *Des mouvem. du globe ocul.*, etc. In *Journ. d'anat. de Robin*, t. I, p. 213, 1864. — HARLING. *Ueber die Membrana orbitalis der Säugethiere u. über glatte Muskeln in der Augenhöhle u. d. Augenliedern d. Menschen.* In *Zeitschr. f. rat. Mediz.*, vol. XXIV, 1865. — GIRAUD-TEULON. *Opérations du strabisme.* In *Gaz. des hôpit.*, 81, 1865. — GALEZOWSKI. *Leçons sur le strabisme*, etc. In *Gaz. des hôp.*, 90, 1867. — C. SAPPEY. *Recherches sur quelques muscles à fibres lisses qui sont annexés à l'appareil de la vision.* In *Compt. rend.*, 1817. — BOCHDALECK. *Beitrag zu d. anomal. Muskeln der Auhenhöhle.* In *Prager Vierteljahrschr.*, vol. IV, 1868. — J. STRANGEWAYS. *On a Supernumerary Oblique Muscle of the Eyeball.* In *Journ. of Anat. and Physiol.*, 1868. — G. SCHWALBE. *Untersuchungen über die Lymphbahnen d. Auges u. ihre Begrenzungen.* In *Arch. f. mikr. Anat.*, vol. VI, 1869 (capsule du Ténon). — A.-W. VOLKMANN. *Zur Mechanik der Augenmuskeln.* In *Sitzungsber. d. sächs Gesellsch. d. Wissensch.*, 1869. — KRÜCKHOFF. *De la déterm. de la force relative des muscles extrinsèques de l'œil.* In *Gaz. méd. de Moscou*, analysé in *Ann. d'ocul.*, 1872. — BOUCHERON. *Sur les adhérences aponévrotiques des muscles droits avec la capsule de Ténon.* In *Annales d'ocul.*, t. LXXXI, p. 10, 1879.

D. PHYSIOLOGIE DES MUSCLES : axes de rotation, centre de rotation. — J. MÜLLER. *Zur vergleichenden Physiol. d. Gesichtssinns*, p. 254. Leipzig, 1826. — A.-W. VOLKMANN. *Neue Beiträge zur Physiologie des Gesichtssinnes*, 1836, p. 33 (énonce le premier que le centre de rotation n'est pas au pôle postérieur de l'œil, mais près du centre de ce dernier). — TOURTUAL. In *Müllers Arch.*, 1840. — SZOKALSKY. In *Compt. rend. et Ann. de la Soc. de médecine de Gand*, 1843. — BUROW. *Beiträge zur Physiol. u. Physik des menschl. Auges*, 1842. — VALENTIN. *Lehrbuch der Physiolog. des Menschen*, vol. II, 1844. — FICK. *Die Bewegungen des menschl. Augapfels.* In *Zeitschr. f. rat. Med.*, p. 101, 1854. — RUETE. *Ein neues Ophthalmotrop.*, 1857. — WUNDT. *Beschreibung eines künstl. Augenmuskelsystems*, etc. In *Arch. f. Ophth.*, vol. VIII, 2, p. 1-114, 1862. — DONDERS et DOIJER. In *Arch. f. d. holl. Beitr. z. Natur u. Heilk.*, vol. III, p. 560, 1863 (centre de rotation). — MEYER. *Loc. cit.* In *Journ. de Robin*, 1864. — GIRAUD-TEULON. In *Compt. rend.*, p. 561, 1864. — HELMHOLTZ. *Physiol. Ophth.* Trad. française, p. 595, 1867. — J.-J. MUELLER (Centre de rotation). In *Arch. f. Ophth.*, vol. XIV, 3, p. 183, 1868. — A.-W. VOLKMANN. *Zur Mechanik der Augenmuskeln.* In *Sitzungsber. d. sächs. Gesellsch. der Wissensch*, 1869. — WOINOW. *Ueber den Drehpunkt des menschl. Auges.* In *Arch. f. Ophth.*, vol. XVI, 1, p. 243, 1870. — BERLIN (à Palerme). *Beitr. z. Mecha-*

nik der Augenbewegungen. In *Arch. f. Ophth.*, vol. XVII, 2, p. 154, 1871. — L. WEISS. *Zur Bestimmung des Drehpunktes im Auge*. In *Arch. f. Ophth.*, vol. XXI, 2, p. 132, 1875.

E. CANAL DE SCHLEMM et formations confondues avec lui. — *De circulari humorum motu in oculis*, 1716. — *Supellex anatom.* B.-S. ALBINI, 1775 (*Catalogue des préparations d'Albinus*, publié par son frère, F.-B. Albinus). — F. FONTANA. Dans un travail traitant du poison de la vipère, publié à Florence, il décrit le canal de son nom, qui n'est autre chose qu'un système de lacunes dans le ligament pectiné de l'iris chez le bœuf. 1781. — E.-A. LAUTH. *Manuel de l'anatomiste*. Paris, 1829. — F. SCHLEMM. In *Handb. der Chirurgie de Rust.*, vol. III, p. 333, 1830. — DU MÊME. *Ueber den Kanal an der Verbindungsstelle von Sclerotica u. Cornea*. In *Zeitschr. f. Ophth. von v. Ammon*, vol. I, 1, 1830. — DU MÊME. In *Berliner encyclopäd. Wörterbuch*, vol. VI, p. 559, 1831. — Fr. ARNOLD. *Anat. u. physiol. Untersuch. über d. Auge*, p. 10, 1832. — RETZIUS. *Ueber den Circ. venos. im Auge*. In *Müller's Archiv*, p. 292, 1834. — E. BRUECKE. *Anatom. Besch. des menschl. Augapfels*, p. 11, 17, 49 et 50, 1847. — Ch. ROUGET. *Note sur la structure de l'œil et en particulier sur l'appareil irio-choroïdien*. In *Compt. rend. de la Soc. de Biologie*, p. 113-132, 1856. — H.-T. HALBERTSMA. *Bijdrage tot de geschiedenis van den canalis Schlemmii*. In *Versl. en mededecl. d. kon. Acad. v. Wetensc. afd. Nat.* K. II, 1861. — Th. LEBER. *Anat. Untersuch. über d. Blutgef. des menschl. Auges*. Vienne, 1865. — DU MÊME. *Unters. über d. Verlauf u. Zusammenhang d. Gefässe im menschl. Auge*. In *Arch. f. Ophth.*, XI, 1, p. 27-34, 1865. — G. MEYER. *Ueber die Structurverhältnisse des Annulus ciliaris b. Menschen u. Säugeth*. In *Virch. Arch.*, vol. XXXIV, 3, p. 380, 1865. — HENLE. *Jahresber. über d. Fortschr. d. Anat.*, *f.* 1865. In *Zeitschr. f. rat. Med.*, 3, XXVII, p. 96-97, 1866. — PELECHIN. *Ueber den sogen. Kanal von Fontana oder Schlemm*. In *Arch. f. Ophth.*, vol. XIII, 2, p. 423-446, 1867. — MAUTHNER. *Lehrbuch der Ophthalmoscopie*. Wien, 1868. — A. IWANOFF u. A. ROLLET. *Bemerkungen zur Anatomie der Irisanheftung u. d. Annulus ciliaris*. In *Arch. f. Ophth.*, vol. XV, 1, p. 17-74, 1869. — F. SCHWALBE. *Untersuch. über die Lymphbahnen d. Auges und ihre Begrenzungen*. In *Arch. f. mikr. Anat.*, vol. VI, p. 261-362, 1870. — Th. LEBER. In *Stricker's Handb. der Gewebe.*, 1870. — E. RIESENFELD. *Zur Frage über die Transfusionsflüssigkeit der Cornea u. die Resorption aus der vorderen Augenkammer. Dissert. inaug.* Berlin, 1871.—Th. LEBER. I. *Studien ueber den Flüssigkeitswechsel im Auge*, II. *Ueber den Zusammenhang der vorderen Augenkammer mit Blutgefässen*. In *Arch. f. Ophth.*, vol. XIX, 2, p. 91-106, 1873.

F. SÉCRÉTION ET ABSORPTION DES LIQUIDES INTRA-OCULAIRES.— MÉRY. *Sçavoir si le glaucoma et la cataracte sont deux différentes ou une seule et même maladie*. In *Mém. de l'Acad. des sc.*, p. 498-499, 1707. — ZINN. *Descr. anat. oc. hum.* Gœttinguæ, 1755. — v. HALLER. *Elementa physiol.*, vol. V, p. 412, 1757. — BEER. *Ansicht von der staphylomat. Metamorph. d. Auges*, etc. Wien, 1806, p. 50. — MEMORSKY. *Loc. cit.*, In *Arch. f. Ophth.*, vol. XI, 2, 1865. — ADAMÜK. *Neue Versuche*, etc. *Loc. cit.*, 1869. — G. SCHWALBE. *Untersuchungen über die Lymphräume d. Auges*. In *Arch. f. mikr. Anat.*, vol. VI, p. 261, 1870. — E. RIESENFELD. *Zur Frage über die Transfusionsfähigkeit d. Cornea u. die Resorption aus der vorderen Augenkammer. Diss.* Berlin, 1871. — Th. LEBER. *Studien über den Flüssigkeitswechsel im Auge*. In *Arch. f. Ophth.*, vol. XIX, 2, p. 87-185, 1873. — E. CALBERLA. *Beitrag zur Kenntniss der Resorptionswege des Humor aqueus*. In *Arch. f. d. gesammte Physiol.*, vol. IX, p. 468-469, 1874. — M. KNIES. *Ueber die Resorption von Blut in der vorderen Augenkammer*. In *Klin. Monatsbl. f. Augenheilk.*, vol. XII, p. 356-362, 1874. — KRÜKOW u. LEBER. *Studien über den Flüssigkeitswechsel im Auge* (suite du travail précité de Leber). In *Arch. f. Ophth.*, vol. XX, 2, p. 205-248, 1874. — W. ZEHENDER. *Zur Ernährung der Linse, nach Versuchen von Bence Jones*. In *Klin. Monatsbl. f. Augenheilk.*, vol. XII, p. 152, 1874. — C. HALTENHOFF. *Compte rendu de quelques travaux récents sur les cavités lymphatiques de l'appareil visuel*. In *Ann. d'ocul.*, vol. LXXI, p. 208, 1874. — AXEL KEY et G. RETZIUS. *Studien in der Anatomie des Nervensystems und des Bindegewebes*. Stockholm, 1875, p. 209-210. — A. BRUGSCH. *Ueber die Resorption körnigen Farbstoffs aus der vorderen Augenkammer*. In *Graefe's Arch.*, vol. XXIII, 3, p. 255, 1877. — L. WEISS. *Zur Flüssigkeitsströmung im Auge*. In *Verhandl. des naturhist.-medic. Vereins zu Heidelberg*, v. II, fasc. 1, 1877. — R. DEUTSCHMANN. *Zur Regeneration des Humor aqueus nach Entleerung desselben aus der vorderen Augenkammer*. In *Graefe's Archiv*, v. XXV, 1, p. 99, 1879. — M. KNIES. *Ueber d. Ernährung d. Auges u. d. Abflusswege der Intraocular.-Flüssigk.* In *Arch. f. Augen-u. Ohrenheilk.*, 1879.—L. WEISS. *Ueber die Abflusswege der intraocularen Flüssigkeit*. In *Graefe's Arch.*, vol. XXV, 2, p. 243, 1879. — SCHŒLLER. *Experimentelle Studien ueber Fluessigkeitsaussch. aus d. Auge*. In *Arch. f. Ophth.*, t. XXV, 4, p. 63, 1879 (La cautérisation de la conjonctive autour de la cornée augmente passagèrement la tension intra-ocul.).

G. TENSION INTRA-OCULAIRE. — C. WEBER. *Nonnullæ disquisitiones quæ ad facultatem oculum rebus longinquis et propinquis accommodandi spectant. Diss.* Marburg, 1850. — SNELLEN. *De neuroparal. oogontsteking welke sich bij trigeminus-paralyse ontwickelt*. 4te *jaarl. versl.*, etc., *van, het nederl. Gasth. voor ooglijders te Utrecht*, 1863. — DONDERS. *Ueber*

Glaucom. In *Klin. Monatsbl. f. Augenheilk.*, vol. II, p. 139-143, 1864. — Foerster. *Zur Kentniss des Accommodationsmechanismus.* Ibid., p. 74, 1864. — Schelske. *Ueber d. Verhältniss des intraocularen Druckes u. der Hornhautkrümmung des Auges.* In *Arch. f. Ophth.*, vol. X, p. 1, 1864. — Grünhagen. *Ueber intraocularen Druck.* In *Berliner klin. Wochenschr.*, n° 24, 1866. — Adamük. *Manometr. Bestimmungen des intraocularen Druckes.* In *Centralbl. f. d. med. Wissensch*, n° 36, 1866. — Grünhagen. *Untersuchungen, den intraocularen Druck betreffend.* In *Zeitschr. f. rat. Med.*, 3, XXVIII, p. 238, 1866. — Völkers et Hensen. *Studien über Accommodation* (communication préalable). In *Centralbl. f. d. med. Wissensch.*, n° 46, 1866. — Wegner. *Experimentelle Beiträge zur Lehre vom Glaucom.* In *Arch. f. Ophth.*, vol. XII, 2, p. 1, 1866. — Adamük. *Zur Lehre vom Einfluss des Sympath. auf. d. intraoc. Druck.* In *Centralbl. f. d. med. Wissensch.*, n° 28, 1867. — Du même. *De l'étiologie du glaucome.* In *Ann. d'ocul.*, vol. LVIII, 1867. — Hensen et Vöblers. *Experimentaluntersuchung über den Mechanismus der Accommodation.* Kiel, p. 40, 1868. — Coccius. *Der Mechanismus der Accomm. des menschl. Auges.* Leipzig, 1868, p. 50-107. — v. Hippel et Grünhagen. *Ueber den Einfluss der Nerven auf die Höhe des intraoc. Drukes.* In *Arch. f. Ophth.*, vol. XIV, 3, p. 219-258, 1868. — Adamük. *Noch einige Bemerkungen über den intraocul. Druck.* In *Klin. Monatsbl. f. Augenheilk.*, vol. VI, p. 386, 1868. — Stellwag v. Carion. *Der intraoculare Druck u. die Innervationsverhältnisse der Iris.* Wien, 1868. — Monnik. *Tonometers en Tonometrie*, 1868. In *10 jaarl. Versl. Nederl. Gasth. v. ooglijders*, 1869. — Dor. *Ueber Ophthalmotonometrie.* In *Arch. f. Ophth.*, vol. XIV, 1, p. 13, 1868. — v. Hippel et Grünhagen. *Uber d. Einfl. d. Nerven auf d. Höhe des intraocularen Druckes* (suite). In *Arch. f. Ophth.*, vol. XV, 1, p. 265, 1869. — Adamük. *Neue Versuche über den Einfluss des Sympathicus u. Trigeminus auf Druck u. Filtration im Auge.* In *Wiener Sitzungsber.*, vol. LIX, févr. 1869. — Schöler. *Experimentelle Beiträge zur Kentniss der Irisbewegung.* *Diss.* Dorpat, 1869. — Adamük. *De l'action de l'atropine sur la pression intra-oculaire.* In *Ann. d'ocul.*, vol. LXIII, p. 108-113, 1870. — v. Hippel et Grünhagen. *Ueber d. Einfluss d. Nerven*, etc. (suite et fin). In *Arch. f. Ophth.*, vol. XVI, 1, p. 27-48, 1870. — Monnik. *Ein neuer Tonometer u. sein Gebrauch.* In *Arch. f. Ophth.*, vol. XVI, 1, p. 49, 1870. — E. Pflüger. *Beiträge zur Ophthalmotonometrie.* In *Arch. f. Augen u. Ohrenheilk.*, vol. II, 2, p. 1-49, 1872. — Piéchaud. *Essai sur les phénomènes morbides de la pression intraoculaire.* Paris, 1872. — Exner. *Ueber die physiol. Wirkung der Iridectomie.* In *Wiener Sitzungsber.*, vol. LXV, mai 1872. — Nagel. *Ueber vasomotorische u. secretorische Neurosen des Auges.* In *Klin. Monatsbl. f. Augenheilk.*, p. 400, 1873. — Knies (M.). *Ueber das Glaucom.* In *Arch. f. Ophth.*, t. XXII, 3. p. 1, 1876 (occlusion des voies d'excrétion de l'humeur aqueuse par la périphérie de l'iris). — Weber (Ad.). *Die Ursache des Glaucoms.* In *Arch. f. Ophth.*, t. XXIII, 1, p. 1, 1877 (périphérie de l'iris accolé à la cornée). — Mohr (Ad.). *Noch einmal « das Eserin ».* In *Arch. f. Ophth.*, t. XXIII, 2, p. 161. 1877 (l'ésérine diminue, l'atropine augmente la tension dans la chambre antérieure). — Schoeler. *Loc. cit.* In *Arch. f. Ophth.*, t. XXV, 4, p. 63, 1879 (la cautérisation du limbe conjonctival augmente la tension intra-ocul.).

H. Résorption a la surface cornéenne antérieure et nutrition de la cornée. — Coccius. *Ueber die Ernährungsweise der Hornhaut u. über die serumführenden Gefässe im menschl. Körper.* Leipzig, 1852. — de Ruiter. *Diss. physiol. med. de actione belladonnæ in iridem.* Traj. ad Rhen., 1855. — Gosselin. *Mém. sur le trajet intra-oculaire des liquides absorbés à la surface de l'œil.* In *Gaz. hebd.*, n°s 36-39, 1855. — Memorsky. *Loc. cit.*, 1865. — Bence Jones. *Proceedings of the Royal Inst. of Gr. Brit*, IV, p. 6, n° 42, oct. 1865. — Tichomiroff. *Matériaux pour l'étude de la diffusion à travers la cornée vivante* (en russe). *Diss.* St-Pétersbourg, 1867. — Wysotzky. In *Gazette médicale de Moscou*, n° 20, 1869 (traite du même sujet que le précédent). — Kisselow. *De la question de la perméabilité de la cornée de l'homme vivant pour des liquides* (en russe). *Diss.* St-Pétersbourg, 1869. — Laqueur. *Ueber die Durchgängigkeit der Hornhaut für Flüssigkeiten.* In *Centralbl. f. d. med. Wiss.*, n° 37, 1872. — Lilienfeld. *Der Uebergang einiger Substanzen aus dem Conjunctivalsack in das Wasser der vorderen Augenkammer.* *Diss.* Rostock, 1873, et in *Klin. Monatsbl. f. Augenheilk.* (Annexe.)

I. Troubles nutritifs de la cornée après la section du trijumeau — Magendie. *De l'influence de la cinquième paire de nerfs sur la nutrition et les fonctions de l'œil.* In *Journal de physiolog. expérim. et path.*, t. IV, p. 176-302, 1824. — Schiff. *Untersuch. z. Physiol. d. Nervensystems.* Frankf. s. M., 1855. — Snellen. *Der Einfluss der Nerven auf die Entzündung.* In *Arch. f. d. holländ. Beiträge z. Natur u. Heilk.*, vol. I, 3, 1857. — Cl. Bernard. *Leçons sur la physiol. et la pathol. du système nerveux.* Paris, 1858, t. II. — Büttner. *Ueber die nach Durchschn. des Trigeminus auftretenden Ernahrungsstörungen am Auge.* In *Zeitschr. f. rat. Med.* (3), vol. XVI, 1863. — Meissner. *Ueber die nach Durchschneidung des Trigeminus am Auge des Kaninchens eintretende Ernährungsstörung.* Ibid. (3), vol. XXIX, p. 96, 1867. — Sinitzin. *Zur Frage über den Einfluss des N. sympath. auf d. Gesichtsorgane.* In *Centralbl.*

f. d. med. Wiss., n° 11, 1871. — C. ECKHARDT. *Bemerkungen zu dem Aufsatze des Herrn Sinitzin. Zur Frage*, etc. Ibid., n° 35, p. 548, 1873. — EBERTH. *Die Keratitis nach Trigeminusdurchschneidung.* In *Centralbl. f. d. med. Wiss.*, n° 32, 1873. — MERKEL. *Die trophische Wurzel des Trigeminus.* In *Untersuch. aus d. anatom. Institut zu Rostock.* Rostock, 1874. — SENFTLEBEN. *Ueber die Ursachen und das Wesen der nach der Durchschneidung des Trigeminus auftretenden Hornhautaffection.* In *Arch. f. path. Anatom.*, vol. LXV, p. 69-99, 1875. — Cl. BERNARD. *Leçons sur la chaleur animale*, etc., p. 237, 1876 (Nouvelle étude des effets produits par la section de la cinquième paire dans le crâne). — N. FEUER. *Untersuch. ueber die Ursache der Keratitis nach Trigeminusdurchschn.* In *Wiener Sitzb.*, juillet 1876. — DU MÊME. *Ueber die klin. Bedeut. der Keratitis xerotica.* In *Wiener med. Presse*, n°s 43-45, 1877. N.

§ III. **Anatomie et physiologie comparées.** *Coup d'œil général.* La première condition d'une sensation lumineuse chez un être organisé est l'existence d'un nerf optique, c'est-à-dire d'un nerf centripète dont la terminaison centrale est constituée de manière à éveiller une sensation lumineuse. Cette proposition, quoique physiologique, n'est à un certain point de vue qu'une tautologie : la raison pour laquelle l'état d'excitation de certains centres nerveux est senti comme lumière est aussi obscure chez les animaux que chez l'homme.

Comment arrivons-nous à conclure à l'existence de sensations lumineuses et d'organes visuels chez les divers animaux?

C'est d'abord en voyant que, quand certaines vibrations de l'éther viennent frapper l'extrémité périphérique d'un de leurs nerfs, ils modifient leurs actions d'une manière analogue à ce que nous observons chez notre semblable. Or, si cette constatation est facile vers le haut de l'échelle animale, elle peut devenir difficile vers le bas.

Dans les degrés inférieurs de l'échelle animale, il ne suffit pas de voir la lumière influencer la manière d'agir d'un animal. Il peut très-bien se faire que dans tel cas les vibrations de l'éther ne provoquent qu'une sensation de chaleur, et néanmoins l'animal peut se guider d'après elles, s'orienter plus ou moins au milieu des objets environnants. Ici se rangent les anciennes expériences de Tremblay sur la vision des polypes. Les faits annoncés plus récemment par Pouchet, relatifs à la sensibilité extrême des asticots à la lumière malgré l'absence d'yeux, sont à modifier en ce sens que les asticots ont des yeux embryonnaires (Weismann). Il faut aussi songer à la probabilité que vers le bas de l'échelle les sensations de lumière puissent perdre plus ou moins de leurs caractères spécifiques, et se rapprocher plus ou moins des sensations de chaleur. Ainsi il est suffisamment démontré que les mouvements des zoospores sont puissamment influencés par la lumière. Il est du reste infiniment probable que la sensibilité à la lumière est un attribut général de la matière organisée.

Souvent nous parvenons à établir l'existence d'un organe visuel en démontrant l'analogie anatomique qu'un nerf chez un animal donné présente avec un nerf qui, chez un autre animal, produit manifestement des sensations de lumière. Cet argument, tiré de l'homologie entre les organes de deux animaux d'espèces différentes, est certainement légitime, et nous ne saurions nous en passer. Comme exemple, citons seulement ce fait que chez les animaux à collier nerveux œsophagien le nerf optique, s'il existe, sort toujours des deux ganglions susœsophagiens. A un point de vue un peu différent, rappelons-nous (voir l'article RÉTINE) qu'aussi loin dans l'échelle animale que l'on a bien étudié l'organe visuel, on a trouvé à l'extrémité périphérique du nerf optique une substance particulière, lamellaire, qui paraît donc être très-essentielle dans la constitution de la terminaison périphérique du nerf optique. La présence ou l'absence de cette substance lamellaire sera d'un puissant secours pour décider si dans un cas donné nous avons affaire à un œil ou non.

La disposition anatomique de l'organe visuel, très-simple au bas de l'échelle, se complique de plus en plus vers le haut jusqu'à l'organe compliqué que nous avons décrit chez l'homme. Naturellement, à ces différences anatomiques correspondent des différences parallèles de la valeur fonctionnelle.

II. Ouvrons ici une parenthèse qui nous parait nécessaire pour l'exposé qui va suivre. Au point de vue fonctionnel, on divise communément les yeux en ceux :

1° Qui ne distinguent que le clair de l'obscur, et fournissent des sensations de même sorte, différant seulement au point de vue quantitatif, et ceux

2° Qui servent à révéler la forme des objets extérieurs.

Les organes visuels de la première catégorie, qui semblent ne donner à l'animal que des *impressions lumineuses quantitatives*, se trouvent vers le bas de l'échelle. Ils consistent en un nerf dont la terminaison périphérique est entourée d'un dépôt de pigment, qui constitue une tache pigmentaire située dans l'ectoderme. La substance lamellaire y a été démontrée, mais il paraît prouvé qu'elle peut manquer. Chez beaucoup de ces animaux, la sensation éveillée dans cet organe si simple pourrait bien n'être qu'une sensation de chaleur.

Ce qu'il y aurait donc de caractéristique dans ces yeux, c'est que *chaque point sensible serait excité par tous les points lumineux de l'espace*, et, une excitation étant donnée, il n'y aurait pas de raison pour que l'animal en localisât la source dans tel ou tel endroit de l'espace.

Mais même avec ces sensations différant entre elles uniquement au point de vue quantitatif les animaux pourraient bien acquérir des notions sur la situation de la source lumineuse par rapport à leur corps (l'impression étant plus forte, si la lumière tombe perpendiculairement sur la tache pigmentaire), c'est-à-dire de la direction dans laquelle est située la source lumineuse ; il n'est pas impossible qu'ils acquièrent quelque connaissance des mouvements des objets qui les entourent, par le fait des ombres qui passent dans une certaine direction sur la tache pigmentaire.

Bon nombre d'yeux de cette catégorie, surtout là où il y a de la substance lamellaire, constituent un acheminement vers la seconde espèce d'yeux : la tache pigmentaire se creuse, l'extrémité du nerf optique est située dans un enfoncement du tégument externe, enfoncement qui peut se prononcer, et rétrécir même sa communication avec la surface du corps.

Dans les yeux de la seconde catégorie établie plus haut, grâce à certains arrangements anatomiques autour de la terminaison périphérique du nerf optique, chaque fibre optique peut être *excitée par les rayons lumineux venus d'un seul point extérieur*, à l'exclusion de tous les autres rayons. Au lieu d'une impression lumineuse générale, de même espèce pour tous les points sensibles, nous pourrons avoir des impressions isolées, différentes, chacune produite par un autre point lumineux de l'espace ; et comme ces impressions diverses peuvent rester isolées dans leur transmission aux centres nerveux, nous avons la possibilité de les voir perçues par l'animal comme des sensations lumineuses différentes. Toutes les conditions sont dès lors remplies pour qu'à l'aide de ses sensations visuelles l'animal puisse se former des notions sur la forme, les dimensions, la distance, les rapports, etc., des objets extérieurs. Nous le répétons, la condition suffisante et nécessaire à cet effet, pour autant que la chose dépend de l'organe périphérique, c'est que les rayons lumineux partis d'un point se réunissent sur un seul point sensible. Qu'il y ait formation d'une image renversée ou droite, ou bien qu'il n'y ait pas formation d'une image rappelant plus ou moins l'objet extérieur, cela ne change absolument rien à la chose. Quant à la manière dont les centres nerveux élaborent ces signes fournis par les points sensibles périphériques, en d'autres mots la question de la vision, de la représentation des objets extérieurs à l'aide des sensations lumineuses, elle est traitée ailleurs.

Les yeux de cette espèce doivent donc être munis d'appareils capables de réunir sur un seul point sensible les rayons lumineux partis d'un point lumineux. La physique nous indique deux, ou plutôt trois principes différents, dont la réalisation répond à ce desideratum.

L'un de ces principes, que J. Müller croyait avoir trouvé appliqué dans la construction des yeux composés d'un grand nombre d'invertébrés, est le suivant : Supposons le nerf optique étalé à sa périphérie en une membrane convexe, sa convexité étant recouverte par un nombre immense de prismes ou cônes transparents, juxtaposés, réfractant fortement la lumière, et séparés par du pigment qui entoure chaque cône à l'instar d'un fourreau. Dans l'opinion de Müller, ces prismes ne laisseraient passer que les rayons lumineux dirigés suivant leurs axes ou à peu près ; les rayons dont l'incidence est plus oblique, ou bien seraient absorbés par le pigment, ou bien subiraient la réflexion totale. Soit A, fig. 1, la membrane nerveuse (la rétine), de surface convexe, recouverte par les prismes *b*, fortement serrés, disposés suivant les rayons de la sphère rétinienne. De tous les rayons émis par les points lumineux *a*, *c*, ceux-là seuls arriveraient jusqu'à la rétine qui coïncident avec les rayons de la sphère ; un rayon oblique *c*, *b*, subirait la réflexion totale, et ne pénétrerait pas dans l'œil. Une fois pénétrés dans un tel prisme, les rayons lumineux ne peuvent en sortir qu'à l'extrémité postérieure (Brücke) : en effet, s'ils sont parallèles à l'axe du prisme, ils le traverseront en ligne droite ; s'ils ne sont pas tout à fait parallèles à cet axe, ils ne pourront toucher les surfaces du prisme que sous un angle très-obtus, et la réflexion totale les rejettera dans le prisme. L'extrémité postérieure de chaque prisme étant supposée en rapport avec une seule fibre nerveuse, un point lumineux extérieur ne pourrait exciter qu'une seule fibre nerveuse, tout au plus un très-petit nombre de fibres voisines. La perception isolée des différents points lumineux serait d'autant mieux assurée que l'œil serait plus convexe ; l'étendue du champ visuel augmenterait avec la convexité de l'œil. L'organe serait d'autant plus parfait que le nombre des prismes est plus grand. — Il est clair aussi qu'un tel œil serait accommodé à toutes les distances : l'image rétinienne d'un point éloigné sera seulement moins éclairée que celle d'un point plus rapproché.

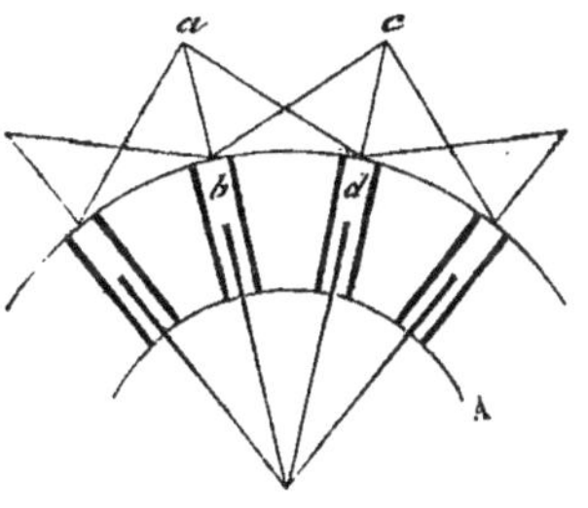

Fig. 1.

Voilà en substance ce qui était dans le temps généralement admis, et ce qui aujourd'hui encore est adopté par beaucoup d'auteurs, relativement aux yeux dits « composés » des arthropodes. Mais nous verrons plus loin que le schème de

J. Müller ne correspond nullement à la réalité; le principe de cette hypothèse a besoin d'être profondément modifié dans l'application. Notons déjà ici que les objets ne sont jamais aussi rapprochés des yeux qu'on le suppose dans le schema de Müller, et comme cela serait nécessaire pour la réfraction totale à la face extérieure de l'œil.

Le second principe physique qui permet de réunir sur un seul point sensible les rayons venus du même point lumineux est celui de la chambre obscure simple. Imaginons un espace obscur, fermé de toutes parts, et dans lequel la lumière ne pénètre que par une ouverture très-étroite. Des rayons émis par chaque point d'un objet lumineux situé devant cette ouverture, un certain nombre traversent l'ouverture, et vont former un petit cercle de diffusion sur la paroi opposée de l'espace obscur (paroi représentée dans l'œil par la rétine). Or, chaque point lumineux de l'objet formant sur cette paroi un cercle de diffusion, différent des autres, il s'y produira une image un peu diffuse de l'objet lumineux. Si maintenant en chaque point matériel de l'écran sur lequel se forme l'image nous supposons la terminaison d'une fibre du nerf optique, nous rentrons dans le cas précédent, et encore une fois la « vision » est rendue possible. Il est évident, d'après la construction, que l'image est renversée, et d'autant plus nette que l'ouverture est plus petite. Comme la petitesse de l'ouverture diminue trop l'éclairage de l'image, on conçoit qu'en fait ce principe ait un emploi limité, et ne suppose pas une vision très-distincte. Effectivement, il n'est employé que très-rarement dans toute sa pureté, à tel point que J. Müller n'en connaissait pas d'exemple du tout, et qu'on ne l'a trouvé que dans les yeux d'un seul genre de céphalopodes, chez les *Nautilus* (Leuckart).

Entendu dans un sens plus large qu'on ne le fait généralement, le principe de la chambre obscure simple se trouve appliqué dans les yeux d'animaux inférieurs que nous avons rangés dans la première de nos catégories, ceux qui ne distinguent que le clair de l'obscur. Supposons en effet que l'ouverture de notre chambre obscure s'agrandisse : l'image deviendra de plus en plus diffuse. Si l'ouverture devient très-grande, si nous sommes en présence d'un simple enfoncement dans l'épiderme — ce qui est le cas pour la plupart des taches pigmentées oculaires, — il ne se formera plus d'image du tout; *mais en vertu* de l'ombre projetée par le bord de l'enfoncement, si l'objet lumineux est situé latéralement par rapport à l'axe de l'enfoncement, l'animal pourra toujours avoir une notion sur la situation de l'objet lumineux par rapport à son corps.

Le troisième principe physique employé dans la nature, et assurant lui aussi la formation d'une image, est celui de la chambre obscure proprement dite, munie d'un système dioptrique collecteur, c'est-à-dire d'une lentille convergente. Si dans notre chambre obscure simple nous munissons d'une lentille positive l'ouverture, même très-grande, alors la quantité de lumière qui pénètre à l'intérieur est augmentée, et cependant la lentille réunit en un point focal tous les rayons partis du même point lumineux : il se formera une image renversée des objets. Il faut seulement que l'écran qui reçoit l'image se trouve placé juste au foyer conjugué de la lentille pour la distance à laquelle se trouve l'objet, si toutefois on veut que l'image soit nette. Un tel œil est ce qu'on appelle *adapté* pour une seule distance de l'objet lumineux. Mais supposons un mécanisme qui permette d'augmenter ou de diminuer la force réfringente de la lentille (par exemple, en augmentant sa courbure), et l'œil pourra s'adapter à des distances différentes : il sera pourvu d'un pouvoir *accommodateur*.

Les yeux construits d'après le principe de la chambre obscure munie d'un système dioptrique collecteur, et pourvus d'accommodation, existent chez tous les vertébrés, quelques mollusques céphalopodes, et chez plusieurs vers; peut-être que les yeux dits « simples » des arthropodes rentrent dans la même catégorie.

III. Les yeux sont très-répandus à travers toute l'échelle, plus peut-être qu'aucun autre organe des sens; quelques groupes seulement au bas de l'échelle en sont dépourvus. Les grandes différences que l'on constate dans le perfectionnement de cet organe s'expliquent pour la plus grande part par un développement progressif depuis les organismes les plus simples jusqu'aux formes animales supérieures. Néanmoins un nombre considérable de faits sont réfractaires à cette loi. Ainsi que certains vertébrés; d'un autre côté, dans un même groupe très-restreint d'organismes, nous trouvons des formes à organes visuels très-perfectionnés, à côté d'autres à organes visuels rudimentaires.

Nous pouvons formuler dès à présent deux grands principes dont semblent découler les différences signalées, et qui même rendent inutile celui du développement progressif depuis le bas jusqu'au haut de l'échelle.

Le premier de ces principes est celui du rapport proportionnel entre le perfectionnement de l'organe visuel et la motilité de l'organisme dans son ensemble. L'organe visuel servant à l'animal à acquérir des notions sur la nature et l'éloignement des objets extérieurs, autrement dit à l'orientation, il est naturel de voir des organes visuels relativement perfectionnés là où les mouvements sont rapides et brusques. Il nous semble inutile d'insister davantage sur ce point, et de citer des exemples spéciaux. — Ce principe est même capable de remplacer dans une certaine mesure celui de l'évolution progressive phylogénétique, car chez les organismes inférieurs les mouvements sont très-lents; il ne saurait du reste être remplacé tout à fait par le premier, attendu que chez des organismes placés très-haut dans l'échelle les yeux peuvent être rudimentaires. Il y a même plus, les larves des crustacés parasites, des cirripèdes, de beaucoup de mollusques, de tuniciers et de vers tubicoles, sont pourvues d'yeux que l'animal perd plus tard en devenant adulte et sessile, même si alors il se trouve exposé à la lumière.

Un autre principe qui règle le perfectionnement relatif de l'organe visuel dans l'échelle animale est celui de son adaptation aux circonstances extérieures qui entourent l'organisme. Ce point de vue explique la plupart des exceptions à la loi de corrélation entre la motilité de l'animal et le perfectionnement de l'œil. Tandis que du premier principe découle le plus grand développement de l'organe vers le haut de l'échelle, celui-ci donne la raison pour laquelle des êtres très-voisins, même pour leur motilité, diffèrent à un très-haut degré au point de vue de leurs organes visuels. Nous avons ici en vue les animaux vertébrés qui vivent habituellement dans une obscurité absolue, tels que les taupes, où l'organe de la vision s'atrophie considérablement, sans cependant disparaître ni perdre complétement sa fonction. Ici se rangent surtout les animaux vertébrés qui vivent dans certaines grottes souterraines, à l'abri de toute lumière; de ce nombre est un salamandre (*Proteus anguinus*) et une poisson (*Amblyopsis*), dont les yeux sont très-rudimentaires, ainsi qu'une foule d'arthropodes de toutes les classes, dont plusieurs sont tout à fait dépourvus d'yeux, quoique pour leur organisation et pour leur motilité ils semblent n'être que des variétés d'espèces vivant au jour et pourvues d'yeux bien conditionnés. Ici se rangent encore les espèces d'insectes anopthalmes qui vivent dans l'intérieur des nids de fourmis dans une obscurité complète, ainsi que la classe des vers intestinaux. — Beaucoup d'insectes vivent à l'état larvaire dans des endroits cachés et à l'abri de la lumière; dans cet état, ils sont dépourvus d'yeux, tandis que l'animal adulte, qui vit au grand jour, en est pourvu. Dans ces cas, deux influences agissent simultanément sur l'organe visuel : l'absence de lumière et la vie en quelque sorte sédentaire, car ces larves n'ont guère besoin de se mouvoir. Dans cette dernière catégorie se rangent aussi quelques vertébrés inférieurs, comme l'*Amphioxus* et les Myxinoïdes, qui avec leurs yeux rudimentaires vivent au fond de la mer dans la vase, ou bien dans les cavités splanchniques d'autres animaux. Enfin chez les petromyzon nous voyons les yeux rudimentaires dans les premières années de la vie, qu'ils passent constamment dans la vase des ruisseaux et de la mer, et des yeux plus perfectionnés chez l'animal adulte qui vit dans la clarté du jour.

Il ne faudrait pas se laisser imposer par le fait que les animaux crépusculaires (les hiboux, par exemple) ont des yeux très-développés. L'obscurité n'est ici que relative, et nous la voyons dans ces cas compensée par un plus grand développement de l'organe visuel, spécialement de la cornée transparente et des bâtonnets de la rétine. C'est chez ces animaux aussi qu'on rencontre l'organe nommé « tapis », dont la présence renvoie les rayons lumineux une seconde fois vers les terminaisons nerveuses qu'ils ont touchées une première fois, et qui multiplie donc l'impression lumineuse sur le nerf optique. Quand l'animal est réduit à toujours se mouvoir dans l'obscurité complète, alors on comprend que l'organe visuel s'atrophie.

IV. Nos connaissances sur l'organe visuel dans la série animale sont assez avancées pour permettre d'énoncer la loi générale suivante : La partie essentielle de l'organe visuel périphérique, c'est-à-dire la terminaison périphérique du nerf optique, consiste en une modification de certaines cellules de l'ectoderme, ou plutôt de l'épiblaste[1]. Un fait presque aussi général est la présence d'un pigment noir granulé ou même sous forme de grains cristallins autour de la terminaison périphérique du nerf optique. Cela est tellement vrai qu'une « tache pigmentaire » dans la peau est souvent un indice précieux quand on va à la recherche des yeux d'animaux inférieurs.

Dans les premières ébauches d'un organe visuel, nous rencontrons au sein du pigment signalé des cellules qui se continuent sans interruption dans la couche épidermique du tégument externe ; elles y sont seulement un peu plus volumineuses que dans le reste de la surface du corps.

Dans un stade de différenciation plus avancé, les cellules épiblastiques de la tache pigmentaire augmentent de calibre, deviennent homogènes dans leur masse, et réfractent fortement la lumière, nous avons alors les corps cristalloïdes si répandus dans les yeux des êtres inférieurs. Dans des cas isolés, les recherches microscopiques ont poursuivi des fibres nerveuses jusque contre ces cellules, et constaté que ces fibres tendent à se mettre en rapport avec chacune d'elles. Mais le rapport plus intime entre ces deux espèces d'éléments n'est guère élucidé.

[1] Cette loi est d'une portée tout à fait générale, comme nous le verrons dans la suite. Seulement, dans une catégorie d'animaux (vertébrés), la partie de l'épiblaste qui donne naissance à la terminaison du nerf optique se délimite préalablement avec celle qui donne le système nerveux central et constitue une formation épiblastique à part.

En regardant plus près ces taches pigmentées, on trouvera que peut-être leur rôle physiologique n'est pas aussi simple que nous l'avons dit jusqu'ici. En effet, le pigment forme à chacune des cellules ou corps cristalloïdes une gaîne complète ; une extrémité de la cellule vient à la surface libre et l'autre affecte un rapport intime, mais inconnu, avec une ou plusieurs fibres nerveuses. Or, ce sont là toutes les parties essentielles d'un œil composé d'arthropode, auquel cependant on attribue la faculté de pouvoir fournir à l'animal des notions sur la forme, le mouvement, etc., des objets extérieurs.

Passons à des formes à organisation plus élevée. Nous voyons que les cellules de l'épiblaste se différencient en tout ou en partie en une substance lamellaire analogue à celle qui constitue les articles externes des cônes et des bâtonnets des mammifères : nous sommes en présence des yeux de certains vers, de beaucoup de mollusques, puis des yeux simples et composés des articulés, et, dans un sens plus large, devant les yeux des mammifères.

La tache pigmentaire, ou bien se soulève en boule (yeux à facettes), ou bien se creuse en excavation (beaucoup de mollusques). Dans le dernier cas, l'excavation peut se fermer plus ou moins et se transformer en vésicule isolée du reste de l'épiblaste.

Au fur et à mesure que ces évolutions s'opèrent, l'ensemble de ces terminaisons périphériques du nerf optique (constituant la rétine) s'isole des parties environnantes, s'entoure d'une membrane isolante, et le globe creux ainsi délimité s'entoure de muscles qui lui impriment des mouvements. Ajoutons à cela encore certaines modifications dans la partie antérieure de notre globe oculaire qui influent sur la marche des rayons lumineux (milieux transparents), et nous avons le squelette de l'œil arrivé au sommet de son développement.

Un fait qui intrigue beaucoup à première vue est le suivant. Chez les vertébrés, nous avons vu que les éléments cellulaires épiblastiques qui constituent les terminaisons périphériques des fibres du nerf optique surmontent la surface de la rétine opposée à la lumière ; ils tournent en quelque sorte le dos à cette dernière. Dans tout l'embranchement des invertébrés, nous trouvons l'arrangement opposé ; les terminaisons nerveuses occupent la face rétinienne tournée au dehors, elles regardent la lumière. Ce semblant de paradoxe disparaît, si l'on songe que dans une période embryonnaire la face externe de la rétine des vertébrés fait partie de la surface du corps, et que les choses ont pris cet arrangement à la suite d'un plissement particulier ces parties dans une période embryonnaire plus avancée (*voy.* l'article ŒIL, DÉVELOPPEMENT). Dans toute la série animale donc, les terminaisons périphériques des fibres du nerf optique sont des éléments cellulaires transformés du revêtement épiblastique du corps.

V. La première trace d'un organe visuel (en remontant du bas de l'échelle) nous est donnée dans une partie des « corpuscules marginaux » des *méduses*, corpuscules qui en grand nombre garnissent le bord de l'ombrelle ; la plupart semblent être des organes auditifs ; plusieurs cependant sont des taches pigmentées, renfermant des corps cristalloïdes : leur organisation les rapproche donc des organes visuels d'autres animaux. L'existence d'un système nerveux est du reste démontrée chez quelques-uns de ces organismes.

Certains auteurs vont plus loin. Ils se contentent d'avoir constaté chez un organisme inférieur une tache pigmentaire pour admettre un organe visuel, quelquefois même là où l'on n'a pas encore trouvé de système nerveux. De ce nombre sont les assertions touchant les yeux des infusoires et, ce qui plus est, d'organismes que certains auteurs rangent même parmi les végétaux, comme l'*Euglena viridis.* Là où la physiologie ne plaide pas pour l'existence d'un organe visuel, il faut être très-réservé, et s'en tenir au grand principe de l'homologie anatomique. Contentons-nous d'admettre avec un degré plus ou moins grand de probabilité l'existence d'organes visuels chez les méduses, qui se trouvent à la limite inférieure des animaux à organes cellulaires différenciés.

VI. Chez la plupart des *échinodermes* on a trouvé des taches pigmentaires, dans lesquelles on a même quelquefois poursuivi des filets nerveux. Mais des yeux qui semblent caractérisés comme tels n'existent que chez les Oursins et les Astérides. Les yeux des étoiles de mer sont des taches pigmentaires situées à la pointe des rayons (que ces animaux relèvent en l'air). Ce sont de petites éminences recouvertes d'une cuticule et d'une couche épithéliale, et renfermant un grand nombre de petits corps cristalloïdes coniques. Chacun de ces cristallins en miniature est recouvert d'une couche de pigment; ils convergent tous vers un point central qui est l'aboutissant du cordon nerveux logé dans l'axe du rayon de l'animal.

VII. Le groupe des *vers* offre des différences énormes sous le rapport du développement de l'organe visuel, non-seulement en ce sens qu'on l'y trouve d'une part réduit à sa plus simple expression, sous forme de tache pigmentaire, dépourvue ou pourvue de corps cristalloïdes, et d'autre part s'approchant des formes les plus perfectionnées; mais ce perfectionnement se fait dans deux directions différentes, dont l'une conduit à la formation d'un organe compliqué tout à fait comparable à l'œil composé des insectes, et dont l'autre mène vers l'œil des vertébrés.

Les vers cestodes semblent manquer tout à fait d'organe visuel; on pouvait s'y attendre, eu égard à leur genre de vie. Mais chez beaucoup de trématodes, turbellariés, némertines, rotateurs et géphyriens, c'est-à-dire chez la plupart des vers inférieurs, nous trouvons des taches pigmentaires simples aux endroits du corps qui chez d'autres espèces portent des yeux mieux caractérisés en ce sens qu'il y a des corps cristalloïdes (grandes cellules réfractant fortement la lumière) au sein des taches pigmentaires. Tantôt ces yeux existent sur l'animal adulte, tantôt on ne les trouve qu'à l'état larvaire, selon le genre de vie dans ces deux étapes du développement.

Chez certains rotateurs, l'œil double, situé immédiatement sur le ganglion cérébral, n'est composé que d'un seul corps cristalloïde. Chez les *Sagitta*, le grand nombre de corps cristalloïdes rappelle les yeux composés des arthropodes.

En règle générale, les yeux sont logés dans le voisinage du ganglion cérébral, mais en nombre très-variable, depuis un seul (quelques rotateurs) jusqu'à une foule de ces organes. Ils peuvent aussi se répandre sur les autres segments du corps, et même sur tous les segments indistinctement. Quelquefois (*Amphicora*) on n'en rencontre qu'aux deux extrémités du corps; ceci en rapport avec la faculté qu'a l'animal de se mouvoir dans les deux sens.

On n'a pas encore réussi à poursuivre des filets nerveux dans toutes ces taches pigmentaires; il est vrai de dire que chez ces animaux il est excessivement difficile de caractériser les ramifications nerveuses.

C'est chez les vers annélides que nous rencontrons une organisation très-élevée de l'organe visuel. Les hirudinées se rapprochent cependant encore des vers plats; ils forment en quelque sorte la transition aux annélides supérieurs. Les yeux de la sangsue sont des taches pigmentaires nombreuses disposées en demi-cercle sur le segment céphalique, et enfoncées de manière à représenter des concavités sur la tête. Dans chacune de ces concavités les cellules épiblastiques prennent la forme de grandes vésicules réfractant fortement la lumière. Au fond de la coupe, un pinceau de fibres nerveuses s'insinue entre les vésicules, et arrive jusque dans l'espace libre (Leydig). Il y aurait donc ici une terminaison des fibres optiques par des extrémités libres (?).

Chez beaucoup d'espèces, la concavité de la tache pigmentaire se prononce davantage, les corps cristalloïdes se disposent régulièrement, et, à l'instar des bâtonnets d'animaux plus élevés, sur la concavité de l'excavation, leurs extrémités adhérentes affectant un rapport imparfaitement connu encore avec les fibres du nerf optique. La disposition rappelle donc tout à fait celle des cônes et des bâtonnets chez les vertébrés. Enfin, pour que l'analogie avec l'œil des vertébrés fût poussée très-loin, nous voyons que l'ouverture de l'excavation peut se boucher par un cristallin proprement dit, derrière lequel se trouve un corps vitré; le tout peut même se recouvrir en avant d'une pellicule épidermique, d'une espèce de cornée transparente. Tel est le cas, d'après les recherches de Greef et de Graber, chez beaucoup de vers chétopodes, notamment le *Neophanta celox*, une alciopide; l'organe s'y entoure même d'une capsule, s'isole des parties environnantes, et constitue un globe oculaire creux dont le fond est recouvert d'une rétine bien caractérisée; de plus, les bâtonnets ont manifestement une structure lamellaire comparable à celle des bâtonnets des vertébrés.

VIII. Les yeux des *arthropodes* ont été l'objet de recherches très-sérieuses et fécondes en résultats. Alors que nos connaissances sur l'organe visuel dans les classes situées plus bas dans l'échelle sont excessivement fragmentaires, ne s'élèvent guère au delà de ce que la zoologie y a cherché, et n'entrent que très-rarement dans la description des détails intimes dont l'élucidation est indispensable pour servir de point de départ à des considérations physiologiques, les nombreux travaux des meilleurs micrographes sur les yeux des arthropodes y ont mis en lumière une foule de détails importants à considérer au point de vue de la vision. Nous aurons de plus à rendre compte de plusieurs essais importants faits sur le domaine physiologique de l'œil des arthropodes.

Les yeux ne font défaut que dans un petit nombre de formes parasites (Lernéens). Quelques espèces n'ont des yeux qu'à l'état larvaire (cela en rapport avec leurs genres de vie différents dans les deux périodes de leur existence). De loin le plus grand nombre ont des yeux à l'état adulte, depuis la simple tache pigmentaire jusqu'à des formes très-compliquées. Les yeux des entomostracés paraissent être composés d'un seul corps cristalloïde, dérivant d'une seule cellule, enveloppé de pigment. La complication est le cas de loin le plus fréquent dans les yeux des arthropodes; cela ne surprend guère, si l'on considère que la plupart de ces animaux exécutent des mouvements très-rapides.

Les organes visuels sont placés d'ordinaire en nombre variable, mais symétriquement sur la tête. Exceptionnellement des yeux accessoires existent dans d'autres parties du corps : sur les mâchoires, entre les paires de pattes abdominales (Euphasia).

Nous nous sommes appesantis suffisamment sur les taches pigmentaires, et nous allons considérer les yeux plus compliqués des arthropodes.

Ces yeux sont de deux espèces : les uns, dits « yeux simples », « ocelles » ou « stemmates », se caractérisent en ce qu'ils sont composés d'un système dioptrique collecteur, analogue au cristallin des vertébrés, qui probablement jette une image renversée des objets sur les terminaisons des nerfs optiques, disposés en rétine; les autres, dits « yeux composés » ou « yeux à facettes », sont caractérisés en ce que leur système dioptrique est plutôt analysateur que collecteur; suivant la description courante, ils isolent à l'aide de gaînes pigmentées les rayons lumineux venus d'un seul point lumineux, et les mettent en rapport avec une fibre nerveuse du nerf optique, comme nous l'avons fait pressentir plus haut.

Le type fondamental des yeux dits « simples » ou « ocelles » des arthropodes, type que les recherches classiques de Grenacher ont révélé dans tous les yeux simples, est fourni par celui d'une larve de *Dytiscus* (un coléoptère); cet œil est composé d'un assemblage de cellules qui à la périphérie de l'œil se continuent avec les cellules du tégument général. Vers l'œil, les cellules de l'hypoderme s'accroissent, surtout en longueur, et deviennent le siége d'une pigmentation qui, analogue à une coque noire, isole l'œil des tissus environnants. Les cellules de l'hypoderme qui constituent l'œil sont recouvertes d'une cuticule, qui se renfle au devant de l'œil et constitue une espèce de cristallin assez développé dans la plupart des yeux de cette espèce; à cause de son analogie avec la cornée de l'œil composé, il convient de lui conserver le nom de cornée. Sous la cornée est une couche épaisse de cellules très-allongées, qui sont manifestement la continuation des cellules hypodermiques pigmentées, et dont l'ensemble constitue une espèce de corps vitré. Plus profondément encore est une autre couche de cellules allongées, qui elles aussi dérivent clairement des cellules hypodermiques, et qui en bas affectent un rapport avec les fibres du nerf optique : leur ensemble constitue une espèce de rétine. Dans ces cellules rétiniennes, on reconnaît les noyaux et, de plus, vers leur extrémité externe, elles présentent dans leur masse une espèce de bâtonnet réfractant fortement la lumière, ordinairement divisé en deux par un plan médian, et qu'on peut mettre sans grand effort en parallèle avec les bâtonnets chez les vertébrés; au moins on y signale les indices d'une structure lamellaire.

Il ressort de cette description que, quelle que soit la valeur fonctionnelle de ces différentes parties, quelle que soit leur complication, elles sont des dérivés directs des cellules hypodermiques. On peut du reste ramener à ce type toutes les formes individuelles de l'œil simple. Ainsi le cristallin peut être très-développé; les cellules du corps vitré peuvent tendre à disparaître, ou bien prendre un développement colossal, et changer notablement leur orientation par rapport à la rétine; les cellules rétiniennes offrent des modifications non moins grandes, le bâtonnet peut être situé plus en arrière, et le noyau vers l'extrémité antérieure (on trouve même des yeux différents sur le même individu); les fibres du nerf optique peuvent s'étaler plus ou moins en membrane à la face postérieure de l'œil; enfin, l'œil peut s'entourer de fibres musculaires, dont les fonctions sont cependant inconnues.

La dérivation de l'œil composé est la suivante :

Supposons que l'œil simple que nous venons de décrire se réduise encore davantage dans ses éléments constituants; que le corps vitré, situé en arrière de la cornée, ne se compose, par exemple, que de quatre cellules plus ou moins allongées, et dont l'extrémité postérieure va toucher une rétinule composée d'un petit nombre de cellules, munies chacune d'un bâtonnet; le tout étant isolé des parties environnantes par une gaîne pigmentée, nous aurons alors un œil très-simple, le constituant de l'œil composé de *Tipula* (un diptère). Les bâtonnets des cellules constituant la rétinule y sont situés à l'extrémité antérieure, en avant des noyaux, et par leur extrémité antérieure ils tendent à se placer en dedans, à la face interne (centrale par rapport à l'œil élémentaire) de ces cellules. Sur une coupe transversale de l'extrémité antérieure de la rétinule on voit que la rétinule se compose de sept cellules (le nombre sept de ces cellules semble prédominer chez tous les arthropodes) dont une centrale, axiale, et cinq périphériques : celle-là ayant son bâtonnet au centre, les cinq autres à la face interne. Une coupe située plus en arrière montre que là tous les bâtonnets occupent les centres des cellules.

Les fibres du nerf optique arrivent contre la rétinule, traversent une cuticule qui tapisse en arrière les cellules de la rétinule, et se mettent en rapport avec les cellules renfermant des bâtonnets.

Derrière la cornée sont quatre cellules à noyaux très-visibles, qui s'amincissent en arrière : c'est l'homologue du corps vitré. Ces quatre cellules sont enveloppées dans toute leur longueur de cellules pigmentées.

Supposons maintenant qu'un grand nombre de ces yeux simplifiés se juxtaposent sur une surface convexe, chacun conservant sa gaîne pigmentée, et nous serons en présence d'un œil composé type.

Les yeux de ce genre ont été démontrés chez les diptères à longs tentacules, chez quelques hémiptères (punaises), chez les perce-oreilles (orthoptères), et chez la plupart des coléoptères, dont les tarses ont moins de cinq articles.

Dans les yeux en question, il est donc facile de retrouver l'homologie avec les yeux simples. Il suffit de faire dériver les deux d'une forme intermédiaire, plus réduite dans ses éléments que l'œil simple, moins cependant que l'œil élémentaire que nous venons de décrire.

Le type s'altère encore davantage; un stade plus avancé de cette modification nous est donné dans les yeux des mouches, la modification portant sur le corps vitré et les bâtonnets de la rétinule. Les quatre cellules du corps vitré, — le nombre quatre de ces cellules prédomine chez toutes les espèces, de même que le nombre sept prédomine pour les cellules de la rétinule, — sécrètent un liquide plus ou moins dense, qui refoule les cellules-mères et constitue à lui seul la plus grande partie du corps vitré. La rétinule, située derrière le corps vitré, se compose encore de sept cellules, assemblées de manière à constituer un cylindre creux, dans la lumière duquel on remarque les sept bâtonnets, sous forme de sept côtes de la paroi interne du cylindre.

Enfin, cette étape nous conduit aux formes qui diffèrent le plus du type primordial, à celles qui sont les plus répandues, et que la plupart des publications sur notre sujet ont eues pour sujet. Ici se rangent les yeux des lépidoptères, des hyménoptères, des névroptères, des orthoptères (à l'exception des forficulides), des cicades parmi les hémiptères, des coléoptères entomères, et de plus tous les yeux des crustacés. La figure 2 représente un schema qui a beaucoup d'analogie avec le type du hanneton. Les quatre cellules du corps vitré sécrètent, non pas un liquide, mais une masse solide, homogène, transparente, et réfractant fortement la lumière, de formes très-diverses, en général cependant plus ou moins conique, et qu'on désigne sous le nom de cône cristalloïde (*Cr*). La base de ce cône cristalloïde est tournée vers la cornée, et la pointe en arrière vers la rétinule. Toujours cependant on peut y démêler quatre secteurs, vestiges de sa formation par les quatre cellules; ces dernières du reste persistent toujours, quoique très-réduites dans leurs volumes; leurs noyaux

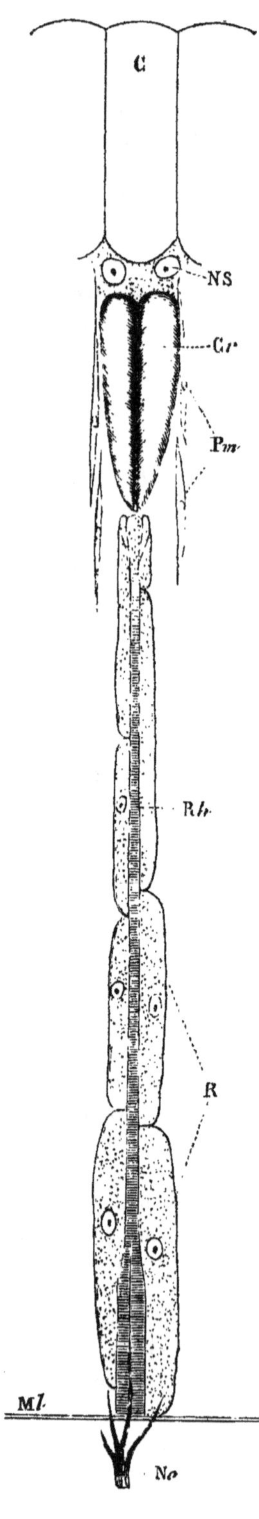

surtout, connus depuis longtemps et décrits sous le nom de noyaux de Semper (NS), sont manifestes. Le cône cristalloïde est du reste entouré d'une gaîne pigmentée (Pm), qui, en arrière, se continue avec une gaîne analogue de la rétinule.

La rétinule (R) subit des modifications profondes, dans lesquelles cependant on retrouve le type original. Le nombre sept prédomine toujours pour les cellules constituantes ; on en trouve cependant huit (hyménoptères et cicades), d'autres fois seulement quatre (orthoptères). Quelquefois il y a bien un plus grand nombre de cellules, mais il n'y en a que quatre qui contribuent à la formation des bâtonnets (crustacés).

En second lieu, la rétinule se différencie plus ou moins suivant sa longueur. Rarement elle a le même diamètre dans toute sa longueur : épaisse en avant, elle peut être très-mince en arrière, et *vice versâ ;* ou bien deux extrémités épaisses sont reliées par un filet très-mince, la formation des bâtonnets pouvant être limitée aux portions épaisses de la rétinule.

Les cellules constituantes de la rétinule se confondent de plus en plus, sans que cependant les lignes de démarcation disparaissent sur la coupe transversale. Les bâtonnets confluent en une seule tige centrale, continuant, sur une coupe transversale, à rester divisée dans ses sept éléments constituants.

Le cylindre résultant de la réunion des différents bâtonnets a reçu (Grenacher), en raison de sa situation transversale (*voy.* l'article Rétine), indice de sa composition d'une substance lamellaire, le nom de *rhabdome.*

On sait maintenant à quoi s'en tenir au sujet de la description courante de la rétinule dans les différents ouvrages, et qui se résume ainsi : bâtonnet optique strié transversalement et pourvu d'une gaîne à noyaux.

Il s'en faut du reste que le rhabdome de la rétinule ait toujours l'apparence d'un cylindre creux ; souvent c'est une tige solide renfermant, sous différents arrangements, des lamelles de substance lamellaire.

Fig. 2. — Coupe un peu schématique à travers un œil élémentaire d'un œil à facettes ; elle ressemble beaucoup à l'état des choses qui existe chez le hanneton.

C, cornée. — NS, noyaux de Semper. — Cr, cône cristallin. — Pm, cellules pigmentées entourant le cône cristallin. — R, rétinule, et Rh, son rhabdome. — Ml, membrane limitante traversée par No les fibres du nerf optique.

Les cellules mères du rhabdome peuvent disparaître plus ou moins, et ne plus constituer qu'une enveloppe membraneuse du rhabdome.

Il nous reste peu de chose à dire pour achever de caractériser les yeux composés des arthropodes. L'ensemble des rétinules et des cônes cristallins est recouvert en avant par une lame cuticulaire, une cornée transparente. Ordinairement, cette lame est subdivisée suivant son étendue en autant de champs régulièrement hexagonaux, plus rarement carrés, qu'il y a d'yeux simples dans l'œil composé; la séparation est marquée par un dépôt de pigment dans toute l'épaisseur de la lame. De là vient le nom d' « yeux à facettes » ou d' « yeux réticulés », qu'on a donné aux yeux composés.

Chaque facette cornéenne est donc en réalité un petit prisme à quatre ou six arêtes, d'autant plus élevé que la cuticule est plus épaisse; règle générale, la hauteur de chaque prisme l'emporte sur la largeur.

Quelquefois la pigmentation des lignes de séparation entre facettes envahit une grande partie du polygone, de manière à n'en laisser libre qu'une petite partie centrale, et à simuler un diaphragme iridien.

Chez les animaux qui vivent dans l'air, la face antérieure de chaque facette offre, outre la courbure générale qui est le fait de la convexité de la surface oculaire, une convexité à part très-prononcée : encore une particularité qui isole une facette de l'autre. La face postérieure est souvent plus ou moins convexe; elle peut être plane ou concave. Chez les arthropodes aquatiques, la face antérieure de chaque facette n'a pas de courbure à part, indépendante de la courbure totale de l'œil. Il s'ensuit que chez les animaux aquatiques la cornée contribue à la réfraction de la lumière beaucoup moins que chez ceux qui vivent en l'air. Ce fait général, mis en évidence par F. Plateau, s'étend même aux animaux vertébrés, comme nous le verrons.

Au point de vue dioptrique, il y a donc à considérer dans un œil élémentaire, d'avant en arrière (fig. 2) : *a*, la cornée (C), dont l'indice de réfraction, d'après les déterminations d'Exner, est à peu près celui du flint-glass; *b*, le cône cristallin (C*r*), dont l'indice de réfraction est très-élevé aussi, mais n'a pu être déterminé. Le cône, composé ordinairement de quatre, rarement de plus de quatre secteurs, selon le nombre des cellules qui ont contribué à sa formation, est plus ou moins développé; son sommet est tourné en arrière, du côté de la rétinule, sa base regarde la face postérieure de la cornée ; sa face porte ordinairement quatre profonds sillons longitudinaux, vestiges de l'origine du cône. La base du cône peut toucher la cornée, ou bien en être séparée par une couche plus ou moins épaisse d'une substance réfractant faiblement la lumière, un reste des cellules-mères du cône, et dans laquelle on trouve même quelquefois les noyaux de Semper; *c*, la substance lamellaire de la rétinule, ou rhabdome (R*h*), également très-réfringente, et qui paraît jouer le même rôle que la substance des articles externes des cônes et bâtonnets des vertébrés.

L'œil composé est une juxtaposition d'un nombre souvent considérable d'yeux élémentaires, disons d'yeux simples, groupés en un segment de sphère autour d'un renflement ganglionnaire du nerf optique. Au sortir du ganglion, les fibres nerveuses N*o* traversent une espèce de membrane limitante M*l*, et arrivent au contact avec les éléments des rétinules ; leur sort ultérieur n'est pas encore très-bien connu ; d'après Max Schultze, elles se logeraient à une ou plusieurs dans des canaux centraux des rhabdomes, et arriveraient ainsi jusque contre les cônes cristallins.

Chez une sauterelle, on a compté deux mille éléments dans l'œil composé; chez la mouche, cinq mille; chez une libellule dix mille, et même plus chez d'autres espèces.

Les yeux composés existent chez la plupart des insectes et crustacés adultes; les yeux simples chez les arachnides, les myriapodes, et de plus chez les larves des insectes et des crustacés. Mais les animaux des deux dernières classes ont à l'état adulte, outre les yeux composés, un nombre plus ou moins grand d'yeux simples, accessoires. L'œil simple des araignées et des myriapodes est donc en quelque sorte une forme embryonnaire. On a remarqué que quand, lors des métamorphoses, les yeux composés viennent à se développer, ils ne naissent jamais d'un œil simple, embryonnaire, mais à côté de ces derniers.

IX. Effleurons à présent le côté physiologique des yeux simples et composés des arthropodes.

Pour autant que la fonction ressort de leur structure, il semblerait que dans les yeux simples le système dioptrique collecteur projette sur la rétinule une image renversée des objets extérieurs, tout comme dans l'œil des vertébrés. Mais il faut être très-réservé à l'égard de ces abstractions physiologiques prétendument tirées de l'examen anatomique. Ceci ressortira à l'évidence de l'exposé suivant de la physiologie des yeux composés.

Nous avons esquissé plus haut la célèbre théorie de J. Müller, relative à la vision à l'aide des yeux composés. D'après cette théorie, chaque œil élémentaire ne servirait qu'à la perception d'un seul point extérieur, ou plutôt des points lumineux situés dans une seule direction. Chaque œil élémentaire recevant l'image d'un seul point de l'objet, il en résulterait dans l'œil composé comme une image de l'objet vu, mais cette image ne serait pas renversée. Le champ visuel augmenterait avec la convexité de l'œil, et la perfection (nous allions dire l'acuïté visuelle) augmenterait avec le nombre, et surtout avec la petitesse des yeux élémentaires.

Cette théorie, émise en 1826, régnait sans la moindre contestation, quand en 1852 Gottsche vint annoncer que dans chaque œil élémentaire il se forme en arrière du cône cristallin une petite image renversée des objets extérieurs, image qu'on peut très-bien observer sous le microscope.

Le fait annoncé par Gottsche étant facile à constater (il avait été décrit déjà par Leeuwenhœk et d'autres, d'après Exner, *voy.* plus bas), la théorie de Müller perdit de plus en plus ses adhérents. Néanmoins, des objections graves, fournies surtout par les recherches microscopiques, furent faites à la théorie de Gottsche, d'après laquelle chaque œil élémentaire d'un œil composé servirait à la perception de tout l'objet en vue. Le nombre des éléments anatomiques (7, rarement 8) d'une rétinule élémentaire est trop restreint pour permettre la perception isolée, dans un œil élémentaire, d'un nombre un peu considérable de points lumineux; les fibres nerveuses que Max Schultze dit être logées dans une rétinule ne dépassent guère le nombre des éléments cellulaires d'une rétinule.

Sigm. Exner a repris récemment la question; ses expériences et ses considérations présentent la question sous un jour tout nouveau. Tout d'abord, l'image de Gottsche n'est pas produite par l'ensemble des milieux transparents, comme on l'avait admis jusque-là, mais uniquement par la facette cornéenne appartenant à l'œil élémentaire. En effet, si on détache d'un œil composé le segment antérieur et si on le place sur un porte-objet avec la surface de section en haut, on ne voit rien des images microscopiques, mais bien sur un fond noir une foule de points clairs. Nous verrons plus loin que ces points clairs sont l'expression des rayons lumineux réunis dans les sommets des cônes cristallins. On croyait que l'image pouvait être masquée par le pigment noir qui remplit les interstices entre les cônes : en conséquence, on écartait le pigment de diverses manières (Gottsche, à l'aide d'un couteau de Beer; Exner, dans ses premières expériences, à l'aide d'un pinceau). Or, il se trouve que les cônes cristallins sont chez la plupart des arthropodes (écrevisses et la plupart des insectes, d'après M. Schultze) très-mous et altérables, à tel point qu'il est difficile de les isoler à l'état frais. De fait, en voulant enlever le pigment, on enlevait en même temps les cônes cristallins.

Mais chez le *lampyris splendidula* (ver luisant de nos contrées), entre autres, les cônes cristallins sont plus résistants, et de plus adhèrent très-intimement à la face postérieure de la cornée. Ici, l'on peut enlever le pigment à l'aide d'un pinceau, tout en conservant intacts les cônes. Arrangée de cette manière, la préparation présente sous le microscope le même aspect que l'œil de tout à l'heure (points lumineux sur fond noir), et qu'on avait cru devoir mettre sur le compte du pigment. On voit de plus que chaque point lumineux correspond à un cône cristallin. Il faut, pour avoir des points lumineux, mettre le foyer du microscope sur les pointes de cônes; si on le met plus haut ou plus bas, les points se transforment en cercles lumineux.

Il est donc bien prouvé que l'image observée par Gottsche est due uniquement à la réfraction de la lumière, et que la présence des cônes empêche la formation d'une image. Il est prouvé de plus que chaque élément cornéen, chaque facette cornéenne n'admet pas uniquement les rayons venus d'un point de l'objet, mais des rayons venus de tous les points lumineux d'un objet assez grand (d'une fenêtre, par exemple), et en nombre assez grand pour former une image catoptrique visible, si les milieux réfringents de l'œil étaient tels qu'une telle image pût se former.

Cette démonstration ressort du fait que l'image de Gottsche s'observe le mieux sur l'œil composé de l'*hydrophilus piceus*, un insecte aquatique, dont les cornées élémentaires n'ont pas même une courbure à part, en dehors de celle de l'œil composé dans son ensemble. *A fortiori* en sera-t-il de même chez les animaux aériens, dont les cornées élémentaires ont des convexités à part et même très-fortes.

Mais cette image ne se forme pas, grâce à la présence des cônes cristallins, à la face postérieure de la cornée. D'abord, la présence d'un corps très-réfringent derrière la cornée diminue ou abolit la réfraction à la face postérieure de la cornée : l'image serait située dans tous les cas plus loin que celle qu'on a observée réellement. En second lieu, les cônes se terminent en règle générale en pointe, et cette pointe est trop étroite pour admettre le développement en largeur de l'image. D'un autre côté, la marche que nous sommes forcés d'assigner aux rayons lumineux dans le cône (en vertu de sa forme) ne permet pas la formation d'une image. Ces rayons, s'ils tombent sur la face du cône, le feront avec un angle d'incidence considérable, et subiront une réflexion totale vers l'intérieur du cône ; ils y seront emprisonnés de la même manière que dans les bâtonnets des mammifères (Brücke), et ne pourront sortir que réunis en pointe par le sommet du cône. De là aussi que sous le microscope on ne voit que des points lumineux sur un fond aussi noir, comme s'il était couvert d'une épaisse couche de pigment. A l'endroit où les rayons étroitement rassemblés sortent du cône, ils rencontrent la rétinule, dans laquelle certains auteurs admettent la présence d'un nombre de fibrilles nerveuses, certainement plus petit que ne l'exigerait la perception d'une image, quelque petite qu'elle soit.

Chaque objet lumineux, convenablement placé, envoie donc par toute sa surface des rayons lumineux dans un très-grand nombre d'yeux simples voisins. Cependant, il ne se forme pas d'image, ou plutôt la marche réelle de ces rayons lumineux dans l'œil n'est pas telle que ceux partis d'un point de l'objet puissent se réunir en un foyer et exciter un seul point sensible. Ceci, du reste, s'observe facilement sous le microscope.

Mais alors la vision des formes des objets extérieurs, dont nous avions entrevu la possibilité à la faveur de la théorie de Müller, échappe tout à fait à notre entendement! Et cependant les mouvements si précis qu'exécutent la plupart des insectes semblent démontrer que l'appréciation des distances à l'aide de l'œil entre pour beaucoup dans la locomotion!

Quelque étranges que paraissent les conclusions auxquelles nous sommes arrivés, nous ne voyons pas trop comment nous y soustraire. Mais peut-être que la vision se fait tout autrement chez les insectes que chez nous. Exner développe à ce sujet des considérations qui méritent une sérieuse attention. D'abord, chez l'homme, la faculté de distinguer les formes des objets extérieurs à l'aide de nos impressions sur la périphérie rétinienne est extrêmement rudimentaire, alors que les mouvements y sont très-bien appréciés, presque aussi bien qu'avec la *fovea centralis*. Ceci est facile à vérifier. En second lieu, la plupart des vertébrés se guident par leurs impressions visuelles plutôt en remarquant des mouvements qu'en appréciant des formes. Pour ne citer qu'un exemple, tout le monde sait que le gibier ne remarque guère le chasseur par la forme de sa silhouette, mais il le remarquera au moindre mouvement. Cette remarque s'applique aux animaux les plus divers, et notamment aux chiens[1] et aux insectes; on peut toucher une mouche en l'approchant lentement et imperceptiblement; mais le plus léger mouvement brusque, un tremblement, suffit pour la faire envoler. Dans la vision indirecte, nous sommes nous-mêmes dans un cas analogue; nous remarquons un mouvement (sans voir ce qui se meut), et vite nous y dirigeons le regard pour voir (à l'aide de la *macula lutea*) ce qui se meut.

Pour ce qui est de la vision d'un mouvement par un œil composé, étant donné un objet lumineux, il éclairera un grand nombre d'yeux simples; mais le centre de l'ensemble des yeux éclairés le sera plus que les autres. Si donc le corps lumineux se meut, d'abord ce centre à éclairage plus intense peut se déplacer, et dans tous les cas quelques yeux simples auparavant non éclairés le seront maintenant, tandis que d'autres ne le seront plus; voilà certes plusieurs points de repère inhérents à la sensation, et qui permettent d'apprécier un mouvement survenu dans l'objet extérieur, et de plus, si l'on veut, pour localiser ce dernier.

Après cela, nous ne sommes guère plus avancés dans la connaissance du rôle physiologique des yeux simples, de ces formes en quelque sorte embryonnaires

[1] Par des expériences très-variées, je me suis amplement convaincu que mon chien, dont la vision est cependant normale, ne me reconnaît pas à la vue, dès que ma marche et l'une ou l'autre pièce marquante de mon habillement sont modifiées; il me suffit à cet effet de me mettre sous le vent, pour empêcher que je sois reconnu à l'odeur.

de l'organe visuel. D'après leur constitution anatomique, avons-nous dit, il semble que la cornée (lame cuticulaire) et le cristallin (formé de cellules hypodermiques situées en avant de la rétinule) doivent former sur la rétinule une image renversée des objets extérieurs. Mais arrêtons-nous ici, car les données expérimentales nous font tout à fait défaut. Au point de vue morphologique, ces yeux simples semblent être les précurseurs de l'œil des animaux supérieurs, basé sur le principe de la chambre obscure. Dans ces yeux aussi, il y a un cristallin, formé par des éléments épiblastiques ; seulement, il est séparé de la rétine par l'interposition d'éléments mésoblastiques (corps vitré).

X. Le point de départ phylogénétique de l'organe visuel est donc une modification circonscrite des cellules de l'épiblaste, à l'endroit où le nerf optique vient aboutir à la périphérie. Dans les premières ébauches déjà, un pigment granulé ou cristallisé vient former des gaînes autour de ces cellules épiblastiques modifiées. La tache pigmentaire se modifie maintenant dans deux directions différentes. Ou bien elle se creuse de plus en plus, et chez quelques vers nous avons vu (*Neophanta celox*) ce type se rapprocher singulièrement de l'œil des vertébrés, par l'apparition d'une lentille biconvexe dans l'ouverture de l'excavation. Chez les arthropodes, nous avons vu une modification du point de départ dans un sens tout opposé : la tache pigmentaire se soulève, proémine, et cela au point de fournir un organe très-compliqué.

Chez les *mollusques*, nous voyons reparaître le type de la chambre obscure, depuis les formes les plus simples jusqu'à une complication qui rend l'organe tout à fait semblable à celui des vertébrés.

Sans nous arrêter aux formes les plus simples, constituées par une tache pigmentaire simple ou excavée, nous commencerons par signaler la disposition chez le nautilus, qui réalise tout à fait le principe de la chambre obscure simple, sans système dyoptrique collecteur. L'œil de cet animal consiste en une excavation du tégument externe, mesurant environ 30 millimètres dans tous ses diamètres, fermée en avant par un iris opaque, percé en son milieu par une ouverture de 1 millimètre de diamètre, à travers laquelle l'eau de mer pénètre à l'intérieur de l'œil. Le fond de la cavité est tapissé par une membrane formée par la juxtaposition de bâtonnets striés transversalement, d'une longueur démesurée, traversés chacun dans sa longueur par une fibre nerveuse.

Chez les gastéropodes et les hétéropodes supérieurs entre autres, la formation est plus compliquée par la présence, derrière l'iris, d'une lentille biconvexe. L'iris est fermé tout à fait en avant, mais est transparent au niveau du cristallin. Derrière le cristallin, il y a un grand espace occupé par un corps vitré. Du reste, l'œil est isolé des parties environnantes par une capsule, et forme un petit globe souvent inséré sur un mince pédicule, porteur du nerf optique et mobile.

Chez les lamellibranches, les yeux paraissent manquer quelquefois, et souvent n'être représentés que par des taches pigmentaires. L'œil de Pecten mérite cependant une mention spéciale : il est fermé en avant, muni d'un cristallin, et, chose curieuse, non expliquée, les bâtonnets sont tournés en arrière (Hensen), et non pas en avant, vers l'extérieur, comme cela est le cas chez tous les invertébrés.

L'œil des céphalopodes a le plus haut degré de développement, et ressemble à peu près à celui des vertébrés. Figurons-nous dans l'œil de nautilus un cristallin biconvexe derrière la pupille, et au devant de l'iris, chez beaucoup d'espèces, une membrane transparente, formée par le tégument externe, une cornée qui délimite une chambre antérieure; de plus, un corps ciliaire véritable, qui s'enfonce par un prolongement épithélial dans l'équateur du cristallin. Ce dernier est composé de deux segments, un antérieur et un postérieur, réunis par une membrane de tissu conjonctif. L'iris est muni d'un muscle dilatateur et d'un muscle constricteur de la pupille. Le globe oculaire, bien isolé des parties environnantes par une sclérotique, est mû par des muscles extrinsèques. Les bâtonnets de la rétine (*voy.* l'article RÉTINE) sont composés d'une substance lamellaire, et ont chez tous les mollusques une tendance à confluer latéralement; ils ont une longueur considérable, et offrent un canal central dans lequel se logent les fibres nerveuses, au sein d'une masse de granulations pigmentaires.

XI. Avant de quitter l'organe visuel des invertébrés, disons encore quelques mots de l'œil des larves des *tuniciers* (l'animal adulte en est dépourvu), non pas que son étude soit poussée très-loin, mais en raison de son analogie avec l'œil de l'Amphioxus, le dernier des vertébrés. Le fait est certainement curieux que l'œil des tuniciers, qui de tous les invertébrés se rapprochent le plus des vertébrés par le fond de leur organisation (le système nerveux), rappelle la disposition de l'œil de l'Amphioxus. Le système nerveux central des tuniciers (larves d'ascidies, pyrosomes et salpides) est, comme celui de l'Amphioxus, composé d'un axe à renflement creux antérieur (un cerveau), situé contre la face dorsale et dans l'axe longitudinal de l'animal. Or, l'œil, imparfaitement étudié encore, mais certainement très-rudimentaire, est une excavation en forme de vésicule de la paroi dorsale de la vésicule cérébrale. Par conséquent, comme chez les vertébrés, les éléments rétiniens dérivent du système nerveux central. Au point de vue phylogénétique, l'œil des tuniciers, comme leur système nerveux central, les rapproche donc des vertébrés.

XII. Les organes visuels des *vertébrés* étant construits d'après un seul et même plan, et l'œil le plus hautement organisé de tout l'embranchement, celui de l'homme, nous étant connu dans tous ses détails, nous allons pouvoir marcher assez rapidement. Nous n'aurons qu'à comparer à l'œil de l'homme ceux des différents vertébrés.

L'œil des vertébrés est construit d'après le principe de la chambre obscure munie d'un système dioptrique collecteur. Il y a cependant des différences très-notables à signaler dans les parties constituantes. Tout d'abord, et comme introduction, insistons un moment sur les yeux de quelques êtres qui se trouvent en bas de la série des vertébrés, et comparons, s'il y a lieu, leurs organes visuels avec ceux des invertébrés avec lesquels ils présentent le plus d'analogie. Nous voulons parler des yeux des *Amphioxus*, *Myxine* et *Petromyzon*.

L'œil de l'*Amphioxus lanceolatus* ne consiste que dans une tache pigmentaire médiane, située dans la paroi antérieure (vers le sommet) de la vésicule cérébrale. Il est encore plus rudimentaire que celui des tuniciers, mais, comme ce dernier, il dérive du système nerveux central. Les éléments cellulaires ne semblent guère être différenciés de ceux du reste de la vésicule cérébrale. Ce n'est même qu'à cause de son analogie embryologique avec la rétine des autres vertébrés et avec celui des tuniciers qu'on regarde cette tache pigmentaire comme étant un vestige d'un organe visuel.

Chez les Myxinoïdes, l'œil, imparfaitement isolé des parties environnantes, a une enveloppe fibreuse, sans subdivision en sclérotique et choroïde. Au pôle antérieur il y a, au lieu de la cornée, une espèce de hile, une ouverture de la tunique fibreuse qui livre passage à un bouchon de tissu conjonctif (du mésoblaste), bouchon qui pénètre dans l'œil et constitue un corps vitré. Pas de cristallin. Eléments rétiniens imparfaitement différenciés.

L'œil de *Petromyzon Planeri* est un intermédiaire entre celui de Myxine et celui des vertébrés supérieurs (d'après les recherches de P. Langerhans et de W. Müller), surtout pendant les trois premières années de la vie, où à l'état larvaire (*Amocoetes*) l'animal se tient dans la vase des ruisseaux. Le globe oculaire est entouré d'une seule membrane fibreuse, pigmentée dans sa plus grande étendue (choroïde), et transparente en avant (au niveau de la cornée). Cette vésicule est située sous la peau ; celle-ci passe au devant, un peu opaque à l'état larvaire, transparente chez l'animal adulte. Sur la larve, cette partie de la peau qui fait l'office de cornée transparente est réunie par un tissu cellulaire lâche avec la portion transparente de la capsule oculaire. Chez l'animal adulte, ces deux parties de la cornée s'unissent un peu plus intimement; néanmoins, quand on essaye d'énucléer l'œil, il s'isole de cette partie antérieure de la cornée qui se continue directement dans le tégument général du corps. La cornée se compose donc d'une forte lame antérieure, continue avec la peau, et d'une lame postérieure plus mince (l'analogue de la membrane de Descemet), la continuation de la choroïde qui plus en arrière émet vers l'intérieur de l'œil un lambeau iridien. Dans l'article *développement de l'œil* nous verrons qu'à l'état embryonnaire l'œil des vertébrés supérieurs offre sous ce rapport une constitution analogue, c'est-à-dire que la membrane de Descemet, avec quelques lamelles postérieures de la substance propre de la cornée, est la continuation de la tunique oculaire moyenne, et non pas de la sclérotique, comme cela semble être le cas chez l'adulte. Dans « l'anatomie et la physiologie » de l'œil humain, nous avons insisté sur ce fait qu'un rapport nutritif entre la choroïde (tunique vasculaire) et les plans cornéens postérieurs doit exister chez l'homme après la naissance.

Il y a un gros cristallin dans l'œil de Petromyzon, au point qu'il remplit presque toute la cavité de l'œil. La rétine offre des différences notables avec ce qui existe chez les autres vertébrés ; l'espace nous manque pour entrer dans des détails à ce sujet. Nous nous bornerons à citer le fait que chez l'Amocoetes déjà très-bien développé la rétine tapisse la face postérieure de l'iris en deux couches, dont l'interne très-épaisse, l'une passant dans l'autre vers la pupille. Ce point a son importance au point de vue du développement et de la constitution de l'iris chez l'homme.

Si donc au point de vue morphologique il serait possible d'établir un certain parallèle entre l'œil simple (ocelle) des arthropodes et l'œil des vertébrés, cette ressemblance ne va pas cependant très-loin. Nous voyons la transition entre les yeux des deux embranchements dans l'espèce de recul que subit l'organisation de ces organes à la limite entre les vertébrés et les invertébrés. Chez les tuniciers et l'Amphioxus, l'œil très-rudimentaire est une partie du système nerveux central. Il en est de même pour la partie essentielle des yeux de tous les vertébrés. Nous ne nous dissimulons pas qu'entre l'œil de l'Amphioxus et celui de Myxine il y a une distance considérable, pour ne pas dire un abîme. La transition n'est pas trop brusque entre celui de Myxine et celui du Petromyzon, qui montre déjà toutes les parties essentielles de l'œil des vertébrés supérieurs.

Nous allons maintenant reprendre la marche suivie dans la description de l'œil humain, et voir en quoi l'organe visuel offre des modifications dans les diverses classes de vertébrés. Dans cette partie, nous nous guiderons surtout d'après l'exposé classique de Leuckart.

XIII. A l'exception de l'Amphioxus, tous les vertébrés ont deux yeux, dont la forme est celle de vésicules globuleuses. Si chez les invertébrés nous avons trouvé de grandes variations dans l'emplacement des organes visuels, en raison de leurs manières différentes de locomotion, il n'en est plus ainsi chez les vertébrés : tous se déplacent avec la tête en avant, et tous portent sur la tête les yeux, ces espèces d'éclaireurs, de guides pour la locomotion. Ordinairement les yeux sont disposés symétriquement, un de chaque côté. Il y a sous le rapport de cette symétrie une exception remarquable, fournie par les poissons pleuronectes (soles, turbots, etc.), ces poissons plats nageant sur un côté. Ces animaux éclosent avec les yeux symétriques ; à une époque du développement plus ou moins avancée, selon les espèces, les deux yeux se placent du même côté de la tête ; tantôt c'est l'œil droit, tantôt l'œil gauche, qui se déplace ainsi en émigrant ; du reste, chez la même espèce, ce n'est pas toujours l'œil du même côté qui émigre.

Nous avons déjà dit ce qu'il faut penser des vertébrés dits aveugles, de certains mammifères souterrains (*talpa*, *spalax*, etc.), ainsi que des reptiles (*Proteus*) et poissons (*Amblyopsis*) vivant dans des grottes. Les organes visuels y sont plus ou moins rudimentaires, mais ne font jamais défaut. La taupe, par exemple, y voit assez bien[1]; ses yeux, quoique petits, sont bien conformés.

XIV. Au point de vue de la physiologie comparée, il serait important de connaître l'*orientation des yeux l'un par rapport à l'autre* ; et comme au point de vue optique l'axe optique de l'œil, que nous supposons être la perpendiculaire élevée au centre cornéen (le rayon du centre cornéen), est la ligne autour de laquelle les diverses parties de l'œil se disposent symétriquement, il nous faudrait connaître les angles que forme cet axe avec la ligne médiane du corps, ou bien l'angle qu'ils forment entre eux (ce dernier étant le double du premier). Nous savons que chez l'homme les deux axes optiques sont presque parallèles, et ne forment entre eux qu'un angle de 10 degrés environ. La même orientation existe encore chez quelques singes supérieurs; plus bas, cet angle augmente de plus en plus, et chez les rongeurs, entre autres, les deux axes optiques sont presque perpendiculaires sur la ligne médiane de la tête (forment entre eux un angle qui s'approche de 180 degrés), sans y parvenir cependant tout à fait. Chez les oiseaux, l'orientation de l'œil est ordinairement analogue à celle des rongeurs; les hiboux cependant ont les deux axes optiques presque parallèles. Chez les reptiles et les poissons, les yeux sont également déjetés sur les côtés de la tête. Chez beaucoup de vertébrés inférieurs, rongeurs, reptiles, poissons, les axes optiques, en même temps qu'ils sont déjetés sur le côté, se relèvent un peu en haut, forment un angle obtus ouvert en haut, de sorte que les deux yeux sont dirigés en haut et sur le côté. Un poisson (*uranoscope*) doit même son nom à cette particularité que ses deux axes optiques font en haut un angle très-aigu, les deux yeux regardant vers le ciel. Enfin, chez quelques

[1] D'après Milne Edwards, il y aurait une espèce de taupe dont les yeux seraient plus rudimentaires que ceux de la taupe de nos contrées. Ce serait celle-là qui aurait donné lieu à l'opinion d'après laquelle la taupe serait aveugle.

espèces, les yeux semblent être dirigés plus ou moins en bas, à l'opposé des derniers.

J. Müller avait essayé de déterminer ces rapports par des mensurations exactes. Il supposa que les axes optiques étaient chez tous les animaux sensiblement perpendiculaires au plan du rebord antérieur de l'orbite. Il n'y aurait donc qu'à déterminer l'angle que forment ces deux plans pour avoir l'orientation relative des deux yeux : 180 — cet angle = divergence des axes optiques. J. Müller fit de nombreuses déterminations de ce genre sur des animaux très-divers.

Cependant, il paraît que l'hypothèse de J. Müller n'est pas conforme à la vérité. D'ailleurs l'angle formé par les deux plans des rebords orbitaires varie beaucoup avec l'âge et selon les individus, et cela plus que ne paraît varier dans la même espèce l'orientation des deux axes optiques. Quelque intéressante que puisse être la détermination de cet angle, et surtout la détermination de l'angle d'écart entre la ligne visuelle et la normale à ce plan, elle ne rentre donc pas directement dans notre sujet.

Récemment, les docteurs Grossmann et Mayerhausen ont déterminé directement, et sur le vivant, l'angle que font en avant les deux axes optiques, par des procédés analogues à ceux à l'aide desquels on fait la même constatation chez l'homme. Le tableau de la page suivante renferme la valeur de cet angle tel qu'il ressort de leurs recherches.

Chez l'homme, avons-nous dit, cet angle est de 10 degrés environ, et il n'est guère plus élevé chez les singes supérieurs, primates. Les singes lémuriens au contraire se mettent à peu près sur une même ligne avec les rongeurs.

Chez d'autres animaux, ces constatations n'ont pas réussi pour divers motifs.

De quelle utilité au point de vue physiologique pourrait donc être la constatation de l'angle des deux axes optiques? Ne sont-ce pas là des efforts stériles et sans importance? Cette constatation est indispensable, surtout pour deux questions de physiologie comparée : *a.* pour déterminer les limites des champs visuels des deux yeux; *b.* pour déterminer la direction de la ligne visuelle, qui indirectement nous indiquera l'endroit rétinien le plus sensible, celui avec lequel l'animal fixe de préférence, si toutefois un tel point existe. La direction de la ligne visuelle, considérée avec les limites du champ visuel, nous est de plus indispensable pour décider jusqu'à quel point il y a de la fixation (nous allions dire vision) binoculaire chez les animaux.

L'étendue du champ visuel monoculaire de l'homme est de 160 degrés au moins dans la direction horizontale (95 degrés en dehors et 65 degrés en dedans du point de fixation). Il est plus que probable que dans la série cette étendue augmente avec la grandeur angulaire de la cornée transparente. Or, comme, en général, chez les animaux, la grandeur angulaire de la cornée l'emporte sur celle de l'homme (qui est de 85 degrés environ), le champ visuel y sera plus grand. Dans le tableau de la page suivante on voit que cette grandeur augmente jusqu'aux rongeurs ; chez la souris blanche, où elle mesure 127 degrés, le champ visuel embrassera certainement beaucoup plus qu'un hémisphère de l'espace environnant.

L'étendue du champ visuel binoculaire dépendra d'abord de celle du champ monoculaire, et ensuite de l'angle des deux axes optiques. Chez l'homme et les singes anthropomorphes, où ces deux axes approchent du parallélisme, les deux champs visuels se couvrent dans leur plus grande étendue, à l'exception d'une petite portion temporale. Plus les deux axes divergent, et moins les deux champs se couvrent, et plus sera grande l'étendue du champ visuel total (naturellement la vision binoculaire ne sera possible que dans les portions des deux champs qui se couvrent). Chez les rongeurs, les champs visuels se touchent certainement en arrière, si même ils ne se couvrent pas plus ou moins. Dans la même mesure, la partie du champ visuel total (des deux yeux) où la vision binoculaire est possible devient de plus en plus petite; chez le lapin blanc, il faudrait même songer à une vision binoculaire derrière la tête.

Mais, à en juger d'après ce qui existe chez l'homme, il ne suffit pas, pour qu'il y ait réellement fixation binoculaire, que des parties plus ou moins grandes des champs monoculaires se couvrent; il faut de plus que dans les parties rétiniennes correspondantes se trouvent des endroits particulièrement sensibles, des analogues de la macula lutea. Ici apparaît l'importance d'un élément optique de l'œil désigné sous le nom de « ligne visuelle » : sous ce nom il faut entendre la ligne fictive qui réunit le point de fixation objectif avec l'endroit rétinien sur lequel se forme l'image de l'objet fixé (c'est-à-dire avec l'analogue de la fovea centralis). C'est donc la ligne fixe dans l'œil qui est toujours dirigée sur l'objet qui doit être fixé.

Chez l'homme déjà cette « ligne visuelle » ne coïncide pas avec l'axe optique (contrairement à ce qu'on serait tenté d'admettre *à priori*); sa direction est telle qu'elle coupe l'axe optique à peu près au centre de l'œil, et traverse la cornée en dedans de l'axe optique. Anatomiquement parlant, cela est l'expression de ce fait que chez l'homme la fovea centralis ne se trouve pas au pôle postérieur de l'œil, mais en dehors de ce dernier point. La ligne visuelle fait donc avec l'axe optique un angle ouvert en avant. Cet angle α (comme on est convenu de l'appeler) est chez l'homme de 5 degrés. Son importance réside en ce qu'il détermine l'orientation de la ligne visuelle avec l'axe optique (ce dernier coïncide sensiblement avec l'axe antéro-postérieur de l'œil), et partant l'endroit rétinien qui sert à la fixation, c'est-à-dire (à en juger d'après ce qui existe chez l'homme) l'endroit rétinien le plus sensible.

Grossmann et Mayerhausen ont pu déterminer approximativement l'angle α chez les animaux les plus divers, même là où ils n'ont pas réussi à déterminer l'angle des deux axes optiques; voici un extrait de leurs résultats :

NOMS.	ANGLE α.	GRANDEUR ANGULAIRE DE LA CORNÉE.	DIVERGENCE DES AXES OPTIQUES SANS FIXATION.
Homo	5°	82°,6 environ	10°
Singes anthropomorphes, selon les espèces, environ	5° à 10°	82° à 90°	»
Cynocephalus niger	13°	84°	»
Lemur mongoz	15°	100°	»
Felis leo	21°,50°	»	»
Felis tigris	16°,50°	»	»
Felis domestica	»	97°	15°
Canis familiaris	28°	98°	56°
Capra hircus	»	90°	90°
Equus caballus	65°,50°	120°	»
Elephas africanus	61°,50°	»	»
Cavia cobaya	»	106°	140°
Lepus cuniculus, *var.* alba	»	105°	170°
Mus rattus, *var.* alba	»	110°	144°
Mus musculus, *var.* alba	»	127°,5	142°
Rana temporaria	»	106°	106°

Nous voyons donc l'angle α augmenter vers le bas de la série des mammifères, c'est-à-dire que l'endroit rétinien avec lequel l'animal fixe est déjeté de plus en plus du côté temporal.

Il est certainement digne de remarque que chez des animaux à axes optiques aussi divergents que le cheval et l'éléphant il semble y avoir, d'après les auteurs cités, de la fixation binoculaire. Cela tient, comme on le voit, à la situation excentrique du point rétinien le plus sensible; en d'autres mots, cela tient à la grandeur de l'angle α. La disposition est telle que les deux lignes visuelles peuvent converger vers un même point situé un peu loin de l'animal et sur la ligne médiane de la tête, sans que l'œil ait besoin d'exécuter un mouvement bien sensible. En fait, l'angle des deux axes optiques (pendant que l'animal ne fixe pas) ne diminue guère au moment de la fixation d'un point un peu éloigné de l'animal. Il y a même plus, chez le cheval, il semble y avoir pendant la non-fixation un certain degré de convergence des lignes visuelles : il devrait donc faire un certain effort de divergence pour fixer un objet situé très-loin.

Chez le chien, par exemple, où la fixation binoculaire ne fait pas de doute, on devra donc chercher du côté temporal, en un endroit rétinien indiqué par l'angle α, les dispositions anatomiques particulières (s'il y en a) à l'endroit rétinien correspondant à la *macula lutea* de l'homme. Ici nous nous heurtons à ce que nous avons dit dans l'article RÉTINE au sujet de la *fovea centralis* dans la série des vertébrés. Cette *fovea centralis* semble manquer chez tous les mammifères, à l'exception des singes et de l'homme[1]; on l'a trouvée de plus chez certains reptiles. Mais ce qui surprend le plus, c'est que beaucoup d'oiseaux ont deux *foveæ centrales*, l'une plus ou moins près du pôle postérieur de l'œil, l'autre souvent très-près de la limite temporale de la rétine. H. Müller (*Zehender, Klin. Monatsbl.*, 1863, p. 438) affirme s'être convaincu par des expériences que l'une sert à la vision monoculaire, l'autre (la temporale) à la vision binoculaire. En conséquence, il y aurait deux lignes visuelles à considérer dans ces cas.

Ce qui précède mérite d'être rapproché de ce que nous savons du parcours central des fibres des nerfs optiques. Il semble à peu près prouvé par l'expérimentation physiologique (Munk[2]) et par les recherches anatomiques (surtout de Gudden[3]) que chez les mammifères supérieurs la partie externe, temporale, de la rétine, est reliée par ses fibres nerveuses à l'hémisphère cérébral du même côté, et la partie interne, nasale, de la rétine, à l'hémisphère opposé; en d'autres termes, qu'il y a semi-décussation des nerfs optiques dans leur chiasma. Des faits pathologiques démontrent de plus que la ligne de démarcation entre ces deux parties de la rétine est verticale, et passe tout près (sinon à travers) de la *macula lutea*. Plus on descend dans l'échelle à partir de l'homme, et plus le faisceau direct des nerfs optiques se réduit, le faisceau croisé augmentant

[1] H. Müller parle vaguement de l'existence, dans les yeux de certains mammifères, d'un endroit où la disposition des vaisseaux est la même que dans la *macula lutea* de l'homme (*Würzb. naturw. Zeitschr.*, II, p. 139, 1861). Enfin, W. Krause a dernièrement annoncé l'existence, chez tous les vertébrés, d'au moins une fovea centralis, sans cependant donner de plus amples détails.

[2] Munk, in *Arch. f. Anat. u. Physiol.*, *Physiol. Abth.*, 1878, p. 168, 533, 599, et 1879, p. 381.

[3] V. Gudden, in *Arch. f. Ophth.*, t. XX, 2, p. 249; t. XXV, 1, p. 1, et XXV, 4, p. 237. — Il n'est pas sans importance de rappeler que dans sa dernière publication Gudden a trouvé que même chez le lapin il y a semi-décussation des nerfs optiques.

dans la même mesure. D'accord avec cela, Munk a trouvé que chez le chien la plus grande partie de la rétine est reliée à l'hémisphère cérébral opposé; qu'une petite portion seulement du côté temporal est reliée à l'hémisphère du même côté. Il en résulte que chez ces animaux aussi l'endroit rétinien servant à la fixation binoculaire semble se trouver à la limite entre les deux portions de la rétine.

Les développements précédents montrent à quelles questions diverses touche la détermination de l'axe optique, surtout dans ses rapports avec la ligne visuelle. La question de la *vision* binoculaire chez les animaux n'est encore guère entamée; elle supposerait des connaissances sur les mouvements oculaires qui nous font encore complétement défaut.

XV. D'une manière générale ces mouvements sont très-restreints; et comme les phénomènes de vision binoculaire supposent des mouvements assez excursifs et d'une grande précision, à l'instar de ce qui existe chez l'homme et les singes, il faut en conclure que la vision binoculaire tend à perdre de son importance dans la série vertébrée. Ceci s'accorde du reste avec le fait que la partie du champ visuel binoculaire commune aux deux yeux se réduit de plus en plus. Ici apparaît l'importance d'une remarque faite à la page 328 suivant laquelle la vision semble servir à l'animal pour percevoir des mouvements plutôt qu'à juger de la forme des objets. Telle semble être la règle. Néanmoins il y a des animaux, surtout les oiseaux, chez lesquels l'appréciation de la forme des objets semble jouer un grand rôle. Cela est d'autant plus surprenant qu'il y a entrecroisement complet dans le chiasma des oiseaux. C'est aussi un fait digne de remarque que le muscle ciliaire est le mieux développé chez les animaux de cette catégorie: par conséquent, ils peuvent avoir des images rétiniennes nettes d'objets situés à des distances variables. Enfin, rappelons ici l'existence de deux *foveæ centrales* dans l'œil des oiseaux; l'une (centrale) sert à la fixation monoculaire, l'autre (temporale) à la fixation binoculaire.

XVI. *Grandeur du bulbe oculaire.* L'œil des vertébrés étant construit partout d'après le même principe, on s'est mis à la recherche des raisons qui font que chez tel animal l'œil est relativement plus développé que chez tel autre. Les raisons de ce développement inégal paraissent être multiples; au moins on a relevé certains points qui semblent avoir une influence sur le développement de l'organe visuel, mais aucun n'est capable d'expliquer toutes les différences.

D'une manière générale, nous pouvons dire que le développement de l'organe visuel est en raison directe de la motilité de l'animal. En effet, plus le globe oculaire est grand, ou plutôt plus les surfaces réfringentes (cornée et cristallin) sont éloignées de la rétine, et plus aussi les images rétiniennes augmentent de grandeur. Toutes choses étant supposées égales du côté de la rétine, la perfection de la vision doit augmenter avec la distance entre les surfaces réfringentes et la rétine. Il est donc naturel de trouver de grands yeux chez les grands animaux [1].

A ce point de vue, on comprend que les yeux de l'hirondelle des cheminées (0,65 grammes) pèsent environ la trentième partie de tout le corps (qui est de 20 grammes), alors que ceux de la vipère ne sont que la millième partie (0,02 grammes) de la masse totale du corps, qui pèse également 20 grammes.

[1] Bien que d'une manière générale les mouvements des animaux soient guidés par la vue, il ne faudrait pas cependant croire que la vue est le seul guide des mouvements rapides: témoin les chauves-souris aveuglées qui volent tout en évitant les obstacles.

A ce point de vue encore, signalons la grandeur démesurée des yeux de tous les oiseaux; et sur un terrain plus restreint les yeux des paresseux, qui sont plus petits que ceux des lapins; ceux de l'aigle, qui approchent de bien près de ceux de l'autruche; ceux du cheval, dont la grandeur absolue l'emporte même sur celle des yeux de l'éléphant et du rhinocéros.

On observe de plus que dans une même classe d'animaux, ou plutôt dans une catégorie d'animaux ayant mêmes mœurs et même motilité relative, les petits ont des yeux relativement plus volumineux (relativement à la masse du corps) que les grands. Ainsi le chat sauvage a des yeux relativement plus grands que le lynx, et celui-ci les a relativement plus grands que le lion, au lieu que, si nous considérons chez les mêmes animaux les muscles de l'avant-train, par exemple, leurs grandeurs relatives sont à peu près les mêmes (relativement à la masse du corps). Ce fait surprenant avait déjà frappé Haller, au point qu'il a pu dire que la grandeur des yeux est en raison inverse de la masse de l'animal.

La grandeur demesurée des yeux de certains animaux crépusculaires (hiboux) semble avoir pour effet de compenser l'éclairage défectueux. Peut-être que la grandeur relative des yeux de la plupart des poissons rentre dans le même ordre de faits.

XVII. La *forme* sphéroïdale de l'*œil* assez bien prononcée chez les mammifères supérieurs, les petits mammifères (rongeurs, par exemple) et les amphibies, est altérée dans la série par des modifications qui se rangent sous deux chefs principaux : certains diamètres peuvent différer des autres, ou bien certains segments oculaires ont des courbures à part.

Les différences entre les diamètres ne sont pas très-fortes, et s'il, n'y avait en certains segments oculaires une courbure plus forte ou plus faible que dans le reste de l'œil, le globe oculaire mériterait ce nom dans tout l'embranchement, c'est-à-dire qu'il ne s'écarterait guère de la forme sphéroïdale. Nous avons vu que chez l'homme, le diamètre antéro-postérieur (axe) l'emporte un peu sur les deux diamètres équatoriaux, et que, de ces derniers, le vertical est un peu plus petit que l'horizontal. L'axe oculaire l'emporte encore sur les diamètres équatoriaux chez les singes et les chauves-souris. Dans tous les autres cas, il y a ou bien égalité entre ces diamètres, ou bien une prédominance plus ou moins grande des diamètres équatoriaux, mais, en général, elle n'est jamais assez forte pour altérer profondément à elle seule la forme de sphère.

Ainsi, parmi les mammifères il y a chez le loup, la marmotte et le rat, etc., à peu près égalité; chez le chien de mer (axe 30 millimètres), les diamètres équatoriaux l'emportent de 2 millimètres, chez le lapin, de 2,50 (sur 14), chez le chevreuil, de 5 (sur 20), chez le bœuf, de 7 (sur 36), et chez la baleine la différence monte à 55 millimètres (Leuckart). Ces différences se rapportent surtout aux diamètres antéro-postérieur et horizontal; le vertical est, en général (de même que chez l'homme), un peu plus petit que l'horizontal. Les mêmes rapports se retrouvent en somme chez les oiseaux, malgré la forme particulière due à des courbures à part de certaines régions de l'œil. Chez le grand-duc, par exemple, il y a à peu près égalité entre l'axe et le diamètre horizontal. Les rapaces diurnes, au contraire, voient l'horizontal l'emporter sur l'antéro-postérieur et la différence devenir assez sensible : l'aigle (*Aquila haliaetos*) de 3 sur 30, etc. Les différences sont surtout prononcées chez les oiseaux aquatiques : le canard a un diamètre antéro-postérieur de 12 millimètres, un horizontal de 16 et un vertical de 15. Les yeux des reptiles et des batraciens tendent beaucoup vers la forme sphérique et l'atteignent souvent. Ceux des poissons au contraire se déforment souvent profondément. D'abord, le diamètre horizontal surpasse (comme partout) le vertical, chez le brochet de 1/7, chez le cabeliau de 1/10 de sa propre longueur ; mais ce qui surtout modifie la forme sphérique, c'est la petitesse relative de l'axe oculaire : chez le brochet, les rapports entre les trois diamètres sont 10, 14 et 12 millimètres, chez le cabeliau, 26, 44 et 40 millimètres, et chez le requin, 40, 66 et 58 millimètres. Faisons remarquer à ce propos que les écarts les plus considérables se rencontrent chez les animaux aquatiques (chez les poissons surtout), et semblent s'expliquer par le fait que, la cornée n'y contribuant pas à la réfraction de la lumière, la forte courbure cornéenne et la chambre antérieure, plus ou moins profonde, n'ont pas de raison d'être.

Nous avons dit que la forme de l'œil se dévie encore de la sphère, c'est-à-dire de la disposition symétrique autour d'un point central, par suite de la courbure particulière affectée par certaines zones oculaires. A ce point de vue, nous avons à considérer en premier lieu la région ciliaire de l'œil. Chez l'homme déjà, nous avons rencontré à la partie antérieure de cette région une dépression annulaire autour de la cornée transparente. Les grands herbivores présentent également cette particularité ; elle peut être plus ou moins accusée ; elle peut s'étendre sur toute l'étendue du corps ciliaire et constituer, comme chez la baleine et le cheval, un large aplatissement de l'œil à ce niveau. Cet aplatissement s'étend chez le cheval sur une étendue de 15 millimètres (l'axe oculaire ne mesurant que 43 millimètres), chez le loup, de 7 millimètres (axe 23 millimètres) : il constitue donc une espèce d'entonnoir prolongeant en avant le segment de sphère constitué par le fond de l'œil, et portant en avant le segment sphérique plus petit constitué par la cornée. Ce segment ciliaire intercalé entre le fond de l'œil et la cornée est très-développé chez beaucoup d'oiseaux ; il y est même excavé et donne souvent à l'œil un aspect tout particulier comme chez les hiboux, où cette particularité est très-prononcée. Chez d'autres oiseaux, le segment ciliaire est simplement aplati, comme chez les mammifères herbivores, ou bien, surtout chez les petites espèces, on n'en remarque guère que des traces. Sous le rapport qui nous occupe, les yeux des poissons, des reptiles et des amphibies, ressemblent à ceux des petits mammifères, c'est-à-dire qu'au niveau du corps ciliaire le globe est tout au plus légèrement étranglé.

L'étranglement ciliaire est certainement en rapport avec la présence en cet endroit de différents organes qui semblent attirer plus ou moins l'enveloppe fibreuse de l'œil vers l'intérieur ; nous avons ici le ligament suspenseur du cristallin, l'iris et surtout le muscle ciliaire. Il semble résulter des faits établis que l'étranglement est surtout bien accusé là où l'appareil accommodateur est très-prononcé. Le fort étranglement chez certains oiseaux a certainement pour effet de diminuer sensiblement le volume de l'œil sans en diminuer la grandeur au point de vue dioptrique, c'est-à-dire la distance entre les surfaces réfringentes et la rétine : une tendance que nous voyons prédominer dans toute l'économie des oiseaux.

Enfin, ce qui tend encore à rendre l'œil plus ou moins asymétrique, c'est le développement plus ou moins exagéré de la moitié temporale de l'œil. Bien que cette particularité porte surtout sur le fond de l'œil, elle est cependant sensible, en règle générale, pour le segment ciliaire et même pour la cornée transparente. Nous avons rencontré le commencement de cette asymétrie chez l'homme ;

elle existe chez la plupart des mammifères et des oiseaux. Cette disposition favorise le développement de la moitié temporale de la rétine, qui, d'après les pages précédentes, sert peut-être à une espèce de vision binoculaire; cette dernière sera certainement favorisée par la disposition en question.

De rares animaux (*Argyropelecus* et *Raia*) présentent une dépression sensible du segment oculaire frontal par rapport au segment inférieur; en d'autres termes, une prédominance du segment inférieur sur le supérieur. Cette particularité semble favoriser la vision en l'air, au-dessus de l'animal. Chez les oiseaux et mammifères, c'est plutôt le contraire qui a lieu : la vision en bas, vers la terre, est du reste ici de loin la plus importante.

XVIII. L'entrée du nerf optique dans l'œil, son insertion sur la sclérotique, varie beaucoup dans la série vertébrée. Chez l'homme, nous l'avons trouvée un peu en dedans et en bas du pôle postérieur de l'œil. Il paraît du reste que cette insertion (qui produit naturellement partout une *tache aveugle* du champ visuel) ne coïncide nulle part avec l'extrémité postérieure de l'axe optique, qui, elle, se rapproche toujours beaucoup de l'axe anatomique antéro-postérieur de l'œil. Chez les poissons, l'insertion du nerf optique se rapproche de très-près du pôle postérieur de l'œil; il en est de même chez l'ours, le blaireau, le narval. Règle générale, elle se déplace en bas, dans le segment inférieur, et de plus en dedans, du côté nasal, comme chez l'homme et beaucoup de mammifères, ou bien en dehors, du côté temporal, comme chez tous les oiseaux et les amphibies. La marmotte semble être le seul vertébré où l'insertion est au-dessus du pôle postérieur de l'œil. Ces différences tiennent la plupart à une orientation différente du globe oculaire par rapport à l'orbite, et surtout par rapport à la petite aile du sphénoïde ou son homologue cartilagineux, qui livre passage au nerf optique. Là où l'insertion s'écarte du pôle postérieur, le nerf s'insère à angle plus ou moins aigu sur la sclérotique.

Il resterait encore bien des points d'anatomie comparée à passer en revue, en ce qui concerne principalement les organes particuliers du globe oculaire : *sclérotique*, *cornée*, *choroïde*, *corps ciliaire*, etc. Mais la nature de cet ouvrage ne nous permet pas les développements auxquels nous serions entraîné; nous nous contenterons de dire quelques mots du cristallin, de la *rétine* et des *muscles* moteurs du globe oculaire.

XIX. *Rétine.* A ce que nous avons déjà dit à l'article RÉTINE nous ajoutons que dans beaucoup d'espèces de mammifères (cheval, lapin, etc.,) les vaisseaux rétiniens sont bornés à une petite zone circumpapillaire, et que la rétine manque de vaisseaux dans les autres classes : preuve manifeste du peu d'importance de ces vaisseaux pour l'acte de la vision. Ces vaisseaux centraux sont représentés par un réseau vasculaire situé dans la périphérie du corps vitré, chez les poissons, les ophidiens et la grenouille; chez les oiseaux, les vaisseaux du peigne ont cette signification.

XX. *Cristallin.* Les modifications les plus importantes du cristallin consistent en ce que chez les animaux aquatiques (poissons, cétacés, etc.), et même chez les animaux vivant alternativement dans l'eau et dans l'air, le cristallin a une courbure plus forte, et se rapproche de la forme sphéroïdale; de plus, l'indice de réfraction de la substance de ces cristallins sphériques est plus fort que celui des animaux aériens (d'après une appréciation grossière, l'indice de réfraction n'étant guère déterminé rigoureusement que pour l'homme et quelques mammifères). On comprend que la réunion de ces deux conditions donne au cristallin une force réfringente plus forte et qu'elle peut suppléer au défaut de concentration des rayons lumineux à la face antérieure de la cornée. Il paraît en effet bien prouvé par les recherches de F. Plateau que la cornée, convexe en avant chez les animaux terrestres, est plus ou moins aplatie chez les animaux aquatiques, et même chez les animaux vivant alternativement à l'air et à l'eau (cétacés, tortues, et même les oiseaux aquatiques). L'eau ayant le même indice de réfraction que la cornée, il n'y a plus de réfraction à la face cornéenne, et sa courbure n'a plus de raison d'être chez les animaux aquatiques. Pour ce qui est des animaux vivant alternativement à l'air et à l'eau, l'aplatissement de la cornée leur permet de voir à l'air aussi bien qu'à l'eau : si la cornée était convexe, la distance de leur vision distincte dans l'air serait beaucoup plus rapprochée qu'à l'eau. Ici encore la forte courbure, la sphéricité du cristallin compense l'aplatissement de la cornée.

L'existence d'un cristallin sphérique ne s'explique pas partout à ce point de vue. Il faut y ajouter qu'en général le cristallin tend à devenir sphérique dans les yeux petits (serpents, souris, etc.). Les carnassiers et rapaces, surtout nocturnes, ont également des cristallins très-bombés. Les grands herbivores au contraire, l'autruche y compris, montrent des cristallins plus ou moins aplatis, à l'instar de ce qui existe chez les singes et chez l'homme.

Là où le diamètre transversal l'emporte sur l'antéro-postérieur, la surface postérieure est plus convexe que l'antérieure (de même que chez l'homme) ; le contraire a lieu chez le chat et d'autres félidés.

Le volume total du cristallin relativement aux dimensions de l'œil varie sensiblement. Chez l'homme, le cristallin est petit; il est beaucoup plus grand chez les mammifères carnassiers et les oiseaux rapaces, et surtout chez les poissons, où il remplit une bonne partie de l'œil. Ainsi, chez le cabeliau, la sphère cristalline a un diamètre de 15 millimètres, alors qu'il n'est que de 13 chez la baleine (où l'œil a une longueur de 120 millimètres et une largeur de 75 millimètres). La tortue maritime a le cristallin relativement le plus petit : 4,5 millimètres sur 28 millimètres du diamètre transversal de l'œil.

Du reste, le cristallin est constitué partout de fibres cristallines analogues à celles de l'homme, et formant des lamelles emboîtées. Chez l'homme, la manière dont se terminent ces fibres en avant et en arrière du plan équatorial du cristallin est telle qu'il en résulte des étoiles à rayons subdivisés ; les fibres se rencontrent donc suivant des plans antéro-postérieurs disposés en étoile. Il n'en est pas ainsi partout. Chez les oiseaux, beaucoup de poissons, quelques reptiles et l'ornithorhynque, les fibres convergent toutes vers les deux pôles ; elles se réunissent donc suivant l'axe antéro-postérieur du cristallin. Chez la tortue et quelques poissons (torpille), la jointure se fait à la face antérieure sous forme d'une ligne. D'autres fois (truite, lièvre, lapin, etc.) il y a une telle ligne antérieure et une postérieure, les deux se coupant à angle presque droit. Enfin, ces cloisons polaires peuvent être nombreuses (mammifères), constituer une étoile dont les branches se subdivisent même chez l'homme.

Les cristallins des oiseaux et des reptiles présentent une particularité à l'équateur; il y a là un zone notable composée de fibres dirigées de l'équateur vers l'axe du cristallin, c'est-à-dire perpendiculairement aux fibres ordinaires. Chez les mammifères on voit, sur une coupe transversale, qu'à l'équateur de l'œil les cellules épithéliales qui tapissent la face postérieure de la capsule antérieure du cristallin se transforment peu à peu, en s'allongeant, dans les fibres ordinaires du cristallin. Or, chez les oiseaux et reptiles, on verra sur une telle préparation qu'à l'équateur les cellules en question, allongées en fibres, restent perpendiculaires à la capsule du cristallin, et constituent la particularité signalée.

Chez tous les vertébrés, le noyau du cristallin est plus dur que la substance corticale, et cela généralement dans une mesure plus forte que chez l'homme. Les poissons ont un noyau cristallin extrêmement dur, et qui semble même composé d'une susbtance chimique autre que celle de la périphérie : celle-ci se trouble par l'ébullition, tandis que celle-là reste transparente.

XXI. *Capsule de Ténon et muscles extrinsèques de l'œil.* Chez tous les animaux vertébrés, l'orbite est plus spacieuse que le bulbe oculaire avec ses annexes, muscles et glandes. Aussi y trouve-t-on partout comme un coussin de tissu conjonctif plus ou moins graisseux. La capsule de Ténon paraît exister partout; elle s'évase même du côté ventral chez les poissons, et tout autour du nerf optique chez l'anguille en un sinus rempli de lymphe coagulable (Leuckart). L'œil des poissons plagiostomes est fixé à l'extrémité d'une tige cartilagineuse qui va s'articuler au fond de l'orbite.

Les os de l'orbite sont tapissés partout d'une membrane périostale très-épaisse, qui se prolonge même sur les parties molles là où la paroi orbitaire n'est plus, comme chez l'homme et les singes, osseuse dans toute son étendue. Chez beaucoup d'animaux (ruminants, solipèdes, lapins, etc.), on constate la présence, dans cette lame périostale, d'une épaisse couche de fibres contractiles non striées, constituant un muscle orbitaire dont l'effet est de projeter l'œil avec tout le globe oculaire en avant. Nous avons vu que chez le lapin les contractions de ces fibres musculaires sont sous la dépendance du grand sympathique du cou. Des vestiges de ce muscle orbitaire existent chez l'homme au niveau de la fente sphéno-maxillaire.

XXII. La motilité si inégale du globe oculaire s'explique à divers points de vue. D'une part, les petits yeux sont relativement immobiles; tel est le cas chez les serpents, les petits rongeurs, etc. D'ailleurs la cornée relativement grande dans ces cas supplée plus ou moins à la motilité de l'œil, c'est-à-dire augmente le champ visuel. Bien que la vision binoculaire suppose des mouvements des yeux, il s'en faut cependant que la grande motilité soit liée uniquement au parallélisme plus ou moins prononcé des deux axes optiques. Chez les gros mammifères, on voit souvent la motilité de l'œil s'exagérer avec une raideur plus ou moins grande du cou : le porc, l'éléphant, la baleine, ont des yeux très-mobiles. Au contraire, chez les animaux à tête très-mobile (oiseaux), les mouvements oculaires sont rendus plus ou moins superflus. Les animaux à sang froid (poissons, etc.) ont les yeux peu mobiles; il faut cependant excepter la tortue maritime et quelques requins. Chose curieuse, et jusqu'ici sans analogie connue, les caméléons peuvent mouvoir isolément chaque œil.

Les quatre muscles droits existent chez tous les vertébrés, avec des exceptions très-rares (*Bdellostoma*); mais le degré de leur développement varie beaucoup, en rapport avec la motilité plus ou moins grande de l'œil. Bien accusés chez les grands mammifères, ils sont rudimentaires chez les petites espèces. Chez les oiseaux, dont la motilité des yeux est plus ou moins remplacée par celle de la tête, ils ne sont guère développés ; moins encore chez la plupart des animaux à sang froid. Chez les poissons, leur insertion postérieure se fait en arrière du trou optique; chez beaucoup de poissons cartilagineux la direction du nerf optique croise à angle droit celle des muscles droits, tellement le trou optique est situé en avant.

Les deux muscles obliques existent généralement. Leur orientation par rapport au globe oculaire n'est pas toujours celle que nous connaissons chez l'homme, où les plans musculaires, ou plutôt les plans de l'action musculaire, se rapprochent plus ou moins du plan équatorial de l'œil. Ainsi, chez les poissons, la direction de leur action est à peu près la même que celle des muscles droits; alors leur action sur le globe est à peu près un mouvement de latéralité pure, sans ou avec très-peu de rotation autour de l'axe optique. Du reste, le grand oblique s'insère généralement, comme le petit oblique, au rebord orbitaire antérieur; l'insertion au fond de l'orbite est plutôt une exception qui se rencontre chez l'homme et les mammifères, à l'exception des cétacés.

XXIII. Hormis les singes et l'homme, tous les mammifères ont un *muscle coanoïde* ou *muscle suspenseur* de l'œil, qui retire l'œil au fond de l'orbite. En général, il constitue une espèce d'entonnoir renfermé dans l'entonnoir formé par les quatre muscles droits, et inséré au fond de l'orbite, en dehors du trou optique. Il est innervé par le nerf *oculo-moteur externe*. Très-développé chez les grands herbivores, il y constitue un véritable entonnoir inséré par quatre chefs au globe oculaire en avant entre les quatre muscles droits; d'autres fois (carnassiers) il est subdivisé en quatre portions, de sorte qu'on croirait voir huit muscles droits. Chez les cétacés et le rhinocéros, il est subdivisé en une partie supérieure et une inférieure. — Le muscle coanoïde existe aussi chez les tortues, les crocodiles, les salamandres et les batraciens anoures. Outre que par sa contraction il retire le bulbe au fond de l'orbite, et cela quelquefois dans une très-forte mesure (grenouille), le muscle en question pourrait agir à la façon des muscles droits, si l'on admettait une innervation isolée de ses différentes parties.

XXIV. Chez les oiseaux, la face postérieure du bulbe est matelassée par une couche musculaire subdivisée en deux jolis muscles, un supérieur, muscle carré, et un inférieur, muscle pyramidal. Les deux servent à mouvoir la membrane nictitante, par un mécanisme curieux : le muscle pyramidal se prolonge en un tendon très-grêle qui est renvoyé sur la troisième paupière par une espèce de poulie de renvoi constituée par un tendon du muscle carré. Comme le muscle coanoïde, ils sont innervés par le nerf oculo-moteur externe. Du reste, on les retrouve plus ou moins modifiés, ou même atrophiés, chez les tortues, les crocodiles et les salamandres. D'autres animaux mammifères, par exemple, pourvus d'une troisième paupière mobile, sont dépourvus de l'appareil musculaire en question : leur nictitante se meut par un autre mécanisme.

NUEL.

BIBLIOGRAPHIE. — Le collectionnement des indications bibliographiques nous a été facilité par les travaux d'ensemble suivants, qui du reste ont été nos guides dans la rédaction de cet article. — CUVIER. *Anat. comparée*, t. VIII, 1845. Ce travail est toujours consulté avec fruit. — MILNE-EDWARDS. *Leçons sur la physiol. et l'anat. comparées*, t. XII, 1876-1877. — LEUCKART. *Organologie des Auges*. In *Graefe u. Saemisch Handb. d. Augenheilk.*, t. II, 2, p. 145. — GEGENBAUER. *Grundriss der vergleichenden Anatomie*, 2e édit.

A. Vertébrés. — MÉRY. *Sur le cercle osseux autour de la cornée de l'œil de l'aigle*. In *Acad. des sc.*, t. II, p. 15, 1666. — HOVIUS. *De circulari humorum motu in Oculis*, 1716. — PERRAULT. *Mém. pour servir à l'hist. nat. des anim.*, 2e partie, p. 169. In *Mém. de l'Acad. d. sc. natur.*, t. III, 1732 (Muscles de la membr. nictit. des oiseaux). — PETIT. *Description anatomique de l'œil de la dinde ainsi que de la tête et des yeux de quelques oiseaux et amphibies*. In *Mém. de l'Acad. des sc. nat.* (Les muscles de la membrane nictitante des oiseaux y sont également décrits). — HALLER. *De oculis quadrupedum et avium. Opera minora*, t. III, p. 218, 1768; *Piscium oculi*. Ibid., p. 250.— Evrard HOME. *Lecture on the Muscular Motion in the Eyes of Birds*. In *Phil. Trans.*, 1795. — LACÉPÈDE. *Mém. sur l'org. de la vue du poisson appelé Cobite anableps*. In *Mém. de l'Instit. des sc. natur. et physiol.*, t. II, p. 372, an VII, 1795. — ALBERS. *Ueber den Bau der Augen verschiedener Thiere*. In *Denkschriften der Münchener Akad.*, p. 81, 1808. — ROSENTHAL. *Zergliederung des Fischauges*. In *Reil's Arch.*, t. VIII, p. 395, 1811.—D.-W. SOEMMERRING. *De oculor. hom., anim.*, etc., *commentatio*. Gœttingæ, 1818. — CLOQUET. *Mém. sur l'exist. et la dispos. des voies lacrym. dans les serpents*. In *Mém. du Muséum d'hist. nat.*, t. VII, p. 62, 1821 (Paupières des serpents). — MECKEL. *Anat. d. Gehirns de Voegel*. In *Deutsch. Arch. f. Physiol.*, t. II, p. 25, 1816. — DESMOULINS. *Mém. sur l'usage des couleurs de la choroïde chez les vertébrés*. In *Journ. de physiol.*, t. IV, p. 165, 1824. — J. MUELLER. *Zur vergleichenden Physiol. d. Gesichtsinnes d. Menschen u. d. Thiere*. Leipzig, 1826. — DESMOULINS. *Anatom. du syst. nerv.* Paris, t. I, 1825 (Nerf optique). — HUSCHKE. *Comment. de pectinis in ocul. avium potestate*. Ienæ, 1827. — TREVIRANUS. *Beiträge z. Anat. u. Physiol. der Sinneswerkzeuge*. I. Bremen, 1828. — W. CLAY WALLACE. *Discovery of a Muscle in the Eye of Fishes*. In *Sillimann's American Journ. of Sc.*, t. XXVI, p. 394, 1834. — BREWSTER. *On the Structure of the Cristallin Lens in Fishes and Quadrupedes*, etc. In *Philos. Trans.*, 1816, 1833 et 1836 (Structure du cristallin, forme de l'étoile). — HASSENSTEIN. *De luce e quorumdam animal. ocul. prodeunte et de tapeto lucido*, 1836. — DALRYMPLE. *Some Account of a Peculiar Structure in the Eyes of Fishes*. In *Charlesworth's Magazine of Nat. Hist.*, t. II, p. 139, 1838. — ESCHRICHT. *Beobachtungen an den Seehundsaugen*. In *Müllers Archiv*, p. 575, 1838. — ERDL. *Disquisit. de piscium glandula chorioïd. Dissertat. inaug.* Münich, 1839. — BENDZ. *Ueber die Orbitalhaut bei den Haussäugethiercn*. In *Arch. f. Anat. u. Physiol.*, p. 196, 1841. — HANNOVER. *Einige Beobacht. über d. Bau der Linse bei d. Säugeth. u. d. Menschen*. In *Müller's Archiv*, p. 478, 1845. — BRÜCKE. *Anatom. Untersuch. über die sogen. leuchtend. Augen bei den Wirbelthieren*. In *Müller's Archiv*, p. 387, 1845. — DU MÊME. *Ueber der Musculus Cramphonianus u. über d. Spannmuskel d. Choroïdea*. Ibid., p. 370, 1846. — DU MÊME. *Anat. Beschreib. des menschl. Augapfels*. Berlin, 1847. — STRUTHERS. *On the Anatomy and Physiol. of the Obl. Muscles of the Eye*, etc. In *Monthly Journal*, 1849. — STANNIUS. *Das peripher. Nervensystem der Fische*. Rostock, 1849, p. 9-15 (Nerf opt.). — BERGMANN u. LEUCKART. *Anatom.-physiol. Uebersicht des Thierreiches*. Stuttgart, 1852, p. 264. — HANNOVER. *Das Auge, Beiträge zur Anatomie, Physiol. u. Patholog. dieses Organs*. Leipzig, 1852. — GEMMINGER. *Ueber eine Knochenplatte im hintern Scleroticalsegm. d. Aug. einig. Vögel*. In *Zeitschr. f. wiss. Zool.*, t. IV, p. 215, 1852. — LEYDIG. *Beiträge zur mikr. Anat. u. Entwickelungsgesch. der Rochen u. Haie*. Leipzig, 1852 (Ligament falciforme). — DU MÊME. *Anat. histol. Untersuch. über Fische u. Reptilien*. Berlin, 1853 (Yeux de Proteus). — DU MÊME. *Der hintere Scleroticalring im Auge d. Vögel*. In *Müller's Arch.*, p. 40, 1854. — STANNIUS. *Lehrbuch d. vergleich. Anat. d. Wirbelth.* Berlin, 1854. — LEYDIG. *Lehrbuch d. Histol. d. Menschen u. d. Thiere*. Frankf.-s.-M., 1857. — MANZ. *Ueber d. wahrscheinl. Accommodationsapp. d. Fischauges*. In *Ecker's Untersuch. z. Ichthyolog.* Freiburg, 1857, p. 17. — H. MUELLER. *Ueber einen glatten Muskel in d. Augenhöhle*. In *Zeitschr. f. wiss. Zool.*, t. VII, p 541. 1858. Du reste, tous les travaux de H. Müller ont été collectionnés par O. Becker, sous le titre : *H. Müller's gesammelte und hinterl. Schriften zur Anat. u. Phys. d. Auges*. Leipzig, 1872. — DU MÊME. *Ueber d. ausgedehnte Vorkommen einer d. gelben Flecke d. Retina entsprech. Stelle bei Thieren*. In *Würzb. naturwiss. Zeitsch.*, vol II, p. 139, 1861. — DU MÊME. *Notiz über die Netzhautgefässe bei einigen Thieren*. In *Würzb. naturwiss. Zeitschr.*, p. 64, 1861. — HYRTL. *Ueber anangische Netzhäute*. In *Wien. Sitzb.*, vol. XLIII, p. 207, 1861. — STEENSTRUP. *Observ. sur le développem. des pleuronectes*. In *Ann. des sc. nat.*, 5e série, t. II, p. 253, 1861. — DU MÊME. *Ueber d. Vorhandensein zweier Foveae in d. Netzhaut vieler Vogelaugen*. In *Zehenders klin. Monatsbl.*, p. 438, 1863. — LANGHANS. *Untersuch. über d. Sclerotica d. Fische*. In *Zeitschr. f. wissensch. Zool.*, t. XV, p. 243, 1865. — SAPPEY. *Rech. sur quelques muscles lisses annexés à l'appareil de la vision*. In *Compt. rend.*, t. LXV, p. 675, 1867. — F. PLATEAU. *Sur la vision des poissons et des amphibies*. In *Mém. cour. par l'Acad. Bruxelles*, t. XXIII, 1867. — R.-J. LEE. *Observ. on the Ciliary Muscle in Fish, Birds and Quadrupedes*. In *Journ. of Anat. and Physiol.*, n° 3, p. 12, 1868. — FLEMMING. *Ueber d. Ciliarmuskel d. Haussäugeth.* In *Arch. f. mikr. Anat.*, vol. IV, p. 353, 1868. — IWANOFF u. ROLLET. *Bemerkungen zur Anat. d. Irisanheft u. d. Annulus ciliaris*. In *Arch. f. Ophth.*, vol. XV, 1, p. 17, 1869. — M. SCHULTZE. *Cristaux dans le tapis cellulaire*. In *Niederrhein. Gesellsch. f. Natur-u. Heilk.*, 27 novembre 1871. — MIHALKOVICS. *Untersuch. über d. Kamm d. Vogelauges*. In *Arch. f. mikr. Anat.*, t. IX p. 591, 1873 (Embryol. du peigne). — LANGERHANS. *Untersuch. über Petromyzon Planeri*. Freiburg, 1873, p. 58. — BERGMEISTER. *Beitrag zur vergleich. Embryol. des Coloboms*. In *Wien. Sitzb.*, t. XXI, p. 343, 1875 (Ligament falciforme des poissons). — W. MUELLER. *Ueber d.*

Stammesentwickelung des Sehorgans d. Wirbelth. Leipzig, 1875 (Yeux d'Amphioxus, Myxine et Petromyzon). — BEAUREGARD. *Rech. sur l. plexus vasculaires de la chambre post. de l'œil des vertébrés.* In *Ann. d. sc. nat. zool.*, 6e série, t. IV, 1876. — H. SATTLER. *Ueber den feineren Bau der Chorioidea*, etc. In *Graefe's Arch. f. Ophth.*, t. XXII, 2, p. 1, 1876. — Dr. L. LOEWE u. Dr. N. v. KRIES. *Beiträge z. Anat. d. Auges.* In *Arch. f. mikr. Anat.*, t. XV, p. 542, 1878 (Yeux de lapin). — AGASSIZ (A.). *How the two Eyes of a Flounder came to the same Side.* In *Monthly Micr. Journ.*, March 1878.

B. Mollusques. — CUVIER. *Mém. pour servir à l'histoire et à l'anat. des Mollusques*, 1817. — SOEMMERRING. *De ocular. sectione horiz.*, etc. Op. cit., 1818. — BLAINVILLE. *De l'organisation des animaux*, t. I, p. 443, 1822. — J. MÜLLER. *Zur vergleich. Physiol.*, etc. Op. cit., 1826. — DU MÊME. *Mém. sur la struct. des yeux chez les mollusques gastérop.* In *Ann. des sc. natur.*, t. XXII, p. 5, 1831. — KROHN. *Beitrag z. Kenntniss des Auges der Cephalopoden.* In *Nov. act. Acad. Leop.-Carol.*, t. XVII, p. 337, 1842. Ibid., t. XIX, p. 41, 1842. — KÖLLIKER. *Entwickelungsgesch. der Cephalopoden*, p. 90, 1844. — GIRALDÈS. *Disposition croisée des fibres de la rétine chez le Sepia.* In *l'Institut*, t. XIII, p. 280, 1845. — v. SIEBOLD. *Lehrb. d. vergleich. Anatomie der wirbellosen Thiere.* Berlin, 1848. — LANGER. *Ueber einen Binnen-Muskel des Cephalopoden-Auges.* In *Wiener Sitzb.*, t. V, p. 324, 1850. — LESPÈS. *Rech. sur l'œil des mollusques gastérop.*, In *Journ. de Conchyol.*, t. II, p. 315, 1851. — LEUCKART. *Zool. Untersuch.*, fasc. 2, p. 27, 1853 (Jeux des hétéropodes). — LEYDIG. *Lehrb. der Histologie*, 1857. — KEFERSTEIN. *Ueber den feineren Bau der Augen der Lungenschnecken.* In *Goettinger Nachrichten*, n° 11, 1864. — BABUCHIN. *Ueber den Bau der Netzhaut einiger Lungenschnecken.* In *Wien. Sitzb.*, juin 1865. — HENSEN. *Ueber d. Auge einiger Cephalopoden.* In *Zeitschr. f. wiss. Zool.*, t. XV, p. 155, 1865. — DU MÊME. *Ueber d. Bau des Schneckenauges.* In *Arch. f. mikr. Anat.*, p. 399, 1866. — M. SCHULTZE. *Die Stäbchen in d. Retina der Cephalopoden u. Heteropoden.* In *Arch. f. mikr. Anat.*, t. V, p. 1, 1869. — HUGUENIN. *Ueber d. Auge von Helix pomatia.* In *Zeitschr. f. wiss. Zool.*, t. XXII, p. 108, 1872. — HOFFMANN. *Ueber die Pars cil. retinæ u. d. Corpus epitheliale lentis d. Cephalopodenauges.* In *Neederl. Arch. f. Zool.*, t. I, p. 187, 1872. — DU MÊME. *Ueber die Stäbchen in der Retina des Nautilus.* Ibid., p. 180, 1872. — SEMPER (C.). *Ueber Schneckenaugen vom Wirbelthiertypus.* In *Arch. f. micr. Anat.*, t. XIV, p. 118, 1878.

C. Arthropodes. — Indépendamment des nombreux ouvrages qui traitent de l'organisation des arthropodes en général, nous signalerons les suivants : — Marcel DE SERRES. *Mém. sur les yeux composés et les yeux simples des insectes.* Montpellier, 1813. — SOEMMERRING. Op. cit., 1818. — J. MÜLLER. Op. cit., 1826 (Zur vergl. Physiol., etc.). — DU MÊME. *Sur les yeux et la vision des insectes*, etc. In *Ann. des sc. nat.*, 1re série, t. XVII, p. 234, 1829. — DUGÈS. *Observ. sur la struct. de l'œil composé des insectes.* In *Ann. des sc. nat.*, 2e série, t. XX, p. 341, 1830. — BRANTS. *Observ. sur les yeux simples des anim. articulés.* In *Ann. des sc. nat.*, 2e série, t. IX, p. 308, 1838. — WILL. *Ueber einen eigenthüml. Bewegungsapparat in den facett. Insektenaugen.* In *Arch. f. Anat. u. Phys.*, p. 349, 1843. — THOMPSON. *On the Blind-Fish*, etc., *from Mammote Cave.* In *Ann. of Nat. Hist.*, t. XIII, p. 112, 1844. — TELLKEMPF. *Ueber d. blinden Fische der Mammuthhöhle in Kenntucky*, etc. In *Arch. f. Anat. u. Physiol.*, p. 381, 1844. — DU MÊME. *Beschreibung einiger neuer in der Mammuthhöhle in Kenntucky aufgefundene Gattungen von Gliederthieren.* In *Arch. f. Naturgesch.*, p. 318, 1844. — WILL. *Beitr. z. Anat. d. zusammenges. Augen*, etc. Erlangen. 1845. — DE QUATREFAGES. *Mém. sur les organ. des sens des Annélides.* In *Ann. des sc. natur.*, 3e série, t. XIII, p. 35, 1850. — GOTTSCHE. *Beitr. zur Anat. u. Physiol. der Augen der Fliegen u. Krebse.* In *Arch. f. Anat. u. Physiol.*, p. 483, 1852. — LEYDIG. *Zum fein. Bau der Arthropoden.* In *Arch. f. Anat. u. Physiol.*, p. 406, 1855. — LEUCKART. *Ueber d. Gesichtswerkz. d. Copepoden.* In *Arch. f. Naturgesch.*, t. I, p. 247, 1859. — CLAPARÈDE. *Zur Morphologie der zusammenges. Augen*, etc. In *Zeitschr. f. wiss. Zool.*, t. X, p. 191, 1860. — DOR. *De la vision chez les arthropodes.* In *Bibl. univ. de Genève*, t. XII, 1861. — LEYDIG. *Das Auge der Gliederthiere.* Tübingen, 1864. — WEISMANN. *Die nachembryon. Entwickel. d. Musciden.* In *Zeitschr. f. wiss. Zool.*, 1864 — LESPÈS. *Rech. anat. sur quelques coléopt. aveugles.* In *Ann. d. sc. nat.*, 5e série, t. IX, p. 63, 1866. — LANDOIS. *Die Raupenaugen.* In *Zeitschr. f. wiss. Zool.*, t. XVI, p. 27, 1866. — LANDOIS u. THELEN. *Zur Entwickelungsgesch. der facettirten Augen von Tenebrio molitor.* In *Zeitschr. f. wiss. Zool.*, t. XVII, p. 34, 1867. — M. SCHULTZE. *Untersuch. über die zusammenges. Augen d. Krebse u. Insekten.* Bonn, 1867. — G. POUCHET. *De l'influence de la lumière sur les larves de diptères privées d'organes extérieurs de la vision.* In *Revue et Magazin de Zool.*, 2e série, t. XXIII, p. 110, 1871. — S. EXNER. *Ueber das Sehen von Bewegungen u. d. Theorie des zusammengesetzten Auges.* In *Wien. Sitzb.*, t. LXXI, p. 156, 1875. — J. CHATIN. *De l'interprétation des stries du bâtonnet optique chez les crustacés.* In *l'Institut*, t. IV, p. 189, 1876. — GRENACHER. *Untersuch. über d. Sehorgan der Arthropoden*, etc. Göttingen, 1879.

D. Vers. — J. MUELLER. *Sur la structure des yeux chez les gastéropodes et quelques anné-*

lides. In *Ann. des sc. natur.*, t. XXII, p. 19, 1831. — DE QUATREFAGES. *Etudes sur les types infér. de l'embranchem. des annél.* In *Compt. rend.*, t. XIX, p. 195, 1844, et *Ann. des sc. natur.*, t. XIII et XIV (1850-1851). — KROHN. *Zool. u. anat. Bemerk. über die Alciopen.* In *Arch. f. Naturwiss.*, I, p. 179, 1845. — KÖLLIKER. *Ueber Kopfkiemer mit Augen an d. Kiemen.* In *Zeitschr. f. wiss. Zool.*, t. IX, p. 536, 1858. — LEYDIG. *Die Augen u. neue Sinnesorgane der Egel.* In *Arch. f. Anat. u. Physiol.*, 1861. — CLAPARÈDE. *Les annélides chétop. du golfe de Naples. Supplément*, p. 155, 1870. — R. GREFF. *Ueber d. Augen*, etc., *der Alciopiden.* In *Marburger Sitzb. d. Gesellsch. z. Beförd. d. ges. Naturwiss.*, n° 10, 1875. — CHATIN (J.). *On the Eyes of Worms.* In *Monthly Micr. Journ.*, et *Compt. rend.*, décembre 1878.— GRENACHER. Op. cit., 1879 (Untersuch. über die Sehorg.). — GRABER. *Morpholog. Untersuch. über die Augen der freilebenden marinen Borstenwürmer.* In *Arch. f. mikr. Anat.*, t. XVII, p. 243, 1879.

E. Rayonnés. — TREMBLAY, *Mém. pour servir à l'histoire d'un genre de polypes*, t. I, p. 137, 1744.— DE QUATREFAGES. *Mém. sur l'éleuthérie*, etc. In *Ann. des sc. natur.*, 2e série, t. XVIII, 1859. — HÆCKEL. *Ueber d. Augen u. Nerven d. Seesterne.* In *Zeitschr. f. wiss. Zool.*, t. X, p. 183, 1859. — GEGENBAUR. *Bemerkungen über die Randkörper der Medusen.* In *Arch. f. Anat. u. Physiol*, p. 230, 1856. — EHLERS. *Ueber d. Bau der Echinodermen.* In *Sitzb. d. Gesellsch. zu Beförder. d. Naturwiss. zu Marburg*, n° 8, 1871. N.

§ IV. **Développement.** I. PLAN GÉNÉRAL. Nous pressentons que le développement embryologique d'un organe d'une complexion si grande, dans la constitution duquel entrent les tissus les plus divers du corps, ne soit pas des plus simples. Nous allons voir en effet que la matrice embryonnaire de l'œil n'est pas donnée dès le début dans un groupement unique d'éléments cellulaires, dont les développements et arrangements successifs donneraient naissance à l'organe; au contraire, des éléments embryonnaires très-hétérogènes, la plupart primitivement très-éloignés dans l'espace les uns des autres, sont utilisés dans la construction de l'édifice; le comment de ces divers concours est même assez bien connu, à tel point que le développement de l'œil est actuellement un des chapitres les mieux élucidés de toute l'embryologie.

A notre point de vue, il convient de grouper les parties constituantes de l'œil des vertébrés, le seul qui est en cause ici, sous les chefs suivants : 1° éléments essentiels à l'acte de la vision; ils proviennent du système nerveux central (rétine); 2° éléments plus accessoires à l'acte de la vision, destinés à la réfraction de la lumière dans l'œil; ils proviennent du revêtement épidermique de l'animal (cristallin et épithélium cornéen); 3° éléments de charpente (sclérotique et cornée), de nutrition (vaisseaux) et de motilité (muscles de l'iris et muscle ciliaire); ils dérivent du feuillet embryonnaire moyen. Une partie des éléments de cette classe contribue, mais d'une manière plus indirecte, à la réfraction de la lumière.

Le feuillet embryonnaire inférieur n'entre pour rien dans la constitution de l'œil.

En remontant un peu à l'histoire ontogénique de l'œil, on arrive à simplifier encore davantage, en ce sens que le système nerveux central et l'épiderme constituent primitivement un seul tout, le feuillet embryonnaire supérieur ou épiblaste. A ce point de vue, les parties 1° et 2° ont une souche embryonnaire commune. Ce considérant est encore renforcé, si, quittant le domaine plus restreint des vertébrés, nous considérons le développement phylogénétique de l'œil; chez les invertébrés, on peut dire encore plus rigoureusement que les organes 1° et 2° ont une souche commune dans l'épiblaste.

II. Les premiers vestiges de l'organe visuel n'ont pas encore été observés chez l'homme; on le conçoit, la rareté des matériaux en est la cause; une histoire un tant soit peu complète du développement de l'œil humain serait impossible aujourd'hui. Nous devons nous en tenir aux observations faites sur des embryons de mammifères et d'oiseaux, surtout du lapin et du poulet, dont les histoires sont aujourd'hui les plus complètes. Naturellement, là où nous le pourrons, nous insisterons surtout sur les faits observés sur des embryons humains.

Dans toute la série vertébrée, la partie de l'œil qui commence à se délimiter d'abord est la partie nerveuse, la rétine et le nerf optique. Partout aussi les premiers vestiges de la rétine consistent en une espèce de bourgeonnement de la vésicule cérébrale antérieure. Chez le lapin, avant que le canal médullaire soit fermé en avant, du côté céphalique, on voit apparaître à l'extrémité antérieure du sillon médullaire deux excavations latérales, des enfoncements qui se prononcent de plus en plus, et constituent deux culs-de-sac ouverts dans la rigole qui bientôt va se fermer en canal; la partie de ce dernier où aboutissent les culs-de-sac se transformera précisément dans la vésicule cérébrale antérieure. Les deux enfoncements continuent à s'agrandir, surtout vers leurs fonds, en même temps que la communication si large avec le canal médullaire se rétrécit; nous avons alors une vésicule dont la lumière communique par un court pédicule creux avec la cavité de la vésicule cérébrale antérieure. Les deux vésicules ainsi formées sont les *vésicules optiques primitives*, destinées à donner naissance aux deux rétines. Leurs pédicules creux, qui ne tardent pas à s'allonger, occupent les endroits où l'on trouvera plus tard les nerfs optiques; bien qu'ils ne se transforment pas, à proprement parler, en nerfs optiques, nous leur donnerons cependant le nom de *nerfs optiques embryonnaires*.

La paroi de la vésicule optique primitive et celle de son pédicule creux sont donc la continuation directe de la paroi du système nerveux central; comme cette dernière, elles semblent à ce moment (à en juger d'après la disposition des noyaux) être composées de deux à trois couches d'éléments cellulaires, et ont encore partout la même épaisseur.

Chez les oiseaux (poulet), la vésicule cérébrale antérieure est en partie fermée (du côté dorsal) au moment où apparaissent les premières traces des rétines embryonnaires. Chez beaucoup de poissons et chez les batraciens, la première ébauche de l'organe visuel est une excroissance solide du système nerveux central, qui se creuse après coup dans sa partie terminale, renflée.

Les vésicules optiques, primitivement situées au niveau de l'extrémité antérieure du canal médullaire et latéralement, ne tardent pas à être débordées en avant par le cerveau embryonnaire, qui entre temps, s'allongeant toujours, et retenu à sa face ventrale par ses adhérences à l'extrémité antérieure de la notocorde, commence à s'incurver du côté ventral et à subir sa flexion céphalique. Les vésicules oculaires restent donc en arrière sur l'extrémité cérébrale antérieure. De plus, l'étranglement qui les isole de plus en plus du cerveau se faisant surtout de haut en bas, le pédicule qui en résulte s'insère par une extrémité, non pas au pôle proximal, mais à la face inférieure de la vésicule optique, et par son autre extrémité à la paroi inférieure de la vésicule cérébrale.

Le cerveau continuant d'avancer sur les vésicules optiques, celles-ci finissent par se trouver au niveau de l'extrémité postérieure de la vésicule cérébrale antérieure. En même temps, les hémisphères cérébraux commencent à prendre un développement prédominant, et refoulent les vésicules oculaires en bas, du côté ventral du cerveau. On sait que les hémisphères naissent de la vésicule cérébrale antérieure, après que celle-ci a émis les vésicules optiques, et par un processus analogue à celui qui donne naissance à ces dernières. Ils acquièrent bientôt un volume considérable, supérieur à celui de la vésicule qui leur a donné naissance : aussi refoulent-ils les vésicules optiques en bas et en arrière, comme nous venons de le dire. Entre temps, les pédicules creux des vésicules optiques s'allongent de leur côté; ils sont à ce moment dirigés en dedans et en arrière, et débouchent toujours à la paroi inférieure de la vésicule cérébrale antérieure, disons plutôt du troisième ventricule cérébral, — depuis que la vésicule a émis latéralement les vésicules qui vont constituer les hémisphères cérébraux, — et précisément à l'endroit où plus tard se trouvera le chiasma. Les deux pédicules creux se rapprochent beaucoup l'un de l'autre contre cette insertion; Remak prétend même qu'ils peuvent s'y réunir en un tronc commun.

On se figurera facilement à cette période une coupe transversale de l'embryon au niveau des organes visuels. La partie céphalique de l'embryon s'est déjà isolée de la membrane blastodermique; sa coupe transversale est plus ou moins circulaire, recouverte partout d'un revêtement épiblastique, et offrant du côté dorsal la coupe du cylindre médullaire creux, environnée de toutes parts de tissu mésoblastique. Les vésicules optiques également circulaires se sont beaucoup rapprochées sur la ligne médiane, un peu en avant (en bas) du système nerveux, et sont environnées elles aussi de toutes parts de tissu mésoblastique (composé à ce moment uniquement de cellules arrondies). En deux endroits, cette coque mésoblastique est cependant très-mince, d'une part au pôle proximal de la vésicule, contre le système nerveux central, et d'autre part au pôle distal, contre le revêtement épidermique (épiblastique) général du corps; la vésicule optique n'est séparée du système nerveux central et du revêtement épiblastique du corps que par des couches mésoblastiques très-minces. Chez les oiseaux, ces minces lamelles semblent même manquer tout à fait, c'est-à-dire que la vésicule optique touche directement le système nerveux central et le revêtement épidermique du corps. Des coupes successives démontreront du reste que les pédicules sont encore creux et communiquent largement avec la vésicule cérébrale antérieure. Quant à la paroi de la vésicule optique, elle ressemble à celle du tube médullaire, est comme celle-ci en apparence composée de plusieurs rangées cellulaires. Du reste, la vésicule ne forme en ce moment aucunement saillie à la surface de l'embryon.

III. Nous sommes arrivés à l'époque qui verra apparaître le *cristallin* et l'*invagination de la vésicule optique primitive*, un processus dont le résultat est la formation de la *vésicule optique secondaire*. Vis-à-vis du pôle distal de la vésicule optique primitive, le revêtement épiblastique du corps va s'épaissir notablement (par prolifération cellulaire), en même temps qu'il se déprime à sa face libre et s'enfonce dans le tissu mésoblastique sous-jacent; il y a formation de la *fossette du cristallin*, qui actuellement communique largement avec la surface libre du corps. La dépression de l'épiblaste augmentant et sa communication avec la surface libre du corps se rétrécissant de plus en plus, il s'agit bientôt d'une vésicule véritable qui finit même par se séparer complétement de l'épiblaste, par suite de l'interposition entre les deux d'une mince lamelle mésoblastique. La dépression de l'épiblaste doit naturellement refouler le pôle distal de la vésicule optique sous-jacente, en rapprocher la paroi distale de la paroi proximale, et rétrécir de plus en plus la lumière de la vésicule qui, finit par ne plus être qu'une mince fente. La vésicule optique est à ce moment une espèce de calice, à paroi composée de deux feuillets, l'un non réfléchi, postérieur, proximal; l'autre réfléchi, antérieur, distal, moulé sur la concavité du premier, les deux étant réunis en avant, l'un passant dans l'autre autour d'une espèce d'ouverture antérieure du calice. Cette ouverture sera bouchée plus ou moins hermétiquement, de sorte que maintenant nous sommes en droit de parler d'une *vésicule optique secondaire*, qu'il faut bien se garder de confondre avec la vésicule primitive. La lumière de celle-ci n'est jamais ouverte à l'extérieur, elle se réduit maintenant à la fente comprise entre les deux feuillets de la vésicule secondaire, et par la lumière du nerf optique encore creux elle débouche dans le troisième ventricule du cerveau; elle est donc l'analogue du canal central de la moelle. La lumière de la vésicule secondaire est une excavation, une dépression de la face externe de la vésicule optique primitive; elle est complétée en vésicule par le cristallin embryonnaire, qui est comme encadré dans son ouverture antérieure.

Disons dès à présent que, des deux feuillets de la vésicule optique secondaire, l'antérieur, réfléchi, va se transformer dans la rétine proprement dite, et qu'il va acquérir une épaisseur beaucoup plus forte que le feuillet proximal, direct; ce dernier se transformera dans la couche simple de cellules polygonales pigmentées qui chez l'adulte est interposée entre la rétine et la choroïde.

Dans le stade actuel, l'architecture de l'œil est déjà donnée dans ses grands linéaments. Sur une coupe transversale de l'embryon de lapin, par exemple, datant de cette période, on voit les deux feuillets de la vésicule optique secondaire, dont l'antérieur, épaissi, est la rétine, la transition entre les deux se trouvant contre l'ouverture antérieure du calice. Le cristallin, une vésicule dont la paroi postérieure s'est beaucoup épaissie, ferme plus ou moins l'ouverture, et de plus remplit la plus grande partie de la cavité de la vésicule. Le cristallin, est environné d'une espèce de capsule mésoblastique, dont le feuillet postérieur a été refoulé en arrière avec la vésicule cristalline; on peut le considérer comme une ébauche du corps vitré qui se réduit encore à très-peu de chose. Le feuillet antérieur de la capsule mésoblastique du cristallin continue avec le mésoblaste qui enveloppe toute la vésicule optique, est cette lame qui est venue s'interposer entre le cristallin et l'épiblaste général; ses plans antérieurs vont se transformer en cornée transparente, ses plans postérieurs en iris et une autre membrane importante. Les deux feuillets sont reliés à l'équateur du cristallin par une mince lamelle mésoblastique, interposée entre le rebord antérieur de la vésicule optique et le cristallin. Plusieurs auteurs décrivent déjà à cette époque primitive (chez divers mammifères) une vascularisation dans le feuillet postérieur, communiquant avec celle du feuillet antérieur par de nombreux rameaux situés dans cette lame mésoblastique qui sépare l'équateur cristallin de la rétine. Ces vaisseaux de la capsule du cristallin prendront bientôt un développement considérable. L'iris n'existe pas encore. La vésicule optique dans son ensemble est enveloppée de tissu mésoblastique vascularisé, dont les couches les plus proches vont se délimiter et se transformer en choroïde et en sclérotique; cette dernière se continue dès à présent en avant dans la cornée primitive.

Si, à ce moment, il était déjà permis de parler d'un épiderme et d'un derme, on pourrait dire que les cellules de la vésicule cristalline sont les analogues des cellules épidermiques, et le tissu environnant (la capsule mésoblastique du cristallin) est l'analogue du derme; ce rapprochement est du reste légitimé par les transformations ultérieures des parties. Les auteurs sont sensiblement d'accord pour admettre une vascularisation de la capsule du cristallin dès sa formation, en rapport de continuité avec celle du derme embryonnaire situé au devant de l'œil.

Il paraît que chez les oiseaux la vésicule cristalline touche, pendant ce stade, et l'épiblaste et la rétine; ses deux pôles ne seraient pas encore recouverts de lames mésoblastiques. Nous avons constaté dans la classe des oiseaux un fait analogue pour la vésicule optique primitive, qui, pendant une période notable, touche directement par ses deux pôles le système nerveux central et le revêtement épiblastique du corps.

IV. Nous venons de décrire la vésicule optique secondaire comme si elle était un calice dont l'ouverture antérieure serait bouchée plus ou moins par le cristallin embryonnaire, et qui serait supporté par le nerf optique embryonnaire. Il faut faire subir à ce schema une modification nécessitée par la présence de la *fente oculaire embryonnaire* ou *fente rétinienne embryonnaire*. Le fait est que

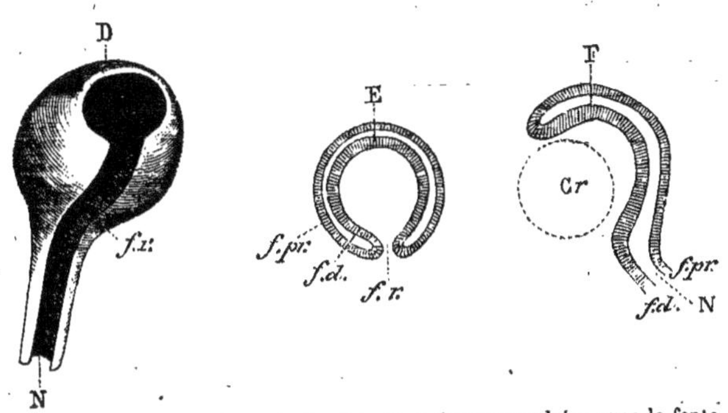

Fig. 1. — Représentation schématique de la vésicule optique secondaire avec la fente rétinienne qui se prolonge dans le nerf optique.

D, ensemble de la vésicule avec le nerf optique (N) creusé en rigole et la fente rétinienne, *f, r.* — E, coupe frontale de la vésicule; *f, r,* fente rétinienne; *f, d,* feuillet distal, réfléchi, et *f, pr,* feuillet proximal, non réfléchi, de la vésicule. — F, coupe antéro-postérieure de la vésicule, traversant le nerf optique suivant sa longueur, et tombant au niveau de la fente rétinienne. — N, nerf optique; *f, d,* feuillet distal, et *f, pr,* feuillet proximal de la vésicule; *Cr,* cristallin.

la paroi déclive de la cupule rétinienne est fendue depuis son pédicule jusqu'à son bord antérieur (fig. 1, D); cette fente intéresse toute l'épaisseur de la paroi, c'est-à-dire que contre elle les deux feuillets de la vésicule passent l'un dans l'autre (E), de la même manière qu'en avant, contre le cristallin (F.) La lumière de la vésicule optique secondaire communique donc avec l'espace environnant, non-seulement en avant, par sa grande ouverture, mais encore par la fente rétinienne; le tissu mésoblastique du corps vitré communique avec le mésoblaste circumoculaire, non-seulement par la mince lamelle interposée entre l'équateur du cristallin et le bord antérieur du calice rétinien, mais encore à travers la fente en question. Là ne s'arrête pas la complication de ces plissements : le pédicule de la vésicule optique, primitivement un cylindre creux, s'aplatit de bas en haut, dans une assez grande étendue de sa longueur à partir de l'œil; sa paroi inférieure finit par s'adosser à la paroi supérieure et par réduire sa lumière à une mince fente. Le pédicule, primitivement cylindrique, se transforme d'abord en un ruban aplati de bas en haut, puis, le ruban s'incurvant dans son ensemble, il offre à sa face inférieure une rigole excavée qui se prononce de plus en plus (fig. 1, D). Plus tard, le plissement du pédicule faisant des progrès, la rigole se fermera en tube creux, renfermant, comme nous le verrons, les vaisseaux centraux de la rétine. De même que la vésicule optique secondaire, le pédicule se compose donc maintenant de deux feuillets, dont l'inférieur, qui plus tard sera contenu dans l'axe du pédicule, est réfléchi sur le supérieur, qui de son côté sera plus tard externe et englobera le premier. Il est à remarquer que la fente rétinienne est dans le prolongement de la rigole du pédicule : la fente et la rigole se trouvent à la partie inférieure, déclive, de l'organe visuel.

Les auteurs s'accordent généralement à admettre que les deux processus, l'invagination du pédicule et la production de la fente rétinienne, doivent être mis sur le compte d'un seul et même facteur mécanique, c'est-à-dire la pénétration d'éléments mésoblastiques (parablastiques, selon la terminologie de His), surtout de vaisseaux sanguins dans l'intérieur du pédicule et de la vésicule. On dit même que primitivement la vésicule optique est une coupe sans fente inférieure; celle-ci n'apparaîtrait qu'un peu plus tard, et serait due à un refoulement progressif, d'avant en arrière de la paroi de la vésicule optique, par un bouchon de tissu mésoblastique portant à l'intérieur de la vésicule des vaisseaux sanguins. Cependant, chez les poissons et les oiseaux[1], on trouve dès le commencement la fente oculaire, longtemps même avant que des éléments parablastiques pénètrent dans la vésicule. Quoique ce point ne soit pas tout à fait élucidé, il semble cependant ressortir des recherches diverses que la production de la fente oculaire coïncide avec le refoulement par le cristallin de la vésicule optique primitive sur elle-même. Les divers plissements de la vésicule optique primitive ne sont donc pas aussi simples que nous l'avons admis plus haut. D'une part, le fait que chez les poissons et les oiseaux au moins (la chose n'est pas bien élucidée pour les mammifères) la fente rétinienne existe au moment où la vésicule primitive est refoulée sur elle-même, et que par conséquent sa production ne peut pas être mise sur le compte d'un refoulement, d'avant en arrière, de la paroi déclive du calice rétinien déjà formé de deux feuillets, et d'autre part l'invagination du nerf optique, nous forcent de modifier de la manière suivante le schema des divers plissements en question. Reprenons la vésicule primitive, fermée de toutes parts, avec son pédicule creux, et refoulons la paroi inférieure contre la paroi supérieure jusqu'à l'adossement des deux. Au lieu d'une vésicule avec son pédicule creux, nous aurons une espèce de palette formée par deux feuillets. Continuons le refoulement commencé, c'est-à-dire incurvons en bas cette palette ainsi que son manche aplati, et nous obtiendrons une rigole ouverte en bas. L'incurvation continuant, les bords de la rigole se rapprocheront, et nous aurons (fig. 1) la vésicule oculaire secondaire, avec sa fente, avec son pédicule invaginé sur lui-même, et avec une ouverture antérieure d'autant plus prononcée, qu'entre temps le cristallin est venu s'interposer et empêcher que l'ouverture de notre coupe ne devînt très-petite. On comprend maintenant comment il se fait que la fente rétinienne soit dans le prolongement de la rigole du pédicule, comme cela est indiqué dans la figure 1, D. Les figures E et F achèveront de donner une idée claire de l'état des choses actuelles. La

[1] On avait annoncé que chez les oiseaux le pédicule ne s'invagine pas sur lui-même. D'après Kölliker, ce plissement aurait lieu, mais seulement dans une petite étendue, tout près de l'œil.

figure E est une coupe schématique à travers la vésicule optique secondaire dans le sens frontal, et la figure F une coupe antéro-postérieure tombant dans la fente rétinienne et dans le pédicule de la vésicule. Une coupe dans le genre de cette dernière, mais non au niveau de la fente, offrirait en bas un bras analogue à celui de la figure F, et les deux embrasseraient le cristallin à l'instar des deux branches d'une pince.

Le refoulement du pôle antérieur de la vésicule optique primitive n'en est pas moins réel, comme on peut s'en convaincre sur des coupes d'une certaine période primitive. Les deux plissements (d'avant en arrière et de bas en haut) ont lieu simultanément : on peut donc dire que, pendant que le cristallin refoule la vésicule d'avant en arrière, le mésoblaste la refoule, ainsi que son pédicule, de bas en haut. Nous avons vu cependant que, d'après certaines observations, les éléments mésoblastiques ne font irruption dans la fente qu'un peu plus tard : on serait donc tout aussi fondé en admettant que la cause efficiente du plissement de bas en haut nous est inconnne, mais que la présence de la fente favorise la pénétration, à l'intérieur de l'œil, d'éléments mésoblastiques. Des recherches ultérieures ne manqueront certes pas de nous renseigner sur la nature des mouvements mécaniques qui entrent ici en jeu.

Quoi qu'il en soit, des vaisseaux venus de l'entourage de la vésicule optique, et portés par un cordon de tissu mésoblastique (conjonctif embryonnaire), pénètrent par la fente rétinienne dans le corps vitré. Plus tard, quand la fente se fermera tout à fait et interceptera tout à fait cette communication vasculaire entre le corps vitré et le mésoblaste circumrétinien, des troncs vasculaires seront inclus dans le tube constitué par le nerf optique, et pénétreront ainsi dans l'intérieur de la vésicule optique. Ce sont les vaisseaux centraux de la rétine qui fournissent en même temps au corps vitré.

La fente rétinienne ne conduit donc jamais à l'intérieur de la vésicule optique primitive, dont la paroi cellulaire n'offre à aucun moment une solution de continuité.

Nous venons d'esquisser la dérivation embryologique de la rétine, du nerf optique, du cristallin et du corps vitré. Nous avons déjà fait entre[illegible]que la tunique vasculaire (choroïde, corps ciliaire et iris) et la tunique fibreuse (sclérotique et cornée) prendront naissance plus tard par une différenciation progressive des parties du mésoblaste céphalique qui entourent la vésicule optique primitive dès son apparition.

Nous allons maintenant reprendre une à une ces différentes formations, et les suivre dans les détails de leur développement.

V. *Le cristallin.* Une première question controversée est celle de savoir si, dès sa première apparition, le cristallin est un sac, plus tard une vésicule close, comme nous l'avons esquissé plus haut, ou bien s'il apparaît sous forme d'un bourgeonnement solide de l'épiblaste, et restant solide, ou bien pouvant se creuser plus tard.

Chez les poissons et les batraciens, on distingue facilement deux couches de l'épiblaste : or, la formation du cristallin procède uniquement de la couche profonde ; celle-ci seule s'épaissit au devant de la vésicule optique primitive, émet un bouchon solide vers le mésoblaste, alors que la couche épiblastique superficielle passe au devant sans changement aucun, et ferme un petit enfoncement en forme d'entonnoir qui, d'après quelques auteurs, apparaît au pôle distal du bourgeonnement de la couche profonde. Chez ces animaux donc, la couche profonde de l'épiblaste forme seule les fibres du cristallin. Quelque chose d'analogue existe chez les oiseaux et les mammifères (Mihalkovics), en ce sens qu'une couche profonde de l'épiblaste formera seule les éléments fibrillaires du cristallin ; seulement, comme la couche superficielle de l'épiblaste de ces animaux est beaucoup plus mince que celle des poissons et des batraciens, elle reste en rapport avec la couche profonde, et tapisse à l'intérieur la dépression cristalline et plus tard la vésicule cristalline. Mais ces cellules superficielles ne sont pas destinées à jouer un rôle actif dans la constitution du cristallin ; elles semblent se résoudre plus tard en un détritus granuleux et se résorber complétement. Certains auteurs (Arnold) prétendent toutefois que même chez les mammifères la lumière de la vésicule cristalline nouvellement formée, et même celle du simple cul-de-sac primitif, sont comblées tout à fait par les cellules épiblastiques superficielles : le cristallin serait donc primitivement une espèce de massue solide, pouvant se creuser plus tard. La plupart des auteurs se rangent cependant à l'avis contraire.

Sur un embryon de lapin de dix jours, l'ectoderme n'était pas encore épaissi au niveau de la vésicule optique ; sur un embryon du onzième jour, cet épaississement existait; il se composait de deux couches et était manifestement déprimé ; la dépression commençait déjà à se rétrécir du côté de la surface libre de l'embryon. Au douzième jour, le cristallin se ferme, et constitue alors une vésicule close à paroi partout de la même épaisseur et composée de plusieurs couches d'éléments allongés, disposés radiairement par rapport au centre du cristallin. Plus de trace à ce moment de la couche superficielle de cellules épiblastiques (Kölliker).

Les plus jeunes embryons humains étudiés au point de vue du développement de l'œil dataient d'environ quatre semaines (Kölliker, Kessler, van Bambeke). Dans quelques-uns de ces cas, le cristallin n'était pas encore tout à fait séparé de l'épiblaste. Il ne ressort pas clairement des descriptions si l'organe est primitivement creux (Kölliker, Kessler) ou plein.

Quoi qu'il en soit de cette couche superficielle, cornée, de l'épiblaste, le développement ultérieur se fait comme si la formation était creuse, soit qu'elle le soit réellement, soit que son centre soit occupé par des éléments cellulaires cornés destinés à disparaître.

Avant d'aller plus loin, nous devons soulever la question de la capsule du cristallin. A l'époque primitive où le cristallin est à peine fermé, et peut-être même déjà avant cette époque, une membrane très-mince enveloppe toute la formation. On discute sur la question de savoir si cette membrane cristalline est primitivement une formation cuticulaire des cellules du cristallin (Kölliker, Kessler), ou bien si elle est une condensation des couches internes du tissu mésoblastique qui enveloppe de toute part le cristallin. A l'appui de la première manière de voir, on peut faire valoir que, dès sa première apparition, la capsule est parfaitement bien délimitée (van Bambeke), et en second lieu que chez les oiseaux cette couche mésoblastique fait même primitivement défaut aux deux pôles du cristallin (Kessler).

La formation du cristallin aux dépens de la vésicule à paroi partout de même épaisseur, composée en apparence de trois à quatre rangées cellulaires, est la suivante. En même temps que la vésicule s'accroît dans toutes ses dimensions, les cellules de sa paroi postérieure s'accroissent fortement en longueur, surtout celles qui occupent le pôle postérieur ; leur couche proémine de plus en plus, sous forme d'une papille, dans la lumière de la vésicule, qui se rétrécit en forme de fente. Au pôle postérieur, les cellules s'accroissent le plus rapidement, plus près de l'équateur plus lentement ; le résultat en est la formation de *fibres cristallines*, dirigées d'abord d'arrière en avant, munies chacune d'un noyau, et qui passent vers la périphérie dans l'épithélium non encore épaissi. Au commencement, la limite entre les fibres et les cellules épithéliales non allongées se trouve à la face postérieure du cristallin ; plus tard, quand un noyau cristallin est formé de cette manière, des cellules de plus en plus périphériques s'allongent, et à la naissance cette limite se trouve à peu près à l'équateur, où d'ailleurs on voit encore clairement chez l'adulte la transition entre les fibres cristallines et les cellules épithéliales qui, rangées en une couche unique, tapissent la face postérieure de la capsule antérieure du cristallin. Dès que les fibres cristallines touchent les cellules qui forment la paroi antérieure de la vésicule, par conséquent après la disparition de la lumière de la vésicule, le cristallin est formé dans ses parties essentielles. Seulement, au lieu de s'incurver autour du centre de la lentille, les fibres sont encore dirigées d'arrière en avant, et même offrent suivant leur longueur une concavité tournée du côté de l'équateur, à l'opposé de ce qu'on trouve plus tard (fig. 2, p. 361).

À ce moment, chaque fibre cristalline a encore un noyau. Les noyaux se disposent même en une zone convexe en avant, et dont on constate facilement la transition dans la ligne des noyaux de l'épithélium antérieur, non encore altéré (même figure).

La masse cristalline ainsi constituée n'est cependant que le noyau du cristallin définitif. La formation de fibres aux dépens des cellules épithéliales continue, la zone de formation, située comme nous l'avons dit sur la face postérieure du cristallin, recule de plus en plus vers l'équateur : des couches de plus en plus nombreuses de fibres se forment. Probablement qu'il y a à l'équateur une prolifération très-active des cellules épithéliales. Une fois le noyau achevé, les fibres de nouvelle formation ne conservent plus la direction antéro-postérieure ; elles s'incurvent autour du noyau déjà formé, vers les pôles antérieur et postérieur. Ici apparaît la formation des étoiles du cristallin, chez l'homme une étoile à trois branches, mais orientées de manière que celle de la face postérieure ne soit pas parallèle à celle de la face antérieure. Des groupes de fibres s'avançant plus rapidement vers le pôle antérieur que les groupes voisins, il en résulte une lacune étoilée à branches d'abord très-larges, qui finissent par se réduire aux lignes que nous connaissons dans le cristallin adulte. Il paraît que les fibres d'une même couche acquièrent toutes les mêmes dimensions ; il en résulte que les groupes de fibres qui s'avancent très-rapidement sur la face antérieure restent sur la face postérieure en arrière sur les groupes voisins : de là l'inversion de l'étoile postérieure par rapport à l'antérieure.

Vers la fin de la gestation, les noyaux des fibres centrales commencent à disparaître. Sur l'animal adulte, la zone nucléée (sur une coupe antéro-postérieure) n'existe plus qu'à l'équateur, où l'on peut voir sa continuité avec la rangée de cellules épithéliales de la capsule.

L'épithélium de la face postérieure de la capsule antérieure du cristallin adulte n'est donc rien autre chose que la paroi antérieure de la vésicule cristalline.

Certains faits observés dans les degrés inférieurs de la série vertébrée sembleraient démontrer que pendant tout le développement du cristallin il existe en son centre un noyau de formation de nouvelles fibres. Ritter, tout récemment, s'est fait le défenseur de cette manière de voir.

Les résultats précédents ont été obtenus surtout sur des embryons de divers mammifères. Sur un embryon humain de trois semaines, la vésicule cristalline communiquait encore avec la surface du corps (Kessler). Le cristallin d'un embryon de quatre semaines, quoique fermé du côté externe, n'était pas encore séparé du tégument externe (van Bambecke). Un autre embryon du même âge avait déjà des vésicules isolées (Kölliker). La formation du cristallin humain paraît marcher d'abord avec une grande lenteur comparativement à celui des autres mammifères. Sur un embryon de deux mois, la lentille ne remplissait pas même la quatrième partie de l'espace intra-oculaire (Manz). Le cristallin du nouveau-né est plus sphérique que celui de l'adulte : de nouvelles fibres paraissent donc se former à l'équateur après la naissance.

Le cristallin des oiseaux se développe suivant le même mode que celui des mammifères. Chez les poissons et les amphibies, il paraît qu'il n'y a pas primitivement formation d'une excavation, ni plus tard d'une vésicule, mais bien formation d'une espèce de massue solide enfoncée dans le mésoblaste ; le cristallin isolé ne serait jamais creux. De plus, la couche profonde de l'épiblaste contribue seule à former le cristallin primitif. Nous avons déjà dit que ceci est le cas également chez les vertébrés supérieurs, où la couche superficielle de l'épiblaste, quoique invaginée avec la profonde, est destinée à disparaître par voie de résorption, et ne contribue pas à former des fibres cristallines. Suivant Ritter, on devrait dériver de ces cellules superficielles un noyau de formation au centre de la lentille.

VI. *Corps vitré, vaisseaux du corps vitré et du cristallin, membrane capsulo-pupillaire.* Nous avons vu qu'au moment où elle se sépare de l'épiblaste la vésicule cristalline reste enveloppée de toutes parts d'une couche de mésoblaste, qui est l'analogue du derme proprement dit. La partie de cette capsule mésoblastique qui est située derrière le cristallin, et la sépare du feuillet réfléchi de la vésicule optique secondaire, par conséquent de la rétine, est à son début déjà très-pauvre, sinon tout à fait dépourvue de cellules ; elle occupe dès sa formation l'endroit du corps vitré. Nous ignorons toutefois jusqu'à quel point elle contribue à la constitution du corps vitré de l'adulte. La formation de ce dernier est le fait surtout de la pénétration dans l'intérieur de l'œil d'éléments mésoblastiques avec vaisseaux sanguins, à travers la fente oculaire embryonnaire. Nous avons bien vu que la formation de cette dernière a lieu simultanément avec le refoulement de la vésicule optique par le cristallin. Il y a des doutes sur la question de savoir si le bouchon mésoblastique vascularisé pénètre dans l'œil dès l'établissement de la fente embryonnaire. Chez les oiseaux et les poissons, tel n'est certainement pas le cas : le bouchon mésoblastique doit plus tard écarter les deux bords de la fente embryonnaire qui s'étaient adossés intimement. D'un autre côté, Kölliker décrit chez un embryon humain de quatre semaines déjà une anse vasculaire qui pénétrait de bas en haut dans l'œil, derrière le cristallin, à travers la fente rétinienne.

Quoi qu'il en soit, les auteurs sont d'accord pour admettre que chez les mammifères, de loin la plus grande masse du corps vitré est le résultat de la pénétration du bouchon mésoblastique, avec vaisseaux, dans l'intérieur de l'œil, à travers la fente embryonnaire. En même temps, une espèce de côte mésoblastique pénètre dans la rigole produite par l'invagination du nerf optique suivant sa longueur : ces vaisseaux, qui finissent par être emprisonnés tout à fait dans l'axe du nerf, constituent les vaisseaux centraux du nerf optique. Quant au mode intime de formation du corps vitré, on a admis longtemps, et Kölliker l'admet encore, qu'il est constitué primitivement par du tissu conjonctif embryonnaire, dont les éléments cellulaires, assez rares dans le début, disparaîtraient plus tard tout à fait. Kessler au contraire prétend que le corps vitré est toujours une masse homogène, un produit d'exsudation des vaisseaux sanguins, et les quelques cellules y incluses ne seraient rien autre chose que des cellules migratrices, émigrées des vaisseaux, et sans importance. Ce dernier mode de formation paraît devoir être admis chez les oiseaux et les poissons ; le corps vitré en effet y est toujours une masse homogène, peut-être granuleuse, et dépourvue de cellules; le bouchon mésoblastique qui y pénètre à travers la fente embryonnaire reste toujours bien isolé, avec ses vaisseaux, du corps vitré proprement dit, au même titre que plus tard le peigne des oiseaux et le ligament falciforme des poissons restent bien délimités du côté du corps vitré. Les deux organes que nous venons de signaler ne sont en effet rien autre chose que le bouchon mésoblastique qui a pénétré dans l'œil à travers la fente embryonnaire, et qui chez les mammifères disparaît comme formation distincte du corps vitré.

Une évolution des plus importantes est celle des vaisseaux du corps vitré qui pénètrent dans la vésicule oculaire de bas en haut ; nous venons de dire que des vaisseaux analogues, et en continuité avec ceux-là, s'insinuent dans l'axe du nerf optique. Ces vaisseaux prennent un développement considérable, car ils sont destinés à la nutrition de plusieurs organes importants, et dont l'accroissement commence dès ce moment à faire de rapides progrès : ces organes sont le cristallin, le corps vitré et la rétine. A l'époque qui nous occupe, les vaisseaux du corps vitré communiquent donc largement, à travers la fente oculaire, avec les vaisseaux qui sillonnent le mésoblaste dans tout l'entourage de la vésicule optique. Mais bientôt la rigole du nerf optique se complète en canal renfermant des vaisseaux ; les deux bords de la fente oculaire, constitués par la rétine embryonnaire, se rapprochent, se réunissent tout à fait, et coupent ainsi toute communication des vaisseaux intra-oculaires avec les vaisseaux circumoculaires à travers la fente. Des vestiges de la fente persistent encore après son occlusion, comme nous le verrons plus loin. A une distance plus ou moins grande de l'œil persiste une communication entre les vaisseaux situés dans le nerf et ceux qui l'environnent : nous avons ainsi l'arrangement définitif des vaisseaux centraux du nerf optique ; c'est par cette voie détournée que les vaisseaux du corps vitré communiquent avec le dehors. On estime qu'avec le second mois la fente est fermée chez l'homme. Il paraît même que cette occlusion s'opère d'avant en arrière, de sorte qu'elle persisterait le plus longtemps contre le nerf.

VII. Nous pouvons maintenant parler des vaisseaux centraux du nerf optique, qui pénètrent dans le corps vitré. Bien des obscurités règnent encore sur leur accroissement et sur leurs arrangements successifs. Ils finissent cependant bientôt par se retirer de la masse du corps vitré et se localiser en deux réseaux remarquables, dont l'un est situé à la périphérie du corps vitré, contre la limitante interne de la rétine, et l'autre à la face postérieure du cristallin. Vers cette époque, les vaisseaux centraux du nerf optique n'envoient pas encore de branches dans la rétine, celle-ci est encore dépourvue de vaisseaux.

Dès leur sortie du nerf optique, les vaisseaux centraux émettent des branches qui vont se ramifier dans la périphérie du corps vitré; ce sont les *vaisseaux hyaloïdiens* que nous reprendrons plus loin. De plus, l'artère centrale fournit l'*artère hyaloïdienne* ou *capsulaire*, qui se loge dans un canal central du corps vitré, traverse ce dernier d'arrière en avant et, arrivée près du pôle postérieur du cristallin, se subdivise, à la manière d'un pinceau, en un grand nombre de rameaux divergents dans toutes les directions perpendiculaires à celle du tronc commun. Toutes ces subdivisions sont situées dans la couche du corps vitré qui avoisine la capsule du cristallin; elles se dirigent radiairement vers l'équateur de la lentille, se bifurquant toujours à angles aigus. Contre l'équateur cristallin, elles se sont divisées en un très-grand nombre de ramuscules très-fines et parallèles, qui contournent le bord du cristallin et arrivent à sa face antérieure; là elles s'anastomosent avec des vaisseaux analogues arrivant du côté du pôle antérieur du cristallin, qui eux proviennent des vaisseaux de l'iris, et primitivement de l'extrémité antérieure de la tunique vasculaire de l'œil.

Pour comprendre la disposition du réseau vasculaire en avant du cristallin, il nous faut anticiper un peu sur le développement de la tunique vasculaire de l'œil. La couche de tissu mésoblastique qui entoure la vésicule oculaire se différenciera plus tard en sclérotique et en choroïde. Au devant de la vésicule oculaire (fig. 2), cette lame mésoblastique se subdivise beaucoup plus tôt que partout ailleurs en deux feuillets, dont l'antérieur, le plus épais, donnera la cornée, et dont le postérieur, plus mince, se vascularisera fortement. Entre les deux lamelles nous avons une chambre antérieure, qui pourtant n'existe que sous forme de fente, les deux feuillets restant encore adossés. La lamelle postérieure, vascularisée, ne doit pas être confondue avec l'iris ; ce dernier est une formation plus tardive. Nous sommes actuellement à l'époque représentée par la figure 2. La lame de tissu mésoblastique qui à partir de ce moment va constituer le feuillet antérieur de la capsule du cristallin s'est séparée de la cornée transparente, et se continue périphériquement avec une lame mésoblastique unie encore à la partie périphérique de la cornée, et qui bientôt s'isolera de cette dernière en constituant l'iris. La mince lamelle séparée de la cornée, le feuillet antérieur de la capsule du cristallin, se vascularise encore davantage, et constitue ce qu'on a décrit sous le nom de *membrane pupillaire, capsulo-pupillaire*.

VIII. Ici nous devons signaler une lacune sensible dans les observations faites sur le développement ultérieur des vaisseaux de la capsule cristalline. A l'époque de laquelle datent les descriptions détaillées du réseau vasculaire en question, la chambre antérieure s'est étendue périphériquement, et a retranché de la périphérie cornéenne une lamelle de tissu mésoblastique plus périphérique que la membrane pupillaire, une lamelle comprise entre l'extrémité antérieure de la rétine embryonnaire en arrière et entre la chambre antérieure en avant : c'est l'*iris*. A ce moment la capsule vascularisée du cristallin ne communique plus directement avec le mésoblaste qui environne la vésicule oculaire, mais seulement par l'intermédiaire d'une partie qui s'est isolée et constitue l'iris. Le feuillet antérieur de la capsule vascularisée du cristallin, c'est-à-dire la membrane pupillaire, ferme complétement ce que dès à présent on peut appeler *pupille*. Le cristallin entre temps s'est accru périphériquement, et son équateur s'est placé derrière l'iris ; ce dernier est composé en avant par une lame de tissu mésoblastique qui vient d'être séparé de la cornée, et en arrière par la paroi de la vésicule optique secondaire. Nous insisterons plus loin sur cette double origine des éléments constituants de l'iris. L'iris est donc déjà interposé entre la périphérie du cristallin d'une part et la chambre antérieure d'autre part.

Nous savons déjà comment les nombreux vaisseaux situés à la face postérieure du cristallin en contournent l'équateur et arrivent à sa face antérieure dans ce qu'on appelle la membrane capsulo-pupillaire, où ils s'anastomosent avec des vaisseaux qui viennent à leur rencontre du côté du pôle antérieur du cristallin, et qui proviennent de l'iris. Il faut en effet se rappeler ce que nous venons de dire de l'accroissement équatorial du cristallin. Primitivement, le bord pupillaire de l'iris non encore différencié était au niveau de l'équateur du cristallin. Mais ce dernier s'est élargi à la face postérieure de l'iris, et de là ce fait en apparence incompréhensible que la membrane capsulo-pupillaire, qui primitivement ne correspondait qu'à la pupille, est maintenant étendue derrière l'iris, c'est-à-dire que celui-ci s'insère sur une zone relativement centrale de la membrane capsulo-pupillaire. Les vaisseaux des deux provenances, les uns provenant de l'artère capsulaire, les autres de l'iris, s'anastomosent donc dans la membrane capsulo-pupillaire. Auparavant ils se subdivisent beaucoup, sans que cependant il y ait formation de capillaires véritables. A ce moment, il y a certainement dans la membrane pupillaire, à côté des artères, des vaisseaux veineux dont le sang se déverse dans l'iris. On discute sur le point de savoir si à l'artère capsulaire correspondent des veines. On admet généralement que le sang qui arrive par cette voie se déverse dans les veines de l'iris, par la voie que nous venons de signaler.

Certains auteurs prétendent qu'à une époque antérieure à celle que nous venons de décrire les vaisseaux, d'ailleurs bien développés, de la face postérieure du cristallin, ne communiquent pas encore avec ceux de la face antérieure. Cela doit être en principe, puisque les vaisseaux du corps vitré pénètrent sous forme de bouchon dans l'œil à travers la fente rétinienne ; il resterait à démontrer anatomiquement jusqu'à quel point les deux réseaux peuvent rester isolés alors qu'ils sont déjà bien développés. Nous ne manquons pas d'indications relatives à une vascularisation passant à l'équateur de l'œil de la face antérieure à la face postérieure, à une époque très-primitive.

IX. Nous avons maintenant tous les éléments nécessaires pour nous former une idée sur la formation de la *capsule vasculaire du cristallin*, qui sous des noms très-divers : membrane pupillaire, membrane capsulaire, membrane capsulo-pupillaire, a été l'objet de nombreux travaux et de longues discussions. Cela provient de ce que successivement les auteurs ont décrit sous des noms différents les diverses portions de cette capsule vasculaire, même à des moments où l'une ou l'autre partie en avait déjà disparu. La tunique dans son ensemble est en effet une formation transitoire, destinée à fournir des matériaux nutritifs au cristallin occupé à se développer rapidement. Plus tard, quand cet accroissement se ralentit et peut-être cesse, les vaisseaux disparaissent avec la membrane qui les porte en avant du cristallin. Sous le nom de *membrane pupillaire*, les cliniciens (*Wachendorff*, en 1738) avaient décrit des restes de la tunique qui dans des cas assez rares relient les bords pupillaires de l'iris sur l'adulte. Plus tard, J. Müller et Henle décrivirent sous le nom de *membrane capsulo-pupillaire* sa prolongation, chez l'embryon, jusqu'à l'équateur du cristallin, et Henle montra qu'elle communique à l'équateur de l'œil avec la *membrane capsulaire*, c'est-à-dire le voile vasculaire situé à la face postérieure du cristallin. Nous n'avons pas besoin d'insister sur ce fait que cette dernière n'est que la partie antérieure du corps vitré, et n'a pas une existence isolée au même titre que la membrane pupillaire.

Il conviendra de donner le nom de *capsule vasculaire du cristallin* à l'ensemble des vaisseaux que nous venons de décrire. Le point de départ de cette formation est donné dans la couche de mésoblaste qui enveloppe de toutes parts le cristallin dès sa séparation de l'épiblaste. Un moment de réflexion y fera voir l'analogue du derme général, situé sous le revêtement épidermique du corps. Au moment où, par suite de l'apparition de la chambre antérieure, la lame mésoblastique située en avant du cristallin s'est séparée en une couche postérieure, fortement vascularisée, la tunique vasculaire du cristallin est donnée dans ses parties essentielles. C'est un véritable sac vascularisé et fermé de toutes parts, mais qui en arrière reste toujours en continuité avec la masse totale du corps vitré; seulement les vaisseaux de ce dernier se sont retirés en quelque sorte contre le cristallin. En avant, les vaisseaux communiquent d'abord directement avec les vaisseaux du mésoblaste circumoculaire, plus tard indirectement, par l'intermédiaire de l'iris. Quant à la constitution de la capsule vascularisée, on y trouve, outre les nombreux vaisseaux, une espèce de tissu conjonctif embryonnaire très-pauvre en éléments cellulaires. Il ne faut du reste pas la confondre avec la membrane propre du cristallin; cette dernière apparaît très tôt, comme nous l'avons déjà dit, et est toujours très-bien délimitée du côté de la tunique vasculaire; nous savons qu'on discute la question de savoir si elle est une formation cuticulaire des cellules constituantes du cristallin, ou bien si elle est une condensation des couches mésoblastiques les plus rapprochées du cristallin.

Chez l'homme, la capsule vascularisée reçoit ses vaisseaux déjà au deuxième mois; depuis ce moment jusqu'au septième mois ils sont très-développés, et constituent une distribution vasculaire très-jolie. Ensuite commence une atrophie des vaisseaux, et dans la membrane pupillaire proprement dite une résorption même du tissu conjonctif qui les porte. Chez le nouveau-né, il n'en reste plus rien, ou à peine quelques restes adhérents au bord pupillaire de l'iris. Quant à la signification physiologique de cette capsule et de ses vaisseaux, il faut admettre que c'est un organe de nutrition du cristallin en croissance qui, n'ayant plus de raison d'être plus tard, disparaît totalement. D'après Huschke (*Eingeweidelehre*, p. 786), le cristallin d'un enfant de seize semaines pèse 123 milligrammes, alors que celui de l'adulte ne pèse que 67 milligrammes de plus, c'est-à-dire 190 milligrammes. Il est donc clair que le cristallin ne s'accroît plus guère après la naissance (Kölliker).

Dans des cas rares, la membrane pupillaire persiste en tout ou en partie après la naissance; la pupille est plus ou moins fermée. Ce qu'il y a de remarquable, c'est qu'alors la membrane pupillaire ne s'insère pas au bord libre de l'iris, mais à une certaine distance de ce dernier, et sur la face antérieure, au niveau du sphincter de la pupille.

X. Le corps vitré renferme encore d'autres vaisseaux que ceux de la capsule vasculaire. Dans une couche périphérique, contre la rétine, il y a chez l'embryon un réseau très-riche de vaisseaux qui en arrière est constitué par des subdivisions de l'artère centrale qu'elle émet dès sa sortie du nerf. Ce réseau vasculaire constitue ce qu'on appelle les *vaisseaux hyaloïdiens* proprement dits, situés donc contre la rétine, dont pourtant ils sont séparés par la limitante primitive interne. En avant, contre l'équateur du cristallin, ils communiquent avec ceux de la capsule du cristallin. L'anastomose ainsi établie est même assez développée, et souvent décrite chez des embryons un peu âgés sous le nom de cercle artériel de Mascagni. Il paraît qu'à ce réseau artériel hyaloïdien font suite un assez grand nombre de veinules, qui de l'équateur du cristallin se dirigent en arrière et pénètrent avec l'artère capsulaire dans le nerf optique (Richiardi) ; peut-être que les mêmes veines ramènent aussi une partie du sang qui arrive par l'artère capsulaire, et qui ne serait donc pas repris en totalité par les veines de l'iris. L'existence même de ces veines demande du reste à être confirmée davantage.

Le réseau vasculaire hyaloïdien a un rôle physiologique analogue à celui des vaisseaux de la capsule du cristallin : il sert à la nutrition d'organes voisins en voie de se développer rapidement, de la rétine et du corps vitré. On l'a rencontré chez beaucoup de mammifères (homme, chat, chien, bœuf, brebis, lapin). Il a du reste disparu à la naissance. Mais chez l'homme et le chat entre autres il se développe à sa place un réseau de vaisseaux rétiniens[1]; chez d'autres (lapin, cheval) il se développe seulement une espèce d'anse vasculaire dans le voisinage de la papille nerveuse.

Ici se présente donc la question de savoir quel rapport il y a entre les vaisseaux hyaloïdiens et les vaisseaux rétiniens ; cela nous mène à parler également de la membrane hyaloïde de l'adulte et de la limitante interne de la rétine.

A une époque très-primitive, on trouve entre la rétine et le corps vitré (sur une coupe transversale) une mince lamelle homogène, bien délimitée sur ses deux faces. A ce propos on soulève la controverse signalée déjà à propos de la capsule propre, hyaline, du cristallin : est-ce une production cuticulaire des cellules rétiniennes, ou bien une condensation des couches du corps vitré qui avoisinent la rétine? Qu'elle ait un rapport très-intime avec la rétine, cela ressort du fait qu'en avant, contre l'équateur du cristallin, elle se réfléchit sans interruption sur la face externe de la vésicule optique secondaire, en tapisse le feuillet proximal, direct, et le sépare nettement du mésoblaste environnant. Le corps vitré embryonnaire n'aurait donc pas de membrane à lui. La membrane hyaloïde que nous connaissons chez l'adulte se forme seulement beaucoup plus tard, quand les vaisseaux hyaloïdiens ont disparu. Ces derniers sont du reste situés en dedans de l'espèce de limitante interne primitive de la rétine, dans les couches périphériques du corps vitré. Est-ce que les vaisseaux hyaloïdiens s'enfoncent simplement dans la rétine, ou bien disparaissent-ils réellement pendant que de nouveaux vaisseaux partis du nerf s'étendent à travers toute la rétine? Kölliker se prononce pour la seconde alternative, en se basant sur ce que la présence de la limitante rend peu probable la pénétration des vaisseaux hyaloïdiens dans la rétine.

XI. Reste encore à parler de l'origine des fibres de la zone de Zinn, ou du ligament suspenseur du cristallin. D'après Arnold, ces fibres seraient visibles à une époque très-primitive, quand le corps ciliaire et l'iris sont à peine indiqués. Kölliker les a vues chez l'homme au quatrième mois, sous forme de fibrilles très-fines situées entre la limitante et les vaisseaux de la capsule du cristallin.

[1] Chez beaucoup de poissons et chez les batraciens, dont la rétine est dépourvue de vaisseaux, l'animal adulte a des vaisseaux hyaloïdiens très-développés.

D'après cet auteur, elles naîtraient par différenciation dans la périphérie du corps vitré et dans la membrane hyaloïde. Lieberkuehn les a décrites à une époque très-primitive et avec beaucoup de détails, chez divers embryons de mammifères.

XII. *Tuniques fibreuse et vasculaire de l'œil, chambres antérieure et postérieure.* La vésicule optique secondaire est dès sa formation enveloppée par le mésoblaste céphalique. En avant, il y a eu une lacune momentanée au moment où le cristallin s'est isolé de l'épiblaste, mais des lames mésoblastiques n'ont pas tardé à se réunir au devant du cristallin et à le séparer de l'épiblaste. La tunique fibreuse (sclérotique et cornée) et la tunique vasculaire (choroïde, corps ciliaire et iris) se différencient dans cette partie du mésoblaste céphalique qui avoisine la vésicule optique; en avant, la lame mésoblastique dans son ensemble avec le revêtement épiblastique se transforme dans le segment antérieur des deux tuniques. Cette partie est très-mince au commencement, mais elle ne tarde pas à s'épaissir considérablement. Nous savons déjà comment l'apparition de la chambre antérieure la subdivise en une cornée proprement dite et en membrane pupillaire, et nous avons même esquissé à grands traits la délimitation de l'iris. En reprenant toutes ces formations à une époque assez primitive, on verra que la vésicule optique secondaire, le cristallin et le corps vitré y compris, est entourée de toutes parts d'une coque de tissu mésoblastique, qui finit par s'isoler assez bien des parties environnantes. En avant, le revêtement épiblastique du corps fait plus ou moins corps avec la coque mésoblastique. Près du pôle oculaire antérieur, au niveau de l'ouverture du calice constitué par la vésicule optique, cette coque se continue dans la capsule vasculaire du cristallin, ou plutôt en constitue le feuillet antérieur. La coque mésoblastique ainsi délimitée finira par se diviser en deux, par l'apparition d'une fente, qui apparaît d'abord au pôle antérieur et qui de là se propage jusqu'au pôle postérieur. Le résultat en est la formation de deux enveloppes mésoblastiques complètes de l'œil, dont l'externe, de nature fibreuse (cornée et sclérotique), constitue la charpente de l'œil, et dont l'interne, avant tout vasculaire (membrane pupillaire, iris, corps ciliaire et choroïde), fournit les matériaux nutritifs (et certains organes moteurs) à l'œil, dont la partie essentielle, nerveuse, est donnée dans la vésicule optique secondaire. Nous avons déjà vu apparaître cette fente au pôle antérieur de l'œil, où elle a délimité d'abord le milieu cornéen et la membrane pupillaire; la fente s'étendant vers la périphérie, elle retranche de la périphérie cornéenne l'iris, et elle constitue elle-même la chambre antérieure. A une époque beaucoup plus avancée, elle se prolonge dans le reste de la coque mésoblastique, et sous le nom d'espace suprachoroïdien elle retranche de la sclérotique la choroïde en arrière et le corps ciliaire en avant. On remarquera qu'à l'exception du pôle antérieur la tunique vasculaire est partout doublée à sa face interne par la paroi de la vésicule optique, à laquelle elle fournit actuellement, et même dans la vie extra-utérine, les matériaux nutritifs. Or, la partie antérieure, non tapissée par la vésicule optique, la membrane pupillaire, est destinée à disparaître plus tard : il se forme secondairement au pôle oculaire antérieur une solution de continuité dans la tunique vasculaire, la pupille. Naturellement les différentes zones de la tunique vasculaire peuvent acquérir plus tard des dimensions très-différentes, cela n'empêchera pas de les reconnaître dans les parties de l'organe arrivé à son entier développement.

XIII. La délimitation de la membrane pupillaire nous est connue. Voyons d'abord celle de l'*iris*. Nous avons déjà dit qu'il se compose d'un feuillet postérieur, provenant de la vésicule optique, et d'un feuillet antérieur, mésoblastique. Or, avant que ce dernier soit séparé de la périphérie cornéenne, on voit déjà apparaître la délimitation du bord ciliaire de l'iris dans un plissement de la vésicule optique vers l'intérieur de l'œil, manifeste dans la figure 2*cc*,

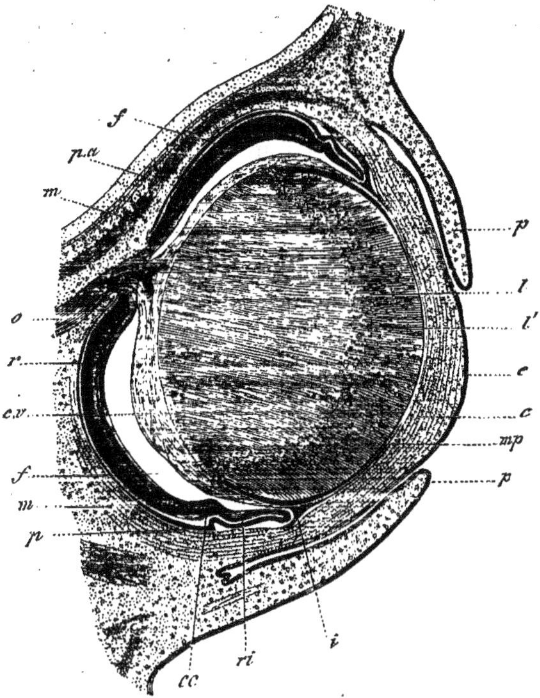

Fig. 2. — Coupe horizontale à travers l'œil d'un lapin de 18 jours. Gross. 30 fois.

O, nerf optique; *p, a*, petite aile du sphénoïde; *p*, pigment rétinien; *r*, rétine; *r i*, portion iridienne de la rétine; *i*, insertion sur la membrane pupillaire du tissu mésoblastique de l'iris, ce dernier en voie de se séparer de la périphérie cornéenne; on voit des deux côtés un plissement *cc* de la paroi de la vésicule optique, l'ébauche du corps ciliaire, ou plutôt de la portion ciliaire de la rétine; *c, v*, corps vitré, décollé de la rétine par suite de son ratatinement, à l'exception de l'endroit où se trouve l'artère capsulaire, la prolongation de l'artère centrale de la rétine; *mp*, membrane pupillaire; *c*, cornée avec son épithélium *e*; *p*, paupières (supérieure et inférieure); *l*, cristallin; *l'*, épithélium du cristallin; *m*, muscles extrinsèques de l'œil (Kölliker).

et auquel correspondra bientôt une côte saillante de la coque mésoblastique de l'œil : c'est là le commencement du corps ciliaire. Toute cette partie de la paroi de la vésicule optique, composée naturellement de deux feuillets, qui est située en avant du corps ciliaire, sera la lame postérieure de l'iris. Il ne manque plus que l'extension périphérique de la chambre antérieure pour la délimitation complète de l'iris. C'est ce qui arrive en effet. Cette évolution est déjà commencée dans le stade primitif représenté par la figure 2. La fente se prolongera jusqu'à l'extrémité antérieure du corps ciliaire, et séparera de la périphérie cornéenne la lame antérieure, mésoblastique, de l'iris. Nous trouvons même dans le plissement de la vésicule optique au niveau du corps ciliaire un obstacle qui peut-être empêche momentanément que la fente s'étende au delà de cette limite. En effet, dans la vallée de ce plissement, la rétine sera appliquée plus fortement contre la coque mésoblastique, qu'elle comprimera dans une certaine mesure, et constituera l'obstacle signalé.

Entre temps le cristallin, qui remplit encore presque complétement la cavité oculaire, dont l'équateur se trouvait primitivement au niveau du bord pupillaire de l'iris, s'est accru à la périphérie, s'est distendu et s'est insinué derrière l'iris à peine délimité. A ce moment nous avons un iris composé de deux feuillets, qui recouvre en avant la périphérie du cristallin, et qui est séparé dans toute son étendue de la périphérie cornéenne. La chambre antérieure n'existe encore que sous forme de fente, car le cristallin le refoule encore en avant, contre la face postérieure de la cornée. Nous manquons d'indications précises sur la formation de la chambre postérieure, qui n'existe pas encore comme espace sensible, le cristallin étant appliqué contre la face postérieure de l'iris; mais il n'est guère difficile de comprendre sa formation.

La formation de l'iris n'est donc pas le résultat d'une espèce de bourgeonnement dans la chambre antérieure, procédant du côté du corps ciliaire, opinion qui est aujourd'hui celle des auteurs les plus classiques. Des mensurations directes permettent d'ailleurs de se convaincre davantage encore de la vérité de notre exposé: on trouvera que le diamètre pupillaire, loin de diminuer, augmente même dans les progrès de l'évolution. Naturellement, le voile iridien une fois donné s'accroîtra dans toutes les dimensions, mais pas plus vers son bord pupillaire que contre son bord ciliaire. Presque tout ce que nous venons de dire ressort d'ailleurs de la figure 2 donnée par Kölliker, et cependant cet auteur parle de la formation de l'iris par bourgeonnement du côté du corps vitré. Pour que tel fût le cas, il faudrait que la première trace du corps ciliaire se trouvât au bord antérieur de la vésicule oculaire.

Pour passer du stade représenté dans la figure 2 à l'état définitif des choses, il faut seulement admettre un développement prédominant dans le segment postérieur de la vésicule optique, dont le résultat est un agrandissement considérable de l'espace intra-oculaire. C'est ce qui a lieu en effet. Le cristallin s'accroissant surtout à l'équateur, il s'étend derrière l'iris, et il se forme pour le corps vitré une place de plus en plus grande entre le cristallin et la rétine.

La chambre antérieure est donc une fente interstitielle née dans l'épaisseur de la coque mésoblastique de l'œil. La cornée est primitivement composée uniquement d'éléments cellulaires. Chez l'homme, la substance fibrillaire y devient apparente vers le milieu du deuxième mois. Donders a vu la membrane de Descemet chez un embryon humain de deux à trois mois. La cornée de l'embryon est beaucoup plus convexe que celle de l'adulte; elle s'aplatit dans la suite. Une assertion de Hyrtl, d'après laquelle la cornée du fœtus humain serait vascularisée, n'a été guère ni contredite ni confirmée. L'iris humain se délimite vers la fin du deuxième mois seulement. Nous reviendrons plus loin sur les transformations de sa lame postérieure, qui chez l'adulte constitue le pigment appelé « uvée » à sa face postérieure. La lame provenant de la vésicule optique s'atrophie donc dans la suite, tandis que la lame mésoblastique prend un plus fort développement.

XIV. Voilà pour les transformations de la lame mésoblastique qui recouvre l'œil en avant. Pour le reste de la surface oculaire, nous avons dit que les couches mésoblastiques qui avoisinent la vésicule oculaire se différencient en sclérotique et tunique vasculaire. Ces deux tuniques font primitivement un tout, assez peu délimité des parties environnantes, et continu en avant avec la cornée et la membrane pupillaire; la séparation entre la choroïde et la sclérotique se fait relativement tard; elle a lieu par la prolongation périphérique de la fente qui en avant a donné naissance à la chambre antérieure; seulement elle est moins complète en arrière, surtout au niveau du corps ciliaire. Pour achever ce qui est relatif au développement de la *sclérotique*, nous dirons qu'elle est longtemps très-mince, surtout en avant contre la cornée, et en arrière au pôle postérieur. Elle n'acquiert tout son développement qu'après la naissance, et cela par l'apposition de nouvelles couches à l'extérieur (v. Ammon) : de là que chez le nouveau-né la sclérotique laisse luire un peu par transparence le pigment sous-jacent, et qu'elle paraît bleuâtre. Hannover a décrit sous le nom de *funiculus scleroticæ* une espèce de bourrelet situé chez le nouveau-né dans l'épaisseur de la sclérotique, au niveau de la *macula lutea*, bourrelet qu'il met en rapport avec la fente oculaire.

La partie postérieure de la tunique vasculaire (corps ciliaire et choroïde) naît de la partie interne de la coque mésoblastique de l'œil. Longtemps avant la séparation de cette dernière en deux feuillets, il s'y est développé contre la vésicule optique une vascularisation assez prononcée ; premier vestige de la choroïde. Le pigment propre de la choroïde, c'est-à-dire de sa couche externe, n'apparaît que dans les premiers temps après la naissance : la choroïde du nouveau-né n'est pas pigmentée. Par contre, le pigment contenu dans les cellules polygonales situées en une couche unique à la face interne de la choroïde apparaît très-tôt, et sa présence fait même remarquer la présence de l'œil chez l'embryon. Mais, embryologiquement, ces cellules polygonales pigmentées n'appartiennent pas à la choroïde, la couche est une transformation du feuillet proximal de la vésicule optique.

XV. A une époque assez primitive, représentée dans la figure 2, on voit apparaître un commencement de corps ciliaire, sous forme d'un pli de la paroi de la vésicule optique *cc*, auquel correspond une espèce de bosselure de la face interne de la choroïde non encore différenciée de la sclérotique. Le corps ciliaire primitif est recouvert par les deux feuillets de la vésicule optique; nous savons que chez l'adulte on démêle encore assez bien la présence de ces deux feuillets dans la portion ciliaire de la rétine (cellules cylindroïdes) et dans les cellules polygonales pigmentées sous-jacentes. En avant du corps ciliaire primitif reste une assez large bande de la paroi double de la vésicule optique ; c'est là l'origine du pigment qui tapisse la face postérieure de l'iris, pigment qui se continue en arrière avec la portion ciliaire de la rétine et qui en avant arrive jusqu'au bord pupillaire de l'iris. D'abord assez épais, ces deux feuillets iridiens de la vésicule optique s'amincissent plus tard, et il paraîtrait que le pigment ne se développe pas seulement dans le feuillet antérieur (non réfléchi), mais encore dans le feuillet postérieur (réfléchi). Nous avons déjà dit que la portion rétinienne de l'iris s'atrophie beaucoup dans la suite, à l'opposé de la portion mésoblastique, qui de plus se vascularisera fortement.

La formation du corps ciliaire pourrait être le fait d'un accroissement exagéré, en cet endroit, des vaisseaux sanguins de la tunique vasculaire. Peut-être cependant que son point de départ est un plissement de la rétine, dont nous ignorons encore la cause efficiente.

Ce plissement expliquerait jusqu'à un certain point l'adhérence plus forte entre la choroïde et la sclérotique en cet endroit, adhérence qui plus tard est le fait du tendon du muscle ciliaire. Ce tendon paraît du reste être une lame relativement plus développée chez l'embryon que chez l'adulte; chez l'un et l'autre, il se continue avec la périphérie des lamelles cornéennes profondes. Manz prétend même qu'en voulant détacher violemment la choroïde de la sclérotique il arrive que les lamelles cornéennes profondes, avec la membrane de Descemet, se détachent souvent de la cornée proprement dite, et restent adhérentes à la choroïde. La membrane de Descemet et les quelques plans cornéens postérieurs seraient donc la continuation de la choroïde. A cela Kölliker objecte que la membrane de Descemet n'est jamais vascularisée. Nous avons cependant vu que chez l'adulte de nombreux nerfs et vaisseaux sortis du corps vitré pénètrent dans les lamelles internes de la sclérotique, et vont se rendre dans la périphérie cornéenne. Cela parle au moins en faveur d'un rapport assez intime et direct entre le corps ciliaire et les parties profondes de la cornée.

En ce même endroit se développera plus tard le ligament pectiné de l'iris, à la périphérie de la chambre antérieure; c'est une évolution particulière d'une partie de la lame de tissu qui réunit la partie antérieure du corps ciliaire à la sclérotique, et qui plus tard se transforme dans le ligament du muscle ciliaire.

Le corps ciliaire de même que l'iris est et reste couvert à sa face interne par les deux feuillets de la vésicule optique; seulement ici le feuillet distal ne devient jamais le siége d'une pigmentation; il acquiert aussi un développement plus fort qu'au niveau de l'iris.

XVI. Nous connaissons très-peu de détails sur la différenciation intime de la choroïde proprement dite. Longtemps elle n'est pas même séparée de la sclérotique, dont elle se distingue cependant très-tôt par une vascularisation très-forte. La lame élastique interne paraît n'être rien autre chose que la continuation de la limitante interne de la rétine que nous avons rencontrée à un stade très-primitif, et qui se réfléchit contre la pupille sur la face externe de la vésicule optique.

L'organisation de la choroïde paraît subir un retard notable au niveau de la soi-disant *fente choroïdienne;* nous y reviendrons à l'instant.

Pour ce qui regarde les dates établies chez l'homme, le corps ciliaire comme l'iris s'ébauche vers la fin du deuxième et le commencement du troisième mois. Chez le nouveau-né, avons-nous dit déjà, le pigment n'existe pas encore dans la couche externe de la choroïde, mais il apparaît très-tôt dans les cellules polygonales de la rétine, aussi bien derrière l'iris que sur le corps ciliaire et au fond de l'œil.

XVII. Rétine. Reprenons la vésicule oculaire secondaire au stade où la cavité de la vésicule primitive s'est réduite à une mince fente comprise entre le feuillet proximal et le feuillet distal de la vésicule secondaire. Cette cavité se prolonge virtuellement à travers le nerf optique jusque dans le troisième ventricule cérébral. Mais dans l'axe du nerf optique existe une seconde lacune, occupée par les vaisseaux centraux; les cellules qui en forment la paroi étaient primitivement à la surface du pédicule optique; leur invagination s'est produite en même temps qu'a eu lieu la formation de la vésicule optique secondaire.

Au moment de la formation de la vésicule primitive, l'épaisseur de sa paroi proximale l'emportait un peu sur celle de la paroi distale. Du reste, la paroi de la vésicule primaire, analogue encore à celle du cerveau, semble formée par deux à trois couches de cellules, si l'on ne consulte que la disposition des noyaux rangés sur plusieurs rangées; les contours cellulaires sont trop peu marqués pour servir à décider définitivement la question. Quand la paroi distale de la vésicule est refoulée sur la proximale, elle commence à l'emporter sur celle-ci pour ce qui regarde son épaisseur. La disproportion augmente rapidement, car la lame proximale s'amincit même pendant que l'autre s'épaissit, et, au moment où le cristallin s'est isolé, la différence est déjà considérable. A quatre semaines, chez l'homme, la lame proximale n'a que 0,031 — 0,035 millimètres, tandis que la distale a 0,066 — 0,09 millimètres (Kölliker).

Le développement relatif des deux feuillets ressortira d'ailleurs de la figure 2 qui représente un stade assez avancé. Nous savons déjà que la lame proximale va donner le pigment rétinien, composé de cellules épithéliales polygonales, et que la lame distale donnera naissance à la rétine proprement dite; nous n'ignorons pas non plus que les deux feuillets dépassent en avant les limites de ce qui sera plus tard la rétine proprement dite, qu'ils tapissent le corps ciliaire et l'iris jusqu'à son bord pupillaire.

Les transformations ultérieures de la lame proximale ne sont pas bien profondes. Sur l'embryon humain de quatre semaines, examiné par Kölliker (la lentille venait de se séparer de l'épiblaste), le pigment y avait fait son apparition en avant, du côté de l'iris et du corps ciliaire, et était déposé dans les plans internes de la lame proximale; celle-ci se composait d'une, peut-être de deux rangées de cellules polygonales. Chez tous les mammifères examinés, les cristaux de pigment apparaissent dans la partie interne des cellules, celle qui avoisine la rétine proprement dite; on sait que cela continue à être le cas chez l'adulte. Au niveau de l'iris, la pigmentation finit même par envahir le feuillet distal, qui à ce niveau s'atrophie considérablement.

Les transformations du feuillet distal sont beaucoup plus compliquées. Pendant qu'en avant cette couche ne s'accroît guère et s'amincit même (au niveau du corps ciliaire et de l'iris), elle augmente d'épaisseur en arrière; ici, les cellules se disposent bientôt manifestement sur plusieurs rangées, alors qu'en avant il n'y a qu'une seule rangée. Tout semble d'ailleurs indiquer que dans le fond de l'œil la rétine s'accroît rapidement, tant en étendue qu'en épaisseur; elle arrive même à se soulever en différents endroits, sous forme de plis très-manifestes au deuxième mois, mais qui s'effaceront plus tard tout à fait.

XVIII. Nous avons à revenir ici sur le sort ultérieur de la fente rétinienne. A l'époque à laquelle nous sommes arrivés, elle s'est fermée, et, bien qu'au niveau de cette espèce de raphé les deux feuillets de la vésicule secondaire passent l'un dans l'autre sans interruption, l'endroit reste encore visible pendant quelque temps en ce que là le pigment n'apparaît dans les cellules polygonales que plus tard. Pendant quelque temps donc, on voit sur le fond noirâtre de l'œil, et à sa partie déclive, une ligne claire qui du nerf optique se prolonge jusqu'au bord pupillaire de l'iris, et par conséquent est visible de l'extérieur. Cette ligne non pigmentée est très-manifeste sur des embryons de poulets, et persiste longtemps chez les jeunes poissons, même quand ils nagent déjà librement dans l'eau. On peut toutefois se convaincre que le tissu propre de l'iris, pas plus que celui de la choroïde, ne fait pas défaut à ce niveau.

Toute trace de la fente embryonnaire disparaît chez l'homme vers la fin de la septième semaine.

On remarquera qu'au niveau de la fente rétinienne il ne saurait être question d'une fente choroïdienne ou d'une fente de la sclérotique, comme on l'admet encore souvent de nos jours. Cependant il paraît que, si l'occlusion de la fente rétinienne ne se fait pas normalement, si elle reste plus ou moins ouverte ou mal fermée dans toute sa longueur ou seulement en un endroit circonscrit, alors, au niveau de ces places défectueuses de la vésicule optique, la choroïde surtout et la sclérotique ne se forment qu'incomplétement; elles y cèdent plus tard à la pression intra-oculaire et s'excavent : il y a formation d'un *colobome de l'œil*, d'un *colobome choroïdien*, comme on l'a appelé longtemps, croyant qu'il s'agissait d'une fente choroïdienne. Quelquefois la fente semble être fermée, mais le pigment ne s'y est pas développé; au moins la partie du fond de l'œil non pigmentée est sensible à la lumière. Les fentes congénitales de l'iris (colobomes de l'iris), qui souvent ne sont que la prolongation en avant d'un colobome rétinien, sont dues à un processus analogue : la paroi de la vésicule optique ne s'y est pas fermée, et cette absence d'éléments rétiniens entraîne de l'une ou de l'autre manière le non-développement ou bien la disparition du tissu iridien à ce niveau.

Manz ramène la formation de la *macula lutea* à un reste de la fente embryonnaire. Bien que l'existence constante du colobome de l'œil à sa partie inférieure, déclive, parle contre cette opinion, celle-ci expliquerait d'abord la dépression de la *fovea centralis*, et ensuite le fait que les vaisseaux et les fibres nerveuses semblent éviter, au sortir de la papille, la région de la *macula lutea*, et n'y arrivent que par une voie détournée. Hannover décrit même dans la sclérotique, au niveau de la *macula lutea*, un point remarquable qu'il met en rapport avec la fente oculaire fœtale. Il faudrait dans cette hypothèse admettre, ou bien une rotation de l'œil autour de son axe antéro-postérieur, ou bien que la *macula lutea* est un point de la fente, tandis que le nerf optique définitif ne s'insère pas sur l'œil à l'endroit où s'insérait le pédicule de la vésicule optique. Nous sommes du reste dans une ignorance absolue sur la manière dont la *macula lutea* se développe.

Signalons ici le peigne des oiseaux et le ligament falciforme (y compris la campanule) des poissons, qui sont des transformations du bouchon mésoblastique qui primitivement a traversé la fente rétinienne pour arriver dans la cavité intra-oculaire.

XIX. Voyons maintenant les changements de texture qui surviennent dans l'épaisseur de la rétine proprement dite. Primitivement, et analogue en cela à la paroi du canal médullaire dont elle est la prolongation, elle se compose en apparence de plusieurs couches de cellules allongées, avec les grands axes perpendiculaires au plan rétinien. La rétine semble donc striée transversalement (fig. 2). Peut-être aussi que primitivement il n'y a qu'une couche unique de cellules (Babuchin). Dès ce moment, elle est bordée en dedans par la limitante interne primitive que nous avons déjà appris à connaître; en dehors, du côté de la couche de pigment, elle est aussi marquée par la présence d'une espèce de limitante externe.

La première différenciation de la rétine consiste en ce que, quand par suite de la multiplication cellulaire très-active elle se compose manifestement de plusieurs couches d'éléments, les cellules des deux ou trois rangées internes s'agrandissent plus que les autres et acquièrent de plus gros noyaux : c'est la couche des cellules nerveuses; elle devient manifeste chez l'homme vers la quatrième semaine (Babuchin). En même temps, les éléments cellulaires se raréfient dans une zone située en dehors de celle-là, ce qui la marque sous forme d'une bande claire sur la coupe transversale. D'un autre côté, vers la même époque, apparaît un mince stratum de fibres très-ténues à la face interne de la couche des cellules nerveuses. Nous avons donc à ce moment de dedans en dehors : 1° la membrane limitante interne ; 2° la couche des fibres nerveuses ; 3° celle des cellules ganglionnaires ; 4° une couche moléculaire (claire) ; 5° une couche externe très-épaisse, composée de cellules, et enfin 6° la membrane limitante externe. A cela il faudrait ajouter 7° la couche du pigment rétinien, depuis longtemps différenciée (toutes ces couches sont déjà manifestes dans le stade de la figure 2).

Suivant Kölliker, auquel nous empruntons ces données relatives au lapin, la rétine reste longtemps en cet état ; elle s'épaissit toutefois, et les fibres radiaires, de soutien, deviennent de plus en plus visibles. Enfin, l'apparition de la couche moléculaire externe ou inter-granuleuse sépare en deux la couche épaisse, externe, d'éléments cellulaires : elle se subdivise en une couche des grains internes et une couche des grains externes.

Les cônes et les bâtonnets se forment en dernier lieu, et cela très-tard ; suivant M. Schultze, ils feraient encore défaut à la naissance chez certains animaux qui naissent avec les yeux fermés (chat et lapin). Dans tous les cas, ils apparaissent chez les mammifères vers la fin de la gestation. C'est chez le poulet particulièrement qu'on a poursuivi leur évolution. Pour ce qui est des autres animaux, on sait au moins que le mode de formation est partout le même, c'est-à-dire qu'ils dérivent des grains externes, sans que cependant le mode plus exact de cette formation soit connu : ou bien en guise de formation cuticulaire (MM. Schultze, W. Müller), ou bien comme de simples prolongements des grains externes, qui se seraient transformés chimiquement et physiquement (Kölliker, Babuchin). M. Schultze prétend même que l'article interne se forme d'abord, puis l'article externe, ce qui pourtant serait peu en harmonie avec leur prétendue nature de substance cuticulaire.

Quoi qu'il en soit, les cônes et les bâtonnets procèdent bien des grains externes, avec lesquels ils font corps primitivement ; plus tard, la partie intermédiaire s'étire en un filet plus ou moins mince. Les cônes et les bâtonnets naissent, à la face rétinienne externe, tournée vers le pigment. Dès leur première apparition, ils perforent la limitante externe primitive, et apparaissent à la face externe de celle-ci sous forme de petites bosselures qui, augmentant de longueur, simulent une forêt de palissades surmontant la face externe de la limitante, et s'enfonçant de plus en plus dans la substance des cellules pigmentées. Suivant une assertion de Hensen, les articles externes seraient même formés par les cellules du pigment ; mais cet auteur est à peu près seul de son avis.

La fente située entre les deux feuillets de la vésicule optique finit par disparaître tout à fait, par suite de l'accroissement des cônes et des bâtonnets. On se souviendra que les bâtonnets et les cônes proéminent dans une fente qui est l'analogue du canal central du système nerveux, ou même dont la paroi correspond à la surface de la peau du dos : en ce sens, les cônes et les bâtonnets naissent sur le dos de l'animal. Cette comparaison un peu hardie a l'avantage de faire comprendre pourquoi chez certains mollusques, dont l'œil ressemble sous tous les rapports beaucoup à celui des vertébrés, les bâtonnets sont implantés sur la face antérieure de la rétine, tandis que chez les vertébrés ils se trouvent à la face postérieure de cette membrane. C'est que chez ces mollusques il n'y a pas ces invaginations successives de la rétine ; celle-ci est une simple excavation du tégument externe : donc, encore une fois, les bâtonnets surmontent la face rétinienne qui correspond à la surface générale du corps.

A l'article RÉTINE, on verra que la membrane de ce nom se compose chez l'adulte d'éléments nerveux et d'un tissu de charpente; ce dernier est surtout représenté par les fibres radiaires, de soutien. L'embryologie et l'anatomie comparée démontrent à l'évidence que, de même que les éléments nerveux, les fibres de soutien se développent par transformation des éléments cellulaires de la vésicule optique primitive, éléments qui dérivent du système nerveux central. Il faut donc admettre que, dès le commencement, des éléments cellulaires de deux espèces, de dignité histologique bien différente, sont contenus dans la rétine. Nous avons vu plus haut que les fibres en question deviennent apparentes à une période assez primitive : certains éléments cellulaires se prolongent considérablement et traversent la rétine suivant toute son épaisseur. Plus tard, les deux extrémités des cellules allongées, qui du reste se ramifient à l'infini, s'élargissent beaucoup contre les deux faces de la rétine proprement dite ; en dedans, elles viennent à se toucher, et ces pieds élargis renforcent la limitante interne, que plus tard ils semblent constituer à eux seuls. Quelque chose d'analogue se passe du côté externe de la rétine, et le résultat en est la formation de la limitante externe ; plus tard seulement, celle-ci sera perforée par les cônes et les bâtonnets qui la surmonteront. Ainsi s'explique encore la présence, sur l'adulte, d'un ou de plusieurs noyaux dans la continuité de la fibre radiaire de soutien.

Jusqu'ici, aucun élément hétérogène n'a pénétré dans la rétine, et chez la plupart des animaux les choses restent en cet état pendant toute la vie. Dans des cas rares, chez l'homme entre autres, il se produit vers la fin de la gestation une immigration d'éléments mésoblastiques, porteurs de vaisseaux sanguins, dans les couches internes de la rétine. Ceci a lieu vers le moment où les vaisseaux hyaloïdiens disparaissent. Nous nous sommes déjà posé la question de savoir si ces vaisseaux rétiniens sont une nouvelle formation, ou bien s'ils ne sont rien autre chose que les vaisseaux hyaloïdiens qui se seraient enfoncés dans la rétine.

XX. Ce qui précède se rapporte uniquement à la portion postérieure de la rétine, à celle qui renferme plus tard des éléments nerveux. Nous avons dit déjà que la partie antérieure, celle qui est située au devant de l'*ora serrata* de plus tard, se réduit à des dimensions moindres. Plus tard, elle constitue la couche unique de cellules cylindroïdes qui, sous le nom de portion ciliaire de la rétine, recouvre les procès ciliaires, dont elle est séparée par la couche de cellules polygonales pigmentées. A la limite entre cette partie et la rétine proprement dite, on voit les cellules cylindroïdes s'allonger, et un peu plus loin se transformer dans les fibres radiaires de soutien de la rétine. Enfin, derrière l'iris, les cellules de la lame distale de la vésicule optique, c'est-à-dire de la prolongation de la rétine, d'abord assez développées (fig. 2.), s'atrophient davantage, s'aplatissent et deviennent le siége d'une pigmentation, tout comme les cellules sous-jacentes de la lame proximale ; plus tard même les deux couches se soudent plus ou moins en une seule lamelle. Une espèce de cuticule non pigmentée qui chez l'adulte recouvre en arrière ce stratum pigmenté serait donc un vestige de la limitante interne primitive, et non pas de la lame distale de la vésicule optique.

XXI. De quelle manière naissent les fibres nerveuses de la rétine et du nerf optique? Les auteurs s'accordent sensiblement à dire qu'elles sont émises (les cylindres d'axe) par le cerveau et qu'elles s'accroissent périphériquement jusque dans la rétine ; ce mode de formation paraît du reste être général pour tous les nerfs. Les cellules du pédicule de la vésicule optique n'ont donc rien à faire avec les fibres nerveuses; elles s'atrophient et constituent des cellules aplaties particulières situées chez l'adulte en guise de tissu de soutien entre les fibres nerveuses (*voy.* l'art. NERF OPTIQUE). Le pédicule en question est seulement la voie par laquelle les fibres nerveuses gagnent la périphérie.

Le nerf optique, de même que la rétine, est donc par son développement une partie du système nerveux central (comme dans ce dernier, ses fibres constituantes n'ont ni enveloppe de Schwann, ni anneaux de Ranvier). La rétine peut être comparée au bulbe olfactif, et le nerf optique aux bandelettes olfactives. Le chiasma optique et les bandelettes optiques constituent sans contredit une partie du système nerveux central; ils se développent au contact des éléments de la substance grise du cerveau. Les fibres paraissent se propager à la surface externe du pédicule primitif de la vésicule; plus tard, après l'invagination, elles arrivent donc aussi au centre du pédicule. Ces points délicats sont du reste loin d'être élucidés complétement (*voy.* l'article NERF OPTIQUE).

XXII. *Annexes de l'œil.* Les paupières naissent très-tôt. Chez l'homme au commencement du deuxième mois (v. Ammon), sous forme d'un bourrelet ou repli circulaire du tégument externe (une couche mésoblastique y comprise) autour de la cornée, mais à une certaine distance de cette dernière (fig. 2). Ce bourrelet augmente rapidement, surtout en haut et en bas, de sorte que l'ouverture d'abord circulaire prend la forme d'une fente transversale. Les deux paupières ainsi ébauchées croissent à la rencontre l'une de l'autre, la fente palpébrale devient de plus en plus étroite, et finit par disparaître : les deux bords palpébraux se touchent et se soudent par la confluence de leurs revêtements épithéliaux préalablement très-épaissis.

Jusqu'ici, les deux bulbes oculaires étaient assez proéminents, et avec leurs axes antéro-postérieurs situés perpendiculairement au plan médian du corps. Ils s'enfoncent maintenant jusqu'à fleur de tête, et se dirigent de plus en plus en avant.

Vers la fin de la gestation, les deux paupières se séparent de nouveau, par suite d'une espèce de ramollissement de la couche épithéliale intercalaire. Le développement des cils et des glandes de Meibomius paraît jouer ici un rôle sérieux : les cils perforent en avant la masse épithéliale intercalaire, et les ouvertures des glandes de Meibomius en arrière; il ne reste alors qu'une mince soudure au milieu des bords palpébraux, qui finit par céder également, un temps notable avant la naissance.

XXIII. La *conjonctive* de l'adulte est cette partie du tégument externe (derme et épiderme) qui recouvre le globe oculaire et la face postérieure des paupières. Bien que d'après Kölliker les quelques couches les plus superficielles de la lame mésoblastique qui recouvre l'œil en avant paraissent déjà se distinguer des parties sous-jacentes (sclérotique et cornée) à une époque très-primitive, celle de la figure 2, nous devons cependant admettre que la transformation du tégument commun en muqueuse est le fait du développement et de l'occlusion des paupières. A cette époque primitive, la constitution de l'épiderme est plutôt celle d'un épithélium interne. Il n'est pas étonnant de voir que cette partie, abritée qu'elle est par les paupières et préservée du contact avec les eaux amniotiques, acquiert une autre structure, et notamment une plus grande délicatesse que le tégument général. Il est bien évident que dès sa première apparition la conjonctive (c'est-à-dire son tissu propre, conjonctif) se prolonge au devant du tissu propre de la cornée; elle y est beaucoup plus lâche que ce dernier, et s'en distingue même par ses propriétés optiques. On sait du reste que chez l'adulte la conjonctive bulbaire se prolonge sur la cornée, et qu'il est permis de parler d'une conjonctive cornéenne. Chez l'embryon on peut même séparer de la partie sclérotidienne de la cornée la partie superficielle, conjonctivale, en l'arrachant violemment.

Le développement des *glandes de Meibomius* et celui de la *glande lacrymale* ne doivent pas nous arrêter; ils se font d'après le type connu: bourgeonnement de l'épithélium vers le mésoblaste sous-jacent; les bourgeons ainsi formés se creusent ultérieurement dans leurs axes.

XXIV. *Canal lacrymal.* On avait d'abord annoncé que le canal nasal se développe, à la manière des glandes, par un bourgeonnement épithélial parti de la cavité naso-buccale. Il paraît bien prouvé aujourd'hui que ce canal est une transformation du sillon qui se trouve primitivement entre la branche supérieure du premier arc branchial (maxillaires supérieurs) et le bourgeon fronto-nasal qui descend du haut en bas, entre les deux maxillaires supérieurs, et développe sur le côté, contre notre sillon lacrymal, le prolongement nasal externe. Le sillon en question part de la cavité naso-buccale, et va aboutir en arrière à l'œil. Il se creuse davantage et se ferme en canal, chez l'homme, vers le milieu du deuxième mois (Kölliker). Les canalicules lacrymaux ont été vus par Kölliker dans le troisième mois; cet auteur suppose qu'ils naissent primitivement à deux, en ce sens que l'œil, refoulant le sillon lacrymal sur lui-même, le bifurque à son extrémité supérieure. Le canal lacrymal embryonnaire porte latéralement plusieurs diverticulums très-apparents. NUEL.

BIBLIOGRAPHIE. — Trois grands et excellents travaux sur l'ensemble de l'ophthalmogénèse ont paru récemment: ce sont ceux de *Manz* (1876), *Kessler* (1877), et de *Kölliker* (1879). Nous les avons consultés de préférence. Indépendamment des grandes publications sur l'embryologie, surtout celle de REMAK (*Untersuch. über die Entwickl. d. Wirbelthiere.* Berlin, 1855), puis celles de BISCHOFF (*Entwicklungsgesch. d. Säugeth. u. d. Menschen.* Leipzig, 1842) et de HIS (*Die erste Entwickl. d. Hühnchens im Ei*, 1868), nous avons à citer, en fait de travaux spéciaux: E. HUSCHKE. *Ueber die erste Entwickl. d. Auges*, etc. In *Meckels Arch.*, p. 1, 1832 (l'auteur a vu le premier que le cristallin est une invagination de l'épiblaste). — J. HENLE. *De membrana pupillari aliisque oculi membr. pelluc. Dissert.* Bonn, 1832. — G.-F. REICH. *De membrana pupillari. Diss.* Berol., 1835. — GIRALDÈS. *Etudes anat.*, etc., *sur l'organis. de l'œil*, etc. Paris, 1836. — COSTE. *Embryogénie comparée*, 1837. — Th. SCHWANN. *Mikroscop. Untersuch.*, etc. Berlin, 1839. — C. VOGT. *Embryologie des salmones.* Neufchâtel, 1842, p. 72 (a vu que les fibres du cristallin sont des cellules épiblastiques transformées). — COSTE. *Histoire du développement*, etc., 1847-1860. — SCHŒLER (H.). *De oculi evolutione*, etc., *Diss.* Dorpati, 1848 (a démontré l'invagination de la vésicule optique primitive). — GRAY. *On the Developm. of the Retina and the Opt. Nerv.* In *Philos. Transact.*, I, p. 185, 1850. — DONDERS. In *Nederl. Lancet*, p. 47, 1831. — H. MEYER. *Beitr. zu d. Streitfrage über die Entstehung der Linsenfasern.* In *Müller's Arch.*, p. 202, 1851. — KÖLLIKER. *Ueber die Entwickel. d. Linse.* In *Zeitschr. f. wiss. Zool.*, vol. VI, 1851. — SCHWEIGER-SEIDEL. *Ueber die Vorgänge der Lösung*, etc., *d. Augenlider des Fœtus.* In *Virchow's Archiv*, vol. XXXVII, p. 228, 1857. — V.-A. VON AMMON. *Histoire du développem. de l'œil humain.* Trad. de l'Allem. par le Dr. von Biervliet. Extr. des *Ann. d'ocul.*, 1860. — BABUCHIN. In *Würzb. nat. Zeitschr.*, vol. IV, p. 71, 1863 (Origine des cellules polygonales pigmentées). — v. BECKER. *Untersuch. über die Bau der Linse*, etc. In *Arch. f. Ophth.*, vol. IX, 2, p. 1, 1863. — W. STEINLEIN. *Beitr. z. Anat. d. Retina*, p. 17-138, 1865. — MAX SCHULTZE. *Entwickel. d. Netzhaut.* In *Arch. f. mikr. Anat.*, vol. II, p. 239, 1866. — SCHENK. *Zur Entwickelungsgesch. d. Auges d. Fische.* In *Wien. Sitzb.*, vol. V, Abth. 2, p. 480, 1867. — MAX SCHULTZE. In *Arch. f. mikr. Anat.*, vol. III, p. 377, 1867. — KUPFER. *Die Entwickel. der Retina d. Fish-*

auges. In *Med. Centralbl.*, n° 51, 1868. — Richiardi. *Sopra il sistema vascul. sanguifero dell' occhio*, etc. In *Archivio per la zool., l'anat. e la fisiol.*, 2e sér., vol. I, p. 193-210, 1869. — Babuchin. *Die Linse*. In *Stricker's Handb. d. Gewebel.*, p. 1080, 1871. — Ranvier. *Recherches sur l'histologie et la physiol. des nerfs*. In *Arch. de physiol.*, t. IV, p. 129, 1872. — Lieberkuehn. *Ueber d. Auge des Wirbelthierembryo*. In *Marb. Denkschr.*, vol. X, 1872. — Mihalkovics. *Ueber d. Kamm d. Vogelauges*. In *Arch. f. mikr. Anat.*, vol. IX, p. 591, 1872. — Sernoff. *Zur Entwickel. d. Auges*. In *Med. Centralbl.*, n° 13, 1872. — J. Arnold. *Beitr. zur Entwickelgesch. d. Auges*. Heidelberg, 1874. — Mihalkovics. *Ein Beitr. zur ersten Anlage d. Augenlinse*. In *Arch. f. Ophth.*, vol. XI, p. 379, 1874. — W. Mueller. *Ueber die Stammesentwickel. des Sehorgans*, etc. Leipzig, 1875. — Bergmeister. *Zur vergleich. Embryologie d. Coloboms*. In *Wien. Sitzb.*, avril 1875. — Manz. *Entwickelungsgesch. d. menschl. Auges*. In *Graefe u. Saemisch, Handb. d. Augenheilk.*, vol. I, p. 1, 1876. — Hannover. *Funiculus scleroticæ. Un reste de la fente fœtale de l'œil*. Copenhague, 1876. — Wurtzburg. *Zur Entwickel. d. Säugethierauges. Diss. Wiesbade*, 1877. — Lieberkuehn. *Zur Anat. d. embryonal. Auges*, In *Marb. Sitzb.*, n° 8, 1877. — Kessler (L.). *Zur Entwickel. d. Auges*. Leipzig, 1877. — Bergmeister. *Beitr. z. Entwickel. d. Säugethierauges*. In *Schenk's Mittheil.*, fasc. I, p. 63, 1877. — Born (G.). *Ueber d. Nasenhöhlen u. d. Thränennasengang d. Amphibien*. Leipzig, 1877. — Hunt (D.). *On the Early Developp. of the Ear and the Eye in the Pig*. New-York, 1877. — Ritter. *Zur Histologie d. Linse*. In *Arch. f. Ophth.* (plusieurs travaux), vol. XXIII, 1877.— Oppenheimer (S.). *Die Stäbchen in d. Netzh. von Froschembr*. In *Schenk's Mittheil.*, fasc. II, p. 163, 1878. — Ritter. *Zur Histologie d. Linse*. In *Arch. f. Ophth.*, v. XXIV, 2, p. 1, 1878. — Kölliker. *Entwickelungsgesch. d. Menschen*, etc., p. 623-704, 1879. — van Bambeke. *Contributions à l'hist. du développem. de l'œil humain*. In *Annales de la Soc. de méd. de Gand.*, 1879. N.

§. V. **Pathologie.** Absence de l'œil. *Anophthalmos*. L'anophthalmos congénital, signalé depuis longtemps, a été récemment l'objet de recherches anatomiques sérieuses. Il y a d'abord les monstruosités dans lesquelles avec le globe oculaire toutes les annexes, telles que l'orbite et les paupières, font défaut. Il s'agit là toujours d'une malformation intéressant le système nerveux central; probablement qu'une perturbation est survenue dans l'embryon assez tôt pour avoir pu empêcher la première ébauche de l'organe visuel. On rencontre des cas où derrière des paupières, et à travers une fente palpébrale très-petite, on arrive dans un sac assez petit, tapissé par une espèce de muqueuse, qui elle-même est matelassée d'une membrane fibreuse (sclérotique?) sur laquelle peuvent s'insérer des muscles. Il n'y a pas la moindre trace d'un bulbe oculaire. L'orbite est rétrécie; la glande lacrymale ne semble pas faire défaut, mais elle est très-petite. Il est ensuite des cas où la membrane muqueuse recouvre une nodosité d'un tissu conjonctif ou plus ou moins graisseux; des vestiges des muscles extrinsèques entourent ordinairement la nodosité. Cette dernière peut aussi, malgré ses dimensions ne dépassant pas quelques millimètres, rappeler la structure de l'œil; on peut y démêler une cornée transparente, du pigment, etc. Supposons l'œil un peu plus développé, et nous serons en présence d'un microphthalmos très-prononcé (*voy.* l'article Microphthalmos).

Les cas d'anophthalmos absolu, avec une ébauche de paupières et de l'orbite, sont très-rares. Pour en poser le diagnostic, il ne suffit pas généralement d'un examen externe; probablement l'investigation anatomique ferait découvrir quelque trace d'un œil. Des cas de ce genre ont été cependant positivement observés.

Pour ce qui est de la cause de l'anophthalmos, on pourrait être tenté de supposer que peut-être dans les cas absolus il n'y a pas eu formation de l'œil, c'est-à-dire de la vésicule optique primitive. Ceci doit cependant être rare : témoin la présence si constante des annexes du globe oculaire. L'existence d'une orbite et de paupières, quelque atrophiées qu'elles soient, semblerait prouver que l'œil a existé, mais que pour l'une ou l'autre cause il a disparu très-tôt. D'ailleurs la non-formation de la vésicule optique supposerait un trouble survenu dans le système nerveux central tellement grave que la vie du fœtus serait impossible. On a cependant signalé des monstruosités excessives, dont la face était recouverte par une peau unie, sans indice de paupières ni d'orbites, ou bien offrant seulement un léger enfoncement sous forme de hile de la peau, à l'endroit où aurait dû se trouver l'œil. Une hydrocéphalie survenue très-tôt pourrait bien dans ces cas avoir empêché la formation de la première ébauche de l'organe visuel.

Les processus qui compromettent l'existence du globe oculaire à une période très-primitive peuvent être divers. Un colobome considérable de l'œil est souvent la cause efficiente. On tend aujourd'hui à mettre sur le compte de cette cause les cas assez nombreux de vésicules kystiques contenues dans l'orbite, et affectant quelquefois un rapport avec une petite nodosité qui est un vestige de l'œil (*voy.* l'article COLOBOME DE L'ŒIL). Certains indices semblent cependant prouver que des maladies intra-utérines peuvent conduire à la ruine de l'œil, et l'organe atrophié pourra disparaître complétement, si le trouble arrive très-tôt.

L'aspect des nerfs optiques et des centres nerveux mérite une attention spéciale. Les nerfs optiques sont naturellement atrophiés, si toutefois on en trouve encore des traces. Les couches optiques ont été trouvées atrophiées ; dans d'autres cas tout l'encéphale a été plus ou moins atrophié, et même réduit à une simple vésicule intra-crânienne (hydrocéphalie interne).

Règle générale, l'anophthalmos est double. On a cependant signalé des cas où un œil existait, normal, ou bien plus ou moins désorganisé.

L'anophthalmos unilatéral s'est trouvé même absolu en ce sens que non-seulement le bulbe, mais encore les paupières manquaient tout à fait. Il ne faudrait pas confondre ceci avec la véritable cyclopie (*voy.* l'article CYCLOPIE) dont elle se distingue en ce que l'œil persistant est manifestement simple, se trouve à sa place normale, et non pas sur la ligne médiane. Il ne faudrait pas se laisser imposer par la *cryptophthalmie* unilatérale, dans laquelle les paupières manquent, mais la peau de la face recouvre un bulbe plus ou moins bien développé. Ceci est dû à la non-formation des paupières ; l'anomalie de l'œil est chose secondaire.

Ordinairement l'encéphale présente de fortes anomalies dans l'anophthalmos unilatéral.

NUEL.

BIBLIOGRAPHIE. — GRADENIGO. *Observat. d'un cas d'anophthalmos.* In *Ann. d'ocul.*, t. LXIV, p. 174, 1870. — P. HOEDERATH. *Ueber Monophth. congenitus. Dissert.* Bonn, 1871. — STRAWBRIDGE. *Congenital absence of Both eyeballs.* In *Transact. of the Americ. ophth. Soc.*, p. 144, 1871. — TALKO. *Fall von Monophthalmus congen.* In *Klin. Monatsbl. f. Augenheilk.*, t. X, p. 208, 1872.— J. JACOBI. *Monophth. u. Microphth.* In *Klin. Monatsbl. f. Augenh.*, p. 260, 1874.— WILSON. *Case of Anophthalmus.* In *Ophth. Hosp. Rep.*, t. VIII, p. 184, 1874.— WECKER. *Fall von Anophthalmus mit congenitaler Cystenbildung in den untern Augenlidern.* In *Klin. Monatsbl. f. Augenheilk.*, p. 329, 1876. — v. HASNER. *Sechs Fälle von Anophthalmus congenitus.* In *Prager Vierteljahrschr.*, t. CXXX, p. 55, 1876. — LAFORGUE. *Cas d'anophthalmos.* In *Mém. de l'Acad. des sc. de Toulouse*, 1876. — MANZ. *Anophthalmus.* In *Graefe u. Saemisch, Handb. d. Augenheilk.*, t. II, 2, p. 119, 1876. — J. MICHEL. *Ein Fall von Anophthalmus bilater.* In *Arch. f. Ophth.*, t. XIV, 2, p. 71, 1878. N.

CYCLOPIE. *Voy.* ce mot.

MICROPHTHALMOS CONGÉNITAL. Il ne s'agit pas ici des cas nombreux où une maladie oculaire survenue après la naissance a conduit à une atrophie ou à une phthisie de l'œil, mais de ceux où à la naissance l'œil (ordinairement les deux yeux) est très-réduit dans toutes ses dimensions. Un degré moyen de microphthalmos est compatible avec une vision passable. Dans les cas excessifs, la cécité est la règle.

Le globe oculaire est ordinairement plus sphérique qu'à l'état normal, la cornée ayant la même courbure que la sclérotique. La boule peut descendre aux dimensions d'un petit pois et même d'une lentille. Quand l'anomalie n'est pas excessive, la cornée est transparente en son milieu, et plus ou moins opaque à sa périphérie; la chambre antérieure est petite, l'iris étant presque adossé à la cornée; la pupille est étroite et très-peu mobile. Le cristallin est presque toujours anormalement petit, et souvent luxé. Les muscles extrinsèques sont développés, comme l'atteste la mobilité du bulbe. Souvent il y a du nystagmus, et quelquefois du strabisme.

Les causes prochaines du microphthalmos congénital paraissent être multiples. Une des plus fréquentes est certainement l'existence d'un large colobome de l'œil. Bien souvent même, quand l'exploration ophthalmoscopique de l'œil est impossible, un colobome iridien ou une échancrure du bord papillaire mettent cette genèse hors de doute (*voy.* l'article COLOBOME DE L'ŒIL). D'autres cas examinés anatomiquement paraissent être le résultat d'une maladie de l'œil survenue dans la période fœtale. Dans aucun cas cependant il ne saurait être question d'un simple arrêt de développement, d'une simple persistance d'un état fœtal : il s'agit toujours d'un trouble quelconque survenu dans le développement, ou bien d'une véritable maladie fœtale. NUEL.

BIBLIOGRAPHIE. — WILDE. *Essay on the Malformations*, etc., *of the Organs of Sight*. London, 1862. — WILSON. *Microphthalmos*. In *Dublin Quart. Journ. of Med. Sc.*, t. L, p. 214, 1870. — PANAS. *Cas d'atrophie congénitale de l'œil gauche par suite de variole intra-utérine*. In *Gaz. d. hôp.*, p. 571, 1871. — HERBERT PAGE. *Transmission through three Generations of Microphthalmus*, etc. In *Lancet*, août 1874. — MANZ. *Microphthalmus*. In *Graefe u. Saemisch, Handb.*, t. II, 2, p. 131, 1876.—W. MANZ. *Zwei Fälle von Mikrophthalmus congenitus nebst Bemerkungen ueber die cystoide Degeneration des fœtalen Bulbus*. In *Arch. f. Ophth.*, t. XXVI, 1, p. 154. N.

BUPHTHALMOS, HYDROPHTHALMOS CONGÉNITAL. Élaguons d'abord les différentes espèces de staphylomes (cornéens, ciliaires, sclérotidiens, etc.) survenant après la naissance et qui trouvent leur description aux articles CORNÉE et SCLÉROTIQUE, ainsi que le glaucome, qui à un certain point de vue est un hydrophthalmos véritable.

L'hydrophthalmos congénital n'est probablement pas une simple malformation, mais le résultat d'une maladie intra-utérine. Il se distingue du reste des anomalies congénitales en ce qu'il ne reste pas stationnaire, mais suit après la naissance une marche progressive et conduit fatalement à la perte de la vision.

Les dimensions du globe peuvent devenir considérables, et, bien que l'œil augmente dans toutes les directions, c'est cependant ordinairement le segment antérieur (cornée et région ciliaire) qui se distend le plus.

Les caractères de l'hydrophthalmos congénital sont les suivants : Cornée très-grande et amincie ; malgré cette minceur, elle est le siége de troubles diffus plus ou moins intenses. Sclérotique amincie autour de la cornée, et laissant voir par transparence le corps ciliaire (ton bleuâtre). Chambre antérieure très-profonde. Iris décoloré et souvent tellement aminci qu'il laisse voir par transparence le reflet rouge du fond de l'œil. Pupille plus ou moins dilatée et immobile. L'éclairage oblique démontre que le cristallin ne touche pas l'iris, et qu'il y a une chambre postérieure très-profonde. De là aussi que l'iris tremblote souvent. Le cristallin est souvent cataracté, et quelquefois luxé. Le corps vitré est ramolli, et souvent le siége de grosses opacités. Le fond de l'œil est visible à l'ophthalmoscope, s'il n'y a pas de cataracte; alors on trouve une myopie souvent excessive, et une *excavation* notable du *nerf optique*. La tension de l'œil est augmentée.

Nous avons déjà dit que, l'affection étant une fois donnée, elle est progressive et conduit à la cécité. La vision défectueuse de ces malades ne saurait être mise que pour une petite part sur le compte de la myopie; l'atrophie du nerf optique par suite de l'excavation de la papille est le facteur principal qui tend à abolir la fonction visuelle.

Du reste, l'affection est ordinairement bilatérale, rarement elle ne siége que d'un côté.

A prendre l'ensemble des symptômes de l'hydrophthalmos congénital, il saute aux yeux que nous sommes là en présence des symptômes dont l'ensemble est désigné sous le nom de glaucome, s'il se rencontre chez l'adulte. Il n'y a de différence qu'en ce que dans le cas de glaucome véritable la dilatation du globe fait défaut. Mais cela ne tient-il pas à ce que chez l'adulte la sclérotique est beaucoup plus résistante? Au moins il sera loisible d'adhérer à notre manière de voir aussi longtemps que la cause véritable du glaucome nous est inconnue. On est d'autant plus fondé en cela que les iritis avec occlusion de la pupille, survenant dans le bas âge, conduisent également à une espèce d'hydrophthalmos, qui quelquefois même est confondu avec la forme congénitale. On sait que chez l'adulte l'occlusion de la pupille entraîne bien des accidents glaucomateux, mais pas de dilatation de l'œil. N'oublions pas de rappeler que pour certains auteurs le buphthalmos congénital est une malformation, une anomalie congénitale, au même titre que le colobome de l'œil; ils supposent un manque de résistance congénital du segment oculaire antérieur, par le fait duquel ce dernier céderait à la tension intra-oculaire.

On distingue ordinairement du buphthalmos qui nous occupe la cornée globeuse, qui est une affection également congénitale, et qui a des liens de parenté intime avec celui-là. Seulement l'ectasie se borne presque exclusivement à la cornée transparente.

La cornée globeuse et l'hydrophthalmos congénital se rencontrent souvent chez plusieurs individus de la même famille.

On a fait à diverses reprises des essais de traitements chirurgicaux à opposer aux progrès de l'hydrophthalmos congénital. On a été naturellement amené à essayer du traitement du glaucome. L'iridectomie paraît devoir être abandonnée, attendu que presque toujours elle conduit à la perte de l'œil : l'organe est trop désorganisé (luxation du cristallin, ramollissement du corps vitré, etc.) pour supporter un traumatisme aussi intense. La simple sclérotomie paraît être moins dangereuse. Si jusqu'ici cette dernière opération n'a guère à son actif des succès au point de vue de la vision, au moins elle ne conduit pas aussi facilement à l'atrophie de l'œil.

NUEL.

BIBLIOGRAPHIE. — WARDROP. *Essays on the Morb. Anat. of the Human Eye*, 1808. — GRELLOIS. *Sur l'hydrophthalmie*. In *Arch. gén. de méd.*, 1837. — LAURENCE. In *Klin. Monatsbl. f. Augenheilk.*, 1863, p. 351. — ZEHENDER. Ibid., p. 531. — STEFFEN. Ibid., p. 209. — MURALT. *Ueber Hydrophthalmus congen. Diss.* Zürich, 1869. — R. SCHIRMER. *Hydrophthalmus congenitus*. In *Klin. Monatsbl. f. Augenheilk.*, 1871, p. 99. — MANZ. *Megalophthalmus*. In *Graefe u. Saemisch, Handb. d. Augenheilk.*, t. II, 2, p. 135, 1876. — RAAB. *Buphthalmus conge-*

nitus. In *Klin. Monatsbl. f. Augenheilk.*, p. 22, 1876. — MAUTHNER. *Aphorismen zur Glaucomlehre*. In *Arch. f. Augen u. Ohrenheilk.*, t. VII, p. 199 (Opération par sclérotomie), 1878.

N.

CANCER DE L'ŒIL. Sous ce nom on décrivait dans le temps les tumeurs malignes de l'œil, quelle qu'en fût la nature, du moment qu'elles avaient envahi une partie notable du bulbe. Cette désignation, purement clinique, n'a plus de raison d'être aujourd'hui que, grâce surtout aux études anatomo-pathologiques, on a appris à mieux connaître les néoplasies confondues dans le temps sous le nom générique de cancers; ces affections sont du reste loin de présenter les mêmes symptômes cliniques, ni même une gravité, une malignité (cette propriété qu'a une tumeur de s'étendre dans le voisinage et de se disperser au loin dans l'économie par transfert de ses particules), égales.

En consultant les descriptions des différents cas de *cancers* de l'œil, on ne sera pas toujours à même de décider quelle espèce de tumeur l'auteur avait devant lui. Les plus nombreux cas sont des gliomes de la rétine et des sarcomes de la choroïde, du corps ciliaire et de l'iris, pigmentés ou non. Peut-être que le granulome de l'iris en a aussi imposé pour un cancer. Il s'est agi souvent d'épithéliomas ou de sarcomes de la conjonctive et de la cornée, ayant envahi secondairement l'œil; quelquefois on a désigné sous ce nom des tumeurs malignes de l'orbite, notamment du nerf optique, ayant fait secondairement irruption dans l'œil. Les tumeurs énumérées sont traitées dans des articles spéciaux (*voy.* aussi TUMEURS DE L'ŒIL).

NUEL.

COLOBOME DE L'ŒIL. Dans le temps, on décrivait sous ce nom, et comme espèce à part d'anomalie congénitale de l'œil, les degrès très-prononcés de colobome (congénital) de la choroïde, ou plutôt de la rétine. Il s'agissait de ces cas où la paroi inférieure de l'œil présente à la naissance une ectasie prononcée, étendue depuis la cornée transparente jusqu'au nerf optique; le globe oculaire lui-même est plus petit qu'à l'état normal. On ne tarda pas à reconnaître que le colobome de l'œil n'est rien autre chose qu'un degré excessif de ce qu'on décrivait sous le nom de *colobome choroïdien*. La genèse de ce dernier mot est la suivante : il n'y a pas longtemps de cela, on croyait que la choroïde et la sclérotique se formeraient en commençant par un point central, situé à la partie supérieure de l'œil embryonnaire; que de là les deux membranes envahiraient la vésicule oculaire, et finalement elles ne seraient interrompues qu'à la partie déclive, par une fente antéro-postérieure; celle-ci enfin se fermerait également. Une persistance de cette fente choroïdienne et scléroticale, dans une partie ou bien en totalité, constituerait la malformation congénitale de l'œil que les cliniciens ont souvent occasion d'observer et qu'on désigne encore souvent sous le nom de colobome choroïdien.

A l'article ŒIL (*Développement*), on a pu voir que l'opinion précédente est erronée, et que ni la sclérotique, ni la choroïde, ne présentent jamais de fente qui pourrait correspondre au soi-disant colobome choroïdien. Mais à une période embryonnaire assez primitive la paroi de la vésicule optique secondaire (c'est-à-dire la rétine proprement dite et son pigment) est fendue à sa partie déclive depuis son pôle postérieur jusqu'à l'ouverture antérieure de la vésicule. La persistance partielle ou totale, souvent permanente et quelquefois temporaire (mais au delà de l'époque où elle devrait se fermer), de cette *fente rétinienne*, donne lieu aux divers degrés de colobome de la choroïde et de l'iris, au colobome de l'œil, et à beaucoup de cas de microphthalmos et de soi-disant anophthalmos.

La formation de la fente rétinienne et sa disparition sont des faits capitaux dans le développement du globe oculaire. C'est par la fente que pénètrent dans l'œil les vaisseaux qui fournissent les matériaux nécessaires à l'édification du cristallin, du corps vitré et de la rétine; son occlusion complète la vésicule oculaire en vésicule, et rend possible l'obtention de la forme globuleuse. C'est assez dire qu'un léger trouble survenu dans la formation et dans l'occlusion doit altérer profondément l'architecture du globe oculaire et l'achèvement histologique de ses parties constituantes. En particulier, si la fente ne se ferme pas, les vaisseaux hyaloïdiens continueront à pénétrer dans l'œil par cette voie, et les conditions de nutrition des organes intra-oculaires différeront beaucoup de ce qui existe à l'état normal; l'influence de ce facteur reste encore inconnue. Nous comprenons très-bien que la persistance de la fente retarde et empêche plus ou moins le développement des deux autres tuniques oculaires, de la choroïde et de la sclérotique. Le rôle principal de la choroïde consiste à fournir les matériaux nutritifs aux couches rétiniennes externes : quoi d'étonnant qu'au niveau d'une lacune rétinienne la tunique vasculaire ne se développe pas normalement? et il en sera de même jusqu'à un certain point de la sclérotique. D'une manière générale il est évident que la présence des éléments de la vésicule optique constitue pour le mésoblaste environnant une espèce d'excitant qui, par des raisons inconnues, le force à prendre les caractères particuliers de la tunique vasculaire (choroïde, corps ciliaire et iris) et de la tunique fibreuse. Là où les éléments de la vésicule optique font défaut, ces parties ne se développeront pas ou anormalement. Plus tard, la choroïde et la sclérotique seront moins résistantes à ce niveau; elles cèderont à la tension intra-oculaire, et il y aura une ectasie locale des parois oculaires (colobome choroïdien); il pourra y avoir une lacune ou une atrophie du corps ciliaire (colobome du corps ciliaire) et de l'iris (colobome de l'iris). L'atrophie des parois oculaires peut être limitée à une partie du fond de l'œil, sans que ni le corps ciliaire ni l'iris présentent quelque chose d'anormal : probablement qu'alors la fente rétinienne n'a persisté qu'en arrière. Souvent il y a colobome choroïdien et colobome iridien, mais l'anneau du corps ciliaire est fermé; ailleurs il y a en même temps colobome du corps ciliaire. Dans les cas de cette dernière espèce, les tuniques oculaires sont sensiblement distendues au niveau de la fente; le fond de l'œil est excavé à ce niveau. L'ectasie oculaire peut devenir plus forte, et alors généralement le globe oculaire lui-même reste plus ou moins rudimentaire (microphthalmos), et dans des cas excessifs l'œil s'est trouvé réduit à la grosseur d'un petit pois, ressemblait à une petite nodosité sur laquelle s'inséraient des muscles plus ou moins rudimentaires, voire même un nerf optique atrophié, et insérée elle-même sur une vésicule kystique intra-orbitaire, remplie d'un liquide albumineux; la vésicule n'était autre chose que l'ectasie des parois oculaires qui avait absorbé presque tout le globe. Enfin, comme la nutrition du corps vitré et du cristallin est sous la dépendance des tuniques oculaires, ces parties ne se développent pas non plus normalement contre l'ectasie bulbaire (colobome du cristallin et du corps vitré); on a même trouvé, et cela se comprend, une artère hyaloïde persistante, qui pénétrait de bas en haut dans l'œil.

Colobome de l'iris. Cette anomalie est assez fréquente, seulement il faut y ranger également des cas où il n'y a qu'une échancrure du bord pupillaire, ainsi que les traces de la malformation consistant en une pigmentation anormale suivant une bande radiaire (pseudo-colobome). Dans les cas prononcés, il y a une lacune radiaire de l'iris depuis la pupille jusqu'au bord ciliaire, et pouvant intéresser jusqu'au quart de la circonférence iridienne. Dans certains cas, une mince languette réunissait les deux bords du colobome contre le bord pupillaire (*voy.* d'ailleurs l'article Iris, *Pathologie*).

Quant à la manière dont il faut comprendre la genèse du colobome iridien, il ne faudrait pas s'arrêter au fait que normalement le tissu propre de l'iris n'offre jamais une fente correspondante à la fente du colobome (*voy.* Œil, *Développement*). Il est très-probable que le développement particulier du tissu iridien est lié à la présence de la vésicule optique; de même que la membrane pupillaire, cette continuation du tissu propre de l'iris non doublée de la rétine, s'atrophie et disparaît, de même aussi le tissu propre de l'iris peut disparaître aux endroits non matelassés d'éléments rétiniens.

Le colobome de l'iris est souvent accompagné d'un colobome de la choroïde et du corps ciliaire, et alors il est toujours dans le prolongement de ceux-ci, c'est-à-dire en bas. Souvent le colobome iridien existe seul; dans ce cas, il peut être situé en bas, mais on en observe aussi dans d'autres directions, notamment en dedans ou en dehors. Les recherches anatomiques sont encore trop peu nombreuses pour décider la question de savoir s'il faut admettre ici un mode de développement différent. Provisoirement, il faut songer à la possibilité d'une rotation que l'œil embryonnaire effectuerait normalement autour de son axe antéro-postérieur.

Le *colobome choroïdien* est ordinairement la prolongation en arrière d'un colobome de l'iris. L'examen ophthalmoscopique a cependant révélé souvent l'existence d'un colobome du fond de l'œil, alors que l'iris et le corps ciliaire étaient normaux (*voy.* l'art. Choroïde, *Pathologie*). Des cas intéressants sont ceux où il n'y avait qu'un petit colobome dans le fond de l'œil, qui était même séparé de la papille du nerf optique. Enfin, les cas les moins prononcés consistent en une simple absence du pigment dans le fond de l'œil.

Les détails anatomiques du colobome de l'œil varient beaucoup selon le degré de l'anomalie. Pour ce qui est du colobome du fond de l'œil, nous avons déjà signalé l'ectasie de la paroi bulbaire à ce niveau. La sclérotique recouvre cette espèce de staphylome, seulement ses plans externes cessent souvent tout contre l'ectasie. Pour ce qui est des deux membranes internes, elles étaient bien développées dans quelques cas de colobome très-circonscrit, seulement les granulations pigmentaires y faisaient défaut. Mais, si la malformation est prononcée, la rétine et la choroïde subissent des altérations profondes. La choroïde semble cependant toujours tapisser la sclérotique dans le fond de l'excavation, sous forme d'une mince lamelle de tissu conjonctif renfermant des vaisseaux. La choriocapillaire et la membrane vitrée font complétement défaut. Quant à la rétine, l'examen ophthalmoscopique dénote généralement des vaisseaux rétiniens sur le fond du staphylome. Mais cela ne prouve rien pour l'existence, à ce niveau, des éléments rétiniens proprement dits. Au contraire, on a souvent constaté l'absence complète des éléments rétiniens. Quelquefois la rétine se prolongeait contre le bord de l'excavation en une mince lamelle qui se confondait avec la mince lamelle choroïdienne. Les vaisseaux rétiniens et choroïdiens semblent du reste s'anastomoser fréquemment au niveau du colobome. L'existence, dans les cas prononcés, d'un large scotome du champ visuel correspondant au colobome, démontre suffisamment que la rétine n'y est pas normalement développée.

La présence, dans certains cas, d'éléments rétiniens normaux, et un certain degré de vision au niveau du colobome, ne prouvent rien contre la pathogénie que nous avons exposée. Si la fente rétinienne se ferme, mais tardivement (après le deuxième mois), il se peut qu'une espèce de raphé rétinien persiste plus ou moins longtemps dont il pourra rester des vestiges dans la vie extra-utérine. Ici se rangent les taches du fond de l'œil non pigmentées, avec ou sans ectasie des parois bulbaires. Si la fente rétinienne ne se ferme pas ou très-incomplétement, nous aurons les colobomes prononcés, pouvant intéresser le fond de l'œil, l'iris et le corps ciliaire. On comprend encore pourquoi un colobome peut être marqué dans le fond de l'œil et dans l'iris, alors que le corps ciliaire n'offre qu'une atrophie locale, ou bien une fente non pigmentée assez étroite; les cas de ce genre ne sont pas rares. C'est parce que l'anneau saillant formé par le muscle et les procès ciliaires, constitué par un épaississement local du mésoblaste circumrétinien, soutiendra plus fortement la rétine et lui permettra de fermer plus ou moins à ce niveau la fente embryonnaire, alors que cela est impossible ailleurs.

Enfin, si la fente embryonnaire reste largement ouverte, les parois oculaires seront plus tard largement distendues à ce niveau, et dans ces conditions anormales de nutrition le globe oculaire reste plus ou moins rudimentaire et peut se réduire à une petite nodosité insérée sur la vésicule plus grande constituée par l'ectasie.

Les divers degrés de colobome de l'œil sont donc le résultat d'une occlusion défectueuse ou bien de la non-occlusion de la fente rétinienne embryonnaire. Secondairement, les deux autres tuniques oculaires ne se développent pas normalement à ce niveau (atrophie de la choroïde et de la sclérotique), et cèdent plus tard à la pression intra-oculaire (ectasie). Quant à la raison pour laquelle la fente rétinienne ne se ferme pas ou tardivement, nous n'avons guère de données certaines. Un développement exagéré du bouchon mésoblastique qui pénètre dans l'œil à travers la fente pourrait empêcher l'occlusion de celle-ci; et de fait les cas assez nombreux où l'on a trouvé que des vaisseaux pénétraient dans le corps vitré à travers le colobome parlent en faveur de cette hypothèse.

On a essayé à diverses reprises de rattacher à une occlusion défectueuse de la fente rétinienne l'ectasie postérieure du globe oculaire avec atrophie choroïdienne, propre à la myopie. L'atrophie en question siégeant presque toujours au côté externe du nerf optique, il faudrait supposer une rotation exécutée par le globe oculaire. Du même coup on arriverait à comprendre la disposition particulière de la *fovea centralis* et de la *macula lutea*, qui seraient un point de la fente rétinienne. Cette opinion est encore fortement hypothétique. Nous avons cependant observé trois cas de myopie très-forte qui s'accorderaient parfaitement avec cette supposition : une atrophie choroïdienne au côté externe du nerf optique, était sensiblement excavée par rapport au reste du fond de l'œil, et cette excavation s'étendait périphériquement au delà de la *macula lutea*. Les vaisseaux, très-nombreux au sortir de la papille, se dirigeaient tous en dehors, en longeant les bords supérieur et inférieur de l'ectasie bien circonscrite.

NUEL.

BIBLIOGRAPHIE.— GESCHEIDT. *De colobomate iridis. Diss.* Dresdæ, 1831.— MEES. *Cas de coloboma de l'iris des deux yeux.* In *Ann. d'ocul.*, t. VII, p. 179, 1842. — HANNOVER. *Ueber den fœtalen Zustand des Auges bei der Form des Coloboma iridis.* In *Arch. f. Anat. u. Physiol.*, fasc. 5, 1845. — HUSCHKE. *Zur Lehre von der Entstehung des Coloboma iritis.* In *v. Walther's u. von Ammon's Journ.*, t. IV, 1845. — CORNAZ. *Des abnormités congénitales des yeux.* Lausanne, 1848, et in *Ann. d'ocul.*, t. XXIII, p. 31, 1850. — v. AMMON. *Neue Beitr. zur Lehre von den angebor. Fehlern der Iris, des Ciliarkörpers u. d. Choroidea.* In *Illustr. med. Zeit.*, t. II, 1852. — FICHTE. *Zur Lehre von den angeb. Missbild. der Iris.* In *Zeitschr. f. rat. Med.*, t. II, 2, 1852. — STELLWAG V. CARION. *Zur Lehre von d. Hemmungsbildungen des menschl. Auges.* In *Wiener med. Zeitschr.*, sept. 1854. — A. v. GRAEFE. *Ophthalmosc. Befund bei einem Fall von Microphthalmus congenitus mit Coloboma.* In *Arch. f. Ophth.*, t. II, 1, p. 237, 1855. — DIXON. *Extensive Coloboma Iridis and Excentric Position of Pupilles.* In *Ophth. Hosp. Rep.*, n° 4, p. 108, 1858. — STREATFIELD. *Coloboma Iridis, Hereditary and Rare Cases.* Ibid., p. 153. — LIEBREICH. *Coloboma iridis, choroïdeal et vaginal Nerv. Opt.* In *Arch. f. Ophth.*, t. V, p. 241 et 259, 1859. — NAGEL. *Angeborenes Colobom d. Iris u. d. innern Membranen d. Auges.* In *Arch. f. Ophth.*, t. IV, 2, p. 170, 1860. — BAEUMLER. *Zur Lehre vom Coloboma oculi.* In *Würzb. med. Zeit.*, t. III, 2, p. 72, 1862. — HULKE. *Case of Coloboma of the Iris, Choroid. Retina, and Optic Nerves.* In *Ophth. Hosp. Rep.*, n° 17, p. 335, 1862. — SAEMISCH. *Beitrag z. Lehre vom Coloboma oculi.* In *Klin. Monatsbl. f. Augenheilk.*, 1867, p. 85. — HAASE. *Zur pathologischen Anatomie des Coloboma Iridis et Chorioideal congenitum.* In *Arch. f. Ophth.*, t. XVI, 1, p. 113, 1870. — J. HUTCHINSON. *Coloboma of the Iris Upwards and Outwards.* In *Ophth. Hosp. Rep.*, 1870, p. 276. — REICH. *Ueber den angeborenen Defect der Choroidea an der Stelle der Macula lutea*, cité in *Nagel's Jahresberich* pour 1870, p. 213. — J. TALKO. *Ueber das angeborene, nicht mit Iriscolobom complicirte Colobom der Chorioidea.* In *Klin. Monatsbl. f. Augenheilk.*, 1870, p. 166. — TURNBULL. *Clinical Report of a Case of a Double Coloboma of the Iris and Choroid*, cité in *Nagel's Jahresber.*, 1870, p. 213. — v. HOFFMANN. *Ueber ein Colobom der innern Augenhäute*, etc., *Diss.* Bonn, 1871. — v. OETTINGEN u. KESSLER. *Ueber Coloboma choroidale.* In *Dorpater med. Zeitschr.*, t. I, 1871. — Fl. PONTI. *Caso di coloboma congenito dell' iride con alcune osservazioni.* In *Ann. di Ottalm.*, p. 377, 1871. — J. TALKO. *Coloboma irid. et choroid.*, etc., *utriusque oculi.* In *Klin. Monatsbl. f. Augenheilk.*, p. 230, 1871. — QUAGLINO. *Doppio Coloboma dell' iride.* In *Ann. d'Ottalm.*, t. II, p. 209, 1872. — REICH. *Ein Beitrag zur Lehre vom Coloboma oculi.* In *Klin. Monatsbl. f. Augenheilk.*, t. X, p. 56, 1872. — DE MONTMÉJA. *Coloboma de la choroïde dans un seul œil; absence de l'iris dans les deux.* In *Revue photographique des hôp. de Paris*, IV, p. 48, 1872. — W. MANZ. *Anat. Unter-uch. eines Coloboma irid. et chor.* In *Klin. Monatsbl. f. Augenheilk.*, p. 1, 1876. — MANZ. *Die Missbildungen d. Auges.* In *Graefe et Saemisch, Handb. d. Augenheilk.*, t. II, 1874. — TALKO. *Fälle von angeborenen Colobomen.* In *Klin. Monatsbl. f. Augenheilk.* p. 202, 1874. — HIRSCHBERG. *Einige Beobachtungen über angeborene Spaltbildungen im menschl. Auge.* In *Arch. f. Ophth.*, t. XXI, 1, p. 179, 1874. — DE LUCA. *Di alcune anomalie congenite dell' iride e della pupilla.* In *Ann. d'Ottalm.*, t. IV, p. 218, 1874. — LITTEN. *Coloboma choroïdeæ et retinæ infer. circumscr.* In *Arch. f. path. Anat.*, t. LXVII, p. 616, 1876. — v. BECKER. *Beitrag zur Casuistik d. Coloboma choroïdeæ ohne Irisspaltung.* In *Arch. f. Ophth.*, t. XXII, 3, p. 221, 1876. — WILLIAMS. *Double Coloboma of Iris and Choroid.* In *Cincinnati Lancet and Observer*, p. 62, 1876. — SCHMIT-RIMPLER. *Zur Lichtempfindung an d. Stelle des congenitalen Choroideal-Coloboms.* In *Arch. f. Ophth.*, t. XXIII, 4, p. 176, 1877. — H. PAUSE. *Ueber angeborene Missbildungen des Sehorgans, Anatom. Befund bei Colobom*, etc. In *Arch. f. Ophth.*, t. XXIV, 2, p. 84, 1878. — O. HAAB. *Beitr. zu d. angeb. Fehlern des Auges.* In *Arch. f. Ophth.*, t. XXIV, 2, p. 257, 1878. N.

ATROPHIE DE L'ŒIL, PHTHISIE DE L'ŒIL. Ces deux noms sont employés à peu près indifféremment pour désigner deux états assez dissemblables de l'œil et qui n'ont de commun que la petitesse acquise de l'organe et la perte de la vision. D'une part, il s'agit d'un rapetissement brusque de l'œil avec désorganisation profonde, à la suite ordinairement d'une panophthalmie. Une autre série de cas d'atrophie ou de phthisie de l'œil sont la conséquence d'une iridocyclite et de la cyclite chronique ; le rapetissement de l'œil arrive plus lentement et la désorganisation ne va pas au degré de l'état précédent. Au point de vue clinique, les deux états ne sont pas synonymes ; dans le premier, nous avons ordinairement un œil indolore, qui n'incommode plus guère son propriétaire ; l'œil de la seconde catégorie, au contraire, fait souvent beaucoup souffrir et expose même fréquemment à l'ophthalmie sympathique du second œil. Si nous ajoutons à cette différence importante les différences anatomiques si grandes que nous allons énumérer, nous ne risquons guère d'être contredit en disant qu'il n'est plus permis de confondre sous la même désignation deux états pathologiques si différents, d'autant plus que nous avons les deux mots, dont il s'agirait de fixer la signification. Il sera tout naturel de donner le nom d'*atrophie* de l'œil aux cas de la première catégorie établie plus haut, et de réserver celui de *phthisie* à ceux de la seconde, la perte de l'œil ressemblant assez à l'extinction de la vie dans une phthisie pulmonaire.

L'atrophie de l'œil est le résultat d'une désorganisation tumultueuse de l'œil, ordinairement de la panophthalmie, etc. La désorganisation est telle que la plupart des filets nerveux intra-oculaires sont détruits. La cornée est plus ou moins opaque et rapetissée, la chambre antérieure n'existe plus guère, ou plutôt l'intérieur de l'œil est transformé en une masse cicatricielle dans laquelle on distingue encore à la dissection quelques traces du cristallin, de l'iris et de la choroïde. L'œil est ordinairement réduit à un tiers de son volume et au delà. Les nerfs intra-oculaires étant détruits plus ou moins, un œil atrophié est, comme on dit, « en repos », et ne cause plus de douleurs, à l'opposé de l'œil phthisique. A la longue, après des années, sa tunique vasculaire devient le siége d'une ossification plus ou moins étendue. Les plaques osseuses ainsi formées peuvent comprimer les quelques filets nerveux conservés, et l'œil deviendra douloureux à la pression, et même spontanément. On a vu survenir dans ces conditions une ophthalmie sympathique, ce dont il faut bien tenir compte.

Quand un œil amaurotique est trop disgracieux et gênant à cause de son volume (staphylomes, par exemple) et même quand il est simplement le siége de douleurs incessantes, on tâche souvent d'en provoquer l'atrophie pour le réduire dans son volume ou pour faire cesser les douleurs. Dans le cas de staphylome, on a pour cela les différentes opérations du staphylome (*voy.* l'article CORNÉE); on a recommandé aussi de passer un fil à travers l'œil et de le laisser à demeure jusqu'à obtention d'un commencement de panophthalmie; enfin, on essaye aujourd'hui dans ce but l'énervation de l'œil (*voy.* l'article ŒIL, *Énervation*). L'opposition entre la phthisie et l'atrophie ne peut être mieux indiquée qu'en disant qu'on a essayé de rendre atrophique un œil phthisique.

Tout autre est la signification et la genèse de la phthisie de l'œil. Quand primitivement ou secondairement le corps ciliaire est atteint d'une inflammation grave ou de longue durée, mais non purulente, les vaisseaux des procès ciliaires sont plus ou moins oblitérés par l'exsudat inflammatoire qui subit la rétraction cicatricielle; dès lors l'humeur aqueuse ne sera plus sécrétée (la chambre antérieure s'efface) en quantité normale et même le corps vitré se ramollit. L'œil devient mou, et bientôt on y remarque de l'extérieur quatre dépressions méridionales qui sont les impressions des muscles droits; l'œil devient plus ou moins cubique. Alors que ces signes extérieurs de la phthisie se prononcent, il se produit ordinairement un décollement rétinien, suite de la diminution de la tension intra-oculaire et de la rétraction cicatricielle exercée par des exsudats inflammatoires dans le corps vitré. Dès lors, l'œil est perdu pour la vision; il conserve encore plus ou moins longtemps les grands traits de son organisation, par exemple, une petite chambre antérieure, mais à la longue la cornée se trouble de plus en plus, le globe se rapetisse et souvent il finit par ressembler au moignon de l'atrophie oculaire.

L'œil phthisique est ordinairement le siége d'une cyclite qui continue, et partant de douleurs ciliaires. D'un autre côté le tractus vasculaire s'ossifie souvent, et les plaques osseuses qui en résultent compriment les filets des nerfs ciliaires. Aussi un œil phthisique n'est que rarement un œil arrivé « au repos » ; le malade est toujours poursuivi par des douleurs, et même les cas ne sont pas très-rares où le second œil a été affecté d'ophthalmie sympathique.

Assez souvent on est amené à faire l'énucléation pour faire taire les douleurs incessantes. L'énucléation est évidemment de rigueur dès qu'il survient une ophthalmie sympathique. Une précaution importante à prendre dans les cas d'yeux phthisiques douloureux dont le malade ne permet pas l'énucléation, c'est de prévenir le sujet de la possibilité d'une ophthalmie sympathique.

On essaye aujourd'hui de faire l'énervation de l'œil phthisique quand il est douloureux. L'expérience n'a pas encore décidé de la valeur de ce traitement; *à priori*, il semble très-recommandable. Quant à l'énervation dans les cas d'ophthalmie sympathique confirmée (*voy.* l'article OPHTHALMIE SYMPATHIQUE.

Sous le nom de *phthisie essentielle du bulbe* ou d'*ophthalmomalacie*, de Graefe a décrit une diminution sensible de la tension intra-oculaire accompagnée d'un rapetissement de l'œil survenant indépendamment de tout signe d'inflammation dans le globe oculaire. Les cas publiés jusqu'ici sous cette rubrique sont encore peu nombreux. On distingue l'ophthalmomalacie simple et l'ophthalmomalacie intermittente.

La plupart des cas relatés jusqu'ici laissent l'arrière-pensée que cependant il se soit agi d'une affection inflammatoire du corps ciliaire, n'ayant pas donné lieu à beaucoup d'exsudats dans les milieux transparents; au moins on signale les douleurs ciliaires, l'injection ciliaire, la sensibilité de la région ciliaire à la pression, souvent même un trouble cornéen, et le fait que souvent l'affection est la suite d'un traumatisme.

Beaucoup d'auteurs admettent cependant qu'une espèce de névralgie ciliaire, en altérant la circulation dans le corps ciliaire, puisse donner lieu à la forte hypotonie du bulbe qui nous occupe; peut-être même que le nerf grand sympathique est l'élément atteint, selon quelques auteurs. NUEL.

BIBLIOGRAPHIE de la PHTHISIE ESSENTIELLE DU BULBE. — La bibliographie de la phthisie et de l'atrophie de l'œil est celle des affections graves de la cornée, du corps ciliaire et de la panophthalmie. — A. v. GRAEFE. *Ueber essentielle Phthisis bulbi.* In *Arch. f. Ophth.*, t. XII, 2, p. 256, 1866. — NAGEL. *Zur essentiellen Phthisis bulbi.* In *Arch. f. Ophth.*, t. XIII, 2, p. 407, 1867. — DU MÊME. *Ueber vasomotor. u. secret. Neurosen des Auges.* In *Klin. Monatsbl. f. Augenhlk.*, p. 394, 1873. — HORNER. *Ueber eine Form von Ptosis.* In *Klin. Monatsbl.*, 1869, p. 193. — ROSA. *A Peculiar Case of conjunctival and corneal Inflam.* In *Transact. Amer. Ophth. Soc.*, 1870, p. 88. — SWANZY. *De la phthisie essentielle du globe ocul.* In *Ann. d'ocul.*, t. LXIV, p. 212, 1870. — LAUDESBERG. *Klin. Beitr.*, etc., *zur essent. Phthisis bulbi.* In *Arch. f. Ophth.*, t. XVII, 1, p. 308, 1871. — NICATI. *De la paralysie du nerf sympath. cervical*, 1873. — H. SCHMIDT. *Ueber essent. Phthisis bulbi.* In *Klin. Monatsbl.*, p. 399, 1874. — DU MÊME. *Essent. Phthisis bulbi s. Ophthalmomalacie.* In *Graefe u. Saemisch, Handb.*, t. V, p. 157, 1877. N.

ALBINISME DE L'ŒIL. L'œil étant un des organes les plus pigmentés de l'organisme, on conçoit qu'on y trouve assez fréquemment des anomalies pigmentaires dans le sens du manque de dépôt pigmentaire. L'albinisme complet de l'œil n'est pas très-rare; l'albinisme incomplet et l'albinisme partiel ont été observés fréquemment. Dans l'albinisme incomplet, le pigment est développé en trop petite quantité, et, dans l'albinisme partiel, certaines parties de l'œil seulement manquent de pigment.

L'*albinisme complet* est ordinairement l'expression d'un albinisme répandu par tout le corps. Aussi les cils et les sourcils sont-ils blancs ou jaunâtres. L'aspect de l'iris et de la pupille frappe surtout l'observateur. La pupille paraît rouge, comme à l'examen ophthalmoscopique; l'iris paraît légèrement rose également, mais le fond de sa couleur est le jaunâtre ou le blanchâtre. Tout dans l'habitus de l'albinotique traduit la photophobie : les paupières se ferment au moindre éclairage; la pupille, ordinairement étroite, offre un jeu très-énergique dans ses alternatives de resserrement et de dilatation. Les albinos ont ordinairement la vue défectueuse, et c'est à cela que doivent se réduire les assertions anciennes touchant la myopie de ces sujets : pour voir, ils doivent rapprocher les objets, non qu'ils soient myopes (dans plusieurs cas récemment observés on a constaté positivement l'absence de la myopie), mais parce qu'ils sont amblyopiques. Le nystagmus est la règle dans les cas d'albinisme.

Aucun élément anatomique oculaire ne fait défaut chez les albinos, seulement le pigment ne s'est développé ni dans l'épithélium rétinien normalement pigmenté (portions choroïdienne, ciliaire et iridienne), ni dans le stroma de la tunique vasculaire (choroïde, corps ciliaire et iris); mais les cellules polygonales elles-mêmes sont normalement développées.

L'espèce d'amblyopie signalée plus haut n'est pas le fait d'un développement anormal de la rétine, elle ne résulte pas directement de l'absence du pigment, comme si ce dernier était indispensable aux processus photo-chimiques qui se passent dans la rétine. C'est d'une manière tout à fait mécanique et secondaire que l'absence du pigment contribue pour une large part à provoquer l'amblyopie signalée. En effet, normalement, le pigment du fond de l'œil empêche que la lumière pénètre par la sclérotique dans le fond de l'œil et vienne éclairer tout l'intérienr du bulbe; il en est de même du pigment qui en une couche très-dense tapisse l'iris à sa face postérieure, et infiltre même le stroma iridien. De cette manière, les rayons lumineux pénètrent dans l'œil uniquement à travers la pupille et, réfractés régulièrement, ils sont réunis en foyer sur la rétine et y forment des images. Si le pigment fait défaut, des rayons lumineux venus des objets environnants les plus divers pénètrent dans l'œil, d'une part à travers la sclérotique et la choroïde, et, d'autre part, à travers l'iris. Il en résulte que le fond de l'œil est éclairé diffusément et les images rétiniennes des objets fixés se forment sur ce fond éclairé. Or, on sait que dans la netteté de la vision l'absence d'éclairage autour des images rétiniennes entre pour une part aussi large que l'éclairage des images rétiniennes elles-mêmes. D'ailleurs, la preuve de ce fait est fournie par l'amélioration sensible de l'acuïté visuelle obtenue en faisant regarder à travers un trou percé dans un écran opaque. C'est qu'alors l'écran écarte de l'œil tous les rayons qui gêneraient la vision et n'y laisse pénétrer que ceux qui viennent de l'objet fixé, qui traversent alors la pupille et sont réunis en image sur la rétine par les divers milieux transparents.

Les albinos voient généralement mieux à un faible éclairage. Suivant Broca, cela tiendrait à la dilatation de la pupille qui survient aux faibles éclairages, l'iris se dilatant condenserait son tissu et laisserait pénétrer moins de rayons nuisibles.

Sous le nom d'albinisme incomplet on désigne les cas où le pigment, sans manquer tout à fait, est cependant très-clairsemé, et cela au delà des limites normales qu'on rencontre chez les individus très-blonds. Les symptômes fonctionnels énumérés plus haut existent également ici, seulement à un moindre degré.

Ordinairement, l'anomalie diminue dans les progrès de l'âge, c'est-à-dire que le pigment s'y développe peu à peu, de même qu'il se développe à l'état normal après la naissance. On sait en effet que le stroma choroïdien du nouveau-né est presque tout à fait dépourvu de pigment.

L'étiologie de l'albinisme nous est tout à fait inconnue. Le fait que le pigment apparaît dans les cellules polygonales de la rétine dans le deuxième mois de la vie intra-utérine démontre que le facteur pathologique primordial doit agir à une période embryonnaire très-primitive. Le fait que généralement l'anomalie est bilatérale semble prouver qu'il s'agit d'une cause plus ou moins générale. Pour de plus amples détails, voir l'article ALBINISME. NUEL.

MÉLANOSE DE L'ŒIL. A l'opposé de l'albinisme de l'œil, on observe quelquefois une pigmentation anormalement intense, ou bien un dépôt de pigment dans des endroits normalement dépourvus de pigment. La mélanose oculaire est toujours partielle. Ainsi on trouve des taches pigmentaires congénitales aux paupières, à la conjonctive et dans la sclérotique; des endroits circonscrits de l'iris et de la choroïde peuvent être pigmentés plus fortement que les parties environnantes. Les *taches de rouille* de l'iris rentrent ici; elles ne sont intéressantes qu'en ce que dans certains cas une imagination un peu vive a cru y reconnaître des lettres, voire même des noms entiers. — Dans certains cas, on a vu des taches pigmentées congénitales des paupières ou de la conjonctive devenir plus tard le point de départ de sarcomes mélaniques.

Dans le temps, on décrivait sous le nom de mélanose de l'œil toutes les tumeurs intra-oculaires pigmentées, ou même les tumeurs circumoculaires pigmentées, quand elles avaient envahi le globe oculaire dans son ensemble.

NUEL.

PHLEGMON DE L'ŒIL. *Voy.* OPHTHALMIE DE TOTALITÉ (*Ophthalmitis*).

TUMEURS DE L'ŒIL. Ce chapitre, un des plus importants de la pathologie oculaire, est traité dans les articles spéciaux. Les tumeurs, les unes malignes, cancéreuses, comme on dit, les autres plus ou moins bénignes, prennent leurs points de départ dans les organes les plus divers, et sont traitées à propos de ces derniers. Nous avons ainsi dans la conjonctive en fait de tumeurs malignes des sarcomes souvent pigmentés, dont le point de départ est quelquefois une tache pigmentaire congénitale en apparence insignifiante; l'épithélioma, qui naît du limbe conjonctival, du bord libre des paupières, plus rarement du cul-de-sac. En fait de tumeurs conjonctivales moins infectieuses ou tout à fait bénignes, il y a les angiomes, les polypes, les papillomes, les verrues, les ostéomes sous-conjonctivaux, les kystes sous-conjonctivaux, les cysticerques sous-conjonctivaux, les tumeurs lymphatiques, les lipomes, et, à un certain point de vue, le pinguecula. Sur la cornée, on a observé des sarcomes ordinairement pigmentés, l'épithélioma, également souvent pigmenté, ces deux espèces de tumeurs partant en règle générale du limbe conjonctival; les dermoïdes sont, eux aussi, à cheval sur la cornée et la sclérotique. La sclérotique n'est guère le siége primitif de tumeurs. L'iris au contraire développe des sarcomes, la plupart du temps mélaniques; des tubercules vrais; des nodosités lépreuses; une tumeur particulière, non infectieuse, mais compromettant la vision, et désignée sous le nom de granulome; des kystes, et enfin des tumeurs gommeuses syphilitiques. Dans la choroïde et le corps ciliaire, nous avons à signaler des sarcomes, ordinairement pigmentés ; à ce qu'il paraît des myomes vrais, et des tubercules, très-fréquents dans la tuberculose miliaire générale. Dans la rétine, nous avons le gliome rétinien, quelquefois des tubercules, et, d'après une observation qui m'est personnelle, peut-être de véritables neuromes. Le nerf optique a ses tumeurs à part; ordinairement ce sont des sarcomes mixomateux, des mixomes vrais, et même des névromes, quelquefois des fibromes partis de la gaîne externe.

Enfin, des tumeurs sarcomateuses ou des épithéliomas, partis d'organes circumoculaires, peuvent envahir secondairement le bulbe.

Les diagnostics différentiels si nombreux qu'il s'agit d'établir dans les cas où une tumeur s'est développée dans l'orbite sont donnés à l'article ORBITE, *Pathologie*. Des tumeurs oculaires signalées plus haut, ce ne sont guère que les gliomes, les sarcomes et les épithéliomas, qui ont une tendance à envahir tout le globe oculaire, et qui par conséquent méritent à une certaine période de leur développement le titre de « tumeurs de l'œil ». NUEL.

PARASITES DE L'ŒIL. Différentes espèces de filaires ont été observées à l'intérieur (chambre antérieure, corps vitré) d'yeux d'animaux divers. Chez l'homme, le filaire de Médine sous-conjonctival a été observé dans les pays chauds. D'autres espèces de filaire plus petites paraissent avoir été rencontrées réellement dans l'œil de l'homme; cependant, la plupart des observations de ce genre paraissent devoir être interprétées en ce sens qu'il s'est agi de troubles filamenteux du corps vitré, ou bien d'une artère capsulaire persistante. Dans le cas de trichinose, ces entozoaires envahissent les muscles extrinsèques de l'œil et produisent une ophthalmoplégie externe et interne. Signalons pour mémoire les lepthothrix dans les canalicules lacrymaux, le favus et même des morpions du bord palpébral. Le parasite le plus fréquemment observé à l'intérieur de l'œil est le cysticerque de tænia solium (cysticercus cellulosæ). Pour ce qui regarde l'histoire naturelle de cet entozoaire et la manière dont il pénètre dans l'organisme, *voy.* les articles TÆNIA et CYSTICERQUE.

Le siége le plus fréquent des cysticerques dans l'œil est *dans le corps vitré* et *sous la rétine;* si le parasite siége dans le corps vitré, il n'y est arrivé que secondairement. L'embryon de tænia pénètre probablement toujours dans l'arbre vasculaire à partir de l'estomac, et de là est charrié vers la périphérie. L'existence de la pression oculaire contribue probablement à fixer si souvent ce parasite dans l'intérieur de l'œil, peut-être en aplatissant les vaisseaux sanguins. Le cysticerque se développe donc dans un vaisseau choroïdien ou rétinien, et commence à faire une saillie dans le corps vitré, ou bien à se développer sous la rétine et à décoller cette membrane. Il peut pénétrer tout à fait dans le corps vitré à travers la rétine (dans la moitié des cas environ) ; cette pénétration a même été poursuivie à l'ophthalmoscope. Le développement et la pénétration dans le corps vitré se passent ordinairement avec un cortége de symptômes d'irritation. En même temps le malade accuse un scotome, surtout si le parasite siége près de la macula lutea ; le reste de la rétine souffre cependant également, de sorte qu'il survient une amblyopie assez prononcée déjà après quelques mois. Quelquefois les malades se plaignent aussi de douleurs de tête périodiques et de photopsies très-intenses.

Dans des cas rares, des cysticerques sont restés des mois entiers dans l'œil sans occasionner des symptômes réactionnels bien accusés. Règle générale, il survient une iridochoroïdite accompagnée de douleurs très-intenses, qui mène à l'atrophie de l'œil, et qui même a donné lieu à une ophthalmie sympathique. D'autres fois on a signalé des accidents glaucomateux. Les douleurs ont persisté quelquefois pendant plusieurs années; rien n'indique cependant que le parasite soit resté vivant durant toute cette période. Dans les stades plus avancés, la vésicule s'entoure toujours de nombreuses fausses membranes étendues à travers tout le corps vitré ou bien reliant la rétine à la choroïde, suivant le siége du parasite. Dans des cas particuliers on l'a vu s'entourer d'une membrane kystique dans le corps vitré, tout à fait comme un autre corps étranger; cet événement paraît arrêter pour quelque temps les progrès du mal.

A l'ophthalmoscope, on reconnaîtra la présence d'un cysticerque, même au milieu de membranes du corps vitré et sous la rétine décollée. On verra une vésicule ayant jusqu'à quatre fois le diamètre de la papille, à couleur assez caractéristique, bleu verdâtre ou bleu grisâtre, qu'il suffit d'avoir vue une fois pour la reconnaître. Si la vésicule est assez libre dans le corps vitré encore transparent, on peut distinguer, grâce au grossissement ophthalmoscopique, la tête et le cou de l'embryon, voire même la couronne de crochets. Le diagnostic sera assuré, si l'on parvient à voir les mouvements du parasite, ce à quoi on arrive par une observation prolongée. Ces mouvements consistent en contractions vermiculaires de toute la vésicule, ou bien dans la propulsion et le retrait alternatifs de la tête et du cou; eux seuls permettent quelquefois de faire le diagnostic entre un décollement rétinien et un cysticerque sous-rétinien; dans ce dernier cas, le parasite est recouvert par les vaisseaux rétiniens.

On n'a pas encore de données suffisantes pour décider la question de savoir combien de temps un cysticerque peut vivre dans l'œil.

Des cysticerques intra-oculaires ont été observés un peu dans tous les pays de l'Europe, mais avec une fréquence beaucoup plus grande dans l'Allemagne du nord. Tandis qu'en France et en Belgique c'est un cas excessivement rare, nos collègues de Berlin en observent chacun plusieurs par an. Ce fait tient-il à la circonstance que l'usage de la charcuterie plus ou moins crue est très-répandu en Allemagne?

Le *traitement* de l'affection consiste à extraire ou au moins à tuer le parasite le plus tôt possible. Les exemples se multiplient où l'on a réussi à faire l'extraction, non-seulement avec conservation d'un œil plus ou moins atrophié, mais encore d'un degré assez prononcé de vision. Les chances seront naturellement d'autant plus grandes qu'on aura opéré plus tôt, et que la désorganisation de l'œil est moins avancée. L'extraction est indiquée même dans les cas où la vision a disparu, pour prévenir l'ophthalmie sympathique. Cependant, si la cyclite était en plein et les douleurs vives, il vaudrait mieux recourir d'emblée à l'énucléation. Tout récemment on a fait avec succès l'énervation de l'œil dans les cas de ce genre; cette opération nous paraît indiquée surtout dans les cas où l'irritation de l'œil persiste malgré la mort de l'animal.

L'extraction, que ce soit dans le corps vitré ou sous la rétine que le parasite se trouve, se fera le mieux par une incision longitudinale de la sclérotique, au niveau du parasite, après détachement d'un muscle droit. Si l'animal ne se présente pas d'emblée dans la plaie, on ira le saisir et l'extraire à l'aide d'une pince, ou au moins on tâchera de le tuer. On fera ensuite la suture conjonctivale par-dessus la plaie. Naturellement on n'opérera que sur un sujet chloroformé.

L'extraction par une plaie cornéenne (après l'extraction du cristallin) a été mise en usage par A. de Graefe. On ne tentera plus guère aujourd'hui cette opération, tout au plus si le parasite siégeait tout près du cristallin.

Divers essais tentés dans le but de tuer le parasite, soit par une médication interne, soit par des injections dans le corps vitré, ont échoué complétement.

Des cysticerques ont été si souvent observés dans la chambre antérieure et dans l'iris qu'on n'en est plus à compter les cas publiés. Il paraît que l'origine de l'entozoaire est la suivante. Un embryon de tænia arrive par le courant sanguin dans l'iris dans un petit vaisseau ; il s'y développe, et constitue une petite bosselure qui proémine dans la chambre antérieure. La vésicule peut se détacher tout à fait et tomber dans la chambre où elle reste quelque temps tout à fait isolée. Ce développement a lieu ordinairement avec un cortége de symptômes inflammatoires. Le cysticerque se présente donc sous forme d'une vésicule grisâtre, transparente, ordinairement située au plancher de la chambre antérieure. La loupe surtout y fera remarquer, soit des mouvements vermiculaires de la vésicule, soit la propulsion et le retrait de la tête. Si l'animal est en repos, la tête et le cou apparaissent sous forme d'un point plus opaque sur la vésicule translucide.

La présence de ce corps étranger, qui croît souvent rapidement, provoque bientôt des douleurs ciliaires, de la kératite, de l'iritis, de la cyclite, des accidents glaucomateux, et finalement l'atrophie de l'œil.

Le seul traitement à essayer est l'extraction de la vésicule à travers une plaie cornéenne, avec ou sans iridectomie.

Des cysticerques ont été observés assez souvent sous la conjonctive. En 1854, Sichel compta déjà douze cas, dont six observés par lui ; depuis lors, le cas s'est présenté encore plusieurs fois.

On sait que le même parasite est localisé souvent dans l'orbite, et quelquefois dans la paupière.

NUEL.

BIBLIOGRAPHIE. — BAUM. Dans un travail de v. Siebold, in *Zeit. d. med. Vereins in Preussen*, 1838, l'auteur a décrit le premier cas de cysticerque sous-conjonctival. — MACKENZIE. *Cysticerque dans la chambre antér.* In *Med.-Chir. Transact.*, t. XXX, 1849. — SICHEL. *Cysticercus cellulosæ sous la conjonctive de l'œil humain.* In *Arch. d'ophth. de Jamin*, avril-mai 1854. — DU MÊME. In *Iconogr. ophth.*, 1852-1859, p. 702. — A. V. GRAEFE. *Vier Fälle von Cysticercus in den tieferen Theilen des Auges.* In *Arch. f. Ophth.*, t. I, 1, p. 457, 1854. — DU MÊME. *Cysticercus in der vorderen Kammer.* Ibid., p. 453. — DU MÊME. *Fälle von Cysticercus im Innern des Auges.* Ibid., t. II, 1, p. 259, 1855. — DU MÊME. *Ein Fall von Cysticercus im Glaskörper extrahirt.* Ibid., t. III, 2, p. 312, 1856. — BUSCH. *Cysticercus im Glaskörper.* In *Arch. f. Ophth.*, t. IV, 2, p. 99, 1857. — NAGEL. *Cysticercus auf der Netzhaut.* In *Arch. f. Ophth.*, t. V. 2, p. 183, 1859. — A. V. GRAEFE. *Ueber intraoculare Cysticerken.* Ibid., t. VII, p. 48, 1860. — DU MÊME. *Extraction fremder Körper*, etc., *u. Entozoen aus dem Glaskörperraum.* Ibid., t. IX, 2, p. 79, 1863. — LIEBREICH. *Cysticercus im Glaskörper u. unter d. Netzhaut*, dans son Atlas d'ophthalmoscopie, 1863. — O. WEBER. In *Verhandl. d. naturhist. Vereins zu Bonn*, 1863 (cysticerque sous-conjonctival). — J. JACOBSON. *Zwei Fälle von intraocularen Cysticercen mit Sectionsbefund.* In *Arch. f. Ophth.*, t. XI, 2, p. 147, 1865. — A. V. GRAEFE. Ibid., t XII, 2, p. 190, 1866. — FANO. *Trois cas de filaire vivante du corps vitré.* In *Union méd.*, n° 31, 1868. — Ed. JAEGER. *Ophthalmoscopischer Handatlas*, 1869. — SAEMISCH. *Sectionsbefund eines Auges mit intraocularem Cysticercus.* In *Klin. Monatsbl. f. Augenheilk.*, 1870, p. 170. — MARINI. *Cisticerco nel vitreo.* In *Giorn. d'Ophth. ital.*, 1870, p. 147. — HIRSCHBERG. *Ueber Cysticercus intraocul.* In *Berlin. klin. Wochenschr.*, 1871. — DU MÊME. In *Arch. f. path. Anat.*, t. LIV, p. 276, 1871. — DU MÊME. *Fall von Extraction*, etc., *aus dem Glaskörper.* In *Berlin. klin. Wochenschr.*, t. IV, p. 45, 1872. — SICHEL fils, *Note sur un cas de cysticerque ladrique intra-oculaire. Extraction*, etc. In *Gaz. hebdom.*, n°. 2, 1872. — BRIÈRE (L.). *Note sur un cas de cysticerque ladrique sous-conjonctival*, etc. In *Gaz. des hôp.*, p. 658, 689, 1872, et *Ann. d'ocul.*, 1873, p. 204. — EWERS. *Extraction.* In 2ter *Jahresber.*, 1872, p. 7.— C. SCHROEDER. *Cysticercus corp. vitr.* In 1ter *Bericht über die Klinik*, 1872, p. 19 (*Ophthalmic sympathique*). — ROCAFULT. *Cysticerque celluleux dans le corps vitré.* In *Ann. d'ocul.*, t. LXXIII, p. 16, 1874. — J. LEMOINE. *Des parasites de l'appareil de la vision.* Thèse de Paris, 1874. — DESMARRES père. *Cysticerque vivant dans le corps vitré*, etc. In *Gaz. des hôp.*, n° 33, 1875. — A. BARKAU. *Ein Fall von Filaria in der vorderen Augenkammer.* In *Arch. f. Augen u. Ohrenheilk.*, t. V, 2, p. 381, 1876. — Ch. KIPP. *A Case of subconjunctival Cysticercus.* In *Rep. of the Fifth internat. ophth. Congress*, p. 250, 1876. — A. GRAEFE. *Ueber die Entbindung von Cysticercen aus den tieferen u. tiefsten Theilen des Bulbus mittelst meridionalen Scleralschnittes.* In *Arch. f. Ophth.*, t. XXIV, 1, p. 209, 1878. — DU MÊME. *Weitere Bemerkungen über die Extraction von Cysticercen.* In *Arch. f. Ophth.*, t. XXIV, 3, p. 267, 1878. N.

BLESSURES DE L'ŒIL. Les traumatismes du globe oculaire offrent des différences tellement grandes selon leur siége, qu'au point de vue pratique il faudrait descendre dans des détails presque casuistiques. La plupart des lésions de l'œil ont d'ailleurs été décrites dans les articles spéciaux (CORNÉE, CRISTALLIN, SCLÉROTIQUE, etc., etc.). Il s'agit ici avant tout de faire une rapide énumération des lésions qui peuvent être la suite d'un traumatisme de l'œil, d'insister surtout sur la gravité relative des différentes lésions, et de tracer ainsi en gros les investigations cliniques qu'il y a à faire dans un cas de ce genre.

Citons en guise d'introduction ces paroles d'Arlt, qui nous paraissent pleinement justifiées : « Je suppose que le lecteur soit familiarisé avec les méthodes d'investigation usitées, non-seulement avec la détermination de la réfraction et de ses anomalies, ainsi que de l'acuïté visuelle dans la vision directe et indirecte (lacune du champ visuel), mais encore avec l'examen ophthalmoscopique... Le médecin légiste qui n'aurait pas ces connaissances et ces aptitudes ferait mieux de confier un cas de ce genre à un collègue entendu en cette matière. Sans détermination objective exacte de l'état des choses, on se trouve dans l'impossibilité de faire en conscience un rapport. Trop souvent s'est présenté le cas qu'un rapport médico-légal délivré sur des blessures oculaires ne renfermait pas même d'indication sur le degré de diminution de l'acuïté visuelle, celle-ci devant naturellement être déterminée à l'aide d'échelles visuelles. »

Nous diviserons avec Arlt les traumatismes de l'œil en :

1° Contusions avec ou sans déchirures et commotions de l'œil ;

2° Plaies pénétrantes : *a*) avec ou *b*) sans corps étranger restant dans l'œil. Les blessures des paupières et des voies lacrymales pourront sans inconvénient être passées sous silence, et être renvoyées tout à fait aux articles de chirurgie ;

3° Brûlures et cautérisations de l'œil.

A la description de chaque catégorie nous ajouterons quelques indications sur l'action thérapeutique à instituer.

A. *Contusions, plaies contuses et commotion de l'œil.* Quand un corps plus ou moins émoussé a agi sur le globe oculaire, on peut observer, en dehors des altérations des paupières : des ecchymoses conjonctivales, un trouble cornéen, suivi ou non de kératite purulente, des ruptures de la sclérotique, épanchement de sang dans la chambre antérieure et dans le corps vitré, des déchirures et la paralysie de l'iris, la paralysie de l'accommodation, la rupture de la capsule du cristallin, la luxation complète ou incomplète du cristallin par suite de la rupture de son ligament suspenseur, la rupture de la choroïde avec épanchement sanguin dans le corps vitré, la rupture du corps ciliaire, des troubles de la fonction rétinienne dus à une commotion ou contusion de cette membrane. L'œil peut aussi être luxé au devant de l'orbite par la pénétration d'un corps étranger dans l'orbite. Après ces divers traumatismes, le globe oculaire peut périr après coup par une panophthalmie, et enfin le second œil peut être atteint secondairement d'ophthalmie sympathique, surtout si le corps ciliaire a été lésé primitivement ou bien s'il est devenu malade secondairement.

Les ecchymoses conjonctivales sans autre complication constituent une lésion de peu d'importance. On les traite communément par des lotions excitantes, dans l'espoir de favoriser ainsi la résorption du sang. Il faut naturellement s'être convaincu par les épreuves visuelles et un relevé sommaire du champ visuel qu'il n'y a pas d'altération profonde.

La contusion de l'œil donne lieu fréquemment à un trouble cornéen dont la gravité consiste en ce qu'il est souvent suivi d'un abcès ou d'un ulcère purulent. Le traitement est celui des kératites profondes : d'abord l'atropine et peut-être les compresses froides ; quand la suppuration est survenue, le froid est nuisible, et des compresses chaudes sont plutôt indiquées ; voir d'ailleurs le traitement des kératites purulentes.

La rupture de la sclérotique est assez fréquente, et, chose curieuse, elle consiste ordinairement en une déchirure concentrique autour de la cornée et située à un demi-centimètre environ de celle-ci, en haut et un peu en dedans ; la blessure se trouve donc au niveau du corps ciliaire, qui lui aussi est déchiré dans ces conditions. Pour comprendre les divers effets d'une forte et brusque compression de l'œil, il faut avoir présent à l'esprit qu'à ce point de vue le bulbe peut être assimilé à une vésicule remplie d'eau ; une pression exercée sur un point circonscrit se propagera à peu près également dans toutes les directions, et pèsera sur toute la paroi oculaire. Mais l'œil est matelassé et soutenu en arrière, surtout à son pôle postérieur, par le contenu de l'orbite, et d'un autre côté les influences extérieures agissent sur lui d'avant en arrière, et souvent un peu du côté externe, où l'œil est le moins protégé. Il cédera donc moins facilement en arrière. Nous supposons actuellement le cas d'un corps qui comprime l'œil d'avant en arrière, sans y pénétrer. Le globe oculaire aplati d'avant en arrière tendra à s'agrandir dans le sens équatorial, et se distend réellement le plus un peu en avant de l'équateur, puisque ce dernier est encore soutenu par le contenu de l'orbite. Si la paroi oculaire cède, ce sera naturellement au peu en avant de l'équateur. C'est d'ailleurs là l'endroit le plus mince de toute la sclérotique. Le fait que les corps étrangers arrivent à l'œil en venant surtout d'avant et un peu de dehors semble expliquer pourquoi les ruptures de la sclérotique siégent surtout en haut et en dedans ; la direction frontale de la plupart des fibres sclérotidiennes à ce niveau explique leur direction concentrique autour de la cornée.

Selon la violence exercée, on observera une simple rupture de la sclérotique, à travers laquelle fait plus ou moins hernie le corps ciliaire ; le corps vitré peut avoir été éjaculé en tout ou en partie ; le cristallin et l'iris peuvent également être sortis à travers la plaie. Naturellement à ces différentes altérations correspondent des états de gravité très-différents. Un cas très-curieux est celui d'une rupture en quelque sorte sous-conjonctivale de la sclérotique ; alors le cristallin, le segment voisin de l'iris et une partie plus ou moins grande du corps vitré peuvent être sortis à travers la plaie sclérotidienne, et soulever en ampoule la conjonctive non rompue. Souvent du sang épanché en grande quantité à l'intérieur de l'œil en empêche l'exploration. Il paraîtrait que dans les conditions qui nous occupent il se produit rarement d'autres déchirures dans la profondeur de l'œil, de la choroïde ou de la rétine, par exemple.

Un œil qui a subi une rupture sclérotidienne, qui a même ainsi perdu son cristallin, n'est pas fatalement voué à la perte. L'organe peut souvent être sauvé avec sa fonction. Le danger immédiat réside d'abord dans la perte trop considérable du corps vitré ; le collapsus qui en résulte expose à des hémorrhagies choroïdiennes qui peuvent détruire tout le contenu de l'œil et le chasser à travers la plaie. Rarement la réaction immédiate est excessive et conduit à la panophthalmie.

Souvent l'œil se perd un peu plus tard par iritis et cyclite aiguës, suite du déchirement de l'iris et du corps ciliaire, peut-être de leur enclavement dans la plaie sclérotidienne, ou bien en partie de la compression exercée sur eux par le cristallin luxé, gonflé ou non. — Quand ces dangers immédiats ne se réalisent pas, l'œil peut périr par une inflammation chronique de l'iris et du corps ciliaire ; les exsudats inflammatoires dans le corps vitré peuvent aussi subir après coup une rétraction cicatricielle qui conduit au décollement rétinien. Enfin, et ce danger est imminent dans les blessures de ce genre, intéressant toujours le corps ciliaire, le second œil peut être atteint d'une ophthalmie sympathique, soit après quelques semaines, soit après un temps plus ou moins long, si le corps ciliaire reste dans un état d'irritation continuel, que sa cicatrice ou bien le cristallin luxé en soit la cause.

Les plaies sclérotidiennes ne se ferment pas aussi facilement que celles de la cornée transparente ; c'est que les processus nutritifs dans le tissu fibreux de la sclérotique sont beaucoup moins intenses que dans le tissu propre de la cornée. De plus, l'occlusion ne se fait jamais par agglutination intime des deux lèvres de la plaie (comme dans la cornée), mais par l'interposition d'un tissu fibreux intercalaire qui n'atteint jamais ni l'épaisseur ni la résistance de la sclérotique : aussi cette cicatrice cède-t-elle souvent après coup à la tension intra-oculaire, même à la formation d'un staphylome ou d'une dégénérescence cystoïde, deux états qui ne sont pas sans gravité pour l'avenir de l'œil.

Le traitement d'une rupture sclérotidienne demande le repos au lit, avec un bandage occlusif des deux yeux, pour empêcher le clignotement et les mouvements oculaires. Dès qu'il survient de la réaction, on la modérera par des compresses froides. L'occlusion de la plaie sclérotidienne sera puissamment aidée par une suture qui réunit la conjonctive par-dessus ; préalablement, on coupera à l'aide de ciseaux l'iris et le corps vitré, s'ils pendent au dehors ; il arrive que, les lèvres de la plaie sclérotidienne se réunissant, elles étranglent les parties herniées qui alors meurent et sont éliminées. On fera cependant bien de ne pas se reposer sur cette possibilité. — Si le cristallin luxé comprime le corps ciliaire et pousse l'iris en avant, on tâchera de l'extraire pour enlever cette cause d'irritation permanente. — Si le cristallin et peut-être une partie du corps vitré sont situés sous la conjonctive non déchirée, on recommande d'attendre avec un bandage légèrement compressif que la plaie sclérotidienne soit fermée pour ouvrir la poche conjonctive et évacuer son contenu. Dans le cas de panophthalmie imminente, on essayera de l'enrayer par des compresses froides ou glacées ; si elle est confirmée, on hâtera le processus par des compresses d'eau chaude. L'emploi des narcotiques sera en même temps nécessaire pour calmer les douleurs souvent excessives; on les abrégera le mieux après quelque temps en ouvrant cet abcès véritable de l'œil (*voy.* l'article PANOPHTHALMIE).

Enfin, la plus grave responsabilité du médecin est celle qui ressort du danger d'une ophthalmie sympathique sur le second œil (*voy.* l'article OPHTHALMIE SYMPATHIQUE).

Les *hémorrhagies dans la chambre antérieure* masquent souvent l'intérieur de l'œil. Il s'en faut du reste qu'elles soient toujours le signe d'une déchirure de l'ensemble des parois oculaires. Une forte commotion de l'œil peut produire une déchirure de l'iris ou du corps ciliaire, et partant de leurs vaisseaux. Rarement le sang provient d'une déchirure dans le fond de l'œil. La quantité de sang peut être très-minime, et alors il faut peut-être l'éclairage focal à l'aide d'une lentille et dans la chambre obscure pour découvrir la petite demi-lune de sang en bas contre le ligament pectiné de l'iris. A moins de déchirure considérable, ce sang se résorbera sans laisser de traces; il faudra appliquer le bandage compressif et instiller de l'atropine pour le cas assez probable où il y aurait danger d'iritis.

L'*épanchement sanguin dans le corps vitré* est presque sans exception la suite d'une rupture choroïdienne; la gravité des cas ne dépend pas tant de la quantité de sang épanché, à moins qu'elle ne soit excessive, que de la grandeur de la déchirure choroïdienne et des décollements rétinien et choroïdien qui peuvent exister. Un décollement rétinien peut aussi en être la suite plus tard, quand le sang se résorbe et quand peut-être le corps vitré subit une rétraction cicatricielle.

Les cas ne sont pas rares où la quantité de sang épanché est telle qu'il soit impossible d'examiner le fond de l'œil à l'ophthalmoscope; une blessure du cristallin peut avoir produit rapidement une cataracte traumatique qui masquera également le fond de l'œil; l'impossibilité d'examiner le fond de l'œil peut aussi tenir à une hémorrhagie dans la chambre antérieure, ou bien à un trouble cornéen traumatique. Et cependant, pour pouvoir porter un pronostic sérieux sur l'état d'un œil qui peut-être porte une lésion profonde, il faut connaître l'état de la rétine et de la choroïde. Cette nécessité ne s'impose pas seulement dans les cas de contusion de l'œil, mais encore dans une foule de circonstances que nous énumérerons plus loin. Or, dans ces cas, il y a cependant moyen de se former une idée assez juste de l'état fonctionnel de la rétine, et partant de la choroïde. On peut, en effet, évaluer l'acuïté visuelle centrale et périphérique (constater la présence de lacunes du champ visuel), malgré la présence de troubles très-intenses dans les milieux transparents. Le procédé usité à cet effet est le même que celui dont on se sert pour examiner l'état fonctionnel de l'œil dans les cas de cataractes non traumatiques.

Suivant la longue expérience de Arlt, un œil distingue encore à 5 mètres la lumière d'une bougie dans une chambre obscure, quelque intense que soit le trouble dans les milieux transparents. Voilà pour l'acuïté visuelle centrale, avec la fovea centralis. Pour ce qui est de la vision périphérique, les troubles les plus intenses dans les milieux n'empêchent pas qu'une lumière assez faible, projetée successivement (à l'aide de l'ophthalmoscope, p. ex.) de tous les côtés dans l'œil, soit localisée dans les bonnes directions. C'est qu'en réalité ces troubles n'empêchent pas la formation d'une espèce de point focal clair sur la rétine plus ou moins diffusément éclairée dans cette expérience. S'il y a de larges déchirures choroïdiennes ou bien un décollement rétinien, la projection sera défectueuse, car les endroits décollés, par exemple, ne sont plus sensibles; l'individu distinguera cependant toujours le clair de l'obscur, car une lumière venant dans n'importe quelle direction sera diffusée sur toute la rétine par le trouble des milieux.

De très-faibles épanchements sanguins dans le corps vitré se reconnaissent à l'ophthalmoscope.

La résorption du sang dans le corps vitré est beaucoup plus lente que dans l'humeur aqueuse.

La gravité de ces hémorrhagies se règle sur la déchirure plus ou moins grande de la choroïde (*voy.* plus loin) et de la présence d'un décollement rétinien. Ne pas oublier que le décollement peut encore arriver plus tard, par le fait d'une rétraction cicatricielle dans le corps vitré et dans la choroïde, et qu'il peut ainsi compromettre encore très-tardivement la vision. — Le traitement sera celui de la déchirure choroïdienne.

La *paralysie*, soit du *sphincter*, soit du *dilatateur* de l'iris, et celle de l'*accommodation*, ont été quelquefois observées après des contusions de l'œil, sans que des déchirures intra-oculaires eussent expliqué la chose. On a supposé dans ces cas une espèce de commotion des nerfs ciliaires.

La *déchirure de l'iris* est un accident assez fréquent à la suite d'une brusque compression de l'œil d'avant en arrière. Rarement cette déchirure se fait en sens radiaire; règle générale, la membrane se détache de son insertion ciliaire dans une étendue plus ou moins grande, jusqu'aux degrés où l'iris, tout à fait détaché, se ratatine et tombe sur le fond de la chambre antérieure. Si la déchirure est très-petite, il se peut qu'elle soit difficile à voir; mais la pupille sera comme effacée de ce côté, et irrégulière, attendu que la partie détachée ne se retire plus normalement vers la périphérie; le sphincter, au lieu d'être circulaire à ce niveau, prend la disposition d'une corde de cercle.

Ordinairement la déchirure est accompagnée d'un épanchement sanguin plus ou moins grand dans la chambre antérieure.

Le mécanisme par lequel les déchirures iridiennes se produisent doit être compris de la manière suivante : Nous avons déjà dit comment le corps contondant tend à aplatir l'œil d'avant en arrière; les diamètres équatoriaux de ce dernier augmentant, l'iris devrait se distendre suivant son étendue; le fait est, qu'au lieu de se distendre, il se détache de son insertion ciliaire.

Des déchirures partielles guérissent ordinairement assez bien, sans qu'il survienne une forte iritis.

De grandes déchirures produisent des phénomènes d'éblouissements très-intenses; ordinairement elles sont compliquées d'altérations si profondes de l'œil (luxation du cristallin, déchirure du corps ciliaire, etc.), qu'il en est fortement compromis.

Le traitement doit être antiphlogistique : compresses froides, des sangsues à la tempe, si la réaction devient intense, de l'atropine dans les cas peu prononcés. Il serait au moins inutile de ponctionner la chambre antérieure pour évacuer le sang.

Un accident important à reconnaître est *la luxation du cristallin* et *la déchirure de la capsule du cristallin.*

La déchirure de la capsule est assez rare dans les simples contusions de l'œil. Il en résulte à peu près toujours une cataracte traumatique, dont les conséquences sont celles d'une plaie pénétrante avec blessure du cristallin, sans qu'un corps étranger soit resté dans l'œil (*voy.* plus loin).

Il est très-rare aussi que le cristallin se trouble dans sa masse par le fait d'un simple ébranlement ou d'une contusion, sans déchirure de la capsule. On n'admet même cet accident que par les résultats d'expériences sur des lapins

(Berlin). — Mais une cataracte peut se développer après quelque temps par le fait de déchirures de la choroïde, du corps ciliaire ou d'un décollement rétinien. Cette possibilité doit même être prise en considération dans le pronostic à poser dans certains cas. Ces cataractes sont ordinairement compliquées de synéchies postérieures, l'inflammation réactionnelle s'étant propagée après coup à l'iris.

Un accident plus fréquent est la déchirure partielle de la zone de Zinn, avec *subluxation du cristallin.*

Cette déchirure se produit par le même mécanisme que la déchirure de l'iris; elle est le fait de la distension de l'œil dans le sens équatorial.

Quand le ligament suspenseur du cristallin est déchiré en un endroit, le cristallin n'est plus retenu à ce niveau, il se déplace un peu vers le point opposé, et en même temps la tension du corps vitré le pousse en avant; la partie du cristallin qui avoisine la déchirure pousse donc l'iris en avant; on peut voir de l'extérieur *la bosselure iridienne* qui en résulte. Si la déchirure de la zone de Zinn est très-large, le cristallin n'est plus guère fixé, il ballotte lors des mouvements oculaires, et il en résulte du *tremblotement de l'iris*, cette membrane suivant tous les mouvements imprimés au cristallin.

Le cristallin est à l'état normal attiré périphériquement par son ligament suspenseur; en vertu de cette tension, il est moins bombé suivant son axe antéro-postérieur que s'il était abandonné à son élasticité seule. Quand donc le ligament suspenseur est déchiré, le cristallin se rapproche de la forme sphérique; le pouvoir réfringent des milieux transparents en est augmenté : *l'œil devient myope*, s'il était emmétrope, et sa myopie augmente, s'il a été myope avant la blessure.

Le ligament suspenseur étant déchiré, les contractions du muscle ciliaire ne retentiront plus sur le cristallin : *l'accommodation est perdue.*

Si la lentille est fortement déplacée latéralement, il peut arriver, et ce cas n'est pas très-rare, que l'équateur du cristallin vienne au niveau de la pupille. Il résulte de cette circonstance des phénomènes caractéristiques pour la luxation du cristallin. Dans ce cas, la lentille se trouve derrière un segment seulement de la pupille; des rayons lumineux qui pénètrent dans l'œil, un faisceau seulement traversera le cristallin, et leur réfraction sera celle d'un œil myopique; le restant des rayons lumineux passera à côté de la lentille, et leur réfraction sera celle qui existe dans un œil dépourvu de cristallin, c'est-à-dire plus ou moins hypermétropique. De plus, les rayons qui traversent la périphérie de la lentille biconvexe subiront une déviation prismatique : de là formation de deux images rétiniennes par chaque objet extérieur : il *y a diplopie monoculaire.* Pour des objets situés très-près de l'œil, les rayons traversant le cristallin formeront une image rétinienne plus ou moins nette ; et pour des objets éloignés, les rayons lumineux qui passent à côté du cristallin peuvent former une image assez nette. On a effectivement observé des cas où l'individu a offert ce phénomène curieux de pouvoir sans accommodation voir assez bien de très-loin et de très-près. — La présence de l'équateur du cristallin derrière la pupille est visible à l'ophthalmoscope et à l'éclairage focal. A l'ophthalmoscope, le bord du cristallin se présente sous forme d'un *ménisque obscur sur le fond rouge :* c'est que les rayons revenant du fond de l'œil ont une incidence très-oblique sur l'équateur cristallin, y subissent la réflexion totale, et ne traversent pas cette partie de la lentille, qui y paraîtra donc obscure, noire. — A l'éclairage focal on voit également l'équateur du cristallin, mais sous forme d'un *ménisque blanchâtre*, parce que cette partie du cristallin n'est pas parfaitement transparente et réfléchit donc assez de lumière.

Si l'équateur du cristallin ne vient pas jusqu'au niveau de la pupille normale, c'est-à-dire si la luxation est moins prononcée, on arrive ordinairement à le voir avec l'ophthalmoscope et à l'aide de l'éclairage focal, si préalablement on dilate fortement la pupille à l'aide de l'atropine.

La zone de Zinn déchirée ne se refermera plus jamais, et un tel œil sera pour toujours plus ou moins estropié. Dans le cas le plus favorable, le cristallin reste sur place et conserve sa transparence : il persiste une myopie extrême ; la vision est plus ou moins entravée pour cette raison, sans parler de l'astigmatisme qui résulte de la position oblique de la lentille. Ordinairement l'œil reste irrité d'une manière permanente, à cause de la compression et des chocs essuyés de la part du cristallin par l'iris et le corps ciliaire à l'endroit opposé à la déchirure ; nous avons, en effet, rappelé que le cristallin luxé ballotte lors des mouvements oculaires. Il en résulte une iritis et une cyclite chronique qui, à la longue, peuvent conduire l'œil à sa ruine. Le cristallin peut aussi se troubler ou bien se luxer tout à fait (*voy.* plus loin luxation complète du cristallin). On peut donc être amené à faire l'extraction du cristallin, ce qui sera toujours plus ou moins dangereux à cause du ramollissement du corps vitré qui résulte de la cyclite chronique.

La *luxation complète du cristallin* est la conséquence d'une déchirure plus large de la zone de Zinn, la lentille tombe au fond de l'œil et n'occupe plus du tout le champ pupillaire. Souvent elle est la conséquence d'une luxation d'abord incomplète. A l'ophthalmoscope, on verra le cristallin plus ou moins en arrière dans la partie déclive du corps vitré. La lentille peut aussi se trouver dans la chambre antérieure, ou bien être enclavée dans la pupille.

Le diagnostic d'une luxation complète, avec déplacement du cristallin dans le corps vitré, est ordinairement facile. Un tel œil ressemble à celui qui serait opéré de la cataracte : hypermétropie, absence de l'accommodation ; chambre antérieure profonde, l'iris retiré en arrière et tremblotant ordinairement au moindre mouvement de l'œil ou de la tête. On voit souvent à l'aide de l'ophthalmoscope, dans la partie inférieure du corps vitré, le cristallin qui peut alors exécuter des mouvements à chaque déplacement du regard. Les images catoptriques de Purkinje, produites par les deux faces du cristallin, font défaut ; on ne verra plus que la seule image cornéenne de la lumière employée. — Mais des hémorrhagies concomitantes dans les milieux transparents peuvent rendre le diagnostic impossible pour les premiers temps.

Un œil avec une telle luxation peut rester en cet état et fonctionner comme un œil aphakique. Règle générale cependant, les chocs incessants exercés par le cristallin sur l'iris et le corps ciliaire produisent une iritis et une cyclite chronique, avec toutes leurs conséquences, voire même une ophthalmie sympathique. — Du reste, le cristallin lui-même peut rester longtemps transparent et mobile ; ordinairement il finit par s'enkyster ; quelquefois il se trouble à la longue et se résorbe même.

Le traitement de la luxation sans complication consiste dans l'expectation. Une irritation de l'iris ou du corps ciliaire doit être traitée par les moyens usités en pareil cas.

La luxation du cristallin dans la chambre antérieure n'est pas rare. On la reconnaît en ce que la pupille est extrêmement large, ou plutôt l'iris est refoulé en arrière et en dehors ; on n'en voit quelque chose qu'en regardant obliquement dans l'œil. La présence du cristallin dans la chambre antérieure se reconnaît aussi au ménisque luisant constitué par l'équateur du cristallin, visible en haut parce que la lentille ne remplit pas tout à fait la chambre antérieure.

La luxation dans la chambre antérieure serait presque toujours un accident très-néfaste, si nous n'avions pas ici la ressource de l'extraction. Règle générale, la compression exercée par le cristallin sur l'iris et le corps ciliaire conduit à une irritation de ces parties et à un staphylome ciliaire; au moins aussi souvent nous voyons survenir les symptômes d'un glaucome aigu, ce qui est la suite de l'occlusion, par le cristallin, des voies d'excrétion de l'humeur aqueuse. Si le cristallin est plus ou moins bien toléré dans sa position anormale, la cornée se trouble là où elle est en contact avec la lentille ; celle-ci finit par se troubler, et souvent se résorbe plus ou moins.

Le traitement du cristallin luxé dans la chambre antérieure consiste à en faire le plus tôt possible l'extraction, et à ne pas attendre que des symptômes de cyclite ou de glaucome soient survenus.

Si le cristallin était enclavé dans la pupille, les signes d'irritation iridienne seraient très-intenses. Il faudrait dilater la pupille, faire pencher la tête en avant, et tâcher de faire pénétrer la lentille tout à fait dans la chambre antérieure, où on la retiendrait par l'ésérine. On ferait ensuite l'extraction comme dans le cas précédent.

Déchirures de la choroïde avec épanchement sanguin dans le corps vitré. La déchirure peut n'intéresser que l'un ou l'autre vaisseau, et alors elle est de peu d'importance. Elle peut être plus forte, et alors elle entraîne souvent des conséquences très-graves. Il ne faut pas oublier qu'une contusion de l'œil peut avoir produit uniquement une rupture de la choroïde.

De simples hémorrhagies restreintes de la choroïde se reconnaissent à l'ophthalmoscope ; elles disparaissent ordinairement sans traces bien sensibles au point de vue de la vision. — Des hémorrhagies choroïdiennes abondantes sont plus graves ; elles peuvent percer la rétine et s'épancher dans le corps vitré (*voy.* plus haut) ; elles peuvent produire un décollement plus ou moins large de la rétine et de la choroïde, tous événements très-sérieux pouvant abaisser notablement la vue, si le sang se répand dans le corps vitré; produisant des lacunes du champ visuel, s'il y a déchirure ou décollement, et enfin pouvant donner lieu à une irritation très-grave de la rétine et de la choroïde. Rien que la rétraction cicatricielle de la rétine et de la choroïde suffit souvent pour provoquer après quelque temps un décollement très-large de la rétine ou de la choroïde.

Les déchirures plus larges de la choroïde ne sont pas chose très-rare. On les reconnaît à l'ophthalmoscope sous forme de bandes claires, à bords irréguliers, au niveau desquels le pigment fait défaut. Naturellement l'image ophthalmoscopique peut être masquée par une hémorrhagie. Chose curieuse, les déchirures siégent ordinairement au pôle postérieur de l'œil. Sous forme de bandes assez allongées, situées en dehors de la pupille, elles courent dans une direction concentrique autour de la papille ; il n'est pas rare d'en trouver deux ou trois, ayant toutes la même direction, et par conséquent étant comme emboîtées l'une dans l'autre (*voy.* l'article Choroïde).

Si le corps contondant a touché l'équateur de l'œil, la déchirure peut siéger très-périphériquement.

Les conséquences de larges déchirures de la choroïde sont ordinairement très-graves. La vision peut être complétement ou presque complétement abolie sur-le-champ ; d'autres fois la réaction survenant dans la rétine et dans la choroïde conduit à la cécité. Rarement la vue se rétablit passablement, et alors il restera une large tache aveugle correspondant à la déchirure. L'inflammation peut devenir intense : alors le corps vitré sera infiltré, et la rétraction cicatricielle décollera la rétine.

Des recherches anatomiques ont montré que *le corps ciliaire* peut offrir des *déchirures*. Le danger de l'ophthalmie sympathique sera alors assez imminent. Probablement que ces déchirures ne sont pas très-rares, et que la difficulté de leur diagnostic les a empêchées d'être reconnues. On soupçonnera leur existence, si des symptômes de cyclite se développent sans autre raison apparente.

La *commotion*, ou plutôt la *contusion* de la rétine paraît devoir être acceptée dans certains cas, à en juger d'après certaines observations sur l'homme et d'après les expériences de Berlin sur des animaux. Cet auteur a trouvé qu'une forte contusion de l'œil d'un lapin, par exemple, provoque souvent un trouble rétinien à l'endroit directement touché, et à l'endroit opposé (par contre-coup). Les deux espèces de troubles sont situés au niveau d'une petite hémorrhagie choroïdienne.

Des troubles rétiniens analogues ont été observés chez l'homme, avec abaissement notable de la vision. Berlin est d'avis qu'abstraction faite des cas de lésions intra-crâniennes les cas d'amblyopie (après contusion de l'œil) sans signes ophthalmoscopiques sont excessivement rares. Il admet cependant un certain ébranlement des éléments rétiniens dans les cas d'amblyopie considérable, sans rétrécissement du champ visuel, si elle est de longue durée ou bien permanente. Les cas d'amblyopie plus fugace, il les met sur le compte d'altérations dans le segment oculaire antérieur, notamment d'un trouble dans la réfraction et dans l'accommodation. Une analyse minutieuse du cas ferait donc voir que ce n'est pas une amblyopie véritable. Souvent on trouvera dans la rétine un trouble analogue à celui observé sur des lapins, qui disparaît après deux ou trois jours. La fonction rétinienne se rétablit également plus ou moins dans une huitaine de jours.

Même si nous écartons soigneusement de notre sujet les lésions du nerf optique et intra-crâniennes, qui occasionnent souvent une amblyopie considérable, quelquefois permanente, il reste cependant un certain nombre d'observations où l'on a eu recours à l'hypothèse d'une *amblyopie par action réflexe*. Il s'agissait ordinairement d'une contusion du rebord orbitaire, et on suppose que l'amblyopie peut être l'effet d'une contusion du nerf sus-orbitaire. Cette hypothèse acquiert quelque vraisemblance si on prend en considération que des amblyopies de ce genre, dites réflexes, existent réellement ; des cicatrices autour du nerf sus-orbitaire paraissent pouvoir jouer ce rôle ; au moins l'amblyopie a disparu dans certains cas après l'extirpation de la cicatrice.

Un corps contondant peut avoir pénétré dans l'orbite, en avoir blessé le contenu circum-oculaire, notamment le nerf optique. Ces cas ne rentrent pas dans notre sujet, pas plus que l'histoire des corps étrangers qui ont séjourné des mois dans l'orbite sans révéler leur présence ((*voy.* les articles ORBITE et CORPS ÉTRANGERS). Signalons toutefois la *luxation de l'œil au devant de l'orbite*, qui a été observée plusieurs fois. La plupart du temps, la réduction de l'œil luxé a permis à ce dernier de se consolider dans sa position normale et de reprendre sa fonction. Dans quelques cas la vision a été amoindrie ou abolie définitivement, probablement par le fait du tiraillement du nerf optique.

B. *Plaies pénétrantes sans présence d'un corps étranger dans l'œil.* Les simples solutions de continuité de la conjonctive ne sont pas très-importantes; elles ne deviennent sérieuses que par les lésions concomitantes d'autres parties de l'œil, notamment de la sclérotique et de la cornée. Si elles sont très-étendues, elles pourraient donner lieu à des brides conjonctivales cicatricielles et même à un symblepharon; on tâchera de prévenir ces accidents par des soutures conjonctivales.

Une plaie conjonctivale pourrait intéresser en même temps le tendon d'un muscle droit. La section complète d'un tendon occasionnerait naturellement une déviation de l'œil dans le sens du muscle antagoniste. Dans un tel cas, il serait important d'affermir le muscle en avant par une soutture conjonctivale profonde qui comprendrait le tendon blessé.

Les *plaies pénétrantes de la sclérotique* méritent une attention toute particulière, d'abord à cause de la gravité de leurs conséquences, et ensuite parce que souvent elles ne sont pas reconnaissables à l'inspection. On devra toujours examiner la tension de l'œil qui a essuyé un traumatisme : si la sclérotique est perforée, *l'œil sera mou*. Ce sera là souvent le seul signe de diagnostic, si la plaie conjonctivale correspondante est petite, et surtout si par suite des mouvements oculaires la conjonctive s'est placée au devant de la plaie sclérotidienne et la masque. Le diagnostic est possible à l'inspection dans les cas assez fréquents où une partie intra-oculaire *noire*, telle que le corps ciliaire, la chroroïde ou même l'iris, fait légèrement hernie. Il en est encore ainsi, si une partie plus ou moins grande du contenu bulbaire, le cristallin et le corps vitré, par exemple, est sortie par la plaie, ou bien si d'autres (iris, corps ciliaire, chroroïde) pendent au dehors en larges lambeaux.

Les plaies de ce genre compromettent la fonction visuelle par plusieurs mécanismes. Si la plaie est située en arrière, la cicatrice sclérotidienne et choroïdienne peut attirer à la longue la rétine, qui alors se décolle. L'œil peut périr par l'inflammation de l'iris, du corps ciliaire ou de la sclérotique, si ces organes ont été blessés en même temps, et surtout s'ils font hernie et s'ils sont étranglés dans la sclérotique.

La panophthalmie peut dans certains cas graves être considérée comme un événement heureux, puisqu'elle détruit l'organe et réduit à très-peu de chose le danger immédiat d'une *ophthalmie sympathique*. Cette dernière en effet est fort à craindre, si la plaie intéresse le corps ciliaire (*voy.* l'article OPHTHALMIE SYMPATHIQUE).

On doit donc être très-réservé dans le pronostic d'une plaie pénétrante de la sclérotique. Le traitement consistera à faire un bandage compressif et à fermer également l'œil sain, pour immobiliser autant que possible l'organe blessé. Auparavant cependant on fera une soutture conjonctivale au-dessus d'une plaie un peu large, soutture qui aidera puissamment à l'affermissement des lèvres et à la cicatrisation de la sclérotique. Si des organes intra-oculaires font hernie, on les coupera avec précaution tout contre la sclérotique.

Les *plaies cornéennes* sont très-importantes à considérer sous leurs différentes faces. Nous renvoyons à ce sujet à l'article CORNÉE, *Pathologie*. La gravité de ces plaies est grande, si l'iris fait hernie, et si en même temps l'iris, le cristallin et surtout le corps ciliaire ont été blessés ; celles qui siégent dans la région cornéo-scléroticale sont donc généralement plus graves que les plaies plus centrales, précisément à cause du voisinage du corps ciliaire.

Plaies de l'iris (*voy.* l'article IRIS).

Les *plaies du cristallin* sont traitées avec détail à l'article CRISTALLIN, *Pathologie*.

Les *plaies du corps ciliaire* sont peut-être les plus importantes de toutes, à cause du danger d'une affection sympathique du second œil (*voy.* l'article OPHTHALMIE SYMPATHIQUE).

Les solutions de continuité de *la rétine et de la choroïde* ont été plus ou moins considérées dans ce qui précède. *Voy.* d'ailleurs les articles spéciaux.

C. *Plaies pénétrantes avec présence de corps étrangers dans l'œil.* La présence d'un corps étranger dans un œil dont les membranes ont été perforées aggrave le pronostic dans des proportions effrayantes pour deux raisons : *a*) l'œil blessé est à peu près sûrement perdu, et *b*) une ophthalmie sympathique sur le second œil est imminente.

Disons pour commencer que nous écartons de notre sujet les corps étrangers dans le sac conjonctival et ceux implantés dans la cornée. La signification clinique de ces cas est tout autre que celle des corps étrangers ayant pénétré dans l'œil ; ils sont du reste traités aux articles CONJONCTIVE et CORNÉE.

En raison de l'extrême gravité de l'accident, le médecin doit avant tout s'évertuer, en face d'une blessure de l'œil, à décider si oui ou non il y a un corps étranger à l'intérieur. La certitude est quelquefois d'autant plus difficile à acquérir, qu'un corps étranger peu volumineux, et surtout composé d'une substance peu altérable chimiquement, peut rester des semaines dans l'œil sans révéler sa présence par des symptômes particuliers.

La première chose à faire dans un cas de traumatisme de l'œil, c'est d'explorer la tension oculaire (à l'aide des deux index employés simultanément, et non pas à l'aide d'un seul index et de deux ou plusieurs doigts de la même main), pour savoir si oui ou non les membranes sont perforées. On conçoit que cette constatation soit essentielle. La perforation étant manifeste, on s'enquerra de la manière dont le traumatisme a eu lieu. La nature du corps vulnérant constitue souvent une forte présomption pour ou contre la présence d'un corps étranger. S'il s'agit d'un éclat de capsule de fusil ou d'un éclat de fer (chez les ouvriers travaillant le fer), d'un autre métal, ou de verre, de plombs de chasse, etc., en général de petits corps animés d'une grande vitesse, on admettra plus facilement la présence d'un tel corps que s'il s'agit de corps plus gros, plutôt contondants, ou bien d'instruments coupants, tels qu'une lame de couteau, un éclat de bois, tous corps que souvent on retire et dont on a pu constater à l'inspection l'intégralité. Mais il ne faudra pas oublier que le corps vulnérant proprement dit peut être sorti de l'œil, tandis que du sable, des cils coupés, etc., peuvent avoir pénétré dans l'œil et y séjourner encore.

On inspectera ensuite soigneusement la plaie extérieure, qui siégera dans la cornée ou dans la sclérotique, rarement au delà du cul-de-sac conjonctival. Dans certains cas, on verra le corps étranger encore enclavé dans la plaie sclérotidienne ou bien on le sentira à sa résistance, à l'aide d'une sonde métallique maniée avec précaution. Il faudra bien se garder d'enfoncer la sonde profondément dans l'œil ; cette manœuvre n'a guère de chances de donner un résultat, si le corps étranger a quitté l'ouverture d'entrée, et elle peut blesser des organes intra-oculaires encore intacts.

L'exploration du segment oculaire antérieur à l'aide de l'éclairage focal permettra souvent de résoudre la question, si le corps étranger fait irruption dans la chambre antérieure (surtout s'il siége dans la cornée), s'il est tombé dans la chambre antérieure, s'il est implanté dans l'iris ou dans le cristallin (la pupille étant dilatée autant que possible par l'atropine). Ne pas oublier toutefois que des plaies iridiennes ou des troubles du cristallin (suite de déchirure de la capsule) ne sont pas une preuve de la présence d'un corps étranger, ce dernier pouvant être ressorti après avoir blessé ces parties.

Les moyens précédents serviront au diagnostic, si le corps étranger n'est pas allé se loger profondément dans l'œil. Or, on sait qu'il en est souvent autrement. Il peut avoir pénétré dans le corps vitré, il peut même avoir donné contre la paroi oculaire à l'endroit opposé à la perforation, et avoir rebondi à l'intérieur de l'œil. Il en résulte souvent que le corps étranger se trouve à un endroit où on ne le soupçonnerait pas. Ici l'exploration ophthalmoscopique de l'intérieur de l'œil dans toutes les directions fera souvent reconnaître, non-seulement le siége, mais encore la nature et les dimensions de l'hôte étranger (éclat métallique, etc.). Une lésion du fond de l'œil à l'endroit opposé à la plaie d'entrée ne décide pas cependant définitivement la question, car le corps peut avoir perforé une seconde fois les parois du bulbe et être logé quelque part dans l'orbite. L'expérience a toutefois prouvé que ce cas est excessivement rare.

Les moyens précédents seront plus ou moins impuissants, s'il y a du sang épanché à l'intérieur de l'œil, et notamment dans la chambre antérieure, ou bien si le cristallin est trouble ; le corps étranger situé très-profondément peut aussi être entouré d'un exsudat sanguin, ou bien, si le cas se présente à l'observation quelque temps après l'accident, il peut être entouré d'un exsudat inflammatoire opaque, ou bien de substance cristalline trouble, s'il siége dans le cristallin.

Dans ces conditions, il peut se faire qu'un diagnostic sûr soit impossible pour le moment, et que la marche ultérieure du traumatisme soit seule capable de donner les renseignements voulus. Arlt conseille de tâter avec précaution, à l'aide d'une sonde en caoutchouc ou en ivoire, toute l'étendue de la *sclérotique ;* un point circonscrit particulièrement sensible dénoterait souvent et la présence d'un corps étranger, et son siége précis.

Berlin indique encore, comme signe de la présence d'un corps étranger, une certaine disproportionnal entreité les symptômes réactionnels et le traumatisme visible à l'extérieur. Le bien-fondé de cette remarque ressortira de ce que nous dirons plus loin sur le sort des corps étrangers et sur les symptômes réactionnels occasionnés par leur présence.

Quant à la grandeur du corps étranger, elle ne peut guère être déterminée, si on ne réussit pas à *voir* ce dernier. La grandeur de l'ouverture d'entrée ne peut guère être utilisée à cet effet, attendu que pour une même grandeur du corps vulnérant elle sera plus ou moins grande selon la vitesse ou l'énergie dont ce dernier est animé.

On a tout récemment employé (Mc. Keown), dans un but de diagnostic, de forts aimants tenus contre l'œil. Nous reviendrons plus loin sur ce sujet, et nous nous bornerons ici à constater le fait que dans certaines circonstances (*voy.* plus bas) l'aimant peut déplacer le corps étranger et le rendre ainsi visible.

Quand un corps étranger se trouve dans l'œil, il n'est pas permis de se reposer dans l'espoir qu'il puisse s'enkyster et rester en place sans provoquer des symptômes plus graves. Bien que des cas d'enkystement définitif de corps étrangers situés dans les endroits les plus divers de l'œil aient été positivement observés, il s'agissait toujours de corps de petit volume, et encore sont-ce là de très-rares exceptions, tellement rares qu'aujourd'hui les observateurs étonnés ne manquent presque jamais de publier un tel prodige. Règle générale, la réaction consécutive conduit l'œil à sa ruine, et l'œil blessé devient même dans un pour 100 assez nombreux de cas une cause d'ophthalmie sympathique du second œil.

Un corps étranger peut siéger dans la *chambre antérieure*, soit qu'il y soit tombé primitivement après avoir perforé la cornée, soit que primitivement arrêté dans les plans cornéens postérieurs, ou même à la face antérieure de l'iris, il y soit tombé après coup. Un tel corps très-peu volumineux peut être masqué par la lame sclérotidienne qui empiète sur les plans cornéens antérieurs, et il faut un examen attentif à l'éclairage focal pour le découvrir. Sauf les quelques cas où le corps s'enkyste et reste plus ou moins longtemps en place sans causer de symptômes réactionnels, l'œil présentera une irritation ciliaire assez vive et qui ne désempare pas; il survient de l'iritis avec toutes ses conséquences; le corps ciliaire peut s'enflammer et provoquer l'atrophie de l'œil, et enfin il y a possibilité d'ophthalmie sympathique. Dans d'autres cas, la réaction a été plus vive, le pus a paru de la chambre antérieure, il s'est produit un abcès véritable de la chambre antérieure qui s'est ouvert en dehors en perforant la cornée; cette dernière membrane périt quelquefois dans une assez grande étendue, et même on a observé la panophthalmie.

Les corps étranger dans l'*iris* provoquent en somme les mêmes accidents que ceux dans la chambre antérieure; le danger n'est pas moins grand. De petits corps étrangers y sont restés très-longtemps sans accident. Enfin, on met sur le compte de la pénétration de cils ou de parcelles épidermiques dans l'iris la production des kystes de cette membrane.

Le sort d'un cristallin qui héberge un corps étranger est ordinairement le suivant. La lentille devient d'abord le siége d'une cataracte traumatique générale, par suite de l'infiltration de l'humeur aqueuse dans la substance cristalline à travers la plaie de la capsule. La substance cristalline se gonfle, et si le gonflement est trop rapide, il survient de l'iritis, l'œil devient très-dur (glaucomateux) par le fait de l'augmentation de volume de son contenu, avec toutes les graves conséquences qui en découlent. Si le sujet est jeune, le cristallin peut se résorber tout à fait, et dans l'hypothèse la plus favorable sans causer une iritis ou des accidents glaucomateux. Mais l'œil n'est pas sauvé pour cela, car le corps étranger n'étant plus soutenu, tombe au fond du sac capsulaire, ou même dans le corps vitré, pèse sur le corps ciliaire, etc., bref, il présente tous les inconvénients d'un corps étranger, dans le corps vitré. Si le blessé a dépassé vingt-cinq ans (en moyenne), il y a déjà un noyau dur du cristallin qui ne se résorbera pas, et qui lui aussi jouera le rôle d'un corps étranger dans le corps vitré.

Naturellement, dans le cas de cataracte traumatique, la vision sera abolie en raison du trouble, et cela très-vite après l'accident.

Quand le corps étranger est un éclat de fer, il se peut que son voisinage s'infiltre d'oxyde rougeâtre de fer, et occasionne une coloration visible de l'extérieur. Cette circonstance peut servir à révéler la présence d'un corps étranger dans un cristallin déjà trouble. Il ne faut pas oublier cependant que la même coloration de la substance cristalline a été observée alors que le morceau de fer siégeait dans les parties antérieures du corps vitré.

On a publié des cas de corps étrangers très-petits ayant séjourné dans la périphérie du cristallin sans provoquer autre chose qu'un petit trouble local et stationnaire ; un éclaircissement partiel de celui-ci a même été observé. C'est qu'alors la capsule s'est refermée immédiatement sur le corps étranger. En effet, ce n'est pas la présence de ce dernier, mais bien l'infiltration d'humeur aqueuse, qui trouble la substance cristalline.

Un corps étranger situé derrière l'iris et le cristallin peut y être arrivé après avoir perforé ces deux organes, ou bien après avoir perforé la sclérotique plus en arrière, au niveau du corps ciliaire et surtout de la choroïde. Il peut être enfoncé dans le corps ciliaire, dans la rétine et dans la choroïde, ou bien il peut être tombé dans le corps vitré, peut-être après avoir rebondi sur la paroi oculaire interne.

Dans le *corps ciliaire*, le corps étranger provoquera certainement une cyclite, et presque immanquablement une ophthalmie sympathique.

Dans la *rétine* et dans la *choroïde*, il occasionnera souvent au moment du traumatisme une hémorrhagie, le décollement (par hémorrhagie) de la rétine ou de la choroïde, et pour plus tard une chorio-rétinite quelquefois purulente, souvent une infiltration du corps vitré avec rétraction cicatricielle consécutive entraînant un décollement rétinien. Une irritation ciliaire ne fait guère défaut, même dans les cas où la réaction n'est pas intense. Une sonde promenée à la surface de l'œil fera souvent découvrir le siége exact du corps.

Un corps étranger restera rarement suspendu dans la masse du *corps vitré* où il a pénétré. Ce ne pourra être le cas que pour des corps petits et peut-être peu pesants. Règle générale, ces corps étant spécifiquement plus lourds que le corps vitré, leur inertie entrant en jeu lors des mouvements oculaires, ils seront projetés vers la paroi oculaire : choroïde et corps ciliaire ; il paraît même que les corps situés en avant du centre de rotation de l'œil tendent à se déplacer un peu en avant, ce qui explique pourquoi la plupart en sont adossés contre le corps ciliaire. En fait de réaction du côté du corps vitré, nous avons à signaler une infiltration grisâtre autour du corps étranger, et souvent une infiltration analogue le long du chemin qu'il a parcouru dans le corps vitré. A l'ophthalmoscope, on verra donc dans les cas récents le corps étranger comme à nu, ou bien cette atmosphère grisâtre qui l'entoure sans cependant le masquer tout à fait, et peut-être même un sillon grisâtre indiquant le chemin parcouru.

Très-rarement l'infiltration autour du corps étranger se transforme en une capsule kystique dans laquelle ce dernier reste inoffensif. Dans quelques cas, quand la nature chimique du corps le rend irritant et probablement aussi quand de la poussière, etc., a pénétré avec lui, il provoque une panophthalmie.

Dans la plupart des cas, le corps est incomplétement fixé par l'exsudat dans le corps vitré, et il se déplace plus ou moins lors de chaque mouvement oculaire. Il en résulte contre la paroi oculaire des chocs incessants, et de là une rétino-choroïdite, secondairement de la cyclite, si le corps siége un peu en arrière, ou bien, ce qui est très-souvent le cas, si le siége en est au devant de l'ora serrata, de la cyclite, et une ophthalmie sympathique du second œil (*voy.* l'article OPHTHALMIE SYMPATHIQUE).

Il est à remarquer que le danger d'une ophthalmie sympathique n'est pas aussi imminent, si le corps étranger est situé contre la paroi du fond de l'œil.

Nous avons déjà dit que l'exploration à l'aide d'une sonde ou à l'aide du doigt révélera souvent un point très-sensible au niveau du corps étranger.

Quand pour l'une ou l'autre raison on n'est pas parvenu à reconnaître la présence d'un corps étranger derrière l'iris et le cristallin à l'aide des moyens indiqués précédemment (y compris l'emploi d'un fort aimant), on n'aura pour se renseigner que l'image clinique de l'œil blessé, sur laquelle nous n'avons encore guère insisté, et qui est cependant assez caractéristique.

Un œil qui recèle dans son fond, et surtout dans la région du corps ciliaire, un corps étranger, est toujours irrité, quelquefois sans cause en apparence appréciable, si la plaie extérieure s'est peut-être déjà fermée. Il y a des douleurs ciliaires, de l'injection péricornéenne, et tout cela hors de proportion avec la plaie extérieure. Ces signes d'irritation ne cèdent pas aux moyens thérapeutiques qui en ont ordinairement raison. L'irritation diminue peut-être pendant quelques jours, puis reprend de plus belle, et enfin surviennent les signes de cyclite confirmée : la région ciliaire devient douloureuse à la pression, l'œil devient mou, quelques synéchies postérieures se montrent, et cela finit par la phthisie oculaire, heureux encore si une ophthalmie sympathique ne vient pas anéantir le second œil; ce dernier danger sera d'autant plus grand que l'œil blessé, peut-être atrophié déjà, restera plus douloureux. On a même signalé (Sammelsohn) un cas de tétanos qui a cédé rapidement à l'extraction du corps étranger.

Traitement des plaies pénétrantes avec présence d'un corps étranger dans l'œil. Le cortége si sombre des conséquences de corps étrangers dans l'œil nous force à un traitement prompt et énergique. Le traitement peut se résumer de la manière suivante : tâcher d'extraire le corps étranger, et, si cela ne réussit pas, énucléer l'œil, si l'irritation persiste, si l'œil ne vient pas en repos. L'énucléation est même à conseiller d'emblée, si le corps ciliaire est blessé, et surtout si le corps étranger s'y est logé. Naturellement, cette règle ne saurait recevoir une application absolue, et chaque cas particulier doit être examiné sous toutes ses faces avant qu'on prenne une résolution définitive, qui en tout cas entraîne des conséquences graves pour le blessé (*voy.* d'ailleurs à ce propos l'article OPHTHALMIE SYMPATHIQUE).

Le traitement des corps étrangers de la conjonctive et de la cornée est exposé dans les articles spéciaux.

Les conséquences si graves d'un hôte étranger dans *la chambre antérieure* et dans l'*iris* ne permettent pas de temporiser et d'attendre l'enkystement définitif. D'une part cet événement heureux est des plus problématiques, et d'autre part, une fois une inflammation suppurative survenue, on ne réussit plus guère qu'à sauver un moignon atrophié, c'est-à-dire rien du tout au point de vue de la vision. Quand déjà l'iritis ou la cyclite s'est développée, il sera prudent d'attendre un moment plus favorable et d'appliquer entre temps les antiphlogistiques, tels que le froid, des sangsues, de l'atropine, etc. S'il y a déjà une véritable panophthalmie, on ne pourra plus guère faire beaucoup ; le corps étranger sera d'ailleurs probablement éliminé avec la suppuration.

On essayera donc ordinairement d'extraire le corps étranger en faisant une incision dans la cornée, ordinairement périphérique, quelquefois plus centrale, selon que le siége du corps étranger semblera plus facile à extraire de telle ou telle manière. La chambre antérieure étant ordinairement effacée, l'établissement d'une plaie cornéenne assez large, sans blesser l'iris ou le cristallin, peut être chose assez difficile. L'emploi d'un couteau linéaire, tel qu'il est usité pour l'extraction de la cataracte, facilitera souvent la besogne. On pénétrera ensuite avec une pince pour aller saisir le corps étranger; dans certains cas, une curette permettra l'extraction, alors qu'on n'a pas réussi à le saisir à l'aide de la pince. Ordinairement on sera forcé d'exciser une partie de l'iris prolabé, même si le corps étranger gît dans la chambre antérieure. L'excision de l'iris sera indiquée dans tous les cas où un petit corps étranger est implanté dans cette membrane; on excise alors la portion iridienne avec le corps étranger. Si en même temps il y a blessure du cristallin, on pourra du même coup essayer d'extraire la lentille en tout ou en partie, surtout si en raison de l'âge de l'individu elle a un noyau racorni. L'extraction du cristallin peut aussi être très-difficile pour le moment; alors on le laissera s'infiltrer d'humeur aqueuse et se résorber, si le blessé est jeune, sinon on essayera plus tard d'extraire le noyau quand il sera plus libre par le fait du ramollissement de la substance corticale.

Comme il s'agit ordinairement d'yeux irrités et sensibles, on sera forcé de chloroformer le sujet. Dans tous les cas, c'est une opération assez difficile et qui demande une assistance sérieuse.

Si un corps étranger métallique n'est que très-peu enfoncé dans l'iris ou le cristallin, on fera bien d'essayer avant l'opération de l'attirer à l'aide d'un fort aimant à la face postérieure de la cornée. Cette manœuvre a réussi dans quelques cas.

Enfin, on verra plus loin qu'on a réussi quelquefois à l'aide d'un électro-aimant d'une forme particulière à extraire facilement des corps étrangers de la chambre antérieure.

La grande difficulté de l'extraction consiste en ce que le corps étranger est facilement repoussé dans la chambre postérieure et dans le corps vitré, où il devient presque impossible de le saisir, et où ces tentatives seraient très dangereuses. Cette difficulté paraît pouvoir être éludée au moins dans certains cas par l'emploi d'un électro-aimant, dont l'usage deviendra peut-être très général dans l'extraction de corps étrangers de la chambre antérieure (*voy.* plus loin).

L'extraction d'un corps étranger implanté dans le *cristallin* exige ordinairement qu'on enlève le cristallin. L'enlèvement du cristallin est d'ailleurs nécessaire, puisque après sa résorption le corps étranger tomberait sur le corps ciliaire et l'irriterait. Règle générale, on excisera une portion de l'iris, pour faciliter la sortie de la masse cristalline et du corps étranger, de peur que ce dernier ne tombe derrière l'iris, dans la chambre postérieure, où son extraction serait beaucoup plus difficile. Il sera souvent prudent d'attendre que tout le cristallin soit trouble avant de tenter l'extraction; on sait en effet que la substance cristalline non troublée, et par conséquent non ramollie, ne sort que très-difficilement.

Les corps étrangers situés derrière l'iris et le cristallin, avons-nous dit, peuvent siéger dans le corps ciliaire, dans la choroïde et dans la rétine, ou bien dans le corps vitré; dans ce dernier cas, ils finiront ordinairement par être projetés quelque part contre la paroi oculaire interne.

On ne s'attardera pas à essayer d'extraire un corps étranger implanté dans le corps ciliaire ; l'œil blessé est certainement perdu, et le danger pour le second œil serait trop imminent. Il en est encore de même, si le corps étranger siége dans le corps vitré ou dans la choroïde, après avoir sectionné le corps ciliaire. L'énucléation seule de l'organe blessé pourra conjurer le danger. Pour ce qui est de l'énervation qu'on recommande aujourd'hui dans ces circonstances (*voy.* les articles ŒIL, *Énervation*, et OPHTHALMIE SYMPATHIQUE).

Le *modus faciendi*, quand le corps étranger siége dans le corps vitré ou dans la choroïde, est moins radical que dans le cas précédent. Le danger d'une ophthalmie sympathique n'est bien sérieux que si le corps étranger appuie contre le corps ciliaire ; alors naturellement on opérera comme s'il était réellement implanté dans le corps ciliaire.

Si le siége du corps étranger est dans les parties antérieures du corps vitré, tout contre le cristallin, on procédera à peu près comme s'il siégeait dans le cristallin lui-même : on extraira la lentille par une plaie cornéenne, puis on essayera de saisir à l'aide de pinces ou d'une curette et d'extraire le corps étranger. On ne doit pas se laisser déconcerter par la sortie du corps vitré; on sait, en effet, que la perte d'un tiers de ce milieu transparent est généralement tolérée sans inconvénient. Peut être qu'ici l'extraction à l'aide d'un électro-aimant sera tentée avec succès (*voy.* plus loin).

Le traitement des corps étrangers au fond de l'œil, dans le *corps vitré* (à l'exception des parties antérieures) et dans la *choroïde* est à peu de chose près le même. Il n'y a que quelques années de cela, les cas de ce genre étaient mis sur un même pied avec les corps étrangers du corps ciliaire, pour la conduite que doit tenir le médecin. D'une part, en effet, des ophthalmies sympathiques ont été observées positivement dans ces circonstances, et d'autre part on était arrivé à admettre que les plaies sclérotidiennes du fond de l'œil seraient presque aussi dangereuses que celles au niveau du corps ciliaire. On ne s'arrêtait pas à l'expérience qu'on avait faite de l'innocuité relative des plaies sclérotidiennes au niveau de la choroïde proprement dite pendant les longues années où l'on opérait les cataractes par réclination ou dépression. Il paraît même que les accidents très-graves (iridochoroïdite, ophthalmie sympathique) survenus si fréquemment après la réclination, et qui étaient le fait du cristallin luxé au fond de l'œil, on les mettait d'une manière plus ou moins explicite sur le compte de la plaie sclérotícale et choroïdienne. Aussi évitait-on de blesser les membranes de l'œil au fond de l'œil presque au même titre que le corps ciliaire. On conçoit que dans ces circonstances on ait reculé souvent devant des tentatives d'extraire par une plaie sclérotidienne un corps étranger intra-oculaire. Mais les expériences assez nombreuses des dix dernières années nous forcent de modifier sous ce rapport notre opinion. Non-seulement des plaies sclérotidiennes peuvent guérir sans occasionner d'ophthalmies sympathiques, mais encore elles guérissent assez fréquemment avec conservation d'un certain degré de vision au niveau des parties rétiniennes non blessées. On peut dire même que telle est la règle, si le traumatisme ne se complique pas d'une suppuration intra-oculaire. Ce revirement d'opinion s'est fait à la suite des nombreuses extractions de cysticerques de l'intérieur de l'œil, à la suite des ponctions de la sclérotique dans le décollement rétinien, enfin, des résultats heureux obtenus à la suite de l'extraction de corps étrangers, et des cas assez fréquents de la conservation de la forme et de la fonction de l'œil après de simples déchirures ou plaies de la sclérotique dans le segment oculaire postérieur, sans la présence de corps étrangers. Si donc la suppuration intra-oculaire n'est pas confirmée, si le délabrement de l'œil n'est pas trop excessif, et si on parvient à préciser le siége du corps étranger, on en tentera l'extraction. Le siége exact du corps étranger étant déterminé à l'aide de l'ophthalmoscope ou conjointement avec l'exploration de la surface oculaire externe, à l'aide d'une sonde en caoutchouc, on fait à ce niveau une incision méridionale de la conjonctive, et, si on tombe sur un muscle droit, on en fait la ténotomie; une anse de fil passée à travers le muscle l'empêchera de se retirer dans l'orbite au point qu'on ne pourrait plus le réunir à son tendon coupé. On arrive ainsi sur la sclérotique après avoir incisé et écarté la conjonctive et la capsule de Ténon, peut-être en imprimant une forte rotation au globe oculaire. On incise avec un couteau linéaire la sclérotique, la choroïde et la rétine, dans le sens méridional, et dans une étendue calculée sur la grandeur du corps étranger, mais toujours au moins d'un demi-centimètre, et, autant que faire se peut, au niveau du corps étranger. Le corps vitré s'interpose tout de suite dans la plaie, et quelquefois le corps étranger est chassé avec lui. Ordinairement on sera forcé de pénétrer à travers la plaie avec une pince courbée sans dents, ou avec une curette, et d'aller à la recherche du corps étranger; si c'est un fragment métallique, on le sentira souvent à sa résistance. Il s'agit alors de le saisir et de l'extraire.

Mentionnons ici un expédient ingénieux employé par Stevens. A l'ophthalmoscope il constata la présence d'un corps étranger implanté dans la rétine un peu en arrière de l'équateur. Au siége présumé (de l'extérieur), il enfonça une épingle à travers les membranes oculaires jusque dans le corps vitré. L'ophthalmoscope lui permit de se fixer sur la situation très-exacte du corps étranger par rapport à l'épingle, et de faire par conséquent l'incision scléroticale juste à l'endroit voulu.

On donne très-rationnellement une direction méridionale à la plaie, parce qu'ainsi on évite de couper trop de vaisseaux choroïdiens et de nerfs ciliaires qui suivent tous cette direction. Il est évident qu'on n'entreprendra guère une opération aussi délicate sans le secours de l'immobilité par le chloroforme.

Naturellement, il peut se faire qu'après l'extraction l'œil reste tellement irrité, qu'il faille en venir à l'énucléation.

Depuis quelques années on a fait usage d'aimants pour extraire des corps étrangers métalliques du corps vitré à travers une plaie scléroticale, et ordinairement avec succès. A en juger d'après les cas publiés (Mc. Keown, Hirschberg, Fraenkel, etc.), l'emploi de ce moyen paraît devoir entrer sérieusement dans la pratique ophthalmologique.

Avant d'expliquer le mode opératoire, écartons une prévention sérieuse contre l'emploi de l'aimant dans le but en question. Il faut considérer comme des contes absurdes les assertions réitérées d'après lesquelles on aurait réussi à extraire par ce moyen des corps métalliques implantés profondément dans la cornée transparente : c'est là méconnaître totalement l'intensité des forces mises en jeu et la nature des résistances à vaincre.

J. Hirschberg a fait fabriquer par P. Doerffel, à Berlin, l'instrument suivant, qui lui a donné de bons résultats. La force d'un aimant ordinaire ne suffirait pas; il faut un électro-aimant. Les fils de fer partis d'une pile de Bunsen s'enroulent autour d'un cylindre creux de fer, allongé en deux pôles semblables aux branches d'une pince. Cet électro-aimant attire des éclats de fer de 1 à 5 millimètres de longueur, c'est-à-dire du volume qui est ordinairement en question ;

les éclats de fer dans une solution de gomme, d'albumine, et dans du corps vitré, sont attirés par cet instrument, naturellement à des distances d'autant moins grandes que la solution est plus épaisse.

On pénètre donc dans le corps vitré avec l'aimant, on va à la recherche du corps étranger, et on l'attire au dehors ou bien dans la plaie où on va le saisir à l'aide d'une pince. Dans une demi-douzaine de cas publiés, ce procédé a très-bien réussi, souvent là où l'extraction à l'aide d'une pince avait échoué.

Hirschberg a aussi extrait de la chambre antérieure, à travers une plaie cornéenne, un grand éclat de fer à l'aide de son instrument, après avoir vainement essayé de le saisir à l'aide d'une pince; cette dernière manœuvre avait même repoussé le corps étranger (de 20 milligrammes) dans la profondeur de l'œil. — On sera donc fondé à essayer ce procédé quand un corps étranger se trouve dans la chambre antérieure.

Après l'extraction par la sclérotique, on fera une soutture conjonctivale et on traitera l'œil comme dans le cas d'une simple perforation de la sclérotique.

Mc. Keown emploie encore l'électro-aimant, mais d'une plus grande force, dans un but de diagnostic et pour attirer le corps étranger dans une position favorable à une opération. Dans un cas, un très-fort électro-aimant rapproché de l'œil blessé a déplacé un corps étranger, l'a rendu visible à l'ophthalmoscope et assuré ainsi le diagnostic. On pourra aussi essayer d'attirer ainsi (Mc. Keown) le corps étranger, reconnu par un autre procédé, dans une position qui facilitera son extraction. On a également attiré derrière la cornée des éclats de fer situés superficiellement dans le cristallin et dans l'iris (Hardy).

Un procédé anciennement employé dans le cas d'un corps étranger dans la profondeur du corps vitré a été indiqué par Barton. On passe un couteau de Beer à travers la base de la cornée et à travers le cristallin qu'on extrait, et on coupe à l'aide de ciseaux le lambeau cornéen. A la suite de cette opération, il survient une suppuration de l'œil qui chasse le corps vitré et le corps étranger; l'œil s'atrophie. On a en vue ici de prévenir l'ophthalmie sympathique du second œil. Il est clair qu'on renonce alors à conserver la forme et la fonction de l'œil blessé.

C. Les *brûlures* et les *cautérisations* de l'œil sont traitées aux articles CONJONCTIVE et CORNÉE.

NUEL.

BIBLIOGRAPHIE. — Nous mettons en tête la bibliographie relative à l'emploi des aimants dans le diagnostic et dans l'extraction des corps étrangers dans le corps vitré (et dans la chambre antérieure). La bibliographie des corps étrangers dans la cornée, dans la conjonctive et dans l'iris, est donnée dans les articles spéciaux.—DIXON. In *Ophth. Hosp. Rep.*, t. I, p. 280, 1854 (attira contre la paroi bulbaire un fragment métallique situé dans le corps vitré). — MC. KEOWN. *On the Use of the Magnet.* In *Dublin Journ. of Med. Sc.*, sept. 1876 (c'est l'auteur qui a plaidé le plus pour l'emploi des aimants, notamment in *British Med. Journal*, 27 juin 1874). — HARDY. In *Lancet*, t. II, 13, 1878 (attira contre la cornée, à l'aide d'un fort aimant, un fragment de fer implanté dans la face antérieure du cristallin). — J. HIRSCHBERG. *Ein seltener Operationsfall.* In *Berliner klin. Wochenschr.*, nº 46, 1879, et in *Centralbl. f. prakt. Augenheilk.*, déc. 1879. — G. FRAENKEL. *Entfernung eines Eisensplitters aus dem Glaskörperraume mittelst Scleralschnittes u. Anwendung des Magneten.* In *Centralbl. f prakt. Augenheilk.*, février 1880.

CORPS ÉTRANGERS DANS LE SEGMENT POSTÉRIEUR DE L'ŒIL. Voir du reste la bibliographie de l'ophthalmie sympathique.— MAGNE. *Des ophthalmies traumatiques, des corps étrangers pénétrés de l'œil.* In *Un. méd.*, 1852, nᵒˢ 147-149. — PRICHARD. *Des corps étrangers de l'œil.* In *Prov. med. Journ.*, nov. 1852. — DU MÊME. *Des blessures de l'œil et de son extirpation.* In *Ann. d'ocul.*, t. XXXII, p. 172, 1854. — CRITCHETT. *Extraction d'un morceau de fer de l'intérieur de l'œil.* In *Ann. d'ocul.* Ibid., p. 97. — Ed. v. JAEGER. *Des corps étr. enkystés dans l'humeur vitrée de l'homme.* Analysé. Ibid., p. 151, 1857. — A. v. GRAEFE. *Notiz über fremde Körper im Innern d. Auges*. In *Arch. f. Ophth.*, v. III, p. 337, 1857. — DIXON. *Extraction of Foreign Body from the Vitreus Chamber*. In *Ophth. Hosp. Rep.*, t. VI, p. 9, 1860. — ZANDER u. GEISSLER. *Die Augenverletzungen*, 1863. — A. v. GRAEFE. *Extirpation fremder Körper*, etc., *aus dem Glaskörperraume*. In *Arch. f. Ophth.*, v. IX, 2, p. 79, 1863. — BALLIAS. *Des corps étrangers du corps vitré*. Thèse. Paris, 1865. — BERLIN. *Ueber den Gang der in den Glaskörper eingedrungenen Fremdkörper*. In *Arch. f. Ophth.*, t. XII, 2, p. 272, 1867. — DU MÊME. *Beobachtungen über fremde Körper im Glaskörperraume*. Ibid., t. XIV, 2, p. 275, 1868. — J. JACOBI. *Eisensplitter im Augenhintergrunde*. In *Arch. f. Ophth.*, vol. XIV, p. 207, 1867. — A. DU GOURLAY. *Quelques considérations sur les corps étrangers du globe oculaire*. Thèse. Paris, 1868. — BERLIN. *Zwei Fälle von Extraction von Fremdkörpern aus dem Glaskörper*. In *Arch. f. Augen u. Ohrenheilk.*, t. I, p. 150, 1869. — GALEZOWSKY. *Sur les blessures de l'œil et leurs conséquences*. In *Gaz. des hôp.*, 1870. — TERSON. *Corps étr. ayant séjourné quarante-trois ans dans l'œil*, etc. *Revue méd. de Toulouse*, janv. 1870, p. 12. — WATSON SPENCER. *Traumatic Ophthalmitis*. In *Brit. Med. Journ.*, t. II, p. 328, 1870. — NOYES. *Cases of Foreign Bodies in the Vitreous Humour*. In *Transact. of the Americ. Ophth. Soc.*, p. 104, 1870. — SCHOELER. Dans le *Compte rendu de sa clinique* pour 1874. — GOMEZ PROTO. *Des blessures de l'œil*. Thèse. Paris, 1872. — ANDRÉ. *Deux observations rares de blessures de l'œil*. In *Ann. d'ocul.*, t. LXVIII, p. 184, 1872. — COHN. *Die Schussverletzungen d. Auges*, 1872. — MOUCHOTTE. *Des blessures de l'œil par les corps étrangers*. Thèse. Paris, 1873. — G. SOUS. *Des corps étrangers de l'œil*. In *le Bordeaux méd.*, 1873. — F. DELELIS. *Contribution à l'étude des corps étr. intra-oculaires*. Thèse. Paris, 1873. — M. DUFOUR. *Corps étr. dans le corps vitré*. In *Bull. de la Soc. méd. de la Suisse Romande*, 1873, n° 9. — BERGMEISTER. *Einheilung eines Stahlsplitters im Glaskörper mit Erhaltung d. Sehvermögens*. In *Klin. Monatsbl. f. Augenheilk.*, 1874, p. 58. — REMY. *Corps étr. intra-oculaires*. In *Bull. de la Soc. anat. de Paris*, p. 127, 1874. — C. J. JEAFFRESON. *On Foreign Bodies within de Eye*. In *Med. Times and Gaz.*, 1874, p. 343. — SAVARY. *Corps étranger ayant séjourné cinq ans dans un œil sans réaction sympathique sur l'autre*. In *Ann. d'ocul.*, t. LXXII, p. 17, 1874. — H. POWER. *Treatment of Foreign Bodies in the Vitreus*. In *Amer. Journ. of. Med. Sc.*, oct. 1875. — WEDCYCHOWSKI. *Corps étr. dans la chambre postér. datant de plus de vingt-sept ans*. In *Bull. de la Soc. anat.*, p. 157, 1875. — BRIÈRE. *Blessure grave de l'œil*. In *Gaz. d. hôp.*, p. 907, 1875. — J. GAYAT. *Pronostic des blessures du corps vitré*. In *Lyon méd.*, n° 41, p. 197, 1875. — E. HACHE. *Corps étr. intra-oculaire; décollement de la rétine*, etc. In *Recueil d'ophth.*, p. 251, 1875. — REMY. *Corps étranger implanté dans les membr. de l'œil*. In *Bull. de la Soc. anat.*, p. 468, 1875. — v. ARTL. *Ueber die Verletz. d. Auges*. Vienne, 1875. — YVERT. *Du traumatisme des blessures et des corps étrangers du globe de l'œil*. In *Recueil d'ophth.*, p. 285, 1876. — J. GAYAT. *Pronostic des blessures du corps vitré*. In *Lyon méd.*, oct. 1876. — MASSELON. *Corps étr. de l'œil et de ses annexes. Relevé statistique*, etc., p. 30, 1876. — GALEZOWSKI. *Sur les blessures de l'œil reçues à la chasse*, etc. In *Bull. de l'Ac. de méd.*, n° 93, p. 1015, 1876. — MARTIN. *Corps étr. ayant séjourné quatorze ans dans le globe ocul. Extraction. Conservation parfaite de la vision*. In *Recueil d'ophth.*, p. 328, 1876. — F. PONCET. *Décollement de la rétine avec double pédicule, grain de plomb dans le globe oculaire*. In *Gaz. méd. de Paris* et *Gaz. des hôp.*, 1876. — KNAPP. *Die Entfernung von Fremdkörpern aus d. Innern des Auges*. In *Arch. f. Augen u. Ohrenheilk.*, t. VIII, p. 71, 1879. — JAMMELSOHN. *Ein Fall von Tetanus nach Verweilen eines Fremkörpers im Auge*. In *Centralbl. f. prakt. Augenheilk.*, novembre 1879. — E. VOGLER. *Ein Fall von einem Fremdkörper (Eisensplitter) im Augeninnern*. In *Centralbl. f. prakt. Augenheilk.*, mars 1880. — IWERT. *Blessures de l'œil*. Paris, 1880.

N.

§ VI. **Opérations.** PONCTION DE L'ŒIL. Sous ce nom on désigne quelquefois la ponction de la cornée (*voy.* l'art. CORNÉE) et la ponction de la sclérotique et de la choroïde (*voy.* les articles SCLÉROTIQUE, DÉCOLLEMENT RÉTINIEN, PARASITES DE L'ŒIL et BLESSURES DE L'ŒIL).

NUEL.

ÉNUCLÉATION DE L'ŒIL. Il ne faut pas confondre l'énucléation de l'œil, c'est-à-dire l'extraction de cet organe de la capsule de Ténon, avec l'extirpation de l'œil (exentération de l'orbite), qui consiste à exciser l'œil avec une partie plus ou moins grande du contenu de l'orbite (*voy.* l'article EXTIRPATION DE L'ŒIL). La dernière opération met un traumatisme assez grave, et a ses indications bien définies; l'énucléation est une opération assez bénigne. La chirurgie oculaire a fait certes un grand progrès lorsqu'à la suite d'un travail de Bonnet (*Traité des sections tendineuses et musculaires*, 1841, et *Ann. d'ocul.*, 1842, t. VII, p. 30) on a été mis à même de faire la simple énucléation de l'œil; avant cette époque, lorsque pour l'une ou l'autre raison on voulait enlever l'œil, on était forcé de faire une véritable extirpation. C'est grâce au procédé indiqué par Bonnet que l'enlèvement du bulbe oculaire a pu recevoir de si nombreuses et de si utiles indications.

Le modus faciendi n'a guère varié depuis Bonnet; la plupart des chirurgiens opèrent toujours par son procédé. Cependant, en 1872, Tillaux (*Bull. gén. de thérap.*, t. LXXXIII, p. 24) a décrit une modification du procédé opératoire assez appréciée par plusieurs opérateurs.

L'idée fondamentale de l'énucléation, c'est d'extraire le globe oculaire de sa coque constituée par la capsule de Ténon, en conservant toute la conjonctive. Si on se rappelle les attaches du globe oculaire dans l'orbite, on conçoit qu'après l'incision de la conjonctive autour de la cornée, ainsi que de la capsule de Ténon, et après incision des muscles droits et du nerf optique tout contre l'œil, ce dernier n'est plus retenu que par des liens très-lâches (vaisseaux et nerfs ciliaires, trabécules de la capsule de Ténon); qu'on peut donc l'*énucléer* facilement, à l'instar d'une noix de sa coque. La plaie qui en résulte n'est pas considérable, puisqu'on ne coupe que les tendons musculaires et les petits vaisseaux qui se rendent à l'œil; la surface mise à nu, la capsule de Ténon (son feuillet pariétal) est recouverte d'un endothélium. Après l'opération la capsule se recoquille sur elle-même, et il en résulte un petit bourrelet recouvert en avant de conjonctive, et sur lequel s'insèrent même les muscles extrinsèques de l'œil. Les immenses avantages qu'a l'énucléation sur l'extirpation sont : 1° guérison rapide de la plaie; 2° conservation du sac conjonctival, ce qui empêche une forte déformation cicatricielle de cette partie de la face et permet l'application d'un œil artificiel; 3° la conservation des attaches musculaires sur le petit nodule cicatriciel, et par son intermédiaire sur la conjonctive; les muscles oculaires impriment même de cette manière une certaine mobilité à la pièce artificielle.

Nous décrirons d'abord le procédé opératoire communément suivi, et ensuite la modification de Tillaux.

Quoique l'opération se termine assez rapidement, elle ne dure pas plus de deux minutes, elle est cependant assez douloureuse : il convient donc de chloroformer préalablement le malade.

Les paupières sont écartées par un écarteur de Snowden ou à l'aide de deux écarteurs de Desmarres. Si le globe oculaire était trop volumineux pour pouvoir passer à travers la fente palpébrale, il faudrait d'abord fendre la commissure externe.

A l'aide de ciseaux on incise la conjonctive circulairement autour de la cornée, et surtout si elle est anormalement adhérente aux parties sous-jacentes, il faudrait l'en détacher. On fait ensuite en définitive une quadruple ténotomie; avec la pince qui a servi à fixer la conjonctive, ou bien avec un crochet mousse à strabotomie, on va saisir l'un après l'autre chaque muscle droit, et on sectionne son tendon contre la sclérotique; on ouvre du même coup la capsule de Ténon, qu'on fait bien de couper circulairement à mesure qu'on marche d'un muscle à l'autre.

Cela fait, le globe oculaire, qui n'est plus retenu par les quatre muscles, se luxe un peu en avant. On le saisit par un brin de conjonctive, de capsule de

Ténon ou de tendon musculaire, à l'aide de pinces, et on lui imprime une rotation en dehors ou en dedans (à volonté, selon qu'on pénètre en dedans ou en dehors pour aller sectionner le nerf optique), en ayant soin de ne pas lui faire subir une rotation autour de son axe antéro-postérieur. Cette manœuvre a pour but de rendre plus accessible le nerf optique, qu'il s'agit de sectionner maintenant. Pour y arriver, il est à peu près indifférent de pénétrer avec les ciseaux en dedans ou en dehors du globe oculaire : en dedans, le nerf optique est plus près du bord cornéen, mais en revanche le nez prolonge en quelque sorte l'orbite résistante, ce qui compense à peu près cet avantage. On pénètre donc dans l'orbite avec des ciseaux courbes fermés, suivant le méridien horizontal de l'œil, et en se tenant contre la paroi de ce dernier. Arrivé avec la pointe de l'instrument à peu près contre le nerf optique, c'est-à-dire contre le pôle postérieur de l'œil, on ouvre les ciseaux, on les pousse un peu et on ferme. Règle générale, on sentira à la résistance assez forte opposée par le nerf optique à la fermeture des ciseaux qu'on a réellement saisi le nerf. Si on avait passé à côté, on devrait retirer les ciseaux, les fermer et pénétrer de nouveau. Ici apparaît l'importance qu'il y a à ne pas imprimer au globe oculaire une rotation autour de son axe antéro-postérieur, ce qui arrive assez facilement. En effet, si le nerf optique était inséré au pôle postérieur de l'œil, cette rotation importerait peu ; mais cette insertion étant sensiblement en dedans du pôle postérieur, la rotation la déplacerait en haut ou en bas, et dès lors les ciseaux peuvent passer à côté d'elle. On sectionne ordinairement le nerf de cette manière, et tout contre la sclérotique. Mais, si l'opération se fait pour extirper une tumeur intra-oculaire (surtout un gliome rétinien) qui peut avoir envahi le nerf optique, on préfère pénétrer dans l'orbite avec un ténotome droit et pointu, qu'on pousse au fond de l'orbite, et on tâche de sectionner le nerf aussi loin que possible de l'œil.

Le nerf optique étant sectionné, l'œil avance de beaucoup, et à l'aide d'un doigt et d'un instrument passé derrière lui on le luxe facilement hors de l'orbite, et même hors de la fente palpébrale. On le fixe de nouveau, et on finit par sectionner les liens assez lâches qui ne le retiennent plus que faiblement, surtout les deux muscles obliques.

On pourrait aussi, pour aller plus rapidement, ne pas couper dans le premier temps la conjonctive et le muscle opposé à l'endroit où l'on pénétrera dans la profondeur pour couper le nerf optique. Dans ce cas, on finirait l'opération par l'incision de ces parties.

La luxation de l'œil au devant de l'orbite favorise beaucoup l'achèvement de l'opération. Si la paroi bulbaire était percée en un endroit, il faudrait se garder de cette manœuvre, car on risquerait de vider l'œil, qui alors se ratatinerait, et l'opération serait rendue beaucoup plus difficile.

Modification de Tillaux. La fente palpébrale étant ouverte par un blépharostat, on saisit avec des pinces la conjonctive en dehors et tout près de la cornée et on l'incise avec des ciseaux courbes (en dehors du point d'application des pinces). Ces deux seuls instruments sont nécessaires. On longe la sclérotique avec les ciseaux (la pince restant au même endroit), et on va couper le muscle droit externe. A l'aide de la pince qui est toujours restée en place, on imprime à l'œil une forte rotation en dedans, et les ciseaux vont couper le nerf optique. Alors on saisit le bulbe à l'aide des pinces près de son pôle postérieur, et on le retourne en avant de manière qu'il sorte par la plaie conjonctivale, le pôle postérieur en avant. On tend ainsi les autres muscles, on les coupe, ainsi que la conjonctive, par quelques coups de ciseaux, et l'opération est finie.

On le voit, c'est la rapidité de l'opération qui est l'avantage de cette méthode; cela entre certes en considération, si pour l'une ou l'autre cause, on se décide à opérer sur un individu non narcotisé. L'opération dure tout au plus une minute, et plusieurs opérateurs s'en trouvent bien.

L'œil étant énucléé, l'hémorrhagie est insignifiante; elle cesse ordinairement sous une compresse froide. Ce n'est que dans des cas très-exceptionnels qu'on a dû recourir à l'emploi du perchlorure de fer. On nettoie le cul-de-sac conjonctival et le sac de la capsule de Ténon, et on applique sur les paupières un bandage légèrement compressif. Quelques auteurs mettent une soutture conjonctivale, dans l'espoir qu'elle hâtera la cicatrisation de la plaie. Un simple bandage compressif suffit pour que tout soit fermé en quelques jours : nous l'avons déjà dit, la capsule de Ténon se recoquille, s'adosse et se réunit à elle-même. Si par mégarde, ou bien pour une raison inhérente au cas, on avait enlevé un lambeau plus ou moins grand de la conjonctive, le cul-de-sac de cette membrane serait effacé, les paupières seraient attirées en dedans et l'application d'une pièce artificielle serait difficile ou même impossible.

Contre-indications de l'opération. On connaît cinq cas de mort après l'énucléation. On conviendra que ce pour cent est minime, si on considère les hécatombes d'yeux énucléés et, disons-le bien bas, plus d'une fois dans le but de satisfaire un intérêt « anatomo-pathologique ». Dans deux de ces cas (de Graefe) l'œil énucléé était le siége de panophthalmie. Cette dernière circonstance peut donc passer pour une contre-indication assez sérieuse. En second lieu, et ici plus d'un chirurgien aurait à dire son meâ culpâ, en dehors de tumeurs malignes de l'œil, on serait inexcusable d'énucléer un œil dont la vision pourrait encore rendre quelque service à l'individu. L'ophthalmie sympathique confirmée ne constitue pas même une exception à cette règle : la raison en est que trop souvent l'énucléation, même préventive, ne parvient pas à sauver le second œil.

L'énucléation est permise, et quelquefois nécessaire dans les maladies suivantes, auxquelles nous renvoyons pour ce qui regarde les indications plus précises : tumeurs intra-oculaires malignes, surtout les gliomes rétiniens et les sarcomes de la tunique vasculaire (choroïde, corps ciliaire, iris); tumeurs malignes de la conjonctive et de la cornée, avec des restrictions; blessures et cicatrices du corps ciliaire; corps étrangers dans le fond de l'œil et dans le corps ciliaire surtout (ophthalmie sympathique); cyclite chronique et glaucome absolu douloureux; staphylome cornéen et ciliaire douloureux d'une manière permanente; ophthalmie sympathique du second œil; peut-être dans un but cosmétique, si le porteur d'un œil aveugle et disgracieux voulait en être débarrassé et le remplacer par une pièce artificielle. *Voy.* du reste l'article ÉNERVATION DE L'ŒIL, l'énervation tendant aujourd'hui à remplacer dans certains cas l'énucléation.

NUEL.

EXTIRPATION DE L'ŒIL (ne pas la confondre avec l'« énucléation » de l'œil), exentération de l'orbite. L'extirpation du contenu de l'orbite avec ou sans la glande lacrymale n'est indiquée que dans les cas de néoplasies malignes de l'œil ayant envahi les parties circumoculaires, ou bien dans les cas de néoplasies malignes de l'une ou l'autre partie de l'orbite ayant envahi l'œil, ou bien ces dernières néoplasies ne pouvant pas être extirpées totalement sans enlever l'œil. Les indications de cette opération reviennent donc en partie à l'article ORBITE, *Pathologie*.

L'opération se fait différemment selon qu'on a des raisons d'admettre que la néoplasie a envahi une grande partie ou la totalité des organes intra-orbitaires, surtout le périoste, ou bien qu'on puisse extirper toute la tumeur en enlevant seulement une partie des organes circumoculaires. Ce diagnostic à poser préalablement est l'objet des articles TUMEURS DE L'ŒIL et TUMEURS DE L'ORBITE. L'enlèvement d'une partie seulement de l'orbite occasionnant un traumatisme moins intense, nous commencerons par l'*extirpation partielle* du contenu de l'orbite avec l'œil. — L'extirpation d'une partie de l'orbite avec conservation de l'œil revient aux articles ORBITE et NERF OPTIQUE (tumeurs du). Le malade étant narcotisé, on commence par fendre la commissure palpébrale externe. Si en raison de la grandeur de la tumeur cela ne suffit pas, on fera ensuite en haut une incision perpendiculaire à l'extrémité de la première, et on retrousse la paupière supérieure en haut. On incise ensuite la conjonctive en haut et en bas, et on détache de la tumeur les deux paupières souvent très-tendues et œdématiées. Un aide écartant les paupières, on saisit le néoplasme et on le tire en avant à l'aide d'une pince de Museux, et avec un instrument de préférence mousse (manche de scalpel) on pénètre dans la profondeur entre l'orbite et la tumeur; on détache ainsi cette dernière aussi loin que possible de tous les côtés; ceci se fait assez facilement, à moins qu'il y ait des adhérences avec le périoste ou même avec l'os. Finalement la tumeur n'adhère plus que par un ou deux pédicules, qu'on sectionne à l'aide de ciseaux courbes. Il arrive souvent que l'instrument mousse n'avance pas; alors l'opération est plus difficile; on détachera le tout à l'aide des ciseaux guidés par un doigt.

L'hémorrhagie est ordinairement assez intense. On tâchera de l'arrêter en injectant de l'eau glacée; on lave la lacune béante, et on examine soigneusement s'il ne reste plus rien de pathologique à enlever. Puis on tamponne l'orbite à l'aide de ouate, on réunit par des points de soutures les lèvres des plaies de la peau, et on met un bandage légèrement compressif.

La réaction fébrile consécutive est assez intense, et dépasse de beaucoup celle qui suit l'énucléation de l'œil; il s'agit en effet d'une plaie plus ou moins contuse et des parties doivent s'éliminer par suppuration. Dans les hôpitaux surtout, on a vu survenir la diphthérite, l'érysipèle, et même la mort. Après deux jours, on enlève les tampons qui alors sont infiltrés de sanie et de pus; à partir de ce moment, il faut laver deux fois par jour l'orbite en y injectant de l'eau et mieux un liquide antiseptique, et on arrive ainsi à la cicatrisation. Il peut être utile de ne pas attendre la cicatrisation complète, et de ménager un peu de sac conjonctival en transplantant un lambeau de peau. Il ne faut pas oublier en effet qu'on enlève ordinairement presque toute la conjonctive, et que l'application d'un œil artificiel pourrait devenir plus tard impossible.

Cette extirpation plus ou moins partielle tend aujourd'hui à être de plus en plus remplacée par l'*extirpation totale* radicale de tout le contenu de l'orbite, le périoste y compris. Il ne faut pas oublier en effet que ces deux opérations ne s'exécutent que dans des cas de tumeurs malignes, par conséquent compromettant gravement la vie de l'individu, et qu'un plus ou moins très-restreint de conservé importe peu dans ces conditions, surtout puisque la conjonctive est tout de même enlevée. D'un autre côté, l'extirpation radicale ne paraît pas être plus grave pour la vie de l'individu que l'extirpation partielle; peut-être est-ce le contraire qui est vrai, la plaie étant dans ce cas moins contuse et par conséquent exposant moins à la suppuration profuse.

Dans l'extirpation totale, avons-nous dit, on enlève tout le contenu de l'orbite, le périoste y compris. Le malade étant narcotisé, on écarte les paupières et on les détache de la même manière que dans l'opération précédente, notamment par l'incision de la commissure externe et une incision perpendiculaire à celle-là. Ces incisions sont en quelque sorte de rigueur ici, pour se ménager un large accès dans l'orbite. On fait ensuite à l'aide d'un bistouri une incision circulaire allant jusqu'à l'os, et située à quelques millimètres derrière le rebord osseux, c'est-à-dire un peu derrière la forte adhérence que le périoste affecte sur ce bord avec les os. Ayant ainsi incisé le périoste circulairement, on pénètre dans la profondeur avec une spatule, mieux peut-être avec le manche d'un scalpel, et on décolle le périoste de l'os sous-jacent. Ceci n'offre aucune difficulté, et l'hémorrhagie est insignifiante du fait de ce décollement. Le périoste adhère plus intimement à l'os au niveau des soutures osseuses; on incisera ces brides à l'aide de ciseaux guidés par un doigt. Entre-temps, on tire le contenu de l'orbite en avant et de côté, selon les besoins. Finalement, le contenu de l'orbite adhère encore au fond de l'œil par un pédicule assez épais, constitué par le nerf optique et les muscles. Des ciseaux courbes introduits aussi près que possible du trou optique inciseront cette dernière adhérence, et l'extirpation est terminée.

L'hémorrhagie consécutive à la section du pédicule inséré au fond de l'orbite peut être assez intense, puisque c'est le tronc de l'artère ophthalmique, ou au moins ses subdivisions les plus grosses qui donnent. Néanmoins elle cédera au tamponnement, peut-être à l'aide de boulettes de ouate trempées dans le perchlorure de fer. La ligature de l'artère ophthalmique a dû être faite dans des cas isolés.

On le conçoit, cette opération donne beaucoup plus de chances d'enlever toute la tumeur que l'extirpation partielle; l'opération est beaucoup plus nette, plus propre, et même plus facile dans son exécution. On ne laisse pas une plaie plus ou moins mâchonnée qui demande pour se fermer une suppuration assez profuse. Le fait est que la suppuration est moins copieuse que dans l'extirpation partielle; il se formera aussi moins facilement des clapiers de pus, et les dangers *quoad vitam* en seront amoindris. On voit bientôt surgir de tous côtés sur la paroi osseuse des granulations qui envahissent toute l'orbite, la comblent; la cicatrice plus tard retire fortement les paupières en arrière, et rendra ordinairement impossible l'application d'un œil artificiel.

On pourrait croire que la dénudation de l'os expose à des nécroses et même à la méningite. L'expérience acquise par une série assez grande de ces opérations prouve qu'il n'en est rien. Contrairement à ce qui s'est produit dans l'extirpation partielle, on n'a encore à enregistrer aucun cas de mort par le fait de l'opération elle-même. Il y a même plus, on est allé jusqu'à cautériser fortement le nerf optique à son passage à travers les os, à l'aide de perchlorure de fer liquide (le néoplasme ayant envahi le nerf), et à appliquer de la pâte de Vienne sur les os aux endroits où la tumeur adhérait à ce dernier; les os se sont même exfoliés, et toujours sans accident. Moi-même j'ai plusieurs fois appliqué du perchlorure de fer liquide sur le trou optique.

Il peut se faire que pendant l'opération on s'aperçoive que la tumeur a déjà perforé les os et envahi des cavités voisines telles que la boîte crânienne, les sinus maxillaire, ethmoïdaux ou sphénoïdaux. Une telle surprise peut entraîner l'opérateur à étendre la portée de son faire séance tenante, ou bien à renoncer à enlever toute la tumeur (*voy.* à ce sujet l'article ORBITE (*pathologie*).

NUEL.

ÉNERVATION DE L'ŒIL, NEUROTOMIE OPTICO-CILIAIRE. Sous ces deux désignations on exécute depuis quelques années l'opération suivante, destinée à remplacer dans certains cas l'énucléation de l'œil, et qui dans tous les cas répugne moins aux malades que l'énucléation.

Le malade étant narcotisé, on incise la conjonctive en dehors (ou en dedans; de même que dans l'énucléation, on peut pénétrer dans l'orbite à peu près indifféremment des deux côtés) de la cornée, et on va saisir le muscle droit externe qu'on coupe comme dans la strabotomie, en ayant soin de le fixer en avant soit à l'aide d'un crochet, soit, ce qui vaut mieux, à l'aide d'un fil passé à travers. On pénètre ensuite avec les ciseaux courbés sur le plat dans la profondeur, en se tenant contre la sclérotique, et on va sectionner le nerf optique; on coupe du même coup un certain nombre de nerfs ciliaires et d'artères ciliaires postérieures. Ordinairement il se produit alors une hémorrhagie rétrobulbaire, qui propulse l'œil fortement en avant; on tâche de s'en rendre maître par la compression, et, s'il le faut, à l'aide de compresses glacées. Warlomont a récemment fait construire des ciseaux à écrasement hémostatique, dont une branche, après avoir coupé le nerf, l'étrangle sur la seconde et ferme les vaisseaux centraux.

L'hémorrhagie étant arrêtée, on saisit le bulbe à l'aide de pinces par la conjonctive ou le bout du tendon coupé, et on roule le globe en dedans de manière que son pôle postérieur, avec le nerf optique coupé, se présente au regard. On achève alors de couper tout ce qui se rend au pôle postérieur de l'œil, soit à l'aide de ciseaux, mieux peut-être avec un petit ténotome boutonné. Une souture est ensuite mise sur le muscle et son tendon, ainsi qu'un ou deux fils sur la conjonctive, et on recouvre le tout d'un bandage compressif. Au réveil du malade, on peut s'assurer, à l'aide d'un pinceau promené sur la cornée, si cette membrane est insensible, et si l'opération a réussi.

A la suite de l'opération, l'œil est insensible, une circonstance très-favorable pour la réalisation de laquelle on faisait souvent l'énucléation. La sensibilité reparaît bien après un mois environ, mais entre-temps l'irritation morbide peut avoir disparu, et c'est là le but poursuivi. A en juger d'après l'expérience acquise, un œil à dimensions normales ne s'atrophie guère à la suite de l'énervation; les yeux agrandis, staphylomateux, se rapetissent quelquefois, mais pas toujours.

Les premiers promoteurs de l'énervation avaient étendu les indications de cette opération à tous les cas où l'énucléation est indiquée, naturellement à l'exception des tumeurs intra-oculaires malignes. Des objections très-sérieuses ont été faites à ces prétentions; et certes il n'y aura guère de praticiens qui se feront « énervistes » même dans les cas d'ophthalmie sympathique ou de corps étrangers dans l'œil. Il ne faut pas oublier que l'énucléation a fait ses preuves dans ces circonstances si graves, et nous les attendons encore de la part de son émule d'aujourd'hui (le retour de la sensibilité cornéenne démontre que les nerfs ciliaires coupés se réunissent). Un des parents de la névrotomie (Schœler) avoue même avoir vu naître après une névrotomie une irritation sympathique sur le second œil, qui a cédé à l'énucléation. Il paraît bien que dans ce cas l'énervation n'avait pas réussi complétement ; mais c'est déjà dans certaines circonstances une objection très-grave à une opération que cette absence de certitude sur son exécution intégrale.

Quoi qu'il en soit, l'expérience acquise nous autorise fortement à tenter l'énervation, qui après tout conserve tout ce qu'il y a à conserver, sur les yeux qui sont le siége de douleurs ciliaires continuelles par le fait d'une cyclite de nature traumatique ou autre, du moment qu'on est sûr que l'œil ne recèle pas de corps étranger, et avant qu'il n'y ait d'irritation sympathique sur le second œil; on pourra aussi l'exécuter sur un moignon atrophique sensible sur lequel on veut appliquer un œil artificiel. L'irritation sympathique et surtout l'ophthalmie sympathique une fois confirmée, un praticien prudent recourra toujours à l'énucléation, au moins provisoirement, jusqu'à ce qu'une expérience plus étendue nous ait renseignés plus exactement sur la valeur de l'énervation dans ces cas.

L'énervation en effet est née d'hier. Il ne faut pas ranger ici ces divers essais tentés dans le but de couper (préventivement contre l'ophthalmie sympathique) le nerf optique (de Graefe) à une époque où l'on croyait encore à la transmission de l'ophthalmie sympathique par les nerfs optiques, pas plus que la section des nerfs ciliaires dans le globe oculaire (Meyer), ni la section partielle des nerfs ciliaires pour faire cesser des douleurs (Snellen). Ce qui certes a empêché les auteurs d'en venir à l'opération radicale que nous décrivons, c'est la peur que l'œil, n'étant plus assez nourri après la section des artères ciliaires postérieures, ne se gangrenât, ou au moins qu'il ne survînt une kératite soi-disant « neuro-paralytique ».

En 1866, Rondeau avait décrit un procédé opératoire, mais sans avoir exécuté l'opération sur le vivant. Sa note ne souleva guère l'attention; on le conçoit, le premier pas à faire, c'était d'écarter la prévention contre les suites fâcheuses de l'opération quant à la nutrition de l'œil. C'est ce mérite sérieux qui revient à Boucheron, qui en 1876 publia un cas de névrotomie exécutée dans le but de provoquer l'atrophie, effet qui ne fut pas obtenu. En même temps que Boucheron, Schœler tenta hardiment l'énervation sur les cas les plus divers ; aujourd'hui, il compte déjà 51 de ces opérations exécutées presque toujours sans accident immédiat, et la plupart du temps avec un plein succès quant à l'effet à obtenir : il l'a exécutée dans les cas de douleurs ciliaires d'origines très-diverses, notamment contre l'ophthalmie sympathique confirmée, et dans des cas de cysticerque intra-oculaire ayant déjà aboli la vision. Nous avons cité plus haut un cas d'insuccès sérieux avoué par l'auteur. NUEL.

BIBLIOGRAPHIE. — RONDEAU. *Des affections oculaires réflexes et de l'ophthalmie sympathique.* Thèse de Paris, 1866, p. 124. — BOUCHERON. *Note sur la résection des nerfs ciliaires et du nerf optique en arrière de l'œil, substituée à l'énucléation du globe oculaire dans le traitement de l'ophthalmie sympathique.* In *Gaz. méd. de Paris*, 1876, et *Ann. d'ocul.*, t. LXXII, p. 258. — SCHŒLER. *Jahresberiche über die Augenklinik,* pour les années 1877, 1878 et 1879. — ABADIE. In *Bulletin de la Soc. de chirurgie de Paris,* séance du 19 novembre 1879. — P. REDARD. *De la section des nerfs ciliaires et du nerf optique.* Paris, 1879. — CHISOLM (de Baltimore). *Neurotomy. A Substute for Enucleation,* 1879. — DIANOUX. *De l'énervation du globe de l'œil.* Nantes, 1879. — GIRAUD-TEULON. *Névrotomie optociliaire et énucléation de l'œil.* In *Gaz. des hôp.*, 1879, p. 11, 72. — WARLOMONT. *De l'énervation du globe de l'œil.* In *Ann. d'ocul.*, t. LXXXII, p. 223, 1879. — DU MÊME. *Matériaux pour servir à l'histoire de l'énervation.* Ibid., t. LXXXIII, p. 62, 1880. — DU MÊME. *Ciseaux-pinces à écrasement.* Ibid., p. 169. N.

§ VII. **Prothèse oculaire** (πρόθεσις, action de placer au devant). Il s'en faut de beaucoup que la prothèse oculaire, c'est-à-dire l'application, dans l'orbite, d'un corps qui masque l'absence ou la petitesse d'un globe oculaire, soit une question de coquetterie. Elle a sa raison d'être au moins au même titre que la confection d'une jambe élastique au lieu d'une tige en bois dure et disgracieuse.

Tout d'abord, quelle que soit la condition d'un individu, qu'il soit un simple ouvrier ou un homme du monde, certainement que ses relations sociales sont rendues plus difficiles par la difformité due à l'absence, l'atrophie ou l'agrandissement d'un œil, et qu'il se soustraira à bien des désagréments par l'application d'une pièce artificielle. On prétend même (de Wecker) que beaucoup de patrons de grandes manufactures se refusent à employer des ouvriers reconnus pour borgnes, au même titre que les myopes très-prononcés.

En second lieu, et cet avantage est considérable, l'œil artificiel rend seul possible le jeu naturel des autres organes contenus dans l'orbite. Ainsi il refoule la paupière et les cils en avant, dans leur position normale, les empêche de se recoquiller en arrière et de produire par leur frottement incessant une irritation continuelle et souvent très-pénible du bulbe oculaire atrophié ou du contenu de l'orbite. Ensuite il comble la lacune dans l'orbite et permet le jeu régulier des voies lacrymales : les larmes ne stagnent donc plus dans le sac conjonctival ; auparavant elles s'y décomposaient, produisaient souvent une espèce de blennorrhée conjonctivale avec épiphora très-désagréable.

Les yeux artificiels sont mentionnés déjà dans les écrits d'Ambroise Paré (*Œuvre d'Ambroise Paré*, liv. XXIII, chap. I, 1582) et de Hieronymus Fabricius (1613). On en fabriquait d'abord en or, puis en verre ou en faïence. Vers le commencement du dix-huitième siècle, on les prépara en France en émail, qui en raison de sa dureté, de sa résistance aux actions chimiques des larmes, et de la facilité avec laquelle on le colore diversement, s'y prête beaucoup mieux.

Il n'y a guère de contre-indication à l'application d'une pièce artificielle qu'une sensibilité trop grande du contenu de l'orbite; et encore parviendra-t-on souvent à la faire disparaître en traitant le catarrhe conjonctival, ou bien en faisant l'énervation d'un moignon trop sensible. Naturellement, il faut que les conditions anatomiques dans l'orbite rendent possibles l'introduction et la fixation de la pièce. Du reste, ces conditions diffèrent tellement d'un cas à l'autre qu'elles ont nécessité la construction d'yeux de grandeurs et de formes très-diverses.

Le cas le plus favorable est celui d'un œil moyennement atrophié et indolore, avec conservation intégrale du sac conjonctival. La pièce s'applique alors de tous côtés contre le moignon; ce dernier a conservé ses rapports avec les muscles, et par conséquent sa motilité; il imprime à l'œil artificiel, soit directement, soit par l'entremise de la conjonctive, tous les mouvements voulus, à tel point que si la grandeur, la forme et la couleur, sont convenablement choisies, le plus expérimenté ne s'apercevra de la chose qu'à un examen attentif. La pièce doit être creuse pour qu'elle se moule exactement sur le globe atrophié; la cornée de ce dernier est moins sensible qu'à l'état normal, et tolère le contact prolongé du corps étranger.

L'état des choses tel qu'il résulte d'une *énucléation* de l'œil s'y prête encore assez bien. Le sac conjonctival est conservé, les muscles s'insèrent tous sur un petit bourrelet cicatriciel, dont les mouvements, ainsi que ceux de la conjonctive, sont transmis dans une certaine mesure à la pièce artificielle. Seulement celle-ci ne peut plus être aussi excavée en arrière, mais plutôt convexe pour toucher le bourrelet cicatriciel aussi bien que le cul-de-sac conjonctival.

Dans l'un et l'autre cas (globe atrophié ou énucléé) le sac conjonctival peut être rétréci dans son ensemble, des brides cicatricielles peuvent faire saillie : la pièce naturellement devra être faite en conséquence, et même porter sur le bord des échancrures adaptées à ces brides.

L'*extirpation*, surtout complète, du contenu de l'orbite, enlève les muscles, ordinairement la conjonctive : elle laisse donc un état de choses peu propice à la prothèse. En supposant même qu'il reste assez de conjonctive pour admettre une pièce, celle-ci restera toujours immobile, et ne remédiera pas complétement à la difformité du visage ; dans ce cas aussi, elle doit être ordinairement saillante en arrière ; ce sont ces cas surtout qui demandent des formes particulières qui puissent s'adapter au contenu de l'orbite. On a tenté dans ces circonstances, et avec quelque succès, la transplantation d'un lambeau de peau dans l'orbite pour y ménager une cavité capable de recevoir un œil postiche.

Quand l'œil qu'il s'agit de cacher a conservé des dimensions à peu près normales, il ne tolérera pas la pièce, qui devrait venir en contact avec une cornée peut-être assez sensible. Dans ce cas, et surtout dans celui où l'œil est augmenté de volume (staphylomateux), il faudra réduire son volume, le mieux par une opération du staphylome, peut-être en en provoquant l'atrophie par un fil passé dans le corps ciliaire. Ajoutons cependant que dans l'état actuel de nos opinions la crainte d'une ophthalmie sympathique qui naîtrait par le fait du moignon atrophié fera préférer quelquefois dans ces cas l'énucléation, quoiqu'elle enlèvera beaucoup de la motilité de la pièce, comparativement aux opérations qui réduisent seulement le volume de l'œil.

Combien de temps faut-il attendre après l'énucléation ou une autre opération avant d'appliquer l'œil artificiel ? Il n'y a guère de règles précises à donner à ce sujet ; il faut se guider d'après le principe que toute trace d'irritation doit avoir disparu préalablement. Or, ce moment arrive plus ou moins promptement ; l'extirpation demande à cet effet un temps assez long ; l'énucléation le permet beaucoup plus tôt (un mois environ), car elle met une plaie relativement petite, nous dirions presque naturelle, et qui guérit vite par le ratatinement de la capsule de Ténon. On doit attendre un temps plus considérable, si l'énucléation a été faite pour une ophthalmie sympathique, de peur de ramener l'excitation inconnue qui retentit sur l'œil opposé. Il faut ici attendre au moins deux mois, et toute trace d'irritation sur le second œil doit avoir disparu définitivement.

Il est bon d'être prévenu que dans certains cas (Lawson, Mooren, Keyser, Salomon et Warlomont (*voy.* l'article OPHTHALMIE SYMPATHIQUE) on a vu survenir une ophthalmie sympathique du second œil, par suite de l'application d'un œil artificiel, soit sur un moignon atrophié, soit dans une orbite où l'on avait fait l'énucléation. Dans tous ces cas, la pièce artificielle était mal tolérée. Cet accident bien redoutable est à craindre surtout avec un moignon ossifié et douloureux.

Le choix d'une pièce artificielle ordinaire n'est pas difficile ; les opticiens des petits centres mêmes en ont facilement une petite collection, dans laquelle on trouve l'une ou l'autre à forme voulue ; si cette dernière n'a pas la couleur ou la grandeur de l'iris de l'autre côté, on peut faire venir la bonne pièce d'un dépôt central. Pour les cas où l'irrégularité du cul-de-sac conjonctival demande une pièce à part, on fera bien de suivre le conseil de Burow (*Arch. f. Ophth.*,

t. VI, 1, p. 212), de se procurer chez un joaillier ou un mécanicien des demi-sphères de plomb battu très-mince, qu'on taille avec un canif sur le moule du sac conjonctival. Cet échantillon sera envoyé à la fabrique pour servir de modèle.

Ordinairement on commence avec une pièce trop petite, qu'on fait porter plusieurs heures par jour, puis définitivement; on dilate ainsi le cul-de-sac, et alors seulement on prendra celle qui a les dimensions voulues.

Le même œil ne peut guère servir au delà d'une année : les larmes, en la corrodant, enlèvent le brillant de la face antérieure, et rendent la face postérieure rugueuse, de sorte qu'à la longue elle irrite le contenu de l'orbite. Et encore faut-il l'ôter tous les soirs, le laver soigneusement avec une éponge et le conserver à sec jusqu'au matin dans de la ouate. Le conserver dans de l'eau, comme on le fait souvent, l'use plus vite.

Il importe de donner ces renseignements au malade, ainsi que les suivants qui sont relatifs à la manière de placer et d'enlever la pièce.

Ces opérations, surtout celle d'enlever l'œil, doivent être faites en se tenant au-dessus d'une étoffe étalée sur une table ou bien au-dessus d'un lit; la pièce se casserait en tombant sur le plancher.

Pour placer la pièce, les doigts de la main gauche appliquée sur le front relèvent la paupière supérieure; de la main droite on introduit sous la paupière l'œil artificiel humecté d'eau, avec l'angle externe en avant; l'œil étant à moitié sous la paupière et dans sa position naturelle, on le fixe de la main droite pendant que la main gauche abaisse la paupière inférieure et permet ainsi l'introduction complète.

Pour ôter la pièce, on abaisse la paupière inférieure, et la tête d'une grosse épingle introduite sous elle l'attire en avant et en bas, par-dessus la paupière inférieure; au besoin une légère pression sur la paupière supérieure la fait glisser au dehors. A ce moment surtout il est important de tenir la face au dessus d'un objet mou.

Il est bon, quand il s'agit d'un enfant, de lui appliquer l'œil dès le bas âge. De cette manière on n'empêchera pas, il est vrai, le rapetissement de la paroi osseuse de l'orbite, mais bien celui du cul-de-sac conjonctival, qui serait préjudiciable plus tard.

La pièce peut être mal supportée pour deux motifs : le moignon peut être trop sensible, ou bien la conjonctive s'irrite et devient le siége de conjonctivites et même d'une espèce de blennorrhagie. Dans ce dernier cas, des cicatrices de plus en plus nombreuses peuvent à la longue effacer tout à fait le sac conjonctival et rendre le port de l'œil impossible. Pour ce qui est de la sensibilité du moignon, on essaye d'abord de donner à la face postérieure de la pièce une concavité assez forte pour éviter son contact avec le moignon. Si la sensibilité persiste, on pourra tenter de l'abattre par l'énervation (*voy.* l'article ŒIL [*Énervation de l'*)]. Dans le cas d'un bulbe ossifié, on pourra être contraint à l'énucléer, dans l'appréhension d'une ophthalmie sympathique. Si la conjonctive s'irrite et s'enflamme, il faut renoncer pendant quelque temps au port de la pièce, traiter selon les règles la conjonctivite, puis essayer de nouveau de l'œil artificiel. Toujours il importe de laver tous les soirs le sac conjonctival avec du lait ou une solution légèrement astringente.

Il est cependant étonnant de voir souvent ce que peut tolérer une conjonctive dans ces conditions. Les gens peu soigneux portent quelquefois pendant des années et des années une pièce rongée, rugueuse comme une pierre; chaque praticien rencontre de ces cas, et cependant c'est à peine si cette négligence donne lieu à une légère conjonctivite. Boissonneau (*de la Restauration de la physionomie chez les personnes privées d'un œil*. Paris, 1858, p. 12) prétend qu'il est des cas où les larmes sont retenues derrière l'œil artificiel comme dans un sac fermé, qu'elles s'y décomposent, irritent la conjonctive; pour rémédier à cette cause d'intolérance, il recommande d'échancrer le bord inférieur de la pièce, ou d'y percer une petite ouverture. NUEL.

BIBLIOGRAPHIE. — Indépendamment des divers traités d'ophthalmologie, parmi lesquels celui de Mackenzie (*On the Diseases of the Eye*, traduction française par Warlomont et Testelin) est surtout à consulter à ce point de vue, nous signalerons : HAZARD-MIRAULT. *Traité pratique de l'œil artificiel*. Paris, 1818. — RITTERICH. *Das künstliche Auge*. Leipzig, 1852. — BOISSONNEAU. *De la Restauration de la physionomie chez les personnes privées d'un œil*. Paris, 1858. — DEBOUT. In *Bulletin de thérapeut*. Paris, 15 nov., 15 déc. 1862, et 28 février 1863. — DESJARDINS. *Prothèse, Œil artificiel*. In *Bullet. de thérap.*, 1834. — BUROW. *Notiz. Ueber künstl. Augen*. In *Arch. f. Ophth.*, t. VI, 1, 1860. — BOISSONNEAU. *Renseignements généraux sur les yeux artificiels*. Paris, 1870, t. II. N.

ŒIL (BANDAGE). On appelle *œil simple* et *œil double* des espèces de *bandages* décrits à ce dernier mot.

ŒIL-DE-BŒUF. Nom donné à l'*Anthemis tinctoria* L. PL.

ŒIL-DE-BOUC. Un des noms du Pyrèthre officinal, *Anacyclus Pyrethrum*. PL.

ŒIL-DE-BOURRIQUE. Ce nom est appliqué aux graines du *Dolichos urens* L., ou *Pois pouilleux*. PL.

ŒIL-DE-CHAT. Nom donné aux graines du *Bonduc*, *Guilandina Bonduc* L. PL.

ŒIL-DE-CHEVAL. Ce nom se rapporte à l'aunée officinale, *Inula Helenium* L. PL.

ŒIL-DE-CHIEN. On désigne sous ce nom deux plantes de familles différentes, le Pied-de-Chat ou *Antennaria dioica*, et le *Plantain herbe aux puces*, *Plantago Psyllium* L. PL.

ŒIL-DE-CORNEILLE. Sous ce nom, Paulet décrit un champignon vénéneux, dont il est question également dans la *Toxicologie* d'Orfila (t. VI, p. 48). On s'en sert pour empoisonner les rats. PL.

ŒIL-DU-DIABLE. C'est l'un des noms de l'*Adonis æstivalis* L. PL.

ŒIL-DE-DRAGON. Nom donné aux fruits de l'*Euphorbia Longava* Lam. PL.

ŒIL-D'OLIVIER. Nom indiqué par Paulet comme appartenant à un agaric dangereux. PL.

ŒIL-DE-PERDRIX (**Botanique**). Encore un des noms de l'*Adonis æstivalis* L. et aussi du *Scabiosa Columbaria* L. Pl.

ŒIL-DE-PERDRIX (**Pathologie**). Durillon situé entre les orteils (*voy.* Cor).

ŒIL-DE-SOLEIL. Nom donné à la *Matricaria Parthenium* L. Pl.

ŒIL-DE-VACHE. Un des noms de la Marroute, *Anthemis Cotula* L. Pl.

ŒILLÈRE. On donne, en anatomie, le nom d'œillère aux dents canines de la mâchoire supérieure. C'est sous le même nom qu'on désigne de petits vases, ordinairement en porcelaine, un peu allongés et à bords renversés (ce qui leur a valu le nom de *gondoles*), qui sont destinés à baigner les yeux. D.

ŒILLET. § I. **Botanique.** *Dianthus* L. Genre de plantes Dicotylédones appartenant à la famille des Caryophyllées et à la tribu des Silénées. Les espèces qui rentrent dans ce groupe sont des plantes herbacées, à tiges assez grêles, à feuilles opposées, linéaires, étroites, cornées. Les fleurs, qui sont terminales, ont un calice cylindrique, à 5 dents, entouré à la base par un certain nombre de bractées imbriquées. La corolle est formée de 5 pétales longuement onguiculés ; les étamines sont au nombre de 10 ; l'ovaire est surmonté de 2 styles distincts. Le fruit est une capsule uniloculaire, à placentation centrale, renfermant de nombreuses graines comprimées, scutiformes, concaves d'un côté, convexes de l'autre. L'embryon est légèrement courbé dans un albumen farineux.

L'espèce la plus intéressante est l'*Œillet Giroflée* ou *Œillet à bouquet, Dianthus caryophyllus* L., qui croît spontanément dans la région méditerranéenne, midi de la France, Espagne et Italie. Ses tiges étalées à la base, puis redressées, noueuses d'espace en espace, portent des feuilles lancéolées, canaliculées, aiguës au sommet : toute la plante est d'un vert glauque. Les fleurs pédonculées, solitaires, ont des pétales cunéiformes, dentés sur le bord supérieur ; d'un beau rouge dans la plante sauvage. Ces fleurs doublent par la culture et prennent des nuances variées.

L'*œillet mignardise* ou *œillet frangé, Dianthus primarius* L., est une plante indigène, dont les pétales blancs ou incarnats sont finement découpés sur les bords ; on double cette fleur par la culture. Lemery le dit « céphalique, propre pour résister au venin, pour la pierre, pour l'épilepsie. » Ce serait d'après Auguillaria, suivi en cela par Lemery, le *Diosanthos* de Théophraste. Mais la plupart des botanistes ont rapporté ce nom des auteurs grecs au *Lychnis Flos-Jovis* Desr.

Le nom d'œillet a été donné à un certain nombre d'espèces appartenant à des genres ou même à des familles différentes. Telles sont :

L'Œillet d'amour, *Gypsophylla saxifraga* L., de la famille des Caryophyllées ;

L'Œillet de la caroline, *Spigelia marylandica* L., de la famille des Loganiacées ;

Œillet de Dieu, *Lychnis coronaria* Ders., des Caryophyllées ;

Œillet d'Espagne, *Poinciniana pulcherrima* L., de la famille des Légumineuses ;

Œillet d'Inde, *Tajetes patula* L., des Synanthérées ;

ŒILLET MARIN, *Statice armeria* L., des Plumbaginées ;
ŒILLET DES PRÉS, *Lychnis Flos Cuculli* L., des Caryophyllées. PL.

BIBLIOGRAPHIE. — THÉOPHRASTE. *Historia plantarum*, VI, 6. — LINNÉ. *Genera*, 565 ; *Species*, 587. — DE CANDOLLE. *Flore de France*, 4316, et *Prodromus*, I, 359. — LEMERY. *Dictionnaire des drogues*, 197 et 320. — GRENIER et GODRON. *Flore de France*, I. — GUIBOURT. *Drogues simples*, III, 660. PL.

§ II. **Emploi médical.** L'œillet rouge, par son odeur suave, analogue à celle du girofle, ne pouvait manquer d'entrer dans le groupe des plantes médicinales aromatiques. Les pétales de la variété médicinale (*Dianthus caryophyllus*) ont été en effet employés en infusion comme stimulants, béchiques, sudorifiques, et entraient dans la confection de la *conserve d'œillet*, de l'*eau prophylactique*, de l'*opiat de Salomon*. Aujourd'hui, l'œillet rouge n'est plus guère qu'une fleur d'agrément. Néanmoins, il sert encore à confectionner un sirop (conservé dans le nouveau *Codex*), avec lequel on édulcore les potions cordiales. Le vinaigre d'œillet a disparu à peu près de la pratique. D.

ŒILLETTE. On donne ce nom à une variété de pavot officinal, le *Papaver somniferum nigrum*, dont les graines sont exploitées pour leur huile, qu'on connaît dans le commerce sous le nom d'*huile d'œillette* (*voy.* PAVOT). PL.

ŒNANTHE. § I. **Botanique.** *Œnanthe* L. Genre de plantes Dicotylédones appartenant à la famille des Ombellifères. Les espèces qui composent ce groupe naturel ont leurs fleurs disposées en ombelles, stériles et souvent irrégulières et rayonnantes sur la circonférence des ombellules, fertiles et régulières au centre. L'involucre est tantôt nul, tantôt à folioles linéaires; les involucelles sont formées de plusieurs bractées étroites. Le calice est denté, et le fruit oblong, sillonné, marqué de côtes égales séparées par de larges vallécules, au fond desquelles on voit une seule bandelette.

Les Œnanthes sont des plantes des marais ou des lieux humides. Un certain nombre d'espèces sont vénéneuses et ont causé de graves accidents. Ce sont :

Tout d'abord l'*œnanthe safranée*, *Œnanthe crocata* L., qu'on trouve abondamment dans les lieux marécageux et sur les bords des canaux et des étangs dans l'Europe occidentale, en Espagne, dans tout l'ouest de la France, en Angleterre.

C'est une plante d'un mètre de hauteur environ, à racine très-développée, formée de tubercules oblongs, fasciculés, serrés les uns contre les autres. La tige est cannelée, fistuleuse, d'un vert roussâtre ; elle porte de grandes feuilles deux fois ailées, à segments ovales cunéiformes. Les ombellules sont grandes, pourvues d'un involucre polyphylle et composées de 20 à 30 rayons, portant des ombellulles très-denses, à fleurs d'un blanc légèrement rosé, un peu rayonnantes. Les fruits, courtement pédicellés, forment comme des capitules globuleux.

Toutes les parties de la plante sont pourvues d'un suc lactescent qui devient jaune à l'air et a des propriétés vénéneuses très-marquées.

L'*œnanthe fistuleuse* ou *persil des marais*, *Œnanthe fistulosa* L., qui est très-commune sur le bord des marais, est aussi très-vénéneuse. La souche stolonifère, rampante, est fibreuse et pourvue de tubercules fusiformes ; sa tige fistuleuse, haute de 50 à 60 centimètres, porte des feuilles bipinnatiséquées, à segments ovales incisés lobés, dans les feuilles inférieures ; linéaires, dans les supérieures. Les ombelles n'ont qu'un petit nombre de rayons, et pas d'involucre ; les ombellules très-denses ont des fleurs d'un blanc rosé, rayonnantes.

L'*Œnanthe apiifolia* Brotero se rapproche de l'*Œnanthe crocata*, dont elle diffère par son suc incolore, ses feuilles plus divisées, ses folioles plus aiguës. Elle est aussi vénéneuse.

A côté de ces Œnanthes vénéneuses il faut citer quelques espèces qui sont complétement inoffensives. Telles sont :

L'*Œnanthe à feuilles de Pimprenelle; Œnanthe pimpinellifolia* L., espèce fréquente dans les prairies humides, surtout dans la région occidentale de la France, dans la Touraine, sur le cours inférieur de la Loire. Elle est connue dans l'ouest sous les noms de *Navette, Jannette, Aquotte, Anicot, Méchon*. Sa racine porte des tubercules, de la grosseur d'une noisette, qu'on vend quelquefois sur les marchés. Ils n'ont aucune propriété toxique; mais il faut se garder de confondre la plante avec les précédentes : elle est plus petite dans toutes ses parties que l'œnanthe safranée ; les feuilles ont des segments linéaires dans le haut ; il n'y a pas de suc laiteux dans la tige et la racine ; les tubercules ne s'enfoncent pas profondément en terre; ils restent au-dessous de la surface ; ils sont ovoïdes, allongés, blancs, farineux, inodores. C'est peut-être l'οἰνάνθη de Théophraste et de Dioscoride.

L'*Œnanthe peucedanifolia* Poll., à feuilles pennatiséquées ou bipinnatiséquées, à segments linéaires dans les feuilles de la tige, à ombelles pluri-radiées portant des feuilles presque régulières. Cette espèce a aussi des tubercules qui peuvent servir d'aliment. On la trouve sur les bords des marais.

On fait quelquefois entrer dans le genre *Œnanthe* la Phellandrie, *Œnanthe Phellandrium* Lam. C'est le *Phellandrium aquaticum* L. Il en sera question au mot PHELLANDRIE. PL.

BIBLIOGRAPHIE. — THÉOPHRASTE. *Historia plant.*, VI, 7. — DIOSCORIDE. *Materia medica*, III, 135. — LINNÉ. *Genera*, 352; *Species*, 365. — DE CANDOLLE. *Flore française*, 3412. — ENDLICHER. *Genera*. — GRENIER et GODRON. *Flore de France*, I. — GUIBOURT. *Drogues simples*, 7e éd., III, 233. PL.

§ II. **Action thérapeutique.** L'œnanthe est mentionnée dans les ouvrages les plus anciens; mais ce nom s'appliquait-il réellement à notre genre d'ombellifères? D'après Pline, les anciens s'en servaient pour désigner une plante dont l'odeur était celle de la fleur de la vigne; parfois même on a appliqué ce nom à la vigne sauvage; on a encore supposé que l'œnanthe des anciens auteurs était la terre-noix, la filipendule, la pédiculaire fasciculée, le thalictrum tubéreux, etc. ; Sprengel rapporte l'οἰνανθη de Théophraste (*Hist.*, VI, 7) à notre *Œnanthe pimpinelloïdes;* peut-être l'œnanthe des anciens n'est-il rien de tout cela, comme le font remarquer Loiseleur-Deslongchamps et Marquis (*Dict. sc. méd.*, t. XXXVII, p. 183, 1819).

Il faut arriver à Pline pour trouver une description à peu près exacte de cette plante et des vertus qu'il lui attribue : « *Œnanthe herba nascitur in petris, foliis pastinacae, radice magna, numerosa caulis ejus et folia : cum melle ac vino pota facilitatem pariendi praestant secundasque purgant. Tussim e melle tollunt, urinam cient. Radix et vesicae vitiis meditur.* » En d'autres termes, la tige et les feuilles prises en breuvage avec du miel et du vin facilitent l'accouchement et hâtent la délivrance; mêlées au miel elles guérissent la toux et provoquent les urines. La racine convient aux maladies de la vessie. D'après Hemlock on faisait, du temps de Pline, avec l'œnanthe, un collyre qui arrêtait les douleurs des yeux.

Dioscoride décrit l'œnanthe d'après Pline et lui accorde les mêmes propriétés thérapeutiques; Lobel reprend cette description dans ses *Animadversiones* (1635), mais il semble avoir en vue particulièrement l'*Œnanthe crocata*, quand il dit : « *Caules bicubitales spargit e radice, multiparta in pares bulbos et quasi qrachiata nullius fibrae vinculo interventu, continuos, teneros, gustu acres et ingratos, succo lacteo primum, deinde flavescente, viroso et exulcerante prægnantes.* » Malgré les propriétés toxiques qu'il reconnaît à cette plante, il n'hésite pas cependant à en recommander l'emploi dans l'épilepsie, les affections vésicales, etc. « *Tantominus epilepticis, analepticis atque vertiginosis propinabis, quos eximia quadam prærogativa magnopere juvant radices... qua calculum e renibus, mucum e vesica dissipare atque excludere mulierculas...* »

Watson, en 1747, rapporte que les habitants de Pembroke se servent des racines et des feuilles de l'œnanthe bouillie, en cataplasme sur les panaris et les ulcères. Mason, Bell, etc., ont recommandé l'œnanthe contre la gale, la lèpre et l'ichthyose, et même contre le cancer (Bell). Pultney prétend avoir employé avec succès le suc de la plante pris à l'intérieur dans une espèce de gale lépreuse où tous les autres traitements avaient échoué; il conseille d'extraire le suc au printemps et de l'administrer ensuite, tout en prenant des précautions à cause des propriétés toxiques de l'œnanthe. De plus on lit dans les *Observations sur la physique* (Introduct., II, 302) qu'un individu atteint de lèpre, à qui on avait conseillé le suc de berle (*Sium latifolium* L.), prit celui de l'œnanthe safranée et en éprouva des accidents sérieux; mais, ayant persisté à en faire usage, il guérit, quoique sa maladie eût résisté à tout autre moyen.

L'*Œnanthe fistulosa* ou Persil des marais a été particulièrement préconisé contre l'épilepsie par Tabernaemontanus, contre les scrofules par Sennert, contre l'asthme par divers auteurs. Paulli en a fait un remède excellent contre la leucorrhée, Mercatus contre la dysenterie; une foule de compilateurs, la prenant pour l'œnanthe des anciens auteurs, ont exalté ses vertus lithontriptiques, ocytociques, etc.[1].

De nos jours, les œnanthes ne sont plus d'aucun usage médical. Il n'y a guère que les paysans et les empiriques de certaines contrées, Bretagne, Anjou, Corse, Angleterre, Irlande, etc., qui les emploient habituellement contre les hémorrhoïdes, les panaris, la gale, etc. D'après Will. Pickels, les classes pauvres de l'Ecosse et de l'Irlande font bouillir les feuilles et les racines et les appliquent sous forme de cataplasmes sur toutes sortes de tumeurs, sur les hémorrhoïdes, même sur les abcès chauds ; on leur attribue dans ces pays une action calmante et résolutive.

Un seul point mérite de nous arrêter, c'est l'emploi de l'œnanthe safranée contre les hémorrhoïdes externes; Cormerais et Pihan-Dufeillay ont surtout observé cette pratique aux environs de Nantes. Les racines écrasées sont appliquées sur la tumeur hémorrhoïdale ; il en résulte fréquemment une éruption très-vive à la marge de l'anus et sur les fesses, avec une sensation violente de cuisson et des démangeaisons parfois insupportables; la tumeur disparaît quelquefois à la suite de cette inflammation substitutive, de cette révulsion énergique; dans d'autres cas l'inflammation devient tellement violente qu'elle constitue un véritable danger, sans compter les souffrances atroces qui l'accompagnent.

L'emploi de l'eau qu'on a fait simplement bouillir avec la racine, en fomenta-

[1] D'après Popham, l'*Œnanthe inebrians* du Cap sert, chez les Hottentots, à préparer des boissons enivrantes.

tions sur la tumeur hémorrhoïdale, n'offre peut-être pas les mêmes inconvénients.

Le suc de l'œnanthe ne doit du reste être manié qu'avec précaution; l'homme chargé de râper la racine pour les expériences de Cormerais et Pihan-Dufeillay eut en effet une éruption ortiée couvrant les mains et les bras et accompagnée de douleurs lancinantes, du gonflement de la face, de la fièvre, etc.; cette éruption dura quinze jours et exigea l'application de sangsues, l'usage des émollients, etc.

En résumé, l'œnanthe possède des propriétés très-énergiques, bien connues par leur action malfaisante sur l'organisme, mais à peine étudiées au point de vue thérapeutique. La médecine ne pourrait-elle utiliser au moins l'action révulsive intense de la racine ou plutôt du *suc résineux* qu'elle renferme?

En effet, la résine constituant l'élément actif de l'œnanthe, c'est à elle surtout qu'il faudrait s'adresser dans l'emploi médical qu'on voudrait faire de cette plante. « Ne serait-on pas fondé, dit M. Bloc, à en proposer une dissolution alcoolique pour produire sur la peau une rubéfaction énergique et durable, dans les cas où l'on ne voudrait pas déterminer de phlyctènes, ou dans ceux où il serait nécessaire de rappeler à la peau une affection dartreuse ou psorique, dont la disparition et la métastase des organes internes causent si souvent des accidents mortels? Quelques frictions faites sous la surveillance d'un médecin suffiraient pour produire un résultat que peu de topiques irritants ont le pouvoir d'amener, surtout dans les substances végétales; en un mot, ce serait un véritable succédané, à effets moins énergiques, de l'huile de croton tiglium. »

Pour l'emploi à l'intérieur de la solution alcoolique de la résine d'œnanthe ou du suc frais de la plante, si jamais cette substance dangereuse devait entrer dans la thérapeutique, les plus grandes précautions seraient nécessaires; l'alcoolature résineuse n'a point encore été essayée au point de vue des doses, mais il ne faudrait pas dépasser 40 à 50 gouttes par jour; quant au suc frais, on ferait bien de suivre le conseil de Mérat et De Lens et ne pas dépasser 20 à 30 gouttes par jour, en plusieurs doses, dans un véhicule approprié.

Quant à la fécule, comme il est très-difficile de la débarrasser de toute la résine qu'elle contient, on ne pourrait essayer de s'en servir qu'après l'avoir fait longtemps macérer dans l'alcool froid et concentré, et l'avoir derechef soumise à de nombreux lavages.

Avant de passer à l'étude des effets toxiques de l'œnanthe, nous ferons connaître quelques-uns des résultats obtenus par l'analyse chimique.

COMPOSITION CHIMIQUE. Plusieurs analyses de ces plantes, en particulier de l'œnanthe safranée, ont été tentées par divers auteurs, par Vacher, Cormerais et Pihan-Dufeillay, Vincent, Gayet, Bloc, etc. D'après Cormerais et Pihan-Dufeillay, la racine d'*Œnanthe crocata* contient :

1° Une *huile concrète;*

2° Une *huile volatile*, d'odeur vireuse;

3° De la *fécule*, en grande quantité;

4° De l'*albumine végétale;*

5° De la *matière cireuse;*

6° Du *malate neutre de magnésie*, très-abondant;

7° Du *malate acide de chaux*, également abondant;

8° Des *sulfates de chaux et de potasse;*

9° Des *chlorures de calcium et de potassium;*

10° De la *gomme;*

11° De la *mannite;*

12° Du *sucre incristallisable*, en assez grande quantité;

13° De la *résine*, d'odeur très-vireuse en même temps qu'aromatique, et semblable à celle de la carotte; de saveur âcre; c'est probablement à cette résine que l'œnanthe doit ses propriétés vénéneuses;

14° De la *matière colorante jaune*, neutre aux réactifs;

15° De l'*acide pectique* abondant,;

16° Du *ligneux*.

M. Vincent a fait l'analyse quantitative de la même racine et est arrivé aux résultats suivants :

Eau	71,300
Fécule	9,620
Parenchyme, matière fibreuse	16,400
Matière résinoïde	0,144
Huile volatile	0,006
Matière extractive	2,100
Perte	0,430
	100,000

Les produits de l'incinération se composent de phosphates, de carbonates, de sulfates à base de chaux et de potasse, etc. M. Vincent n'a pas réussi à isoler l'*alcaloïde* de l'œnanthe, pas plus que Christison avant lui et M. Gayet et M. Bloc après lui.

M. Bloc a, en outre, analysé la tige, les feuilles et les fleurs; il affirme n'avoir trouvé que dans la racine le suc gommo-résineux jaune, qui renferme le principe toxique; d'après les expériences tentées par lui sur les animaux, c'est en effet la racine seule qui occasionne des accidents mortels.

§ III. **Toxicologie.** L'action toxique de l'œnanthe était connue déjà des anciens; Pline la signale : « *Usos namque in acetariis*, dit-il, *nihil factum fuisse propius quam ut interirent; alios qui evitassent vertigine tenebricosa palantes, nutantes, attonitos, inque gyrum versantes se vidisse aiunt;* » en d'autres termes, les uns meurent, les autres éprouvent des vertiges, après avoir fait usage de cette plante.

Linné, dans sa *Flore de Laponie*, parle de bestiaux qui succombèrent après avoir mangé de l'œnanthe à Tornéa, près du cercle polaire; Wepfer a vu survenir des phénomènes spasmodiques chez des personnes qui en avaient ingéré; Crantz et Boerhaave vont jusqu'à dire : « *Solo gustu mors hominibus*. » Roubieu rapporte, d'après Bonamy, que 3 hommes, en fauchant un pré, prirent des racines d'œnanthe et en mangèrent : 2 d'entre eux périrent; le troisième, traité par l'émétique, vomit les fragments qu'il avait avalés, mais il lui resta longtemps un tremblement nerveux. Les auteurs mentionnent un grand nombre d'autres exemples d'empoisonnement par cette plante, arrivés en France, en Corse, en Hollande, en Angleterre[1], etc., se rapportant presque toujours à l'œnanthe safranée. Galtier signale un cas de suicide au moyen de cette plante.

Cependant l'œnanthe fistuleuse n'est guère moins vénéneuse; Wilmet dit que sur 17 soldats qui, au rapport de Vacher, en mangèrent, 3 périrent, et les autres ne durent leur salut qu'à l'emploi de l'émétique; on cite de même l'exemple de 36 militaires, tous empoisonnés par la même plante, et qui furent sauvés par l'émétique, à l'exception d'un seul (*Anc. Journ. de méd.*, t. X, 1758).

[1] D'après Christison l'œnanthe safranée serait absolument inoffensive en Écosse.

On a fait en ou trediverses expériences sur les animaux, principalement avec l'œnanthe safranée. Cormerais et Pihan-Dufeillay ont remarqué que 50 centigrammes de résine d'œnanthe, donnés à un lapin, l'ont rendu malade pendant vingt heures sans le faire périr; 60 centigrammes de la même résine ont fait vomir un chien et lui ont produit des déjections, des anxiétés inexprimables, sans déterminer la mort toutefois. A des doses plus élevées, on voit survenir des accidents mortels.

Dans ses expériences, Gayet a en effet vu mourir un chien adulte de moyenne taille, après l'ingestion de 60 centigrammes de résine, obtenue en traitant la résine d'œnanthe par l'éther. Bloc n'a pas donné plus de 40 gouttes d'alcoolature de résine d'œnanthe, dose non mortelle; mais la mort eut lieu après l'ingestion de 20 gouttes de suc frais chez un chien âgé de dix mois environ; la même dose fit périr un chien adulte d'un an.

Nous n'insisterons pas davantage sur ces expériences du reste peu nombreuses; on les trouvera relatées en détail dans l'intéressant mémoire de M. Bloc, ainsi que la plupart des observations connues dans la science sur l'empoisonnement par l'œnanthe.

Les effets toxiques de cette plante sur l'organisme, parfaitement connus de nos jours, ont été bien décrits pour la première fois par Lemery (*Dict. des drogues simples*, p. 658) : « C'est, dit-il, un poison mortel, si l'on a eu le malheur d'en avaler; il cause dans le ventricule une ardeur très-douloureuse, il fait tomber dans de fortes convulsions qui renversent les yeux, qui ôtent le sentiment, qui resserrent les mâchoires. Il excite des hoquets fréquents, des envies et des efforts inutiles pour vomir, des hémorrhagies par les oreilles, des contractions, une tension considérable vers la région de l'estomac... » On voit que Lemery a nettement reconnu déjà les deux éléments principaux du mode d'action de l'œnanthe, qui en font à la fois un poison convulsivant et un irritant gastrointestinal.

La plupart des auteurs qui se sont occupés de cet agent toxique, Stalpart van der Wiel, Crantz, Boerhaave, Watson, Roubieu, Charles, Vincent, Orfila, etc., l'ont rangé parmi les poisons narcotico-âcres. Voici comment s'exprime Orfila, à son sujet : « Les accidents produits chez l'homme par la racine de l'*Œnanthe crocata* nous permettent d'établir : 1° qu'elle doit être rangée parmi les substances vénéneuses narcotico-âcres ; 2° qu'elle détermine le plus souvent les symptômes suivants, introduite dans l'estomac : chaleur vive au gosier et à la région épigastrique, cardialgie, diarrhée, somnolence, vertige, aliénation d'esprit, convulsions violentes, état spasmodique très-marqué des muscles de la mâchoire; la peau se couvre quelquefois de taches rosées, de figures irrégulières et qui s'élargissent successivement ; 3° qu'elle développe une inflammation plus ou moins vive dans les organes avec lesquels elle a été mise en contact; 4° que ses effets délétères paraissent dépendre de son action sur le système nerveux ».

De cette description, de même que de celle donnée par Lemery, il résulte que l'œnanthe détermine des symptômes et des lésions appartenant à la fois aux narcotico-âcres et aux stupéfiants ou tétaniques. C'est ce caractère spécial qui a fait ranger l'œnanthe par M. Bloc parmi les poisons narcotico-âcres *avec prédominance d'un agent tétanique ou stupéfiant.* Nous devons en outre remarquer que l'action de l'œnanthe se rapproche beaucoup de celle de la ciguë vireuse (*voy.* CIGUE, p. 259), à tel point que la confusion est quelquefois possible.

Nous allons exposer en détail, d'après M. Bloc, auquel nous avons déjà fait de larges emprunts, les principaux symptômes et lésions qui caractérisent l'empoisonnement par l'œnanthe.

Symptômes. Les effets du poison se montrent plus ou moins vite après son introduction dans l'organisme; l'invasion varie entre quelques minutes et une heure sans jamais dépasser cette unité. Les symptômes peuvent se diviser en généraux et en locaux.

a. *Symptômes locaux.* Quelque temps après l'ingestion du poison, on voit apparaître aux mains, à la face, aux membres, des taches rosées d'abord, puis devenant rouge foncé, offrant l'aspect des piqûres produites par l'ortie commune. Au bout d'un à deux jours, l'éruption décroît et est remplacée par une desquamation furfuracée. Cette éruption peut gagner tout le corps; elle est précédée et s'accompagne d'un prurit fort désagréable. Parfois s'y ajoute une inflammation du derme avec engorgement des ganglions, et bientôt se produit un phlegmon qui se termine soit par résolution, soit par suppuration.

b. *Symptômes généraux.* 1° *Système nerveux.* Au début, frissons, horripilation, perte de connaissance, amnésie, secousses brusques, intermittentes. Cris aigus, délire plus ou moins prolongé, stupeur, vertiges, mouvements convulsifs des muscles de la face, des mâchoires, des membres; parfois opisthotonos; *trismus intense*, impossibilité de desserrer les mâchoires, dilatation de la pupille, défaillance, parfois convulsions horribles suivies d'un état d'insensibilité général et de la mort. Hallucinations rares.

2° *Tube digestif.* Sensation âcre, mordicante, de brûlure à la langue, à la bouche, à l'arrière-gorge; sensation de constriction du pharynx. Écume sanguinolente au nez, à la bouche. Langue projetée et presque toujours *mordue*. Cuisson aiguë s'étendant de l'œsophage à l'estomac et aux intestins; la moindre pression est douloureuse à l'épigastre et à l'abdomen. Nausées, vomituritions suivies ou non d'effet; la matière des vomissements renferme des fragments de racine, présentant une odeur vireuse *sui generis*, qui rappelle l'odeur du *céleri grillé*. Appétit nul. Constipation rebelle ou évacuations alvines souvent répétées.

3° *Organes circulatoires et respiratoires.* Battements du cœur irréguliers, pouls petit, serré, filiforme. Respiration courte saccadée, à intervalles éloignés, de temps en temps expiration brusque pour chasser des mucosités sanguinolentes.

4° *Sécrétion.* Sueur froide et visqueuse au début, puis sécheresse de la peau. Souvent rétention d'urine; le malade n'urine que fort peu à la fois.

M. Bloc a dressé un tableau des principaux symptômes observés chez les individus empoisonnés. Sur une moyenne de 124 cas, on a observé :

Symptôme	Fois
Délire	45 fois.
Convulsions	42
Stupeur	71 —
Trismus	63 —
Coma	17 —
Vertiges	27 —
Vomissements spontanés	32 —
Vomituritions sans effet, nausées, hoquet, etc.	57 fois.
Morsure de la langue	57 —
Perte de la mémoire	17 —
Hémorrhagies passives	7 —
Cardialgie	11 —
Inflammation de la bouche, du gosier, etc.	46 —
Éruption	19 —

En résumé, les symptômes les plus saillants sont la stupeur, le délire, le trismus et la morsure de la langue.

Diagnostic. La seule affection qui par ses symptômes présente une analogie sérieuse avec l'empoisonnement par l'œnanthe, c'est l'épilepsie ; mais les commémoratifs d'une part, les nausées et les vomissements des substances ingérées et l'odeur vireuse de ces dernières de l'autre, dissiperont le doute, sans compter que les accidents dus à l'empoisonnement ont une durée fort longue, dépassant plus de huit heures et pouvant même persister durant des jours et des semaines ; dans un cas le malade resta plus de quinze heures dans l'assoupissement le plus profond. La persistance du trismus même après les accès est également un signe de grande valeur.

PRONOSTIC. Le pronostic est fort grave, car, sur 124 individus empoisonnés dont M. Bloc a rapporté l'histoire, 55 succombèrent.

ANATOMIE PATHOLOGIQUE. Nous copions ce chapitre textuellement dans le mémoire de M. Bloc :

a. *Habitus extérieur.* Rigidité cadavérique très-prononcée ; mains fléchies fortement ; pouce appliqué avec force contre la paume de la main ; face livide, parfois injectée, mais plus rarement ; pupilles largement dilatées ; coloration rougeâtre du corps, prononcée surtout aux parties déclives. Ce dernier signe est un phénomène cadavérique ; nous ne le rapportons qu'à cause de sa présence continuelle chez les individus qui ont succombé à l'empoisonnement. Scrotum, pénis, livides. Abdomen tendu et ballonné.

I. *Appareil digestif.* Trismus très-difficile à surmonter (signe constant).

b. *Cavité buccale.* Muqueuse labiale rouge, avec des taches ecchymotiques variant du rose vif au noir gangréneux ; écume sanguinolente au nez et à la bouche ; voile du palais, piliers, arrière-gorge, rouges, injectés et portant aussi des taches brunes, présence presque toutes les fois d'un mucus glaireux et filant. Langue : *mordue* à sa pointe. Cette lésion existe toujours. Papilles de la base de la langue turgescentes, vascularisées. Gencives rouges, teintées de couleur pourpre.

c. *Œsophage.* Rien à l'extérieur. Coloration rouge vineux à l'intérieur ; mucus filant ; taches rouges et brunes.

d. *Estomac.* Ici les lésions varient ; lorsque la mort est survenue très-rapidement, on ne trouve absolument rien à l'estomac ; il a son aspect ordinaire, mais c'est l'exception. Le plus souvent il offre une teinte rouge plus ou moins foncée ; la muqueuse est mamelonnée, ses follicules sont saillants et tuméfiés. Les ouvertures pylorique et cardiaque sont le siége d'une coloration rouge très-vif ; la muqueuse en est soulevée, œdématiée, et peut être enlevée avec le dos d'un scalpel. On observe, lorsque l'individu a été longtemps malade, du ramollissement des parois de l'estomac et la présence de larges taches ecchymotiques pouvant aller jusqu'à la perforation. L'estomac est le plus souvent vide, parfois il renferme des débris de racine ou un suc jaune, laiteux, ou de couleur gris sale, dans lequel, au microscope, on peut retrouver les gouttelettes du suc gommo-résineux ou les grains de fécule du poison. Il est parfois ballonné, et le gaz qu'il contient a l'odeur caractéristique de *céleri grillé* qui fait connaître l'œnanthe.

e. *Intestins. Gros intestin.* Vaisseaux injectés, larges taches ecchymotiques, ballonnés, le plus souvent vides. *Intestins grêles* injectés, renfermant presque toujours les débris digérés du poison sous l'apparence d'une matière jaunâtre dans le jéjunum, et plus brune vers l'iléon.

f. *Foie.* Normal.

g. *Vésicule.* Flasque, le plus souvent vide.

h. *Rate.* Rien de particulier à signaler.

i. *Pancréas*. Rien de particulier à signaler.

j. *Reins*. Injection prononcée de la couche corticale du rein ; fort peu d'urine dans les bassinets.

II. *Appareil d'innervation*. Épanchement de sérosité sanguinolente, parfois de sang, à l'ouverture de la boîte crânienne et à l'incision des méninges. Les veines de la pie-mère sont distendues, fortement arborisées au niveau des circonvolutions ; foyers apoplectiques dans la masse cérébrale. Elle est fortement injectée, piquetée. La protubérance annulaire, la moelle allongée, les pédoncules cérébraux et cérébelleux, sont enflammés et présentent, surtout les derniers, un certain degré de ramollissement. Épanchement séreux dans le tissu cellulaire sous-arachnoïdien, aux cavités ventriculaires et à la base du cerveau. Les sinus de la dure-mère sont distendus par du sang. Moelle épinière. Les enveloppes sont fortement injectées ; les sinus vertébraux sont remplis de sang mou et fluide. Substance médullaire rouge et congestionnée.

III. *Appareil circulatoire*. l. *Cœur*. Volume normal, parfois épanchement séreux dû à de la péricardite. Le cœur droit est toujours gorgé de sang noir et renferme des caillots fibrineux. Le cœur gauche est le plus souvent exsangue. Il existe aussi des taches brunes aux parois intérieures des deux cœurs.

m. *Gros vaisseaux* renfermant du sang noir très-fluide.

IV. *Appareil respiratoire*.

n. *Larynx*, *Épiglotte*. Coloration plus ou moins foncée de la muqueuse, avec injection plus ou moins considérable du réseau veineux qui la recouvre. Il renferme un liquide spumeux, blanchâtre.

o. *Trachée*. Injection, ganglions bronchiques engorgés.

p. *Poumons*. Volume normal, le plus souvent crépitants, présentant quelques pétéchies et des noyaux d'apoplexie pulmonaire. Les bronches sont parfois engorgées par des mucosités épaisses. Les vaisseaux sont gorgés de sang noir liquide et filant ; on constate aussi de l'engouement en arrière, mais c'est encore probablement un phénomène cadavérique.

TRAITEMENT. L'empoisonnement étant bien constaté, la première indication à remplir est de débarrasser l'estomac de son contenu, en administrant de l'émétique à la dose de 5, 10 ou 15 centigrammes, seul ou associé à 1 ou 2 grammes d'ipécacuanha pulvérisé, ou tout autre vomitif, à défaut d'émétique. Ce dernier, malgré son action hyposthénisante, doit toujours obtenir la préférence, car son action est sûre et prompte. Pour favoriser le vomissement, on fera boire au malade de la tisane chaude de camomille en quantité suffisante. En attendant les secours plus efficaces, on peut du reste donner de l'huile, du lait, de l'albumine, du savon, etc.

On peut encore conseiller le sel marin à la dose de 50 grammes, comme éméto-cathartique.

Quand le poison a déjà pénétré dans l'intestin grêle, c'est en effet aux éméto-cathartiques qu'il faut avoir recours ; le plus avantageux consiste en une dissolution de 20 centigrammes de tartre stibié et de 60 centigrammes de sulfate de soude ou de magnésie dans un litre d'eau que l'on administre rapidement. Les lavements purgatifs sont également utiles.

Dans les cas où le trismus est très-intense et où il est impossible de desserrer les mâchoires du malade, on fera bien d'avoir recours à la sonde œsophagienne à double courant, introduite par les narines, et de laver copieusement l'estomac avec de l'eau tiède. Anglada, dans son *Traité de toxicologie*, décrit en détail le procédé employé en pareil cas, procédé perfectionné depuis et sur lequel nous n'insisterons pas autrement.

Quant au contre-poison à opposer à l'œnanthe, il est jusqu'à présent inconnu ; on peut essayer néanmoins de donner une potion d'iodure de potassium iodurée, ou mieux une solution de tannin ou d'une substance tannifère, pour neutraliser les effets de l'alcaloïde présumable de cette ombellifère.

Une médication spéciale devra s'adresser aux symptômes plus ou moins inquiétants qui caractérisent cet empoisonnement. On combattra les accidents convulsifs par des antispasmodiques, les accidents congestifs par la saignée, les troubles circulatoires et respiratoires, l'asphyxie, par les excitants, respiration artificielle, frictions excitantes, vin, alcool, etc. ; en cas d'œdème intense de la glotte, on pratiquera la trachéotomie. Contre l'éruption, on prescrira les bains tièdes aromatiques, et on saupoudrera les parties enflammées avec de l'amidon, etc. Quant à la stomatite, on la traitera par les moyens ordinaires.

§ IV. **Médecine légale.** Comme l'œnanthe n'est plus employée en médecine, on n'a guère lieu d'observer d'empoisonnements dus à l'abus de préparations pharmaceutiques ayant cette plante pour base ; c'est à l'imprudence et à l'ignorance qu'il faut rapporter la plupart des faits d'intoxication connus dans la science. En effet, les racines de l'œnanthe safranée, quand elles sont jeunes, ressemblent quelque peu à de gros radis ou à la racine charnue du panais, ou encore à la souche bulbiforme du terre-noix, d'où tant de méprises fatales ; et ces méprises ont lieu aussi bien avec la variété d'œnanthe à tubercules rouges qu'avec la variété à tubercules blancs. La racine de l'œnanthe fistuleuse, également vénéneuse, donne lieu aux mêmes erreurs, et l'on a de plus observé des empoisonnements dus à l'*Œnanthe apiifolia*, dont certains botanistes ne font d'ailleurs qu'une variété de l'œnanthe safranée.

Une autre cause de danger tient à la confusion de l'*Œnanthe pimpinelloides*, dont la racine est comestible, avec ces espèces vénéneuses : aussi les accidents sont-ils fréquents dans les contrées où ces dernières vivent à côté de l'œnanthe pimpinelloïde. Les racines de cette dernière, appelée *Jouannette* à Angers, *Méchon* à Saumur, *Agnotte*, *Anicot*, etc., dans d'autres régions, se vendent même sur les marchés, et après la coupe des foins les enfants vont récolter les tubercules, qui offrent, paraît-il, une saveur de noisette ; ce qui permet de distinguer ces tubercules de ceux de l'œnanthe safranée, c'est leur situation à ras de terre, leur forme ovoïde allongée et le suc blanc, au lieu d'être jaune, qui en découle quand on les coupe. Au contraire, les tubercules de l'œnanthe safranée sont situés profondément et répandent une odeur désagréable. « Quand on se trouve, dit M. Gayet, dans une prairie où croissent généralement ces végétaux, l'odorat est désagréablement affecté par cette odeur nauséeuse, car les feuilles elles-mêmes l'ont à un point très-développé. » Cependant, d'après certains auteurs, parmi lesquels nous citerons Delioux de Savignac (*voy.* CIGUË, p. 262), la racine d'œnanthe safranée présente, comme celle de l'œnanthe pimpinelloïde, une saveur douceâtre assez agréable, malgré la mauvaise odeur qu'elle répand, odeur qui disparaît du reste par la dessiccation ; mais, d'après les expériences déjà anciennes de Vacher et les analyses faites depuis, le suc extrait de cette racine, non-seulement offre une odeur désagréable, mais encore un goût particulièrement âcre, qu'il communique probablement dans une certaine mesure à la racine fraîche.

L'œnanthe est également très-vénéneuse pour les bœufs et les chevaux; on a surtout observé ce genre d'accidents dans nos provinces de l'Ouest, après le nettoyage et le curage des fossés ou des ruisseaux qui traversent les prairies; les racines d'œnanthe, mises à nu ou arrachées et abandonnées ainsi, sont mangées par les bestiaux, que leur instinct n'avertit pas du danger; ces animaux périssent après une demi-heure ou une heure dans d'horribles souffrances, grâce aux grandes quantités de racines ordinairement ingérées. Il suffit en effet de 200 à 300 grammes de tubercules d'œnanthe safranée pour faire périr un cheval ou un bœuf. M. Gayet a présenté au sujet de ces accidents regrettables les observations suivantes: « Toute la Bretagne, et surtout les environs de Brest, sont infestés d'œnanthes; il serait prudent, et de première utilité pour les propriétaires et les agriculteurs, d'arracher jusqu'aux dernières racines de cette plante, qui occupe dans les prairies la place de végétaux plus utiles et surtout non toxiques; d'en faire, dans un endroit de leur propriété, un seul tas, et d'enfouir sous une couche de pierres ces tubercules et ces tiges, qui concourent tous les jours à étouffer et à faire disparaître les plantes fourragères qui les environnent. »

On a observé que les feuilles et les tiges de l'œnanthe safranée ne sont pas nuisibles aux bestiaux qui en mangent; cependant, s'il faut en croire M. Gayet, les tiges renferment également le suc jaune dont est gorgée la racine; peut-être la nature du sol, les conditions d'humidité ou de sécheresse, etc., exercent-elles quelque influence à cet égard. Il est donc bon de tenir provisoirement les tiges et les feuilles en suspicion et de signaler les méprises auxquelles elles peuvent donner lieu. Quand l'œnanthe safranée est jeune, elle a le port du persil, comme du reste un grand nombre d'autres Ombellifères; quand elle a atteint tout son développement, elle n'est pas sans analogie avec le céleri; mais, outre les caractères botaniques qui la distinguent, son odeur particulière, semblable à celle de la racine, la fera aisément reconnaître.

Les empoisonnements criminels au moyen de l'œnanthe paraissent être fort rares. Cependant les habitants des campagnes de l'Ouest ne sont pas sans connaître les propriétés nocives de cette plante, ne fût-ce que par les accidents dont ils sont eux-mêmes victimes ou leurs bestiaux; sans compter qu'ils s'en servent souvent pour détruire les rats ou les taupes. On cite cependant un cas (*Jour. de chim. méd.*, 1845, p. 533), discuté du reste, d'empoisonnement par l'œnanthe safranée. « En 1844, le sieur Potier, meunier, accusa sa femme... d'avoir commis sur lui une tentative d'empoisonnement à l'aide de la racine d'œnanthe, en faisant entrer dans sa soupe de cette racine; mais il fut mis en garde contre le danger qu'il courait, parce que cette racine n'était pas cuite comme les autres légumes et parce qu'elle est très-âcre. Potier, en déposant sa plainte, remit au juge instructeur des racines semblables à celle qui avait été introduite dans sa soupe; ces racines furent soumises à l'examen de MM. Malaguti, Pontalié et Toulmouche. M. Toulmouche, devant la cour, fit connaître que les racines que les experts avaient eues à examiner étaient celles de l'*Œnanthe crocata*... » Delioux de Savignac (art. CIGUË, p. 263) mentionne le même fait, mais exprime l'avis que l'empoisonnement devait être dû à la racine du *Cicuta virosa* plutôt qu'à celle de l'œnanthe, parce que cette dernière n'offre point d'âcreté au goût. Cette opinion ne nous paraît pas suffisamment justifiée, comme il ressort des observations que nous avons faites plus haut au sujet des propriétés organoleptiques de la racine d'œnanthe.

En présence d'un empoisonnement de ce genre, l'expert devra toujours soigneusement examiner les matières vomies, si c'est possible. L'odeur de *céleri grillé* qu'offre la racine d'œnanthe dans ces conditions le mettra sur la voie, si l'empoisonnement est dû à cette plante; si la mort s'en est suivie, il recherchera les débris restés dans le tube digestif et qui présentent également l'odeur particulière de céleri grillé; il prendra des informations au sujet des plantes vénéneuses qui vivent dans la localité, comparera des échantillons fraîchement cueillis avec les fragments de végétaux provenant du tube digestif. L'alcaloïde de l'œnanthe n'étant pas encore connu, les réactifs chimiques ne lui seront d'aucune utilité dans le cas particulier, sauf, en cas de doute, pour reconnaître la présence ou l'absence de la cicutine; recherche parfaitement justifiée par la grande similitude des symptômes dans l'intoxication par la ciguë ou par l'œnanthe.

L. HAHN.

BIBLIOGRAPHIE. — ALLEN. *Synopsis medicinæ*, cap. 415, 1753. — BLOC (P.). *Etude sur l'œnanthe crocata.* In *Montpell. médical*, 1872, t. XXIX, p. 342, 458, 549; 1873, t. XXX, p. 305, 408. — BOSSEY. In *Lond. Med. Gazette*, May 1844, et *Journ. chim. méd.*, 1845. — BRY. *Empoisonnement suivi de mort produit par l'œnanthe crocata L, avec le rapport de Mérat sur cette observation*, etc. In *Journ. gén. de médecine*, t. LXXXII, p. 65 et 300, 1823, et *Arch. gén. de méd.*, t. I, p. 443, 1823. — BULLIARD. *Histoire des plantes vénéneuses et suspectes de France*, p. 331. Paris, 1784. — CAZIN. Art. ŒNANTHE. In *Traité prat. et rais. des plantes médicin. indig.*, 4e édit. Paris, 1876, p. 695, 1168. — CHAUMETON, POIRET, etc. Art ŒNANTHE. In *Flore médicale*, t. V. Paris, 1831. — CHARLES. *Observations sur l'effet de la racine d'œnanthe crocata prise comme aliment.* In *Annales cliniq. de Montpellier*, 1814, n° 134. — CHRISTISON. *Treatise on Poisons*, 3d édit. Edinburg, 1836, in-8. — CORMERAIS et PIHAN-DUFEILLAY. *Examen chimique et toxicologique des racines de l'œnanthe crocata L.* In *Journ. de chim. méd.*, t. VI, p. 459, 1830. — DUNAL. *Hist. nat. méd. des solanum*, etc., p. 23. *Dissert. inaug.* — DUVAL (Marcellin). *Essai sur la toxicologie.* Thèse inaug. Paris, 1806, n° 92. — GAYET. *Essai sur l'œnanthe crocata.* Th. de Montpellier, 1870. — GODEFROY. *Notice sur l'œnanthe crocata L.* In *Journ. de pharm.*, t. VIII, p. 170, 1822. — GRAHAM. In *Med. Tim. and Gazette*, April 1857, March 1858. — GRENIER et GODRON. *Histoire naturelle.* Paris, 1848. — HUSEMANN (Th. u. A.). *Hanbuch der Toxicologie.* Berlin, 1862-67, in-8, p. 502. Suppl., p. 71. — KANE (H. Smiley). In *Med. Times a. Gaz.*, sept. 1859. — LEMERY. *Dictionnaire universel des drogues simples*, p. 658. Paris, 1760. — LINNÉ. *Flora laponica*, t. I, p. 72. — LOBEL (Math. DE). *Animadversiones.* Londini, 1635. — LOISELEUR-DESLONCHAMPS et MARQUIS. Art. ŒNANTHE. In *Dict. des sc. médic.*, t. XXXVII, p. 183. — MÉRAT et DE LENS. Art. ŒNANTHE. In *Dict. univ. de mat. médicale*, t. V, p. 10. Paris, 1833. — MOQUIN-TANDON. *Élém. de botanique médicale*, p. 449. Paris, 1861. — NICOL. In *Assoc. Med. Journ.* March 1854, p. 221. — ORFILA. *Traité de méd. légale.* Paris, 1832, p. 403. — DU MÊME. *Traité de toxicologie*, 5e édit. Paris, 1852, t. II, p. 432. — PICKELS (Will.). *Effets délétères de l'œnanthe crocata.* In *Edinb. Med. a. Surg. Journal*, t. LXVII, p. 435, 1847. — PLINE. *Hist. nat.*, t. VIII. — POIRET. *Hist. philosoph., littér. et économiq. des plantes de l'Europe*, t. VI, p. 27. Paris, 1839. — POPHAM. In *Dublin Quart. Journ.*, Nov. 1865. — QUESTEVEN. In *Quarterly Report on Toxicology*, April 1854. — RÉVEILLÉ-PARISE. *Nouvelle observation d'un empoisonnement par l'œnanthe crocata L.* In *Journ. gén. de méd.*, t. LXXXII, p. 298, 1823. — RICHARD (A.). *Élém. d'hist. nat.*, t. III, p. 562; 3e édit. Paris, 1838. — DU MÊME. Art. ŒNANTHE. In *Dictionn. de méd.*, 2e édit., t. XXI, p. 368, 1840. — ROCHARD. *Observ. sur trente-sept soldats empoisonnés pour avoir mangé la racine d'œnanthe*, etc. In *Recueil périodiq. de méd.*, t. IX, p. 430, 1758. — ROQUES. *Phytographie médicale.* Paris, 1821. — STALPART VAN DER WIEL. *Obs. rariorum...* Lugd. Batav., 1727, t. I, p. 182. Obs. XLIII. *De noxio admodum, necnon lethali herbæ radicisque œnanthe veneno.* — TAYLOR. *On Poisons...* London, 1859, in-8. — TEMPLÉ. In *Journ. de chim. méd.*, févr. 1865 (Extr. du *Publicateur de la Vendée*). — UNGER. *Cas d'empoisonnement par les racines du panais sauvage.* In *Gaz. des hôpit.*, 1846, n° 110. — VACHER. *Observat. sur l'œnanthe*, etc. In *Journ. de méd.*, t. XVIII, p. 236, 1763, et *Act. helvet.*, t. IV. — VINCENT. In *Archives de méd. nav.*, 1864, p. 88, et *Gaz. hebdom. de méd.*, 1864, n° 23. — WATSON. *Philosophical Transactions*, 1746, 1748, 1758. — WEDEL (G.-W.). *Programma de œnanthe Theophrasti.* Ienæ, 1710, in-4°. — *Gazette médicale de Paris*, 1846, n° 1, p. 18. — *Journ. de méd.*, t. XIX, p. 450. — *Journ. de chim. méd.*, 1836, et *Rev. méd.*, t. I, p. 245, 1837. — *Voy.* les traités de *toxicologie* et de *médecine légale.*

L. HN.

ŒNANTHINE. M. Fauré a découvert dans les vins de Bordeaux une substance visqueuse, filante, élastique comme du caoutchouc, et d'un blond foncé, à laquelle il attribue la propriété de communiquer à cette boisson l'onctuosité et le velours des vins du Haut-Médoc. Suivant lui, elle se formerait pendant la fermentation, par une modification de la pectine et du mucilage des raisins.

M. Fauré a appelé cette substance *œnanthine* ou *fleur de vigne* pour rappeler sa provenance. Mais l'œnanthine est-elle un principe immédiat, ou une véritable espèce chimique? Pour résoudre cette question, de nouvelles recherches sont nécessaires.

MALAGUTI.

ŒNANTHIQUE (ACIDE). $C^{14}H^{14}O^{3}$ (de οἶνον, vin, et ἄνθος, fleur). Cet acide a été découvert par Liebig et Pelouze, en décomposant l'éther œnanthique, produit naturel du vin, par la potasse; suivant Laurent, cet acide se forme aussi par l'oxydation de l'acide oléique; on l'obtiendrait sans doute encore par l'oxydation d'autres acides gras analogues à l'acide oléique.

Suivant une observation de Delffs, ce corps serait identique avec l'acide pélargonique, acide que l'on retire de l'huile volatile de géranium (*pelargonium roseum*); les principaux caractères et la composition de ces deux acides sont, en effet, les mêmes; mais sous l'influence de la chaleur l'acide œnanthique se dédouble en eau et acide anhydre, tandis que l'acide pélargonique distille sans décomposition. Donc, il y a là un cas d'isomérisme.

A 13°,2, l'acide œnanthique est une matière solide, incolore, de consistance butyreuse; à une température supérieure, il fond en une huile incolore; il est sans saveur et sans odeur, il rougit le tournesol, se dissout facilement dans les alcalis caustiques et carbonatés, il est soluble dans l'alcool et l'éther. Soumis à la distillation, il donne d'abord un mélange d'eau et d'acide non altéré, puis de l'acide anhydre qui commence à bouillir à 260 degrés; finalement son point d'ébullition s'élève à 295 degrés. Il se colore légèrement; après fusion l'acide anhydre se concrète à 31 degrés. Jusqu'à présent, cet acide et ses sels n'ont aucune importance.

MALAGUTI.

BIBLIOGRAPHIE. — LIEBIG et PELOUZE. *Ann. der Chem. und Pharm.*, t. XIX, p. 241, 1836. — MULDER. *Poggend. Annal.*, t. XLI, p. 528, et DELFFS. *Poggend. Ann.*, t. LXXXIV, n° 505. — *Ann. de chim. et de phys.* (3), t. XXXIV, p. 328. M.

ŒNANTHOL OU **ALDÉHYDE ŒNANTHYLIQUE.** $C^{14}H^{14}O^{2}$. L'aldéhyde œnanthylique est isomère avec la butyrone. Elle se produit dans la distillation sèche de l'huile de ricin. Suivant Bertagnini, chimiste, qui a particulièrement étudié cette substance, il convient de procéder ainsi qu'il suit dans la préparation de l'œnanthol. Le produit de la distillation sèche de l'huile de ricin, agité avec une solution de carbonate de potasse, donne un liquide, qui, chauffé jusqu'à l'ébullition, fournit de l'œnanthol venant nager à la surface sous forme d'une couche huileuse. Cette huile étant traitée par une solution moyennement concentrée de bisulfite de soude, l'œnanthol se dissout et les huiles étrangères restent à l'état insoluble. Par le refroidissement, la solution dépose des cristaux de sulfite-œnanthyl-sodium dont on sépare l'aldéhyde œnanthylique en les décomposant à chaud par de l'eau aiguisée d'acide chlorhydrique ou sulfurique.

L'œnanthol est un liquide transparent, incolore, très-mobile. Densité 0,827; odeur pénétrante non désagréable; saveur d'abord sucrée, puis âcre et pénétrante; bout à 155 degrés; très-peu soluble dans l'eau, se mélange en toutes proportions avec l'alcool et l'éther; exposé à l'air humide pendant quelque temps et à une basse température, il donne un hydrate cristallisable.

L'œnanthol présente les principaux caractères des aldéhydes. Ainsi, mis en contact avec l'air ou l'oxygène pur, il s'acidifie très-promptement et donne de l'acide œnanthylique $C^{14}H^{14}O^{4}$. L'acide azotique, l'acide chromique, étendus, et en général les agents oxydants, le font aussi passer à l'état d'acide œnanthylique. Versé goutte à goutte sur de la potasse en fusion, il donne de l'œnanthylate de potasse et il se dégage de l'hydrogène. L'œnanthol réduit l'azotate d'argent. Lorsqu'on ajoute de l'ammoniaque à de l'œnanthol et qu'on y verse ensuite de l'azotate d'argent, il se forme un miroir métallique. Les bisulfites alcalins se combinent à l'œnanthol en dégageant de la chaleur et en formant des composés plus ou moins cristallisables. La préparation de l'œnanthol est fondée sur la facile cristallisation du composé d'œnanthol et de bisulfite de soude; l'œnanthol se combine aussi avec l'aniline avec élimination d'eau.

Enfin, autre ressemblance avec l'aldéhyde ordinaire, l'œnanthol est susceptible de fournir des polymères.

MALAGUTI.

Bibliographie. — Bussy et Lecanu. *Journ. de Pharm.*, 1827, t. XIII, p. 62. — Bussy. *Journ. de Pharm.* (3), t. VIII, p. 321 ; *Compt. rend.*, t. XXI, p. 84. — Williamson. *Ann. der Chem. u. Pharm.*, t. LXI, p. 38. — Tilley. *Philos. Magaz.*, t. XXXIII, p. 91. *Ann. der Chem. u. Pharm.* (3), t. XV, p. 327. — Bertagnini. *Ann. der Chem. u. Pharm.*, t. LXXXV, p. 281. *Compt. rend.*, t. XXXV, p. 800. — Bouis. *Ann. de chim. et de phys.*, 1855, t. XLIV, p. 87.

M.

ŒNANTHYLAMIDE. $C^{14}H^{13}O^{2}(AzH^{2})$. Lorsque l'on ajoute à l'anhydride œnanthylique une solution aqueuse d'ammoniaque concentrée, il se produit une masse blanche, composée de petites aiguilles, qui, dissoutes dans l'eau bouillante, se déposent pendant le refroidissement sous la forme de petites feuilles nacrées, fusibles à 95 degrés et volatiles sans décomposition à une température plus élevée. Ce procédé de préparation présente un intérêt à cause de son caractère de généralité, il est en effet praticable dans tous les cas analogues.

MALAGUTI.

Bibliographie. — Malerba. *Ann. der Chem. u. Pharm.*, t. XCI, p. 102. — Gerhardt. *Chim. org.*, t. II, p. 728.

M.

ŒNANTHYLÈNE. $(C^{14}H^{14})$. Hydrocarbure homologue de l'éthylène contenu, avec d'autres hydrocarbures, dans l'huile légère qu'on obtient par la distillation du boghead (*voy.* ce mot). Liquide incolore, d'une odeur alliacée, insoluble dans l'eau, soluble dans l'alcool ; se combine avec le brome (bromure d'œnanthylène) et avec le chlore (chlorure d'œnanthylène).

D.

ŒNANTHYLIDÈNE. $(C^{14}H^{12})$. Dérivé du chlorure d'œnanthylène. Liquide transparent, incolore, dont l'odeur est moins désagréable que celle du corps précédent; chauffé en présence du sodium, il se décompose, et il se forme de l'œnanthylène et du chlorate de sodium.

D.

ŒNANTHYLIQUE (Acide). $C^{14}H^{14}O^{4}$. *Syn.* acide aroléique, acide abeléique. On le rencontre dans l'alcool de riz et de maïs. Il se forme aussi par l'action des agents oxydants sur l'œnanthol et l'alcool heptylique et par l'action de l'acide azotique sur l'huile de ricin, la cire de Chine, l'huile d'amandes, le blanc de baleine et divers corps gras, la paraffine.

On le prépare en chauffant avec précaution l'huile de ricin avec de l'acide azotique, dans un appareil distillatoire, où il passe de l'eau et de l'acide œnanthylique. Le résidu, mélangé avec de l'eau et distillé, donne une nouvelle quantité d'acide œnanthylique, il reste dans la cornue des acides subérique et oxalique. On rectifie l'acide œnanthylique avec de l'eau, et on le dessèche sur l'acide phosphorique anhydre.

L'acide œnanthylique est un liquide huileux, ne se solidifiant pas encore à — 17°, incolore, d'une odeur faible à froid, plus forte à chaud, rappelant celle de la morue (Bussy). Soluble dans l'alcool et dans l'éther. Densité 0,916. Il bout à 148 et se décompose en partie pendant la distillation; chauffé avec des alcalis, il donne naissance à des carbures d'hydrogène. Les œnanthylates sont des sels monobasiques. MALAGUTI.

BIBLIOGRAPHIE. — LAURENT. *Ann. de phys. et de chim.*, t. LXVI, p. 173, 1837. — TILLEY. *Ann. der Chem. und Pharm.*, t. XXXIX, p. 160. — BUSSY. *Journ. de pharm.* (3), t. VIII, p. 321, 1845. — SCHNEIDER. *Annal. der Chem. und Pharm.*, t. LXX, p. 107, 1849. — ARSBÄCHER. *Ann. der Chem. u. Pharm.*, t. LXXIII, p. 199, 1850. — BRAZIER et GOSSLETH. *Chem. Soc. Quart. Journ.*, t. III, p. 210. *Ann. der Chem. u. Pharm.*, t. LXXV, p. 249, 1850. *Journ. de Pharm.* (3), t. XVIII, p. 451.

ŒNELEON (οἰνέλαιον). Mélange de vin et d'huile, très-usité dans l'antiquité pour le traitement des plaies de tête. D.

ŒNOCARPUS Martius. Genre de plantes Monocotylédones, appartenant à la famille des Palmiers. Les fleurs monoïques dans le même spadice sont enveloppées par une double spathe. Les mâles ont un périanthe à six pièces placées sur deux rangs; 6 étamines attachées au fond de la fleur, un rudiment d'ovaire. Les feuilles ont dans leur périanthe un ovaire triloculaire surmonté de trois stigmates sessiles. Le fruit est une baie monosperme, à sarcocarpe fibreux et charnu, à endocarpe chartacé. La graine a un albumen ruminé.

Ces plantes sont des arbres élevés dont les frondes portées au sommet du stipe sont composées-pinnées. Les espèces intéressantes sont :

L'*Œnocarpus Bacaba* Mart., qui vient dans les forêts du fleuve Solimoës et du Rio Negro et dont la tige, haute de 50 à 60 pieds, porte des feuilles à folioles linéaires lancéolées et des fruits subglobuleux, d'un pourpre bleuâtre, peu charnus. La décoction aqueuse des fruits est recherchée par les indigènes comme boisson.

L'*Œnocarpus distichus* Mart., haut de 20 à 40 pieds et portant de grandes feuilles de 15 pieds et au delà, à folioles linéaires lancéolées. Les fruits sont des baies ovales, d'un noir violacé, à chair rouge fauve, fibreuse, remplie d'une huile comestible, que les habitants obtiennent par expression des fruits soumis à la cuisson. Il croît dans les provinces du Maranham et du Pérou. PL.

BIBLIOGRAPHIE. — MARTIUS. *Genera et species palmarum Brasil.*, 22, tab. 22 à 26. — ENDLICHER. *Genera.* — KUNTH. *Enumeratio plantarum*, III, p. 180. PL.

ŒNOL OU **MÉSITYLÈNE.** *Voy.* MÉSITYLÈNE.

ŒNOLÉS. *Voy.* VINS MÉDICINAUX.

ŒNOLINE. $C^{20}H^{10}O^{10}$. M. Glénard a donné ce nom à une matière colorante du vin rouge ; c'est une poudre violette, dont la solubilité dans l'eau est très-faible. Elle est insoluble dans l'éther, mais très-soluble dans l'alcool. Elle forme avec le plomb un précipité insoluble. MALAGUTI.

BIBLIOGRAPHIE. — *Ann. de chim. et de phys.* (3), t. LIV, p. 360.

ŒNOPLIA. Nom spécifique donné à une espèce de Rhamnée, qui rentre dans le genre *Jujubier* ou *Zizyphus* (*voy.* JUJUBIER). PL.

ŒNORIA. Ancien nom donné par les Romains à l'Alisier, *Cratœgus torminalis*. PL.

ŒNOTHÈRE (*Œnothera*). Genre de plantes Dicotylédones-polypétales, dont les fleurs sont hermaphrodites et régulières. Leur réceptacle a la forme d'une très-longue gourde, dont le fond enveloppe l'ovaire tout à fait infère et se prolonge au-dessous de lui en un goulot tubuleux, très-étroit et très-long, dilaté supérieurement et portant sur les bords de son orifice le périanthe et l'androcée. Il est partout doublé d'un disque, mince couche glanduleuse, chargée de poils, un peu épaissie près de son ouverture, et surtout immédiatement au-dessus du sommet de l'ovaire. Le calice est formé de quatre sépales, deux latéraux, un antérieur et un postérieur, valvaires dans la préfloraison. Avec eux alternent quatre pétales, sessiles, tordus dans le bouton. L'androcée se compose de huit étamines, insérées tout contre la corolle, et formant deux verticilles. Quatre sont superposées aux sépales, et quatre, un peu plus courtes, aux pétales. Leur filet est libre, et leur anthère, versatile, est biloculaire, introrse, déhiscente par deux fentes longitudinales. L'ovaire, infère, est à quatre loges opposipétales, surmonté d'un style long et grêle, dont l'extrémité stigmatifère se partage en quatre gros lobes coniques. Dans l'angle interne de chacune des loges se voit un placenta longitudinal, chargé d'ovules anatropes, obliquement ascendants, à micropyle tourné en dehors et en bas. Après la floraison, toute la portion de la fleur située au-dessus de l'ovaire se détache, et le fruit, couronné d'une cicatrice, est une capsule loculicide, dont les valves s'écartent de haut en bas d'une columelle centrale. Les graines nombreuses, irrégulièrement comprimées, renferment sous leurs téguments un embryon charnu, à radicule conique, le plus souvent infère. Toutes les *Œnothères* dont la fleur et le fruit ont les caractères essentiels de l'Onagre ont été rangées dans une section *Euœnothera*. Celles que l'on a appelées *Meriolix* (Œ. serrulata) ont un tube réceptaculaire un peu plus court et un stigmate dilaté en forme de disque. Leurs pétales ne sont pas entiers. Dans les *Megapterium* (Œ. macrocarpa missouriensis), le réceptacle se dilate autour du fruit en ailes verticales, larges et épaisses. Les *Taraxia* (Œ. ovata, *Nuttallii*, etc.) ont aussi quelquefois (Œ. graciliflora) le fruit ailé. Leur tube réceptaculaire est long et grêle ; leur stigmate est capité, leur fruit sessile et leur tige très-courte. Les *Cratericarpium* (Œ. subulata) ont les caractères des sections précédentes, avec un stigmate 4-denté, des étamines à anthères petites et le fruit dilaté au sommet. Les *Hartmannia* (Œ. rosea, tetraptera) sont, comme les *Cratericarpium*, de l'Amérique méridionale. Leur fruit est souvent renflé en haut, et leur stigmate est profondément divisé en quatre lobes. Leurs graines sont plongées dans des cavités distinctes du péricarpe. Les *Boisduvalia* et les *Godetia*, distingués par les uns comme genres, ont été aussi rapportés par d'autres à ce type comme simples sections. Dans les premiers, le réceptacle s'élève au-dessus de l'ovaire en formant une coupe infundibuliforme dont la hauteur est à peu près celle de l'ovaire lui-même. Dans les *Godetia*, cette portion évasée est plus courte encore, et surtout s'atténue moins longuement inférieurement. L'extrémité du style est partagée dans les uns et dans les autres en quatre lobes courts, et le fruit capsulaire a des parois peu épaisses.

Les *Sphærostigma* sont des Œnothères dans lesquelles les fleurs, de petites dimensions, ont au style un sommet stigmatifère renflé en tête sphérique, ou à peu près. Leur ovaire est surmonté d'un prolongement très-court ou même presque nul, du réceptacle un peu dilaté à ce niveau et portant sur ses bords le périanthe et l'androcée. L'ovaire quadriloculaire, multiovulé, est étroit et allongé, et les graines ascendantes finissent par être unisériées. Dans l'*Eulobus californicus*, conservé jusqu'ici comme genre séparé, les fleurs sont celles d'un *Œnothera* de la section *Sphærostigma*, avec l'orifice supérieur du réceptacle garni d'un disque glanduleux. L'ovaire remplit presque toute la cavité réceptaculaire. Le fruit quadriloculaire, à graines ascendantes, est aussi semblable à celui des *Sphærostigma*, mais il est réfracté à la maturité. Nous n'avons donc pu faire de cette plante qu'une section dans le genre *Œnothera*. Ainsi constitué, ce genre renferme une centaine d'espèces. Ce sont des herbes annuelles ou vivaces, ou exceptionnellement des sous-arbrisseaux, rares dans les régions tropicales, abondants dans l'Amérique du Nord et du Sud, surtout à l'ouest; une seule espèce (*Œ. tasmanica*) est de Van-Diemen. Leurs feuilles sont alternes, et leurs fleurs sont solitaires à l'aisselle, soit des feuilles, soit des bractées, qui occupent l'extrémité des rameaux, de façon à former des épis allongés ou capituliformes. Dans les *Gayophytum*, herbes annuelles et grêles du Chili, du Pérou et surtout des régions occidentales de l'Amérique du Nord, les fleurs, petites et tétramères, sont construites comme celles des Œnothères dans lesquelles le réceptacle ne dépasse que peu le sommet de l'ovaire, notamment comme celles des *Eulobus* et des *Sphærostigma;* mais l'ovaire n'a que deux loges, et la capsule s'ouvre longitudinalement en quatre panneaux. Deux d'entre eux répondent aux bords de la cloison interloculaire, et deux plus larges au dos des loges. Les premières portent sur le milieu de leur face interne un reste de la cloison, dont la portion centrale finit généralement par se séparer sous forme de colonne des portions périphériques. Les graines, construites comme celles des Onagres, ont la surface lisse ou papilleuse. Les feuilles des *Gayophytum* sont alternes, linéaires, presque toujours entières, rarement dentelées ou crénelées. Leurs fleurs sont axillaires, solitaires, sessiles ou supportées par un court pédoncule. On en distingue une demi-douzaine d'espèces.

La plus connue des espèces de ce genre est l'Onagre ou Onagraire (*Œnothera biennis* L.), ou *Herbe aux ânes*, *Mâche rouge*, *Jambon des jardiniers*, J. de Saint-Antoine, *Lysimachie jaune cornue*. Cultivée dans beaucoup de jardins et naturalisée dans nos campagnes, cette plante est, dit-on, d'origine américaine et passe pour n'avoir été introduite en Europe qu'en 1614. Tournefort l'a, de même que Bauhin, nommée *Onagra*, et l'on ne voit pas pourquoi Linné a injustement substitué à ce nom générique celui d'*Œnothera*, car la plante à laquelle les anciens donnaient ce nom, outre qu'elle ne pouvait être américaine, sentait le vin et calmait les bêtes furieuses (Pline); de plus, la prétendue ressemblance des feuilles de l'*Œnothera biennis* avec les oreilles d'un âne n'est pas frappante, et *Œnothera* était, dans Pline, le nom de l'Épilobe. L'*Œ. biennis* est bien connu par les fleurs jaunes, odorantes, qui s'épanouissent le soir. C'est une plante comestible, car on mange, notamment en Allemagne, ses jeunes racines et ses pousses, comme celles des mâches, raiponces, etc.; il paraît même qu'on la cultive à cet effet. Pour les Indiens de l'Amérique du Nord, c'était un médicament résolutif; ils l'appliquaient sur les bubons, abcès, tumeurs, etc. On la vante comme détersive, vulnéraire, astringente, mais on ne l'emploie guère plus en France comme médicament; elle sert à nourrir les porcs, à fabriquer de l'encre, à préparer les peaux. Sa racine était le *Radix Onagræ, vel Œnotheræ seu Rapunculi* des anciennes pharmacopées. Des propriétés analogues s'observent chez les *Œ. grandiflora* AIT., *muricata* L., *parviflora* L., *suaveolens* DESF., espèces de l'Amérique du Nord cultivées dans nos jardins. Leur racine est, dit-on, comestible. Au Chili, l'*Œ. acaulis* CAV. sert aussi d'aliment; on consomme ses feuilles, ainsi que celles de l'*Œ. mollissima* L. Au Brésil, l'*Œ. affinis* CAMBELL s'emploie, sous le nom de *Erva Minuana*, au traitement des plaies; il passe pour apéritif et vulnéraire. H. BN.

BIBLIOGRAPHIE. — *L.*, *Gen.*, n° 469. — *J.*, *Gen.*, 317. — LAMK., *Ill.*, t. 279. — SPACH., *suite à Buffon*, IV, 353. — ENDL., *Gen.*, n° 6115. — MÉR. et DEL., *Dict. mat. méd.*, V, 14. — BENTH et HOOK. F., *Gen. plant.*, I, 789. — ROSENTH., *Syn. plant. diaphor.*, 907. — H. BN., *Hist. des plant.*, VI, 458, 486, 490, fig. 427, 480.

ŒSOPHAGE (οἴσω, je porte, φαγεῖν, manger). § I. **Anatomie.** L'œsophage est cette portion du tube digestif qui s'étend de la partie inférieure du cou à la région supérieure de l'abdomen. Au cou, il fait suite au pharynx, à l'abdomen il s'abouche à l'orifice cardiaque de l'estomac. Il offre donc trois parties, une première cervicale, une seconde thoracique, la troisième abdominale.

Au point de vue chirurgical il y a intérêt à ne pas arrêter la portion cervicale de l'œsophage à la limite de la région, mais au niveau de l'extrémité supérieure du sternum. Le chirurgien peut l'atteindre dans toute l'étendue de ce parcours commençant au cartilage cricoïde[1], et s'arrêtant à la hauteur du corps de la deuxième vertèbre dorsale, soit une longueur totale variant entre 4 et 5 centimètres.

La portion thoracique commence à la deuxième vertèbre dorsale et cesse à l'ouverture du diaphragme, elle mesure de 16 à 18 centimètres. Quant à la troisième portion, abdominale, étendue du diaphragme à l'orifice cardiaque, elle varie entre 2 et 3 centimètres. La longueur totale du conduit œsophagien serait donc de 22 à 26 centimètres. Toutefois je ne crois pas ces moyennes absolues, car dernièrement encore je mesurais un œsophage de 33 centimètres sur une femme de haute taille et offrant un cou assez long. Le calibre de l'œsophage ne saurait être apprécié qu'en le distendant par l'insufflation, comme l'ont conseillé Lauth et Sappey. On voit alors que ce conduit est arrondi, sans être régulièrement cylindrique. Sa partie la plus étroite correspond à la quatrième vertèbre dorsale; à partir de ce point il va en s'élargissant vers ses deux extrémités. L'aspect général de l'œsophage serait donc celui d'un canal formé de deux cônes adossés par leurs sommets. Cette jonction aurait lieu à la hauteur de la

[1] Tous les auteurs, depuis Meckel, admettent que l'œsophage commence au corps de la cinquième vertèbre cervicale; Sappey prétend que ce commencement n'a lieu qu'au disque ligamenteux qui unit la sixième à la septième vertèbre cervicale, et quelquefois même au corps de cette dernière. Pour notre compte, nous croyons ces limites variables : du reste, à quoi bon s'occuper d'un point de repère vertébral, quand on en a un si facile à atteindre et tout à fait sûr : le cartilage cricoïde?

quatrième vertèbre dorsale. Mesuré à ce niveau, le diamètre du conduit œsophagien serait de 2 centimètres, à son extrémité inférieure ou stomacale il serait de 2 à 3 trois centimètres, et à son extrémité supérieure il dépasserait peu 25 millimètres. La direction est verticale, mais non rectiligne. A son point de départ l'œsophage, situé sur la ligne médiane, se dévie sensiblement à gauche jusqu'à son entrée dans le thorax; là il s'infléchit à droite, et légèrement en arrière, pour atteindre le milieu du corps de la quatrième vertèbre dorsale. Au-dessous de cette dernière, il s'infléchit de nouveau à gauche et un peu en avant pour franchir l'orifice du diaphragme. De ces deux inflexions la plus importante est l'inflexion supérieure cervicale à convexité externe dirigée à gauche. C'est sur sa présence qu'est basé le choix de ce côté pour l'opération de l'œsophagotomie externe.

Il est bon de noter que, dans les cas de transposition du cœur à droite, l'œsophage peut affecter au cou une inflexion du même côté : telle était la disposition que nous avons constaté dernièrement chez un homme atteint de ce vice de conformation. Nous conservons la pièce dans notre collection.

M. le professeur Beaunis, dans une note sur un cas de transposition générale des viscères (*Revue médicale de l'Est*, t. Ier, p. 14), s'exprime ainsi : « La situation et les rapports de l'œsophage sont exactement l'inverse de l'état normal; dévié du côté droit dans la région cervicale, il s'infléchit de nouveau à droite au moment de traverser l'orifice œsophagien. »

Rapports. On doit les examiner dans ses trois portions cervicale, thoracique et abdominale.

A. *Portion cervicale. En avant*, l'œsophage est adhérent à la face postérieure de la trachée par un tissu cellulaire lâche, peu abondant et dépourvu de tissu graisseux; *en arrière* au corps des dernières vertèbres cervicales et deux premières dorsales, également par un tissu cellulaire lâche. *Sur les côtés*, avec les bords postérieurs du corps thyroïde, les artères carotides primitives, et près de son extrémité supérieur avec les artères thyroïdiennes inférieures, et les veines thyroïdiennes moyennes quand elles existent. Les nerfs récurrents offrent à gauche et à droite quelques différences utiles à signaler. A gauche le nerf récurrent, à peine réfléchi autour de la crosse de l'aorte, se porte de bas en haut sur toute la longueur de la portion œsophagienne cervicale, en se plaçant à l'angle de jonction de la trachée et de l'œsophage : à droite au contraire le nerf récurrent ne touche l'œsophage que près de son extrémité supérieure. Nous ne devons pas oublier qu'en raison même de sa déviation à gauche l'œsophage est plus rapproché de la carotide primitive gauche que de la droite.

B. *Portion thoracique.* Dans la région supérieure du thorax, l'œsophage conserve ses rapports en avant avec la trachée-artère en passant avec elle dans le médiastin postérieur; au niveau de la bifurcation de la trachée, il touche à la bronche gauche, et plus bas il est en rapport avec la base et la face postérieure du cœur.

En arrière il repose d'abord sur le côté gauche de la colonne vertébrale, mais à la hauteur de la quatrième dorsale il se place sur le milieu même du corps des vertèbres, position qu'il conserve jusque près de son extrémité inférieure. Là l'œsophage, en se dirigeant en avant et à gauche, passe en avant de l'aorte pour atteindre l'orifice du diaphragme. Outre ces rapports avec la colonne vertébrale, il touche au canal thoracique, à des ganglions lymphatiques gros et nombreux et à la grande veine azygos, aux artères intercostales droites, dont il n'est séparé que par un tissu cellulaire lâche et abondant. *A gauche*, de haut en bas, l'œsophage côtoie les origines des carotides primitive et sous-clavière gauches, et, après avoir franchi avec la trachée la portion horizontale de la crosse de l'aorte, il marche parallèlement à cette artère jusque près de son extrémité inférieure. Là, ainsi que nous l'avons déjà dit, il passe en avant d'elle; *à droite*, l'œsophage est en contact avec le feuillet correspondant du médiastin postérieur, rapport qui, au dire de Béhier, explique la fréquence des épanchements dans les cavités pleurales droites à la suite des maladies de l'œsophage.

C. *Portion diaphragmatique et abdominale.* Le conduit œsophagien traverse le trou oval du diaphragme ; il lui est uni par des liens cellulo-fibreux résistants, et par un ou deux faisceaux musculaires, qui du pourtour de l'orifice inférieur s'étendent sur l'extrémité terminale de l'œsophage et même sur la partie correspondante de l'estomac. On doit à Santorini la description de ces faisceaux.

Au-dessous de la division de la trachée, la surface externe de l'œsophage est recouverte par les anastomoses des deux nerfs pneumogastriques. Le gauche est en avant, le droit en arrière. Tous ces rameaux nerveux sont lâchement unis à la surface œsophagienne, et l'insufflation de ce conduit prouve qu'ils peuvent être distendus par le passage des gros bols alimentaires. Ainsi s'expliqueraient les douleurs qu'ils peuvent occasionner pendant leur déglutition.

Structure. L'œsophage est un conduit musculo-membraneux dans lequel on distingue quatre couches : l'une, la plus extérieure, la couche fibreuse ; la seconde musculaire, la troisième celluleuse ou nerveuse des anciens, enfin la muqueuse. Ces divisions s'aperçoivent nettement sur une coupe transversale d'un œsophage humain préalablement durci dans l'acide chromique et vu à un grossissement de 50 diamètres environ.

L'ensemble de ces couches donne une épaisseur totale de 3 à 4 millimètres à ses parois.

1. La membrane fibreuse est composée de fibres de tissu connectif dans lesquelles se trouvent de très-belles fibres élastiques.

D. *Couche musculaire.* Elle est de beaucoup la plus épaisse des quatre couches qui composent l'œsophage. Elle se compose des deux espèces de fibres longitudinales et circulaires, les premières externes, les secondes internes.

Les premières sont longitudinales, la plus grande partie partent de l'anneau cricoïdien, surtout de sa face postérieure. Quelques-unes, plus minces et plus pâles, émanent de ses faces latérales. Toutes ces fibres se massent en petits faisceaux juxtaposés, de $0^{mm},09$ à $0^{mm},5$ de largeur sur tout le pourtour du cylindre œsophagien. Elle sont plus rouges, plus accentuées que celles du plan circulaire. D'après Treitz et Gillette (*Description de la tunique œsophagienne*, in *Journ. de Robin*, t. 8, p. 617), des fibres longitudinales naissent par des fibres élastique, qui s'insinuent entre les faisceaux des muscles striés. Quelques-uns des faisceaux longitudinaux se perdent sur des organes voisins : d'après Hyrtl, sur la paroi postérieure de la trachée, du médiastin gauche, de l'aorte (muscles pleuro-œsophagiens), broncho-œsophagiens. Le plan circulaire est formé par des anneaux parallèles ou légèrement entrecroisés. Telle est aussi l'opinion de Kölliker qui s'exprime ainsi (*loc. cit.*, p. 144) : « Plus bas des fibres lisses, analogues à celles de l'intestin, s'ajoutent aux fibres striées, et cela d'abord dans la couche annulaire, puis dans la couche longitudinale. »

La nature de l'élément musculaire composant l'ensemble de cette couche n'est pas comprise de la même manière par les anatomistes. Sappey (*loc cit.*,

p. 92) affirme que ces deux couches ne se composent que de fibres lisses ; Valentin et Ficinus au contraire prétendent que ces fibres sont striées dans toute leur étendue. Schwann dit n'avoir vu de fibres striées que dans le tiers supérieur jusqu'à son entrée dans le thorax. M. Gillette a fait la même observation. Mes observations personnelles m'engagent à me ranger à l'opinion de Schwann. Dans un cas d'arrêt de développement observé par Luschka et dont nous parlerons plus loin, toute la portion supérieure était composée de fibres striées, tandis que la partie inférieure était formée de fibres lisses. Ces opinions variées appartenant à des observateurs distingués et consciencieux ne peuvent s'expliquer que par des différences dans la nature même de l'élément musculaire chez les individus. J'ai pu constater en effet dans mes recherches l'absence complète de fibres striées chez certains individus, tandis qu'elles abondaient dans le tiers supérieur de l'œsophage chez d'autres. Cette circonstance seule peut donner une explication satisfaisante d'un fait si facile à contrôler. La même disposition existe chez les animaux, ainsi que j'ai pu m'en assurer en soumettant l'œsophage du lapin à un examen microscopique, et comme l'enseigne du reste M. le professeur Colin d'Alfort (*Traité de physiol. comparée*, t. I, p. 627).

La *troisième couche cellulo-fibreuse* fait suite à la couche musculaire : elle adhère faiblement à cette dernière, tandis que son union est très-intime avec la muqueuse. Il en résulte qu'elle l'associe à toutes ces rides et à tous ces plis. On explique également par cette disposition la facilité avec laquelle on sépare les couches musculaires et cellulo-fibreuses ; cette séparation est tellement facile que dans l'opération de l'œsophagotomie externe sans conducteur on peut s'égarer et croire que l'on est arrivé dans l'intérieur du conduit, alors qu'on n'est qu'entre les plans musculaires et fibreux. L'examen microscopique démontre que cette couche cellulo-fibreuse est composée de faisceaux de fibres du tissu connectif entrecroisées dans tous les sens, dans l'intervalle desquels on trouve des fibres de tissu élastique.

Si l'on fend un œsophage dans toute sa longueur, on voit que sa surface interne présente une coloration blanchâtre qui tranche avec la teinte rosée de celle du pharynx et la teinte couleur cendrée de l'estomac : ici même la séparation entre la muqueuse stomacale et celle de l'œsophage se trouve indiquée par un cercle irrégulièrement festonné dû à la diminution brusque de l'épaisseur de l'épiderme, à la forme des éléments qui le composent et peut-être même à l'apparition des glandes de Lieberkühn dans l'estomac.

La surface de la muqueuse est garnie de plis longitudinaux qui s'effacent par la distension, et vers sa partie inférieure elle porte des traces de plis circulaires. On y observe également des petites saillies irrégulièrement réparties et résultant de la présence des glandes en grappe moins nombreuses qu'au pharynx ; à la coupe on peut reconnaître encore que toute la surface est recouverte de petites saillies coniques, véritables papilles, comme celles qu'on retrouve, au volume près, dans la bouche et le pharynx, d'où le nom de *membrane villeuse* par lequel certains auteurs ont désigné la muqueuse œsophagienne.

Cette membrane muqueuse a une épaisseur totale de $0^{mm},8$ à $0^{mm},9$ dont $0^{mm},2$ à $0^{mm},3$ reviennent à son épithélium stratifié. Sur une coupe durcie étudiée au microscope on distingue facilement les éléments suivants :

1° Une couche épithéliale formée d'éléments stratifiés analogues à ceux de l'épithélium buccal; 2° un stroma formé d'un tissu connectif ordinaire entremêlé de fibres élastiques fines, dans lesquelles Brücke et Kölliker ont trouvé une grande quantité de faisceaux longitudinaux de muscles lisses. Du côté de la couche épithéliale ce stroma est hérissé d'une foule de petites papilles coniques, assez régulières dans leur forme et leur longueur. Dans l'épaisseur du stroma on trouve enfin, plus nombreux dans les deux tiers inférieurs que dans les deux tiers supérieurs, des petits tubes excréteurs conduisant à des amas glandulaires en grappe. Après avoir enlevé la couche épithéliale on peut, à l'exemple de M. Sappey et comme je l'ai fait moi-même, injecter au mercure de ces amas glandulaires, et les rendre plus visibles. On met ainsi en relief deux canaux de 2 à 3 millimètres de longueur. D'après Cobelli, au niveau de l'extrémité inférieure on trouve de petites glandes serrées formant un anneau complet d'environ 2 millimètres de hauteur. Ces glandes ne pénètrent pas jusqu'au tissu sous-muqueux.

Enfin dans le stroma on trouve par places quelques amas de cellules de tissu adipeux.

Les artères de l'œsophage viennent de plusieurs sources : au cou elles sont fournies par les thyroïdiennes inférieures ; dans le thorax, par les artères bronchiques, et cinq ou six troncules spéciaux fournis par l'aorte pectorale ; enfin, dans la région diaphragmatique elles proviennent de la coronaire stomachique.

Les veines plus nombreuses et plus volumineuses se rendent dans les veines thyroïdiennes inférieures, bronchiques, péricardiques, grande azygos et coronaire stomachique. Elles ont des anastomoses capillaires avec le réseau veineux de l'estomac.

Le réseau capillaire est peu riche, dans les papilles il ne forme qu'une anse simple, à leur base un réseau assez lâche, enfin dans le tissu cellulaire sous-muqueux un plexus à mailles allongées dans le sens longitudinal, plus marqué vers l'orifice inférieur de l'œsophage que dans le reste de son étendue. De ce réseau partent des troncules plus gros qui traversent la couche musculaire et gagnent leurs troncs veineux ou artériels générateurs.

Les vaisseaux lymphatiques partent d'un réseau sous-épithélial facilement injectable près de la jonction du conduit œsophagien à l'estomac : de ce réseau émergent de petits troncules généralement assez longs se dirigeant de bas en haut sous la muqueuse avant de traverser la couche musculaire pour aboutir aux ganglions de la région inférieure du cou. M. Sappey a vu souvent des vaisseaux lymphatiques mesurer 12 centimètres de long, tandis que les plus courts parcouraient un trajet sous-muqueux de 5 à 6 centimètres d'étendue.

Les nerfs proviennent des pneumogastriques, et quelques divisions très-grêles semblent émaner de la portion thoracique du grand sympathique. Dans la muqueuse les tubes, assez nombreux, ne mesurent guère que $0^{mm},0015$ à $0^{mm},003$ de largeur. Jusqu'à ce jour on n'a pu les suivre jusque dans les papilles, et leur mode de terminaison reste inconnu.

§ II. **Développement.** On sait peu de chose sur le développement de l'œsophage, et ce que l'on trouve dans les auteurs sur ce point paraît au moins autant le produit d'idées théoriques que le résultat de faits rigoureusement observés. Ainsi les uns le font provenir d'un prolongement du capuchon céphalique qui gagnerait l'estomac : la portion cardiaque s'ulcérerait pour le recevoir ; d'autres au contraire le feraient provenir d'une excroissance du cardia qui perforerait à son tour l'extrémité inférieure du capuchon céphalique, siége du développement des cavités pharyngiennes.

Longet (*Traité de physiologie*, t. II, 1850, p. 205) s'exprime ainsi :

« L'œsophage est moins le commencement de l'intestin que le canal de communication du pharynx et de la cavité orale avec le commencement même du tube intestinal. Nous pensons en effet avec Reichert que l'aditus antérieur de la muqueuse ombilico-intestinale ne pénètre pas jusqu'à la bouche, et qu'il ne contribue pas à former cette cavité. Il ne doit former non plus ni le pharynx, ni l'œsophage : il est plus probable que la communication avec les cavités antérieures qui dépendent d'un feuillet autre que le feuillet muqueux se fait seulement au niveau du cardia, c'est-à-dire dans le point ou l'œsophage se joint à l'estomac. Nous sommes d'autant plus porté à adopter cette opinion que jusqu'ici les idées que l'on a sur le développement de la portion œsophagienne du tube digestif sont pleines d'obscurité, et que d'ailleurs on ne peut douter du mode tout spécial de ce développement, si l'on songe à l'absence de mésentère entre la colonne vertébrale et l'œsophage et à la présence constante de cette attache membraneuse sur tout le reste du tube digestif, c'est-à-dire sur l'intestin proprement dit.

« D'ailleurs l'œsophage ne subit dans le cours de son développement aucun changement notable. Il s'accroît beaucoup en longueur, comme on peut en juger en mesurant sur la fig. 28 le peu d'étendue qu'il occupe d'abord : mais il ne change pas de direction et reste toujours à peu près rectiligne. » Dessin de Longet emprunté à un embryon humain de trente-cinq jours (collection de M. Coste).

Kölliker (*Entwickelungsgeschichte des Menschen, Histoire du développement de l'homme*, cours professé à Wurtzbourg, 1860, p. 359) écrit ces quelques lignes :

« L'œsophage commence, comme le pharynx, par être extrêmement court, et reste plus longtemps dans cet état que le pharynx. Ce n'est qu'avec l'allongement de l'embryon et la formation de la paroi thoracique définitive que cette partie se développe aussi davantage et prend des proportions qui ne diffèrent plus notablement des définitives. Cette portion de l'intestin n'a pas primitivement de paroi propre à sa face postérieure, et ne l'acquerra que plus tard, suivant un mode qui n'a pas encore été suivi exactement.

Par ce court exposé on voit que, quel que soit le point de départ, l'œsophage naîtrait par une sorte de bourgeonnement en cul-de-sac des extrémités cardiaques de l'estomac ou de l'extrémité inférieure du pharynx. Nous sommes complétement opposé à cette manière de voir, notre opinion repose sur des observations particulières et inédites. Nous croyons utile de les exposer ici.

J'ai eu occasion d'examiner ce point d'embryogénie sur des pièces nombreuses préparées avec une rare habileté par mon collègue et ami le professeur Morel de Nancy. Je donnerai le résultat de cette étude, d'autant plus qu'il me permettra de mettre en relief les idées que mon collègue M. Morel publiera prochainement sur le développement des canaux en général dans l'organisme.

Quelques mots d'abord sur le mode de préparation. Un jeune embryon humain long de 16 millimètres, pesant 6 décigrammes, d'environ deux mois, avait été durci dans l'alcool, puis plongé vingt-quatre heures dans une solution de gomme et monté dans le microtome, afin d'obtenir à l'aide du rasoir des coupes comprenant toute son épaisseur ; ce sont ces coupes que nous avons examinées.

Prises à différentes hauteurs, on voit, à un grossissement de 80 diamètres environ, qu'elles renferment les traces très-évidentes et très-nettes de l'œsophage, sous forme d'anneaux ovalaires pleins situés en avant de la colonne vertébrale, très-complets, mesurant à peu près 3/4 de millimètre dans le grand diamètre transversal, et 1/2 millimètre pour le diamètre antéro-postérieur, se composant de deux zones, l'une extérieure plus sombre, l'autre intérieure plus claire, excepté son centre dont la couleur est aussi sombre que celle de la couche externe.

Dans la zone sombre, à un grossissement de 300 diamètres, on distingue une striation concentrique due à un allongement dans ce sens des cellules qui entrent dans sa composition. Dans la zone claire on ne trouve que des cellules embryogéniques à formes polyédriques remplissant toute la cavité. Évidemment la zone sombre sera le siége ultérieur de la couche musculaire de l'œsophage, la zone claire celui de la muqueuse. Il est à remarquer qu'au début il n'y a pas trace de canal; ce n'est que plus tard, ainsi que nous l'avons observé, sur le canal de l'urèthre, par exemple, que l'on voit les cellules du centre se fondre et disparaître et laisser à leur place un espace vide qui sera le conduit œsophagien. La zone externe a une épaisseur de 1/20 de millimètre environ, la zone interne dans son ensemble compte près de 3/10 ainsi décomposés : 1/9 de millimètre pour la partie centrale sombre et 1/10 pour la partie claire.

Quelle que soit la hauteur où les coupes ont été pratiquées, les mêmes dispositions s'observent ; seulement, à la hauteur de la trachée, on trouve deux coupes circulaires placées l'une en avant de l'autre; plus bas l'antérieure disparaît.

N'est-il pas évident, d'après cette étude, que dans l'embryologie de l'œsophage il se dégage les faits suivants :

1. Que l'œsophage n'est ni un prolongement de l'extrémité cardiaque de l'estomac, ni un prolongement de l'extrémité inférieure du pharynx ; l'œsophage se développerait sur place et dans toute sa longueur par un tassement de cellules embryonnaires qui dès le début prendraient une disposition circulaire. Dans cette masse une première séparation circonférentielle tracerait les limites des couches musculaire et muqueuse; et dans cette dernière partie on verrait à une époque plus éloignée la partie globulaire centrale se fondre et donner lieu au conduit, la couche externe de ce cylindre central deviendrait l'épithélium, tandis que la portion externe servirait de matrice au stroma et aux éléments constitutifs de la muqueuse. Il y aurait donc, contrairement à l'opinion de Kölliker citée plus haut, une paroi postérieure propre dès le début de l'apparition de l'œsophage. Ces données de l'expérience pour l'œsophage se retrouvent pour le canal de l'urèthre dans la gouttière urogénitale. Ce n'est pas, comme on le croit généralement, par l'occlusion des bords de cette gouttière que se forme le canal. Ici comme pour l'œsophage, il se forme de toute pièce et sous forme de canal complet dans la partie supérieure de la gouttière. L'examen des coupes faites par centaines par M. Morel ne laisse aucun doute à cet égard.

§ III. **Physiologie.** Le rôle de l'œsophage consiste à faire passer les aliments solides et liquides de la cavité pharyngienne dans l'estomac. Dans certaines circonstances, physiologiques pour les ruminants, accidentelles ou pathologiques chez l'homme, le conduit œsophagien ramène les aliments de l'estomac dans la cavité buccale (rumination) ou au dehors (acte du vomissement stomacal et œsophagien).

Avant d'indiquer la marche du bol alimentaire dans l'œsophage, il est bon de rappeler l'usage ou la fonction des différentes couches qui entrent dans sa composition. La muqueuse munie de son épithélium, lubrifiée par le liquide des glandes contenues dans son épaisseur, peu adhérente au tissu musculaire voisin, plissée dans toute sa longueur, facilite le glissement des matières engagées dans son intérieur, tout en se prêtant à leur forme et à leur volume. Ses papilles lui donnent une certaine sensibilité, toutefois l'expérience journalière prouve que les sensations fournies par cette muqueuse ne sont généralement pas perçues et qu'elles restent plutôt confinées dans le domaine de celles qui suffisent à la production des phénomènes réflexes. Ces dernières sont seules mises en jeu dans l'accomplissement des actes de la déglutition qui se passent en dehors de notre volonté. La sensation s'exagère jusqu'à la douleur quand il y a une gêne dans la déglutition produite par le volume du corps, ou par une exagération en plus ou en moins de la température ordinaire. Par sa structure musculaire, l'œsophage est le siége de deux ordres de mouvements distincts. En se contractant, les fibres musculaires longitudinales diminuent la longueur de l'œsophage. D'après Patry, cité par Schiff (*Leçons sur la physiologie de la digestion*, t. II, p. 504), leur action serait telle dans quelques cas qu'elle produirait la dilatation de l'orifice cardiaque. Patry aurait observé ce phénomène sur un jeune homme atteint de plaie perforante de l'estomac ; il aurait vu cette dilatation se produire dans le vomissement avant l'acte de la déplétion cardiaque ; les fibres circulaires se contracteraient et se relâcheraient alternativement en produisant un mouvement vermiculaire analogue à celui que l'on observe dans les intestins.

A l'état de repos l'extrémité supérieure de l'œsophage n'est pas fermée. J'ai pu m'assurer par moi-même de ce fait en l'explorant avec le doigt. Je sais qu'on a nié la possibilité de l'exploration en se basant sur la distance qui existe de l'orifice buccal à cette ouverture. Malgré tous ces calculs, j'affirme que dernièrement encore j'ai pu chez une femme faire pénétrer mon doigt indicateur dans cet orifice ; il n'était pas fermé, et sous l'influence de cette introduction une contraction circulaire très-sensible se fit à l'instant sentir.

D'après les expériences de Schiff (*loc. cit.*, p. 331), l'extrémité inférieure de l'œsophage serait le siége de mouvements alternatifs de contraction et de relâchement : les intervalles entre les constrictions seraient plus longs quand l'estomac est vide et plus rapprochés sous l'influence de sa plénitude. Magendie avait déjà fait la même remarque, et il en avait conclu que le reflux des aliments dans la bouche était possible pendant la dilatation sous l'influence de la moindre pression, opinion reproduite par Longet. Les expériences de Schiff sur les chiens ne sont pas favorables à l'opinion de Magendie. Cet observateur a pu, pendant la digestion, introduire facilement son doigt par l'ouverture cardiaque, mais à peine avait-il franchi cette ouverture de quelques centimètres qu'il sentait de haut en bas une pression œsophagienne très-rapide expulsant son doigt : d'où il conclut que cette constriction n'est pas le résultat d'un sphincter cardiaque, mais d'un mouvement péristaltique existant dans l'ensemble du plan musculeux circulaire de l'extrémité inférieure de l'œsophage.

La sensibilité et les mouvements de l'œsophage sont-ils soumis à l'action nerveuse ? La réponse est évidente, mais il n'est pas aussi facile de préciser la part qui peut revenir à certains nerfs. Nous verrons même à ce sujet des opinions contradictoires.

Disons d'abord que nous possédons peu d'éléments pour résoudre cette question sur l'homme : nous savons à peine que sous l'influence d'hémorrhagie cérébrale, de tumeur, etc., on a observé des phénomènes paralytiques de cet organe pendant la déglutition des matières alimentaires.

A l'aide d'expériences faites sur les animaux on a cherché à déterminer quels étaient les nerfs auxquels était dévolu ce rôle.

Pour la sensibilité de la muqueuse les expériences de Claude Bernard (*Leçons de physiologie sur le système nerveux*, t. II, p. 415), celles de Colin (*loc. cit.*, p. 628), établissent qu'elle dépend du pneumogastrique. Ce dernier a pu s'en assurer après la section de ces nerfs en tiraillant la surface muqueuse, seul mode propre à provoquer la douleur ; de son côté M. Chauveau, de Lyon (*Mémoire sur la pneumogastrique comme coordonnateur des contractions œsophagiennes*, in *Journ. de physiol.* de Brown-Séquard, t. V, p. 190, 109, 347), a vu qu'après avoir coupé un des pneumogastriques, si on irritait le bout central, on produisait des contractions de l'œsophage par l'intermédiaire du nerf opposé, preuve de la présence des fibres sensitives.

Le désaccord est plus grand parmi les expérimentateurs pour la part du pneumogastrique dans la contractilité musculaire.

Si l'on en croit les expériences de Longet et de M. Vulpian (Longet, *Traité de physiologie*, 3e édition, t. III, p. 523), l'électricité appliquée dans le crâne à la branche interne du spinal et au facial provoquerait chez les chiens des contractions dans la partie supérieure de l'œsophage ; Longet ajoute (*loc. cit.*, p. 546) que les fibres motrices des deux tiers inférieurs proviennent du grand sympathique.

MM. Claude Bernard, Colin, et surtout M. Chauveau (*loc. cit.*, p. 191), affirment que le nerf pneumogastrique est le nerf moteur de l'œsophage. Le nerf spinal, le facial, le glosso-pharyngien, le grand hypoglosse et le grand sympathique ne joueraient aucun rôle. M. Chauveau fait de plus observer que la distribution des rameaux moteurs du pneumogastrique n'est pas la même chez tous les animaux. Ainsi chez le lapin les nerfs récurrents fourniraient tous les nerfs moteurs, tandis que chez les solipèdes le nerf récurrent ne fournirait qu'au deux tiers inférieurs. Le tiers supérieur serait innervé par le laryngé supérieur et la branche pharyngée supérieure du pneumogastrique.

Ces derniers résultats ne coïncideraient pas avec les dernières expériences de Schiff (*loc. cit.*, p. 510). Ce physiologiste aurait vu qu'après avoir coupé les nerfs vagues au cou chez un animal, si on explorait à l'aide du doigt introduit par une fistule stomacale l'extrémité cardiaque de l'œsophage, on percevait à l'instant des mouvements fréquents de dilatation et de constriction ; mais au bout de quelques minutes la dilatation cesse, et il s'établit une constriction énergique du bout inférieur de l'œsophage, parfois permanente, ou rarement interrompue par des dilatations faibles et incomplètes.

D'après ce qui précède, on voit que la science est loin d'être fixée sur cette question des nerfs moteurs de l'œsophage. Pourrait-on expliquer les différents résultats par la variété des moyens employés par les expérimentateurs, tels que la section, l'arrachement, l'irritation galvanique des nerfs ? nous ne le pensons pas. Au surplus, comment avec un seul nerf moteur pourrait-on expliquer ce résultat signalé par Schiff de la persistance et même de l'accroissement de la contraction de l'extrémité inférieure de l'œsophage ? Cette dernière expérience, si les résultats se confirment, tendrait à faire penser qu'ici comme ailleurs la contraction de l'œsophage serait liée au nerf sympathique, et la dilatation au pneumogastrique.

Il nous reste à indiquer maintenant la marche du bol alimentaire.

Inutile ici de rappeler les phénomènes d'occlusion des fosses nasales postérieures, de la cavité buccale et du larynx, précédant la propulsion de l'aliment dans l'ouverture supérieure de l'œsophage. Ces détails appartiennent au rôle physiologique du pharynx.

Une fois pris par l'ouverture œsophagienne, l'aliment est soumis à des alternatives de pression et de relâchement dues à la contraction vermiculaire de l'œsophage. Cette forme successive de contraction et de relâchement n'a pas été observée directement chez l'homme, mais on peut la suivre facilement sur l'œsophage du cheval pendant la déglutition des liquides. Dans ces dernières années le docteur Hamburger, qui s'est occupé beaucoup de l'auscultation appliquée au diagnostic des maladies du conduit œsophagien, insiste sur ce fait qu'à l'état physiologique le bol alimentaire produit en descendant la sensation d'un corps oviforme. Au surplus, ceux qui ont pu voir à travers la fistule stomacale l'arrivée des aliments dans l'estomac ont pu s'assurer que l'écoulement n'était pas continuel, mais interrompu, correspondant par conséquent aux mouvements alternatifs de dilatation et de contraction dont l'orifice cardiaque est le siége.

Chez l'homme on a pu soutenir que l'action de la pesanteur joue un certain rôle dans la marche des substances alimentaires pendant le parcours œsophagien. La disposition des parties se prête à cette explication sans doute, mais on ne saurait oublier qu'elle n'est pas indispensable, puisque les bateleurs peuvent la tête en bas avaler facilement des liquides et des solides.

Je n'ai rien pu trouver sur les réactions chimiques des liquides sécrétés par les glandes de l'œsophage.

A l'occasion de la physiologie de l'œsophage on ne saurait passer sous silence un débat qui a eu un grand retentissement à l'Académie de médecine et qui s'est terminé par un long et excellent rapport de Trousseau à la date du 1er octobre 1858. Il s'agissait de déterminer les effets de la ligature de l'œsophage chez les animaux. Orfila avait soutenu que cette opération était inoffensive, tandis que MM. Reynal et Bouley dans leurs expériences avaient trouvé qu'à elle seule elle pouvait causer la mort; l'Académie nomma une commission qui répéta les expériences, tandis que d'autres médecins en dehors du corps académique, MM. Colin, Follin, L. Orfila et Szumosky, médecin russe, expérimentèrent de leur côté. Mais déjà, en 1856, MM. Dechambre et Marc Sée avaient institué d'assez nombreuses expériences tendant à établir non-seulement la léthalité de la ligature de l'œsophage, mais le genre de mort qui en résulte (*Gaz. hebdom.*, 1856). Le rapport de Trousseau rendit compte de ces divers travaux, les apprécia et conclut ainsi qu'il suit :

1. L'application d'un lien constricteur sur le tube œsophagien est suivie d'une manière assez constante de symptômes spéciaux qui, quelle qu'en soit la cause, ont un caractère assez sérieux pour qu'on doive en tenir compte dans les études toxicologiques.

2. Ces symptômes sont d'autant plus accusés que l'œsophage est serré plus étroitement, d'autant moins que sa constriction est plus lâche.

3. La constriction permanente de l'œsophage est mortelle dans les neuf dixièmes des cas.

4. La durée maximum de la vie ayant été de six jours chez les sujets des expériences qui ont servi de base à ce rapport, il en ressort cette conséquence qu'on doit concevoir des doutes sur les propriétés supposées toxiques des substances qu'on expérimente en maintenant l'œsophage lié lorsque la mort n'arrive après leur ingestion que le deuxième, le troisième, quatrième, cinquième ou

sixième jour qui suit l'opération, et, à plus forte raison, si cette période de temps est dépassée.

5. Les symptômes caractéristiques de la ligature permanente de l'œsophage sont ceux d'un abattement profond, une fois passé la période des vingt-quatre premières heures.

6. Les lésions consécutives à la constriction permanente de l'œsophage consistent généralement dans l'inflammation des nerfs qui accompagnent l'œsophage : inflammation avec ou sans foyer purulent dans la région où s'est exercée l'action traumatique : d'où cette conséquence rigoureuse que toute expérience toxicologique dans laquelle cette complication est intervenue doit être annulée comme entachée de suspicion légitime, attendu l'impuissance où l'on se trouve de discerner si en pareil cas les accidents mortels résultent des substances essayées ou de l'inflammation des nerfs du cou.

7. La ligature temporaire de l'œsophage ne serait mortelle que trois fois sur cent, d'après les relevés statistiques présentés dans ce rapport.

8. En général, ses effets sont d'autant moins graves que le temps de son application est moins prolongé : d'où cette conséquence que pour simplifier autant que possible les expériences de toxicologie il faut laisser le lien constricteur appliqué le moins longtemps possible sur l'œsophage, en ayant soin de ne le serrer que juste au degré voulu pour mettre obstacle au retour des matières ingérées, mais sans intéresser les parois de l'œsophage. La durée de l'application du lien ne devra pas excéder six heures, époque à laquelle les substances ingérées ou ne sont plus dans l'estomac ou bien y ont produit tout l'effet qu'elles peuvent déterminer.

9. La ligature prolongée et étroitement serrée de l'œsophage peut, par les désordres qu'elle produit et par les accidents mortels qu'elle entraîne, faire supposer l'existence de propriétés toxiques dans des substances complétement inoffensives.

10. La ligature de l'œsophage pouvant être mortelle par exception même dans les premières heures qui suivent son apparition, on doit toujours se préoccuper de cette éventualité dans les expériences toxicologiques et s'assurer par un examen attentif des nerfs du cou et des organes respiratoires si aucune lésion n'est intervenue susceptible de compliquer les phénomènes ; puis, comme en définitive toutes les causes de mort après la ligature ne sont pas connues, on ne devra formuler une conclusion qu'autant qu'en répétant les expériences avec les précautions qui viennent d'être indiquées, et surtout sans pratiquer la ligature, comme le faisait Orfila, et comme il recommandait de le faire (2ᵉ édition, p. 29), on aura obtenu des résultats constamment identiques.

§ IV. **Tératologie.** I. ANOMALIES. Sous ce titre nous rangeons : 1° *La transposition de l'œsophage ;* 2° *Sa duplicité.*

1° *Transposition de l'œsophage.* Elle coïncide avec la transposition complète ou partielle des organes splanchniques. Plus haut nous avons relaté une transposition de l'œsophage coïncidant seulement avec un transport du cœur à droite ; l'estomac était à gauche, son extrémité cardiaque seule se trouvait à droite de la ligne médiane formant une grande courbure allant de droite à gauche rejoindre le grand cul-de-sac de l'estomac.

Dans le cas de M. Beaunis, la transposition des organes était complète. Ces deux observations prouvent que la disposition de l'œsophage reste la même, quel que soit le degré de transposition des autres organes splanchniques.

2° *Duplicité de l'œsophage.* Sabatier se contente de dire (*loc. cit.*, t. II, p. 292) : « On a vu des sujets en qui l'œsophage se partageait en deux moitiés égales depuis la première des vraies côtes jusqu'à la sixième où elles se réunissaient pour ne former qu'un seul canal qui se perdait à l'ordinaire dans l'estomac. »

Isidore Geoffroy St-Hilaire (*Traité de tératologie*, t. I, p. 288, édit. de 1832), écrit également : « On connaît chez l'homme des cas, à la vérité, peu nombreux, soit d'absence, soit de duplicité de l'œsophage. »

En 1833 Mondière (*Arch. gén. de méd.*, t. II, 2e série, p. 507) parle de la duplicité de l'œsophage, mais il ne s'appuie que sur le fait de Blasius (*Observationes medicæ rariores;* Leidæ, 1674, in-8).

Ce médecin aurait rencontré un œsophage qui, simple d'abord, se divisait ensuite en deux branches qui, après avoir formé un anneau, se réunissaient en une seule qui s'ouvrait à l'ordinaire dans l'estomac. Malgré nos recherches, nous n'avons pu nous procurer d'autres cas semblables; nos classiques les plus modernes n'en parlent pas, ou se contentent de dire que l'on a trouvé ces duplicités dans des monstruosités.

II. Arrêts de développement. Ils comprennent : 1° l'absence complète de l'œsophage; 2° son cloisonnement complet ou incomplet dans un point quelconque de son parcours; 3° son atrésie avec l'absence partielle d'une partie de sa longueur; 4° la fissure trachéo-œsophagienne; 5° les dilatations et les rétrécissements congénitaux.

1° *Absence complète de l'œsophage.* Mondière (*loc. cit.*, p. 505) écrit qu'il a rassemblé un assez grand nombre de cas de ce genre, il en cite deux entre autres, l'un emprunté à la *Bibliothèque médicale*, t. LXXIV, p. 245, l'autre au docteur Lozach (*Journ. univ.*, t. III, p. 187). Dans la première observation, il s'agissait d'un enfant du sexe masculin qui vécut huit jours éprouvant des symptômes de suffocation chaque fois qu'on essayait de lui faire avaler une petite cuillerée d'eau sucrée. A l'autopsie on fut frappé du volume excessif du foie, il recouvrait jusqu'au-dessous du nombril tous les organes abdominaux, ils étaient tous bien conformés. L'estomac n'avait pas d'orifice supérieur et il adhérait à cet endroit au diaphragme par du tissu cellulaire, le pharynx se terminait en cul-de-sac; entre ces deux points l'œsophage manquait complétement. Dans l'observation du docteur Lozach il y avait absence du pharynx, de l'œsophage et des voies aériennes.

2° *Cloisonnement complet ou incomplet dans un point de son parcours.* Le professeur Rossi (*Arch. de méd.*, t. XV, p. 270) a vu chez un enfant un diaphragme qui fermait complétement l'œsophage au-dessus du cardia. L'enfant avait rendu plusieurs fois du méconium, mais il vomissait tout ce qu'on lui faisait avaler : il mourut le troisième jour.

Ténon (Fourcroy, *La médecine éclairée par les sciences physiques*, t. I, p. 301) a observé un cas à peu près semblable, seulement la cloison existait à la partie supérieure du canal.

Cette cloison peut être incomplète et présenter à son centre une ouverture.

Baillie (*Traité d'anat. pathol.*, Paris, 1803, p. 98, trad. de Ferroll) aurait vu cette disposition.

Je n'ai pu augmenter le nombre de ces faits déjà cités dans le mémoire de Mondière.

2. *Atrésie et imperforation de l'œsophage.* Il existe depuis longtemps des observations de ce genre dans les annales de la science. Une des premières et des plus intéressantes se trouve aussi relatée dans le *Traité d'anatomie pathologique* de Cruveilhier (t. II, p. 232). « Je ne connais pas d'exemple plus curieux, dit cet auteur, d'interception congénitale de l'œsophage que le suivant : chez un fœtus à terme l'œsophage se termine en cul-de-sac au niveau de la partie moyenne de la trachée-artère, et l'on voit renaître l'œsophage de l'angle de bifurcation des bronches : la pièce est déposée au Musée Dupuytren. »

M. Tarnier a lu en 1866 par-devant l'Académie de médecine, séance du 17 juillet, un travail assez complet sur cette question. Ayant eu l'occasion d'observer un enfant atteint de ce vice de conformation, il a tracé l'histoire de cette altération congénitale en la fondant sur une dissection détaillée du fait soumis à son examen, et sur le résumé de douze autres exemples que ses recherches dans les annales de la science médicale lui ont procuré : depuis cette époque quelques faits nouveaux ont été recueillis.

Luschka en a publié un cas en 1869 (*Virchow's Arch.*, t. XLVII, § 378, *Blinde Endigung der Speiseröhre*). Dans la même année Annandale en a publié un autre (*Case of Congenital Malformation of the Œsophagus.* In *Med. Press and Circ.*, March 10, *Edinburg Med. Journ.*, janv., p. 598).

En 1873, séance du 10 décembre, et en 1875, séance du 18 juillet, la Société de chirurgie de Paris entendait la communication de MM. Périer et Polaillon sur deux faits analogues (*Bull. de la Soc. de chir.*, t. II, p. 587, année 1873; *Bulletin et mémoire*, 1875, t. I, p. 615).

Nous donnerons un résumé des faits de Luschka, Annandale et Polaillon, et nous reproduirons *in extenso* celui de M. Périer, il est très-complet, et peut-être le seul, avec celui d'Annandale, dans lequel le diagnostic a été rigoureusement posé pendant la vie.

1. *Observation de Luschka.* Atrésie de l'œsophage congénitale avec embouchure de la partie périphérique dans la trachée-artère : les deux parties de l'œsophage sont reliées par un cordon solide de 1 millimètre de large, aplati, formé de fibres musculaires lisses. La partie inférieure de l'œsophage a son calibre normal et ne contient que des fibres lisses, la partie supérieure, élargie, aux parois épaisses, ne contient que des fibres striées transversalement.

Luschka fait remonter l'origine de ce vice de conformation à une oblitération primitive de l'œsophage à laquelle se seraient jointes ensuite secondairement une usure et une perforation de la paroi postérieure de la trachée par la pression exercée de bas en haut par l'extrémité inférieure de l'œsophage pendant la croissance.

2. *Observation d'Annandale.* Elle appartient à la forme relativement fréquente qui présente avec l'atrésie de l'œsophage une communication de la partie inférieure avec la trachée.

Le nouveau-né rejetait par le nez et la bouche tous les aliments qu'on lui ingérait; l'examen à la sonde élastique permit de démontrer l'atrésie de l'œsophage, l'enfant mourut quarante-huit heures après sa naissance. L'autopsie montra que la partie inférieure de l'œsophage se terminait par un cul-de-sac qui ne tenait que par quelques fibres à la portion inférieure de l'œsophage; on pouvait passer dans cette extrémité par l'estomac jusqu'un peu au-dessous de la bifurcation de la trachée, où elle s'était solidement fixée avec cette dernière, et communiquait avec elle par une ouverture du calibre d'une plume de corbeau à travers la paroi postérieure.

3. *Observation de M. Polaillon.* Enfant mâle né avec deux vices de conformation apparents, savoir : une absence de radius aux avant-bras, avec des mains botes auxquelles manquaient le pouce et l'index, et une imperforation de l'anus avec fistule très-étroite uréthro ou vésico-anale indiquée seulement par des gaz s'échappant par le canal de l'urèthre. Ayant tété trois ou quatre fois quelques heures après sa naissance, il vomissait quelques minutes après le tout provenant de chacune de ses tetées. Opéré le lendemain de l'imperforation de l'anus, il continua à vomir après chaque injection de liquide par la bouche, et à rendre par la bouche et les fosses nasales une grande quantité de mucosités remplies de bulles d'air ; il n'alla pas à la garde-robe, un lavement même fut rendu sans expulsion de méconium. Il mourut quarante-huit heures après sa naissance.

A l'autopsie, on reconnut que la mort n'était point due à l'opération pratiquée contre l'imperforation de l'anus, mais à une imperforation de l'œsophage. Ce conduit faisait suite au pharynx comme à l'ordinaire, mais se terminait en cul-de-sac à 2 centimètres environ au-dessous de son origine ; la trachée, normalement développée, présentait un peu au-dessous de sa bifurcation un orifice qui conduisait dans un canal communiquant avec l'estomac, et qui n'était autre que le bout inférieur de l'œsophage.

4. *Observation de M. Périer. Oblitération du bout supérieur ; ouverture du bout inférieur dans le conduit aérien au niveau de la bifurcation de la trachée.* Le 18 novembre 1873, à sept heures du soir, naquit dans le service d'accouchement de l'hôpital Cochin un enfant du sexe masculin pesant 3500 grammes et en apparence fort bien constitué. On n'avait remarqué chez la mère qu'une exagération notable dans la quantité du liquide amniotique.

Dès la première fois que l'enfant prit le sein, il eut, après quelques efforts de succion, un accès de suffocation accompagné du rejet de ce qu'il avait ingéré de lait. A chaque tentative d'allaitement, les mêmes phénomènes se produisaient. Parfois la suffocation était si accusée et la cyanose si intense que les assistants pensaient que le petit malade allait succomber.

M. Périer vit le malade le 20 novembre, deux jours après la naissance. Il lui fit administrer un peu de sirop d'ipéca, quelques minutes après, l'enfant vomit des matières glaireuses.

Les accidents persistèrent. La voracité devint extrême, les efforts de succion étaient tellement douloureux pour la nourrice qu'elle fut obligée de faire couler le lait dans la bouche.

Les accès de dyspnée se manifestèrent en dehors des tentatives d'allaitement et sans cause appréciable.

Le 22, M. Périer pratiqua le cathétérisme œsophagien avec une sonde uréthrale qui pénétra jusqu'à $0^{m},12$ du bord gingival supérieur ; tout effort pour la faire pénétrer davantage n'avait d'autre effet que de la courber.

Il y avait donc oblitération de l'œsophage, ou pour le moins rétrécissement extrême. Les accès de suffocation indiquaient une anomalie plus complexe, et je songeai à une communication entre l'œsophage et la trachée, communication plus ou moins analogue à celle qui avait été montrée par M. Périer à la Société de chirurgie (séance du 22 octobre). Un instant M. Périer pensa à l'établissement d'une fistule au niveau de l'estomac, mais à défaut d'autres raisons l'état du petit malade eût suffi pour lui faire rejeter cette opération.

Le 23 février, M. Périer vit la luette œdématiée : la moitié inférieure recourbée en avant reposait à plat sur la langue. Comme le frein était fort court, il donna un coup de ciseaux, suivi de l'écoulement de deux ou trois gouttes de sang, et la langue put se porter un peu en avant du maxillaire.

Immédiatement après, il fit donner le sein à l'enfant ; malgré son avidité on ne le laissa pas téter plus d'une minute. Bien qu'il criât très-fort, le vomissement ne survint qu'un quart d'heure plus tard et cette fois sans suffocation. Les accidents reprirent vite leur caractère habituel.

Le 24, l'enfant présentait une teinte subictérique ; il était fort amaigri, la petite plaie buccale était recouverte d'une légère couenne.

Le 25, il y avait des phlyctènes aux doigts et aux lèvres ; à six heures du soir le même jour l'enfant succombait, après avoir *vécu sept jours pleins*. Depuis sa naissance il avait rendu à plusieurs reprises du meconium par l'anus. Il n'avait rien de particulier du côté des voies urinaires.

A l'autopsie, M. Périer trouva l'intestin distendu par des gaz et renfermant peu de meconium. L'estomac était revenu sur lui-même, les parois étaient flasques et minces, le pylore et le cardia faisaient relief, et donnaient aux doigts la sensation d'un noyau résistant. Les poumons présentaient çà et là quelques points ecchymotiques et paraissaient sains dans la plus grande partie de leur étendue.

M. Périer ne constata d'autres anomalies appréciables que celles qui portaient sur l'œsophage et la trachée.

L'œsophage se termine en cul-de-sac à $0^m,105$ au-dessous de l'orifice supérieur du larynx, et à $0^m,02$ au-dessus de la bifurcation de la trachée.

Le fond du cul-de-sac œsophagien est à $0^m,105$ de la pointe de la langue : mais, en exerçant une pression avec la sonde, comme pour l'enfoncer davantage. cette distance peut être portée à $0^m,12$. C'est cette dernière longueur que l'on avait obtenue pendant la vie par le cathétérisme. Cette portion de l'œsophage est remarquable par le développement de la couche musculaire, la paroi a une épaisseur de $0^m,002$. La cessation de ce conduit est brusque, il se perd dans un tissu cellulaire assez condensé, et paraît rattaché à la paroi postérieure de la trachée par quelques faisceaux aplatis et renfermant très-vraisemblablement des fibres musculaires. L'orifice du larynx est normal.

La trachée a l'apparence normale sous le rapport de son calibre, de sa direction et de sa composition par des anneaux cartilagineux interrompus en arrière ; mais de son point de bifurcation, où elle émet les deux grosses bronches qui sont normales, on voit partir un conduit à parois minces, complétement membraneuses, suivant la ligne médiane au devant de l'aorte et traversant le diaphragme pour s'ouvrir dans l'estomac au niveau du cardia. En introduisant une sonde par le larynx, on peut à volonté la conduire dans l'une ou l'autre bronche ou bien directement dans l'estomac. L'insufflation par le larynx distend à la fois les poumons et l'estomac. Ce tube membraneux, étendu de la trachée au cardia, représente la partie inférieure de l'œsophage, la couche musculaire en est fort peu développée : aussi les parois sont-elles beaucoup plus minces que celles du bout supérieur.

Cette disposition anormale permet de se rendre compte des phénomènes observés pendant la vie et de voir qu'une intervention utile était réellement impossible.

Si nous relevons les faits généraux qui se dégagent des observations que la science possède, nous voyons ce qui suit :

La mort est la conséquence forcée de cette malformation. D'après les faits observés par M. Tarnier elle aurait généralement lieu du troisième au quatrième jour. Dans les observations d'Annandale et de Polaillon, elle a eu lieu dans les quarante-huit heures, et dans le fait de M. Périer la vie s'est prolongée pendant sept jours pleins; enfin, d'après M. Tarnier, un enfant auquel on avait administré des lavements de bouillon vécut douze jours. Cette malformation peut se développer seule; d'autres fois elle est liée à d'autres vices de conformation, en particulier l'atrésie anale, et même à d'autres encore, comme dans le fait de M. Polaillon, où l'atrésie anale s'accompagnait de mains botes avec absence du radius, du pouce et de l'index aux deux bras. Toutefois cette coïncidence n'est pas le cas ordinaire, puisque Giraldès, sur plus de cent opérations qu'il a pratiquées pour imperforations de l'anus, ne cite pas d'atrésie de l'œsophage (*Bull. et mém. de la Soc. de chirurg.*, t. 1, p. 616, année 1875). L'existence de cette malformation ne nuit en rien au développement intra-utérin du fœtus. Celui cité par M. Périer était très-bien développé, il pesait 3500 grammes à la naissance. Les deux sexes peuvent également en être atteints.

Peut-on dans l'état actuel de la science donner une origine certaine, invoquer l'action d'une cause capable d'expliquer ces malformations? évidemment non. On avancerait peu la question en disant avec les partisans de la doctrine du bourgeonnement que l'extrémité supérieure partie du pharynx ne s'est pas réunie avec l'extrémité inférieure émanée de l'estomac. D'abord ces bourgeonnements inférieur et supérieur n'ont pas été constatés : à plus forte raison le mécanisme de leur réunion ou de leur isolement. Nos études sur le développement de l'œsophage, fondées sur les remarquables coupes d'histologie faites par notre habile collègue le professeur Morel, avancent à notre avis ce point de la science en lui assurant une base fondée sur l'observation directe des phénomènes normaux de l'évolution de l'œsophage. A son origine, il représente un cylindre plein formé de deux couches distinctes, l'une centrale, l'autre périphérique. C'est à l'évolution de la première qu'incombe la canalisation. On voit en effet les cellules du centre se fondre, disparaître, tandis que les plus externes se tassent en donnant lieu à la formation de cellules épidermiques. Supposons que cette partie de l'évolution n'ait pas lieu, le conduit œsophagien n'existera pas dans ce point, et les deux parties supérieure et inférieure évoluées ne seront plus attachées l'une à l'autre que par des tractus fibreux produits de la deuxième couche ou couche périphérique. C'est en effet ce que nous enseigne l'anatomie pathologique de cette malformation, ainsi que nous le dirons plus loin.

Nous nous sommes moins avancés pour donner une explication satisfaisante de la communication d'un des bouts de l'œsophage et surtout le bout inférieur avec la trachée-artère. Un arrêt de développement survenu à une époque de l'évolution fœtale où une disposition identique pourrait exister n'a jamais été démontré. Et même en admettant que l'appareil de la respiration soit un bourgeonnement de la paroi antérieure du tube œsophago-pharyngien, on serait toujours à se demander pourquoi ces sortes de communications s'établissent surtout au niveau de la bifurcation de la trachée-artère.

Je ne rappellerai que pour mémoire la théorie mécanique de Luschka, qui ferait dépendre, dans l'observation que nous avons citée plus haut, la communication du bout supérieur avec la trachée de la pression que le premier à la suite de son occlusion a dû exercer sur la seconde; les parois se seraient usées, et la communication en aurait été la conséquence. La seule objection que je ferai à ce mécanisme, c'est qu'il ne peut être invoqué pour le bout inférieur, où les communications sont de beaucoup les plus fréquentes.

Nos études histologiques, sans procurer de solution, nous permettent cependant de constater pendant les premiers mois un contact presque complet de ces deux canaux pleins, dont l'un antérieur représente la trachée et l'autre postérieur l'œsophage : leurs parois correspondantes sont à peu près en contact. Ne serait-il pas probable que pendant ces évolutions faussées, ne serait-il pas probable, dis-je, que les couches périphériques s'atrophient et disparaissent, laissant en communication les zones centrales, siége des conduits œsophagien et trachéal, d'où leur communication ultérieure?

Dans son travail, M. Tarnier constate que la disposition la plus fréquente est la terminaison en cul-de-sac du bout supérieur à 3 ou 4 centimètres au-dessous du bord supérieur du cartilage thyroïde, tandis que le bout inférieur dévié s'ouvre dans la trachée à quelques millimètres au-dessus de la naissance des bronches. Une fois cependant la complication avait lieu avec la bronche droite.

Les nouveaux faits consignés dans notre travail confirment les résultats exprimés dans celui de M. Tarnier. L'enfant de l'observation d'Annandale avait son ouverture dans la trachée à sa bifurcation ; il en était de même de celui du docteur Polaillon. Dans l'observation de M. Périer l'occlusion du bout supérieur de l'œsophage était à $0^m,04$ au-dessous de l'orifice supérieur du larynx et à $0^m,02$ au-dessus de la bifurcation de la trachée-artère. Quant à l'orifice de communication du bout inférieur de l'œsophage, il se trouvait à la bifurcation des bronches. On peut donc généraliser en disant que le siége de l'atrésie congénitale de l'œsophage se trouve dans un espace de quelques centimètres limité en bas par la bifurcation de la trachée.

Si les ouvertures de communication avec le conduit ont souvent le diamètre normal de l'œsophage, elles peuvent dans quelques cas être réduites à un diamètre plus petit. Ainsi, dans le fait d'Annandale, l'ouverture de communication n'avait que le volume d'une plume de corbeau.

Dans la plupart des observations et surtout dans celles de Luschka et Périer, on représente le bout supérieur de l'œsophage plus large, à parois plus épaisses, et le bout inférieur plus petit ou à calibre normal et à parois plus minces.

Les recherches histologiques de Luschka prouvent que l'extrémité supérieure de l'œsophage est formée de fibres musculaires striées, tandis que l'on ne trouve que des fibres lisses dans le bout inférieur.

On doit regretter qu'aucune observation ne fasse mention de la position et de la distribution à ce niveau des nerfs pneumogastriques.

Aucun signe extérieur ne traduit au médecin l'atrésie de l'œsophage, on ne doit songer qu'aux signes fonctionnels et à ceux que doit produire le cathétérisme de cet organe.

Les enfants atteints de ce vice de conformation vomissent ce qu'ils tètent ou les substances ingérées quelques minutes après. Parfois, comme dans l'observation de M. Périer, le vomissement ne survient qu'un quart d'heure après l'ingestion. On comprend en effet que ce laps de temps peut être subordonné à la quantité de substances ingérées et surtout à l'ampliation plus ou moins considérable de l'extrémité supérieure de l'œsophage. Sous l'influence de ces vomissements, des accès de suffocation peuvent se produire, sans qu'il y ait communication du bout supérieur avec la trachée. Cet accident se manifesta dans le cas observé par M. Périer; on comprend en effet que sous l'influence d'un réflexe la vomiturition produite par l'arrêt des substances ingérées dans le bout supérieur provoque une réaction identique du côté de l'estomac. Or, si dans ce cas le bout inférieur communique avec la trachée, on expliquera sans peine ces expulsions de mucosités remplies de bulles d'air, telles qu'elles sont indiquées dans l'observation de M. Polaillon. De même par la communication de la trachée avec le bout inférieur on se rend compte de la petite quantité de lait trouvée dans l'estomac; ceci existait dans l'autopsie de Porro (E. Porro. *Sopra un caso di obliterazione congenita dell'esofago.* In *Annali univ. di med.* (*Virchow's Jahresbericht*, 1871, vol. II, p. 144).

Porro donne la description, accompagnée d'un dessin, d'une *atrésie congé nitale de l'œsophage* dans laquelle il y avait communication de l'extrémité inférieure de la trachée.

Une petite fille qui venait de naître éprouvait chaque fois qu'elle commençait à téter avidement une toux subite avec dyspnée et régurgitation du lait avalé. L'examen avec la sonde permit de déterminer le diagnostic. L'enfant succomba au bout de deux jours. La partie supérieure de l'œsophage se terminait en cul-de-sac à 2 centimètres et demi au-dessous de la glotte. De l'extrémité terminée en cul-de-sac de l'œsophage partaient quelques faisceaux musculaires qui allaient s'insérer à la paroi postérieure de la trachée jusqu'à sa bifurcation. La portion inférieure de l'œsophage communiquait par un orifice de 2 millimètres de diamètre avec la trachée, au niveau de la bifurcation. On trouva dans l'estomac quelques traces de lait qui avaient passé par la trachée. Le poumon droit était peu dilaté; les lobules étaient à peine marqués superficiellement.

Le méconium et l'urine peuvent être rendus comme à l'état normal. L'arrêt éprouvé par la sonde dans le cathétérisme œsophagien est sans contredit le meilleur signe que l'on puisse invoquer pour reconnaître l'atrésie congénitale de l'œsophage et le siége de cette occlusion. Toutefois nous rappellerons qu'à l'autopsie M. Périer a pu vérifier que l'on pouvait faire baisser de 2 centimètres le cul-de-sac œsophagien en exerçant sur lui une pression assez forte avec la sonde. Le cathétérisme permettra de séparer l'occlusion simple de l'œsophage avec la simple fissure œsophago-trachéale, telle que nous l'avons signalée d'après l'observation de M. Tarnier rapportée plus haut.

Jusqu'à ce jour la thérapeutique est restée impuissante contre ces malformations. Les lavements de bouillon pourraient bien prolonger de quelques heures ou de quelques jours une malheureuse agonie, mais ils ne sauraient viser à faire vivre l'individu.

L'œsophagotomie externe reste sans indication précise, et j'ajouterai même inapplicable. En effet, le siége de la lésion est dans la cage thoracique, et il nous est impossible même à cette profondeur d'avoir une donnée de quelque valeur opératoire sur le siége de l'extrémité supérieure du bout inférieur de l'œsophage sur lequel devra porter l'opération.

Il reste la gastrostomie. Tout en la considérant comme la seule opération rationnelle, M. Tarnier n'ose la conseiller en raison du volume du foie et du peu de viabilité de l'enfant opéré dans ces circonstances. Pour notre compte nous ne saurions accepter ces raisons, quelle qu'en soit d'ailleurs la force. Après tout, de quoi s'agit-il? d'un enfant voué à une mort certaine. Pourquoi l'art n'essayerait-il pas, même dans les plus mauvaises conditions possibles, le seul moyen qui puisse sauver la vie d'un nouveau-né? Prolonger une existence est au point de vue de l'art, et surtout de la société, une question trop grave pour qu'on se laisse arrêter par des conditions d'ordre inférieur. L'expérience seule dira si cette conduite doit être acceptée comme règle.

Fissure œsophago-trachéale. En raison même de la rareté du fait, nous rapporterons in extenso celui qui a été communiqué à la Société de chirurgie (séance du 23 octobre 1873, p. 475, t. II, 2e série) par M. Tarnier.

T. naquit à la Maternité le 22 septembre 1873 à cinq heures du matin. Cet enfant bien développé en apparence, car il pesait 3590 grammes, respirait avec la plus grande difficulté, et l'on entendait à distance un sifflement ou plutôt un ronflement trachéal très-prononcé. A l'examen des orifices naturels, on remarqua l'absence de l'orifice anal.

On essaya de le faire téter, il prit très-bien le sein; mais après quelques succions il eut un accès de suffocation et rejeta le lait ingéré.

Il y eut une miction à six heures, et on constata alors dans l'urine la présence du méconium presque pur.

A neuf heures du matin, lorsqu'on présenta l'enfant à M. Tarnier, voici dans quel état il se trouvait :

La face était violacée ainsi que les extrémités qui étaient bleuâtres et froides, la respiration pénible et embarrassée; du méconium pur s'écoulait par le méat urinaire.

Chaque fois que l'enfant buvait, la déglutition semblait s'accomplir; mais, après quelques secondes, la respiration était interrompue, la face se congestionnait, et le liquide était rejeté dans un effort de toux.

En présence de ces signes, M. Tarnier diagnostiqua : 1° un rétrécissement de l'œsophage ; 2° une communication entre la partie terminale de l'intestin et de la vessie.

On pratiqua le cathétérisme œsophagien : la sonde pénétra facilement et on abandonna l'idée de rétrécissement de ce conduit; puis M. Tarnier se mit en devoir d'établir un anus artificiel.

L'enfant étant en position, une incision fut pratiquée sur la ligne médiane dans une étendue de 25 millimètres, et venait aboutir à la pointe du coccyx; on incisa couche par couche jusqu'à une profondeur de 15 millimètres à peu près; l'exploration faite avec le doigt ne dénotait nullement la présence de l'intestin, et cependant l'enfant criait beaucoup. Alors M. Tarnier résolut d'employer la méthode de M. Verneuil, c'est-à-dire de pratiquer la résection du coccyx.

5 millimètres de cet os furent réséqués, et bientôt le doigt porté en arrière en déprimant les tissus constata qu'en un point la résistance était moindre et qu'à ce même niveau on percevait une petite tumeur quand l'enfant criait. Une légère incision, qui sectionna une mince couche de tissu cellulaire, fut pratiquée, et l'ampoule intestinale parut. Deux fils furent posés de manière à maintenir d'abord l'intestin et à l'attirer ensuite ; puis l'ampoule fut sectionnée à l'aide d'un coup de ciseaux, on sutura ensuite, et l'intestin arriva sans grand tiraillement en contact avec la peau. La perte de sang fut insignifiante, l'écoulement du méconium avait lieu librement.

Les symptômes d'asphyxie s'aggravèrent bientôt ; mais le soir, neuf heures après l'opération, l'urine était claire, et resta ainsi jusqu'à la mort de l'enfant qui arriva le surlendemain à quatre heures du soir : il avait donc vécu trente-six heures.

Autopsie. L'ouverture de la cavité abdominale démontra qu'il n'y avait pas de trace de péritonite; l'intestin ne contenait presque plus de méconium.

Le tube digestif présentait des malformations à ses deux extrémités :

1° *En haut une fissure longue de 2 centimètres 1/2 qui partait de l'orifice sous-épiglottique, et qui siégeait au niveau de la paroi postérieure de la trachée et antérieure de l'œsophage; elle faisait communiquer ces deux conduits.*

2° La partie inférieure du rectum se terminait en pointe et venait s'aboucher avec l'urèthre, très-près du col de la vessie. Un stylet très-fin fut introduit dans le rectum, et de là dirigé vers l'urèthre, mais il fut arrêté. On remplit alors l'intestin avec de l'eau, et celle-ci ne pénétra pas davantage.

La vessie fut ouverte et ne contenait que de l'urine très-claire, nulle trace d'orifice. L'urèthre fut incisé dans sa longueur, et on trouva au niveau de la portion membraneuse, là où s'insérait l'extrémité pointue de l'intestin, un tissu rougeâtre, qui tranchait sur le reste des parois autant par sa couleur que par sa consistance. Cette tache, à peu près ronde, avait 3 millimètres de diamètre. Évidemment le tissu était de nouvelle formation.

L'intestin avait été ouvert à 12 millimètres de la terminaison et dans sa portion la plus déclive, car sa pointe se recourbait, pour se diriger de bas en haut vers l'urèthre.

Malgré ces détails nous n'avons pas hésité à rapporter toute cette observation; elle nous donne l'histoire de la fissure œsophago-trachéale sans malformation autre de l'œsophage. Elle nous autorise également à regretter quelques détails sur l'anatomie pathologique de cette fissure. N'est-il pas évident qu'à cette hauteur cette lésion reconnue, diagnostiquée, ne serait pas au-dessus des ressources de l'art; on pourrait séparer les deux portions trachéale et œsophagienne et après les avoir isolées empêcher leur communication ultérieure.

Pour compléter les arrêts de développement il nous reste à parler des dilatations et des rétrécissements congénitaux; ils font le sujet des articles suivants. Toutefois nous tenons à faire remarquer qu'en même temps nous parlerons des dilatations et des rétrécissements œsophagiens liés aux autres causes. Sans cela nous nous serions exposé à des redites inutiles.

§ V. **Pathologie.** I. DILATATIONS DE L'ŒSOPHAGE. Il existe dans la science un certain nombre d'observations de dilatation de l'œsophage : mais il faut convenir que leur interprétation, au point de vue étiologique surtout, laisse à désirer. On s'en convaincra facilement en lisant ce que les auteurs des traités de pathologie ont écrit sur ce sujet. Les uns, comme les auteurs du *Compendium de médecine pratique* (t. VI, p. 227) ou comme Béhier (*Conférences cliniques*, 1864, p. 89), en voient la cause dans les diverses maladies dont l'œsophage peut être affecté et surtout le rétrécissement; d'autres laissent entrevoir la possibilité d'une lésion congénitale (Grisolle, *Traité élément. de pathol. int.*, 1re édit., 1844, t. II, p. 358; Velpeau, *Dict. de méd.*, t. XXI, p. 413); quelques-uns, à l'exemple de Nélaton (*Pathol. chirurg.*, t. III, p. 423), se contentent, sans les interpréter, de relater quelques faits curieux. En lisant avec attention la plupart des observations que nous avons pu nous procurer, il nous a semblé que l'on devait séparément parler : 1° des dilatations congénitales; 2° des dilatations purement mécaniques, suite de rétrécissement pathologique. Si cette distinction était purement anatomique, nous n'y insisterions pas : mais à notre avis elle doit apporter de notables instructions pour le diagnostic et le traitement. Cette dernière partie est restée jusqu'à ce jour dans l'oubli le plus complet. Partout on déclare que ces lésions sont au-dessus des ressources de l'art.

1. *Dilatations congénitales.* Nous relèverons les observations suivantes :

Ire *Observation de Hannay* (*The Edinburg Med. and Surgic. Journ.*, juillet 1833, reproduite dans *Gaz. de Paris*, 1833, p. 574).

L..., âgé de trente-huit ans, éprouvait en prenant ses repas la sensation qu'il aurait ressentie, si les aliments s'étaient arrêtés au-dessus de l'extrémité inférieure du sternum, déterminant des efforts douloureux et prolongés. Cette maladie avait commencé longtemps avant par un sentiment de malaise dans la région épigastrique, toutes les fois qu'il prenait des aliments. Peu à peu cette incommodité s'aggrava, et alla même jusqu'à produire dans les derniers temps une sensation de distension insupportable.

Cette souffrance augmentait généralement après un repas un peu copieux, et disparaissait graduellement, mais seulement après quelques heures. Le vomissement le soulageait immédiatement. L'introduction d'une sonde dans l'œsophage n'indiquait la présence d'aucun obstacle. La *difficulté d'avaler existait depuis l'enfance*, et était venue à la suite d'un coup violent reçu sur la poitrine.

Un jour, deux heures après un repas copieux, on le trouva mort au bas du fauteuil dans lequel il avait l'habitude de s'asseoir après le dîner. A l'autopsie, on trouva un long sac étendu sur l'épine dorsale, se projetant dans le côté gauche de la poitrine. Cette dilatation de l'œsophage commençait immédiatement au point de son entrée dans la poitrine, la portion cervicale ayant conservé sa longueur normale. Dans le lieu de sa plus grande dimension, qui était vers le milieu du thorax, il avait plus de seize centimètres de circonférence, lorsqu'il était rempli par du fluide. De ce point, il diminuait graduellement jusqu'à la hauteur du diaphragme, et reprenait sa largeur ordinaire. Les parois du tube offraient plusieurs fois leur épaisseur accoutumée. Elles ne conservaient aucune trace du tissu musculaire et ressemblaient à un morceau de cuir. Elles étaient très-vasculaires. La muqueuse qui recouvrait la surface interne offrait des traces d'arborisations rouges et semblait rude au toucher. Quelques parties étaient lisses et paraissaient moins rouges. Il n'y avait sur aucun point aucune cause d'obstruction, soit à l'intérieur, soit à l'extérieur.

IIe *Observation de Luschka* (*Virchows' Archiv*, vol. XLII, 4e liv., 1868, reproduite par la *Gaz. hebdom.*, année 1868, p. 414).

Il s'agit d'une femme de cinquante ans qui, depuis l'âge de quinze ans, a toujours pu rendre facilement des aliments qui semblaient avoir pénétré dans son estomac. Plus tard, cette femme présentait des phénomènes de rumination.

A l'autopsie on trouva une dilatation considérable de l'œsophage, qui était transformé en une sorte d'estomac à parois épaisses. La longueur de cette poche était de quarante-six centimètres, la largeur de quatorze centimètres, c'est-à-dire que l'œsophage représentait un fuseau plus gros que le bras d'un homme. Il n'y avait au-dessous de l'œsophage aucun épaississement du cardia. La dilatation s'accompagnait d'épaississement des parois qui atteignaient de quatre à cinq millimètres d'épaisseur.

Les fibres musculaires participaient à l'hypertrophie. Elle fut facilement constatée par Luschka sur les fibres striées dont l'existence a été niée dans l'œsophage par certains anatomistes. La muqueuse, bien que ne constituant qu'une faible portion des parois, était épaissie, turgescente, et présentait les traces d'une inflammation catarrhale intense avec érosions hémorrhagiques.

IIIe *Observation.* Dilatation de l'œsophage, par M. Delle Chiaje. Une dame, mère de quatre enfants, bien portante d'habitude, est prise en avril 1833 de fièvre dite gastrique, qui cède le quatorzième jour. Depuis ce moment la malade avale avec difficulté ; il se joint à cet accident de la dyspnée et de l'oppression. Ces phénomènes persistent pendant une année, puis se compliquent de vomissements qui surviennent dès que la malade prend ses aliments. Ceux-ci ne passent dans l'estomac qu'en petite quantité ; leur passage détermine des efforts convulsifs et de l'anxiété jusqu'au moment où la malade s'en débarrasse par le vomissement. Quelquefois le café pris par elle est rendu quatre ou cinq jours après son ingestion, sans avoir subi la moindre élaboration. Malgré tous les moyens thérapeutiques, la mort arrive le 9 novembre 1834.

Nécroscopie. L'œsophage est hypertrophié ; la muqueuse est rouge, épaissie, les fibres musculaires très-développées donnent à la tunique qu'elles forment le volume qu'on lui trouve chez le cheval, le bœuf ou l'âne. Au milieu de son trajet, l'œsophage se dilate, et dans ce point sa tunique musculeuse a l'épaisseur d'une des couches musculaires de l'abdomen. La fin de l'œsophage n'offre rien d'anormal. Le diamètre de la dilatation équivalait à huit fois le diamètre du reste du canal (*Il Progresso.* Naples, 1840).

IVe *Observation.* Hankel (*Rust's Magazin für die gesammte Heilkunde*, 1833) rapporte le fait suivant : Un négociant de cinquante-quatre ans, en mangeant, sentit une bouchée s'arrêter dans l'œsophage. Depuis lors il éprouvait une sensation douloureuse en avalant. Le mal s'accrut, les douleurs devinrent très-vives après chaque repas, une portion des aliments était rejetée. Le malade était obligé de la remâcher pour l'avaler. Une sonde introduite dans l'œsophage arrivait jusqu'à un obstacle qu'elle ne pouvait franchir. La plupart des aliments étaient rejetés. Après le repas il survenait de chaque côté du larynx une grosse tumeur qui, par la pression, vidait son contenu partie dans l'œsophage, partie dans l'estomac. Le malade, après neuf années de souffrances, mourut véritablement de faim et d'épuisement.

A l'autopsie on trouva un diverticulum considérable de l'œsophage sous les fibres transversales du constricteur inférieur du pharynx, l'ouverture de ce diverticule était étroite et n'avait pas le diamètre de l'œsophage : le sac avait trois pouces trois lignes de long et un pouce trois quarts de large. Ses parois assez épaisses étaient constituées par les tuniques de l'œsophage. La tunique muqueuse était atrophiée. Le sac en se remplissant à chaque repas trouvait un point d'appui sur la colonne vertébrale, comprimait l'œsophage d'arrière en avant et le fermait complétement. C'est ainsi que cette lésion anatomique a causé la mort du malade.

Ve *Observation.* Dans les *Bulletins de la Société anatomique de Paris* (année 1867, p. 275) on trouve un autre exemple de dilatation sacciforme. Le sujet est une femme de cinquante-huit ans, morte à l'hospice de la Salpêtrière. Cette femme avait éprouvé à plusieurs reprises des maux de gorge et de la difficulté d'avaler. Rien ne paraissait expliquer ce phénomène.

Elle mourut. A l'autopsie, M. Coffin trouva une poche longue de un décimètre environ, distendue par du vermicelle au lait pris par la malade le jour même de sa mort. Les parois de cette poche étaient formées par la membrane muqueuse du pharynx, et plus en dehors, par une membrane cellulo-fibreuse, très-épaisse et très-dense. Le muscle constricteur inférieur du pharynx recouvrait cette dernière dans ses deux tiers supérieurs ; vers le milieu de la face antérieure de la poche on voyait l'œsophage s'ouvrir par un orifice étroit, ne présentant ni induration, ni rétrécissement, ni anneaux fibreux qui pussent faire croire à une dilatation dépendant d'une accumulation de matières au-dessus d'un obstacle. L'ouverture était au contraire lisse, bien dessinée, et disposée de manière à forcer les aliments à s'accumuler dans la poche avant de descendre dans l'estomac.

VIe *Observation.* Ludlow a également observé le fait suivant, reproduit avec dessin dans la thèse de Follin.

Son malade en attribue la cause à un noyau de cerise arrêté dans les plis du pharynx, et, continuellement poussé par le bol alimentaire, il a fini par se creuser une cavité au moins égale à celle de son volume. Après avoir été rejeté ou non par le vomissement, ce corps a laissé une cavité libre, dont la capacité a augmenté par le séjour des aliments. Au bout d'un an, l'individu qui fait le sujet de cette observation reconnut qu'une heure et quelquefois deux heures après le repas une partie des aliments revenait dans la bouche, sans avoir subi aucune élaboration. La quantité des matières rejetées augmenta graduellement, et le temps qui s'écoulait entre le repas et cette espèce de régurgitation diminua au point que les aliments revenaient ainsi au milieu du dîner. Les accidents allèrent toujours en s'accroissant. On crut à l'existence d'un rétrécissement squirrheux. La sonde ne descendit pas au delà de l'endroit où le canal pénètre dans la poitrine.

Le malade étant mort d'inanition, on trouva à l'autopsie un vaste sac musculaire entre l'œsophage et la colonne vertébrale. Ce sac était pendant dans la cavité thoracique, il était formé par la dilatation de la partie inférieure du pharynx, et n'avait contracté aucune adhérence avec les parties voisines.

De l'étude comparative de ces six observations il résulte que les dilatations œsophagiennes peuvent affecter deux types différents : les unes occupent toute la circonférence de l'œsophage (dilatations cylindriques) ; les autres ne sont que des diverticulums, de véritables dilatations sacciformes. Les premières occupent surtout la portion thoracique de l'œsophage, les autres se développent plus volontiers à la jonction de l'œsophage et du pharynx.

Les trois premières observations, celles d'Hannay, de Delle Chiaje et de Luschka, appartiennent au premier type ; les trois autres, celles de Hankel, de la Société anatomique et de Ludlow, sont des exemples de la dilatation sacciforme.

Les parois de ces dilatations sont formées de couches semblables à celles de l'œsophage, seulement hypertrophiées. L'hypertrophie porte spécialement sur le tissu musculaire. Les exemples les plus frappants sont ceux de Delle Chiaje et de Luschka : ce dernier anatomiste put facilement constater l'hypertrophie des fibres striées dont l'existence est même contestée par plusieurs anatomistes. L'hypertrophie peut envahir la couche cellulo-fibreuse comme dans la première et la quatrième observation.

La muqueuse est parfois amincie, d'autres fois hypertrophiée, souvent couverte d'arborisations vasculaires avec des érosions hémorrhagiques.

Le diamètre de la dilatation varie dans les deux espèces. Elle peut, dans la forme circulaire, atteindre un diamètre de quatorze centimètres et une longueur de quarante-six centimètres comme dans l'observation de Luschka. Dans l'observation de Hankel, le diverticulum mesurait en longueur près de quatre pouces et près de deux pouces de large. Ludlow, à l'autopsie de son malade, trouva un sac pendant dans la cage thoracique.

Notons avec soin que dans toutes les observations rapportées ci-dessus l'œsophage n'offrait aucune stricture au-dessous des dilatations.

Les symptômes qui accusent ces lésions sont physiques et fonctionnels : les premiers manquent dans les dilatations circulaires, tandis qu'ils s'accentuent dans les dilatations sacciformes. Elles se présentent d'ordinaire sous forme de tumeurs situées dans les environs du larynx; elles augmentent pendant la déglutition des aliments. On peut par des pressions vider leur contenu dont une partie coule vers l'estomac, tandis que l'autre sort par la bouche. Un des faits les plus remarquables de ce genre est celui du docteur Bennett (*Arch. gén. de méd.*, t. XIII, p. 492, 1842); il vit chez une femme de dix-neuf ans une double dilatation siégeant de chaque côté du cou. Pendant la déglutition de liquides, surtout, ces deux poches se remplissaient, puis de là ils repassaient dans l'œsophage en produisant un bruit de gargouillement. On comprend l'absence de ces signes physiques dans les dilatations circulaires; elles siégent dans la portion thoracique de l'œsophage, leur augmentation de volume se trouve masquée par la profondeur des cavités qu'elles occupent.

La gêne de la déglutition est un des premiers symptômes fonctionnels. Presque tous les malades accusent un arrêt douloureux des aliments à la hauteur du point où siége la lésion. A cette gêne s'ajoute, avec le temps, un sentiment de distension parfois insupportable, comme chez le malade de Hannay. Ce sentiment de distension est dû à l'accumulation des aliments dans la cavité dilatée, et l'on comprend que ce symptôme doit être plus marqué dans la première variété de dilatation, en raison de la présence à ce niveau sur l'œsophage du réseau plexiforme des nerfs pneumogastriques. Ce sentiment de distension disparaît graduellement après quelques heures, soit que les matières alimentaires aient passé dans l'estomac, ou que par régurgitation elles soient revenues par la bouche.

S'il est difficile de donner une explication satisfaisante de l'arrêt des matières dans la généralité des cas de dilatation œsophagienne, il est facile d'en comprendre parfois certains mécanismes, celui, par exemple, indiqué dans notre troisième observation : la dilatation sacciforme, en se remplissant, s'appuyait sur la colonne vertébrale, et fermait complétement le conduit œsophagien.

Tous les malades éprouvent une sorte de rumination, ou le rejet des aliments à une époque plus ou moins éloignée du repas. Quand le mal dure depuis longtemps, le vomissement succède au repas et apporte d'ordinaire un certain soulagement. Mais au début de la maladie, ou sous l'influence de certaines dispositions anatomo-pathologiques, les aliments peuvent séjourner plus ou moins longtemps dans la dilatation, quelle que soit sa forme. Collomb rapporte qu'un seigneur de Berne rendait ses aliments tous les quatre ou cinq jours (*Œuvres médico-chirurgicales*, p. 307, 1798).

Parfois les aliments rejetés n'ont subi aucune altération, d'autres fois ils offrent un certain degré de putréfaction. Chez ces derniers malades l'haleine est infecte et peut servir de symptôme à la maladie.

Chez quelques malades l'affection ne laisse aucune trace sur la santé générale, tandis que chez d'autres il s'y joint de l'affaissement, de l'amaigrissement et même les symptômes d'une véritable fièvre hectique. Après neuf années de souffrances le malade, sujet de notre troisième observation, mourut de faim et d'épuisement.

L'autopsie explique cette terminaison en nous faisant voir l'occlusion complète de l'œsophage par pression, sous l'influence du développement du diverticulum par l'introduction des matières alimentaires.

Si nous avons rattaché ces six observations à une lésion congénitale, c'est en raison même de l'absence de toute cause mécanique appréciable. Je sais bien que dans l'observation 1 il est question d'un coup violent sur la poitrine, coïncidant avec le début de l'affection, et que, dans les observations 3 et 5, on parle d'une bouchée d'aliments et d'un noyau de cerise arrêtés dans l'œsophage. Aucun médecin sérieux ne s'arrêtera à discuter la valeur de ces causes banales dont la fréquence cadrerait mal avec la rareté des faits pathologiques dont il est question dans cet article.

Au surplus, certains faits d'anatomie comparée viennent corroborer notre manière de voir. Chez le cheval (t. I, p. 552, t. II, p. 144, *Canstatt's Jahresberichte*, année 1871), Zahn a cité deux cas de diverticulum se remplissant pendant la déglutition ; ils existaient à la partie inférieure du cou, ils ne paraissaient pas influencer la santé de ces animaux.

Au surplus, nous ne prétendons pas affirmer que nos malades sont venus au monde avec les lésions telles que l'autopsie les donne, mais avec des prédispositions organiques que la fonction a développées plus tard.

Dans ces dernières années, le docteur Waldenburg a utilisé l'emploi d'un œsophagoscope à l'étude de la dilatation située à la partie supérieure de l'œsophage. Cet instrument consiste en des tubes métalliques que l'on introduit dans la dilatation : par l'éclairage on peut étudier l'état de la muqueuse.

2. *Dilatation, suite de rétrécissement.* D'après Béhier (*loc. cit.*, page 90) toute dilatation doit être rattachée à un rétrécissement pathologique placé audessous d'elle, dans l'ordre de la circulation alimentaire. D'après ce qui précède, nous savons que penser de cette généralisation trop absolue. J'aime mieux l'assertion suivante du même auteur quand il affirme la fréquence relative des dilatations à la suite des rétrécissements cancéreux, et leur extrême rareté à la suite des rétrécissements cicatriciels. Toutefois Béhier, dans cette énumération, a laissé une lacune. Dans la science, on trouve des observations de dilatation plus fréquente succédant à des rétrécissements congénitaux situés au cardia ou dans un point de l'œsophage ; les observations suivantes me semblent devoir être rangées dans cette catégorie.

1. *Observation de Rokitanski* (*Arch. gén.*, 1840, t. IX, p. 330). Un jeune homme de vingt-quatre ans, domestique, souffrait depuis neuf ans de vomissements qui se manifestaient souvent, et surtout après avoir pris des aliments d'une digestion difficile. Depuis quelque temps il sentait son malaise augmenter à la suite d'usage plus considérable de bière, il offrait les symptômes suivants : nausées, envies de vomir, hoquet, lipothymies, constipation, soif opiniâtre. Les traits de la face étaient altérés, les yeux enfoncés, les paupières livides, la peau sèche et refroidie, le pouls petit et fréquent, la langue recouverte d'un enduit blanc et visqueux ; l'abdomen était dur, un peu sensible à la pression dans la région épigastrique ; respiration courte et fréquente, toux sèche. On administra le tartre stibié. Le soir, ce malade fut pris de diarrhée, il vomit des matières alimentaires à demi-élaborées et très-fétides, il se sentit un instant soulagé. Toutefois, les jours suivants, les mêmes symptômes se reproduisirent et le malade succomba treize jours après l'invasion des symptômes alarmants.

Autopsie. . L'ouverture de l'œsophage dans l'estomac est étroite et forme un anneau épais, saillant dans la cavité de l'estomac, à peu près comme le museau de tanche de l'utérus dans la cavité du vagin. Au-dessus de cet anneau, l'œsophage depuis l'estomac jusqu'au pharynx forme une énorme dilatation qui pourrait vers le milieu recevoir le bras d'un homme de moyenne force, il est rempli de matières épaisses, pelotonnées et formant un cylindre continu tapissé par une couche de mucus blanchâtre et épais. Les tuniques de l'œsophage sont hypertrophiées, surtout la membrane musculaire, dont la couche la plus interne offre presque une ligne d'épaisseur. Depuis un pouce environ au-dessus du cardia jusqu'au tiers supérieur du canal, on voit de nombreuses ulcérations qui ont depuis la largeur d'une lentille jusqu'à celle d'une pièce de monnaie. Elles sont taillées à pic.

II. *Observation de Cassan* (*Arch. génér.*, t. II, 1836, page 79). Homme de soixante-dix-sept ans. Déglutition des aliments solides difficile depuis la naissance, à la suite de la pose d'un faux râtelier, inflammation qui de la bouche s'étend à d'autres parties du tube digestif. Vomissements pendant plusieurs mois, puis appétence, mais gêne de la déglutition; les solides sont impossibles à avaler, ils sont ramenés par une régurgitation involontaire et mêlés avec une grande quantité de mucus; la déglutition des liquides a lieu avec une sorte de gargouillement : frictions sur le cou pour vider la poche de la présence de laquelle il a sensation. Il sent aussi que les aliments ingérés passent par une vraie filière, il sollicite le cathétérisme œsophagien, on le lui refuse, pensant que l'obstacle est au cardia; mort par inanition.

Autopsie. Poche formée par la dilatation de la paroi postérieure et des parties latérales du pharynx; sa face antérieure est formée par la face postérieure du larynx. Cette espèce de jabot est terminée en avant et en bas par un rétrécissement subit percé d'un pertuis circulaire à bords froncés d'une ligne de diamètre *sans la moindre altération de tissu.* Cette petite ouverture conduit par un canal de même dimension garni de plis longitudinaux et de 8 lignes de longueur dans l'œsophage.

III. *Observation de C. Berg* (*Die Traubespindelformige Erweiterung der Speiseröhren und das Wiederkauen beim Menschen.* Tübingen, 1868). Dilatation fusiforme totale de l'œsophage et de la rumination chez l'homme.

Prêtre pensionné de soixante-cinq ans, atteint depuis longtemps de difficulté de la déglutition, améliorée par l'introduction de la sonde œsophagienne. Plus tard, on ne parvint plus à faire pénétrer la sonde dans l'estomac. Elle s'engageait dans un diverticulum. A cette époque, le malade pouvait absorber une plus grande quantité d'aliments solides ou liquides; mais à peine en avait-il absorbé une certaine quantité qu'il était pris subitement, et sans aucun malaise préalable, de nausées et de vomissements à la suite desquels il rendait une partie des aliments avalés.

Quand le malade avait avalé les trois quarts environ d'une chopine de liquide, ce dernier était projeté violemment au dehors; quant aux matières solides, elles étaient rendues moins violemment, ce qui permettait au malade de les ravaler. Il lui arrivait pendant la conversation de s'arrêter subitement, de faire des mouvements de déglutition forcée et de reprendre la parole. Le malade parvenait à vider spontanément le contenu du diverticulum, quand ce dernier était suffisamment rempli. Il n'avait qu'à faire, à cet effet, quelques efforts de vomissement : ces phénomènes persistèrent pendant plusieurs années et le malade succomba dans un amaigrissement complet.

A l'autopsie, on trouva, à 5 centimètres environ au-dessous du cartilage cricoïde, dans la paroi postérieure de l'œsophage, un diverticulum assez volumineux. Ce dernier renfermait des résidus alimentaires, mélangés de mucus et présentant une réaction acide assez prononcée. Le diverticulum offrait dans sa plus grande largeur 10 centimètres, et 9 centimètres de long. Sa capacité était d'environ 5 onces. Au niveau de l'origine de ce diverticulum, l'œsophage était rétréci au point qu'on pouvait à peine y faire pénétrer une plume d'oie; l'orifice du diverticulum permettait, au contraire, l'introduction facile du doigt. A la distance d'un pouce au-dessous du rétrécissement, l'œsophage reprenait son calibre normal.

L'auteur pense que dans les derniers temps de la vie la nutrition s'était opérée exclusivement par l'intermédiaire du diverticulum, vu la disposition de l'orifice de ce dernier et du rétrécissement de l'œsophage. Cette disposition était telle que tous les aliments ingérés devaient pénétrer évidemment dans le diverticule. De plus, on ne trouva à l'autopsie aucune trace d'aliments dans l'estomac. L'auteur appuie encore son opinion sur ce fait que les liquides renfermés dans le diverticulum présentaient une réaction acide. Il semblerait donc que la muqueuse sécrétait à ce niveau un liquide digestif supplémentaire. Il est vrai de dire néanmoins que la réaction acide peut également s'expliquer par la fermentation.

La forme des rétrécissements, l'absence de lésions dans les tissus, indiquent largement que ces lésions d'origine congénitale ont donné naissance aux deux formes de dilatation que nous avons signalées plus haut; les mêmes considérations pathologiques s'y rattachent, et comme les précédentes elles peuvent exister sans abréger sensiblement la durée de l'existence : témoin cet homme de soixante-dix-sept ans, sujet de la deuxième observation, et l'autre de soixante-cinq ans, sujet de la troisième observation.

3. *Dilatation, suite de rétrécissement pathologique.* En première ligne se range le rétrécissement dû aux dégénérescences cancéreuses des parois de l'œsophage. Nous ne saurions trop insister ici sur l'extrême confusion qui règne sur cette question dans les traités de pathologie, et même dans les mémoires spéciaux, comme celui de M. Béhier. Ce professeur regretté, dans ses derniers travaux publiés sur la matière (*Conférences de clinique médicale.* Paris, 1864, p. 89), a fait un mélange sans distinction de toutes les dilatations, quelles qu'en soient les causes. Il en est résulté que l'auteur n'a pu et n'a su donner aucune déduction pathologique sérieuse des très-nombreuses observations dont il a accumulé les résumés à la suite de son travail, et cependant que de déductions thérapeutiques ne pourrait-on pas extraire de telles richesses dues à l'observation! Nous essaierons de combler cette lacune. Citons d'abord, comme nous l'avons fait précédemment, quelques observations, types de dilatation, suite de rétrécissement cancéreux.

I. *Observation de Grisolle.* Homme de soixante-trois ans. Dysphagie à la suite d'une contrariété. Douleur sourde d'abord dans plusieurs points, puis seulement vers la partie inférieure du canal. Dysphagie croissante, vomissement œsophagien, selon l'expression du docteur Wichmann, douleurs lancinantes, expulsion de stries sanguines et de mucosités, strangulation à la poignée du sternum, état spasmodique qui s'étend du pharynx à l'œsophage et envahit les muscles abdominaux, lors de la déglutition; mort; à l'autopsie cancer ayant envahi deux pouces et demi de l'œsophage à sa partie moyenne; l'une des ulcérations cancéreuses communiquait avec une vaste poche creusée dans la partie postérieure de ce canal, et peut-être aussi avec une excavation située dans le poumon droit ramolli, putréfié (*Bulletin de la Société anatomique*, 1832, page 118).

II. *Observation de Laborde* (*Compte rendu de la Société de biologie*, 1853, page 43). Homme de soixante et dix ans, se plaignant de l'impossibilité d'avaler les liquides ou les solides qui sont fatalement rejetés un peu après qu'ils sont arrivés à la moitié du cou ; une sonde œsophagienne pénètre sans rencontrer le moindre obstacle jusque dans l'estomac. Point de tumeur au cou. On croit à un spasme œsophagien ou à une simulation. Trois semaines plus tard, on constate le rejet des matières ingérées : arrêt de la sonde après qu'elle a franchi environ le tiers supérieur du conduit; un effort douloureux pour le malade permet de franchir l'obstacle, et une déglutition plus facile en est la conséquence momentanée. Peu après, la sonde introduite de nouveau est invinciblement arrêtée, et lorsqu'on la maintient les liquides arrêtés comme elle remontent par son conduit. Mort subite par apoplexie.

Autopsie. Rétrécissement circulaire de l'œsophage siégeant à la partie inférieure du cou, au point où cet organe répond à la bifurcation de la trachée-artère et plus particulièrement à la bronche gauche. Pouvant à peine admettre le doigt, ce rétrécissement est constitué par une bandelette nacrée de tissu squirrheux, dont l'examen histologique montre une grande quantité de cellules fusiformes, fibroplastiques, entourées d'amas de granulations moléculaires, amorphes, et d'épithélium cylindrique de la muqueuse œsophagienne et de deux ou trois lambeaux de fibres musculaires striées en travers. Cette bandelette circulaire a environ un centimètre et demi de largeur. Dilatation ampullaire en forme de jabot au-dessus du rétrécissement.

Nous nous contentons de ces deux exemples types : le premier démontre que ces larges dilatations succédant au cancer œsophagien sont, le plus souvent, la conséquence de vastes cavités du tissu cancéreux ramolli et étendu aux organes voisins; le second prouve qu'à la suite des rétrécissements cancéreux, lents dans leur marche, il peut se développer des poches œsophagiennes en général peu considérables; mais, si l'on consulte la masse des observations contenues dans les archives de la science relatives au cancer de l'œsophage, on voi que, quel que soit son siége, ces dilatations sont fort rares. Pour mon compte, j'ai fait l'autopsie d'un certain nombre d'individus atteints de cette lésion, j'ai donné mes soins à 15 cancéreux au moins, et dans aucun cas je n'ai pu constater la moindre dilatation au-dessus de la dégénérescence cancéreuse. Il est donc inutile de faire intervenir pour une dilatation fort rare, comme le fait Béhier, l'altération des parois musculaires de l'œsophage, ou le temps plus ou moins long que met le cancer à la développer, et même le siége du cancer dans une région inférieure du conduit œsophagien.

4. *Dilatation, suite de rétrécissement cicatriciel.* Nous citerons également deux observations :

I. *Observation du docteur Meyer*, de Berlin (*Med. Zeitung*, 1838, nos 339 à 341; extrait des *Arch. génér. de méd.*, 1853, t. XIV, p. 102).

Homme ayant depuis son enfance des accidents de dysphagie, à la suite de l'ingestion d'une certaine quantité de lessive de savon. Le 1er février 1838, un fragment de saucisse s'arrête dans le point où le bol alimentaire passait habituellement avec difficulté : efforts violents qui amènent du sang, douleur vive à l'épigastre. Le côté droit de la face enfle une heure après. Un chirurgien pratique le cathétérisme sans amélioration. Impossibilité du décubitus dorsal. Le malade se penche en avant pour se soulager. Face cyanosée, emphysème souscutané de la moitié droite de la face, du cou et de la partie supérieure du thorax, envahissant bientôt tout le thorax et les bras jusqu'aux coudes. Douleurs vives à la base de l'appendice xiphoïde. Mort cinquante heures après l'accident.

A trois pouces du cardia, ulcération de la partie antérieure de l'œsophage, longue de un pouce et demi, large de trois quarts de pouce, à bords lisses et taillés dans quelques points comme avec un emporte-pièce. La muqueuse, détruite dans une plus grande étendue que la musculeuse, n'est ni épaissie ni ramollie. *La partie supérieure de l'œsophage est un peu dilatée.* Immédiatement au-dessus du cardia ce conduit est rétréci, la musculeuse est épaissie à ce niveau, il n'y a point de cicatrice. Au niveau de l'ulcération des parois de l'œsophage, le médiastin postérieur contenait une collection de liquide avec mélange de parcelles d'aliments et les parois sont gangréneuses. L'emphysème qui s'est répandu au reste du corps a commencé par le côté droit du médiastin. Double épanchement pleurétique.

L'épanchement du médiastin n'était pas le fait d'un abcès, mais d'une rupture récente; l'ulcération n'était pas ancienne, elle résultait probablement de l'emploi de l'émétique et de celui de la soude.

IIe *Observation* (Boudet, *Bull. de la Soc. anat.*, 1841, p. 45). Homme de cinquante ans, ayant avalé, quatre mois et demi avant, vingt-cinq centilitres d'eau seconde. On crut à la déglutition d'un acide, magnésie à l'intérieur. Peu à peu dysphagie. Mort par inanition.

Autopsie. Deux rétrécissements à l'œsophage. Le premier plus fort avec dilatation au-dessus; le deuxième plus faible, dilatation moindre.

Ces deux observations prouvent assez qu'à la suite de ce genre de rétrécissement les dilatations de l'œsophage ne sauraient acquérir une dimension considérable, l'altération cicatricielle des parois s'y oppose.

Si maintenant nous jetons un coup d'œil d'ensemble sur ces diverses formes étiologiques de dilatation, il est incontestable qu'à côté de certaines ressemblances il y a des dissemblances considérables au point de vue anatomo-pathologique, pronostique et surtout thérapeutique, partie complétement délaissée dans nos œuvres classiques. Cet oubli tient, comme je l'ai dit plus haut, à la confusion qui a régné jusqu'à ce jour sur les causes multiples de cette lésion en apparence uniforme, et cependant dans cet ordre d'idée quelle distance ne doit-il pas y avoir entre une dilatation, suite d'une altération cancéreuse, et celle liée àune disposition congénitale !

Évidemment la thérapeutique des dilatations, suite de cancer, est subordonnée à l'affection principale : nul traitement ne leur est applicable. Il n'en est déjà plus de même dans celles liées au rétrécissement cicatriciel. Nous verrons plus bas que ce genre de rétrécissement peut être guéri, et sa guérison entraîne celle de la dilatation concomitante. Mais où la différence s'accentue, c'est dans les dilatations congénitales.

Les diverticulums situés dans la région du cou peuvent, à notre avis, et doivent être désormais attaqués par nos moyens opératoires. Bien que je n'aie pu trouver un seul sujet opéré, je n'hésite pas à tracer en quelques lignes le procédé opératoire que je suivrais en cette circonstance; il est uniquement basé sur les détails d'anatomie normale de la région et les données de l'anatomie pathologique de ces dilatations sacciformes.

Supposons un malade dans des conditions identiques à celles du sujet de l'observation du docteur Haukel. Nous pratiquerions sur les côtés du cou, près du bord antérieur du muscle sterno-mastoïdien, une incision qui nous permettrait d'arriver par une dissection lente jusque sur la tumeur; une fois celle-ci mise à nu, nous séparerions la couche musculaire, de la fibreuse et de la muqueuse. Ces deux dernières, isolées, nous les retrancherions complétement jusqu'au voisinage de l'ouverture de communication avec l'œsophage ou le pharynx; nous enlèverions ensuite des trois quarts aux deux tiers de la portion musculaire, et sur le reste, après avoir rapproché les surfaces cruantées, nous placerions une série de sutures qui les maintiendraient dans un contact exact jusqu'au niveau de l'orifice de communication. Nous aurions aussi au niveau de cette ouverture une cicatrice qui la fermerait complétement, et forcerait les substances alimentaires à suivre le conduit œsophagien. Nous ne doutons pas un instant du succès d'une telle opération.

Quant à la dilatation cylindrique congénitale, je ne la crois pas au-dessus des ressources de l'art, si on parvenait à s'assurer de son existence. Il suffirait selon nous de nourrir pendant un certain temps les personnes avec la sonde œsophagienne, tout en soumettant journellement l'œsophage à des courants galvaniques établis de la bouche à l'anus.

Il est bien entendu qu'après la destruction des dilatations sacciformes dépendant d'un rétrécissement congénital on s'occuperait de ce dernier. La thérapeutique rentrerait dans celle des rétrécissements œsophagiens, et serait surtout passible de l'emploi de la dilatation progressive et sans doute de l'œsophagotomie interne.

II. Rétrécissements de l'œsophage. L'œsophage, comme tous les canaux dont les parois renferment des tissus à fonctions différentes, peut être atteint de plusieurs espèces de rétrécissements. Quelques-uns devant former des articles à part dans ce Dictionnaire, ne figureront point ici. Aussi les rétrécissements inflammatoires rentreront dans l'étude de l'œsophagite, les rétrécissements spasmodiques seront traités au mot *œsophagisme*. Cette élimination faite, nous rangeant à l'avis des auteurs qui limitent le rétrécissement à la diminution plus ou moins considérable du conduit physiologique par une altération histologique des tissus composant les parois, nous étudierons les rétrécissements : 1° congénitaux; 2° cicatriciels; 3° organiques. Sous le nom d'obstruction nous comprendrons toutes les causes intérieures ou extérieures pouvant faire obstacle à la perméabilité du canal.

Envisagée d'une façon générale, l'étude des rétrécissements de l'œsophage n'a été faite d'une manière suffisante que dans le courant de ce siècle. Sans doute il en est question dans les écrits antérieurs, mais ces données sont vagues et ne portent guère que sur les troubles fonctionnels. Nos notions ont grandi de ce côté, grâce aux travaux de Mondière, à ceux de l'école de Strasbourg, relatés surtout dans la thèse inaugurale de M. Wimpffen (*De la gastrotomie et de ses indications*. Strasbourg, 1850). Dans ce travail se trouvent citées les expériences de M. Sédillot pour instituer la gastrostomie, les recherches cliniques du professeur Schutzenberger. Puis sont venues successivement la thèse de concours de M. Follin, les leçons cliniques de Béhier, recueil fort instructif de nombreuses observations sur la matière et quelques thèses inaugurales soutenues à la Faculté de Paris. En Allemagne nous citerons surtout l'ouvrage de Hamburger.

1° *Rétrécissements congénitaux.* Les auteurs de pathologie parlent peu ou point des rétrécissements congénitaux de l'œsophage. Ce silence absolu ou relatif indique sinon l'absence, au moins l'extrême rareté de ces sortes de lésions.

Ils accompagnent généralement les dilatations congénitales : aussi les avons-nous déjà signalés dans les trois observations de dilatation congénitale relatées dans le chapitre précédent.

Dans la première (*observ. de Rokitanski*) le rétrécissement siégeait à l'entrée de l'œsophage dans l'estomac. Dans la seconde et la troisième (*observ. de MM. Cassan et Berg*) la portion supérieure de l'œsophage était remplacée par un canal de petite dimension ayant huit lignes de longueur.

C'est encore à une disposition congénitale que l'on doit rapporter ces rétrécissements annulaires de l'entrée de l'œsophage tels que Everard Homes et Chelius en ont décrit. Je cite l'observation d'Everard Homes (*Biblioth. médic.*, t. VIII, p. 260) : Femme de cinquante-neuf ans éprouvant depuis son enfance une étroitesse du gosier. La dysphagie va en augmentant, accès de dyspnée, une métrorrhagie semble suivie de l'aggravation de ces deux symptômes. Nausées, vomissements noirs, douleur vive, aphthes sur la fin de la maladie, mort d'inanition.

Autopsie. Estomac sain. Œsophage offrant immédiatement derrière le premier anneau de la trachée un rétrécissement annulaire régulier formé par la membrane interne, qui offrait son aspect naturel.

En nous basant sur les quelques faits que nous venons de signaler on voit que la lésion croît d'intensité avec l'âge. Elle altère la déglutition des aliments et amène la mort par inanition. Le caractère anatomique de ses rétrécissements, c'est de n'offrir que l'angustie sans altération des parois de l'œsophage. Ces rétrécissements s'accompagnent surtout de ces vastes dilatations dont nous avons parlé plus haut.

Dans quelques cas l'extrémité stomacale de l'œsophage peut prendre la forme du museau de tanche de la matrice (*observ. de Rokitanski*). Je ne puis m'empêcher de signaler le rapprochement suivant : les rétrécissements congénitaux ont une grande ressemblance avec ceux que produit l'absence de la fonction d'un canal pendant un certain laps de temps. M. Verneuil les a désignés dans ces derniers temps sous le nom de rétrécissements atrophiques (*Dict. encyclopéd.*, t. V, 3e série, p. 244).

Leur genèse se rattache évidemment au mode d'évolution de l'œsophage que nous avons rappelé plus haut. On sait en effet que le canal central de l'œsophage d'abord plein se forme par la fonte des cellules qui se remplissent. Supposons ce travail troublé, et l'on comprendra facilement le mécanisme de ces malformations par un véritable arrêt de développement.

2° *Des rétrécissements cicatriciels.* Le caractère général de cette sorte de rétrécissement est de succéder à des pertes de substance des parois œsophagiennes, quelle qu'en soit du reste la cause.

Étiologie. Les causes peuvent se diviser en externes et internes.

Parmi les causes externes nous signalerons l'action des causes traumatiques agissant sur les parois œsophagiennes et produisant des pertes de substances plus ou moins étendues : ainsi les plaies faites par des instruments tranchants, les déchirures succédant à l'extraction des corps étrangers, les plaies par armes à feu. Watter (*De deglutitionis difficilis causis abditis.* In *Halleri disput. medic.*,

t. Ier, p. 577) a cité un rétrécissement cicatriciel succédant à l'expulsion d'un polype de l'œsophage.

Des causes externes peuvent aussi, en prolongeant leur contact avec les parois de ce conduit, produire des rétrécissements. Ainsi la présence longtemps prolongée d'un corps étranger amène une ulcération plus ou moins étendue dont la cicatrisation entraînera l'angustie du conduit, soit par cicatrice rétractile ou induration des parois.

Dans le *Recueil périodique*, t. XLIII, p. 105, on lit l'histoire d'un garçon qui conserva pendant treize ans dans l'œsophage une pièce d'un demi-sou, qu'il avait avalée à l'âge de quatre ans, sans rappeler les accidents nombreux qu'il présenta pendant ce laps de temps. Après sa mort, qui fut le résultat d'une véritable inanition, on trouva la partie de l'œsophage où la pièce était retenue dure et considérablement rétrécie par un travail inflammatoire chronique.

Les auteurs rapportent nombre de faits analogues dus à des noyaux de fruits, des épingles, des arêtes de poisson (*Biblioth. médic.*, t. XXXIX, p. 389; *Mémoire de l'Acad. des sciences*, 1716; *Recueil périodique*, t. XXXIV, p. 13 et 20; *Gaz. méd. de Paris*, 1842, p. 847); la pustulation due à l'emploi prolongé du tartre stibié semble appartenir à ce même ordre de causes. Béhier (*loc. cit.*, p. 64) parle d'un malade atteint de pneumonie et traité par l'emploi du tartre stibié à la dose de 0,50 par jour. A la suite de cette médication il fut pris de hoquet et de régurgitation sans vomissement; il succomba. A l'autopsie on trouva à la partie supérieure de l'œsophage quatre à cinq grosses pustules d'ecthyma. La partie inférieure en présentait un très-grand nombre sous forme de véritables plaques ecthymateuses analogues à celles que fournit l'application du tartre stibié sur la peau.

Le professeur Schutzenberger a observé un cas analogue (thèse de M. Wimpffen, Strasbourg, 1850, p. 12).

L'ingurgitation volontaire ou involontaire de liquides caustiques amènent des résultats identiques. On trouve dans la science bon nombre d'observations de ce genre, outre celles qui lui sont propres. Béhier dans son ouvrage rapporte celles de Bayle, Cayol, Wolf de Berlin, Syme d'Édimbourg, Bérard aîné, etc. Dernièrement nous avons vu un cas analogue chez une petite fille de quatre ans qui avait avalé de l'acide sulfurique imprudemment abandonné par son père occupé à nettoyer des tonneaux.

Les substances les plus souvent employées dans ces occasions malheureuses ont été les acides nitrique, sulfurique, chlorhydrique, les solutions concentrées de potasse, de soude ou de carbonate de soude (lessive des marbriers).

Dans la médecine pratique de Leroux, t. Ier, on lit l'histoire d'un rétrécissement observé à la suite d'un liquide brûlant et d'un morceau de poireau.

Dans les causes internes on cite les rétrécissements succédant à la variole. Lanzoni (*Ephem. naturæ curios.*, IIe ann., 9 obs., t. XLV, p. 80), Brechtfeld, Bartholini (*Act. medic.*, p. 199), ont observé le premier chez un garçon, le second sur une jeune fille, une occlusion complète de l'œsophage à la suite d'épidémie meurtrière de variole. L'observation de Brechtfeld date de 1668.

La syphilis peut-elle causer des rétrécissements œsophagiens? Bien que des auteurs anciens, tels que Severinus, Ruysch, Haller, Paletta, en aient cité des exemples; que des auteurs plus récents, tels que West, de Birmingham, aient écrit des mémoires sur cette question (*Arch. génér. de méd.*, 1860, t. XV, p. 744), la solution paraît douteuse, mal éclaircie, à la plupart de nos contemporains. Béhier (*loc. cit.*, p. 149) déclare que les documents sur lesquels repose cette opinion n'ont rien de précis ni d'actuellement acceptable. Cependant le docteur West a publié un nouveau mémoire sur ce sujet en 1872, dans *the Lancet*, où il cite une observation personnelle qui paraît probante. Il s'agit d'une jeune femme syphilitique de vingt-six ans, malade depuis plusieurs années, offrant des ulcérations persistantes de la gorge avec adhérence du voile à la langue et à la partie postérieure du pharynx, de telle façon qu'il ne restait qu'une ouverture de la grandeur d'une fève. Elle éprouva des difficultés telles d'avaler et de respirer que l'on fut obligé de pratiquer la trachéotomie et de dilater l'œsophage avec des sondes.

Anatomie pathologique. D'après la remarque de Hunter, généralisée depuis par Andral et acceptée dans la science, on sait que le siége des rétrécissements cicatriciels est beaucoup plus vers les orifices de communication que vers les autres points de la cavité. Cette loi se vérifie pour l'œsophage. La cause réside vraisemblablement pour l'orifice supérieur dans la différence si tranchée entre le calibre de l'œsophage à son origine et celui du pharynx, même à sa terminaison. Pour l'extrémité inférieure l'explication peut se trouver dans la contraction énergique du sphincter.

Ces rétrécissements sont uniques ou multiples; on en a compté au moins trois sur le même individu (Basham, *Medic.-Chirurg. Transac.*, t. XXXIII et XLV de la 2e série); longs de quelques millimètres, parfois ils peuvent dans d'autres cas occuper une étendue assez considérable de l'œsophage, presque sa totalité. Leur degré est très-variable, à peine sensible; ils peuvent aussi aller jusqu'à l'occlusion complète.

Nous avons cité les cas de Brechtfeld et de Lanzoni, nous pourrions ajouter dans des temps plus rapprochés de nous le fait dernièrement observé par M. Verneuil (*Bull. de l'Académie de méd. de Paris*, année 1876). Sans doute on ne pourrait affirmer ici l'occlusion complète, mais au point de vue de la fonction on ne saurait nier l'évidence.

Envisagée d'une façon générale, la lésion cicatricielle peut consister en des plis, des brides, des plaques plus ou moins étendues de tissu inodulaire, parfois même dans une simple coalescence des parois muqueuses.

La masse du tissu cicatriciel est évidemment proportionnée à la destruction préalable des parois œsophagiennes. Elle peut occuper non-seulement la muqueuse et le tissu connectif subjacent, mais même toute l'épaisseur des couches musculaires.

M. Peter (Société anat., *Compt. rendus*, année 1855) a trouvé une hypertrophie des glandes. Elles formaient de petites tumeurs blanchâtres, arrondies : elles occupaient les parties qui n'avaient point été atteintes par la substance caustique. Les matières vomies les avaient exulcérées par leur contact. Dans une autopsie faite par Béhier (*loc. cit.*, p. 61) chez un enfant de deux ans qui avait avalé de la potasse d'Amérique tombée en déliquium au contact de l'air, « l'œsophage était rétréci dans son tiers inférieur; à ce niveau la membrane interne, dure, réticulée, était doublée d'un tissu cellulaire hypertrophié, demi-transparent, tout à fait analogue au tissu lardacé du cancer. »

Dans les cas graves et de longue durée il n'est pas rare de trouver au-dessus des rétrécissements des ulcérations persistantes. Si les unes succèdent à des abcès antérieurs, d'autres proviennent de pertes de substance trop considérable due à l'action des caustiques.

Le docteur Mazet (*Bull. de la Soc. anatom.*, 1841, p. 170) a cité l'exemple suivant appartenant à la première forme : « Femme qui prit le 27 septembre 1840 40 à 60 grammes d'acide sulfurique concentré. Dysphagie graduelle : obstacle à 14 pouces de profondeur, crachats purulents en juin 1841. Morte en août 1841. A l'autopsie deux rétrécissements l'un à un pouce du cardia, l'autre plus considérable un peu au-dessus du précédent présente une ulcération consécutive à un abcès développé dans l'épaisseur des parois de l'œsophage, abcès qui avait causé l'expulsion purulente notée deux mois avant la mort.

Il est évident, d'après le résultat des autopsies, que les parois siége des ulcérations peuvent, comme dans le fait de Béhier, prendre sous l'influence cicatricielle une consistance cartilagineuse : malgré cette ressemblance physique nous ne pensons pas que les dégénérescences cartilagineuse ou osseuse des parois œsophagiennes doivent appartenir aux rétrécissements cicatriciels. Nous citerons plus loin des observations qui prouveront que ce genre de dégénérescence doit rentrer dans les rétrécissements organiques.

Un dernier fait à noter dans les rétrécissements cicatriciels, c'est l'absence à peu près constante, comme l'a fait observer Béhier (*loc. cit.*, p. 65) de dilatation ampullaire de l'œsophage au-dessous d'eux.

Symptomatologie. La plupart de nos classiques modernes (Béhier, *loc. cit.*, p. 58 ; Duplay, *Traité de pathol. externe.* Paris, 1876, t. V, p. 277) admettent avec raison deux périodes distinctes dans l'évolution de cette sorte de rétrécissement : la première, succédant immédiatement à l'action de la cause, se trouve caractérisée par l'ensemble des symptômes qui appartiennent à l'œsophagite, la gastrite et même la gastro-entérite aiguë ; l'autre, plus tardive, dans laquelle se manifestent les signes propres des rétrécissements avec le caractère progressif que revêt généralement l'évolution d'un tissu cicatriciel tendant sans cesse à revenir sur lui-même.

Parmi les signes de cette deuxième période nous citerons la dysphagie. D'abord légère, elle augmente bientôt d'intensité. Les malades eux-mêmes indiquent tout à la fois le lieu d'arrêt des substances ingérées, et la nature solide ou liquide de celles qu'ils peuvent faire passer. On ne saurait trop insister ici sur le soin qu'ils apportent à la mastication et à l'insalivation des aliments, et aux précautions infinies qu'ils prennent pour n'avaler à la fois qu'une très-faible partie de solide ou de liquide.

Si parfois cette déglutition étudiée est indolore, dans la plupart des cas elle s'accompagne d'une douleur tantôt sourde ou aiguë, continue ou intermittente, fixe sur un point ou irradiant vers les épaules, l'estomac, etc.

Dans ces dernières années le docteur W. Hamburger (*Medizinische Jahrbücher*, Bd. XV, 1868, et XVIII et XIX, 1869. Voir également les articles publiés dans la *Gazette hebdom.*, année 1868, p. 793 ; 1870, p. 223 ; 1872, p. 205) s'est occupé avec persistance des données de l'auscultation appliquée aux maladies de l'œsophage et en particulier dans les rétrécissements et les dilatations. Depuis cette époque ces études ont été poursuivies en Angleterre par Morell-Mackenzie (*the Lancet*, 30 mai 1874), par Clifford Allbuth (*the British Med. Jour.*, 1875), Congrès britannique (*Gaz. hebd.*, 1875, p. 585) ; en France par M. Sainte-Marie (thèse de Paris, 1875. Des différents modes d'exploration de l'œsophage). Dans ce paragraphe nous analyserons les données du médecin allemand sur ce sujet, pensant en donner une idée plus exacte en les groupant qu'en les détaillant dans les chapitres séparés des dilatations et de la sténose œsophagiennes. Avec quelque soin, dit M. Hamburger, on arrivera à distinguer dans la déglutition le ton et le timbre, la forme du bol liquide dégluti, l'énergie des contractions de l'œsophage, la rapidité de l'acte de déglutition œsophagienne et la direction suivie par la masse liquide. Chacun de ces éléments est modifié lorsque l'œsophage est le siége de lésions.

Dans la sténose œsophagienne on peut distinguer trois stades. Dans le premier, où il n'existe qu'un ralentissement de la déglutition du bol alimentaire par suite d'un gonflement de la muqueuse œsophagienne, on entend la production de quelques bulles; dans le second stade, où le rétrécissement est plus accentué, on entend un bruit de gargouillement, un vrai glouglou; enfin, dans le troisième, c'est surtout le bruit de régurgitation. Ce bruit serait d'autant plus marqué qu'il coïnciderait avec des dilatations œsophagiennes en amont du rétrécissement. Si la dilatation est sacciforme avec une ouverture étroite, on pourra percevoir un timbre sifflant. Un frottement analogue au bruit pleural serait la conséquence d'une muqueuse à inégalité dure et résistante. Il est possible de constater l'intervalle considérable qui sépare le bruit de la déglutition de celui produit par la régurgitation.

La palpation apprend peu de chose dans les rétrécissements œsophagiens. Toutefois dans la région cervicale on peut sentir les dilatations sacciformes qui les accompagnent rarement, il est vrai, mais plus communes dans les rétrécissements congénitaux. On suit leur développement pendant la déglutition des aliments, et on les vide ensuite par une pression plus ou moins soutenue, tantôt du côté de la bouche, parfois dans une direction descendante du côté de l'estomac.

La plupart des auteurs nient la possibilité de l'exploration de l'orifice supérieur de l'œsophage. M. Duplay (*loc. cit.*, p. 229) invoque même des chiffres à ce sujet.

Évidemment dans la grande majorité des cas cette opinion est exacte, mais j'ose affirmer qu'il m'a été possible d'introduire facilement et à plusieurs reprises mon doigt dans l'orifice supérieur de l'œsophage chez une femme âgée de cinquante ans. Sa bouche était largement fendue et son pharynx court. J'ai répété avec succès le même mode d'examen chez des enfants. Quand il est possible, l'examen par le doigt pourrait faire reconnaître les rétrécissements de l'orifice supérieur, ceux surtout décrits par Everard Homes.

L'expulsion habituelle d'une plus ou moins grande partie et parfois de la totalité des substances ingérées constitue un symptôme habituel. Toutefois cette expulsion des matières ne se fait point par un vomissement ordinaire : l'estomac et les muscles abdominaux n'y prennent aucune part ; l'œsophage seul l'accomplit : aussi lui a-t-on donné le nom de vomissement œsophagien. Suivant le siége du rétrécissement et la dilatation en amont de l'œsophage, il a lieu depuis quelques minutes jusqu'à quelques heures après le repas. Souvent il est précédé de douleurs, mais d'autres fois il a lieu sans sensation particulière. L'expulsion des matières dissoutes est souvent accompagnée de glaires et de salive fort abondante.

Le hoquet signalé par nombre d'observateurs (Bayle, Cayol, Mondière) est plutôt un symptôme du début après l'action des caustiques, par exemple, qu'un véritable signe des rétrécissements. Au surplus, il apparaît dans la plupart des affections œsophagiennes.

Malgré la valeur de tous ces symptômes, aucun d'eux ne saurait remplacer le cathétérisme œsophagien. Cette sorte de toucher digital prolongé nous permet seul de reconnaître le siége et le degré du rétrécissement. A l'occasion du cathétérisme nous donnerons tous les détails nécessaires sur cette opération et ses résultats.

3° *Rétrécissements organiques.* Sous ce nom nous comprenons ceux qui dépendent de productions homéomorphes ou hétéromorphes développées dans les parois œsophagiennes. Nous citerons surtout les dégénérescences cancéreuse, tuberculeuse; les productions polypeuses, kystiques, variqueuses, les abcès (*obs.* 140, 142), pourraient à la rigueur rentrer ici, mais cette histoire doit faire suite à l'inflammation de l'œsophage. Évidemment, le rétrécissement n'étant qu'un accident de la maladie principale, nous renvoyons tout ce qui a trait à ce sujet aux articles CANCER, POLYPE, ABCÈS, etc., de l'œsophage. Ils ne figureront ici qu'à l'occasion du diagnostic différentiel des diverses formes de rétrécissements.

Toutefois nous pensons devoir rappeler dans cet article les rétrécissements dus aux indurations des parois œsophagiennes, indurations fibreuses, fibrocartilagineuses et osseuses. Leur point de départ est ordinairement le tissu cellulaire abondant qui existe entre les diverses tuniques œsophagiennes.

Elles consistent, tantôt dans des concrétions mobiles sous la muqueuse, ayant le volume d'une fève ou d'une noix, élastiques et de coloration blanc-bleuâtre, tantôt dans des plaques, des anneaux durs, cassants, entièrement osseux, comme ceux décrits par Andral. Le plus souvent ces altérations ne portent que sur un espace de 3 à 6 centimètres, on les a vues envahir la totalité de l'œsophage. Un grand nombre d'exemples de ces affections ont été recueillis dans le mémoire de Mondière (*Arch. gén. de méd.*, 2e série, t. III, 1833, p. 57). Béhier (*loc. cit.*, p. 97) admet ces rétrécissements, il cite même des observations de Chelius, Richet, Everard Homes, Trousseau. Pour nous ces observations, faute d'autopsie, sont loin de convaincre le lecteur. Dans la vieille collection des thèses de l'université de Strasbourg, on trouve celle d'un nommé Gyser intitulée : *De fame lethali ex cellosa œsophagi angustia.* Argentorati, 1770.

Dans ce travail l'auteur cite l'observation d'un homme de quarante ans abusant de l'usage des boissons fermentées depuis longtemps : chez lui la déglutition devint si difficile et tellement douloureuse qu'on fut obligé de l'alimenter avec des lavements. Il succomba d'inanition. A son autopsie, on trouva au milieu de l'œsophage un rétrécissement cartilagineux qui n'admettait même pas une petite sonde. Il était en outre comprimé par deux glandes bronchiales indurées; au-dessus de cette concrétion existait une dilatation énorme du calibre du conduit œsophagien. Förster (2e édit., *Anat. pathol.*, 1863) admet dans des cas rares des concrétions ou pierres dans la muqueuse. Albers a signalé des ossifications de parois au niveau des points rétrécis.

Diagnostic. Malgré tous les symptômes énoncés plus haut, le rétrécissement ne peut se reconnaître sûrement qu'à l'aide du cathétérisme. A l'occasion des opérations que l'on peut pratiquer sur l'œsophage nous relaterons tout ce qui touche au manuel opératoire de ce mode d'exploration. On n'oubliera pas, en tenant compte d'ailleurs de ses points normalement rétrécis et dilatés, que le diamètre moyen du calibre de l'œsophage égale 0,02 centimètres chez l'adulte. En introduisant successivement un cathéter à boule terminale de dimension variée on pourra s'assurer du siége et du degré du rétrécissement. On distraira du total environ 15 centimètres représentant la distance de l'orifice buccal à l'orifice supérieur de l'œsophage. La diminution progressive des boules terminales du cathéter, et au besoin même l'emploi de véritables bougies œsophagiennes coniques, permettent de reconnaître le degré de l'angustie.

La détermination du siége et de l'étroitesse du rétrécissement ne constitue qu'une partie de la tâche du chirurgien. Il doit surtout préciser la nature du rétrécissement. Si le cathétérisme peut parfois éclairer cette question, il faut reconnaître que dans un certain nombre de cas ses renseignements restent insuffisants; on est obligé d'avoir recours aux autres signes fournis par les malades.

Les rétrécissements tels que nous les avons définis et limités peuvent être confondus : 1° avec de nombreuses causes de dysphagie : ainsi avec les tumeurs thyroïdiennes, soit qu'elles proéminent vers la partie antérieure du cou, ou qu'elles offrent des prolongements enveloppant une partie ou la presque totalité de l'œsophage. J'ai observé des exemples de ces deux catégories ; 2° la compression peut être exercée par des anévrysmes de la crosse de l'aorte ou des grosses artères du cou ; par des adénopathies cervicales, bronchiques, par des tumeurs osseuses ou liquides développées sur le plan de la colonne vertébrale, par des abcès siégeant dans l'épaisseur même des parois œsophagiennes, enfin avec la *dysphagia lusoria, dysphagie anomalique*, une espèce rare qui serait produite par le passage anormal de la sous-clavière droite entre l'œsophage et la trachée-artère ou la colonne vertébrale (Autenrieth, Otto, Kunze). Ici le cathétérisme n'apprendra rien ou peu de chose, parfois même des résultats négatifs. Le cathéter peut en effet passer, alors même que la déglutition des liquides et des solides offrirait des difficultés. Dans les cas de ce genre il faut s'entourer, pour éviter l'erreur, de tous les signes qui nous permettent de signaler la présence des états pathologiques relatés ci-dessus, afin de séparer ce qui appartient à l'œsophage.

Je ne dirai rien ici du diagnostic différentiel de l'œsophagisme, de l'œsophagite ou de la péri-œsophagite (*voy.* ces mots). Nous nous poserons cette seule question : Est-il possible d'établir le diagnostic différentiel des trois espèces de rétrécissement que nous avons décrits?

Le diagnostic des rétrécissements congénitaux n'est pas à l'abri de grandes difficultés. Le cathétérisme peut être infidèle ; dans certaines de nos observations un cathéter passé dans la partie supérieure de l'œsophage, au lieu de le parcourir dans toute sa longueur, s'engageait plus facilement dans l'ouverture d'un diverticulum.

La présence de diverticulum, le rejet après les repas d'aliments à odeur plus ou moins forte, et surtout la présence de ces accidents depuis une époque rapprochée de la naissance, peuvent faire supposer l'existence d'un rétrécissement congénital.

La détermination de la nature cicatricielle d'un rétrécissement est celle qui offre le plus de certitude en raison même des deux périodes qui caractérisent sa marche. Ayant pris naissance sous l'influence d'une des causes que nous avons indiquées, il sera toujours facile de suivre l'évolution du premier processus morbide ; pour arriver au second, il appartient surtout à la période de la rétraction cicatricielle : d'où la formation de l'angustie.

Il n'en sera pas de même pour ceux qui dépendent des productions homéomorphes et hétéromorphes des parois. Sans doute, si, chez un individu adonné aux boissons, qui a dépassé la quarantaine, il survient une dysphagie croissante, il sera facile de distinguer un cancer aux douleurs vives, aux hémorrhagies, aux ganglions engorgés, parfois à la présence d'une tumeur, à l'altération progressive de la santé, et même à l'examen microscopique de quelques parties rejetées par le vomissement ou retirées avec la sonde : mais en sera-t-il de même quand il s'agira de productions polypeuses développées sur la muqueuse, de productions tuberculeuses, de varices ulcérées, etc.? Heureusement que leur rareté comparée à celle du cancer nous aidera à échapper à l'erreur.

Le pronostic des divers rétrécissements ne saurait être établi d'une manière générale : maladie grave sans doute dans tous les cas, elle offre cependant de grandes différences. Si les rétrécissements congénitaux et cicatriciels peuvent être traités avec avantage, il n'en est pas de même de ceux liés à une altération hétéromorphe des parois. Ces derniers subissent nécessairement le sort dicté par la maladie qui les commande.

Dans les autres rétrécissements congénitaux ou consécutifs à la présence du tissu cicatriciel, la mort peut arriver sans doute par inanition, mais au moins l'art possède-t-il des ressources. Sans parler des autres moyens, M. Verneuil vient de le prouver par son heureuse opération de gastrostomie utilisée dans un cas de rétrécissement cicatriciel. La gastrostomie au contraire a déjà échoué plus de vingt fois dans les rétrécissements cancéreux. Sous l'influence de l'inanition le poids du corps diminue. Marquet parle d'un sujet qui, pesant 160 livres lorsqu'il éprouva les premiers symptômes de la maladie, n'avait plus qu'un poids de 27 livres quelques jours avant sa mort. L'étendue, le degré du rétrécissement, sont aussi des éléments sérieux de pronostic. Il est évident qu'un rétrécissement franchissable sera moins grave que celui que ne peut traverser la bougie la plus fine. Les rétrécissements peuvent encore amener la mort par des inflammations, des suppurations des parois œsophagiennes situées en amont de leur siége. Ces suppurations, ces gangrènes, gagnent de proche en proche des organes importants voisins comme la trachée, la plèvre ou quelques gros vaisseaux du cou ou de la poitrine (aorte, carotide, sous-clavière) et établissent entre eux des communications mortelles. On a parlé également de certaines pneumonies intercurrentes d'origine réflexe.

Traitement des rétrécissements. Le traitement médical, sans avoir ici une grande importance, peut cependant rendre quelques services. Je n'hésite pas, à l'exemple de Béhier (*loc. cit.*, p. 112), à proposer l'emploi de l'extrait de belladone à la dose de 0,05 à 0,10 par jour. Sous l'influence de cet agent thérapeutique, il se fait un relâchement dans la contraction musculaire de l'œsophage. Cette contraction générale du muscle existe ici comme dans le canal de l'urèthre, sous l'influence de la stricture pathologique. Plusieurs fois j'ai eu à me louer de l'emploi de ce médicament même pour faciliter le cathétérisme. Si la lésion tenait à quelque cause spécifique, comme la syphilis, par exemple, il y aurait intérêt pour le malade à essayer les médicaments appropriés, toutefois sans en exagérer l'importance, car un traitement médical ne saurait guérir une coarctation formée par du tissu de cicatrice : témoin le fait de West que nous avons rappelé à l'étiologie.

Parfois on peut être amené à calmer la douleur, la soif et la faim, à l'aide d'injections hypodermiques opiacées. Quelques lavements nutritifs peuvent être prescrits.

Le traitement chirurgical offre le plus de chance de succès. Avant d'indiquer le bénéfice que peuvent en retirer nos trois grandes classes de rétrécissements, nous parlerons des moyens en eux-mêmes. Ils sont au nombre de quatre : 1° la dilatation; 2° la cautérisation; 3° l'œsophagotomie interne et externe; 4° la gastrostomie.

A. La *dilatation* peut être brusque ou progressive. Cette dernière est temporaire ou permanente. La dilatation progressive temporaire depuis longtemps s'est faite avec des bougies ou des sondes en gomme élastique ordinaire d'une longueur appropriée. M. Bouchard a fait construire un jeu de sondes œsophagiennes en gomme terminées par une extrémité amincie et flexible, et même un jeu de bougies en baleine. Les bougies dilatatrices, d'après M. Lerbini (thèse de Paris, 1873, *Traitement des rétrécissements œsoph. par la dilat. temp. et prog. d'après la méth. de M. Bouchard*), ne doivent pas avoir un diamètre maximum de plus de deux centimètres; elles doivent être graduées de telle sorte qu'entre chaque numéro il y ait juste une différence d'un millimètre de mesure circonférencielle.

D'autres ont, à l'imitation de Bennet (*Arch. génér. de méd.*, t. XIII, p. 491), employé une baleine ou une tige métallique terminée par de petites boules cylindro-coniques faites en ivoire. Ces boules, généralement au nombre de quatre, ont un volume progressif. La première mesure à sa petite extrémité un ou deux millimètres à peine de diamètre, tandis que la grosse a près de deux centimètres.

M. Velpeau a fait construire dans ce genre une sonde œsophagienne en gomme portant de bas en haut une série progressive de ces renflements.

Gendron, Trousseau, Parettie, Beniqué (*Du cathétérisme curatif des rétrécissements*. In *Journ. des conn. méd.-chir.*, nov. 1837), ont mis en usage une baleine flexible garnie d'une éponge d'un volume de plus en plus considérable. On taille ces éponges avec des ciseaux et on leur donne la forme et le volume convenables. M. Baillarger a conseillé un tube membraneux distendu avec de l'eau poussée avec force (Lunier, *Bull. de la Soc. anat.*, 1849, p. 307).

De toute cette instrumentation, la meilleure est celle de M. Bouchard sans doute : mais le nombre des modèles qu'elle exige, la difficulté de se les procurer quand on est loin des centres de fabrication, les soins qu'exige leur conservation, feront préférer dans la majorité des cas la bougie en baleine ou en métal flexible munie de boules de rechange.

On se rappellera toutefois que l'emploi des plus gros numéros offre quelques difficultés quand il s'agit de retirer l'instrument à la hauteur du cartilage cricoïde. Ces boules s'accrochent facilement au bord inférieur de ce dernier, si l'on n'a pas soin de les dévier latéralement. Cet accident m'est dernièrement arrivé en cathétérisant un jeune homme de quatorze ans avec le numéro 3 : je fus obligé de dévier fortement la sonde tout en tenant un peu en avant le larynx.

On pourrait peut-être corriger avantageusement cette difficulté en creusant sur les boules, comme l'indique M. le professeur Le Fort (10° édit. du *Manuel opératoire* de Malgaigne, t. II, p. 309), suivant l'axe de la tige, une légère excavation dans la partie correspondant à la surface postérieure du larynx, ou mieux encore en se servant des boules plates dans le sens antéro-postérieur de M. Chassagny de Lyon; il a même rendu les boules élastiques au centre en reliant les deux extrémités de l'olive avec un fil métallique tourné en spirale (*Bull. de la Soc. de chir.*, avril 1877).

La dilatation progressive permanente pourrait se faire avec les sondes ou bougies œsophagiennes ordinaires. Seulement, en imitant Boyer, quand on aurait franchi le rétrécissement en sondant par la bouche, on ramènerait par le nez, à l'aide d'un fil introduit préalablement par les fosses nasales, l'extrémité de la sonde enfoncée jusqu'au pharynx.

Procédé de Switzer. Ce chirurgien a eu l'idée de porter dans les rétrécissements et d'y laisser à demeure des boules d'ivoire longues de trois centimètres et demi à cinq centimètres, sur une largeur de zéro à 23 millimètres.

A cet effet, il a: 1° percé ces boules d'un canal central occupant toute la longueur dans lequel il introduit un long cordon de soie noué à son extrémité inférieure, afin de pouvoir soutenir cette bille suspendue; 2° près du canal central à l'extrémité supérieure il a fait établir une mortaise de dix millimètres de profondeur sur quatre de largeur, destinée à recevoir une tige en baleine de la longueur d'une sonde œsophagienne; 3° ces billes portent au milieu une rainure circulaire médiane destinée à faciliter leur arrêt dans le retrécissement. Rien n'est plus simple que de comprendre le jeu de cette instrumentation.

On enroule autour de la tige le cordon de soie et, grâce à la première, on porte la boule terminale dans le rétrécissement. Une pression soutenue suffit. Une fois que la boule a pénétré, on retire la tige, le fil de soie reste, la maintient suspendue, et permet de l'extraire quand le chirurgien le désire. Cette instrumentation est ingénieuse, mais je ne saurais dire si elle a été utilisée sur le vivant.

Au surplus, les inconvénients bien connus de la dilatation permanente l'ont fait abandonner. Tous les chirurgiens pratiquent la dilatation progressive temporaire.

M. Bouchard a tracé dans ces derniers temps les règles à suivre en pareil cas. On doit, suivant cet auteur, après avoir traversé le rétrécissement: 1° laisser la bougie en place pendant cinq à huit minutes, si le malade la supporte. On a soin en même temps de lui faire porter la tête en avant pour aider à l'expuition de la salive et des mucosités fortement accrues en quantité par le cathétérisme; 2° on n'augmentera le numéro qu'après avoir utilisé le précédent pendant trois à quatre jours; 3° on ne doit pas dépasser pour la dilatation 15 à 19 millimètres chez les enfants de deux à quinze ans, et 2 centimètres chez les adultes. Béhier est même plus réservé dans l'emploi progressif de la sonde (*loc. cit.*, p. 110). Sauf le cas où la déglutition est impossible, il conseille de laisser au moins un jour ou deux d'intervalle entre une application et l'autre.

Dilatation brusque. Fletcher paraît avoir été le premier qui ait donné l'idée de cette méthode utile parfois, mais dangereuse au moins pour certains rétrécissements dont nous parlerons plus loin. Il a été l'inventeur d'un instrument figuré dans la thèse de Follin. Plusieurs autres ont été depuis successivement inventés. M. le professeur Schutzenberger de Strasbourg fit construire, dès l'année 1849, un dilatateur à quatre lames parallèles, tout à fait calqué sur celui de M. le professeur Rigaud, pour les dilatations du canal de l'urèthre (Wimpffen, *loc. cit.*); Broca (*Bull. de la Soc. de chir.*, 1869) a fait construire une pince dilatatrice; M. le professeur Le Fort (*loc. cit.*, p. 311) figure dans son livre un instrument qui offre une grande analogie comme mécanisme avec celui de M. le professeur Schutzenberger. On pourrait en grossir facilement le nombre en copiant les modèles affectés au canal de l'urèthre, entre autres celui du professeur Corradi. En dehors de cette instrumentation spéciale, on pourrait se servir des bougies à olive dont nous avons parlé plus haut, en utilisant coup sur coup des numéros de grandeur différente. Chez un enfant de quatre ans nous avons avec succès employé un procédé analogue. Le rétrécissement succédait à une cautérisation par l'acide sulfurique avalé par imprudence. Il y avait déjà trois mois que l'accident était arrivé, le rétrécissement augmentait de jour en jour. Quand je vis pour la première fois le petit malade, il avalait à peine quelques gouttes d'eau. Je lui passai coup sur coup trois bougies de grosseur différentes. Par ce procédé la voie fut rétablie, et dès le jour même il avalait facilement du lait qui ne passait déjà plus depuis quelque temps.

Il est inutile de faire remarquer que cette forme de dilatation brusque ne ressemble point à celle que produiraient les instruments mécaniques cités plus haut. Il serait difficile de dire si, malgré la richesse instrumentale, la dilatation brusque a été employée ailleurs que dans l'œsophagisme où elle donne de bons résultats. Quelle que soit la forme de la dilatation employée, tous les chirurgiens insistent sur la persistance de l'usage de la sonde pendant des mois et des années, seulement on peut éloigner les cathétérismes; parfois un seul par semaine suffit. Sans cette précaution, et quelquefois même en dépit de tous les efforts du chirurgien, le rétrécissement se reforme.

B. *Cautérisation.* La cautérisation paraît avoir été employée pour la première fois en 1789, par Paletta (*Exercitationes pathologicæ*, p. 224). Depuis, elle a été suivie souvent par les chirurgiens anglais et surtout par Darwin Andrew (*Observations on the Application of Lunar Caustic to Strictures in the Urethra and Œsophagus*, London, 1807), Ch. Bell, Maudwain, Ev. Homes (*Practical Observations on the Treatment of Strictures in the Urethra and in the Œsophagus*, t. II, London, 1821). En France, elle a réussi entre les mains de Gendron (*Journ. des conn. méd.-chir.*, 1837). Depuis ces essais on peut dire qu'elle a été généralement délaissée; Béhier la repousse (*loc. cit.*, p. 11) en se basant sur la difficulté de limiter son action et de la proportionner à l'épaisseur des parties à détruire.

On l'a faite avec une bougie armée d'un morceau de nitrate d'argent, avec une baleine garnie à son extrémité d'une éponge ou d'une petite pelotte de linge trempée dans une solution de nitrate d'argent, ou avec une éponge frottée de beurre dans lequel on aurait, comme Gendron, incorporé de la poudre d'alun. Toute cette instrumentation, très-primitive, pourrait très-aisément être remplacée par des instruments construits sur les modèles des porte-caustiques uréthraux de Ségalas, Lallemand, Leroy d'Étiolles. Malgré l'abandon absolu de cette méthode, je ne doute pas un instant de son utilité dans certains cas. Malheureusement le diagnostic local de la forme et de la nature des rétrécissements n'est pas assez avancé, de lui seul dépend un emploi judicieux de la cautérisation. Quant aux raisons invoquées par Béhier, elles sont plus théoriques que pratiques : il est toujours facile, même à une grande profondeur, de limiter l'action d'un caustique et de la proportionner à la destruction progressive que l'on désire produire. Toute la difficulté est de porter juste l'agent cautérisant.

C. *Œsophagotomie interne et externe.* L'œsophagotomie interne ou scarification de l'œsophage a été faite dans ces derniers temps, en 1861, par Maisonneuve[1], puis par Lannelongue de Bordeaux[2], Trélat[3] et Dolbeau[4]. Ils ont employé

[1] *Clinique*, t. II, p. 409 : *Note sur une méthode nouvelle opératoire dite œsophagotomie interne.*

[2] *Observations avec quelques considérations pour servir à l'histoire de l'œsophagotomie interne* (*Mém. de la Soc. de chir.*, t. VI, p. 54).

[3] *Sur l'œsophagotomie interne* (*Bull. thérap.*, 30 mars 1870, p. 252, t. LXXVIII).

[4] *Deux observations d'œsophagotomie interne* (*Soc. de chir.*, 16 mars 1870).

deux procédés, l'incision de haut en bas du rétrécissement, et l'incision de bas en haut. Maisonneuve et Lannelongue ont utilisé le premier, Trélat et Dolbeau le second. L'instrument employé par Maisonneuve est exactement calqué sur celui qu'il emploie dans le rétrécissement de l'urèthre; la lame qui déborde la tige conductrice ne coupe que les parties qui ne se laissent pas distendre sur sa partie médiane, plus large et émoussée, il coupe de haut en bas.

M. Lannelongue s'est servi d'un œsophagotome construit sur le modèle de l'uréthrotome de M. Sédillot. La lame est couverte d'un opercule. Guidé par une bougie conductrice qui se visse à son extrémité, l'instrument est poussé jusque sur le rétrécissement; le chirurgien, en remontant l'opercule, dégage la lame qui coupe le rétrécissement de haut en bas. La lame ne dépasse pas 15 millimètres en largeur.

M. Lannelongue fit trois incisions: l'une sur la partie latérale droite, l'autre à la partie postérieure et la troisième à la partie antérieure de la coarctation.

M. Trélat décrit lui-même son œsophagotome en ces termes : « La longueur totale est de 60 centimètres se décomposant en une partie manuelle que tient l'opérateur, longue de 12 centimètres, une tige graduée à grande courbure, terminée en bas par un renflement méplat ayant 15 centimètres dans son plus grand axe. Cette tige, qui a 42 centimètres, se prolonge au-dessous du renflement par une tige terminale à pointe olivaire large de 4 millimètres et longue de 6 centimètres. La tige terminale qui renferme deux lames doit pénétrer dans le rétrécissement.

Le renflement est destiné à buter au-dessus de l'obstacle et à permettre de juger sur l'échelle graduée de la tige si on retrouve la hauteur connue par les explorations antérieures.

Une large vis perpendiculaire et placée en haut du manche, fait saillir les lames quand on la tourne et les fait rentrer quand on la détourne. Leur saillie, qui varie de 0 à 2 centimètres, est indiquée par un petit écran placé en haut près de la vis régulatrice.

Les lames, soutenues à leurs deux extrémités, longues de quatre centimètres, ont une inclinaison très-douce qui évite les efforts, les tiraillements, et rend la section facile.

Théoriquement la manœuvre est des plus simples: introduire l'instrument annoté sur sa tige jusqu'à ce que les dents incisives supérieures affleurent la mesure connue; faire marcher la vis jusqu'à ce que le curseur indique l'ouverture voulue des lames; tirer à soi de quelques centimètres; détourner la vis pour faire rentrer les lames; retirer l'instrument. M. Trélat fit en trois séances séparées trois incisions à son malade.

L'instrument de M. Dolbeau est composé d'une boule terminale conique de six millimètres de diamètre, cachant deux lames latérales coupantes qui se développent alors que l'olive, ayant franchi le rétrécissement, est ramenée contre l'obstacle par un mouvement rétrograde.

Il y a encore des œsophagotomes de Velpeau et de Reybaud, mais j'ai tenu à donner une idée de ceux qui ont été utilisés dans des cas de strictures, sans toutefois témoigner pour l'un ou l'autre un choix motivé. Tout dépend de l'adresse et de l'habitude qu'on aura de s'en servir.

Ces divers instruments ont été employés dans huit cas: quatre fois par M. Maisonneuve, une fois par M. Lannelongue, deux fois par M. Dolbeau et une fois par M. Trélat.

Sur ces huit cas, il y a trois morts et cinq succès. Les trois morts appartiennent à M. Maisonneuve. Deux femmes ont succombé à des accidents péritonéaux qui ne paraissent avoir aucune liaison avec l'opération; le troisième est mort d'un épanchement de liquide et d'air dans le médiastin postérieur, résultat d'une perforation de l'œsophage à 4 ou 3 centimètres de son extrémité cardiaque, perforation produite par le mendrin sorti à plusieurs reprises par le col de la sonde. Chez le malade de M. Trélat, après une troisième incision, il y eut une hémorrhagie primitive assez abondante, elle se renouvela même douze jours après l'opération. Elle donna des inquiétudes. Dans toutes ces observations la manœuvre opératoire n'a pas offert de sérieuses difficultés, elle a été seulement délicate et minutieuse. Ces faits démontrent en outre que la section seule des strictures ne saurait les guérir, on a été obligé d'y adjoindre l'usage des sondes œsophagiennes à olive pendant un laps de temps assez long.

Œsophagotomie externe. Elle n'a été faite que très-exceptionnellement dans les cas de rétrécissements œsophagiens. Conseillée par Stoffel dès le commencement du dix-huitième siècle, la première opération est rapportée par Tarenget (*Journ. de méd. et de pharm.*, t. LXVIII, p. 250, 1786).

Follin (*loc. cit.*) avait pu réunir quatre observations ; dans la remarquable thèse de M. Terrier, ce chiffre a été augmenté de trois ; enfin, après avoir compulsé nous-même les journaux, nous pouvons y ajouter deux nouvelles observations : une du docteur Menzel (*Gaz. hebd.*, 1871, p. 730), l'autre du professeur Podrozky, publiée par Weichselbaum (*Wien. med. Wochenschr.*, nos 35 et 37, 1873). On croyait avoir affaire à un rétrécissement syphilitique. Le malade n'avait pas reçu d'aliment depuis sept jours; l'opération fut faite, on passa successivement des sondes et on alimenta le malade ; cependant après quelques jours l'opéré mourut, et à l'autopsie on trouva un cancer ulcéré étendu du cartilage thyroïde aux premiers anneaux de la trachée. En tout neuf observations connues, dont deux sont restées inédites.

Ces neuf cas se terminent par la mort. Ce déplorable résultat doit-il être mis sur le compte de l'opération? Évidemment non.

Dans le cas de Menzel, la mort eut lieu vingt-quatre heures après l'opération, elle peut lui être imputée; ainsi il en est de même dans l'observation de Podrozky. Mais dans le fait de Tarenget la mort n'eut lieu que seize mois après ; dans celui de Monod après trois mois. L'opéré de Watson du 12 février ne mourut que dans le milieu d'avril ; celui de Bruns plus de six semaines après l'opération. Lavacherie le conserva quinze jours ; Willett, dix-huit jours. On n'a pas de détails précis sur le malade du professeur Richet.

Toutes ces opérations ont été faites sur des malades débilités par une inanition prolongée, et portant des rétrécissements cancéreux ou tuberculeux; la mort, après un si long intervalle passé depuis le moment où l'individu a été opéré, doit nécessairement être mise sur le compte de la marche de la maladie. A notre avis cette expérience, malgré sa défectuosité, prouve que l'œsophagotomie externe doit être appliquée aux traitements des rétrécissements œsophagiens, et nous ne doutons pas de son succès, lorsqu'on en fera usage dans les rétrécissements cicatriciels. En tout cas, les faits précédents démontrent qu'elle peut même dans ces mauvaises circonstances être employée comme palliative. On a pu nourrir pendant des mois des individus condamnés à mourir de faim très-rapidement.

L'œsophagotomie a été faite dans les trois conditions suivantes :

1° Au-dessous du rétrécissement; 2° à son niveau; 3° au-dessus du rétrécissement. Le premier mode, le plus souvent employé, est palliatif, les deux autres sont curatifs.

Pourrait-on songer, dans des cas d'œsophage cancéreux ou tuberculeux, à enlever la portion malade dans la région cervicale? Si les expériences sur les chiens faites par le professeur Billroth (*Gaz. heb.*, 1877, p. 205) autorisent cet essai, les résultats chez l'homme ne seront certains qu'après la sanction clinique. Il est bien entendu que l'œsophagotomie externe est réservée aux rétrécissements infranchissables, bien qu'on puisse discuter avec Follin et Terrier la possibilité d'intervenir dans les rétrécissements encore franchissables, mais avec beaucoup de difficulté et de douleur.

Gastrostomie. Cette opération constitue une deuxième et dernière ressource extrême dans les cas où le rétrécissement ne se laisse absolument pas franchir.

Depuis qu'elle a été proposée en 1837 par John Swatton et Egebert, elle a été exécutée pour la première fois à Strasbourg en 1849 et depuis cette époque, tant en France qu'à l'étranger, vingt-deux fois d'après un relevé statistique (*Gaz. heb.*, 1876, p. 273) publié par M. Hénocque[1].

Jusqu'à ces derniers temps on n'avait enregistré que des revers, les malades étaient morts quelques heures ou quelques jours après l'opération, quand M. Verneuil est venu interrompre par un brillant succès cette longue série malheureuse. L'importance de l'observation nous engage à la donner telle que nous la trouvons dans la communication faite à l'Académie.

Observation Marcellin. R., âgé de dix-sept ans, garçon maçon. Bien portant d'habitude, ce jeune homme avala par mégarde le 4 février 1876 une solution de potasse caustique; il éprouva immédiatement une sensation de brûlure intense dans la gorge, la fièvre s'alluma, et bientôt il rendit des débris et des membranes par la bouche. Ces symptômes d'œsophagite aiguë disparurent peu à peu au bout de quinze jours; mais alors, quand le malade voulut se remettre à manger, il éprouva de grandes difficultés pour avaler. Il se présenta plusieurs fois à la consultation des hôpitaux, mais on ne le reçut pas. Il continua de travailler jusqu'au 31 mars, époque où, l'alimentation devenant extrêmement difficile, il entra à la Pitié dans le service de M. Dumontpallier.

Là on essaya à plusieurs reprises le cathétérisme de l'œsophage. A chaque essai on trouvait un obstacle insurmontable au niveau de la portion thoracique de l'œsophage, et jamais on ne put franchir le rétrécissement. Le malade s'affaiblissant rapidement et menacé de mourir de faim, on le fait passer le 24 mai dans le service de M. Verneuil.

A cette époque le malade est profondément amaigri, sa figure est pâle et fatiguée, il a perdu toute énergie, sa température est au-dessous de la normale et il est prêt à subir n'importe quelle observation, il ne peut, pour ainsi dire, rien avaler, il vomit à peu près tout ce qu'il prend. Le cathétérisme de l'œsophage permet de reconnaître qu'il existe un rétrécissement très-serré à 7 centimètres environ au-dessous de l'orifice supérieur de l'œsophage, c'est-à-dire en un point tel que l'œsophagotomie externe est impossible. En résumé le malade va mourir de faim, et dès ce moment M. Verneuil pense qu'il n'y a guère de chance de salut que dans la gastrostomie. En attendant on se met à le nourrir à l'aide de lavements alimentaires.

[1] Depuis, un relevé de 46 opérations a été publié par le docteur Petit (*Traité de la gastrostomie.* Paris, 1879).

Les jours qui suivent M. Verneuil essaye de nouveau de passer, mais toutes les tentatives restent infructueuses ; souvent même à la suite de ces manœuvres le rétrécissement semble se resserrer encore davantage, et le malade reste alors un ou deux jours sans pouvoir avaler une seule goutte de liquide. Un matin une lueur d'espoir paraît, le malade nous apprend qu'il a rendu par la bouche une masse charnue arrondie, et qu'à la suite il a pu avaler du bouillon et d'autres liquides nutritifs ; mais le cathétérisme fut aussi infructueux que par le passé, et au bout de quelques jours la déglutition redevint complétement impossible, il fallait donc intervenir. Néanmoins, avant de se décider à ouvrir l'estomac, on voulut encore faire une dernière tentative. Le malade raconta un jour que la déglutition, qui était impossible pendant la journée, pouvait encore se faire un peu le soir. M. Verneuil s'appuyant sur cette remarque pense qu'il pouvait y avoir un spasme surajouté ou rétrécissement cicatriciel, comme cela se voit quelquefois dans les rétrécissements de l'urèthre. Considéré comme infranchissable, il voulait voir si l'on pourrait passer après avoir franchi ce spasme.

L'événement confirma la théorie. Le 25 juin on administra au malade 8 grammes de chloral en lavement ; à la visite il est dans un état complet d'anéantissement. M. Verneuil prend la bougie de baleine et du premier coup et sans grande difficulté il arrive jusqu'à l'estomac. A ce moment le petit malade est pris d'une angoisse extrême avec douleur très-vive dans toute la poitrine, il pleure et se tient le thorax avec les deux mains, comme s'il souffrait horriblement ; une injection hypodermique de morphine calme cette douleur, et le malade retombe dans son sommeil. La bougie de baleine n'a pas ramené une goutte de sang.

Tout d'abord on put croire que ce succès relatif allait changer complétement l'avenir du malade. Les jours suivants il put avaler facilement du bouillon et même de la bouillie, ce qui ne lui était pas arrivé depuis longtemps ; tous les deux jours on lui passait la bougie, et on n'avait plus besoin pour cela de l'endormir.

Ce cathétérisme était d'ailleurs toujours accompagné d'angoisses vives et de douleurs dans la poitrine, mais cela passait rapidement, le malade sentait ses forces revenir peu à peu. Malheureusement, cet état ne dura pas bien longtemps, le rétrécissement redevint infranchissable et après le 10 juillet on ne passa plus, même en endormant le malade.

Il retomba rapidement dans un état de faiblesse extrême, malgré les lavements alimentaires qu'on lui donnait ; la température était à 35° et 35°,5 ; il y avait menace très-sérieuse de mort par inanition : aussi M. Verneuil proposa-t-il nettement le 20 juillet la gastrostomie, qui fut acceptée.

Il y procède le mercredi 26 juillet à dix heures et demie du matin. On s'entoure d'ailleurs de toutes les précautions possibles ; tous les instruments sont plongés dans la solution phénique au 1/20 ; les éponges dont on se sert y séjournent depuis la veille ; le chirurgien et les aides se lavent soigneusement les mains dans la même solution, et les aiguilles sont graissées avec de l'huile phéniquée. Enfin pendant toute l'opération un jet de poussière phéniquée est dirigé sur le champ opératoire.

Après chloroformisation, incision parallèle au rebord cartilagineux des côtes gauches, par conséquent oblique en bas et au dehors, longue de 0,05 m. environ, on incise la peau, le tissu cellulaire sous-cutané, le muscle grand oblique ; ligature d'une artériole avec le catgut. On arrive alors sur le péritoine qu'on soulève à l'aide d'une pince à griffe et qu'on sectionne avec les ciseaux. L'estomac apparaît, on va le saisir avec la pince à griffe, on l'attire dans la plaie et on le traverse avec deux longues aiguilles à acupuncture perpendiculaires aux lèvres de l'incision, de manière à maintenir la paroi stomacale en contact avec les lèvres de l'incision. Puis on saisit les rebords de l'ouverture péritonéale avec une série de pinces hémostatiques que l'on confie à des aides.

Alors on se met à passer des points de suture métallique avec le chasse-fil, chaque anse de fil comprenant le péritoine et la paroi stomacale : on place ainsi quatorze anses qui chacune sont serrées avec un tube de plomb sur un bouton de chemise. Cela fait, on retire les deux aiguilles à acupuncture.

On incise alors la paroi stomacale, qui depuis qu'elle est ainsi étranglée par la couronne des points de suture est le siége d'une congestion intense et a pris une couleur d'un rouge violacé ; l'épaisseur de cette paroi est considérable et ne ressemble en rien à celle que l'on voit sur le cadavre. Après avoir fait sur cette paroi une boutonnière, on introduit une grosse sonde de caoutchouc rouge que l'on fixe en l'enfilant avec un fil d'argent qui traverse en même temps la paroi stomacale ; on laisse ainsi 7 à 8 centimètres de sonde dans l'estomac.

L'incision de la paroi stomacale donne lieu à un écoulement considérable de sang qu'on arrête en plaçant à demeure des pinces hémostatiques.

Puis on fait sur tout l'abdomen une application de collodion, et à midi le malade est reporté dans son lit.

Une heure de l'après-midi. Injection de 200 grammes de lait, quelques envies de vomir, il ne coule rien entre la paroi stomacale et la sonde. On essaie d'enlever les pinces hémostatiques placées sur les vaisseaux de l'estomac, mais, l'hémorrhagie reparaissant, on les remet en place. Pansement avec gaze et charpie trempées dans l'eau phéniquée ; de temps en temps pulvérisation phéniquée sur la plaie.

Cinq heures du soir. Le malade se plaint beaucoup de ce que la couche de collodion l'empêche de respirer. Pas de douleur de ventre. Injection de 100 grammes de lait avec un jaune d'œuf : on enlève les pinces hémostatiques.

A neuf heures du soir M. Verneuil voit son malade. Apyrexie absolue ; le malade se plaint d'une douleur au niveau de l'hypochondre gauche. Injection de chlorhydrate de morphine en ce point.

Minuit, injection de 140 grammes de lait : mais le malade est pris de violents efforts de vomissements qui cessent d'ailleurs en laissant sortir par la sonde de 20 à 30 grammes de lait : ce lait est coagulé.

27 juillet. Le malade est fatigué, il n'a pas dormi à cause d'un malade couché à côté de lui et atteint d'un delirium tremens. Il se plaint beaucoup d'être gêné pour respirer, il dit toujours ressentir une douleur au niveau de l'hypochondre gauche. Injection de 100 grammes de bouillon, suivie de quelques nausées avec sentiment de striction intra-thoracique.

Une heure. Injection de 50 grammes de bouillon et 50 grammes de vin de Bordeaux.

Cinq heures. Teinte subictérique légère ; le malade accuse toujours une douleur transversale à la base de la poitrine qui l'empêche de respirer : en outre apparition d'une douleur à l'épaule droite, et grande peur de tousser à cause de la douleur qui en résulte.

Plaie en très-bon état, sans gonflement, le ventre est toujours très-rétracté, injection de bouillon aux œufs. A chaque injection alimentaire, il y a un peu d'étouffement et quelques nausées.

Minuit. La douleur à l'épaule droite augmente d'intensité, légère agitation; apyrexie absolue, injection de bouillon et d'un œuf.

28 juillet. Teinte ictérique très-marquée des conjonctives; urines peu abondantes, prenant par l'exposition à l'air une coloration noire foncée. Injection alimentaire de lait, de soupe, de potion de Todd faites toutes les heures, chacune de 70 à 80 grammes.

29 juillet. La douleur de l'épaule droite et de l'hypochondre diminue.

30 juillet. Il existe ce matin autour de la plaie, dans une étendue à peu près large comme la main, une rougeur bien limitée, un peu douloureuse au toucher, ayant un peu l'aspect du purpura sans saillie du bord. Aucun symptôme général. Cette rougeur est évidemment due à l'action caustique de l'acide phénique, d'autant plus que de la plaque rouge on voit passer des traînées de même teinte qui vont vers l'aine, c'est-à-dire qui suivent le chemin que suit la solution phéniquée pendant les pansements.

1er août. Amélioration très-nette. La température remonte à peu près vers la normale, le malade ne souffre pas d'aucun point. Toutes les heures, injection alimentaire.

4 août. Depuis trois jours le malade est transformé, l'ictère a disparu; la figure n'est pas fatiguée, et le ventre bien moins rétracté qu'avant l'opération. La portion de paroi stomacale étranglée par les points de suture est en partie sphacélée. Aussi la plaie est-elle bien plus large que la sonde, et l'on est obligé de boucher les bords avec une lame de caoutchouc appliquée sur la paroi abdominale et traversée par la sonde. L'amélioration continue à partir de ce jour, et vers le 20 août le malade se lève.

Le 10 septembre le malade est bien portant, il reste levé toute la journée, et il aide les infirmiers dans le service; il a retrouvé à peu près toute la force et toute l'énergie qu'il avait avant son accident. On a remplacé la sonde des premiers jours par une énorme sonde en caoutchouc rouge qui reste à demeure dans la fistule. Cette fistule est arrondie et bordée sur tout son pourtour par un petit bourrelet de muqueuse gastrique rouge et lisse.

Le malade injecte par la sonde de la purée, du hachis, des potages, des boissons. Lors de ces injections il n'a d'autre sensation que celle du chaud et du froid, il ne trouve pas certaines choses meilleures que d'autres; cependant il lui arrive souvent après ces injections alimentaires de sentir la salive lui venir en abondance dans la bouche, il ne peut d'ailleurs avaler cette salive; il est obligé de la cracher tout de suite, soit après en avoir emmagasiné une certaine quantité dans la portion supérieure de l'œsophage. Cette privation de salive et ce mode d'alimentation ne semblent guère d'ailleurs incommoder le petit malade, si l'on en juge par son état de santé et surtout par l'examen des pesées depuis deux mois :

	grammes.
18 août, il pèse	34,000
21 août	34,400
24 août	35,500
31 août	36,000
8 septembre	37,500
14 septembre	39,000

Le succès opératoire peut être aujourd'hui considéré comme complet.

Le rétrécissement de l'œsophage demeure infranchissable et, comme il est cicatriciel, il ne peut que devenir plus étroit et qu'aboutir à une oblitération complète. Le malade a faim et mange de tout avec plaisir ; seulement, pendant qu'il s'introduit les aliments directement dans l'estomac, pour ne plus en perdre tout à fait le goût, il en met une petite partie dans sa bouche qu'il rejette après l'avoir savourée.

Appréciation des diverses méthodes opératoires basée sur la nature même des rétrécissements. Quelle que soit la nature du rétrécissement congénital, cicatriciel ou lié à une altération organique des parois de l'œsophage, la dilatation progressive lente reste et restera longtemps encore la méthode générale de traitement, tant que le rétrécissement est franchissable. Elle a produit souvent des guérisons durables ou des améliorations temporaires.

Cette concession faite, la pratique démontre qu'un certain nombre de rétrécissements résistent à la dilatation.

Parmi eux nous citerons : 1. les rétrécissements congénitaux ; deux dispositions particulières peuvent amener ce résultat : 1° la présence de ces diverticulants latéraux qui empêchent le plus souvent de conduire la sonde dans toute la longueur du tube œsophagien ; 2° le retrait natif et existant depuis longtemps des parois de l'œsophage. Le traitement de ces sortes de rétrécissements, outre l'extirpation de ces poches accessoires, réclame l'usage de l'œsophagotomie externe ou interne. A coup sûr les exemples cliniques manquent pour affirmer cette assertion, mais elle résulte évidemment de l'étude attentive des observations contenues dans ce travail.

2. Certaines formes de rétrécissements cicatriciels : ceux qui par leur dureté, les douleurs qu'ils produisent sous l'influence du cathétérisme, résistent à une dilatation bien conduite. Nous ne saurions trop insister sur les beaux résultats obtenus dans ces conditions par MM. Lannelongue, Trélat et Dolbeau, à l'aide de l'œsophagotomie interne. Leur exemple doit être suivi dans les cas analogues.

Il n'en est pas de même dans les cas de rétrécissements suite de cancer œsophagien. Si la dilatation échoue, on ne saurait compter sur l'œsophagotomie interne. Outre les dangers de son exécution, comme le prouve un des opérés de Maisonneuve, quel résultat peut-on attendre d'une incision pratiquée au sein d'un tel tissu morbide? N'est-ce pas le cas d'essayer l'œsophagotomie externe? Quand le mal siége dans la région cervicale, que peut-on risquer dans des cas voués comme ceux-là à une mort certaine. N'est-il pas permis d'aller jusqu'aux limites de l'art, et de tenter même la résection de l'œsophage? Un seul succès dans des cas désespérés ne compenserait-il pas des revers inévitables?

Il nous reste enfin à examiner la série des rétrécissements infranchissables, quelle qu'en soit du reste la nature.

Leur siége seul peut apporter quelques modifications dans les deux opérations extrêmes qui se disputent ces cas malheureux. A la gastrostomie doivent être réservés tous les rétrécissements situés au-dessous de l'extrémité supérieure du sternum.

Je donnerais la préférence, je l'avoue, à l'œsophagotomie externe pour les rétrécissements situés dans la région du cou. Jusqu'à ce jour les succès de ces deux opérations ne sont pas bien brillants, puisque dans huit cas d'œsophagotomie externe connus on a pu nourrir seulement de quinze jours à seize mois les opérés, et dans vingt cas de gastrostomie tentés pour des rétrécissements cancéreux et cicatriciels on ne compte qu'un succès. Ce triste tableau doit-il décourager les chirurgiens? Évidemment non. On ne doit point oublier qu'en abandonnant ces malheureux à eux-mêmes ils sont voués à une mort certaine et rapide. Je m'empresserai d'ajouter que dans son livre récent M. le docteur Petit a montré que sur les 15 opérations de gastrostomie recueillies depuis 1876 ses succès relatifs s'accentuent, le malade de Verneuil en a bénéficié pendant deux ans, celui de Schœnborn pendant deux mois, celui de Trendelenburg quatre mois, six mois celui de Studsgaard, etc. Évidemment, si ces résultats se maintenaient dans les opérations futures, cela indiquerait que les conditions opératoires sont mieux remplies aujourd'hui qu'au début.

III. NÉO-FORMATIONS. PSEUDOPLASMES DE L'ŒSOPHAGE. Dans ce chapitre il sera question : 1° des varices; 2° des polypes (comprenant les fibromes, les myxomes, les myomes et les lipomes); 3° des kystes; 4° du cancer; 5° du tubercule. D'une manière générale on peut dire qu'à l'exception du cancer et des polypes l'histoire clinique de ces affections n'existe pas. Toutes nos connaissances se bornent à quelques citations d'anatomie pathologique plus ou moins complètes.

1. VARICES. On trouve quelques détails sur l'histoire anatomo-pathologique des varices dans l'ouvrage de Klebs (*Handbuch der pathologischen Anatom.* Berlin, 1868, 1er volume, p. 262).

En France, nos traités classiques, même les plus récents, n'en font pas mention; toutefois dans nos journaux j'ai pu relever quatre observations avec autopsie.

Les deux premières, celles de Lediberder et Fauvel, ont été publiées dans les *Mémoires de la Société médicale d'observation* (1858, fascicule III, 257) et reproduites par la *Gazette hebdomadaire*, 1858, p. 227; les deux autres sont dues l'une à M. Hérard (*Gaz. hebd.*, 1875, p. 187), l'autre à M. Hanot (*Gaz. hebd.*, 1875, p. 539). Pendant une période de sept ans, de 1870 jusqu'à nous, je n'ai rien trouvé dans le *Canstatt's Jahresberichte* sur cette question. En raison même de leur petit nombre, je rapporterai en abrégé ces quatre observations et j'en déduirai ensuite les enseignements pathologiques qu'elles renferment.

I. *Observation de Lediberder*. Un homme de soixante et onze ans, d'une bonne constitution, ayant toujours joui d'une excellente santé, fut pris tout à coup, après un effort violent, d'une hématémèse très-abondante; elle laissa des traces pendant une année, puis elle disparut; cet homme eut, pendant quinze ans, un état parfait de toutes les fonctions sans aucun trouble nouveau.

C'est après un aussi long espace de temps que l'hémorrhagie se renouvela précédée seulement de quelques étourdissements. Cette hémorrhagie considérable de sang noir jeta le malade dans un état de faiblesse augmenté encore par son âge avancé; c'est pour remédier à son état général qu'il entra à l'hôpital quatre jours après le début des accidents.

Il commençait, quoique avec beaucoup de peine, à reprendre quelques forces, quand survint la grippe à laquelle succéda une pneumonie qui, d'abord simple, puis double, entraîna la mort du malade en quatre jours.

A l'autopsie l'œsophage offrait les altérations suivantes :

A 5 centimètres de son extrémité supérieure on voyait une couleur violacée inégale due au sang contenu dans les veines. Celles-ci au nombre de deux étaient dilatées au point d'offrir 6 millimètres de diamètre à 8 centimètres au-dessous du cartilage cricoïde; plus bas cette dilatation comptait 21 millimètres : ces veines étaient flexueuses de manière à envelopper toute la circonférence de l'œsophage. Elles soulevaient la muqueuse couverte de son épithélium, et donnaient à sa surface interne un aspect inégal. Leurs parois demi-opaques étaient assez fermes sans présenter de plaques cartilagineuses. Elles étaient épaissies, atteignaient près d'un millimètre d'épaisseur, leur surface interne était lisse, blanche ; les valvules en rapport avec l'épaisseur des parois contenaient de petits caillots noirs, assez fermes, et une petite quantité de sang liquide qu'il était facile de faire circuler ; les tuniques de l'œsophage étaient épaissies ; l'épithélium était partout évident ; la muqueuse ferme, bien consistante, n'offrait qu'une épaisseur apparente due au tissu cellulaire sous-muqueux ; la couche musculaire beaucoup plus prononcée qu'au pharynx atteignait 2 millimètres d'épaisseur, ses fibres étaient plus prononcées que celles des constricteurs pharyngiens ; l'œsophage offrait aussi une dilatation évidente, régulière, mais dont le degré n'a pas été mesuré. Les varices beaucoup diminuées à 15 millimètres de l'orifice cardiaque offraient une seule dilatation qui se prolongeait en arrière et venait faire une saillie de 6 millimètres à 3 centimètres du cardia, sur la face postérieure de l'estomac. La veine dans ce point était remplie de sang ; elle paraissait plus mince que partout ailleurs ; la muqueuse qui la recouvrait laissait voir complète la couleur noire du sang, sans cependant présenter d'aspect étoilé, sans avoir perdu son aspect villeux ; l'estomac ne contenait pas de sang, il existait des signes anatomiques ordinaires d'une pneumonie double, arrivée au second degré.

II. *Observation de M. Fauvel.* Un homme cordonnier, âgé de trente-neuf ans, entre à l'Hôtel-Dieu le 11 avril 1838.

Il résulte des antécédents qu'il a toujours eu une santé débile, il n'a jamais vomi de sang ; sa nourriture habituelle est bonne, il se livrait rarement à des excès. Depuis plusieurs années il était sujet à éprouver des douleurs lombaires, lorsqu'il avait beaucoup travaillé. De plus, ses pieds se tuméfiaient légèrement. Au mois d'octobre dernier, il éprouva tout à coup, sans cause appréciable, une violente douleur vers l'hypochondre droit, son ventre se tuméfia et il fut obligé d'entrer à l'hôpital. Au bout de trois semaines il en sortit, n'étant pas guéri complétement ; il reprit cependant ses travaux, qu'il suspendit le 4 avril, époque à laquelle les accidents se renouvelèrent plus intenses que la première fois. Après avoir gardé chez lui le lit pendant huit jours, et se trouvant déjà dans un état de dépérissement assez avancé, il rentra à l'Hôtel-Dieu. Il offre les signes d'un épanchement considérable à la poitrine ; les membres inférieurs sont œdématiés, ses urines précipitent abondamment par l'acide nitrique. Un œdème existe à la partie inférieure des deux poumons. Trois jours plus tard, il est pris instantanément pendant la nuit d'une hématémèse excessivement abondante, qui le jette dans un état de faiblesse extrême et précipite la terminaison de la maladie. Le lendemain et le jour suivant les vomissements sanguins continuent ; l'affaiblissement est porté au point de produire une aphonie complète : il meurt d'hémorrhagie le 17 avril.

Le diagnostic avait été pendant la vie : affection granuleuse des reins sans maladie du cœur.

Autopsie. L'œsophage renferme un peu de liquide sanguinolent. Dans ses deux tiers inférieurs la muqueuse est soulevée par des saillies noirâtres ayant l'aspect des varices. En effet, en enlevant avec soin la muqueuse, on voit des vaisseaux dilatés, remplis de sang en partie liquide, en partie noirâtre, coagulé : ces vaisseaux présentent des dilatations et des resserrements. Dans quelques points, leur volume égale celui d'une plume à écrire, mais ils sont généralement plus petits, leurs parois sont extrêmement minces, leur surface interne est lisse et offre des anfractuosités qui empêchent qu'un stylet introduit dans leur intérieur pénètre facilement, on dirait de véritables valvules veineuses. En somme, ces vaisseaux sont de véritables veines variqueuses, la muqueuse qui les recouvre n'est que légèrement injectée ; elle n'a pas perdu de sa consistance, il ne nous est pas possible d'apercevoir une ouverture qui ait pu donner issue au sang rendu par le malade.

L'estomac renfermait environ 500 grammes de sang, et l'on en rencontrait des taches sur toute la longueur des interstices. Le foie était cirrhosé, la rate renfermée dans une coque fibro-cartilagineuse, les deux reins atteints de la maladie de Bright au deuxième et troisième degré, et les deux poumons œdémateux dans leurs parties déclives.

III. *Observation de Hérard.* Homme âgé de quarante-trois ans, entré à l'Hôtel-Dieu le 19 février 1875 pour des vomissements de sang et un mélæna. On crut d'abord à un ulcère simple de l'estomac. Le malade ayant succombé à la suite d'hémorrhagies, on découvrit à l'autopsie que l'œsophage était couvert à sa partie inférieure de varices volumineuses; une d'elles était ulcérée, le foie offrait un commencement de cirrhose, et la rate était volumineuse.

IV. *Observation de M. Hanot.* Agé de quarante-trois ans, un homme entre dans le service de M. Hérard le 19 février 1875, apporté sur un brancard. Il faisait souvent des excès alcooliques, il jouissait cependant d'une bonne santé. Après un copieux repas pendant lequel il avait beaucoup bu, il fut contraint par son travail de faire un effort violent; aussitôt il fut pris d'un vomissement de sang très-abondant et rendit également par l'anus une grande quantité du même liquide. Presque aussitôt perte de connaissance, les jours suivants les vomissements de sang ne se reproduisirent plus; mais il eut encore plusieurs selles composées de sang. Le cinquième jour il fut transporté à l'hôpital sans avoir repris connaissance. A son entrée il est dans un état d'anémie profonde; l'examen des viscères ne permet pas de constater de grosses altérations. Il succomba le cinquième jour après son entrée, c'est-à-dire le dixième jour après l'hémorrhagie, sans avoir repris connaissance.

A l'autopsie, on trouve un certain degré de cirrhose. Les veines de l'estomac et de l'intestin ne sont pas dilatées, il n'y a pas d'ulcération de ces parties. On constate l'existence d'hémorrhoïdes assez considérables. Sous les deux tiers supérieurs de la muqueuse œsophagienne, les veines sous-muqueuses sont énormément dilatées : elles renferment des cordons longitudinaux qui ont environ le diamètre d'une plume d'oie ; sur un de ces cordons on remarque une petite ulcération qui a à peu près un millimètre de diamètre, elle est obstruée par un caillot noirâtre. Aucune autre lésion de la membrane muqueuse, aucune autre lésion vasculaire. Depuis la rédaction de ce travail, le docteur Dusaussy a publié une étude *Sur les varices de l'œsophage dans la cirrhose hépatique* (Paris, 1877); il n'a basé son travail que sur quatre observations qui ne renferment d'autres données intéressantes que celles sur l'existence d'une circulation supplémentaire facile entre la veine-porte et les veines du quart inférieur de l'œsophage.

Le siége des varices de l'œsophage se trouve surtout dans ses deux tiers inférieurs; leurs dispositions sont analogues à celles des veines variqueuses des membres. Ce sont en général, comme dans la première observation, deux lignes veineuses parallèles offrant des sinuosités, des circonvolutions variables; leurs parois sont épaisses ou plus minces, et dans leur intérieur on retrouve les traces de valvules, contribuant vraisemblablement à donner naissance aux nodosités signalées sur le trajet des veines dilatées. Cette dilatation a pu acquérir jusqu'à 21 millimètres de diamètre.

Dans deux cas on a constaté une petite ouverture obstruée par un caillot. Klebs croit que ces ouvertures se trouvent plutôt sur les paquets variqueux situés au bord du cardia, où l'action corrosive du suc gastrique a pu donner lieu à leur formation. Dans les deux cas que nous rapportons (3e et 4e observations), ce détail n'est pas indiqué.

Les parois de l'œsophage peuvent être normales, tandis que dans d'autres cas, semblables à notre première observation, les parois subissent un travail hypertrophique.

Aucun symptôme n'avait indiqué antérieurement la présence des varices, quand les hémorrhagies mortelles se sont produites. Nos quatre observations donnent le même résultat.

Le diagnostic de ces lésions est enveloppé d'une grande obscurité; chaque fois la maladie a été reconnue à l'autopsie.

Toutefois, il découle de nos observations que cette lésion peut être soupçonnée quand on voit tout à coup survenir une hématémèse considérable, sans être précédée des symptômes ordinaires de l'ulcère simple ou carcinomateux de l'estomac.

Il semblerait que ces varices ont de la tendance à se produire quand il existe déjà des troubles de la circulation dans le foie, liés à la cirrhose dépendant de la syphilis ou de l'hépatite interstitielle.

Jusqu'à présent, le seul traitement possible consisterait à combattre les hémorrhagies par des médications internes, telles que le perchlorure de fer à l'intérieur, à la dose de quelques gouttes dans les vingt-quatre heures. Si ce moyen interne ne suffisait pas, ne serait-ce pas le cas d'utiliser une sonde œsophagienne à demeure. On pourrait espérer que par compression elle arrêterait l'hémorrhagie : l'expérience seule peut prononcer sur la valeur de ce moyen.

2° POLYPES. Sous ce nom, on décrit encore aujourd'hui un certain nombre de tumeurs qui n'ont de commun que leur mode d'attache sur la paroi de l'œsophage, à l'aide d'un pédicule plus ou moins mince : ainsi des fibromes, des lipomes, des myxomes, des myomes, peuvent avoir ce mode originel; toutefois, nous n'oublierons pas d'ajouter que ces fibromes, ces lipomes, ces myxomes et ces myomes, peuvent former des tumeurs sessiles. Ces diverses néoplasies sont rares. Middeldorpf (*De polyp. œsoph., atque de tumore ejus generis primo extirpata*. Vratislaw, 1857) n'avait pu en trouver qu'une dizaine de cas. Mes recherches dans nos journaux français et le *Canstatt's Jahresberichte* n'ont pu grossir ce nombre que d'une seule observation. Je la rapporterai en quelques mots.

Coots (*Glasgow Medical Journal*, février 1872) a observé un myome polypeux sur un homme de soixante et un ans, mort d'inanition, par imperméabilité de l'œsophage. La tumeur avait 4 pouces 3/4 de long, 2 pouces de large et 1 pouce 1/4 d'épaisseur (mesure anglaise). L'extrémité supérieure était fixée à 6 pouces 3/4 de la glotte sur la paroi postérieure, elle y adhérait par un pédicule fibro-musculaire de 1 pouce 3/4 de long.

Dans les polypes de l'œsophage, on a parfois compris quelques tumeurs nées à son extrémité supérieure du côté de l'extrémité inférieure du pharynx. Plus tard, ces tumeurs sont descendues dans le conduit œsophagien, où elles continuaient à se développer sans se déplacer; on a vu de ces mêmes tumeurs être rejetées par le vomissement naturel ou provoqué, remplir *momentanément* les arrière-cavités buccales; elles y produisaient des phénomènes d'asphyxie jusqu'au moment où elles étaient dégluties de nouveau. On ne saurait mieux décrire le jeu de ces néoplasmes qu'en relatant une des observations de Middeldorpf, relative à un vrai polype œsophagien. A elle seule elle renferme toute l'histoire pathologique de ces tumeurs.

Observation. Jos. Jaensch Berger, né en 1811, perdit par accident l'œil et le bras gauche dans sa jeunesse, il jouit depuis d'une bonne santé, ne faisant nul excès de nourriture ni de boissons, et s'abstenant surtout d'aliments chauds. Ayant dormi sur le gazon en 1851, il contracta un rhume violent qui le rendit sourd pendant longtemps, il persista un catarrhe du pharynx qui gênait beaucoup la déglutition, surtout celle du pain dur. Excrétion de pituite entre les repas, sentiment de pression à l'épigastre et derrière le sternum, dysphagie non douloureuse, mais croissant peu à peu, très-marquée dans certaines positions du malade, s'accompagnant d'éructations bruyantes et de toux et dypsnée; la difficulté de la déglutition augmenta de jour en jour; à peine le patient pouvait-il, avec la plus grande peine, avaler le bol alimentaire; il fut forcé de boire beaucoup, et de prendre seulement des aliments liquides; pendant un accès de toux violente, il vomit une fois du mucus sanguinolent. Un jour après Noël 1852, les troubles de la déglutition ayant atteint leur maximum, il but beaucoup d'eau et fut pris de vomissements égergiques pendant lesquels fit issue dans la bouche, entre les dents, un corps en tout semblable à un rein de brebis; une dyspnée intense s'ensuivit; le patient parvint à déglutir le corps en question et alla chercher les conseils d'un médecin, Weltzel, qui le conduisit chez Middeldorpf.

Le doigt porté dans le pharynx, jusqu'à la paroi postérieure du larynx, n'atteignait aucun corps étranger; une olive d'étain d'un demi-doigt de diamètre pénétra en ligne droite, sans donner davantage la sensation d'une résistance vaincue. Cependant, quand l'instrument était porté à droite, on sentait un obstacle facile à surmonter et qui n'était pas situé profondément. On ordonna au malade de venir le lendemain, on se proposait de lui donner un vomitif, et, si le diagnostic le vérifiait, de l'opérer.

Le 14 janvier 1853, le malade étant sur une chaise, M. Weltzel présent, on lui administra beaucoup d'eau tiède et une pilule de 1/10 de grain d'émétique; cette dose ayant été répétée sept fois en une heure et demie sans résultat, le sulfate de cuivre fut administré et provoqua aussitôt des vomissements très-violents, l'eau avalée fut d'abord rendue seule, lorsqu'enfin, après un effort violent, on vit entre les dents un corps turgide et violacé qui parut d'abord être la langue.

Le polype, ayant été bientôt reconnu, fut saisi avec une pince de Musseux, puis tiré vers la commissure gauche de la bouche, ce qui diminua un peu la difficulté de respirer. Pendant que les vomissements violents et la dyspnée continuaient, un fil de soie tordu et ciré fut jeté sur le polype, au fond de la bouche, près de la base de la langue, la tumeur fut ensuite sectionnée avec le scalpel à trois quarts de pouce en avant du point où la ligature posait; la masse morbide laissa écouler beaucoup de sang et se décolora.

On repoussa alors en arrière le reste de la tumeur et le fil qui la liait; l'un et l'autre furent déglutis. Les chefs de la ligature placés dans l'angle gauche de la bouche furent enroulés autour des oreilles.

Les vomissements et la dyspnée cessèrent. Le malade fut si soulagé, qu'à l'insu du chirurgien il sortit de la ville pour aller donner à manger à ses moutons, puis il revint, mangea un peu et s'endormit, et le lendemain aborda Middeldorpf d'un air joyeux ; il revint souvent et l'on put s'assurer que le fil descendait profondément, à cause des douleurs qu'on provoquait par des tractions légères dans le lieu où se trouvait la ligature.

On ordonna au malade de ne point toucher au fil, de n'user que d'aliments fluides et glacés et de revenir tous les deux jours. Rien à noter jusqu'au dix-huitième jour : alors le fil coupa le pédicule et remonta dans la bouche; le sujet obéissant essaya plusieurs fois de l'avaler, mais en vain; l'anneau formé par la ligature mesurait 12 millimètres de diamètre, par conséquent, à ce niveau, la tumeur avait 36 millimètres de circonférence.

Aucun trouble ne s'est manifesté depuis; l'opéré peut boire, manger, respirer sans aucune difficulté, l'appétit s'étant accru, les forces et l'embonpoint sont revenus.

Middeldorpf a vu cinq années après son malade, il se portait bien, ne se plaignait de rien, la pituite avait cessé, le toucher ne révélait rien à l'intérieur du cou; une olive de 8 lignes rencontra dans la région du larynx un obstacle facile à franchir. En résumé, la santé est parfaite.

Examen de la tumeur. Elle a 3 pouces de long sur un demi de large. Privée de sang, elle pèse 44 grammes. Elle est lisse, luisante, cylindrique, un peu inégale et verruqueuse à la partie inférieure, l'épiderme détruit vers l'extrémité laisse à nu une surface rouge, ulcérée, saignant facilement.

On trouve à sa surface une couche d'épithélium stratifié, pavimenteux, d'une épaisseur variant de 1 millimètre à un tiers de millimètre, au-dessous se trouve une couche papillaire; les papilles sont déjà visibles à l'œil nu, elles sont coniques ou piriformes, longues d'un tiers à un demi-millimètre, disposées en série horizontales et assez rapprochées les unes des autres, elles reçoivent des vaisseaux par leur base; au-dessous de la couche papillaire, se trouve la substance propre de la tumeur. Le professeur Reichert, qui l'a examinée avec soin, l'a trouvée très-vasculaire, mais sans nerfs. Elle est composée d'un tissu conjonctif, dont les éléments cellulaires sont encore très-évidents, en d'autres termes, de tissus conjonctifs non arrivés à maturité; çà et là, on trouve de petites tâches blanchâtres qui sont composées de gouttelettes de graisse. En résumé, c'est donc une tumeur fibreuse, très-vasculaire et recouverte de papilles.

En comparant la longueur de la portion extirpée et de la portion respectée du polype; en se livrant de plus à diverses explorations et mensurations sur le cadavre, Middeldorpf est arrivé à conclure approximativement que l'extrémité du cylindre était à environ 6 centimètres du cardia et le pédicule à peu près au niveau du larynx.

Pour compléter l'enseignement pratique et sérieux, qu'il est facile de déduire de la lecture attentive de cette excellente observation, nous ajouterons que ces tumeurs sont composées des éléments histologiques qui rappellent leur dénomination; elles n'atteignent pas toujours le volume signalé dans le fait précité. Elles ont parfois à peine la grosseur d'un pois, d'une noisette, les plus grosses ont atteint 20 centimètres de longueur sur 6 centimètres de circonférence. Leur lieu d'origine peut être le tissu cellulaire sous-muqueux ou le tissu musculaire.

Les myomes sont formés de fibres musculaires lisses. Toutes sont cylindriques et moulées sur le conduit œsophagien. Ces tumeurs naissent aux dépens du tissu cellulaire sous-muqueux ou de la tunique musculaire (Foerster, *Traité d'anat. pathol.*, 2ᵉ édit.).

Leur symptomatologie se résume dans la dysphagie, dans la production de nausées, vomissements parfois composés de matière sanguinolente. Le cathétérisme, l'exploration digitale, ne fournissent pas de renseignements bien certains. Le diagnostic n'est sûre que dans les cas où, sous l'effort provoqué par les vomissements, les tumeurs font saillie dans la bouche. L'œsophagoscope serait sans doute utile pour les tumeurs naissant aux environs de l'orifice supérieur de l'œsophage. Elles amènent la mort par inanition comme les rétrécissements.

Leur thérapeutique se résume dans l'extirpation. Jusqu'à ce jour, on ne l'a tenté que dans des cas analogues à ceux signalés dans notre observation : l'excision avec l'écraseur, celle avec le bistouri après ligature préalable, celle produite par l'emploi du cautère galvanique, ou par celui du thermo-cautère de Paquelin, devront être utilisées en raison de la crainte d'une hémorrhagie sur laquelle on n'aurait aucune prise.

Si l'on avait la certitude de l'existence d'une de ces tumeurs, fixée dans l'intérieur de l'œsophage, je recourrais sans hésitation à l'œsophagotomie externe. Je n'ai pu trouver aucun exemple de ce genre. Ceci tient sans doute à la difficulté d'établir un diagnostic exact pendant la vie ; les cas connus de ces tumeurs ont été trouvés à l'autopsie.

3° Kystes. On trouve dans l'œsophage des kystes muqueux ou colloïdes et des kystes vibratils.

Wyss (*Arch. d'anat. pathol. de Virchow*, vol. LI, cap. 1) a décrit un kyste vibratil sur un adulte. Il était développé dans la paroi postérieure de l'œsophage, à 1 centimètre 1/2 du cardia, il était sans communication avec le conduit œsophagien. Son volume égalait celui d'une pomme ; en le fendant, on trouva un liquide; à l'examen microscopique, il fournit : 1° des globules de mucus libres, une masse d'épithélium vibratil à cellules allongées coniques et noyaux très-nets. C'était évidemment une tumeur congénitale.

Les kystes muqueux ou colloïdes se développent dans les glandes en grappes, ils sont plus communs qu'on ne le croit généralement. J'ai eu pour mon compte occasion d'en voir dans le tiers supérieur de l'œsophage. Sappey (*loc. cit.*, t. III, p. 93) a écrit ce qui suit : « Il n'est pas extrêmement rare de voir les glandes de l'œsophage se transformer en kystes. J'ai pu constater cette transformation sur deux sujets : chez l'un d'eux, il existait une vingtaine de ces petits kystes ; ils étaient cylindroïdes, longs de 10 à 12 millimètres, et larges de 3 à 4 millimètres. Plusieurs se trouvaient réunis sur le même point, en sorte qu'ils formaient quatre groupes principaux.

« Chacun de ces kystes était constitué surtout par le conduit excréteur de la glande, à l'extrémité duquel on reconnaissait le corps de celle-ci dilaté aussi et formant une cavité centrale que surmontaient huit ou dix appendices, dernier vestige des acini.

« En admettant que l'un de ces kystes ait atteint un plus grand développement, il eût certainement mis obstacle à la déglutition, et aurait pu faire croire à une affection organique incurable, tandis que le malade aurait pu guérir à l'aide d'une incision ou d'une ponction ».

Foerster (*Traité d'anatomie pathologique*, 1853) parle de kystes analogues, petits. formés par l'accumulation de substance muqueuse ou colloïde dans les glandes en grappe.

D'après Watmann, cité par Klebs (*Traité d'anatomie pathologique*, 1868), il y aurait des kystes dermoïdes fermés et ouverts dans l'œsophage.

4° CANCER DE L'ŒSOPHAGE. Le cancer est de beaucoup le plus fréquent des pseudoplasma de l'œsophage. Dans ces dernières années, en raison sans doute de l'opération de la gastrostomie, l'attention des observateurs a été plus fortement fixée sur son existence, il serait plus fréquent chez l'homme que chez la femme. Sur un relevé de quarante-quatre cas observés à l'institut anatomo-pathologique de Berlin et publiés par Petri (Kœnig, *Retropharyngeale Geschwülste*, in *Handb. der allg. und spec. Chirurg.* von Pitha u. Billroth, t. III, p. 32), on ne compte que trois femmes. Sur dix cas observés par moi, tant à l'hôpital que dans ma clientèle particulière, je ne l'ai trouvé que sur des hommes. On signale ici comme favorable à son développement l'abus des alcooliques, j'ajouterai celui du tabac à fumer, il est beaucoup plus fréquent au-dessus de l'âge de quarante ans. Il siége surtout au tiers inférieur de l'œsophage et à la jonction de la portion cervicale et de la partie thoracique, on n'a jamais observé d'œsophage cancéreux dans tout son parcours. Le cancer débute sous forme de plaques indurées dans l'épaisseur de la muqueuse ou sous forme de masses dures dans la couche de tissu connectif. Ces plaques s'étendent surtout en largeur, tandis que les masses croissent en épaisseur et figurent parfois dans le conduit même des masses polypiformes. Ces deux variétés peuvent occuper une partie ou toute la circonférence du conduit, leur dureté, leur volume, etc., sont variables. On pourrait appliquer ici tous les détails descriptifs relatifs au cancer en général, toutefois la maladie ne prend pas ici les proportions que l'on signale dans d'autres organes. La gravité des accidents qu'elle provoque dès le début amène généralement une mort rapide qui s'oppose à un tel développement.

La forme épithéliale est la plus commune. Sur trois cas soumis par moi à une étude histologique, je l'ai trouvée deux fois. Elle peut avoir pour point de départ les couches épithéliales de la muqueuse, ou celles des glandes en grappe; dans ce dernier cas on voit les tumeurs formées au début par des canaux ampullaires avec leurs extrémités remplies de ces éléments. Je ne serais pas étonné qu'on rencontre ici ce que l'on voit assez fréquemment sur le reste de la muqueuse intestinale, des tumeurs en choux-fleurs exclusivement constituées par ces productions glandulaires. Ces formes, hâtons-nous de le dire, au point de vue de la récidive, sont aussi graves que celles qui ont pour point de départ l'épithélium de la muqueuse. L'épithélioma se retrouve du reste ici avec toutes ses formes et sa marche envahissante parfois en profondeur et surtout en surface. M. Robin (cité par Béhier, *loc. cit.*, p. 81) avait déjà depuis longtemps signalé cet épithélioma glandulaire.

La deuxième forme histologique du cancer est la forme fibreuse. Dans une de mes observations la tumeur était formée de ces éléments fusiformes à gros noyaux. Les uns s'arrêtaient à cette période de leur développement en se chargeant de graisse, tandis que d'autres passaient à l'état de fibres; il n'est pas douteux qu'ici comme ailleurs on retrouve toute la série histologique de cette forme de cancer, depuis l'élément globulaire analogue à celui de la moelle osseuse du nouveau-né jusqu'à la fibre, avec les variations de forme, de volume et de dégénérescence graisseuse, qui surgissent sous cette puissance pathologique

que nous nommons cancer. Quand laisserons-nous de côté les expressions de cancer squirrheux, encéphaloïde, etc., qui ne sauraient avoir de sens sérieux dans le langage histologique, puisque ces aspects physiques peuvent se rencontrer également dans les deux types? Ici, comme ailleurs, les ganglions lymphatiques se prennent. Le mal siége-t-il au cou ou dans la partie supérieure du thorax, ce sont les ganglions cervicaux et susclaviculaires qui sont atteints, les ganglions bronchiques s'altèrent au contraire quand le mal se développera dans la portion thoracique.

La marche du cancer conduit à deux autres conséquences à peu près constantes, l'ulcération de la masse cancéreuse et l'envahissement de toute l'épaisseur des parois œsophagiennes et même des organes voisins. C'est à cette époque de la maladie que l'on observe des communications avec la trachée, les bronches, les cavités pleurales, le poumon, le foie, les médiastins, enfin les gros vaisseaux comme l'aorte, les carotides et les sous-clavières, la glande thyroïde, même la colonne vertébrale. Les journaux et les livres sont remplis de faits de ce genre. On pourra surtout consulter à ce sujet le recueil d'observations faites par Béhier.

D'après une statistique de Lebert, les communications se montreraient dans plus de la moitié des cas ; les communications avec la trachée seraient les plus nombreuses, et celles avec les parties aériennes du côté droit plus souvent qu'à gauche : cette prédilection s'explique par le voisinage de l'aorte, qui sépare l'œsophage de la portion gauche des voies aériennes dans la partie supérieure ; en bas l'inverse a lieu (Vigla, *Arch. génér. de méd.*, octobre 1846). Ces diverses communications ont lieu, tantôt directement, parfois à l'aide de trajets sinueux plus ou moins longs. Une curieuse communication est signalée dans l'observation de M. Bucquoy, l'aorte communiquait avec l'œsophage par une des artères œsophagiennes dont l'orifice était dilaté (*Bull. de la Soc. anat.*, 1835, p. 103).

La symptomatologie du cancer ne diffère pas notablement de celle des rétrécissements en général, surtout au début.

Les malades accusent une dysphagie en précisant assez bien le lieu d'arrêt. Elle est d'abord légère, sensible seulement pendant la déglutition d'aliments solides ; bientôt elle augmente, le passage des aliments solides devient progressivement impossible, puis vient le tour des liquides ; la déglutition indolore au début devient douloureuse dans la suite. Il serait difficile, dans un tableau d'ensemble, de tracer toutes les nuances que peuvent revêtir ces symptômes pendant la durée entière de la maladie. A cette déglutition difficile s'ajoutent des régurgitations dont l'abondance et la rapidité varient d'après le siége de la lésion ; survient-elle immédiatement après l'ingestion alimentaire, on a affaire à un cancer de la partie inférieure ; tarde-t-elle de quelques instants, on peut admettre que le mal siége à la partie inférieure en s'accompagnant d'une dilatation variable, n'oubliant pas, comme nous l'avons dit ailleurs, qu'elle est généralement de petite dimension ; plus tard des signes physiques s'ajoutent aux symptômes fonctionnels. Si l'œsophage est atteint dans sa partie supérieure, on peut par le toucher reconnaître la tumeur cancéreuse avec ou sans les ganglions cervicaux et susclaviculaires indurés ; toutefois cette induration des ganglions cervicaux et susclaviculaires n'est pas très-commune, puisque sur trente-sept observations recueillies par Béhier ce symptôme n'a été indiqué qu'une fois (*loc. cit.*, p. 68), et qu'enfin sur un total de dix-neuf observations il n'a trouvé que neuf fois les engorgements ganglionnaires se répartissant ainsi :

ganglions bronchiques, six fois; ganglions œsophagiens, deux fois; ganglions cervicaux, une fois (*loc. cit.*, p. 89).

L'expulsion de matières glaireuses d'abord, plus tard mêlées de sang, parfois même de véritables hémorrhagies, s'établissent. L'air expiré par les malades a souvent une odeur fétide, plusieurs fois j'ai pu constater ce symptôme signalé déjà par J. Franck (*Traité de médecine pratique*. In *Encyclopédie des sciences médicales*. Paris, 1840, p. 317).

Sous l'influence d'une alimentation insuffisante et de la nature même du mal, les douleurs augmentent, un amaigrissement rapide se développe, la fièvre hectique s'allume, une anémie consécutive succède, et bientôt on a sous les yeux tout le cortége ordinaire des symptômes de la cachexie cancéreuse.

Si le cathétérisme fait reconnaître sûrement le siége du rétrécissement, il est loin de renseigner avec exactitude sur la nature de la maladie. Au début surtout, la nature de la lésion est très-obscure, on peut confondre le cancer avec tous les pseudoplasmes et néoplasmes que nous avons indiqués plus haut. Pour l'un comme pour l'autre la sonde rapportera des données analogues. La même difficulté n'existera pas sans doute plus tard, et cependant, en analysant un à un tous les symptômes, il est évident que, jusqu'aux hémorrhagies, nous pouvons les retrouver dans d'autres lésions, comme les varices, par exemple, ainsi que l'on peut s'en assurer en lisant les observations que nous avons rapportées plus haut. Le même symptôme se rencontre aussi à la suite des anévrysmes de l'aorte ou des autres gros vaisseaux artériels voisins, adhérents à l'œsophage. Nous n'avons dans les cas difficiles que la rareté relative des affections néoplasiques de l'œsophage comparée à celle du cancer.

Le pronostic est essentiellement grave. La mort survient dans tous les cas. Elle est due non-seulement à l'inanition et à la cachexie que la maladie amène, mais aussi aux nombreux accidents de perforation qui surviennent dans les organes voisins. Rarement l'affection dépasse une année de durée.

Le traitement curatif est nul. Les ressources de notre art sont impuissantes. Dans certains cas de cancer de la région cervicale on pourrait essayer la résection d'une portion de l'œsophage, en se basant sur les expériences de Billroth chez les chiens. Il n'est pas inutile de rappeler ici que Mondière, dans son mémoire, rapporte un cas emprunté à la médecine vétérinaire, dans lequel un M. Domdrieu, vétérinaire à Lavardos, avait enlevé avec succès une tumeur squirrheuse développée dans l'épaisseur des tuniques de l'œsophage d'un bélier. Elle avait le volume d'un œuf de poule, la guérison fut complète en dix-huit jours. Pour une telle application chez l'homme, il restera toujours la difficulté de diagnostiquer de pareilles lésions.

Le traitement palliatif se résume dans l'emploi de la belladone à l'intérieur et surtout dans l'usage du cathétérisme œsophagien, destiné à élargir la portion rétrécie. Ce moyen a donné quelques bons résultats temporaires; nous avons pu nous en assurer plusieurs fois par notre expérience personnelle. On ne saurait trop insister sur la prudence que l'on doit apporter dans l'exécution opératoire de ce moyen. La science a enregistré nombre d'observations dans lesquelles le chirurgien a créé des fausses routes et partant des communications avec les cavités voisines, surtout avec les cavités pleurales. Ces déchirures se comprennent aisément dans des tissus ramollis par la lésion cancéreuse.

Toujours dans un but palliatif, on administrera aux malades des lavements nutritifs, ou, à l'exemple du chirurgien qui donna des soins à la religieuse citée par Tarenget, on créera une fistule œsophagienne au-dessous de la tumeur cancéreuse. Comme ce dernier moyen, la gastrostomie reste une ressource suprême, malheureusement, chez tous les sujets sur lesquels elle a été employée jusqu'ici dans des circonstances analogues, la mort est survenue dans les premiers jours ou les premières semaines.

5° TUBERCULES. Tout ce que nous savons sur cette affection se réduit à quelques observations suivies d'autopsies.

On lit seulement cette phrase dans l'anatomie pathologique de Foerster. Appulzer seul parle des tubercules œsophagiens comme d'une production fort rare.

Dans la thèse de Follin, il est question d'un homme de soixante-dix-sept ans atteint depuis longtemps d'un catarrhe, quand en 1847 il eut une grippe à la suite de laquelle survint de la dysphagie.

Le malade mourut d'inanition. A l'autopsie on trouva que ce trouble fonctionnel était dû à la présence de tubercules développés dans le tissu cellulaire sous-muqueux. Une collection siégeait à la partie supérieure et une autre à la partie inférieure.

La première était formée de tubercules crus, la seconde était en partie ramollie. Le poumon contenait des tubercules crétacés.

Dans le *Schmidt's Iahrbücher*, 1869, on lit l'observation suivante : Un homme de quarante-trois ans fut atteint, en avril 1865, d'une tuberculose aiguë des poumons ; en janvier 1866, il se manifesta des douleurs en avalant avec difficulté dans la déglutition, s'accompagnant de sensation d'arrêt des aliments dans l'œsophage. Ces phénomènes persistèrent jusqu'au 19 janvier 1866, époque de la mort.

A l'autopsie on trouva une pleurésie fibrineuse de la tuberculose pulmonaire, et le foie gros avec absence d'ulcérations intestinales. La muqueuse de l'œsophage était lisse et unie dans sa partie supérieure ; à partir du niveau de la troisième vertèbre dorsale jusqu'au bas existaient des pertes de substances nombreuses, arrondies ou allongées, ou irrégulières à bords taillés à pic. La base de ces ulcérations était tantôt unie, tantôt villeuse, et offrait une teinte d'un gris foncé. Ces ulcérations étaient parsemées de petits noyaux d'un blanc jaunâtre, dont quelques-uns laissaient échapper par la pression un liquide épais, jaunâtre, purulent ; la nature tuberculeuse de ces ulcérations fut constatée au microscope par le professeur Engel (*Tuberculose de l'œsophage*, par Er. Chvostek, dans *Œsterr. Zeitschr. f. prakt. Heilk.*, XIV, 17 et 18, 1868).

Paulicki (*Arch. de Virchow*, XLIV, p. 373, 2 et 3, 1868) a publié une observation qui peut être rapprochée de la précédente. Un homme de soixante-quatorze ans était atteint de toux depuis plusieurs années ; en août 1865 survint une pleurésie, l'épanchement se résorba assez promptement, mais bientôt apparut dans les deux sommets des poumons une infiltration tuberculeuse, avec tubercules laryngés et intestinaux. En octobre de la même année survint de la gène dans la déglutition, puis de la régurgitation. En janvier 1866, la mort survint.

A l'autopsie on trouva le sommet du poumon gauche occupé par une cavité remplie de pus enveloppé de granulations ; celui du côté droit par des foyers caséeux disséminés avec des granulations.

Dans l'œsophage, au niveau du cartilage cricoïde, existait une partie rétrécie de un pouce de long. Le conduit n'était pas dilaté au-dessus du rétrécissement;

au niveau de la paroi postérieure on voyait une portion ovalaire ulcérée de six lignes de long; un peu au-dessous et de côté une petite ulcération arrondie; ces ulcérations avaient un aspect pâle, légèrement rosé et granuleux. Elles occupaient toute l'épaisseur de la muqueuse hyperémiée, mais n'atteignaient pas la musculeuse. À une certaine distance des ulcérations on trouva des granulations isolées du volume d'une tête d'épingle, peu préominentes, isolées ou en groupe, c'étaient des follicules hypertrophiés. On ne constata aucune dégénérescence caséeuse ni dans les follicules, ni dans les ulcérations, pas de traces d'infiltration cancéreuse. L'examen histologique n'a pas permis d'affirmer la nature tuberculeuse. Excroissances verruqueuses sur les cordes vocales, ulcérations de la muqueuse laryngienne. Dans l'ilion, ulcération tuberculeuse en anneau avec granulations. Plus bas quelques petites ulcérations.

Le seul enseignement clinique que l'on puisse déduire dans quelques observations est le suivant.

Si pendant le cours d'une phthisie pulmonaire on voit survenir de la dysphagie avec rejet parfois des aliments, on peut soupçonner l'existence d'ulcération tuberculeuse dans l'œsophage.

IV. Paralysie. *Gulæ imbecillitas* (Galien). Dysphagie atonique des vieillards. Il est plus difficile qu'on ne pourrait le croire de donner une définition correcte de la paralysie œsophagienne. En ne citant que le dernier auteur qui s'est occupé sérieusement de cette question, le docteur Hamburger (*Medizinische Iahrbücher*, 26e année, 5 fascicules), on voit que pour lui cet état pathologique ne comprend que l'état de la tunique musculaire dans lequel l'énergie des fibres musculaires est affaiblie ou complétement perdue. En tenant compte des données de la physiologie actuelle des nerfs, il est évident que l'abolition plus ou moins complète de la sensibilité de la muqueuse peut entraîner la suppression de l'action réflexe nécessaire au jeu fonctionnel de la portion contractile. Pour nous la paralysie œsophagienne portera sur les deux éléments nerveux, sensible et moteur à la fois, ou sur l'un et l'autre pris séparément; il est évident, d'autre part, que la lésion matérielle des faisceaux musculaires aboutirait au même résultat. Toutes ces lésions différentes auraient un symptôme commun, la dysphagie paralytique. Le docteur Hamburger avait déjà prévu ces difficultés, car, après sa définition de la paralysie, il se hâte d'ajouter que la déglutition à travers le pharynx et l'œsophage dépend de cinq facteurs principaux :

Elle est liée : 1° à l'intégrité histologique des fibres musculaires de ces organes; 2° à l'intégrité du nerf vague et de l'accessoire; 3° à l'action normale de l'hypoglosse et du facial; 4° à la conservation de l'action du glosso-pharyngien et des fibres sensitives du nerf vague qui, par leur excitation sensitive, provoquent l'acte réflexe de la déglutition; 5° à l'intégrité du centre nerveux et plus particulièrement de la moelle allongée et de la partie supérieure de la moelle spinale.

L'étiologie de la paralysie œsophagienne est donc subordonnée aux nombreuses lésions qui peuvent frapper les facteurs ci-dessus mentionnés. La plus fréquente de ces lésions signalée par tous les auteurs, c'est l'hémorrhagie des centres nerveux, puis viennent leurs ramollissements, leurs tumeurs, enfin l'atrophie des racines nerveuses des nerfs indiqués, leur compression par des tumeurs de voisinage, comme les ganglions bronchiques engorgés sur les pneumogastriques.

Montault (*Arch. gén. de méd.*, t. XXX, p. 434) a cité un cas remarquable de paralysie due à un kyste développé à la base du crâne. Chez les aliénés la paralysie est fréquente (*Rapport statistique sur la Maison royale de Charenton*, dans les *Annal. d'hygiène*, 1829, n° 1, p. 141).

Toutes les maladies qui troublent plus ou moins profondément la circulation du système nerveux peuvent revendiquer ici un certain rôle : aussi dans bien des maladies l'agonie se signale par la paralysie de l'œsophage ; on l'indique également dans la convalescence des fièvres graves, à la suite des pyrexies typhiques, typhoïdes, fièvre jaune, peste. Dans quelques affections spécifiques comme la syphilis; sous l'influence de gommes ou d'exostoses occupant la base du crâne ou la région vertébrale supérieure.

On a cité enfin la diphthérite, l'alcoolisme, le refroidissement, le rhumatisme, un choc, l'intoxication saturnine et les atrophies musculaires variées; on ne saurait oublier dans cette énumération étiologique l'hystérie, les impressions morales vives. Franck (*loc. cit.*, p. 322) et Hanz parlent de femmes qui ont perdu la faculté d'avaler et de parler après avoir vu leur maison en flammes.

C'est sans doute l'étude comparée de ces diverses causes qui a fait admettre à certains auteurs des paralysies idiopathiques et symptomatiques. Nous conservons cette division, dont le premier terme ne fait que marquer notre ignorance sur le rapport qui doit exister entre la cause et le développement de la maladie. Le symptôme essentiel dans ces lésions de provenance si variée, c'est la dysphagie. Elle offre des degrés et des variétés nombreux.

Disons d'abord que dans la paralysie isolée de l'œsophage le pharynx peut par des contractions énergiques opérer la déglutition. Ce fait a été démontré expérimentalement par M. Chauveau (*loc. cit.*, p. 327). Il a vu qu'après avoir coupé les nerfs moteurs de l'œsophage chez le cheval les aliments arrivaient facilement à l'estomac, grâce à l'énergie des contractions pharyngiennes. Au contraire cet acte est impossible quand le pharynx est paralysé complétement et même incomplétement, malgré l'intégrité fonctionnelle de l'œsophage.

Si la paralysie est complète, la déglutition est impossible, le bol alimentaire s'arrête dans le pharynx ou à la partie supérieure de l'œsophage en produisant parfois de violents accès de toux pendant lesquels il est expulsé par la bouche ou les fosses nasales. Parfois on l'a vu produire de véritables accès de suffocation et même l'asphyxie par son passage dans les voies aériennes. Dans ces cas il y a anesthésie pharyngienne accompagnée de paralysie des muscles laryngiens. Dans les cas légers, le malade sent que les aliments passent plus lentement. Aussi les bols alimentaires plus petits marchent moins bien que les plus gros qui, sous l'influence de la pression du pharynx, continuent leur progression. Les liquides même passent mieux quand ils sont pris à large gorgée, ou s'ils sont irritants comme les boissons alcooliques.

On voit des malades ne pouvoir avaler que certaines substances, combiner parfois des prises alternatives de solides et de liquides. Quelques-uns ont recours à l'introduction de leur doigt dans la cavité pharyngienne, ou même d'une tige pour pousser les aliments. Morgagni (*De sedibus et causis morbor.*, lettre XXVII, p. 14) parle d'un malade qui mangeait facilement de toute espèce de nourriture, mais la dernière bouchée restait dans l'œsophage jusqu'au repas suivant. Ce fait se retrouve produit également dans les expériences de M. Chauveau ; il l'a vu chez les chevaux et les lapins, lorsque la paralysie portait sur la totalité de l'œsophage et surtout sur son extrémité inférieure (*loc. cit.*, p. 342).

Le docteur Hamburger a appliqué à cette maladie l'auscultation, qui lui a fourni, dit-il, des symptômes importants. Cet auteur prétend que dans la diminution de l'énergie musculaire le bol alimentaire ne prend plus dans son trajet intra-œsophagien la forme d'un œuf, mais celle analogue à la forme d'un entonnoir. A l'auscultation, on a la sensation du passage d'un corps allongé plus ou moins filiforme, et d'un glouglou pharyngien que l'on entend à distance chez les agonisants. Ces phénomènes acoustiques peuvent avoir de l'intérêt et une certaine valeur pour les personnes fort habituées à ce genre d'exploration, mais pour la médecine courante il faut avouer que ces données ne sont pas faciles à saisir, à l'exception toutefois du gouglou pharyngien.

Le début et la marche de la paralysie de l'œsophage sont subordonnés aux nombreuses causes qui la produisent.

Dépend-elle d'une hémorrhagie des centres nerveux, son début sera brusque et le maximum de la lésion fonctionnelle sera atteint dès les premiers moments. Dépend-elle au contraire d'une tumeur, son début sera lent, progressif : il y aura parfois des retours partiels inespérés ; il serait difficile dans un tableau d'ensemble de tracer toutes les nuances qu'elle peut prendre dans son apparition, sa marche, etc., tout étant surbordonné à la lésion productrice du symptôme.

Ici deux diagnostics d'ordre différent se présentent toujours : 1° distinguer la paralysie de l'œsophage des autres maladies de cet organe et en particulier de son rétrécissement ; 2° reconnaître la cause étiologique de la paralysie. Si le cathétérisme œsophagien fournit les renseignements suffisants pour le premier, il n'en sera pas de même du second. Ses éléments ne se déduiront que d'une étude raisonnée et approfondie de tous les symptômes afférents à la lésion que l'on suppose productrice de la paralysie œsophagienne, et on comprend l'importance d'une telle étude, puisque d'elle dépendra une thérapeutique d'autant plus certaine qu'elle visera avec certitude la nature de la maladie. Les considérations précédentes s'appliquent de tout point au pronostic.

Le traitement repose sur deux indications très-distinctes : l'une appartient à la cause génératrice de la paralysie ; l'autre s'adresse à l'alimentation du malade, quelle que soit du reste la cause de la paralysie.

On remplit cette dernière indication en alimentant les malades à l'aide de la sonde œsophagienne, ou en poussant les aliments de l'œsophage dans l'estomac avec une tige en baleine. Willis cité par Moudière (*Arch. gén. de méd.*, 1833, t. III, p. 40) aurait nourri avec succès son malade pendant dix-huit ans à l'aide de ce dernier moyen. Dans le même but on donnera des lavements nourrissants.

Quant à la deuxième indication, elle dépend absolument de la cause productrice de la paralysie. A quelle déception ne serait-on pas exposé, si l'on appliquait, par exemple, le traitement des ganglions bronchiques hypertrophiés comprimant les pneumogastriques, à une paralysie syphilitique, rhumatismale, ou liée à des lésions des centres nerveux ! Il suffit d'indiquer ces faits pour montrer que toute la thérapeutique dépend de la nature et du siége de la lésion. Toutefois il est bon de rappeler que dans les paralysies, afin d'éviter les dégénérescences graisseuses des muscles, on agit prudemment en soumettant de bonne heure l'œsophage à l'usage des courants galvaniques, établis de la bouche à l'anus.

V. Corps étrangers de l'œsophage. Il serait difficile de parler de cette question sans rappeler le beau mémoire de Hévin sur ce sujet ; il date de plus d'un siècle, et, sauf quelques détails, quelques instruments nouveaux et une appréciation plus juste de l'emploi de l'œsophagotomie externe, il serait difficile d'y changer quelque chose. Aussi la plupart des écrits postérieurs sur la matière ne font-ils que reproduire tant bien que mal une analyse de ce mémoire fondamental. Au point de vue de la pratique pure on pourrait encore suivre les quatre divisions de Hévin : 1° corps étrangers qui s'arrêtent dans l'œsophage et qui peuvent être enfoncés ; 2° ceux qui doivent être retirés ; 3° ceux qu'on ne peut retirer et qu'on est obligé d'enfoncer ; 4° enfin ceux qui sont avalés ou arrêtés dans l'œsophage.

Mais pour nous conformer à l'usage classique nous traiterons successivement de l'étiologie, symptomatologie, etc.

Étiologie. Tous les corps étrangers trouvés dans l'œsophage proviennent de deux sources : de l'extérieur ou de l'intérieur de l'organisme.

Ceux de l'intérieur entrent généralement par la cavité buccale, cependant on cite l'exemple de corps étrangers qui ont pénétré à la suite de plaies ou blessures des parois du conduit œsophagien. Ceux qui ont été introduits par la bouche ont glissé dans l'œsophage par une déglutition volontaire ou involontaire.

Ceux dus à une déglutition volontaire proviennent de substances alimentaires très-grosses ou avalées sans mastication préalable. On lit dans le mémoire d'Hévin plusieurs histoires de ce genre : celle du compagnon tailleur, citée déjà par Ambroise Paré, qui faillit suffoquer en avalant un morceau de boyau qu'il ne s'était pas donné la peine de mâcher ; une autre de Forestus, relative à une jeune fille, analogue à la précédente ; celle de Ledran sur un homme qui, ayant avalé une éclanche de mouton, se leva de table et mourut appuyé contre un mur ; celle de Wierus observée sur un homme qui entreprit d'avaler un œuf et mourut suffoqué sur-le-champ. Les *Annales* des maisons contenant des aliénés ou des vieillards renferment nombre de faits de ce genre, dont on pourrait aisément grossir la liste. Des accidents semblables peuvent naître à la suite de morceaux de fruits trop gros et trop durs. On connaît l'histoire du malade de Dupuytren qui avait avalé un morceau de pomme de terre : il en fut débarrassé par le broiement.

Parmi les substances que nous pouvons déglutir volontairement il s'en rencontre de plus petits, mais munis d'arêtes, de crêtes et d'angles ; ici se trouvent les nombreux cas de débris d'os avalés, d'arêtes de poissons ; la science fourmille de faits de ce genre, il serait superflu d'en citer même des plus beaux exemples.

Nous pouvons encore avaler volontairement une foule d'objets tels que des pièces de monnaie, des clefs, des aiguilles, des épingles etc., soit que nous agissions sous l'influence d'une aliénation mentale, par jeu, ou par le désir de faire momentanément disparaître des objets que nous voulons sauvegarder. On connaît dans ce genre l'histoire du poëte Gilbert qui, dans un accès de folie, avala la clef de son armoire. A l'autopsie on la trouva arrêtée dans l'œsophage.

D'autres objets ont été introduits par une déglutition involontaire commise par sa propre imprudence, ou l'imprudence des autres : les trois faits suivants peuvent servir d'exemple : 1° Meekren (*Obs. méd. chirurg.*, cap. XXII), appelé pour ouvrir une femme que l'on croyait empoisonnée, commença par visiter les parties de la bouche et de la gorge à l'aide d'un speculum oris ; il aperçut aussitôt un gros morceau de liége recouvert d'une lame d'argent. Meekren reconnut que ce corps était un obturateur du palais. Cette femme, atteinte d'une large perte de substance de cet organe, le portait depuis longtemps; usé par un trop long séjour l'instrument tomba dans le gosier et asphyxia cette femme avant qu'on eût pu lui porter secours; 2° Une dame s'était profondément endormie par une journée fort chaude lorsque son petit-fils entrant dans sa chambre eut l'inconcevable idée de déposer son hameçon dans sa bouche entr'ouverte, comme s'il eût voulu pêcher un poisson. Cette dame s'éveilla aussitôt et en fermant la bouche elle avala l'hameçon, qui pénétra de quelques pouces dans l'œsophage; 3° Deux enfants âgés l'un de cinq, l'autre de quatre ans, tous deux fils d'un batelier, jouaient à Boon au bord du canal; l'aîné proposa à son frère de jouer à la pêche et le chargea de remplir le rôle de poisson. Après bien des évolutions il saisit l'hameçon et l'avala. Aussitôt le pêcheur d'amener la ligne et le crochet de s'implanter dans une partie assez profonde de l'œsophage.

Si les corps étrangers varient tant dans leur constitution physique, ils ne diffèrent pas moins dans leur nature chimique.

Les uns, tels que les métaux, le verre, les os, les noyaux de fruits, ne sauraient être altérés ou au moins dès le début par les fluides œsophagiens, tandis que d'autres pourraient s'y dissoudre, presque en totalité, comme un morceau de sucre.

Enfin il y en a qui jouissent de la propriété de se gonfler en absorbant l'eau des humeurs sécrétées, comme un haricot, une châtaigne, etc.; ces détails ont leur importance quand il s'agit du traitement.

Les corps étrangers parfois viennent de l'intérieur : le voisinage de la colonne vertébrale peut y faire pénétrer des séquestres provenant des vertèbres à la suite d'abcès par congestion : le vomissement en projette parfois de l'estomac ouvert dans l'œsophage. Houllier raconte qu'une fille qui s'était rempli l'estomac de poumon de bœuf fut prise de vomissements. Un morceau de poumon qu'elle avait avalé fut repoussé dans l'œsophage où il s'arrêta. Boulard de Nancy (*Arch. gén.*, t. XXIII, p. 528) cite un fait analogue. Le malade fut guéri par le cathétérisme : on a trouvé des pelotons de vers lombricoïdes qui ont occasionné la mort.

M. de Laprade (*Compte rendu des travaux de la Société de médecine de Lyon*, 1821, p. 62) raconte qu'un maçon étant mort subitement, son autopsie fut ordonnée. On trouva un gros peloton de vers lombricoïdes dans l'œsophage à la hauteur de la glande thyroïde. D'après le docteur Méplain cet accident ne serait pas rare, puisque sur 44 enfants morts avec des affections vermineuses il a trouvé sept fois des vers dans l'œsophage (*Journ. complém.*, t. XVII, p. 372). Dans l'année 1863. M. Baizeau, chirurgien militaire, a publié dans la *Gazette médicale de Paris* un intéressant mémoire sur la présence des sangsues trouvées dans le pharynx et l'œsophage des soldats qui, pressés par la soif, buvaient sans précaution dans le premier ruisseau. Depuis, beaucoup de chirurgiens militaires envoyés en Afrique ont observé la même affection. On sait que cette sangsue est celle du cheval *hæmopis*. Très-petite dans sa jeunesse, elle grandit sur place, atteint de fortes dimensions et peut rester des semaines attachées à la muqueuse.

Les corps étrangers s'arrêtent volontiers dans les trois portions suivantes de l'œsophage : 1° à son entrée, en raison même de son étroitesse comparée à celle de l'extrémité inférieure du pharynx, étroitesse relativement augmentée encore par la présence dans ce point du cartilage cricoïde, qui complète en avant le calibre œsophagien ; 2° au niveau du sternum, nous avons vu que c'était à ce niveau que correspondait le point le plus rétréci de l'œsophage ; 3° enfin vers l'orifice cardiaque motivé par la présence du sphincter musculaire.

Si nous voulons nous rendre compte de l'effet auquel est soumis un corps étranger entré dans l'œsophage, il nous suffira de rappeler la série des contractions et des relâchements rhythmiques qui en favorisent la déglutition. Si ces efforts ne réussissent point à sa propulsion dans l'œsophage, il en résulte autour même du corps étranger et surtout à ses deux extrémités une contraction énergique des fibres circulaires, qui opposent une barrière insurmontable au mouvement d'ascension ou de descente.

Sous l'influence de cette pression de l'œsophage, augmentée par la présence des corps étrangers, les arêtes, les pointes, les inégalités, pénètrent dans l'épaisseur de ses parois et augmentent la solidité de l'objet dont elles dépendent : il en résulte évidemment une aggravation des symptômes à l'étude desquels nous passons.

Symptomatologie. Les symptômes sont physiques et fonctionnels. Les premiers sont rares. Citons la présence d'une saillie visible ou tangible dans la région cervicale : elle dépend évidemment du volume du corps ingurgité. Dupuy (*Nouvel. Biblioth. méd., part. vétérin.*, vol. III, p. 125) a raconté que son doigt introduit dans l'œsophage fut tellement serré par la contraction des parois de ce canal qu'il eut quelque peine à l'en retirer. Nous avons déjà dit que l'introduction du doigt était possible par l'orifice supérieur, mais nous devons ajouter que la disposition convenable est rare, par conséquent ce symptôme physique ne sera que rarement perçu.

Le premier signe est la douleur siégeant à l'endroit même où le corps étranger s'est arrêté. Mais bientôt à cette douleur s'ajoute deux symptômes plus graves : la suffocation accompagnée de mouvements convulsifs.

La suffocation suivant la position et la grosseur du corps étranger peut avoir des degrés variés : l'asphyxie complète est possible. On possède un assez grand nombre d'exemples de ce genre, surtout lorsque le corps étranger siége à l'entrée de l'œsophage.

Les convulsions, les contractions tétaniques des muscles s'observent. M. Godinet, médecin à Yrieix, a vu une jeune fille dans le gosier de laquelle s'arrêta une arête de poisson : aussitôt, douleurs vives suivies des convulsions générales les plus alarmantes. On essaya de lui faire boire de l'eau dans un verre qu'elle brisa entre ses dents par un mouvement involontaire dépendant de l'état convulsif où elle se trouvait. Plusieurs fragments de verre s'arrêtèrent dans le pharynx où ils augmentèrent les accidents. Quatre jours après, la malade les rejeta par le vomissement et avec eux l'arête de poisson : dès lors tous les accidents cessèrent (*Annales de Montpellier*, t. III, p. 230). Larrey (*Campagne d'Égypte*, p. 134) parlait de ces mêmes symptômes tétaniques observés chez un militaire dans les muscles de la mâchoire inférieure, avec soubresauts dans les muscles des membres abdominaux.

La douleur s'accompagne souvent d'envies de vomir, de vomissements et d'altération de la voix. Ces derniers symptômes ne résultent pas toujours de la compression du larynx ou de la trachée, mais d'un réflexe sur les nerfs pneumogastriques du larynx déterminant dans les muscles un état de contraction permanente.

Sous l'influence de ces désordres respiratoires, on voit le pouls s'altérer, devenir petit. La circulation capillaire se trouble, aussi observe-t-on chez les malades la face et les extrémités bleuâtres, asphyxiques, la peau se refroidit et se couvre de sueur.

Quant à l'acte de la déglutition en lui-même, soit pour des matières solides ou liquides, il peut être troublé ou parfois complétement aboli.

Ces divers symptômes, dus à l'altération fonctionnelle de l'organe lésé et des autres appareils de l'organisme, subissent certains changements assez rapides suivant que le corps étranger est expulsé par la bouche, ingurgité dans l'estomac, ou retenu dans un point du pourtour de l'œsophage.

Dans tous les cas, il se fait après un certains laps de temps une rémission dans les symptômes. Mais cette rémission est elle-même temporaire, et les symptômes graves reparaissent soit par une tentative de déglutition ou sous l'influence d'une émotion ou toute autre cause.

Sous l'influence de l'expulsion spontanée ou chirurgicale du corps étranger par la bouche ou dans l'estomac, tous les symptômes peuvent cesser brusquement : c'est à peine s'il reste à l'endroit où s'était fixé l'objet une sensation douloureuse que l'on augmente en provoquant un acte de déglutition. On peut dire que le malade ne conserve que le souvenir de son accident.

Dans d'autres circonstances, surtout si le corps étranger présente des arêtes, des angles, des pointes, son expulsion spontanée ou chirurgicale détermine des lésions locales et partant des accidents sur lesquels nous reviendrons.

Les corps propulsés dans l'estomac ne suivent pas tous la même voie pour sortir de l'organisme : si les uns se dissolvent sous l'influence de l'acte digestif, les autres, réfractaires à cette action, sortent dans l'acte de la défécation, ou par une voie artificielle, après avoir provoqué dans un point du tube digestif ou ailleurs des phénomènes graves de suppuration. De la Peyronnie raconte aussi l'histoire d'un os de bœuf qui, primitivement arrêté dans l'œsophage, descendit ensuite dans l'estomac, puis de là jusqu'à l'extrêmité terminale du rectum où il produisit une vaste suppuration gangréneuse. Dans le mémoire de Havin (*loc. cit.*, p. 561), on lit ce curieux fait d'un vigneron des environs de Paris qui, à trois reprises différentes, après avoir avalé successivement un affiloir de charcutier, un pied de marmite de fer, un couteau de poche avec sa gaîne, vit ces trois objets après quelques mois de séjour dans l'organisme sortir le premier par un abcès à l'hypochondre droit, le second par un abcès à l'hypochondre gauche et le troisième par une tumeur analogue située dans la région des lombes. Les annales de la chirurgie sont remplies de faits de ce genre.

Quant aux corps étrangers fixés dans l'œsophage, les uns peuvent rester un certain temps, sans donner signe de leur présence, mais dans le plus grand nombre des cas ils provoquent autour d'eux des phénomènes de suppuration, dont la gravité offre des différences considérables. Parfois cette suppuration s'ouvrant dans le conduit œsophagien détache le corps étranger qui se trouve entraîné au dehors dans un effort de vomissement. Après cette évacuation, le foyer se cicatrise, le malade est guéri sans accident, à moins que l'abcès, ayant entraîné une perte de substance trop considérable, ne donne lieu pendant la cicatrisation à la production d'une masse inodulaire, dont la rétraction ordinaire occasionnera un rétrécissement cicatriciel.

Les abcès, au lieu de s'ouvrir dans l'œsophage, peuvent prendre une autre voie, la voie extérieure, sur un des points de voisinage dans la région du cou. Mais dans un grand nombre de cas les suites ne se passent point ainsi, surtout si le corps étranger réside dans la portion thoracique de l'œsophage ou dans son voisinage.

On voit alors l'abcès s'ouvrir dans la trachée, dans la cavité pleurale : j'ai vu un cas de ce genre à Strasbourg dans la clinique de M. le professeur Sédillot. Le corps étranger était arrêté dans la partie inférieure du cou, l'abcès s'ouvrit dans la plèvre gauche. Dans le *Canstatt's Jahresberichte*, année 1870, je lis la relation d'une perforation de l'œsophage aboutissant à une caverne du poumon qui lui a servi pendant un certain temps de diverticulum. Un des accidents les plus communs, c'est l'ulcération des gros vaisseaux artériels et veineux. Lavacherie, dans son mémoire, en avait déjà relaté douze cas; Martin dans sa thèse en cite sept autres. J'ai pu encore en trouver un vingtième dans le *Canstatt's Jahresberichte*, année 1870. Dans le plus grand nombre des cas, la communication s'est faite avec l'aorte sept fois sur quinze, presque la moitié. Cette fréquence s'explique par le voisinage de la portion la plus étroite de l'œsophage où les corps étrangers doivent le plus souvent s'arrêter. Puis, par ordre de fréquence, viennent la carotide primitive gauche, la sous-clavière droite ; la thyroïdienne inférieure a été trouvée percée, dans une observation publiée par M. Pilate (*Bull. de la Société anat.*, année 1868, t. XII, p. 643), à la hauteur du cartilage cricoïde, par un os en travers de trois centimètres de longueur sur trois millimètres d'épaisseur.

Un cas fort remarquable est dû au docteur Andrew (*the Lancet*, 1860, p. 186). A l'autopsie d'une femme trouvée mourante dans la rue, on constata la présence d'un os de poisson qui, après avoir perforé la portion de l'œsophage voisine du cœur, traversa le péricarde et vint s'implanter dans le milieu de la cloison interventriculaire en blessant la veine coronaire droite. Le péricarde était rempli de sang.

On ne saurait rien dire sur l'espace de temps nécessité pour ce genre d'évacuation : il peut se faire depuis quelques jours jusqu'à une période de plusieurs années. Dans l'observation de Gauthier de Claubry citée plus loin, l'expulsion n'eut lieu qu'au bout de quinze ans. Une autre terminaison plus rare, c'est la production d'une masse indurée squirrheuse soit dans les parois de l'œsophage ou de l'estomac. Godelias, médecin de Suède (Société de méd., 1810), cite un rétrécissement squirrheux de la portion thoracique de l'œsophage causé par une épingle. Mondière (*loc. cit.*) rappelle dans son mémoire une masse squirrheuse du pylore, au milieu de laquelle on trouva une épingle implantée.

Le diagnostic des corps étrangers n'est pas exempt de grandes difficultés. Il y en a même qui échappent à toute espèce de recherches. M. Duplay (*Gaz. heb.*, 1874, p. 677) parle d'un os situé à cinq centimètres de l'orifice supérieur de l'œsophage qui passa inaperçu. Tous les auteurs du reste rapportent des faits de ce genre.

A coup sûr on reconnaîtra facilement la présence d'un corps étranger : 1° par les commémoratifs, si on peut les avoir ; 2° par son volume faisant relief à la région cervicale ; 3° par les symptômes habituels. En sera-t-il de même, s'il s'agit d'un corps étranger chez un enfant, un aliéné ?

Sans renseignements antérieurs, on a souvent confondu leurs symptômes fonctionnels avec ceux de la bronchite, de la phthisie ou de l'asthme suffocant. J'apporterai à l'appui de cette assertion l'observation suivante :

Une jeune fille avala un fragment d'os en mangeant sa soupe : les accidents plus graves survinrent ; on crut l'os descendu dans l'estomac. Longtemps après la malade maigrit considérablement : des accès de fièvre, des douleurs à la poitrine, des crachats épais, grisâtres, sanguinolents, firent croire qu'elle était phthisique. Quatorze ans se passèrent ainsi, lorsque Gauthier de Claubry, qui l'avait jugée parvenue au dernier degré de la phthisie, après un examen attentif et le souvenir du corps étranger avalé, revint de son premier jugement. Tous ces accidents étaient produits par l'os arrêté un peu au-dessus de la clavicule gauche. Dans un effort spontané de vomissement, il fut expulsé, le rétablissement de la malade fut complet au bout de six semaines (*Jour. de la Soc. de méd. de Paris*, t. XXIV, p. 13).

Si déjà la présence d'un corps étranger dans l'œsophage offre parfois de sérieuses difficultés, que n'adviendra-t-il pas, si l'on doit préciser le lieu de sa fixation et les moyens qui le maintiennent à cette place? Sans doute nous avons des ressources à notre disposition, mais avant d'en parler nous sommes obligés d'avouer qu'elles sont loin d'être applicables et de nous suffire dans tous les cas.

Parfois l'exploration avec le doigt par la bouche nous permettra de sentir le corps étranger situé à l'entrée de l'orifice supérieur de l'œsophage. Si notre doigt n'a pas assez de longueur, nous pouvons y suppléer par le cathétérisme fait avec une sonde à boule terminale de grandeur variée. N'oublions pas d'ajouter que le cathétérisme est parfois impossible : Bégin (*loc. cit.*) en parle déjà dans sa première observation. M. Broca, pour lutter contre une difficulté semblable, fut obligé de faire passer par la narine une première sonde pour aider au passage de la seconde dans l'œsophage (Société de chirurg., 27 novembre 1871).

Le cathétérisme non-seulement peut ne pas rencontrer une pièce plate comme une monnaie, mais même ne pas nous donner la sensation d'un corps irrégulier, d'un os, par exemple. Un cas analogue arriva à M. Legouest (Soc. de chirurg., 28 septembre 1859).

Le cathétérisme avec la sonde munie d'éponges a pu, dans un cas du docteur Cheever, fournir une indication en ramenant une goutte de sang.

L'emploi du laryngoscope ou de l'œsophagoscope de Waldenburg fournit parfois et surtout pour la partie supérieure de l'œsophage une ressource précieuse en nous permettant d'apercevoir le corps étranger ; mais n'oublions pas d'ajouter que ce mode d'exploration sera d'un emploi très-douteux chez les individus atteints d'une extrême anxiété, ou d'une suffocation imminente. Cette idée d'éclairer l'arrière-bouche n'est pas récente, déjà Hévin rapporte à Meekren (*loc. cit.*, p. 457) l'usage du speculum oris pour y découvrir un corps étranger.

L'auscultation a été mise aussi à contribution. Dupuytren, dans ses *Leçons orales* (t. III, p. 524), parle du bruit déterminé par le choc de la boule du cathéter contre le corps étranger. Depuis lors M. Duplay a proposé un instrument perfectionné par M. Collin. L'instrument se compose d'une sonde œsophagienne métallique terminée par une boule creuse également en métal, dont le calibre peut varier. A l'autre extrémité de l'instrument existe un tambour de renforcement en cuivre sur lequel est ajusté un tube en caoutchouc muni d'un embout en ivoire. L'usage de cet instrument est simple : une fois introduit dans l'œsophage, on met l'embout d'ivoire dans son oreille qui transmet le moindre frôlement de la boule creuse contre le corps étranger. M. Le docteur Guyon, au dire de M. Duplay, se serait servi dernièrement avec avantage de ce nouvel instrument pour reconnaître la présence et le siége d'une pièce de monnaie qui n'avait pu être reconnue par le cathétérisme ordinaire.

Le pronostic dépend de trop de circonstances très-différentes entre elles pour qu'on puisse sur ce point formuler un jugement absolu.

Incontestablement un certain nombre de corps étrangers n'offre aucune gravité: à peine introduits, ils sont ou déglutés ou rejetés par la bouche. Ils laissent à peine le souvenir de leur passage. J'ai observé trois cas semblables, deux étaient dus à des os de porc que j'ai poussés dans l'estomac, l'autre à un os de grenouille qui fut expulsé par le vomissement.

Mais il y en a d'autres qui par leur volume, leur forme, amènent une mort foudroyante par asphyxie.

Entre ces deux extrêmes se placent la série des corps étrangers qui, par leur présence, peuvent déterminer des accidents graves ultérieurs et même mortels. Lavacherie a pu rassembler dans son mémoire 47 cas de corps étrangers abandonnés eux-mêmes qui se sont terminés par la mort. A ces quarante-sept exemples M. Martin (*loc. cit.*, p. 47) en a ajouté vingt-deux autres. Sur ce dernier nombre sept fois la mort a eu lieu par hémorrhagie, trois fois par perforation de la trachée, cinq fois par des abcès, deux fois par le sphacèle et la perforation de l'œsophage, une fois par des accidents d'asphyxie, une fois par inanition.

Sur les quarante-sept morts de Lavacherie, dix-huit ont succombé à des accidents immédiats, dix-sept au bout d'un temps plus ou moins long, enfin douze à la suite d'une hémorrhagie mortelle.

Le traitement se divise en médical et chirurgical.

Le traitement médical était plus usité dans le courant du siècle dernier que de notre temps : d'après Hévin on saignait, pour lutter contre les accidents ; on provoquait des vomissements, la toux, l'éternument, pour procurer la sortie du corps (*loc. cit.*, p. 473). Cette dernière pratique est surtout attaquée dans les ouvrages récents. M. Terrier (*loc. cit.*, p. 53) la condamne absolument, M. Duplay (*loc. cit.*, 245) ne la prescrit qu'avec une grande circonspection. On accuse surtout les vomissements de provoquer des contractions qui ont pour effet d'enclaver les corps étrangers à bords irréguliers et pointus. On ne saurait nier cet inconvénient ; d'un autre côté, on lutterait contre l'évidence, si on ne tenait pas un grand compte des corps étrangers expulsés par l'effort du vomissement. Ne devrait-on pas ici reprendre la division des corps étrangers en irréguliers et réguliers et lisses ? N'est-il pas certain que les vomissements peuvent sans danger provoquer l'expulsion de ces derniers ? On fera vomir avec l'émétique ingéré en boisson dans l'estomac, si la déglutition est encore possible ; dans le cas où elle serait supprimée, on pourrait titiller la luette ou injecter une solution émétisée dans les veines, à l'exemple de Kohler (*Biblioth. du Nord*, t. I), de Knopf (*Journ. génér. de méd.*, t. XXXV), et de Martini (*Gaz. méd.*, 1845, p. 343), ou simplement dans le tissu cellulaire, ce qui serait plus facile et moins dangereux. Un lavement de tabac a pu produire avec succès un résultat analogue (Bégin, *Dict. de méd.* en 15 vol., t. V, p. 318). Il serait facile de trouver dans la science des faits à l'appui de la pratique que nous défendons. Dans *the Lancet*, t. I, p. 189, on lit l'histoire d'une jeune fille de dix-huit mois qui depuis deux mois avait une pièce de monnaie à l'entrée de l'œsophage : on consulta un médecin qui la fit vomir soir et matin. Au bout de trois jours elle rejeta le corps étranger.

Hévin (*loc. cit.*, p. 494) parle déjà d'un morceau de poumon d'agneau qui fut expulsé par un lavement de tabac qui occasionna des vomissements.

Le traitement chirurgical comprend trois méthodes : 1° la propulsion dans l'estomac ; 2° l'extraction par la bouche ; 3° l'extraction par une voie artificielle ou œsophagotomie externe ; 4° la trachéotomie constitue un moyen destiné à lutter contre un des accidents les plus graves, la suffocation.

A. La *propulsion dans l'estomac* doit être réservée surtout, dit Hévin (*loc. cit.*,

p. 445), aux petits os qui n'ont ni pointes ni inégalités, à des portions de substances cartilagineuses, à des pièces de monnaie, à des balles de plomb, à des boules en verre, en cristal, à des noyaux de fruits, à des morceaux de chair, à des fruits, des croûtes de pain, etc..., en un mot, à tout corps incapable de blesser par ses aspérités les parois des conduits de la digestion, ou capable d'être soumis à une action plus ou moins complète du tube digestif. Les exemples de ce genre fourmillent dans la science.

Il nous semble cependant que ces données sont incomplètes et trop limitées. Sans doute, cette conduite, qui est acceptée généralement de nos jours, est vraie tant qu'il s'agit de corps étrangers arrêtés dans la portion cervicale de l'œsophage, mais elle est fausse quand elle s'adresse à ceux de la région thoracique. En effet, nous verrons que l'œsophagotomie peut constituer une dernière ressource très-salutaire pour les corps arrêtés dans la partie supérieure de l'œsophage que l'on ne peut ni propulser ni extraire, tandis qu'elle est nulle pour ceux de la région thoracique. Abandonnerons-nous ces corps, quels qu'ils soient, dans cette dernière région ? A notre avis, ce serait mal agir. Nous devons, au risque d'érailler l'œsophage, propulser même les corps irréguliers, pointus, si cela est possible. En les abandonnant à eux-mêmes, l'expérience prouve que ces corps, après avoir produit des phénomènes inflammatoires de voisinage, s'ouvrent un passage dans un organe dont la lésion est mortelle. Qu'il suffise de se reporter à ce que nous avons dit des accidents que leur séjour peut provoquer, on lira que ceux du voisinage du thorax sont le plus souvent mortels. Conclurons-nous de là que la propulsion est une opération sans gravité ? Évidemment non ; dans un relevé de vingt-deux cas pour propulsion de corps irréguliers, Martin a relevé huit cas de mort (*loc. cit.*, p. 42). J'ai, pour mon compte, poussé trois fois des corps étrangers dans l'estomac : deux fois des os de porc, une fois une épingle. Ces trois cas sont des succès.

Pour opérer la propulsion dans l'estomac, on a utilisé les moyens suivants :

1. La déglutition de matières d'un certain volume. Dans Hévin, on lit que l'on faisait avaler de son temps de l'eau, de l'huile, quelques grosses bouchées d'aliment, comme du pain, des figues, des prunes, des morceaux d'éponges sèches ou trempées dans l'huile ou du sirop. Nous ne faisons pas mieux aujourd'hui. Peut-être avons-nous supprimé le coup de poing dans le dos d'Ambroise Paré.

2. Les tiges végétales offrant de la résistance, comme celles de poireaux, des bougies, des sondes courbes en argent ou en plomb, des fils de fer ou de laiton plié et trempé dans le plomb fondu pour former à son extrémité un petit marteau, etc., etc.

L'instrument préféré de nos jours, c'est une tige en baleine de 50 centimètres de longueur, munie d'un morceau d'éponge à l'une de ses extrémités.

B. *Extraction par la bouche.* A moins qu'il ne s'agisse de substances alimentaires, l'extraction par la bouche doit s'appliquer à tous les cas. Toutefois, nous verrons plus loin que, dans la région cervicale, l'usage de l'œsophagotomie externe doit être parfois préféré.

Hévin, ignorant encore à peu près toutes les ressources qu'on peut emprunter à cette dernière opération, recommande de retirer les aiguilles, les épingles, les noyaux aigus de différents fruits, les morceaux irréguliers de verre ou de pierre, les lames ou fragments de fer, d'acier ou d'autre métal, les épines, les épis de blé, de grosses arêtes de poissons, les portions d'os qui peuvent blesser par leurs inégalités ou par leurs pointes, et autres corps du même genre.

Dans un relevé de vingt et un cas d'extraction publié par M. Terrier (*loc. cit.*, p. 52), on trouve deux pièces de monnaie (Demarquay et Syme); deux plaques métalliques ayant porté des fausses dents (Lock); des épingles (Cheever et Hitchock), un noyau de pêche (Arnold); un poisson long de 4 pouces et demi et large de 1 pouce et demi (mesure anglaise) (Anthoniesz); un bouchon de liége de près de 3 pouces anglais de circonférence (Eve); enfin douze fragments osseux plus ou moins considérables et irréguliers.

A l'époque d'Hévin (p. 473, *loc. cit.*), on rapportait à trois classes les diverses espèces d'instruments employés à l'extraction par la bouche. De nos jours, nous avons grossi le nombre des instruments, mais nous n'avons pas augmenté le nombre des classes.

La première comprend, avec les doigts, toutes les formes de pinces : telles sont les pinces ordinaires, celles à polypes, les pinces de Hunter, celle de Robert et Collin à double articulation, une fort ingénieuse à articulations multiples, fabriquée par Matthieu sur la commande de M. Ollier (*Gaz. hebd.*, 1869, p. 154); celle de M. Martin semblable à un podomètre (*loc. cit.*, p. 19), etc.; tous ces instruments saisissent le corps par sa partie supérieure.

La seconde classe comprend les instruments qui sont chargés de prendre le corps par sa partie inférieure et de le pousser de bas en haut.

Nous avons ici l'interminable liste des crochets simples, doubles, multiples, à anneaux libres ou se masquant comme celui de Dupuytren dans une boule terminale. Parmi tous les instruments anciens et modernes, le plus usité est celui de de Graefe, connu sous le nom de crochet-panier. C'est un double crochet à articulation mobile inférieure, permettant d'accrocher des deux côtés le corps étranger. Manquant de cet instrument, tout chirurgien, à l'exemple de ce soldat cité par Hévin (*loc. cit.*, p. 479), peut, avec un fil de fer, se procurer un crochet à l'aide duquel il pourrait extraire le corps étranger. Dernièrement, M. Richet vient de présenter à l'Académie de médecine un crochet de de Graefe modifié par M. Colin (Séance du 12 novembre 1878. *Gaz. hebd.*, p. 732, avec dessin).

La troisième classe d'instruments ramène également les corps de bas en haut, mais après avoir écarté et tendu les parois œsophagiennes et parfois attiré dans son intérieur en tout ou en partie le corps étranger. Ici l'on trouve encore une foule de combinaisons fort ingénieuses : le parasol de Rivière (*Dissertation sur l'utilité d'un nouvel instrument*, thèse de Paris 1803). Baudens a construit un instrument du même genre.

Hévin (*loc. cit.*, p. 480) raconte que Delahaye se servit d'un long stylet d'argent dans l'anneau terminal duquel il passa une grande quantité de filasse. Il parvint à glisser cette dernière au-dessous de l'épingle, et après plusieurs mouvements de rotation il ramena le corps étranger engagé dans la filasse. De nos jours, on a inventé la sonde-écouvillon. Elle se compose d'une tige à l'extrémité de laquelle on a monté circulairement une série de crins très-forts fixés par l'un des deux bouts. Une canule invaginante peut contenir le tout et le maintenir affaissé. Une fois l'instrument introduit derrière le corps étranger, on remonte la canule, les crins s'écartent par leur élasticité ; en retirant en entier l'instrument de bas en haut, les crins chassent devant eux le corps étranger.

Béniqué, dans le même but, a fermé une sonde œsophagienne à son extrémité avec une vessie de peau de baudruche, que l'on peut gonfler avec de l'eau pour la retirer ensuite de bas en haut (*Journ. des connaiss. médic.-chirurgic.*, 5e année, p. 191). Oury, cité par Bourgery (*Méd. opér.*, t. VII, p. 84), s'était servi d'une vessie que l'on insufflait d'air.

Mais l'instrument dans ce genre le plus usité, c'est sans contredit l'éponge utilisée la première fois par Brouillard (Hévin, *loc. cit.*, p. 482). Depuis cette époque, elle a passé dans la pratique. On a surtout essayé de la réduire à un petit volume pour faciliter son passage entre le corps étranger et la paroi œsophagienne. Généralement on s'en sert à l'extrémité d'une tige en baleine. M. Boileau (*Arch. gén. de méd.*, 1829, p. 120) a même construit un appareil ingénieux pour la conduire.

Il a fait fabriquer une sonde terminée par une boule d'argent. Cette boule est creuse et peut se séparer en deux moitiés, dont l'une est mobile sur l'autre de haut en bas. On remplit cette dernière d'une éponge sèche et on la fixe solidement dans son intérieur. On introduit l'instrument fermé jusque sur le corps étranger ; à ce niveau, on pousse en bas la moitié de la boule chargée d'éponger. Quand les humidités de l'œsophage l'ont gonflée, on la ramène derrière le corps étranger qui peut être ainsi entraîné.

On voit, par ce qui précède, que notre richesse instrumentale en ce genre est très-grande, bien que nous eussions pu la grossir encore ; et cependant nous sommes loin de vaincre avec elle toutes nos difficultés ; je dirais même qu'elle traduit une pauvreté relative.

En voici la preuve :

Sur un relevé général de 167 cas fait par M. Martin (*loc. cit.*, p. 24), 40 fois seulement l'extraction a eu lieu ; 25 fois la propulsion ; 8 cas d'œsophagotomie ; 69 cas de mort ; 25 cas de formation d'abcès avec expulsion du corps étranger.

Sur 6 cas où M. Denucé a tenté l'extraction, il n'a réussi que deux fois. M. Lannelongue, sur 4 cas, dont 3 d'os irréguliers, et le quatrième d'une pièce de monnaie, ne réussit que sur le dernier. Deux des autres sont morts.

Il nous reste encore à citer comme moyens ingénieux et exceptionnels d'extraction les procédés de Leroy, Antony, et de Baud de Louvain, pour extraire l'hameçon engagé dans l'œsophage de deux malades, dont nous avons parlé à l'article ÉTIOLOGIE.

Tous deux prirent une balle de plomb percée d'un trou dans son milieu ; seulement celle employée par M. Baud de Louvain était d'un diamètre double de celle de l'hameçon. En la faisant couler à l'aide du crin de la ligne jusque sur l'hameçon, il le décrocha par le propre poids de la balle, et la pointe implantée dans le plomb permit d'extraire le tout facilement. La balle employée par Leroy était plus petite, mais il suppléa à cet inconvénient en glissant sur le crin une tige de roseau à l'aide de laquelle il décrocha l'hameçon, et le tout fut extrait.

Je lis également dans la *Gaz. hebd.*, 1874, p. 705, que le docteur Miquot, ayant échoué dans toutes ses tentatives d'extraction, eut l'idée de renverser un enfant de trois ans la tête en bas pour faire glisser par son propre poids une pièce de monnaie. Ce procédé lui a réussi.

C. *De l'œsophagotomie externe appliquée à l'extraction du corps étranger.* Il serait oiseux de discuter aujourd'hui sur l'opportunité de cette opération. Les heureux résultats consignés dans un certain nombre d'opérations valent mieux que tous les raisonnements possibles.

Sur un total général de 21 opérations, Kœnig n'a trouvé que 4 morts. En compulsant le *Canstatt's Jahresberichte* et plusieurs autres recueils périodiques, depuis l'époque où a paru la thèse de M. Terrier, c'est-à-dire de 1870 jusqu'à nos jours, j'ai trouvé 5 applications de l'œsophagotomie faites avec succès ; 2 cas appartiennent à Billroth (1872, *Arch. für klin. Chirurg.*, 13. Bd., 3, H.) ; le troisième à Atherton, chez une fille de deux ans (*Boston Medic. and Surgical J.*, 1870) ; un quatrième, qui n'est pas compris dans le relevé de Kœnig, appartient au docteur Weiss, de Sarrebourg ; il a été publié dans la *Gazette de Strasbourg*. Enfin, un fait beaucoup plus récent du docteur Cazin, de Boulogne (*Gaz. hebd.*, 1876, p. 652). Ces 5 cas sont des succès.

On ne saurait admettre l'opinion de Boyer traçant les indications de cette opération de la façon suivante : « On doit avoir recours à cette opération lorsqu'un corps étranger est arrêté dans l'œsophage, qu'il n'a pu être ni retiré ni enfoncé, qu'il bouche tellement le conduit que la déglutition est impossible, et que la compression sur la trachée-artère gêne la respiration au point de faire craindre la suffocation, et si ce corps étranger fait saillie à l'extérieur. » Evidemment ces indications sont incomplètes et trop vagues. D'après les observations connues, l'œsophagotomie n'est applicable qu'aux corps étrangers siégeant dans la région cervicale. Trois fois seulement, Bégin, Arnold et Billroth les ont enlevés à la partie supérieure de la cavité thoracique. Nous pensons avec Bégin que l'on pourrait profiter d'une œsophagotomie pratiquée le plus bas possible pour aller à la recherche de corps plus profondément placés dans le thorax.

A quelle époque doit-on pratiquer cette opération ? Doit-elle être hâtive ou retardée ? D'après un relevé de M. Terrier, on voit que, sur dix opérations faites avant le septième jour, il n'y a eu qu'un mort, tandis que sur cinq pratiquées du huitième au trente-sixième jour, on compte trois morts. L'éloquence de ces résultats établit sans réplique l'utilité de l'opération dans les premiers jours.

Le peu de gravité de l'opération pratiquée dans le courant du premier septénaire nous engage à conclure que les moyens destinés à la propulsion ou à l'extraction par la bouche ne doivent pas être trop longtemps, ni trop souvent essayés. Outre l'insuccès, on ne devra pas oublier que leur emploi, ainsi que nous l'avons dit plus haut, n'est pas exempt de graves dangers.

Toutefois, nous n'approuvons pas la conduite de Syme, d'Édimbourg, qui dans deux cas, et sans avoir essayé d'autre moyen, eut recours à l'œsophagotomie.

La saillie extérieure des corps étrangers ne saurait être considérée comme condition indispensable. Elle est utile sans doute, bonne à relever ; mais l'œsophagotomie sera pratiquée chaque fois qu'on sera sûr par le cathétérisme de la présence du corps étranger. Nous aurions quelque peine à imiter le docteur Hitchock de Boston et le docteur Cheever qui, tous les deux, opérèrent chacun un malade chez lesquels ils n'avaient pu, huit mois après l'accident, déterminer l'existence et le siége du corps étranger. Aussi de ce côté leur opération resta sans résultat, bien qu'ils affirment que leurs malades s'en trouvèrent bien.

Est-il nécessaire pour avoir recours à l'œsophagotomie que ces malades aient des accès de suffocation ou une impossibilité plus ou moins complète de la déglutition ? Nous ne le pensons pas, l'histoire pathologique de ces corps prouve que ceux mêmes dont la présence passe momentanément inaperçue provoquent dans la suite des accidents graves et même mortels. Il y a donc urgence à les enlever.

Nous sommes loin, comme on peut en juger, de la conduite tracée par Boyer.

Depuis Habicot (*Mém. de Hévin*, p. 575), la trachéotomie a été conseillée et exécutée comme moyen palliatif pour lutter contre une suffocation imminente produite par les corps étrangers placés dans le voisinage du larynx et de la trachée-artère. Cette ressource peut permettre au malade d'être débarrassé de son corps étranger spontanément ou par les ressources de l'art chirurgical. Ce fut dans ces conditions que M. Legouest pratiqua une trachéotomie. Elle remédia aux accidents immédiats et permit à son malade d'expulser spontanément le corps étranger (Société de chirurg., 28 septembre 1859).

En résumé, nous dirons que les vomissements peuvent être essayés contre les corps étrangers, lisses, arrondis, comme des substances alimentaires molles ou les pièces de monnaie. L'extraction par la bouche doit être exclusivement réservée à tous les corps irréguliers ou autres siégeant à l'entrée de l'œsophage et appliquée avec modération à tous les autres engagés dans le restant de la longueur de l'œsophage. Si elle échoue, la propulsion convient surtout pour les substances molles ou dures sans aspérité, engagées dans la région cervicale. Dans la région thoracique inférieure, elle devient la ressource extrême, quelle que soit la forme du corps étranger. Mieux vaut ici même, par quelque violence, éroder l'œsophage que d'exposer les malades aux dangers de la migration vers les organes contenus dans la cage thoracique. Nous avons plus haut relevé leur gravité. L'œsophagotomie externe sera réservée, mais de bonne heure, aux corps étrangers situés dans la région cervicale, saillants ou non saillants à l'extérieur, qui auront résisté à des tentatives mesurées d'extraction ou de propulsion. La trachéotomie n'est qu'un palliatif contre les accidents de suffocation menaçante.

VI. RAMOLLISSEMENT, PERFORATION, RUPTURE, FISTULE. Il serait difficile, sans des redites inutiles, de parler séparément de chacun de ces états pathologiques ; ils ont entre eux tant de rapport de causalité qu'il nous a paru préférable de les réunir dans un seul et même paragraphe.

Le *ramollissement* œsophagien doit être rattaché à des causes variées, sans qu'il nous soit possible d'indiquer d'une manière certaine les transformations histologiques des tissus composant les diverses couches des parois. Parmi ces causes, nous citerons l'inflammation, la gangrène, les pseudoplasmes, les abcès, les embolies artérielles, l'action du suc gastrique.

1. L'inflammation aiguë ou chronique des parois œsophagiennes, sous l'influence de l'emploi prolongé des boissons alcooliques, de l'ingurgitation d'acides ou alcalis, etc. Dans le tome II, p. 147, du *Canstatt's Jahresberichte*, on lit un cas de ce genre chez un ivrogne : il se produisit à la suite de vomissement une ouverture arrondie de 2 centimètres au-dessus du diaphragme. La plèvre gauche était remplie de matières liquides et solides analogues à celles contenues dans l'estomac.

Le docteur Charles (*the Dublin Quarterly Journal*, nov. 1870, reproduit par la *Gaz. heb. de Paris*, 1871, p. 287) a publié une remarquable observation de ce genre chez un homme de trente-cinq ans, de complexion robuste, mais ayant des habitudes d'intempérance. Quelques jours avant sa mort il avait peu mangé, mais avait bu des liqueurs avec excès. A la suite d'un dîner léger il fut pris d'envies de vomir; pendant les efforts de vomissement il sentit une rupture intérieure, bientôt suivie d'évanouissement.

Transporté dans son lit, le malade continua d'éprouver des nausées, puis de la dyspnée et une soif vive. Ces derniers symptômes augmentèrent rapidement malgré les moyens employés, le pouls tomba et la mort arriva sept heures et demie après le premier vomissement.

A l'*autopsie*, l'œsophage présenta les lésions suivantes : la muqueuse du tiers inférieur est légèrement ramollie et d'une couleur rouge ; du côté gauche, près de la paroi postérieure, il y a une fissure longitudinale à travers toutes les couches. Celle-ci, qui a pu être un peu élargie par les manipulations, commence immédiatement au-dessous de l'orifice cardiaque et remonte à un pouce et demi au-dessus, mais plutôt dans la couche muqueuse que dans les couches musculaire et fibreuse. Elle aboutit à un espace ou sorte de sac situé dans le médiastin postérieur et qui entoure le tiers inférieur de l'œsophage. Cet espace renferme des matières grumeleuses analogues à celles contenues dans l'estomac, et ses parois sont noirâtres, ramollies, déchiquetées ; un examen approfondi montre qu'elles sont formées par le tissu cellulaire péri-œsophagien. Du même côté que la perforation de l'œsophage, mais environ deux pouces au-dessus, la plèvre gauche est très-mince et percée d'une ouverture circulaire de la grandeur d'une pièce de cinquante centimes. Elle est en rapport avec l'œsophage. Par elle on fait passer des liquides et des gaz contenus dans l'estomac en exerçant une pression sur ce dernier. Les cavités pleurales sont remplies de liquide, seulement dans la plèvre gauche le liquide est noirâtre, à odeur désagréable, tandis que dans la plèvre droite le liquide ressemble à de la sérosité sanguinolente.

L'examen histologique du liquide, contenu dans la plèvre gauche, prouve qu'il renferme, comme celui des cavités intestinales, de la graisse, de l'amidon et du sang.

Le docteur Demarquay (Soc. de chir. de Paris, 3 janv. 1872) a présenté à la Société de chirurgie les pièces pathologiques d'un enfant de quinze ans qui, dix mois auparavant, avait bu par mégarde un verre de solution de potasse qu'il avait vomi ; une dysphagie s'en était suivie à la suite de laquelle les boissons mêmes ne passaient plus. Trois mois après l'accident on passa une première fois les sondes qui rétablirent momentanément la voie. L'enfant buvait et mangeait. A quelque temps de là l'enfant cessa d'avaler. Demarquay voulut répéter ses premières manœuvres du cathétérisme. Le soir même l'enfant eut de la fièvre et vingt-six jours après il succomba.

A l'autopsie on trouva une perforation de l'œsophage en communication avec une vaste pleurésie suppurée. La perforation était large, elle pouvait recevoir une grosse sonde. En ce point, Demarquay admet un ramollissement semblable à celui qu'il a constaté sur des animaux soumis à des expériences analogues.

2. La gangrène produit le ramollissement des parois. Mondière (*Arch. gén.*, t. XXIV, 1830, p. 564) cite les deux faits suivants :

a. Un homme âgé de soixante ans, après avoir éprouvé des frissons, des douleurs vagues dans le dos, puis à la gorge avec difficulté de respirer, offrit de la tuméfaction sur les parties latérales et antérieures du cou, puis trois jours après, langue sèche et sale, soif, anorexie, douleur dans l'arrière-bouche, déglutition douloureuse, pouls petit, intermittent, prostration des forces, et mort le onzième jour.

L'œsophage était gangrené depuis la partie supérieure jusqu'à un pouce au-dessus du cardia dans toute son épaisseur, et surtout à la face interne (*Journal de Leroux*, vol. XIV, p. 323).

b. Un enfant de seize mois, rachitique, entra à l'hôpital pour être soigné d'un herpès labialis succédant à une rougeole. Quelques jours après, vomissements, éructations acides, pouls lent, petit, pâleur générale, abattement, amaigrissement très-rapide, et l'enfant succomba.

Autopsie. Taches grisâtres et molles environnées d'un cercle rouge sur les piliers du voile du palais, sur les côtés de la glotte et le long de l'œsophage, dont la muqueuse est réduite en larges escharres irrégulières, d'une couleur de suie, laissant entre elles des intervalles d'un rouge vif et de profondes excoriations qui traversent presque l'épaisseur de l'œsophage, qui répand évidemment l'odeur de gangrène.

3. Le ramollissement peut dépendre de la transformation des parois sous l'influence du développement des pseudoplasmes; il suffira de relire l'article CANCER pour se rendre compte de la fréquence de cet accident.

4. Il peut être consécutif à un travail d'élimination, lié à la présence de substances épanchées dans l'épaisseur des parois, comme le pus, le tubercule, les corps étrangers, etc.

5. Les embolies artérielles, cause inappréciée jusqu'ici, pourraient bien jouer un certain rôle. Ne serait-ce pas à une cause de ce genre que l'on pourrait rattacher, pendant l'état puerpéral, les cas analogues à celui que Mondière rapporte (*loc. cit.*, p. 440)? Il s'agit d'une jeune fille de quinze ans qui entra à la Maternité pour faire ses couches. Elle se porta toujours bien pendant le temps de sa grossesse; seulement quinze jours avant le terme elle fut prise de coliques et diarrhée assez violentes, les couches furent heureuses. Le ventre resta développé, la lactation s'établit mal. Quinze jours après l'accouchement les douleurs abdominales augmentèrent d'intensité, s'accompagnant de vomissements de matières noirâtres, douleur également dans la région du cou. Cet état empira pendant quelques jours et la mort arriva neuf jours après le début de la maladie.

A l'autopsie on trouva l'œsophage perforé dans une étendue de deux pouces et demi environ; de l'orifice cardiaque à la première ramification des bronches il ne restait de l'œsophage que six millimètres en largeur de la paroi postérieure dont les bords étaient frangés. Les membranes qui composaient cette paroi n'offraient aucune désorganisation, aucun changement dans leur nature. La cavité thoracique était remplie d'un liquide noirâtre analogue à celui qu'on trouve dans l'estomac; ce même liquide avait fusé par le médiastin postérieur jusque dans la région du cou, en disséquant les parties de ces régions.

C'est le cas de rappeler ici que dans ces dernières années le docteur Parensky a publié un curieux mémoire sur les embolies des artères œsophagiennes (*laboratoire de l'Université de Cracovie*, 1872, reproduit par la *Revue des sciences médicales* de Hayem, t. IV, p. 256).

Il décrit des abcès métastatiques dus à cette cause. Jusqu'à ce jour la science était muette sur cette question, M. Parensky a pu réunir cinq observations qui servent de base à son travail, il termine en concluant que l'on peut admettre l'existence d'embolie dans les artères oésophagiennes lorsqu'avec des troubles de fonctionnement de cet organe on observe une lésion valvulaire du cœur ou la dégénérescence athéromateuse des artères accompagnées de fièvre et d'embolies d'autres organes (comme la rate, les reins), les suffusions sanguines de la peau. Ne serait-ce pas à cet ordre de causes que l'on pourrait rapporter les deux faits, cités par Blandin, de ramollissements gélatiniformes survenus l'un à la suite d'une vaste brûlure, l'autre à la suite d'une opération de cataracte qui avait occasionné une inflammation aiguë de l'œil (*Dict. de méd. et de chir. pratique*, t. XII, p. 143).

6. L'action du suc gastrique peut se faire sur l'œsophage comme sur l'estomac, d'où le nom de ramollissement gélatiniforme ; cette lésion s'observe surtout chez les enfants. Carrswell, Billard, en ont cité des exemples. Maxon (*Canstatt's Jahresberichte*, 1871, t. II, p. 145) a rapporté chez un enfant un cas de ramollissement œsophagien, l'estomac étant intact. Le suc gastrique était très-acide. Toutefois il ne faudrait pas considérer comme dus à l'action du suc gastrique tous les ramollissements gélatiniformes de l'œsophage. Velpeau (*Dict. de méd.*, t. XXI, p. 415) dit qu'on a observé des cas authentiques où cette forme de ramollissement existait à la partie supérieure de l'œsophage, alors que la portion inférieure et l'estomac n'en offraient aucune trace.

La perforation dépend évidemment des conditions que nous venons de décrire plus haut.

Elle peut être spontanée ou traumatique.

Nous avons relaté des perforations traumatiques arrivées pendant le cathétérisme à Béhier chez un cancéreux (*loc. cit.*, p. 74), à Demarquay chez un individu atteint de retrécissement dû à l'action de l'eau de soude (*Gaz. heb.*, 1872, p. 62). Le même accident est arrivé à bien d'autres chirurgiens.

Quant aux perforations spontanées, elles peuvent affecter deux types différents; tantôt elles s'établissent de dedans en dehors, comme celles qui surviennent sous l'influence de la présence d'un corps étranger ou par la destruction des parois de l'œsophage. M. Bouillaud a cité deux cas intéressants de perforation de l'œsophage qui se sont opérés dans les points où les tuniques interne et musculaire étaient ulcérées (*Arch. gén. de méd.*, t. I, p. 531, 1823), ou bien de dehors en dedans par le fait du voisinage d'un abcès, d'un anévrysme; parfois l'usure se fait lentement, d'une façon insensible ; d'autres fois la pression exercée détermine une véritable escharе. On lit (*Gaz. méd.*, p. 112, ann. 1839) un curieux exemple de ce genre emprunté aux journaux anglais; l'œsophage offrait, sur une longueur de dix centimètres de son trajet, une couleur noire et un aspect gangréneux. Cette lésion était déterminée par la compression qu'exerçait sur l'œsophage un vaste sac anévrysmal formé par l'aorte.

Nous avons indiqué plus haut une foule de cas où des anévrysmes sont venus s'ouvrir dans l'œsophage, Guattani et Travers ont cité des communications analogues pour des abcès. Leblond (thèses de Paris 1824, num. 53, p. 21), Roux et Bérard (*Dict. en 30 vol.*) ont cité l'exemple de masses tuberculeuses ramollies qui ont suivi la même voie.

Un des faits les plus curieux est sans contredit le suivant que nous lisons dans la *Gazette de Lyon* (année 1866, p. 10); il est dû à M. le docteur Dron, chirurgien de l'Antiquaille.

Sommaire. Maladie de Pott. Abcès par congestion ouvert dans le poumon et l'œsophage en même temps qu'à la région dorsale ; fistule œsophagienne donnant passage aux aliments.

La malade était une petite fille de sept ans qui depuis un an avait une gibbosité à la partie supérieure de la région dorsale de la colonne vertébrale. La lésion fit de tels progrès que six mois après son début l'enfant ne pouvait tenir sa tête sans le secours de ses mains ; elle en avait toujours une consacrée à cet usage. A la fin du mois de septembre un abcès se montra en arrière de la gibbosité, il acquit des proportions considérables et s'ouvrit spontanément dans les premiers jours d'octobre. Peu de temps après la malade entra à l'Antiquaille. Au niveau des deux ou trois vertèbres dorsales, je constatais une saillie très-avancée sur la ligne médiane avec dépression brusque au-dessus : sur la gibbosité s'ouvre une fistule qui permet au stylet d'arriver sur une portion d'os nécrosé, elle donne issue à une médiocre quantité de pus. L'enfant est maigre et chétive; elle tousse, et l'auscultation dénote des râles muqueux et du gargouillement au sommet du poumon gauche; l'expectoration est très-copieuse et purulente; les selles très-nombreuses, mais peu abondantes, chaque fois présentant aussi des mucosités purulentes.

Malgré la brusque courbure de la colonne, la moelle épinière ne paraît ni comprimée, ni altérée, la mobilité et la sensibilité sont conservées dans les membres, les sphincters remplissent normalement leurs fonctions.

On enlève le séquestre vertébral formé par la presque totalité de l'arc postérieur de la vertèbre malade; il en résulte une excavation au milieu de laquelle le stylet rencontre un corps solide, mais de consistance molle: c'est la moelle revêtue de ses enveloppes.

Quelques jours après on voit les pièces du pansement fortement mouillées, on s'assure que ceci est dû au passage par la fistule d'une partie des liquides ingérés par la malade, on aperçoit même des matières alimentaires solides sortant par la fistule.

La malade s'affaiblissant de jour en jour succomba vingt-cinq jours après son entrée à l'hôpital.

Autopsie. A la hauteur du médiastin postérieur, la colonne est infléchie en avant, à la hauteur de la troisième vertèbre dorsale. A ce niveau, l'oesophage est intimement uni au tégument vertébral antérieur qui est soudé sur les côtés et a contracté des adhérences avec la plèvre et le sommet du poumon à droite et à gauche. En ouvrant l'œsophage on trouve que ce conduit est largement perforé sur la paroi postérieure; l'orifice, dont les bords sont soudés avec le tissu fibreux du grand surtout ligamenteux, donne accès dans une cavité qui n'est autre que le canal vertébral; un stylet poussé avec précaution sans rien déchirer sort en arrière par la fistule qui existe à la région dorsale.

Nous arrêterons là cette citation, le restant de l'autopsie n'offrant pas un intérêt immédiat dans la question qui nous occupe.

VII. RUPTURES. Sous cette dénomination, nous rangeons les déchirures survenues subitement dans l'œsophage, dont la structure est normale, réservant, ainsi que nous l'avons dit, le nom de perforations à celles survenues rapidement ou lentement sous l'influence d'altérations pathologiques préexistantes.

Existe-t-il dans la science des faits authentiques de ruptures ainsi entendues?

Velpeau, s'appuyant à tort sur l'autorité de Mondière (*Dict. encyclop.*, t. XXX, p. 416, art. ŒSOPHAGE), les nie. Mondière, en effet (*Arch. gén.*, 2ᵉ sér., t. II, 1833, p. 522), rattache au ramollissement gélatiniforme un bon nombre de ruptures spontanées : telles sont entre autres les observations de Bouillaud et Guersent; mais, après cette élimination, il appuie pour démontrer leur authenticité sur le fait de Boerhaave. Dans nos recherches pour cet article, nous avons pu en trouver trois autres.

Résumons ces diverses observations.

1. *Fait de Boerhaave.* Le baron de Wassenaer, d'une excellente constitution, mais sujet à la goutte, avait contracté l'habitude de se faire vomir pour se débarrasser d'un poids incommode qu'il sentait à l'orifice supérieur de l'estomac toutes les fois qu'il avait fait quelque excès de table, ce qui lui arrivait assez souvent. Un soir, après un dîner copieux, comme la dose ordinaire de son

émétique tardait un peu trop à produire le vomissement, il l'excita en buvant une infusion de chardon-bénit, et en faisant des efforts extraordinaires; tout à coup, il éprouve une douleur atroce, et se plaint d'avoir senti quelque chose se rompre vers la partie supérieure de l'estomac; il crie, se roule par terre, et présente une sueur froide, un pouls petit et une pâleur extrême du visage. Mis sur son lit, il ne peut y rester que debout, soutenu par trois hommes, et fortement courbé en avant. Tout ce qu'il but dans cet état aggrava les accidents; tout ce que Boerhaave et un autre médecin purent ordonner fut inutile; le pouls s'affaiblit sans cesser d'être régulier; la respiration devint de plus en plus laborieuse et rapide, et le malade périt après dix-huit heures d'une souffrance inexprimable.

A l'autopsie, le péritoine, les intestins et l'estomac sont très-distendus par les gaz; ce dernier organe ne contenait qu'une très-petite portion des liquides avalés; tous les viscères abdominaux et le foie étaient dans leur état naturel, la cavité de la poitrine contenait une grande quantité de gaz, les poumons affaissés et décolorés nageaient dans un liquide semblable à celui contenu dans l'estomac; dans la cavité gauche, on voyait, à trois travers de doigt du diaphragme, une sorte de tumeur de trois pouces de diamètre, formée par un tissu cellulaire et comme soufflé, présentant une ouverture. Dans l'intérieur de ce renflement, l'œsophage était divisé en totalité transversalement, et les deux bouts rétractés vers leurs attaches respectives; les recherches les plus exactes ne firent découvrir ni ulcère ni érosion dans aucune partie de l'organe.

Dryden, en 1787, rapporte le fait d'un officier qui, à la suite d'une ivresse, avala de l'eau tiède pour se faire vomir. Pendant les efforts, il éprouva une sensation de rupture : il lui semblait qu'on lui avait injecté de l'eau dans la poitrine. A l'autopsie, on trouva une rupture longitudinale dans la portion diaphragmatique de l'œsophage. Plus près de nous, je lis un exemple semblable dans le *Canstatt's Jahresberichte*, t. II, p. 127, année 1869.

Enfin, une quatrième observation, extraite du *New-York Medic. Journ.*, mai 1873, se trouve dans la *Gaz. hebdom.*, année 1873, p. 469, ainsi qu'il suit :

La rupture eut lieu chez un nègre de vingt-deux ans, robuste, atteint d'un accès de vomissement; à la suite il éprouva une douleur intense à la région épigastrique, il vomit d'abord les matières contenues dans l'estomac, puis des mucosités. Pendant les douze heures qui précédèrent la mort les efforts de vomissements persistèrent; cependant il ne rejetait plus rien. La mort arriva vingt-quatre heures après le premier accès de vomissements.

A l'autopsie, la plupart des organes étaient sains : dans la cavité thoracique, on retrouva les liquides contenus dans l'estomac, l'œsophage était le siége d'une rupture longitudinale, mesurant trois quarts de pouce, placée à un pouce au-dessus de l'estomac; les liquides s'étaient infiltrés dans le médiastin. On n'a pu trouver la moindre trace d'ulcération antérieure sur l'œsophage. Avant son premier vomissement, le malade était en bonne santé.

La lecture de ces observations nous montre que les ruptures se produisent toujours sous l'influence de vomissements violents et répétés. Le vomissement peut hâter sans doute la production d'une perforation, mais cette dernière est surtout liée au degré de désorganisation des parois œsophagiennes. On possède un bon nombre d'observations de ce dernier groupe dues à Wilkinson, King, Zeissner, Guersent, Bouillaud, Vigla, Reil, Kade, Thilaud, Meyer, Oppolzer, etc.

Une fois produite, les symptômes sont les mêmes dans les deux cas, excepté cependant pour les perforations où le symptôme peut dépendre de la lésion concomitante d'organes voisins. Ainsi une perforation à la suite d'adhérences aortiques ou d'autres artères pourraient donner lieu à des hémorrhagies : abstraction faite de ces complications, si la perforation ou la rupture porte exclusivement sur l'œsophage, les symptômes restent les mêmes.

Tous les malades accusent un sentiment de malaise indéfinissable, un sentiment de rupture dans la région thoracique suivi bientôt d'une autre sensation de liquide coulant dans les cavités pectorales. Cet écoulement est augmenté par les efforts de vomissements.

Dans le principe, sous l'influence de cet acte physiologique, une partie du contenu stomacal peut être projeté au dehors; plus tard les vomissements n'amènent plus rien, tout s'échappe par la fissure accidentelle.

Ces produits peuvent s'accumuler dans les cavités pleurales ou s'infiltrer dans les médiastins et même atteindre la région cervicale.

Cette infiltration des matières stomacales produit une douleur intolérable chez les malades avec gêne croissante de la respiration, le pouls devient petit et fréquent. Les traits s'altèrent et généralement la mort survient dans les vingt-quatre premières heures qui suivent l'accident.

La thérapeutique est impuissante; le mal par son siége surtout est au-dessus des ressources de notre art.

Les autopsies ont prouvé que rarement l'œsophage est brisé circulairement; on ne connaît que le fait de Boerhaave.

Les fissures longitudinales sont les plus fréquentes. Ces ruptures siégent surtout à la partie inférieure du thorax. Dans l'année 1870 du *Canstatt's Jahresberichte*, t. II, p. 147, on lit l'histoire d'un ivrogne chez lequel on trouva une ouverture circulaire.

Peut-on admettre sous l'influence des vomissements la rupture isolée de quelques fibres musculaires de l'œsophage? Mondière rapporte le fait suivant, dû à Barras qui le communiqua à l'Académie de médecine en 1825 (*loc. cit.*, t. XXIV, p. 558).

Un homme robuste accuse une violente douleur sur le côté gauche du larynx, et se plaint de ne pouvoir avaler, trois jours après un violent accès de colère, pendant lequel il se livra à de très-grands efforts musculaires. Vingt sangsues n'apportent aucun soulagement; la déglutition devient tout à fait impossible, et dès lors apparaissent une soif vive, une douleur très-forte au cou, de l'agitation, des convulsions et tous les symptômes d'une congestion cérébrale. Deux saignées sont pratiquées; mais ce n'est que par l'application de 40 sangsues et l'emploi de révulsifs énergiques que l'on parvient à arrêter la marche de la maladie. Le sixième jour, on essaie, mais en vain, de passer une sonde. Celle-ci est arrêtée à la partie inférieure du pharynx; on se borne à l'expectative. Le dix-septième jour, le malade rend tout à coup par la bouche et sans efforts quatre cuillerées d'un pus épais, sanguinolent, et d'une fétidité extrême. Cette expulsion dura quinze jours, la déglutition se rétablit peu à peu et au bout d'un mois la guérison était complète (*Arch. gén. de méd.*, t. X, p. 134).

Les commissaires de l'Académie crurent que la cause probable de l'abcès avait été une rupture musculaire de l'œsophage. Nous partageons cet avis, malgré les objections que l'on peut faire à cette opinion.

VIII. Fistules. On donne le nom de fistules œsophagiennes à des trajets qui, partant de la cavité du conduit œsophagien, aboutissent au dehors sur les téguments ou dans l'intérieur d'autres cavités, comme celles des bronches ou de la trachée.

Les fistules se divisent en fistules congénitales ou acquises.

A l'article ARRÊT DE DÉVELOPPEMENT, nous avons cité un cas remarquable de fistule congénitale établie entre l'œsophage et la trachée.

Les fistules acquises peuvent être spontanées ou le résultat d'une opération chirurgicale. Le fait de Tarenget est un bel exemple de cette dernière variété.

On trouve dans les auteurs des exemples de fistules ayant succédé à des traumatismes; j'en trouve trois dans le mémoire de Mondière, dont je vais donner un résumé (*loc. cit.*, 1833, t. II, p. 520).

Un prisonnier se fit avec un rasoir, à la partie antérieure du cou, une plaie large et profonde qui intéressait complétement les voies respiratoires et digestives. Malgré les moyens mis en usage, on ne parvint pas à obtenir une guérison complète; les lèvres de la plaie se cicatrisèrent isolément, et il en résulta une fistule par laquelle une sonde fut introduite dans le bout inférieur de l'œsophage. Ce fut à l'aide de ce moyen qu'on injecta des matières alimentaires dans l'estomac. Malgré cette alimentation artificielle, le prisonnier était fort gros et avait toutes les apparences d'une bonne santé.

Le soldat, cité par Trioen, avait reçu une balle qui avait détruit toute la partie supérieure de la trachée-artère et la moitié antérieure de l'œsophage à ce niveau. Cette plaie avec perte de substance ne put se cicatriser; il resta une fistule au fond de laquelle on apercevait l'œsophage ouvert. Ce militaire introduisait par cette fistule un entonnoir, à l'aide duquel il faisait passer dans l'estomac du pain et d'autres aliments solides, divisés en très-petits morceaux, et mêlés avec du liquide.

Renaud a lu à l'Académie des sciences (*Journ. gén. de méd.*, t. CV, p. 235) l'histoire d'un individu qui, s'étant coupé la gorge avec un rasoir, conserva une fistule trachéo-œsophagienne directement au-dessous du pharynx; la plaie extérieure guérit, mais la fistule trachéale persista; la déglutition amenant sans cesse au contact de la trachée des aliments, ceux-ci produisirent une inflammation bronchique qui se termina bientôt par la mort.

Les fistules pathologiques ont généralement lieu avec l'appareil pulmonaire; un des exemples les plus rares est celui que nous avons relaté plus haut. Elle coïncidait avec l'ouverture d'un abcès par congestion dans la région dorsale. L'abcès avait été produit par une maladie de Pott.

Le symptôme pathognomonique de ces lésions consiste dans l'issue par l'ouverture des matières dégluties. Nous avons vu que parfois ces fistules ont pu servir à l'alimentation des malades. En général, ce sont des affections graves à peu près incurables.

§ VI. **Médecine opératoire.** I. CATHÉTÉRISME. Il nous suffira de rappeler ici que l'œsophage a de 22 à 26 centimètres de longueur, 2 centimètres en diamètre, et que son orifice supérieur existe en arrière et en bas de l'orifice supérieur du larynx à la hauteur du cartilage cricoïde. La surface postérieure de ce dernier forme la moitié antérieure de cet orifice et la rend partiellement inextensible. On comprend aisément l'obstacle que l'on peut trouver ici pour l'entrée et la sortie des instruments.

Le cathétérisme a pour but de faire pénétrer dans une partie ou la totalité du parcours du conduit œsophagien un instrument appelé sonde, ou d'autres instruments calqués pour la forme sur les dispositions principales de cette dernière.

Le cathétérisme œsophagien exige quelques détails sur son instrumentation : les aides, l'opéré, l'opérateur, l'exécution opératoire. L'instrumentation se résume dans la sonde œsophagienne. Elle peut être faite, comme les sondes uréthrales, en gomme élastique ou en métal. On se sert exclusivement de la première substance pour les sondes creuses; celles en métal ou en substance solide, comme la baleine, sont plutôt des tiges conductrices, flexibles, auxquelles on peut adapter des boules de dimensions variables ou d'autres substances, comme une éponge, par exemple.

Ces sondes ont une longueur moyenne de 55 à 60 centimètres. Leur diamètre ne saurait dépasser 2 centimètres; il varie en moyenne de 1 à 15 millimètres. Généralement, les sondes élastiques se terminent à leur extrémité supérieure sous forme d'entonnoir pour servir, le cas échéant, à l'introduction plus facile de substances alimentaires. On se sert également de bougies.

Dans ces derniers temps, M. Verneuil a décrit une sonde sur conducteur construite par M. Collin. C'est une sonde en gomme élastique ordinaire de 7 millimètres de diamètre, terminée à son extrémité inférieure par un petit ambout métallique à cône émoussé. On glisse dans son intérieur un mandrin en baleine, d'un tiers plus long que la sonde et armé à son extrémité inférieure d'une petite bougie souple conductrice, longue de 5 centimètres environ. La même bougie conductrice est adaptée sur les sondes métalliques munies de leurs boules à dimension variée.

En général, les aides ne sont pas nécessaires pour le cathétérisme œsophagien sans anesthésie; mais avec l'anesthésie un aide est nécessaire pour maintenir ouverte la bouche du malade et soulever la région cervicale, tandis que, par son propre poids, la tête se renverse en arrière.

L'opéré peut être assis sur une chaise, si on n'use pas des agents anesthésiques, ou couché, si l'on emploie ces derniers. Doit-on se servir du chloroforme dans le cathétérisme œsophagien? Je n'hésite pas à me prononcer pour l'affirmative chez les enfants, et dans tous les cas où l'on pourrait, par la volonté du malade, rencontrer des difficultés, comme dans les faits observés par Bégin et Broca, relatés ci-dessus. Sous l'influence des anesthésiques, on agit plus sûrement. J'ai eu dernièrement encore l'occasion d'en constater l'heureux emploi chez un enfant de quatre ans où je désirais m'assurer de l'état d'un rétrécissement survenu à la suite de l'ingestion d'acide sulfurique. Cette question a été dernièrement l'objet d'une discussion à la Société de chirurgie (séance du 7 janvier 1877). Le Fort et Marjolin rejettent l'anesthésie sans en dire sérieusement la raison. Peut-être craignent-ils l'asphyxie comme chez l'enfant de M. Ledentu, dans un cas de corps étranger. M. Verneuil veut l'anesthésie, mais il la produit avec le chloral; M. Rochard, tout en reconnaissant une facilité plus grande pour l'introduction de la sonde, croit l'usage de l'anesthésie rarement indiqué. On serait tenté de dire, d'après l'impression que m'a laissée l'analyse de cette séance, que l'emploi des anesthésiques dans le cathétérisme œsophagien, quelle qu'en soit sa cause, n'a pas trouvé de partisan bien convaincu au sein de la société parisienne. Pour notre part, en nous basant sur les expériences faites chez les animaux et surtout sur les faits de notre pratique, nous n'hésitons pas à généraliser son emploi, laissant au contraire pour l'exception les cas où l'on peut ne pas s'en servir.

L'opérateur, la main droite armée de la sonde, la main gauche libre, se place en face de son opéré, s'il est assis, et à son côté gauche, s'il est couché.

L'exécution opératoire comprend : 1° le cathétérisme ordinaire par la bouche et le nez; 2° le cathétérisme sur conducteur.

A. 1° *Cathétérisme ordinaire par la bouche.* La bouche du malade étant largement ouverte, et la tête renversée en arrière, l'opérateur glisse l'index de la main gauche jusque sur la base de la langue, tandis que la main droite armée de la sonde pousse cette dernière jusque dans le pharynx. Là, l'index de la main gauche, tout en couvrant l'épiglotte, accroche l'extrémité de la sonde et la dirige vers l'ouverture supérieure de l'œsophage, tandis que la main droite, par de légères pressions, aide à ce mouvement. Une fois cette introduction faite, il suffit de pousser prudemment l'instrument jusque dans l'intérieur de l'estomac. Dans l'œsophage normal, on ne rencontre aucune résistance ; parfois on éprouve un peu de difficulté pour franchir l'ouverture supérieure contractée : quelques pressions réitérées avec patience en viennent facilement à bout.

Si le malade est anesthésié, un aide maintient d'une main la bouche ouverte avec un dilatateur buccal ou un simple morceau de bois placé entre les dents, tandis que de l'autre il soulève la région cervicale, afin de favoriser le renversement de la tête en arrière. Le reste de la manœuvre se fait comme ci-dessus.

2° *Cathétérisme par le nez. Procédé de Desault.* De la main droite, on introduit la sonde avec ou sans mandrin par un des orifices du nez, en glissant sur le plancher, on arrive contre la face postérieure du pharynx. Là, l'index de la main gauche introduit dans la bouche accroche le bec de la sonde et le dirige en bas dans l'orifice supérieur de l'œsophage. Cette manœuvre offre parfois quelque difficulté. Baillarger, chez les aliénés, où l'on éprouve de la difficulté à faire ouvrir la bouche, utilisait la sonde œsophagienne munie de deux mandrins, l'un courbe, en fil de fer, l'autre droit, en baleine. Le premier servait à diriger, par sa courbure, l'extrémité de la sonde vers la partie inférieure du pharynx, tandis que l'autre, en se redressant, l'empêchait de se porter trop en avant et d'atteindre ainsi l'ouverture supérieure de l'œsophage. On pourrait, à l'exemple de Boyer, substituer au cathétérisme nasal le cathétérisme buccal; seulement, si la sonde doit rester en place, on en pousse l'extrémité libre jusque dans la cavité pharyngienne. On a préalablement la précaution de l'attacher à une anse de fil introduite dans les fosses nasales à l'aide de la sonde de Belloc.

Grâce à ce fil, on peut retirer le pavillon de la sonde du pharynx par les fosses nasales, en aidant cette traction par le doigt de la main gauche glissé derrière le voile du palais.

A l'hospice de Marcville, M. le docteur Sizaret tire pour le cathétérisme nasal un excellent avantage des deux conditions suivantes : Se servant d'une sonde élastique sans mandrin, il a soin au préalable d'en rendre l'extrémité inférieure plus molle en en plongeant 5 centimètres dans l'eau chaude quelques instants avant l'opération; puis, au moment où la sonde touche le pharynx, il injecte par son conduit une petite quantité d'eau-de-vie mêlée d'eau qui, provoquant un mouvement forcé de déglutition, entraîne la sonde, tout en empêchant l'aliéné de porter la langue en arrière et en haut pour lutter contre l'arrivée de l'instrument. M. le docteur Sizaret affirme qu'à l'aide de ces petits moyens le cathétérisme nasal fait trois ou quatre fois par jour à l'hospice n'offre ni difficulté, ni inconvénient.

La difficulté du passage, la sensibilité des parties, la voie moins directe, feront toujours préférer le cathétérisme buccal au cathétérisme nasal. Celui-ci ne sera réservé que pour de rares exceptions, chez les aliénés, par exemple, bien qu'on ait soutenu dans ces derniers temps que le cathétérisme buccal était préférable, si l'on a soin de maintenir préalablement écartées les deux mâchoires avec un morceau de bois ou un dilatateur quelconque.

B. Le *cathétérisme sur conducteur* se pratique comme le cathétérisme buccal ordinaire; seulement la pièce principale, celle qui doit ouvrir la marche, est un mandrin en baleine terminé, avons-nous dit, par une bougie conductrice analogue à celles que Maisonneuve a ajoutées à son uréthrotome.

Veut-on sonder avec la sonde ordinaire, on place dans son intérieur le mandrin en le faisant saillir inférieurement de toute la longueur de la bougie conductrice terminale. L'instrument ainsi préparé, on suit les règles ordinaires du cathétérisme buccal ; seulement le doigt de la main gauche, au lieu de diriger le bout de la sonde vers l'orifice de l'œsophage, y conduit la bougie terminale. C'est elle qui ouvre et guide la marche de la sonde.

Si, au lieu de la sonde ordinaire, on veut se servir de la tige en acier ou en baleine munie de boules terminales, on placera d'abord dans l'œsophage le mandrin qui est au moins d'un tiers plus long que la tige. Une fois en place, on fera couler sur lui la tige à boule. Cette manœuvre est rendue facile, grâce à un canal central pratiqué dans la boule et se continuant sur une bonne partie de la longueur de la tige par deux petits anneaux fixés de distance en distance sur son parcours.

Le cathétérisme œsophagien est très-utilisé dans le diagnostic et le traitement des maladies de l'œsophage. Le diagnostic lui doit ses plus sûres données; dans le traitement, il est tout à la fois curatif et palliatif.

Il n'est pas toujours inoffensif. On peut, au lieu d'aller dans l'œsophage, faire passer l'instrument par les voies aériennes. L'erreur se reconnaît à une douleur vive accompagnée de toux convulsive, si l'instrument est creux. Le passage de l'air produit un gargouillement et éteindra, au moment de l'expiration, une bougie placée au devant du pavillon de la sonde.

On a produit des perforations des parois œsophagiennes. Je ne connais pas d'exemple de perforation d'œsophage normale. Peut-être chez les aliénés a-t-on observé des lésions traumatiques, sinon de l'œsophage, au moins de la partie inférieure de la paroi postérieure du pharynx. Mais il existe de nombreuses lésions à la suite des dégénérescences de ces parois. Si quelques-unes ont été utiles, comme celles qui ont donné lieu à des ouvertures d'abcès faisant saillie du côté de la surface interne du canal[1], d'autres ont été suivies de mort. Sans remonter bien loin, il me suffira de renvoyer aux observations rapportées dans le livre de Béhier (*loc. cit.*), et à la communication de Demarquay faite à la Société de chirurgie (séance du 3 janvier 1872). Elle porte sur deux faits, l'un relatif à un enfant atteint d'un rétrécissement cicatriciel survenu à la suite de l'ingestion d'une solution de potasse, l'autre chez un individu atteint de cancer œsophagien. Dans ces deux cas, la sonde produisit des perforations mortelles. Les pièces pathologiques ont été soumises à l'examen de la Société. La conclu-

[1] Mondière cite (*Arch. gén.*, 1830, t. XXIV, p. 558) un fait du docteur Bourguet, observé chez un homme de quarante ans atteint depuis huit jours d'une dysphagie absolue. Le médecin sonda l'œsophage avec un peu de violence pour vaincre la résistance qu'il rencontrait. L'instrument pénétra dans l'estomac. Il fut retiré ensuite avec facilité, mais il ramena une cuillerée de matière suppurée, et dès lors le malade put avaler facilement. Ces exemples ne sont pas absolument rares.

sion naturelle de ces méfaits, c'est la plus grande prudence à apporter dans les tentatives de cathétérisme.

Espérons que le cathétérisme sur conducteur diminuera ces fautes imputables à la médecine opératoire.

II. Œsophagotomie externe. Comme pour toutes les grandes opérations, l'histoire démontre que la conception de l'œsophagotomie fut précédée d'une période d'observation clinique, pendant laquelle certains médecins tels que Houillier et Glandrop purent voir et suivre des tumeurs purulentes du cou nées sous l'influence de corps étrangers arrêtés dans le tube pharyngo-œsophagien. Les parois de ce conduit avaient été perforées, la guérison s'était faite. On lit d'autre part dans le mémoire de Hévin sur les corps étrangers de l'œsophage que l'opération de l'œsophagotomie pourrait se déduire de ces vastes blessures de l'œsophage qui avaient guéri sans accident, ainsi qu'il en cite deux exemples dus l'un à Garengeot et l'autre à Poncenard (*Mém. de l'Academ. de chirurg.*, t. I, p. 588, édit. de 1861). De ces faits pathologiques il était facile de déduire la possibilité d'ouvrir chirurgicalement l'œsophage pour enlever des corps étrangers arrêtés dans son intérieur.

Verduc (*Pathologie chirurgicale*, 1643, t. II, p. 857) émit le premier cette idée en ces termes : « Mais, si le corps ne peut sortir par tous ces moyens et que le malade soit en danger d'être étranglé, je crois qu'on pourra fort bien hasarder l'opération en faisant une incision à l'œsophage pour avoir ce corps étranger. Hévin répéta le même conseil que Verduc en ajoutant même que Verduc lui avait assuré que des praticiens sincères auraient fait cette opération (p. 590, *loc. cit.*). En 1700, Bonnet (*Sepulchretum*, lib. III, sect. IV, *De deglutitione læsa*, obs. 20, p. 35, Lugduni, 1700) rapporta à Stoffel l'idée d'avoir incisé l'ouverture de l'œsophage, pour remédier à son occlusion produite dans la région du cou par un cancer.

Le premier travail sur l'œsophagotomie est due à Guattani (*Mém. de l'Académ. royale de chirurg.*, t. III, p. 351, année 1747). Il est question d'expériences sur des chiens et d'opération sur le cadavre ; mais les premières opérations sur l'homme ont été faites en 1738 par Goursaud père et Rolland, chirurgien major du régiment de Mailly. Elles ont été rapportées dans l'*Histoire de l'Académie de chirurgie* (*Mém.*, t. III, p. 14, 1757).

Ainsi, vers le milieu du siècle dernier, l'œsophagotomie avait été faite deux fois sur l'homme avec succès pour extraire des corps étrangers, et théoriquement proposée pour remédier à l'occlusion de l'œsophage par suite de rétrécissement ; et ce ne fut que vers la fin du même siècle qu'un chirurgien inconnu pratiqua cette opération à l'aide de laquelle on put nourrir pendant seize mois cette religieuse dont l'histoire est rapportée par Tarenget, professeur royal de l'université de Douai et de l'Académie d'Arras (*Journ. de méd., de chirurg. et de pharmacie*, t. LXVIII, p. 250, 1786).

« En résumant, comme le dit M. Terrier (*loc. cit.*, p. 18), cette première partie de l'histoire de l'œsophagotomie, on voit que cette opération toute d'origine française avait été pratiquée dans notre pays pour les corps étrangers arrêtés dans l'œsophage et pour parer aux accidents résultant de la présence de rétrécissements infranchissables de la partie supérieure de ce conduit. »

Dans la seconde période de l'histoire de cette opération qui comprend les trente premières années de ce siècle, son manuel opératoire est perfectionné en l'appuyant sur des données anatomiques et sur une instrumentation plus sûre.

Nous trouvons, pour cette époque, surtout, le Mémoire de Vacca Berlinghieri (*Della Esofagotomie*, etc. Pise, 1820, traduction française par Morin, dans les *Mélanges de la chirurgie étrangère*, t. III, p. 71. Paris, 1824) et quelques articles plus ou moins bien faits dans les thèses, les dictionnaires et les livres classiques; mais, chose curieuse, on semble avoir oublié la pratique heureuse de Goursaud et Rolland, et on se laisse guider par le jugement d'un bon chirurgien du temps de l'illustre Boyer, qui n'avait jamais pratiqué cette opération. Je cite ces paroles : « Lorsqu'un corps étranger arrêté dans l'œsophage n'a pu être ni retiré ni enfoncé; qu'il bouche tellement ce conduit que la déglutition est impossible et que la compression qu'il exerce sur la trachée-artère gêne la respiration au point de faire craindre la suffocation, si ce corps fait saillie à l'extérieur, on doit avoir recours à l'œsophagotomie » (*Maladies chirurg.*, t. VII, p. 175).

Pendant tout ce laps de temps, ses applications pratiques, loin d'avoir grandi, se sont amoindries.

Nous arrivons à la troisième période ou mémoire de Bégin (*Recueil de chirurg. et de pharmacie milit.*, t. XX, p. 377, et t. XXXIII, p. 24, 1832). Cette fois l'opération est décrite d'après des principes puisés dans des dissections précises, et les soins à donner à son opéré sont le fruit de sa pratique et de son expérience personnelle. Il rejette l'instrument conducteur de Vacca, s'adresse seulement à l'anatomie comme guide; il ne compte plus sur la saillie extérieure du corps étranger, puisque chez ses deux opérés cette saillie faisait défaut; il n'attend pas les accidents extrêmes, il ne réunit pas la plaie et soumet dès les premiers jours les malades à l'aide de sa sonde œsophagienne à une alimentation régulière; sa pratique et ses conseils sont tout opposés à ceux de Boyer.

Arnott, à peu près à la même époque, en Angleterre, soutint les principes de Bégin (*Institutes of Surgery*, vol. XI, p. 301. London, 1838). Il en fut de même de Lavacherie, en Belgique (*Mém. de l'Acad. méd. de Belg.*, t. I, p. 83, 1848). C'est à ce dernier surtout que l'on doit d'avoir formulé nettement l'extirpation de tout corps étranger que l'on ne peut extraire par les moyens ordinaires, sans attendre la série des accidents que leur présence peut provoquer.

Enfin, avec J. Watson de New-York, en 1844, l'œsophagotomie est mise en usage à partir de 1845, pour remédier à un rétrécissement.

Longtemps les conseils de Bégin et Lavacherie ne furent pas entendus chez nous, tandis qu'en Angleterre et en Amérique surtout on savait en profiter. Cependant, si on en juge par la discussion qui a eu lieu à la Société de chirurgie de Paris (séance des 9 et 16 août 1854) à l'occasion d'une observation Martin (thèse de Paris, 1868), présentée par M. Demarquay, par les travaux récents de M. Terrier, Duplay, par les observations plus nombreuses contenues dans nos recueils périodiques, il nous semble que la question marche, et qu'enfin le temps est proche, s'il n'est pas déjà arrivé, où l'usage de l'œsophagotomie externe sera plus fréquent et plus hâtif qu'autrefois pour l'extraction des corps étrangers de l'œsophage et pour remédier aux rétrécissemens infranchissables de la partie supérieure de ce conduit. Entre les mains de Billroth en 1872 elle a fourni deux succès sur deux opérés pour corps étranger, tandis qu'un troisième mourut sans opération (*Arch. klin. Chirurg.*, 13. B., 3. H.; *Gaz. hebd.*, 1872, p. 733).

D'après cet historique il est évident que l'œsophagotomie comprend plusieurs procédés, les uns anciens, les autres nouveaux.

Nous rappellerons pour mémoire celui de Guattani, qui conseillait d'aller chercher l'œsophage entre la trachée et les muscles sterno-hyoïdien et sterno-thyroïdien du côté gauche; celui d'Eckholt entre les deux faisceaux inférieurs du sterno-mastoïdien; celui de Nélaton séparant la trachée de l'œsophage après avoir coupé par une incision antérieure l'isthme de la glande thyroïde compris entre deux ligatures, pour nous arrêter, ainsi que l'a fait M. Terrier, à un procédé fondé sur les données anatomiques exactes, comme l'a fait Bégin, et s'aidant parfois d'un conducteur, comme Vacca Berlinghieri l'a conseillé. Ces procédés ont été mis en usage chez l'homme. Avant d'entrer dans les détails que comporte l'opération, rappelons brièvement l'anatomie de la région.

L'œsophage commence au cartilage cricoïde, il est placé entre la face postérieure de la trachée-artère et la colonne vertébrale avec une légère inclinaison à gauche. Pour l'atteindre avec le moins de lésion possible, il faut passer dans cet espace triangulaire à base supérieure limité en dehors par le bord antérieur du muscle sterno-mastoïdien, en dedans par la saillie laryngo-trachéale et thyroïdienne.

En disséquant ce triangle on trouve : 1° la peau doublée du muscle peaucier, surtout à la partie supérieure. Au-dessous, après avoir coupé une lamelle aponévrotique très-fine (aponévrose superficielle du cou) dans laquelle rampent quelques branches terminales du plexus cervical superficiel et parfois les rameaux d'origine de la jugulaire antérieure et externe, on découvre le bord antérieur du muscle sterno-mastoïdien, et les trois muscles omo-hyoïdien, sterno-hyoïdien et sterno-thyroïdien, et courant sur eux la distribution de l'anse descendante du nerf hypoglosse; en écartant soit en haut ou en bas le premier de ces trois muscles et les deux autres en dedans, on découvre vers la ligne médiane le lobe latéral de la glande thyroïde et le larynx, en dehors le paquet des gros vaisseaux et nerfs du cou. Si l'on éloigne sensiblement ces derniers en dehors et si, après avoir coupé une légère enveloppe aponévrotique sous-musculaire, on soulève légèrement en dedans et en avant le lobe latéral de la glande thyroïde, on voit la trachée-artère et le larynx. Il n'est pas inutile d'ajouter que pour cette manœuvre on peut être gêné par l'existence du muscle omo-hyoïdien. Dans ce cas on peut le couper. A la hauteur de la cinquième vertèbre cervicale on aperçoit, en soulevant le lobe thyroïdien, l'artère thyroïdienne inférieure et, quand elle existe, une veine thyroïdienne médiane qui se rend dans la jugulaire interne; en haut, sous l'origine des muscles sous-hyoïdiens, l'artère thyroïdienne supérieure et le nerf laryngé externe. Plus bas, au voisinage du sternum, les muscles sterno-hyoïdiens et sterno-thyroïdiens recouvrent complétement la continuation de cet espace triangulaire existant entre la trachée et les vaisseaux du cou, et pour le mettre à nu on serait obligé de les couper, ainsi que le faisceau sternal du muscle sterno-cléido-mastoïdien. Par cette préparation complète on découvre toute la portion cervicale de l'œsophage située derrière la trachée. N'oublions pas d'ajouter que dans l'angle formé par la réunion de la trachée et de l'œsophage se trouve à gauche dans toute la longueur le nerf récurrent, tandis qu'à droite il n'existe qu'à la partie supérieure.

Comme toute opération, l'œsophagotomie comporte des détails : 1° sur son instrumentation; 2° les aides; 3° l'opéré; 4° l'opérateur; 5° l'exécution opératoire, comprenant le manuel opératoire et le pansement.

L'instrumentation est celle des dissections délicates; elle se compose d'un bon bistouri, d'une pince à disséquer, de crochets mousses pour écarter les lèvres de la plaie, et d'une série d'éponges fines et petites pour enlever le sang pendant l'opération. Si l'on fait l'œsophagotomie sans conducteur, on peut se servir d'une sonde ordinaire en métal ou en gomme ou de l'ectopo-œsophage ou sonde de Vacca Berlinghieri, si on le possède. Cet instrument spécial n'est en définitive qu'une sonde métallique ordinaire courbe de 1 centimètre de diamètre et fenêtrée sur la moitié environ de sa portion latérale gauche inférieure ; par cette fenêtre on peut faire sortir sous forme d'arc une sonde cannelée destinée à tendre l'œsophage à la portée de l'opérateur, tout en offrant une rainure conductrice pour son bistouri.

Cette sonde est généralement faite pour le côté gauche; en changeant la fenêtre à droite, on ferait un ectopo-œsophage droit. On est parvenu par un mécanisme spécial à rendre un seul instrument apte à servir pour les deux côtés. Je ne dirai rien de la sonde à dard de frère Côme recommandée par Velpeau, aucun opérateur ne voudra s'en servir. Quant aux autres instruments, tels que pince, crochets, etc., ils dépendent du but que l'on se propose en faisant cette opération.

Deux aides sont nécessaires, indépendamment de celui qui sera chargé de l'anesthésie. Ces deux aides auront pour fonction, l'un d'écarter les lèvres de la plaie, l'autre d'éponger le sang, tandis que l'opérateur dissèque.

L'opéré doit être couché sur un lit étroit et assez dur, comme l'a recommandé Bégin le premier, les épaules et la poitrine médiocrement élevées, la tête légèrement renversée en arrière, au moins pour la section des téguments; arrivé à la hauteur des muscles et surtout du sterno-cléido-mastoïdien ; il vaudra mieux relever la tête légèrement pour faciliter leur écartement, élargissant ainsi sans effort le chemin que l'opérateur doit suivre.

Je n'hésite pas à proposer ici la chloroformisation. Elle devra être surveillée sans doute en raison même de la difficulté de respirer qu'éprouvent les malades dans certains cas, et elle serait plus utile que nuisible, si on se décidait à introduire l'instrument conducteur de Vacca Berlinghieri ou tout autre par la cavité buccale.

Si l'opération se fait à gauche, l'opérateur se met de ce côté; à droite, s'il doit opérer à droite.

Le manuel opératoire peut se faire avec ou sans conducteur ; on doit s'exercer aux deux procédés, puisqu'il y a des cas où malgré son bon vouloir on est obligé d'agir sans conducteur.

Il se compose de deux temps distincts : 1° Mettre à nu l'œsophage; 2° ouvrir l'œsophage : le restant de l'opération est subordonné au but que l'on se propose d'atteindre.

1. *Mettre à nu l'œsophage.* Je me range complètement ici à l'avis de Bégin et de ceux qui l'ont suivi en ne prenant pour guide que les notions exactes d'anatomie.

L'incision des téguments doit être faite parallèle à la trachée ou au bord antérieur du muscle sterno-cléido-mastoïdien, ceci n'a pas d'importance. Elle doit s'étendre depuis un travers de doigt au-dessus de l'articulation sterno-claviculaire jusqu'au niveau du bord supérieur du cartilage thyroïde. Dans cette première incision des téguments, qui comprend la peau et le peaucier, on peut rencontrer les origines des veines jugulaires antérieure et externe; dans ce cas je donne le conseil, avant de les couper, de les prendre entre deux ligatures ; on perd un peu de temps, mais on se sauve de l'ennui de l'hémorrhagie, et peut-être de l'introduction de l'air dans les veines.

Après la section des téguments on coupe en suivant la même direction l'aponévrose superficielle du cou. On met ainsi à nu le bord antérieur du muscle sterno-cléido-mastoïdien ; dès le début de l'opération votre aide chargé d'éponger le sang a déjà fonctionné. A ce moment le rôle du second aide commence : avec deux crochets mousses il doit écarter les deux lèvres de la plaie, afin de laisser le chirurgien maître de ses deux mains, l'une pour manier la pince à dissection, l'autre le bistouri.

Bégin veut que l'écartement du bord interne de la plaie soit fait par l'aide, tandis que lui écarte le côté externe avec une de ses mains. Ce précepte a été rejeté par MM. Terrier et Duplay. Ces derniers ajoutent même qu'arrivé dans cette région, la dissection doit être faite plutôt avec la sonde cannelée ou le manche du bistouri qu'avec son tranchant. Je m'inscris complétement contre cette manière d'agir en général et dans la région du cou en particulier, où la masse des aponévroses forme des barrières presque insurmontables à la sonde cannelée.

Bégin ajoute que le bistouri promené à grands traits doit pénétrer profondément dans l'espace intercelluleux. Je proscris encore cette manière d'opérer, qui manque de sûreté et de précision, l'aide écartant les deux lèvres de la plaie.

Je veux que le chirurgien armé de la pince à disséquer saisisse avec soin toutes les parties à couper, en l'engageant dans la ligne intercellulaire située entre le paquet des vaisseaux des nerfs et la trachée-artère ; plus sûr de ce que l'on fait, on évite ainsi tout ce qu'on ne doit pas toucher, et si la présence d'une veine ou d'une artère gêne, on peut plus facilement l'isoler et la couper entre deux ligatures. En tout cas, après avoir écarté le muscle sterno-cléido-mastoïdien, on voit à la hauteur du cartilage thyroïde le muscle omo-hyoïdien se diriger transversalement en dehors et former un arrêt dans la ligne intercellulaire que l'on doit parcourir. Bégin donne avec raison le conseil de couper ce muscle, j'ajouterai de le couper en se rapprochant de son insertion hyoïdienne, afin de respecter la branche descendante du nerf hypoglosse qui se trouve à son niveau. Les malades, dit Bégin, qui ont eu ce muscle coupé, ont eu la déglutition et la parole comme auparavant. Ce muscle incisé, il ne reste plus, en écartant avec sûreté les vaisseaux en dehors et la trachée en dedans, qu'à séparer les plans aponévrotiques profonds. Cette séparation faite, il est facile de soulever le lobe latéral de la glande thyroïde et de mettre ainsi à nu tout le parcours de la trachée qui recouvre celui de l'œsophage. Il pourra se faire que pendant cette dissection on ait rencontré la veine médiane thyroïdienne ; dans ce cas on aurait dû la couper entre deux ligatures.

De cette façon on a en vue toute la portion supérieure de l'œsophage, surtout cette partie comprise entre l'artère thyroïdienne supérieure en haut et l'artère thyroïdienne inférieure en bas. La distance est de quelques centimètres. Cette portion pourrait être considérée comme le lieu d'élection ; toutefois je n'hésite pas à dire que, si les circonstances l'exigeaient, l'on pourrait aller plus haut à la terminaison du pharynx en sectionnant l'artère thyroïdienne supérieure, entre deux ligatures, ou plus bas en agissant de même sur la thyroïdienne inférieure.

2° *Deuxième temps*. Il consiste à reconnaître et à ouvrir l'œsophage.

D'après Bégin, et j'avoue que je partage complétement sa manière d'agir, en prenant pour base les résultats de nombreuses expériences sur le cadavre humain, sur les animaux, et sur ce que j'ai vu dans quelques cas d'extirpation des tumeurs profondes du cou, d'après Bégin, dis-je, on reconnaît aisément l'œsophage à sa situation derrière la trachée-artère et le larynx, à sa surface arrondie et charnue, je ne saurais ajouter, en supposant l'individu anesthésié, à la dureté qu'il acquiert pendant la déglutition ; mais les deux premiers signes suffisent. D'autres chirurgiens tels que Demarquay, Syme, Arnold, Sonrier, Maclean et Weiss, ont suivi depuis les préceptes de ce maître.

Doit-on conclure de ces précédents que toujours on doit se passer de conducteur? je ne le pense pas ; s'il n'est pas nécessaire ou s'il est impossible de l'utiliser, je comprends parfaitement qu'on le laisse de côté. Mais, s'il doit éviter des difficultés, nous faire mieux reconnaître l'œsophage, je n'hésiterais pas à m'en servir comme l'ont fait à l'étranger Arnott, Cheever, Hitchock, etc., et en France Flaubert et Richet. Dans ce cas, l'instrument spécial de Vacca serait-il nécessaire? Non : il résulte des recherches de M. Terrier que, sur dix cas environ où l'on s'est servi de conducteur, une seule fois la sonde de Vacca a été mise en usage par M. Richet, les autres se sont servis de sondes rigides et même élastiques. La manière d'ouvrir l'œsophage varie suivant les auteurs.

Bégin plonge hardiment la pointe du bistouri dans cet organe sur son côté gauche parallèlement à son axe. Je ne partage pas cette manière d'agir, j'invoque encore ici mes expériences sur le cadavre humain et sur les animaux.

En plongeant hardiment le bistouri on s'expose à aller trop loin et surtout à rester en deçà ; il ne faut pas oublier que chez l'homme surtout la partie musculaire de l'œsophage est lâchement unie à la muqueuse et que l'on peut facilement glisser dans cet intervalle et s'y fourvoyer, d'autant plus que ce tissu d'union offre une coloration analogue à celle de la surface interne de la muqueuse.

Je préfère m'assurer de l'œsophage avec une pince à disséquer, couper d'abord les plans musculaires, puis ensuite le plan muqueux dans une direction parallèle à son grand axe en s'éloignant sensiblement de l'angle de jonction de la trachée avec l'œsophage, point où se trouve à gauche et dans toute la longueur le nerf récurrent. Il va sans dire que cette manière d'agir convient dans les cas où l'on opère sans conducteur.

Si l'on ouvre l'œsophage sur un conducteur ou sur la saillie produite par un corps étranger, on va droit à son guide en évitant toutefois de porter l'incision sur l'angle que nous venons de signaler.

La longueur de l'incision doit être proportionnée au but que l'on veut atteindre, en tout cas elle doit être assez grande pour permettre l'entrée du doigt, des instruments que l'on doit utiliser, et du corps à extraire; généralement on la fait de 3 centimètres. L'incision de la muqueuse œsophagienne est signalée par l'écoulement de quelques mucosités.

La lésion accidentelle ou volontaire des artères thyroïdiennes a été signalée dans les opérations de Bégin, Cock, Arnold, de Lavacherie, Sonrier, Cheever et Watson. Toutefois ces lésions ont porté presque toujours sur la thyroïdienne supérieure, une seule fois sur la thyroïdienne inférieure dans l'observation de Cheever.

Dans aucun cas l'hémorrhagie n'a été sérieuse, excepté cependant dans l'observation de M. Sonrier, où elle aurait été produite par le corps étranger. Deux fois dans les observations de Cook on a parlé de la lésion de la voix : comme les incisions portaient haut, il est à supposer que le nerf laryngé externe a été sectionné en même temps que les artères thyroïdiennes supérieures. Pour l'extraction du corps étranger on pourrait se servir d'un cylindre en carton servant de guide à la pince et empêchant les aspérites du corps étranger de blesser les parois de l'œsophage. M. Cazin, de Boulogne, a su utiliser cette manière de faire avec succès dans une opération récente (Société de chirurgie de Paris, 1876).

Pansement de l'opéré. Ce point de l'œsophagotomie n'est pas encore soumis à des règles fixes.

Le pansement des premiers chirurgiens (Goursaud, Rolland) qui firent cette opération consistait à abandonner la plaie à elle-même, et à soumettre les malades à une diète absolue pendant six à huit jours. C'est à peine si quelques-uns, comme Lavacherie, conseillaient de réunir seulement la partie supérieure des téguments. En laissant la plaie libre et maintenant leurs malades à la diète, ils voulaient avant tout remédier à l'épanchement des aliments et de la salive sortant par la plaie œsophagienne.

Il était évident que ce traitement convenait peu à des malades affaiblis, débilités par une diète prolongée. Bégin s'éleva contre cette idée, et, tout en craignant l'épanchement des liquides et des aliments par la plaie, il nourrissait après vingt-quatre heures ces opérés à l'aide de la sonde œsophagienne. Sous l'influence du travail inflammatoire provoqué par l'œsophagotomie, le cathétérisme devenait douloureux, provoquait des accès de suffocation : aussi quelques chirurgiens abandonnèrent la sonde, et, après vingt-quatre heures de diète seulement, ils nourrissaient leur malade ; telle fut la conduite que suivirent Cheever, Hitchock et Maclean, et je dois dire celle que j'ai suivie moi-même sur les animaux soumis à cette opération. Je conserverai cette pratique chez l'homme, malgré l'issue possible des aliments par la plaie. Dans la généralité des cas, cette perte est insignifiante pour le malade ; cependant une fois elle fut si abondante que Syme fut obligé d'employer la sonde pour sauver son opéré de la mort par l'inanition.

On s'est demandé depuis si l'on ne pourrait pas, dès le premier jour, lutter contre la sortie des aliments et en éviter les inconvénients. Dans ce but, un chirurgien américain, Gross, de Philadelphie, conseilla la suture complète de la solution œsophagienne, laissant le restant libre ; le conseil suivi par Cheever de Boston ne donna qu'un résultat immédiat, puisque le quatrième jour, les points de suture ayant manqué, le lait ingéré avait coulé par la plaie.

Cet insuccès, si l'on en croit les expériences de M. Colin d'Alfort sur les animaux, dépendraient de ce que l'on a compris dans le même point de suture les muscles et la muqueuse ; il est évident que les fibres circulaires du premier plan luttent contre l'action des sutures en menaçant leur résultat. Aussi cet habile professeur a-t-il recommandé de suturer seulement la muqueuse. Il restait à expérimenter cette manière de faire chez l'homme. M. Cazin, de Boulogne, vient de combler cette lacune en suturant isolément et avec succès la plaie muqueuse et la plaie musculaire.

Les quelques accidents consécutifs qui ont été signalés à la suite de l'œsophagotomie chez l'homme sont légers; ils se bornent à l'inflammation des lèvres de la plaie, à la formation de petits abcès par rétention du pus, à la gangrène et à l'élimination du tissu cellulaire du voisinage. Une fois, Cheever a noté une hémorrhagie.

La guérison a varié de quinze jours à trois mois. Jamais on n'a observé ultérieurement de rétrécissement. Une fois, M. Cheever a signalé la réouverture de la fistule œsophagienne plusieurs semaines après l'occlusion. On a parlé de la toux et de la raucité de la voix dont nous avons déjà signalé la cause.

Il est évident qu'en raison même du résultat que l'on cherche le chirurgien aidera à hâter ou à retarder l'occlusion de la plaie de l'œsophage. Autant il sera urgent d'en finir le plus tôt possible à la suite de l'extraction d'un corps étranger, autant, au contraire, on s'efforcera de garder et même d'agrandir le trajet fistuleux, si, comme dans l'exemple de Taranget, on doit nourrir le malade pendant un laps de temps indéterminé, ou si, à l'exemple de Watson, on veut détruire un rétrécissement.

Nous avons vu que les deux indications de l'œsophagotomie sont aujourd'hui pour l'extraction des corps étrangers et pour remédier aux effets des rétrécissements infranchissables de la portion cervicale et peut-être thoracique supérieure de l'œsophage.

Il n'est pas impossible de trouver encore une troisième indication de l'œsophagotomie en l'appliquant à l'extirpation des polypes que l'on n'aurait pu atteindre par la voie buccale. MICHEL.

BIBLIOGRAPHIE. — Anatomie. — Physiologie. — Anomalies. — Arrêts de développement. — Dilatations. — Rétrécissements. — Pathologie. — Médecine opératoire. — KÖLLIKER. *Éléments d'histologie hum.* Trad. de Béclard et Sée, p. 443. *Hist. du développ. de l'homme*, cours professé à Würtzbourg en 1860. — C.-TH. TOURTUAL. *Neue Untersuchungen über den Bau des menschlichen Schlund-und Kehlkopfes.* Leipzig, 1846. — LONGET. *Physiologie*, t. II, p. 205, 1850, et t. III, p. 523, 3e édit. — COLIN D'ALFORT. *Traité de physiologie comparée*, t. I, p. 627. — *Mémoire sur la structure de l'œsophage*, par Gillette. In *Journ. de Robin*, t. VIII, 1872, p. 617. — SCHIFF. *Leçons sur la physiologie de la digestion*, t. II, p. 504. — CLAUDE BERNARD. *Leçons de physiologie sur le système nerveux.* — CHAUVEAU. *Mémoire sur le pneumogastrique comme coordonnateur des contractions œsophagiennes.* In *Journ. de physiol. de Brown-Séquard*, t. V, p. 190, 109, 347. — TROUSSEAU. *Bulletin de l'Acad. de méd. de Paris*, oct. 1858. *Effets de la ligature de l'œsophage sur les animaux.* — SABATIER. *Traité complet d'anatom.*, 3e édit. Paris, 1791, t. II, p. 292. — Isidore GEOFFROY-SAINT-HILAIRE. *Traité de tératologie*, t. I, p. 288, 1832. — BEAUNIS. *Observ. de transposition des organes splanchniques.* In *Revue méd. de l'Est*, t. I, p. 14. — MONDIÈRE. *Archives gén. de méd.*, t. II, 2e série, p. 504. *Maladie de l'œsophage.* — BLASIUS. *Observationes medicæ rariores.* Leidæ, 1674, in-8°. — LOZACH. *Journ. univers.*, t. III, p. 187. — *Bibliothèque médicale*, t. LXXIV, p. 245, et *Journ. complémentaire*, t. VIII, p. 369. Extrait du *Journal de Hufeland*, août 1820. — ROSSI. *Arch. de méd.*, t. XV, p. 270. — TÉNON FOURCROY. *La médecine éclairée par les sciences physiques*, t. I, p. 301. — BAILLIE. *Traité d'anatomie patholog.* Paris, 1803, p. 98, trad. de Ferroll. — CRUVEILHIER. *Anat. pathol.*, t. II, p. 232. — TARNIER. *Bulletin de la Soc. de chirurg. de Paris*, année 1873, t. II, p. 475. *Observation de fissure de la paroi antérieure de l'œsophage et postérieure de la trachée*, et *Académie de méd.*, juillet 1866. — LUSCHKA. *Virchows' Arch.*, t. XLVII, § 378. *Blinde Endigung der Speiseröhre*, 1869. — ANNANDALE. *Case of Congenital Malformation of the Œsophagus.* In *Med. Press and Circ.*, March 10. *Edinborg Med. Journ.*, janv., p. 598. — POLAILLON. *Bulletin et mémoire de la Soc. de chirurgie de Paris*, t. II, p. 587, année 1873. — PERRIER. *Bull. et mém. de la Soc. de chir.*, t. I, p. 613, année 1875. — GIRALDÈS. *Bull. et mém. de la Soc. de chir.*, t. I, p. 616. — PORRO. *Sopra un caso di obliterazione congenita dell' esofago.* In *Annali univ. di med.*, agosto, et *Virchow's Jahresberichte*, 1871, vol. II, p. 144. — *Compendium de méd. prat.*, t. VI, p. 227. — BÉHIER. *Confér. clin.*, 1864, p. 89. — GRISOLLE. *Traité élém. de pathol. int.*, 1re édit., 1844, t. II, p. 308. — VELPEAU. *Dict. de méd.*, t. XXI, p. 413. — NÉLATON. *Pathol. chirurg.*, t. III, p. 423. — HANNAY. *The Edinburg Med. and Surg. Journ.*, juillet 1833, reproduite par *Gaz. médic. Paris*, 1833, p. 574. — LUSCHKA. *Virchow's Arch.*, vol. XLII, 4e livrais., 1868, reproduite par la *Gaz. hebdom. de Paris*, année 1868, p. 414. — DELLE CHIAIE. *Il progresso.* Naples, 1840. — HANKEL. *Rust's Magazin für die gesammte Heilkunde*, 1833. — COFFIN. *Bull. de la Soc. anatom. de Paris*, année 1867, p. 275. — LUDLOW. Thèse de concours pour l'agrégation de Follin. — BENNETT. *Arch. gén. de méd.*, t. XIII, p. 492, 1842. — COLLOMB. *Œuvres médico-chirurgicales*, p. 307, 1798. — ZAHN.

Canstatt's Jahresberichte, année 1871, t. I, p. 552, et t. II, p. 144. — ROKITANSKY. *Arch. gén. de médecine*, 1840, t. IX, p. 330. — CASSAN. *Arch. gén.*, t. II, p. 79, 1836. — BERG. *Die Traube-Spindelförmige Erweiterung der Speiseröhren und das Wiederkauen beim Menschen.* Tubingen, 1868. — GRISOLLE. *Bull. de la Soc. anatomique*, 1832, p. 118. — LABORDE. *Compte rendu de la Soc. de biologie*, 1853, p. 43. — MEYER (de Berlin). *Medic. Zeitung*, 1838, n° 339 à 341, extrait des *Arch. gén. de méd.*, 1855, t. XIV, p. 102. — BOUDET. *Bull. de la Soc. anat.*, 1841, p. 45. — WIMPFFEN. *De la gastrostomie et de ses indications.* Thèse de Strasbourg, année 1850. — FOLLIN. Thèse de concours pour l'agrégation Paris. — Everard HOMEN. *Biblioth. medica*, t. VIII, p. 260.— VERNEUIL. *Des rétrécissements en général.* In *Dict. encyclopédique*, t. V, 3e série, p. 244. — VATTER. *De deglutitionis difficilis causis abditis*, *Halleri disput. medic.*, t. I, p. 577. — *Recueil périodique*, t. XLIII, p. 105. — *Bibliothèque médicale*, t. XXXIX, p. 389. — *Mémoires de l'Acad des sciences.* Paris, 1716. — *Recueil périodique*, t. XXXIV, p. 13 et 20. — *Gaz. médic. de Paris*, 1842, p. 847. — LEROUX. *Médecine pratique*, t. I. — BARTHOLINI. *Acta medica*, p. 199. — WEST (de Birmingham). *Arch. gén. de méd.*, 1860, t. XV, p. 744, et *Lancet*. Lond., 1872. — BASHAM. *Medic. Chirurg. Transact.*, t. XXXIII et XV de la 2e série. — VERNEUIL. *Bull. de l'Acad. de méd. de Paris*, année 1876. — PETER. *Soc. anatom.*, *compte rendu*, année 1855. — MAZET. *Bull. de la Soc. anatom.*, 1841, p. 170. — DUPLAY. *Traité de patholog. externe*, Paris, 1876, t. V, p. 277. — W. HAMBURGER. *Medicinische Jahrbücher*, Bd. XV, 1868, et XVIII et XIX, 22 décembre 1869, et *Gaz. hebdomadaire*, année 1868, p. 793; 1870, p. 223; 1872, p. 205. — MORELL MACKENSIE. *The Lancet*, 30 mai 1874. — CLIFFORD ALLBUTT. *The British Med. Journ.*, 1875, et *Gaz. hebdom.*, 1875, p. 585, article *Congrès britannique.* — SAINTE-MARIE. Thèses Paris, 1875. — MONDIÈRE. *Arch. gén. de méd.*, 2e série, t. III, 1833, p. 57. — GYSER. Thèse de l'ancienne Université de Strasbourg. *De fame lethali ex cellosa œsophagi angustia.* Argentorati, 1770. — FÖRSTER. *Anat. pathol.*, 2e édit., 1853, trad. de Kaula. — SERBINI. Thèse de Paris, 1873. *Traitement des rétrécissements œsophagiens par la dilatation temporaire et progressive*, d'après la méthode de Bouchard. — BENNET. *Arch. gén. de méd*, t. XIII, p. 491. — LE FORT. *Manuel de médecine opératoire de Malgaigne*, 10 édit., t. II, p. 309. — CHASSAGNY. *Bull. de la Soc. de chirurg.*, avril 1877. — BROCA. *Bull. de la Soc. de chirurg.*, 1869. — PALETTA. *Exercitationes pathologicæ*, p. 224. — DARWIN ANDREW. *Observations on the Application of Lunar Caustic to Strictures in the Urethra and Œsophagus.* London, 1807. — EV. HOME. *Pratical Observations on the Treatment of Strictures in the Urethra and in the Œsophagus*, t. II. London, 1821. — GENDRON. *Journ. des conn. médic.-chirurg.*, 1837. — MAISONNEUVE. *Clinique chirurg.*, t. II, p. 409. *Note sur une méthode nouvelle opératoire dite œsophagotomie interne.* — LANNELONGUE. *Observations avec quelques considérations pour servir à l'histoire de l'œsophagotomie interne.* In *Mém. de la Soc. de chirurgie*, t. VI, p. 54. — TRÉLAT. *Sur l'œsophagotomie interne.* In *Bulletin thérapeutique*, 30 mars 1870, p 252, t. LXXVIII. — DOLBEAU. *Deux observations d'œsophagotomie interne.* In *Soc. de chirurg.*, 16 mars 1870. — TARENGET. *Journ. de méd. et de pharmacie*, t. LXVIII, p. 250, 1786. — TERRIER. Thèse de Paris, 1870. *De l'œsophagotomie externe.* — MENZEL. *Gazette hebdomadaire*, 1871, p. 730. — PODROSKY. *Wiener med Wochenschr.*, n° 35 et 31, 1873. — BILLROTH. *Gaz. hebd.*, 1877, p. 205. — HÉNOCQUE. *Gaz. hebd.*, 1876, p. 275. — Henri PETIT. *Traité de la gastrostomie.* Paris, 1879. — *Canstatt's Jahresberichte*, 1870. *Corps étranger dans l'œsophage.* — KLEBS. *Handbuch der pathologischen Anat.* Berlin, 1868, t. I, p. 262. — LEDIBERDER et FAUVEL. *Mémoires de la Soc. médic. d'observation*, fascic. III, p. 257, et reproduits par la *Gaz. hebdom.*, 1858, p. 227. — HÉRARD. *Gaz. hebd.*, 1875, p. 187. — HANOT. *Gaz. hebd.*, 1875, p. 559. — MIDDELDORPF. *De polypo œsophag. atque de tumore ejus generis primo extirpato.* Wratislaw., 1857. — COOTS. *Glasgow Med. Journ.*, février 1872. — FOERSTER. *Traité d'anat. pathol.*, 2e édit. — WYSS. *Arch. d'anat. pathol. de Virchow*, vol. LXI, cap. I. — SAPPEY. *Anat. descript.*, t. III, p. 93. — WATTMANN, cité par Klebs. *Traité d'anat. pathol.* — PETRI. ... *Retropharyngeale Geschwülste.* In *Handb. der allgem und spec. Chirurg. von Pitha u. Billroth*, t. III, p. 32. — VIGLA. *Arch. gén. de méd.*, octobre 1846. — BECQUOY. *Bull. de la Soc. anat.*, 1835, p. 103. — FRANC. *Traité de méd. pratique. Encyclopédie des sciences méd.* Paris, 1840, p. 317. — *Schmidt's Jahrbücher*, 1869.— E. CHVOSTEK. *Tuberculose de l'œsophage.* In *Œsterr. Zeitsch. f. prakt. Heilk.*, 14, 17 et 18, 1868. — PAULICKY. *Arch. de Virchow*, XLIV, p. 373, 2 et 3, 1868. — MONTAULT. *Arch. gén. de méd.*, t. XXX, p. 434. — *Annales d'hygiène*, 1829, n° 1, p. 141. *Rapport statistique sur la maison royale de Charenton.* — MORGAGNI. *De sedibus et causis morborum*, lettre XXVII, p. 14. — WILLIS, cité par Mondière. *Arch. gén. de méd.*, 1833, t. III, p. 40. — HÉVIN. *Mémoire sur les corps étrangers de l'œsophage.* — MEKKREN. *Obs. méd.-chirurg.*, cap. XXII. — BOULARD. *Arch. gén.*, t. XXIII, p. 58. — DE LAPRADE. *Compte rendu des travaux de la Soc. de méd. de Lyon*, 1821, p. 62. — MÉPLAIN. *Journ complém.*, t. XVII, p. 372. — BAIZEAU. *Gaz. méd. de Paris*, 1863. *Sur la présence des sangsues trouvées dans l'œsophage et le pharynx des soldats.* — DUPUY. *Nouv. Bibl. méd.*, *part. vétér.*, vol. III,

p. 125. — Godinet. *Annales de Montpellier*, t. III, p. 230. — Larrey. *Campagne d'Egypte*, p. 134. — Lavacherie. *Mémoire sur les corps étrangers de l'œsophage*. — Martin. Thèse de Paris. *Corps étrangers de l'œsophage*, 1868. — Pilate. *Bull. de la Soc. anat*, 1868, p. 643, t. XII. — Andrew. *The Lancet*, 1860, p. 186. — Godelias. *Soc. de méd.*, 1810. — *Traité des corps étrang. en chir.* A. Poulet. Paris, 1879. — Duplay. *Gaz. hebd.*, 1874, p. 677. — Gauthier de Claubry. *Journ. de la Soc. de méd. de Paris*, t. XXIV, p. 13. — Broca. *Soc. de chirurg.*, 27 nov. 1871. — Legouest. *Soc. de chirurg.*, 28 sept. 1859. — Dupuytren. *Leçons orales*, t. III, p. 524. — Kölliker. *Biblioth. du Nord*, t. I. — Knopff. *Journ. gén. de méd.*, t. XXXV. — Martini. *Gaz. méd.*, 1845, p. 343. — Bégin. *Dict. de méd. et de chirurg. en* 15 *vol.*, t. V, p. 318. — *The Lancet*, t. I, p. 189. — Ollier. *Gaz. hebd.*, 1869, p. 154. — Richet. Séance du 12 nov. 1878, Acad. de méd., ou *Gaz. hebd.*, p. 732. — Rivière. *Dissertation sur l'utilité d'un nouvel instrument*. Thèse de Paris, 1803. — Beniqué. *Journ. des conn. médico. chirurg.*, 5e année, p. 191. — Bourgery. *Méd. opérat.*, t. VII, p. 84. — Boileau. *Arch. gén. de méd.*, 1829, p. 120. — Miquot. *Gaz. hebd.*, 1874, p. 705. — Billroth. *Arch. für klin. Chir.*, 13, Bd. III-XI, 1872. — Atherton. *Boston Med. and Chir. Journ.*, 1870. — Weiss. *Gaz. de Strasbourg*. — Cazin. *Gaz. hebd.*, 1876, p. 652. — Boyer. *Traité des maladies chirurg.* — Legouest. *Soc. de chirurg.*, Paris, 29 sept. 1859. — *Canstatt's Jahresberichte*, t. II, 147. — Charles. *The Dublin Quarterly Journ.*, novembre 1870, ou *Gaz. hebd.*, 1871, p. 287. — Demarquay. *Soc. de chirurg. de Paris*, 3 janvier 1872. — Mondière. *Arch. gén. de méd.*, t. XXIV, 1830, p. 564, et *Journ. de Leroux*, vol. XIV, p. 323. — Parensky. *Laboratoire de l'Université de Cracovie*, 1872, reproduit par la *Revue des sciences médicales*, Hayem, t. IV, p. 256. — Blandin. *Dict. de méd. et de chirurg. pratique*, t. XII, p. 143. — Macou. *Canstatt's Jahresberichte*, 1871, t. II, p. 143. — Velpeau. *Dict. de méd.*, t. XXI, p. 415. — Demarquay. *Gaz. hebd.*, 1872, p. 62. — Bouillaud. *Arch. gén. de méd.*, t. I, p. 531, 1823. — *Gaz. méd. de Paris*, 1839, p. 112. — Leblond. Thèse de Paris, 1824, n° 53, p. 21. — Dron. *Gaz. médic. de Lyon*, 1866, p. 10. — Velpeau. *Dict. encyclop.*, t. XXX, p. 416, art. Œsophage. — Mondière. *Arch. gén.*, 2e sér., t. II, p. 523, 1833. — *Canstatt's Jahresberichte*, t. II, p. 147, 1870. — *New-York Med. Journ.*, mai 1873, reproduction par la *Gaz. hebd.*, 1873, p. 469. — *Canstatt's Jahresberichte*, 1870, t. II, p. 147. — Mondière. *Arch. gén. de méd.*, 1825, t. XXIV, p. 558. — Barras. *Arch. gén. de méd.*, t. X, p. 134. — Mondière. *Arch. gén. de méd.*, 1833, t. II, p. 520, — Renaud. *Journ. gén. de méd.*, t. CV, p. 235. — Chassagny. Séance de la Société de chirurgie, 25 avril 1877. — *Mémoire de la Soc. de chirurg.* Séance du 7 janvier 1877. — Mondière. *Arch. gén.*, 1830, t. XXIV, p. 558. — Demarquay. *Soc. de chirurg.* Séance du 3 janvier 1872. — Hévin. *Mém. de l'Acad. de chirurg.*, t. I, p. 588, édit. de 1819. — Verduc. *Pathol. chir.*, t. II, p. 807, 1643. — Bonnet. *Sepulchretum*, lib. III, sect. IV, *De deglutitione læsa*, obs. 20, p. 35, Lugduni, 1700. — Guattani. *Mém. de l'Acad. royale de chirurg.*, t. III, p. 351, 1747. — Goursaud et Rolland. *Histoire de l'Acad. de chirurgie* (voir *Mémoires*), t. III, p. 14, 1757. — Tarenget. *Journ. de méd., de chirurg. et de pharmacie*, t. LXVIII, p. 250. 1756. — Vacca Berlinghieri. *Della Esofagotomie*, etc. Pise, 1820. Traduction française par Morin (voir *Mélanges de la chirurg. étrangère*, t. III, p. 71. Paris, 1824). — Boyer. *Malad. chirurg.*, t. VII, p. 175. — Bégin. *Recueil de chirurg. et de pharm. milit.*, t. XX, p. 377, et t. XXXIII, p. 24, 1832. — Arnott. *Institutes of Surgery*, vol. XI, p. 301. London, 1838. — Lavacherie. *Mém. de l'Acad. de Belgique*, t. I, p. 85, 1848. — Martin. Thèse de Paris, 1868. — *Soc. de chirurgie de Paris*, Demarquay. Séance des 9 et 16 août 1854. — Billroth. *Arch. klin. Chirurg.*, 13, Bd. III-XI, ou *Gaz. hebd.*, 1872, p. 733. — Cazin. *Bull. de la Soc. de chirurg.* Paris, 1876. — Dechambre et Marc Sée. *Expériences sur la ligature de l'œsophage*. In *Gaz. hebd.*, 1856.

M.

ŒSOPHAGIENNES (Artères). *Voy.* Œsophage.

ŒSOPHAGISME. Synonymie : *Dysphagia spasmodica* (F. Hoffmann), *Angina convulsiva* (Van Swieten), Spasme de l'œsophage (J. Frank), *Œsophagospasmus* (Vogel), Œsophagisme (Mondière), Rétrécissement spasmodique de l'œsophage (Broca, Vigla, Peter), *Spasmodic stricture* (Brinton, Power, Mackenzie), *Stenosis spastica fixa et migrans* (Hamburger).

Définition. L'œsophagisme consiste dans une contracture des muscles œsophagiens, donnant lieu à un rétrécissement plus ou moins marqué du conduit, et par suite à une dysphagie plus ou moins complète, d'une durée variable.

Aperçu historique. Hippocrate ne parle que de la dysphagie convulsive qui accompagne le tétanos ; il l'observa chez deux malades sur le point d'expirer qui rejetaient les boissons par le nez (*convulsis enim pharyngis et œsophagi musculis*, lib. III, *De morbis*, c. XII).

C'est seulement au siècle dernier et à Frédéric Hoffmann qu'on rapporte les premières recherches précises sur les maladies spasmodiques de l'œsophage (*De morbis œsophagi spasmodicis opera omnia*, Genève, 1761, t. III, p. 130, et *De spasmo gulæ inferioris*, Halæ, 1733).

Depuis, un grand nombre d'auteurs ont publié des cas ou des mémoires sur ce sujet (voir *Bibliographie*). Le travail de Mondière (*Recherches sur l'œsophagisme ou spasme de l'œsophage*, *Archives générales de médecine*, avril 1833) est le plus important qui ait été publié sur la matière; ses successeurs n'ont que peu ajouté.

Étiologie. L'œsophagisme, spasme de l'œsophage, est une névrose. Cette névrose peut être idiopathique, c'est-à-dire exister par elle seule et constituer toute l'affection; elle peut être symptomatique, c'est-à-dire liée à une maladie organique siégeant dans l'œsophage; elle peut être sympathique, c'est-à-dire liée à une affection siégeant dans un autre organe.

1° L'œsophagisme idiopathique peut se développer chez certains sujets prédisposés par une certaine impressionnabilité, à la suite d'une émotion morale, d'une colère, d'une frayeur, d'une passion triste. Les hystériques, les hypochondriaques, les femmes grosses, fournissent le plus grand nombre des cas : l'œsophagisme peut se produire chez eux sans cause appréciable, seul ou associé à d'autres manifestations névropathiques. La strangulation qui accompagne l'accès d'hystérie se résout ordinairement avec la convulsion; elle peut survenir et persister à un degré variable, en dehors des accès. Le docteur Albert (*Annales de Montpellier*, janvier, 1812) a vu une femme en proie à une affection hystérique des plus violentes et qui pendant sept à huit mois fut atteinte d'une telle constriction spasmodique du gosier, qu'elle ne pouvait avaler qu'un peu de bouillon; elle était réduite à une extrême maigreur.

L'imagination peut jouer un grand rôle dans la production du spasme pharyngien et œsophagien. Certaines personnes ne peuvent avaler de pilules ou de capsules sans éprouver un sentiment de strangulation dû sans doute à un certain degré de spasme. Zimmermann (*Acta Helvetica*, t. II, p. 97), cité par Mondière, parle d'un prêtre dans la trachée artère duquel quelques gouttes de bouillon tombèrent et qui, depuis ce moment, ne put, malgré les plus grands efforts, avaler une seule goutte d'un liquide semblable.

La peur de la rage a suffi chez quelques-uns à produire un spasme pharyngien et œsophagien qui a pu simuler une véritable hydrophobie rabique. « Tel est, dit Mondière, le malade dont M. Serres rapporte l'observation et qui fut atteint d'une constriction à l'estomac et à l'œsophage, et bientôt de la plupart des autres symptômes de la rage, plus de deux ans après avoir été mordu par un chien qui fut tué deux jours après, quoiqu'il n'eût présenté aucun des signes de la rage. M. Barthélemi, professeur à l'école d'Alfort, ayant été mordu par un chien malade, se crut atteint de la rage; pendant trois jours, il ne put rien avaler et la vue de l'eau lui faisait éprouver comme des commotions électriques. Un autre, mordu par son chien qui s'égara et ne revint pas à la maison, s'imagina qu'il était enragé et présenta tous les symptômes de l'hydrophobie. Quatre jours se passèrent sans qu'il pût avaler, ni solides, ni liquides; il avait même eu déjà quelques accès de fureur, lorsqu'enfin, le neuvième jour après l'accident, son chien reparut; il flatta son maître comme il avait coutume de le faire, et, dès ce moment, les signes de l'hydrophobie disparurent pour ne plus revenir. »

Ces faits sont propres à démontrer l'influence de l'imagination sur la production du spasme de l'œsophage; il faut prendre garde toutefois de ne pas confondre avec un véritable spasme la simple sensation de spasme qui existe chez certains hypochondriaques; sous prétexte que les aliments restent arrêtés en un point de l'œsophage, ils refusent d'en prendre; et quand on parvient, à force d'exhortation, à leur en faire avaler, on constate qu'ils passent très-aisément; la sonde œsophagienne pénètre dans l'estomac sans obstacle aucun. J'ai vu récemment un cas de ce genre dans mon service.

2° L'œsophagisme symptomatique succède aux affections diverses de l'œsophage dont il a été question. Les causes irritantes peuvent, sans déterminer d'œsophagite, produire un spasme passager chez certains sujets prédisposés; le passage du bol alimentaire seul suffit quelquefois à le réaliser. M. Carron, médecin à Annecy, rapporte qu'un homme atteint de dyspepsie prit, d'après le conseil d'un empirique, une forte dose d'émétique. Il eut des vomissements énormes, des douleurs d'estomac aiguës, et au bout de quelques heures difficulté dans la déglutition qui fut bientôt impossible; l'œsophage était si hermétiquement fermé que le malade ne pouvait avaler même une goutte de liquide (Mondière). Certaines substances toxiques, la belladone, la jusquiame, l'arsenic, les champignons, peuvent aussi par leur action sur le système nerveux central ou périphérique produire de la dysphagie avec resserrement du pharynx ou de l'œsophage.

3° L'œsophagite sympathique ou réflexe a été observée à la suite des maladies les plus diverses. Parmi elles celles de l'estomac ou de la partie inférieure de l'œsophage tiennent le premier rang. On a constaté plus d'une fois un rétrécissement spasmodique de l'œsophage à sa partie supérieure, alors que l'obstacle siégeait au cardia ou même au pylore. J'ai vu un de nos plus grands maîtres en chirurgie pratiquer l'œsophagotomie dans ces circonstances; un malade vomissait les aliments et rapportait l'obstacle à l'entrée de l'œsophage, au niveau du cartilage thyroïde; là en effet la sonde était arrêtée, et tout semblait indiquer un obstacle. L'incision de l'œsophage à ce niveau permit de voir qu'il n'en était rien et l'autopsie quelques jours après démontra un rétrécissement squirrheux du cardia. Monro relate un cas de ce genre : un malade présentait une dysphagie spasmodique; un rétrécissement existait dans le milieu de l'œsophage, quelquefois si prononcé que la sonde la plus mince ne le pouvait franchir. Cet état dura jusqu'à la mort, pendant six mois. L'autopsie démontra un cancer de l'estomac, sans aucune lésion de l'œsophage.

Les affections du larynx viennent en seconde ligne, comme cause d'œsophagisme. Mondière rapporte (*Arch. de méd.*, t. XXV, p. 367) l'observation d'une ulcération du larynx qui, donnant lieu au spasme de l'œsophage, fit croire à un rétrécissement organique de ce conduit. Howship cité par lui rapporte également deux observations dans lesquelles la contraction spasmodique de l'œsophage se trouva coïncider avec une ulcération du larynx et avec une phthisie pulmonaire.

Les organes plus éloignés de l'œsophage peuvent éveiller sympathiquement la contraction de ses fibres musculaires. Certaines femmes hystériques accusent pendant la grossesse une dysphagie avec sensations diverses pharyngiennes et œsophagiennes. Je connais une dame qui, dans les trois derniers mois de sa grossesse, éprouve une sensation de rasoir avec constriction œsophagienne, sans que cependant il en résulte une dysphagie notable. Riedlin (Léonard, thèse de Paris, 1862, p. 16) rapporte qu'une femme, pendant les derniers mois de sa grossesse, était tourmentée par un spasme de l'œsophage qui l'empêchait d'avaler tout aliment solide. Ce phénomène disparut après l'accouchement. Les maladies des organes génitaux, la métrite, les déviations diverses, les néoplasmes utérins, la dysménorrhée nerveuse (obs. de Seney, thèse de Paris, 1873), peuvent donner lieu au même phénomène. Signalons enfin les vers intestinaux, le tænia (Uberfo Bettali, *Biblioth. médic.*, t. XVI, p. 246), la dentition difficile (*Journ. universel*, t. XXXIX, p. 287), la contusion de l'épigastre (Mondière, *Arch. de méd.*, 1833, 2e série, t. Ier, p. 470), l'amygdalite (obs. de Seney, *loco citato*), parmi les causes incriminées dans diverses observations.

L'œsophagisme s'observe plus souvent chez les femmes que chez les hommes. C'est à l'âge moyen de la vie que se rapportent la plupart des observations. L'hérédité semble jouer un rôle, en tant que développant l'état névropathique qui prédispose à cette affection.

Stevenson (*Medic. and Physic. Journal*, t. VIII, p. 35) relate l'observation d'une femme tourmentée pendant un grand nombre d'années d'une dysphagie qui mit ses jours en péril et guérie finalement par le cathétérisme. La fille de cette malade affectée de la même maladie depuis son enfance fut guérie par le même moyen à l'âge de vingt ans.

Pathogénie. La contraction pathologique ou spasme obéit, comme la contraction physiologique de l'acte de la déglutition, à l'influence du système nerveux. Dans les parois de l'œsophage, comme dans tout le tube digestif, existeraient, suivant Meissner et Auerbach, des plexus ganglionnaires en rapport avec le bulbe, par des nerfs, notamment par le nerf vague. La déglutition est un acte réflexe : l'excitation portée par le bol sur la périphérie des nerfs sensitifs de la muqueuse est transmise au bulbe et renvoyée par les filets centrifuges du nerf vague aux plexus ganglionnaires qui déterminent une contraction péristaltique du tube : l'action directe sur l'œsophage, l'excitation du nerf vague, produisent une contraction de même nature.

D'après Goltz l'action de la moelle allongée sur la musculature de l'œsophage serait une action modératrice. En supprimant cette influence par destruction du cerveau et de la moelle, ou par section du nerf vague, le physiologiste allemand a vu chez des grenouilles une contracture de l'œsophage et de l'estomac survenir et persister durant plusieurs heures; une excitation très-forte portée sur d'autres nerfs centripètes éloignés, par exemple, les nerfs sciatiques, des nerfs d'anses intestinales isolées, etc., donnerait lieu au même phénomène : d'où il conclut que les plexus intrinsèques de l'œsophage, à l'exemple des ganglions cardiaques, subissent de par l'influence spinale une diminution d'excitabilité; cette influence supprimée, l'excitabilité des plexus s'accroît au point que des excitations minimes, même non perceptibles, suffisent à tétaniser le muscle. Ces faits toutefois n'ont été observés que chez des grenouilles et ne peuvent encore servir de base à des déductions certaines. Avec cette hypothèse, le spasme de l'œsophage et de l'estomac succédant à l'irritation des nerfs périphériques s'expliquerait, si l'on admet que l'impression transmise au bulbe par ces nerfs a pour effet de diminuer l'activité du centre modérateur hypothétique de Goltz. Peu importe d'ailleurs au point de vue clinique; quel que soit le mécanisme précis qui réalise la contraction de l'œsophage, la présence de ganglions moteurs intrinsèques dans cet organe, ses relations avec les centres nerveux par des fibres centripètes et centrifuges, suffisent pour concevoir la pathogénie du spasme. L'excitation directe du tube œsophagien, agissant directement sur les plexus ou par l'intermédiaire des fibres sensitives, peut déterminer un œsophagisme idiopathique. Des troubles dans l'innervation du nerf vague ou de ses branches, une influence transmise au bulbe par l'irritation d'autres nerfs sensibles périphériques, peuvent réaliser l'œsophagisme sympathique. Enfin les influences morales diverses, l'hystérie, l'hypochondrie, les passions déprimantes, peuvent réagir directement sur la modalité fonctionnelle des centres bulbaires.

Symptômes. L'œsophagisme est caractérisé par une dysphagie subite plus ou moins intense, qui dure un temps variable et revient à des intervalles d'ordinaire irréguliers. La dysphagie peut être complète : rien ne passe, ni solides, ni liquides ; tout est rejeté soit immédiatement, si le spasme est à la partie supérieure du conduit, soit au bout d'un certain temps, si le spasme siége plus bas; et dans ce cas le malade régurgite, en même temps que les substances ingérées, des masses de mucus avec des gaz.

Plus souvent la dysphagie est incomplète ; elle ne consiste que dans une difficulté dans le passage ; les aliments stationnent quelque temps, puis finissent par passer au bout d'un temps variable ; le spasme se résout ; quelquefois des renvois, des éructations, accompagnent la fin du spasme, quelquefois l'émission d'urines claires, pâles, jaunes, plus abondantes, urines nerveuses. Le bolsé journant dans l'œsophage a pu être senti par la palpation. Chez le malade dont l'histoire est relatée par M. Seney, il était facile de sentir un peu au-dessous de l'angle droit de la mâchoire une saillie dure, irrégulière, assez mobile, qui correspondait manifestement au corps étranger; ce ne fut que le lendemain matin (le corps étranger était un morceau de côtelette avalée la veille au repas du soir), après une nuit d'insomnie, que des contractions mieux appropriées du conduit pharyngo-œsophagien amenèrent sa régurgitation. Mais ordinairement, comme nous l'avons dit, les aliments sont rejetés tout de suite, si la contracture occupe la partie supérieure de l'œsophage, et ne séjournent plus ou moins longtemps que dans les cas où le spasme occupe l'extrémité inférieure. Alors, le bol alimentaire peut être ramené avec ou sans douleur comme par une sorte de rumination dans la bouche, pour de là être avalé une seconde fois et aboutir finalement à l'estomac. Courant rapporte qu'il a vu le bol alimentaire rester pendant un certain temps comme enfermé dans l'œsophage, être ramené successivement de la partie supérieure à la partie inférieure de ce conduit, et être enfin tout à coup ou rejeté avec violence au dehors ou précipité dans l'estomac (Mondière).

Le spasme se déclare souvent au milieu d'un repas chez un individu bien portant. Tout d'un coup, il ne peut plus avaler ; il a quelquefois la sensation d'un corps étranger arrêté dans le cou, alors que cependant il n'en est rien. Les liquides passent en général mieux que les solides ; plus rarement c'est le contraire. En général aussi les aliments chauds, surtout les liquides, passent plus facilement ; F. Hoffmann et P. Frank avaient fait déjà cette remarque. « Elsenius, dit Mondière, a vu un homme qui avalait sans difficulté les aliments tant solides que liquides lorsqu'ils étaient chauds et qui, aussitôt qu'il essayait d'avaler quelque chose, seulement à la température de l'atmosphère, sentait une espèce de râclement dans le gosier; l'orifice de l'estomac se resserrait, et l'aliment restait dans l'œsophage jusqu'à ce qu'il eût bu quelque chose de chaud ;

alors l'orifice cardiaque se dilatait et le bol alimentaire pénétrait dans l'estomac. Thomas Percival, Bleuland, citent des cas semblables. Le contraire s'observe aussi, la glace a quelquefois dissipé la maladie. Courant a vu les aliments solides parcourir aisément toute l'étendue de l'œsophage et les liquides ne pouvoir être avalés, ou ne parvenir dans l'estomac que goutte à goutte. Dumas a donné des soins à une malade chez laquelle aussi la déglutition des solides se faisait plus facilement et avec moins de douleur que celle des liquides ». La sonde œsophagienne rencontre un rétrécissement qui l'arrête plus ou moins longtemps. Souvent, après un effort un peu prolongé, ou simplement par l'action de la sonde laissée en place, le muscle se relâche, rapidement ou graduellement, et un moment arrive où la sonde pénètre dans l'estomac. Il peut arriver aussi que l'introduction de la sonde dans le pharynx suffise pour résoudre le spasme. Enfin le passage des aliments à travers le point rétréci s'opère quelquefois avec un bruit de glouglou très-fort, ou bien, comme chez le malade qui fait le sujet de la thèse dont nous avons parlé, avec un sifflement assez aigu, une sorte de chant flûté de la gorge. Ce phénomène se reproduisait parfois pendant la nuit quand le malade avalait sa salive. Hamburger indique ce son sifflant perçu même à distance comme l'indice fréquent d'une dilatation ou diverticulum œsophagien à ouverture étroite. Mais pareilles dilatations constituées au-dessus d'un rétrécissement sont très-rares, on le conçoit, dans le rétrécissement spasmodique; ils ne se produisent guère que dans le cas où ce spasme a une durée très-prolongée.

La dysphagie caractéristique de l'œsophagisme, rarement indolore, s'accompagne presque toujours d'une sensation douloureuse de brûlure, de constriction, de boule (hystérie) dans le cou et la poitrine. La contracture est bornée à l'œsophage, ou bien elle est pharyngo-œsophagienne; les muscles du larynx, du thorax, du cou, de la nuque, peuvent participer à l'état spasmodique: et alors, chez les sujets nerveux, l'œsophagisme s'accompagne d'un ensemble de symptômes, dyspnée, angoisse, douleur précordiale, hoquet, soif, battements de cœur et même perte de connaissance. Comme exemple de l'appareil effrayant qui se développe chez certains malades, nous relatons la description d'un accès observé par le docteur Seney : « Appelé auprès de miss *** le 29 août 1867, nous assistons à un spectacle saisissant bien souvent renouvelé depuis à des degrés divers d'intensité. La malade est dans un fauteuil, la tête haute, le corps droit ou plutôt renversé. Le facies est animé ; au vertex et aux tempes siége une douleur gravative qui arrache des cris à la patiente. Les narines sont dilatées par des inspirations précipitées, le thorax se soulève imparfaitement, pendant que les mains s'arc-boutent aux bras du fauteuil. Par instants, l'une d'elles s'en détache convulsivement pour se porter à la gorge et éclairer de ses indications les phrases entrecoupées de miss ***, qui se plaint d'une constriction très-pénible au niveau du cartilage thyroïde. Cette sensation particulière et la douleur de tête se partagent son attention et lui causent de cruelles angoisses que trahit l'expression anxieuse de sa physionomie. Un bruit particulier, comme un roulement à timbre sec, se fait entendre vers l'origine de l'œsophage.

« La sœur de la malade nous apprit que le 10 les aliments solides n'étaient plus avalés qu'avec difficulté, bien que sans douleur. Croyant à un simple mal de gorge, la malade s'était mise sans trop d'inquiétude à un régime léger et aux gargarismes acidulés, lorsqu'elle s'aperçut, le 28, que les boissons ne pénétraient jusqu'à l'estomac qu'après un certain temps d'arrêt; encore ne fallait-il les ingérer que par gorgées espacées. Enfin, le lendemain matin, il fut impossible d'avaler une seule cuillerée de bouillon, une céphalalgie assez vive se déclara, et bientôt la douleur de tête acquit toute sa violence, en se localisant ; la gorge se serra, et la malade, se croyant menacée d'asphyxie, demanda du secours. Après deux heures de soins et d'exhortation nous eûmes enfin la satisfaction de voir le spasme se dissiper ».

Les accès peuvent se reproduire après un temps variable, sous l'influence de causes diverses : les émotions psychiques, la colère, la peur du spasme, la déglutition simple, le froid, suivant l'impressionnabilité nerveuse spéciale des sujets, peuvent ramener des accès variables d'intensité et de durée ; nous sommes ici sur le terrain des névroses, affections passagères ou durables, à retours rares ou fréquents, inconstantes et capricieuses dans leurs allures.

La durée de l'accès est variable depuis quelques secondes jusqu'à des semaines et des mois. Ordinairement le spasme sans rémission ne se prolonge pas au delà de vingt-quatre heures ; mais il y a aussi des cas où il continue plusieurs jours. Oosterdyk (cité par Bleuland et Mondière) en a vu un durer douze jours sans la moindre relâche. Chez l'hystérique du docteur Albert dont nous avons parlé, le spasme dura huit mois ; du bouillon seul pouvait passer : aussi étaitelle réduite à une extrême maigreur. Dans ces cas l'œsophagisme est chronique ; il n'existe pas d'ordinaire d'une façon continue, mais se déclare par accès intermittents dans l'intervalle desquels cependant les symptômes peuvent ne pas disparaître complétement. Cette forme intermittente, ou continue avec exacerbations intermittentes, peut durer pendant de longues années ; Zimmermann l'a observée pendant cinq ans, Seney pendant quinze ans, Lasègue pendant trente ans. Ce sont là, il faut le dire, des cas exceptionnels.

Lésions anatomiques. On n'a que rarement l'occasion de faire des autopsies d'individus atteints d'œsophagisme. Dans quelques cas où elle a pu être faite (deux autopsies de Monro, une de Power), elle est restée muette quant à l'œsophage. Baillie, dit Mondière, sans rapporter d'observations, dit qu'après la mort on trouve l'œsophage plus ou moins contracté dans une partie quelconque et plus dur que dans l'état naturel (squirrhe?) ; Howship l'a vu resserré dans un point, mais sans altération aucune des tissus ; Larrey a trouvé le pharynx et l'œsophage contractés avec force sur quelques cadavres de tétaniques.

Pronostic. L'œsophagisme idiopathique, simple névrose, n'est pas une affection grave ; elle se termine par une guérison rapide dans la majorité des cas. D'autres fois, opiniâtre, se prolongeant des mois et des années, elle peut déterminer une détérioration profonde de l'organisme, conséquence de l'inanition prolongée ; et cependant la mort n'est pas à craindre ; après de longues alternatives d'amélioration et d'aggravation, les malades peuvent guérir grâce à une hygiène bien entendue. Un seul cas mortel est rapporté par le docteur Henry Power, en 1866 ; mais l'observation incomplète paraît discutable à Zenker et Ziemssen, comme diagnostic. Si l'œsophagisme comporte donc un pronostic peu sévère quant à son issue fatale, ce pronostic implique toutefois des réserves quant à la durée, à la possibilité de récidives, à l'état de santé habituelle qui en résulte : faut-il ajouter que, si l'œsophagisme est greffé sur une maladie organique locale ou éloignée, ou sur une névrose générale (tétanos, hystérie, hydrophobie), c'est cette maladie dont le spasme œsophagien n'est qu'un symptôme qui domine le pronostic.

Signalons enfin des complications organiques dont on conçoit théoriquement le développement ultérieur possible, consécutivement au spasme, bien qu'aucune autopsie ne les ait démontrées. Une contracture musculaire persistante pendant un temps prolongé ne peut-elle pas aboutir à une hypertrophie de la tunique musculeuse œsophagienne? On sait que Follin a signalé cette hypertrophie constatée à l'autopsie comme cause de rétrécissement permanent.

En second lieu, peut-il se produire au-dessus du rétrécissement spasmodique persistant, comme elle se produit au-dessus d'un obstacle organique, une dilatation sous forme de diverticulum par séjour des aliments à ce niveau et diminution ultérieure de la force contractile des fibres musculaires? Dans une de ses observations, Seney admet la possibilité d'un petit diverticulum semblable, mais le contrôle anatomique fait défaut; dans une observation de Gubler (in Thèse de Roux, Paris 1873), de rétrécissement spasmodique, le même fait est noté; il est dit : « Il est certain qu'une dilatation de l'œsophage s'est faite au-dessus du rétrécissement, le malade le dit lui-même, il le sent; il tire à volonté de cette poche un liquide incolore, très-acré, mélangé à des matières alimentaires. C'est surtout une heure environ après ses repas qu'il sent son jabot plein de liquide, qu'il fait remonter dans la bouche par une sorte de rumination. »

Diagnostic. Souvent embarrassant au début, le diagnostic de l'œsophagisme n'échappe pas à un examen un peu prolongé. L'invasion subite d'une dysphagie survenant en dehors de toute cause connue, chez un homme bien portant jusque-là, ou du moins sans aucun trouble de la déglutition, fait naître d'emblée l'idée d'un spasme œsophagien. L'état névropathique du sujet, la disposition aux états spasmodiques divers, l'hystérie existante avec ses diverses modalités, confirme aussi l'idée de névrose de l'œsophage; enfin la disparition complète de la dysphagie, son retour après un intervalle franc, à la suite d'une émotion ou par le travail de la déglutition, pendant le repas, ne laissent aucun doute, surtout si la sonde introduite dans l'œsophage démontre que le canal n'est ni rétréci, ni douloureux. Le médecin devra rechercher si l'œsophagisme est idiopathique, ou s'il est lié à une affection organique de l'œsophage lui-même, de l'estomac, des organes avoisinants (glandes tuméfiées, anévrysme de l'aorte, etc.), susceptibles de produire un spasme réflexe. S'il ne rencontre rien de côté, il recherche dans les organes éloignés, dans le système génital, dans l'état des fonctions nerveuses, la cause qui a pu par voie sympathique déterminer l'œsophagisme.

Traitement. Si l'œsophagisme est symptomatique d'une lésion locale ou sympathique d'une lésion d'organe éloignée ou d'une névrose, c'est à cette maladie qui entretient le spasme que devra s'adresser tout d'abord la thérapeutique. On combattra l'œsophagite, la gastrite, l'affection utérine, la névropathie, l'hystérie, etc., par une médication appropriée; on éloignera du malade les perturbations morales capables d'émouvoir le système nerveux de l'œsophage, on interdira les boissons ou aliments que, par leurs qualités thermiques, mécaniques ou autres, l'expérience aura démontrés propres à déterminer un spasme.

Si la cause échappe au diagnostic ou si l'œsophagisme persiste, survivant pour ainsi dire à la cause qui lui a donné naissance, il appartient à la thérapeutique de lutter directement contre le spasme; des méthodes diverses ont été essayées dans ce but.

Les émissions sanguines générales ou locales recommandées par F. Hoffmann ne comptent guère de succès bien avérés; on n'y a aujourd'hui recours qu'exceptionnellement, s'il y a des symptômes inflammatoires concomitants, ou encore s'il y a des raisons pour penser que la suppression d'un flux hémorrhoïdal ou d'un flux menstruel joue un rôle étiologique; des sangsues à l'anus, des ventouses scarifiées à la région rénale, sont indiquées dans ce cas.

Tous les antispasmodiques de la matière médicale ont été à leur tour essayés dans cette névrose, comme dans toutes les autres : l'oxyde de zinc, la valériane, la belladone, l'asa-fœtida, le camphre, le musc, la jusquiame, ont été recommandés, soit à l'intérieur, soit sous forme de lavements, soit sous forme de pommades.

Quelques rares succès sont signalés. Thomas Percival vit un spasme se résoudre à la suite de fumigations de vapeurs d'asa-fœtida dissoute dans une infusion bouillante de sauge et de romarin (10 grammes sur 300 grammes); le malade fait trois fumigations par jour, ayant soin de faire quelques mouvements de déglutition pour faire pénétrer les vapeurs dans l'œsophage. Chambon de Montaut cité par Mondière rapporte qu'il guérit promptement un spasme de l'œsophage en couvrant le cou de cataplasmes faits avec la jusquiame et la ciguë. Dans un cas observé par Jourdan (*Dict. des sciences médicales*, t. X), le spasme qui était très-violent céda à l'administration de quinze gouttes de teinture d'opium toutes les quatre heures (Jourdan). Il disparut après la sixième prise. Suchet aurait réussi dans un cas en faisant des frictions sur les régions thoracique, trachéale, frontale et temporale, avec une mixtion où entraient l'éther acétique et le laudanum de Rousseau.

Mondière cite encore un résultat heureux dû à un vésicatoire morphiné placé au devant du cou par le docteur Omboni; un fait du même genre a été rapporté par E. Bodin (*Journ. de médecine et de chirurgie pratiques*, t. X, p. 373). Les injections de morphine remplacent aujourd'hui le vésicatoire morphiné. On signale un cas où une cuillerée à bouche d'une potion contenant soixante gouttes de chloroforme aurait suffi à dissiper le spasme; l'acide cyanhydrique (Mac-Swiney), les pilules de belladone et l'iodure de potassium simultanément (Jaccoud, Hamburger), enregistrent des succès; la strychnine portée progressivement jusqu'à la dose de 2 centigrammes avait réussi après six semaines de traitement dans un cas d'œsophagisme hystérique relaté par Mathieu (*Bulletin général de thérapeutique*, 1852). Les boissons froides et la glace mise dans la bouche ont fait disparaître le spasme qui avait résisté aux bains froids, à la glace autour du cou, aux révulsifs (Cas de Blanc, de Monro, de Todd, cités par Mondière).

Le bromure de potassium, ce médicament si employé, qui diminue l'excitabilité réflexe des centres nerveux, devait trouver son application dans l'œsophagisme. Cependant les observations qui témoignent en sa faveur ne sont pas nombreuses. Gubler cite un cas de dysphagie spasmodique datant de plusieurs jours qui fut notablement amendée dès le premier jour de l'administration du bromure à la dose de 2 grammes dans un julep gommeux; le malade, qui ne pouvait à peine ingérer des liquides, put dès le lendemain avaler sans peine des croûtes de pain et des pommes de terre frites. La déglutition resta facile pendant tout le temps de l'administration du bromure; et cela se maintint encore après (*Bulletin de thérapeutique*, 1864).

Dans un autre cas cité par le docteur Roux (Thèse de Paris, 1873), le bromure produisit une amélioration intermittente, mais sans résultat définitivement suffisant.

Enfin Clarke et Amory, de Boston (*Mémoire* traduit par M. Labadie-Lagrave; *Gaz. heb.*, 1872-73), rapportent que le bromure a délivré d'une dysphagie spasdomique une dame de Boston; l'observation manque de détails.

La médication par excellence, recommandée par Mondière à l'exemple des auteurs anciens, dans tous les cas de rétrécissement spasmodique et organique de l'œsophage, c'est le cathétérisme. Quelquefois l'introduction de la sonde seule suffit pour résoudre le spasme; d'autres fois son contact prolongé modifie peu à peu l'excitabilité de la muqueuse et la contracture diminue progressivement. Enfin la coarctation peut résister à la sonde œsophagienne, tandis que le cathéter à olives progressivement croissantes, produisant une dilatation brusque ou graduée, finit par avoir justice du spasme. D'autres instruments agissant dans le même sens ont réussi dans certains cas : telles sont l'éponge de Green, la pince à articulation extérieure à écartement de 6 centimètres qui a donné un succès à Broca (séances de la Soc. de chirurgie, juin 1869).

On peut affirmer que l'emploi de la sonde et du cathéter fait avec patience et persévérance triomphera presque toujours de la contracture passagère ou persistante de l'œsophage.

L'électricité a été tentée plusieurs fois avec des résultats divers. Dans un cas, M. Gubler employa concurremment avec le bromure de potassium l'électrisation de l'œsophage, un des pôles étant appliqué dans le pharynx et l'autre sur le trajet du nerf phrénique; le malade ne put la supporter. Alors un des pôles fut appliqué sur le trajet du nerf phrénique à la région cervicale et l'autre au creux épigastrique; il en résulta de violentes contractions du diaphragme produisant des éclats de rire; mais rien du côté de l'œsophage (Thèse de Roux). Ganghofner relate deux succès obtenus par les courants galvaniques sur deux femmes chez lesquelles l'introduction de la sonde déterminait un spasme de la glotte avec accès de suffocation. Après la galvanisation faite sur le cou, la sonde pénétrait jusque dans l'estomac. Chez les deux malades le résultat fut surprenant et se maintint, paraît-il, grâce à la galvanisation répétée (fait relaté par Zenker et Ziemssen).

Mentionnons encore les révulsifs; Jobert de Lamballe aurait obtenu une guérison par la cautérisation ponctuée faite au devant du cou et de la poitrine; citons enfin l'hydrothérapie générale et locale sous forme de douches, de jet, de pulvérisation projetée sur l'œsophage, etc., et nous aurons épuisé la longue série des médications dirigées contre cette névrose, médications parmi lesquelles le cathétérisme tient le premier rang; c'est à lui, en fin de compte, modifié suivant les cas individuels, qu'on reviendra toujours. BERNHEIM.

BIBLIOGRAPHIE. — HIPPOCRATE. *Des maladies*, livre III, c. XII, Œuvres, édit. Littré, t. VII, p. 133. — F. HOFFMANN. *De morbis œsophagi spasmodicis. Opera omnia*, t. III. *Diss. de spasmo gulæ inferioris et de nausea.* Halæ, 1733. — VATER. *De deglutitionis difficilis causis abditis.* Witemberg, 1750. — VAN SWIETEN. *Comment. in Boerhaave Aphorismos*, etc. Lovanii, 1773, t. III, p. 530. — RICHERAND. *Nosographie chirurg.*, 2e éd., t. III, p. 316. — COURANT. *De nonnullis morbis convulsivis œsophagi.* Montpellier, 1778. — BLEULAND. *De sana et morbosa œsophagi structura.* Lugd. Bat., 1785. — MONRO (A.). *De dysphagia Diss.* Edinburg, 1797, und *the Morbid Anatomy of the Human Gullet*, etc. Edinb., 1811, p. 223. — E. HOME. *Practical obs. on the Treatment of Stricture in the Urethra and Œsophagus.* London, 1805. — PFLEIDERER. *De dysphagia lusoria.* Tubingue, 1806. — ÉTIENNE. *Considér. générales sur les causes qui gênent ou empêchent la déglutition.* Paris, 1806. — JOURNAL. Art. DYSPHAGIE du *Dict. des sc. médic.* Paris, 1814. — WICHMANN. *Ideen zur Diagnostik*, t. III. — WINKE. *Diss. exhibens nonnullos casus dysphagiæ.* Gröningæ, 1818. — KUNZE. *De dysphagia commentatio pathologica.* Lipsiæ, 1820. — DAMILANO DI SANFRÉ. *Repertorio med.*

chir. di Torino, 1824. — OMBONI. *Storia di accesso letargico ad ogni deglutizione di qalunque sostanza, guarita col metodo endermico.* In *Ann. univ. di med.*, 1829. — NAUMANN. *Handbuch der med. Klinik*, t. IV, Berlin, 1834. — MONDIÈRE. *Recherches sur l'œsophagisme.* In *Arch. gén. de méd.*, 1833. — TROUSSEAU. *Gaz. des hôpitaux*, 1848. — OPPOLZER. *Wiener med. Wochenschr.*, 1851. — FOLLIN. *Des rétrécissements de l'œsophage.* Thèse de concours, Paris, 1852. — MATHIEU. *Spasme de l'œsophage guéri par la strychnine.* In *Gaz. méd. de Lyon*, et *Revue méd.-chir. de Paris*, 1853, t. XIII, p. 103. — ROMBERG. *Lehrbuch der Nervenkrankheiten.* Berlin, 1857. — GENDRON. *Obs. pratiques sur la dysphagie.* In *Arch. de méd.*, 1858. — ANCELON. *Spasme de l'œsophage traité avec succès par l'emploi topique de la teint. d'iode.* In *Revue méd.*, juin 1858. — SAUREL (Ch.). *Spasme de l'œsophage durant depuis 24 heures; guérison immédiate.* In *Revue thérap. du Midi*, 30 août 1859.— GÖRKE. *De morbis œsophagi.* Vratislaviæ, 1860. — OGLE. *Med. Times and Gaz.*, 1864.— Elvin SCHMIDT. *De deglutitionis impedimentis.* Berolini, 1865.— HYDE SALTER. *On Œsophageal Dysphagia.* In *Brit. Med. Journ.*, 1865. — BRINTON (W.). *On Spasmodic Stricture of the Œsophagus.* In *Lancet*, 1866, I, p. 252. — BROCA. *Rétréciss. spasmod. de l'œsoph. Guérison par la dilatat. forcée.* In *Gaz. des hôpit*, août 1869. — VIGLA. *Rétr. spasm. d. l'œsoph.* In *Gazette des hôpitaux*, september 25, 1869. — LE GROS CLARK. *Brit. Med. Journ.*, 1869. — HANDFIELD JONES. *Studes of Functional Nervous Disorders.* London, 1870. — SQUAREY. *Stricture of the Œsophagus.* In *Reynold's System of Med.* London, 1871. — EATON. *Case of Spasmodic Stricture of the Œsophagus.* In *Lancet*, 1872. — ROUX. *Sur quelques points du diagnostic des rétréciss. spasmod. de l'œsophage.* Thèse de Paris, 1873. — SENEY. *Œsoph. chronique.* Thèse de Paris, 1873. — SMITH. T. Curtis. *A Case of Spasmod. Stricture of the Œsoph.* In *Philad. Med. and Surg. Reporter*, XXX, Fev. 21, 1874. — FOOT. *Cases of Œsophagismus.* In *Dublin Journ. of Med. Sc.*, 1874. — PETER. *Rétréciss. spasm. de l'œsoph.* In *Gaz. des hôpit.*, 85, 1875. — LUTON. *Dyspepsie; œsophagisme; pylorisme; cathét. de l'œsoph. comme moyen de comb. la dyspepsie flatulente.* In *Bull. de la Soc. méd. de Reims*, 1875. — SOMMERBRODT. *Berl. klin. Wochenschr.*, 1876, n°s 24 et 25. — GANGHOFNER. *Zur Lehre von der nervösen Dysphagie.* In *Prag. med. Wochenschr.*, 1876, n°s 5 et 6. — MACKENZIE. *Spasmod. Strict. of the Œsoph.* In *Medic. Times and Gaz.* Oct. 21, 1876. — GALLOPAIN (Clovis). *De la dysphagie dans la paralysie gén. progr.* In *Ann. méd. psych.*, 1876. — JACCOUD. *Traité de pathol. int.*, 5e éd., t. II, p. 118, 1877.—ZENKER et ZIEMSSEN. In *Ziemssen's Handbuch*, 1877.

B.

ŒSOPHAGITE. *Historique.* Avant que Mondière eût fixé son attention sur ce sujet, l'histoire de l'œsophagite, comme celle des autres maladies de l'œsophage, n'était pour ainsi dire pas faite. Quelques rares documents étaient épars; Galien (*De locis affectis*, lib. IV, cap. III; lib. V, cap. V) parle d'une douleur de l'œsophage que dans quelques cas on peut rapporter à l'inflammation. Fernel (*De partium morbis et sympt.*, lib. VI, p. 277) mentionne le phlegmon de l'œsophage; Honkoop décrit la maladie inflammatoire de l'œsophage (*Specimen inaugurale de morbo œsophagi inflammatorio*, Lugd. Bat., 1774); Bleulaud publie des observations avec planches (*Observationes anatomico-medicæ de sana et morbosa œsophagi structura*, avec figures, Lugd. Bat., 1785). J.-P. Frank appelle angine œsophagienne cette maladie dont Joseph Frank trace une description méthodique sous le nom d'œsophagite. Enfin, les recherches de Mondière ont servi de texte à tous les pathologistes contemporains qui ont puisé à cette source. Citons toutefois comme contenant des documents nouveaux un mémoire de E. Wagner : *Contribution à l'anatomie pathologique de l'œsophage* (*Arch. de Heilk*, Bd. VIII, p. 449); un mémoire de Steffen : *Maladies de l'œsophage* (*Jahrb. f. Kinderheilkunde*, Bd. II, p. 142, 1869); les recherches de W. Hamburger (*Med. Jahrb. für Gesellschaft der Aerzte in Wien*, Bd. 15, 18, 19, 20, et *Klinik der Œsophaguskrankheiten*, Erlangen, 1871), et enfin l'article ŒSOPHAGITE de Ziemmssen et Zenker, publié dans le *Handbuch der speciellen Pathologie und Therapie*, qui contient sur la question des documents anatomo-pathologiques importants auxquels nous ferons de larges emprunts.

Division du sujet. Profondément placé au devant de la colonne vertébrale, l'œsophage est peu accessible aux influences nocives extérieures : sa muqueuse est protégée par un épithélium épais. Simple tuyau conducteur entre la bouche qui mâche les aliments et l'estomac qui les digère, il se contente de livrer passage aux aliments qui le traversent sans s'y arrêter ; il ne joue lui-même aucun rôle actif dans la digestion. De là vient sans doute que l'œsophagite, affection rare, n'est pas du domaine usuel de la clinique courante.

On décrit habituellement, avec Mondière, plusieurs variétés d'œsophagite, suivant la lésion anatomique spéciale :

1° L'œsophagite simple, aiguë et chronique, érythémateuse, de Mondière, catarrhale ou catarrhe desquamatif des auteurs alleman

2° L'œsophagite folliculeuse ;

3° L'œsophagite ulcéreuse ou corrosive ;

4° L'œsophagite phlegmoneuse ;

5° L'œsophagite pseudo-membraneuse, appelée aussi par les Allemands fibrineuse, croupale et diphthéritique.

Ce ne sont pas là, on le conçoit, des états morbides bien distincts ; ils peuvent se combiner et se combinent souvent ; l'œsophagite folliculeuse ou ulcéreuse coexiste avec l'œsophagite simple desquamative ; l'œsophagite corrosive se complique de phlegmon œsophagien ; enfin les fausses membranes et l'infiltration diphthéritique aboutissent parfois à la forme ulcéreuse. Toutefois ces divisions sont bonnes pour les nécessités de la description, et nous suivrons l'exemple de nos prédécesseurs en décrivant successivement ces diverses variétés.

1° Œsophagite simple. La dénomination d'œsophagite *érythémateuse* employée par Mondière préjuge une sorte d'éruption rouge diffuse, analogue à l'érythème cutané, ce qui n'est pas le cas, ce qui n'est du moins pas démontré pour la muqueuse œsophagienne ; celle-ci jouit, au contraire, d'une certaine immunité vis-à-vis des divers exanthèmes qui, dans leur propagation de l'enveloppe cutanée, ne dépassent pas le pharynx.

Le mot *catarrhe* (*œsophagite catarrhale* des Allemands) implique l'idée de sécrétion de mucus, comme celui que font les muqueuses pituitaire, bronchique, intestinale, etc. Or, comme le fait remarquer Klebs, rien de semblable ne se fait à la surface externe de l'œsophage. Tapissée par un épithelium farineux stratifié, garnie de papilles coniques et de glandes muqueuses en grappe, assez rares et distantes les unes des autres, elle s'enflamme plutôt à la façon de la peau qu'à la façon des muqueuses, « fournissant peu ou point de mucus. » Le mot d'inflammation catarrhale conservé par analogie avec les autres muqueuses ne signifie donc pas une sécrétion muqueuse abondante. La dénomination de *catarrhe desquamatif* employée par Zenker et Ziemssen conviendrait mieux à la lésion anatomique que nous allons décrire.

Anatomie pathologique de l'œsophagite simple aiguë. La congestion de la muqueuse qui existe probablement dans les premiers temps de l'œsophagite aiguë ne se rencontre plus à l'autopsie, soit qu'elle s'efface par la contraction des muscles œsophagiens, soit qu'elle disparaisse sous les couches d'épithélium ramolli et desquamé ; car l'épithélium se ramollit, s'épaissit, se desquame et apparaît sous forme d'un enduit blanc, trouble, opaque. Rarement, quand les glandes muqueuses sont enflammées, la muqueuse est tapissée d'un mucus visqueux, ordinairement peu abondant.

Dans la tunique épithéliale ramollie on rencontre ordinairement de petites surfaces lenticulaires ou plus petites, dépouillées d'épithélium, *abrasions épithé-*

liales, arrondies ou allongées dans le sens des plis, bien circonscrites. La muqueuse ainsi privée de son enduit protecteur peut s'éroder superficiellement (*érosion catarrhale*) ou s'ulcérer profondément (*ulcération catarrhale*); les ulcérations plus ou moins étendues, à fond lisse, ne dépassent pas en général la muqueuse. Elles n'ont pas, comme les ulcérations gastriques digérées par le suc gastrique, de tendance phagédénique à creuser en surface et en profondeur, à moins qu'elles ne soient entretenues par un corps étranger qui les a produites et qui s'y est incrusté. Les érosions guérissent sans laisser de cicatrice ; les ulcérations profondes laissent seules de petites cicatrices rayonnées.

Il ne faut pas confondre avec les lésions inflammatoires certaines altérations cadavériques qu'on peut rencontrer dans l'œsophage, telles que l'abrasion épithéliale du tiers inférieur de l'œsophage, dont la muqueuse est devenue brillante, décolorée, dénudée, par régurgitation du contenu stomacal; tel est aussi l'aspect fendillé de la surface dû à la dissociation des cellules épithéliales dans le sens des plis longitudinaux de l'œsophage contracté ; dissociation cadavérique, mais favorisée sans doute par une altération nutritive vitale qui rend moins intime l'agencement des épithéliums.

Birch-Hirschfeld relate un cas remarquable d'œsophagite desquamative dont j'emprunte la relation à Zenker et Ziemssen. Une jeune femme hystérique, bien portante d'ailleurs, qui, sans cause connue, sans ingestion de toxique, fut prise de fièvre avec douleur à la gorge, dysphagie et nausées, rendit le troisième jour avec effort de vomissement un tube membraneux long de vingt centimètres, représentant par conséquent les deux tiers de la longueur de l'œsophage ; l'examen histologique démontra que c'était la tunique épithéliale parfaitement détachée, tout à fait normale dans ses couches supérieures, infiltrée de cellules rondes agglomérées dans ses couches inférieures. La guérison se fit progressive. Il s'agissait donc d'une suppuration sous-épithéliale très-aiguë ayant détaché l'enveloppe épithéliale.

Anatomie pathologique de l'œsophagite simple chronique. L'œsophagite chronique ou catarrhe chronique de l'œsophage succède à la forme aiguë, ou se manifeste chronique d'emblée à la suite d'irritations répétées de la muqueuse. L'hyperémie n'existe pas ou a presque disparu. Quelquefois, surtout dans son tiers inférieur, la muqueuse a une coloration rouge brun sale ; il n'est pas certain toutefois que ce ne soit pas là aussi un phénomène cadavérique dû à la régurgitation du contenu de l'estomac. Les auteurs parlent aussi d'une coloration ardoisée ou brune, semblable à celle que donne le catarrhe chronique de l'estomac qui se pigmente. Suivant Zenker, cette pigmentation, supposée par analogie plutôt qu'observée sur la muqueuse œsophagienne, y est en réalité fort rare ; on ne la rencontrerait guère que dans les dilatations considérables formant diverticulum, sous forme de taches et de stries ardoisées. La couche épithéliale est épaissie, parfois mamelonnée, érodée par place, tapissée d'un enduit muqueux tenace, ordinairement peu abondant, dû à l'œsophagite folliculeuse, lorsqu'elle coexiste. Enfin, des ulcérations analogues à celles que nous avons décrites peuvent se développer, gagner en surface et en profondeur, lorsque la cause irritante persiste, et devenir le siége d'hémorrhagies, rarement de perforations.

Enfin, à la longue, outre la muqueuse gonflée, mamelonnée, on constate une hypertrophie du tissu sous-muqueux, quelquefois de la tunique musculeuse. Suivant Rokitansky, lorsque cette hypertrophie réside au niveau du cardia, elle pourrait devenir cause de rétrécissement, et au-dessus de ce rétrécissement d'une dilatation totale du conduit. Cette conséquence du catarrhe, admise par Albers, Förster, Niemeyer, est exceptionnelle; elle est même contestée par Zenker et Ziemssen, qui ne l'ont jamais observée et pensent que les observations anciennes citées à l'appui, telles que celles d'Albers et de Baillie, se rapportent à la dégénérescence squirrheuse du cardia et non à la simple hypertrophie musculeuse. Pareille confusion a été faite aussi par Mondière.

La paroi œsophagienne enflammée et altérée dans sa texture peut se relâcher, sa tunique musculeuse perdre sa tonicité et sa contractilité : alors le tube œsophagien peut s'incurver encore vers le côté droit du thorax. Peut-être aussi, comme le pense Niemeyer, le catarrhe chronique peut-il par le relâchement de la gaîne musculaire amener la dilatation du conduit.

Les lésions chroniques constituées par l'œsophagite ont, comme toutes les altérations de cet organe, une certaine tendance à se localiser dans les portions supérieure et inférieure. Hunter et Andral avaient signalé ce lieu d'élection qui s'observe surtout pour les coarctations de l'œsophage, et s'applique également, dit Béhier, aux inflammations aiguës et chroniques de l'œsophage de diverses natures; cet auteur a eu l'occasion de constater, dans un cas d'œsophagite pustuleuse due au tartre stibié, que les pustules d'ecthyma résidaient à la fin et au commencement du tube.

Étiologie de l'œsophagite simple. L'œsophagite a été observée à tout âge; suivant Mondière, Billard, Steffen, le jeune âge y prédisposerait; ce qui tient peut-être à la propagation des affections buccales fréquentes chez les enfants. Cependant de nouvelles observations sont nécessaires pour confirmer cette donnée; Barthez et Rilliet ne décrivent pas l'œsophagite dans leur traité de maladies de l'enfance.

1° La maladie est *idiopathique*, c'est-à-dire elle succède à des causes agissant directement sur la muqueuse, susceptibles de l'enflammer par leurs propriétés mécaniques, thermiques, chimiques. Tels sont les corps étrangers arrêtés dans l'œsophage qui s'incrustent par leurs pointes, y sont arrêtés par leur volume, l'excorient par leur surface irrégulière; des pièces de monnaie, une arête, une épingle, une piqûre de guêpe (de Ranse, *Gaz. méd. de Paris*, septembre 1875), un os pointu, une dent, peuvent agir dans ce sens. Les tentatives faites pour extraire ces corps étrangers, le cathétérisme pratiqué maladroitement, peuvent déterminer des œsophagites traumatiques. Je ne parle pas ici des blessures, coups de feu, de sabre, etc., agissant à travers les parties molles. On a cité un cas de rétrécissement de la partie inférieure de l'œsophage avec dilatation sacciforme au-dessus, consécutif à un coup reçu sur le sternum (*Observ. de Purton*, relaté par Béhier, *Conférences de clinique médicale*, p. 152). Mais cette étiologie peut être contestée. L'ingestion de l'eau très-froide est signalée comme cause d'œsophagite par Mondière, par Bourguet (*Gaz. de santé*, 1823, p. 221). Dans l'observation relatée par ce dernier, la maladie se termina par le vomissement d'une cuillerée de pus à la suite du cathétérisme; l'ingestion de la glace est indiquée dans un cas de Hamburger. Le refroidissement simple est allégué comme cause dans une observation de Noverre (*Bull. de la Faculté de Paris*, t. VI, 1819), dans une autre de Graves (*Clinique*, t. II, p. 209). Ce sont là, il faut le dire, des causes exceptionnelles et qui ne déterminent habituellement que des œsophagites légères. L'abus des spiritueux et du tabac ont aussi pu provoquer parfois, en même temps que des pharyngites, des œsophagites légères; le pyrosis des buveurs se rapporte peut-être à une hyperémie chronique de la muqueuse œsophagienne. Plus souvent les coupables sont des médicaments pris avec abus ou des toxiques insérés par mégarde ou dans un but de suicide. On a cité le mercure (Hildebrand), le calomel (John Zabriski, cité par Béhier), l'iode (Gohier, *Journ. univ.*, t. I, p. 237), et surtout le tartre stibié. Oppolzer dit avoir vu plusieurs fois l'abus de médicament dans la pneumonie donner lieu à des pustules et des ulcérations dans la bouche, le pharynx, l'œsophage et l'estomac ; dans quelques cas, l'ulcération de l'œsophage atteignait une dimension telle, que de sa cicatrisation résulta une coarctation notable. Béhier a relaté un fait auquel j'ai fait allusion, et qui est inséré avec une planche dans le tome III du *Traité de l'auscultation* de Laennec (édition d'Andral, Paris, 1837). Enfin, un fait du même genre, pustulation stibiée de l'œsophage, est dessiné dans l'anatomie pathologique de M. Laboulbène et reproduit dans le *Nouveau Dictionnaire de médecine et de chirurgie.*

Les acides concentrés, les bases caustiques, l'ammoniaque, la potasse, l'acide sulfurique, etc., déterminent, suivant leur dose ou leur degré de concentration, des œsophagites simples, pseudo-membraneuses, corrosives, phlegmoneuses, gangréneuses, sur lesquelles nous reviendrons.

2° L'œsophagite est *consécutive*, c'est-à-dire elle succède par propagation à des maladies du voisinage; les affections de la bouche, du pharynx, de l'estomac, peuvent se transmettre par continuité de tissu à la muqueuse œsophagienne ; le muguet, la diphthérie, l'angine pultacée, le cancer du cardia, peuvent y étendre le processus inflammatoire qui les accompagne. L'érysipèle se propage exceptionnellement à l'œsophage ; les observations de Cullen et de Mondière ne sont rien moins que démonstratives à cet égard, et jusqu'ici il n'y a point d'exemple microscopique qui démontre la réalité de l'érysipèle œsophagien. Enfin les maladies de l'aorte, du larynx, du tissu cellulaire environnant l'œsophage, peuvent se transmettre à celui-ci ; j'ai vu récemment une périœsophagite caractérisée par un épaississement circonscrit de la tunique externe, accompagnée d'une vaste ulcération de quatre centimètres de diamètre creusée dans la muqueuse à la hauteur de la fourchette du sternum, le tout consécutif à une aortite avec plaque athéromateuse ayant contracté des adhérences avec l'œsophage à niveau.

Signalons aussi l'œsophagite consécutive aux affections de l'œsophage même, cancer, rétrécissement, dilatation, et dont l'histoire se confond avec celles de ces lésions.

L'œsophagite peut succéder à des maladies d'organes plus éloignés. Parenski, cité dans le *Dictionnaire de médecine et de chirurgie*, rapporte des observations d'abcès de l'œsophage survenus à la suite d'embolies dans le cours d'une maladie du cœur. Les auteurs allemands mentionnent aussi les stases veineuses de la muqueuse œsophagienne consécutive aux affections du cœur ou des poumons comme cause d'œsophagite. Nous croyons toutefois que cette cause agit rarement avec efficacité; la clinique ne constate habituellement rien sous ce rapport; si œsophagite il y a, elle est en tous cas assez légère pour que ses symptômes n'attirent pas l'attention du malade et du médecin.

3° L'œsophagite est *symptomatique* de maladies générales. Les fièvres éruptives et infectieuses, la septicémie, se localisent rarement dans l'œsophage; le rhumatisme, la syphilis, y produisent parfois des déterminations (*voy.* ces mots). Il serait difficile de réunir beaucoup d'observations démonstratives de ces diverses variétés d'œsophagite.

Symptomatologie de l'œsophagite simple. L'œsophagite simple, lorsqu'elle est légère, peut évoluer avec peu ou point de symptômes. Cette portion du tube digestif est en effet peu sensible ; les processus inflammatoires chroniques dont il est le siége, lorsqu'ils ne vont pas jusqu'à entraver le passage du bol alimentaire, peuvent rester latents : tels sont ceux qui succèdent peut-être à une stase vasculaire prolongée. Les processus plus aigus, mais peu intenses ou circonscrits, ne déterminent parfois qu'une douleur obtuse sous le sternum, un sentiment de constriction ou un léger trouble de la déglutition, avec ou sans régurgitation d'une quantité plus ou moins abondante de mucus visqueux.

D'autres fois, soit parce que l'inflammation est plus vive et plus étendue, soit que l'organe plus impressionnable réagisse davantage par une lésion même superficielle, les symptômes se dessinent et accusent la maladie. Ils consistent principalement dans la *douleur* et les *troubles de la déglutition.*

La *douleur* ressentie par les malades est rapportée souvent plus vive au-dessous de la poignée du sternum à l'extrémité de l'œsophage vers le creux épigastrique. Mondière, dans les faits rassemblés par lui, constate que la douleur siége parfois, surtout au début de la maladie, à la partie inférieure du pharynx. Plus rarement elle est perçue entre les deux omoplates. Son siége n'indique pas toujours celui du mal, et l'on se tromperait quelquefois, si on voulait baser sur ce seul symptôme douleur le diagnostic topographique de la lésion. De même que les douleurs vésicales et uréthrales sont rapportées parfois au méat ou au cul de la vessie, de même les douleurs œsophagiennes peuvent l'être aux régions signalées.

Elle est variable d'intensité ; tantôt c'est un endolorissement faible qui peut n'être perçu que pendant la déglutition, surtout quand ce sont les bols solides qui passent ou encore quand ce sont des boissons froides et chaudes. Tantôt c'est une douleur vive spasmodique; pendant le passage du bol « elle s'accompagne d'un état d'angoisse et d'anxiété qui augmente d'une manière effrayante quand le malade essaie d'avaler la moindre gorgée de liquide qui passe néanmoins après une longue suite d'efforts et de souffrances » (Valleix). C'est une sensation de brûlure et de déchirement (Mondière) ; d'autres éprouvent soit spontanément (Broussais), soit par la pression au-dessous de l'appendice xiphoïde (Roche), la sensation d'un corps qui remonte de la région épigastrique vers le larynx. Quand la région cervicale est enflammée, la pression sur la région correspondante du cou fait naître quelquefois la douleur; elle est exagérée dans certains cas par la percussion des vertèbres cervicales et par les mouvements qui s'y passent de flexion, d'extension, de torsion.

De même que la douleur, la *dysphagie* ou *gêne de la déglutition* est variable. Certains malades ont la sensation d'un arrêt passager des aliments soit des solides seulement, soit des solides et des liquides, au point douloureux; chez d'autres cette sensation s'accompagne de régurgitation ou même de vomissements qui ramènent des parcelles alimentaires, ou le bol tout entier, enveloppé de matières muqueuses, muco-purulentes, mélangées parfois d'un peu de sang. Cette régurgitation s'accompagne d'angoisse, et chez quelques-uns, comme nous l'avons dit, d'un vrai spasme œsophagien qui s'étend rarement aux organes respiratoires et détermine des accès de suffocation pénible. Après ces efforts de déglutition plus ou moins douloureux, les malheureux continuent souvent à rendre pendant un temps variable des matières glaireuses en quantité plus ou moins abondante, expuition ou régurgitation glaireuse : elle se fait chez quelques-uns même en dehors de la déglutition, et semble fréquente surtout lorsque la muqueuse pharyngienne participe à l'inflammation. Ces efforts réflexes de vomissements sont provoqués par le mucus accumulé dans cette région. Le hoquet indiqué par Mondière, dans l'œsophagite aiguë, est loin d'être constant. Enfin à ces troubles locaux que je viens de signaler s'ajoutent rarement, quand il s'agit d'une œsophagite étendue et suraiguë, des symptômes généraux de réaction, fièvre, agitation, convulsions, douleurs, etc.

Pour achever cet exposé des symptômes, mentionnons encore les données de Hamburger, relatives à l'auscultation de l'œsophage, bien que ces données n'aient pas encore reçu de confirmation suffisante pour mériter de passer définitivement dans la science. A l'état normal, d'après cet auteur, lorsqu'on place le sthétoscope sur le cou, à gauche, à côté et en arrière de la trachée, dans l'espace compris entre l'os hyoïde et la fosse sus-claviculaire, et qu'on ausculte pendant la déglutition des liquides, on percevrait un fort gargouillement très-sonore et métallique, produit par le mélange des liquides avec l'air avalé simultanément.

Si on ausculte la portion thoracique de l'œsophage, en appliquant le stétoscope sur le rachis à gauche entre la dernière vertèbre cervicale et la huitième dorsale, l'oreille percevrait pendant la déglutition la sensation « d'un corps petit, mais solide, fusiforme, étreint par l'œsophage comme dans un anneau et rapidement projeté avec un bruit dans la direction de haut en bas. » Ce bruit de déglutition est tantôt celui d'un corps qui passe doucement, tantôt celui d'un gargouillement (Glucksen) parfois sonore et qui couvre tout l'acte de la déglutition.

Or, dit Hamburger, au début de l'œsophagite, en auscultant pendant la déglutition, on entend précisément ce bruit continu de régurgitation de petites bulles d'air qui montent le long du conduit, bruit quelquefois assez intense pour être perçu à distance.

A une période un peu plus avancée, on constate que le bruit de déglutition a une certaine rudesse qui cependant n'est pas encore du frottement; ce bruit particulier de frottement apparaît plus ou moins accusé, lorsque l'inflammation est pseudo-membraneuse ou pustuleuse. Si des fausses membranes détachées frottent dans le conduit, elles déterminent parfois un vrai bruit de raclement (Rascheln). Dans les œsophagites qui s'accompagnent de régurgitation de parcelles de bol alimentaire, celui-ci produit à l'auscultation l'impression d'un corps ayant une forme d'entonnoir dont le sommet est dirigé en bas et la partie évasée en haut. On peut rapporter le siége de la lésion à la place où ce phénomène d'auscultation est perçu. Enfin on constate encore chez les adultes affectés d'œsophagite que les mouvements de déglutition diminuent relativement de vitesse, et, sitôt que les malades ont vomi spontanément ou artificiellement, ces phénomènes d'auscultation disparaissent au moins pour quelques heures; la déglutition devient alors pour un temps plus ou moins long beaucoup plus facile ou même elle se fait comme normalement.

L'œsophagite est-elle circonscrite, comme elle est le plus souvent annulaire, l'auscultation fait entendre d'ordinaire ce qu'on entend dans les rétrécissements. Le bol étant douloureusement ressenti sur la région malade, l'oreille reçoit à ce niveau, quand le bol y passe, l'*impression d'un coup et d'un choc*. « Malgré la vitesse avec laquelle s'effectue la déglutition, on peut préciser assez nettement le siége de l'affection par ce fait que, si on ausculte au-dessus ou au-dessous de ce siége, la sensation du choc n'est pas parfaitement isochrone avec le bruit de déglutition » (Hamburger).

Outre cette sensation de choc perçue pendant la déglutition, on entend un bruit de régurgitation de bulles d'air ascendantes, ou, s'il y a régurgitation alimentaire, le bol régurgité perd sa forme de fuseau et prend celle d'un entonnoir projeté en haut. Ces phénomènes, régurgitation de bulles d'air, régurgitation du bol, sa transformation en forme d'entonnoir, partent du même point où a lieu la sensation du choc. Si par suite de la desquamation épithéliale il se forme une érosion ou une ulcération un peu étendue, on peut entendre en outre à son niveau un bruit de frottement pendant la déglutition; mais ce bruit est parfois si doux qu'il faut la plus grande attention pour le découvrir. A mesure que l'œsophage se rétrécit progressivement, l'oreille constate que le bol avalé diminue peu à peu de diamètre et finit par se réduire à rien; de plus, tant que dans les cas de ce genre la tunique musculeuse a conservé sa puissance de contractilité, on entend le bruit désigné par Hamburger sous le nom de *régurgitation sonore*, et cela souvent d'une façon très-frappante pendant la déglutition.

Tels sont les phénomènes d'auscultation indiqués par Hamburger dans l'œsophagite; j'en ai emprunté le résumé succinct et sans commentaires aux leçons d'Oppolzer.

2° Œsophagite folliculeuse. Sous ce nom, Mondière et les auteurs qui ont écrit après lui ont désigné l'inflammation des glandes en grappes de l'œsophage, glandes assez rares, comme nous l'avons dit, disséminées irrégulièrement et formant des séries longitudinales peu étendues. L'œsophagite folliculeuse constitue-t-elle une variété bien distincte qui mérite d'être classée à part? Je ne le pense pas. Rarement elle existe seule, sans inflammation de la muqueuse concomittante. Telle serait, suivant Mondière, l'œsophagite folliculeuse rencontrée par Roederer et Wagler dans la fameuse épidémie de Gœttingue; les ulcérations observées dans la fièvre typhoïde par Louis seraient peut-être aussi folliculaires. C'est en tout cas une complication peu fréquente, dont ne parlent pas les auteurs modernes, tels que Griesinger, Murchison, E. Hoffmann. Mondière dit avoir vu cette œsophagite dans le croup. Enfin Denis, de Commercy, parle de follicules œsophagiennes gonflées chez les enfants, et Billard en aurait trouvé chez un nouveau-né mort le premier jour de l'existence. Ordinairement, le gonflement des follicules de l'œsophage se greffe sur un catarrhe de la muqueuse aigu ou chronique. On le rencontre plus souvent à la partie supérieure du conduit, sous forme de nodosités qui font saillie sous la muqueuse; ces nodosités sont constituées par les glandules et leur canal excréteur remplis de mucus et de cellules proliférées. La muqueuse qui les recouvre est normale ou hyperémiée, quelquefois l'hyperplasie cellulaire s'étend au tissu connectif voisin. Le follicule hyperplasié peut se nécroser et donner lieu à une petite ulcération lenticulaire; ces ulcérations lenticulaires sont difficiles à distinguer des ulcères catarrhaux; quelquefois on reconnaît leur origine à leur disposition en courtes séries longitudinales ou à la concomitance de follicules gonflés non ulcérés encore. Aucun symptôme spécial ne permet de distinguer pendant la vie l'œsophagite olliculeuse de celle dite catarrhale dont nous avons retracé l'histoire.

3° Œsophagite pustuleuse. Elle a été observée surtout consécutivement à l'ingestion du tartre stibié; nous en avons parlé plus haut. On la décrit aussi dans la variole, mais ce n'est pas, dans cette maladie, une œsophagite pustuleuse à proprement parler qu'on observe; on ne constate ni vésicules, ni pustules, ce sont des papules qu'on trouve exclusivement ou en plus grand nombre dans la partie supérieure du conduit, disséminées ou confluentes ; elles sont constituées par une muqueuse hyperémiée, légèrement granuleuse, recouverte par un épithélium épaissi, ramolli, opaque, peu adhérent, sans liquide. Cet épithélium se détache et laisse de petites abrasions arrondies qui peuvent se transformer en ulcères varioliques ; ulcères ordinairement superficiels et qui guérissent sans laisser de cicatrices. Outre cette éruption papuleuse, l'œsophagite varioleuse, assez fréquente, puisque E. Wagner l'a rencontrée 20 fois sur 170 autopsies, peut déterminer une inflammation catarrhale, pseudo-membraneuse, ou diphthéritique de la muqueuse œsophagienne. On cite quelques cas de rétrécissements cicatriciels de l'œsophage consécutifs à un processus variolique. « Les faits, dit Béhier, sont peu nombreux et leur relation date de loin. L'un appartient à Lanzoni, l'autre probablement à Brechfeld ; Ploucquet cite une observation analogue. Il ne répugne nullement d'admettre que des ulcérations déterminées par la variole aient pu donner lieu à de tels accidents. Cependant il faut bien remarquer que les varioles n'ont pas été rares depuis l'époque où ces observations ont été publiées (1688, 1671), et les exemples de semblables rétrécissements ne se sont pas communément reproduits, puisque, après des recherches assez longues, je n'en ai pas trouvé d'autres qui aient été signalés depuis » (Béhier, *Conférences de clinique médicale*, p. 62).

4° Œsophagite corrosive. Parmi les causes les plus fréquentes de l'œsophagite se trouve l'ingestion des substances irritantes et caustiques. La plupart des rétrécissements ont pour origine une inflammation corrosive ; soit par mégarde, soit dans un but de suicide, les malades ont avalé le liquide caustique qu'ils avaient sous la main : l'acide nitrique ou sulfurique plus ou moins concentré, l'eau forte, l'eau seconde, de l'acide chlorhydrique, ou bien des alcalis caustiques, la potasse, la soude, l'ammoniaque, la lessive de savon, l'eau de javelle, etc. La description des lésions spéciales déterminées dans chaque cas appartient à l'histoire de chaque caustique ; nous n'en donnons ici qu'une description générale et succincte. Si la substance ingérée est irritante, sans être caustique, l'inflammation produite est superficielle, caractérisée par de l'hyperémie avec tuméfaction du tissu conjonctif sous-muqueux et surtout par la corrosion des couches épithéliales qui se gonflent, se ratatinent, et se convertissent en couches épaisses blanc grisâtre qui se desquament à la façon d'une membrane croupale. L'ammoniaque surtout détermine cette lésion d'apparence croupale.

Si l'irritation est plus prolongée, ou si la substance ingérée est caustique, la corrosion pénètre plus profondément et toute la muqueuse est convertie en une eschare molle, plus ou moins épaisse, grisâtre, jaunâtre, brune ou noire ; la couleur de l'eschare dépend surtout de la nature du caustique ; l'acide sulfurique donne une eschare noire, l'acide nitrique une eschare jaune. Au-dessous de l'eschare le tissu sous-muqueux est gonflé, infiltré de sérosité, quelquefois de pus ; la couche musculeuse est ridée, pâle, l'enveloppe celluleuse elle-même peut être injectée.

L'action du caustique est-elle plus énergique encore, alors les deux tuniques internes, muqueuse et musculeuse, ou les trois, sont escharifiées sous forme d'une masse noire friable infiltrée de sang, ou bien la musculeuse atteinte à un degré moindre que la muqueuse est d'apparence pâle, gélatiniforme.

Les altérations inflammatoires secondaires succèdent à la lésion, à moins qu'elle ne soit mortelle en quelques jours. Les parties mortifiées s'éliminent, le tissu sous-jacent est envahi par la fonte purulente et constitue une ulcération. L'élimination se fait tantôt par petits lambeaux, tantôt par grandes masses qui peuvent reproduire quelquefois toute la longueur du tube. Des semaines s'écoulent dans certains cas avant que ce fourreau d'escharification soit rejeté par les vomissements (cas de Wyss, *Arch. der Heilk*, 1869. Trier, *Schmidt's Jahrb.*, 1852. Mansière, Thèse de Paris, 1866. Laboulbène, *Progr. médic.*, 1876).

L'ulcère corrosif plus ou moins étendu et profond est creusé dans le tissu sous-muqueux ou dans la couche de fibres musculaires ; le fond se recouvre de bourgeons charnus, des cellules embryonnaires infiltrent le tissu conjonctif sous-muqueux avoisinant en même temps que celui de la couche musculeuse sur lequel l'ulcère est creusé ; puis ces cellules s'organisent en tissu conjonctif ; et plus tard, lorsque l'ulcération est guérie et recouverte d'un épithélium nouveau, le tissu conjonctif induré, qui remplace la muqueuse et quelquefois la musculeuse, amène par sa rétraction cicatricielle un rétrécissement plus ou moins notable du conduit œsophagien. Il peut arriver aussi que la suppuration inflammatoire persiste ; des fusées purulentes s'établissent, envahissent la profondeur, gagnent le médiastin, perforent la trachée, une bronche, la plèvre. L'œsophagite est devenue phlegmoneuse.

Symptômes de l'œsophagite corrosive. Ce sont ceux de l'œsophagite aiguë à son degré le plus intense. Les symptômes de la pharyngite, de la stomatite, de la gastro-entérite, s'y associent et dominent la scène. Si la cautérisation a été légère et que les symptômes aigus se soient calmés, tout n'est pas toujours terminé ; au bout d'un temps variable arrive une seconde phase caractérisée par les symptômes du rétrécissement (*voy.* ce mot).

Arrivons à l'œsophagite phlegmoneuse qui peut succéder aussi à l'action des substances irritantes et caustiques sur la muqueuse.

5° Œsophagite phlegmoneuse. C'est à Ziemssen et Zenker que nous empruntons les faits anatomiques relatifs à cette variété d'œsophagite que ces auteurs ont décrite d'après dix observations personnelles avec autopsies et une observation remarquable de deux médecins danois, Belfrage et Hedenius.

Il s'agit de l'inflammation purulente du tissu sous-muqueux de l'œsophage, analogue à la gastrite phlegmoneuse et rare, comme elle, au moins dans ses degrés intenses. Tantôt circonscrite à une portion plus ou moins considérable, tantôt étendue à une grande longueur, elle peut même occuper toute la hauteur de l'œsophage et toute sa circonférence ; on l'a vue se propager par le cardia à une partie du tissu sous-muqueux de l'estomac (observation de Belfrage et Hedenius). Réciproquement, la gastrite phlegmoneuse peut s'étendre consécutivement à l'œsophage (Ackermann).

L'affection débute par une infiltration purulente du tissu sous-muqueux qui s'épaissit (il mesurait 9 millimètres d'épaisseur dans le cas de Belfrage et Hedenius) ; à la coupe, il a l'aspect d'une couche de pus ; l'examen histologique seul montre que les faisceaux du tissu connectif sont conservés au début ; plus tard seulement ils disparaissent et laissent à leur place une lacune remplie de pus. Si le foyer est circonscrit, la muqueuse soulevée fait saillie dans l'œsophage qui cependant, la plus grande partie de la circonférence restant extensible, ne fait pas obstacle au passage des aliments. Si le foyer occupe toute la périphérie, la muqueuse étant partout refoulée vers l'intérieur, il en résulte un rétrécissement qui livre à peine passage à l'extrémité du petit doigt.

La muqueuse n'est que peu intéressée ; elle reste normale ou offre les caractères de l'inflammation catarrhale : desquamation épithéliale, hyperémie ou enduit muqueux peu abondant. La tunique musculeuse intacte à l'œil se présente quelquefois au microscope infiltrée de globules purulents.

A la longue, le pus peut s'épaissir, s'inspisser; il peut se faire jour par la muqueuse, quelquefois en plusieurs points, si l'infiltration est étendue; et lorsque ces perforations sont rapprochées, la muqueuse paraît comme trouée en forme de crible (ulcère phlegmoneux).

Le pus ainsi évacué, la guérison s'ensuit ordinairement; la muqueuse adhère de nouveau à la musculeuse, la perforation s'oblitère, et il ne reste qu'une petite cicatrice, tout au plus parfois un épaississement sous-muqueux peu notable. Si l'infiltration purulente est plus étendue, la guérison peut encore se faire en laissant des lésions particulières, analogues à celle que laisse aussi la gastrite phlegmoneuse : la cavité allongée résultant du décollement purulent persiste ainsi que les trous de la muqueuse; la face interne de cette cavité, quelquefois traversée de brides, se polit et se recouvre d'un enduit épithélial, semblable à celui qui tapisse l'œsophage, et avec lequel il se continue par les orifices de la muqueuse; des papilles semblent même y exister. Ainsi se forme une cavité à parois organisées communiquant avec l'intérieur de l'œsophage par plusieurs orifices arrondis, à bords nets, ayant le diamètre d'une tête d'épingle à un noyau de cerise, véritable diverticulum pariétal polystome. On n'a pas observé de dilatation consécutive de ces cavités creusées dans les parois de l'œsophage. Le contenu qui y stagne, les corps étrangers venant de l'œsophage, peuvent-ils, par décomposition ou irritation traumatique, amener des suites fâcheuses? On n'a rien noté de ce genre dans les observations publiées.

Le pus infiltré dans le tissu sous-muqueux ne semble jamais se faire jour à l'extérieur par la tunique celluleuse; dans aucun des faits connus on ne parle de suppurations diffuses dans le médiastin, de perforation de la plèvre, etc. Il faut éliminer, bien entendu, les cas d'œsophagite corrosive par les caustiques, comme l'acide sulfurique, et ceux dus à des corps étrangers qui perforent directement le conduit. Lorsqu'on trouve une perforation de celui-ci, il semble que celle-ci ait été due à des suppurations périœsophagiennes, et que le phlegmon œsophagien soit consécutif.

Causes de l'œsophagite phlegmoneuse. Le phlegmon peut succéder aux causes agissant sur l'œsophage par sa face interne ou par son enveloppe externe. Ce sont des corps étrangers, irritants, mécaniques, thermiques, chimiques, ingérés dans le conduit; dans le cas souvent cité de Belfrage et Hedenius, c'était une arête de poisson; souvent, c'est à la suite de l'action corrosive d'un caustique que le tissu sous-muqueux suppure. Sous le processus diphthéritique ou pseudo-membraneux peuvent aussi se développer quelquefois de petits abcès de l'œsophage.

L'irritation peut être propagée de la face externe de l'œsophage. Ce sont des foyers de suppuration voisins de cet organe qui s'y étendent, tels que les laryngites suppurées, d'origine typhoïde, tuberculeuse ou autre, tels que l'inflammation des ganglions lympathiques qui peuvent suppurer, contracter des adhérences avec la paroi œsophagienne dans laquelle la suppuration s'infiltre; tels sont encore les abcès consécutifs au mal de Pott; les abcès voisins peuvent se faire jour dans l'œsophage, en même temps que dans une autre cavité, le larynx, la trachée, par exemple.

Dans l'observation publiée par Ackermann, c'est la gastrite phlegmoneuse qui s'est communiquée à l'œsophage.

Dans les onze cas recueillis par Zenker et Ziemssen, il s'agissait d'individus de vingt-quatre à soixante-quatorze ans, sans prédominance pour un âge spécial entre ces deux limites : neuf étaient des hommes, deux, des femmes. Dans deux cas, il y avait infiltration purulente diffuse, plus ou moins récente (dans l'un, étendue à tout l'œsophage) ; dans quatre, il s'agissait d'abcès circonscrits ayant des dimensions variables, depuis celles d'un pois jusqu'à celles de 2 centimètres de longueur et 1 de largeur; enfin quatre cas présentaient les lésions consécutives décrites sous le nom de diverticulum intra-pariétal. Quant aux causes, une fois c'était une cautérisation par l'acide sulfurique, une fois c'était la perforation d'un ganglion caséeux ramolli (cette étiologie certaine dans un cas est vraisemblable dans trois); dans les autres observations, l'étiologie est indécise (tuberculeux, une vieille syphilis).

Symptômes de l'œsophagite phlegmoneuse. Ce sont ceux de l'œsophagite aiguë. Lorsque la maladie est consécutive à une suppuration voisine, à une carie vertébrale, à une adénite caséeuse, ses symptômes se confondent avec ceux de la maladie primitive. C'est toujours la dysphagie plus ou moins intense, une douleur vive œsophagienne, spontanée ou réveillée par le passage des aliments, des régurgitations glaireuses, une fièvre intense avec frissons répétés, qui peuvent faire soupçonner la maladie. Dans les cas très-aigus, le dénouement peut être mortel en trois à quatre jours. Le pouls devient petit, fréquent, la respiration se prend, le malade se cyanose, tombe dans le collapsus; quelquefois on constate des lésions broncho-pulmonaires ou pleurales de voisinage (épanchement séro-sanguinolent dans le cas de Belfrage et de Hedenius). Si le foyer se circonscrit, l'affection peut guérir rapidement par évacuation du pus, ou bien elle se prolonge; la dysphagie persiste. On peut constater des phénomènes d'oppression par compression du larynx et de la trachée, ou bien, si l'abcès siége à la région cervicale, il peut déterminer une saillie du larynx en avant et un gonflement œdémateux du tissu cellulaire. Enfin tous les symptômes d'un rétrécissement œsophagien peuvent exister.

L'abcès vient-il à s'ouvrir dans l'œsophage, le malade vomit des quantités plus ou moins abondantes de pus mélangé de sang. Le pus rejeté, le malade ressent quelquefois un grand soulagement, les symptômes divers s'amendent progressivement jusqu'à guérison parfaite. D'autres fois, l'amélioration n'est que passagère, l'abcès se reproduit; ce n'est qu'après des altérations diverses que la guérison est définitive. Des fistules œsophagiennes peuvent persister après la guérison de l'œsophagite. Je cite comme exemples les cas suivants empruntés à la clinique de M. Béhier :

Homme de soixante-trois ans, dysphagie : fistule œsophagienne s'ouvrant en avant dans une cavité enkystée, reste probable d'un abcès développé entre les deux branches de la bifurcation des bronches et communiquant avec l'une et l'autre des deux branches (Proust, *Bulletin de la Société anatomique*, 1854, p. 238).

Homme de trente-six ans ayant un rétrécissement de l'œsophage consécutif à l'ouverture d'un abcès à l'intérieur, lequel semble avoir eu pour point de départ une ulcération de l'œsophage. Fistule aérienne sans communication trachéale. Dilatation graduelle (Nélaton, *Leçons*, in *Gazette des hôpitaux*, 1853, p. 11).

Fait analogue. Fistule de l'œsophage consécutive à un abcès, sans rétrécissement du canal (Ausiaux, *Gaz. des hôpitaux*, 1848, p. 413).

6° ŒSOPHAGITE PSEUDO-MEMBRANEUSE, CROUPALE OU FIBRINEUSE, DIPHTHÉRITIQUE. Deux espèces de lésions se trouvent souvent associées dans cette forme morbide : l'une consiste dans des dépôts fibrineux ou pseudo-membraneux sur la muqueuse, c'est l'inflammation fibrineuse ou croupale des Allemands ; est-ce la fibrine qui constitue ces membranes, ou s'agit-il, comme dans la pharyngite croupale d'après Wagner, d'une dégénérescence spéciale des cellules épithéliales formant des blocs homogènes à prolongements ramifiés? Je ne sais si la question est complétement résolue. L'autre lésion consiste dans le processus, plus spécialement désigné des Allemands sous le nom de diphthérite, c'est-à-dire, dans l'infiltration de la muqueuse elle-même, par un exsudat fibrineux ou par des cellules néoplasiques, et l'ulcération consécutive de cette muqueuse par oblitération des vaisseaux comprimés par la néoformation.

Ces altérations peuvent se rencontrer dans l'œsophage, presque toujours à sa partie supérieure, mais elles sont rares et peu étendues. Les fausses membranes forment de petits dépôts disséminés sur la muqueuse, irrégulièrement circonscrits ou allongés en bandes disséminées sur le sommet des plis de la muqueuse. Rarement elles embrassent toute la circonférence du tube. La muqueuse sous-jacente est gris foncé, ou, si les fausses membranes sont très-adhérentes, elle peut être rouge et injectée.

L'infiltration diphthéritique laisse, après ulcération, des excoriations superficielles ou, après chute des eschares, des ulcérations irrégulières. On ne peut reconnaître l'origine de ces ulcères que par les dépôts couenneux ou infiltrations diphthéritiques coexistants.

Étiologie. L'affection dont nous venons de définir les caractères anatomiques n'est jamais primitive dans l'œsophage, mais elle se développe à la suite et comme propagation rare de la pharyngite pseudo-membraneuse, et dans ce cas elle ne dépasse pas ordinairement le tiers supérieur de l'œsophage. On l'observe aussi dans les maladies générales : dans les typhus intestinal et pétéchial, elle peut se développer avec la stomatite et la pharyngite couenneuse ; dans les fièvres éruptives on l'a signalée, notamment dans la variole (Andral, Bamberger, Wagner), dans la rougeole, dans la scarlatine, où elle continue la pharyngite. On l'a vue encore dans le choléra, pendant le stade de réaction, dans la septicémie ; enfin, dans les maladies les plus diverses qui se terminent fatalement, maladie de Bright, cancer, tuberculose pulmonaire, pneumonie. On sait que vers la fin apparaissent souvent dans le pharynx des dépôts fibrineux ou pseudo-membraneux ; apparition de mauvais augure, qui faisait dire à mon regretté maître Küss : « C'est l'épithélium qui donne sa démission. » Des dépôts de même nature peuvent se rencontrer dans l'œsophage, plus rares, peut-être aussi moins recherchés par les anatomo-pathologistes. Steffen prétend qu'on rencontre souvent cette altération chez les enfants dans les maladies des voies digestives (quinze fois sur quarante-quatre autopsies) ; dans la pneumonie lobulaire, dans le catarrhe intestinal, il l'aurait aussi constatée.

La vraie diphthérite, le croup infectieux, dans le sens clinique du mot, épargne d'ordinaire l'œsophage ; elle se termine brusquement au bord inférieur du pharynx. West, Zenker, relatent des cas où le larynx, la trachée, le pharynx, même l'estomac, étaient recouverts de fausses membranes, l'œsophage restant indemne. Toutefois, cette immunité n'est pas absolue : West a vu l'affection s'étendre jusqu'au cardia; Andral l'a vue dépassant le cardia se propager à l'estomac. Wagner, dans quatre-vingts autopsies de diphthérite, n'a vu que deux fois la partie supérieure de l'œsophage envahie.

Symptômes. Ce sont ceux de l'œsophagite en général; la forme particulière de l'inflammation ne saurait être reconnue que par l'expulsion de fausses membranes ou la pharyngite couenneuse coexistante.

Marche, durée, terminaison des œsophagites. Nous n'avons que peu de chose à ajouter à ce qui a été dit. L'œsophagite aiguë simple, lorsqu'elle n'est pas entretenue par un corps étranger ou une cause générale, se termine d'ordinaire en peu de jours par résolution, c'est-à-dire par guérison. Rarement elle dépasse plus d'un septénaire. Si la cause irritante persiste, la maladie passe à l'état chronique, devient ulcéreuse, phlegmoneuse, aboutit au rétrécissement, etc.

Les inflammations folliculeuses, pustuleuses, corrosives, légères, arrivent le plus souvent à la guérison; les ulcérations étendues sont la cause habituelle des rétrécissements cicatriciels. S'agit-il d'une œsophagite ulcéreuse ou pseudomembraneuse consécutive à une affection générale, variole, typhus, cachexie, etc., elle est souvent mortelle, mais dans ce cas c'est la maladie générale qui tue, et non l'œsophagite.

L'œsophagite très-aiguë, phlegmoneuse, peut finir d'une manière fatale, très-rapidement, en deux ou trois jours, par la réaction inflammatoire violente, ou plus tard par la septicémie, ou plus tard encore après une longue série de souffrances par les fusées purulentes, l'inanition consécutive à la dysphagie prolongée ou au rétrécissement cicatriciel secondaire.

L'œsophagite circonscrite passe le plus souvent à l'état chronique, qu'elle aboutisse à un abcès, à une ulcération, à un rétrécissement; la maladie peut avec des alternatives d'amélioration et d'aggravation se prolonger des mois ou des années et subir l'évolution des rétrécissements.

Pronostic des œsophagites. Le pronostic dépend avant tout de la forme de l'œsophagite (simple, ulcérative, phlegmoneuse, pseudo-membraneuse, primitive ou secondaire, etc.), de sa cause (passagère ou persistante, corps étranger, maladie diathésique, propagation d'un foyer voisin, etc.), de son étendue (circonscrite ou diffuse), des lésions qu'elle détermine (érosion simple, ulcération, rétrécissement, abcès circonscrit, infiltration purulente, etc.).

Diagnostic. Le diagnostic de l'œsophagite se déduit des symptômes que nous avons exposés : la douleur dans le conduit œsophagien, spontanée ou provoquée par le bol alimentaire, la dysphagie, les régurgitations glaireuses, les signes fournis par l'auscultation de l'œsophage, font reconnaître l'inflammation de l'œsophage. Lorsqu'à ces signes se joint la notion d'une cause ayant agi sur cet organe, telle que l'ingestion d'une substance irritante, le diagnostic est fait.

Le siége, la nature, l'intensité des lésions, se déduisent aussi des symptômes. Ceux-ci sont-ils réduits à leur minimum d'expression, tout se borne-t-il à une légère douleur par le passage du bol alimentaire, on conclura à une œsophagite légère. Le diagnostic du catarrhe sera plus certain, si le malade a en même temps une pharyngite, une gastrite catarrhale, si c'est un enfant qui a un catarrhe gastro-intestinal, qui avale difficilement et rejette ses aliments. La présence d'épithélium pavimenteux dans les vomissements muqueux peut avoir une certaine importance, lorsque ces masses épithéliales sont considérables et que l'absence de pharyngite et de stomatite semble indiquer qu'elles viennent bien de l'œsophage. Le cathétérisme déterminant de la douleur en un point donné précise, mieux que la douleur spontanée ou provoquée par la déglutition, le siége du mal. Mais ce moyen d'exploration ne devra être employé qu'avec une certaine réserve, car la sonde est un agent irritant qui peut aggraver l'inflammation.

L'ulcération peut être soupçonnée de par la fixité et la constance de la douleur réveillée en un point déterminé par le passage de la sonde, par les matières muqueuses ou muco-purulentes avec teinte sanguinolente, enveloppant le bol alimentaire régurgité ou ramené dans les yeux de la sonde; on aura égard aussi pour ce diagnostic à la cause (corps étranger, caustique, etc.).

La nature pseudo-membraneuse ne peut être diagnostiquée d'une façon certaine que si des fragments de fausses membranes sont rejetés par les vomissements ou ramenés par la sonde. On peut la soupçonner, si la maladie qui domine les symptômes œsophagiens est de nature à créer des inflammations fibrineuses secondaires; si c'est la scarlatine, la variole, la diphthérie, s'il existe des fausses membranes dans l'arrière-gorge; dans ces cas, on peut soupçonner, dis-je, sans affirmer; car toutes ces affections peuvent ne produire qu'une inflammation catarrhale simple; le croup pharyngien peut se continuer sur l'œsophagite par de l'hyperémie sans fausses membranes. Enfin, Hamburger signale un bruit de raclement qui serait perçu dans certains cas à l'auscultation.

La forme pustuleuse sera supposée, si c'est dans le cours d'une variole, d'un pemphigus aigu généralisé, ou après l'ingestion du tartre stibié, que les symptômes se manifestent. L'œsophagite phlegmoneuse donne lieu à une douleur et des troubles de déglutition plus intenses; elle fait une réaction fébrile plus vive; des frissons répétés accusent le travail de suppuration; l'étiologie vient en aide; c'est l'ingestion d'un liquide bouillant, d'une substance caustique, de corps solides à angles aigus, ce sont des manipulations opératoires maladroites. L'usage de la sonde, comme instrument de diagnostic, peut être dangereux et doit être proscrit dans ces cas. Plus tard seulement, lorsque les symptômes inflammatoires les plus violents se sont dissipés et que le malade est menacé de sténose, le cathétérisme devient urgent. Enfin, lorsqu'après des symptômes violents d'œsophagite le malade vomit du pus ou des matières putrides, on en conclura qu'un abcès s'est ouvert dans l'œsophage; mais cet abcès peut venir des parois œsophagiennes ou avoir pris naissance en dehors de l'œsophage et s'y être propagé. L'existence d'une carie vertébrale, de ganglions suppurés, d'un phlegmon profond du cou, etc., mettront sur la voie du diagnostic. Des accès de suffocation, le cornage trachéal, quelquefois la saillie du larynx projeté en avant par l'abcès, l'absence de signes à l'auscultation des poumons, fournissent aussi des indications au diagnostic.

L'œsophagite peut être confondue avec d'autres maladies siégeant dans l'œsophage ou en dehors. Par exemple, les ulcérations de l'épiglotte et de la partie supérieure du larynx déterminent de la dysphagie, de la douleur par le passage des aliments, le rejet des boissons par le nez, tous symptômes qui peuvent en imposer pour une inflammation de l'œsophage. Mais on constate en même temps des troubles respiratoires, de la toux provoquée par les inspirations, des troubles dans la phonation; le laryngoscope d'ailleurs éclaire le diagnostic.

Diverses lésions extrinsèques à l'œsophage, telles que la compression de cet organe par un anévrysme, par une tumeur de la glande thyroïde (Gadelius, *Chirurgie d'Hufeland et Himly*, juillet 1811), par des plaques osseuses du péricarde, enfin les diverses maladies de l'œsophage même, l'œsophagisme, le cancer, le rétrécissement, la dilatation, les néoplasmes divers, donnent lieu à des problèmes de diagnostic différentiel. C'est en s'éclairant de l'étude des symptômes mentionnés à l'histoire de chacune de ces maladies que le clinicien évitera de faire fausse route.

Traitement des œsophagites. La première préoccupation des médecins en face d'une œsophagite aiguë est d'en rechercher la cause et de la combattre. Si c'est un corps étranger qui séjourne dans l'œsophage, il faut chercher à l'extraire par des manipulations opératoires adroites; si c'est une substance irritante ou caustique, il importe de la neutraliser; les acides minéraux concentrés réclament les alcalins, tels que l'eau de chaux, la magnésie calcinée, le carbonate de soude; les bases caustiques réclament l'eau acidulée, vinaigrée, la limonade sulfurique, etc. De grandes quantités d'eau avalée ou injectée au besoin dans l'œsophage, si la déglutition est impossible, diminuent en le diluant l'action irritante du liquide ingéré.

Mais le plus souvent l'effet corrosif ou caustique est consommé dans l'œsophage, aussitôt après le passage du toxique; les antidotes ou les liquides neutralisateurs ne le rejoignent que dans l'estomac et peuvent tout au plus s'opposer à ses effets ultérieurs sur le tube intestinal. Que la cause soit accessible ou non, il faut traiter l'œsophagite elle-même. On prescrira la diète liquide, les boissons mucilagineuses, le lait par petites quantités à la fois; si la soif est intense, ou s'il y a des vomissements opiniâtres, on fera prendre au malade des pilules de glace. Mondière prescrit un silence absolu parce que les mouvements de la langue se propagent à l'œsophage et tendent à augmenter l'irritation.

Contre la douleur vive, on donnera au malade de l'opium ou de la belladone, plutôt par voie hypodermique que par la bouche; on appliquera des compresses froides ou une vessie de glace sur le cou. Si la douleur persiste et que l'intensité de la fièvre et des symptômes locaux dénote une réaction inflammatoire violente, quelques émissions sanguines locales, à l'aide de sangsues placées au cou, les bains tièdes prolongés, modèrent parfois les symptômes.

Lorsqu'il s'agit d'une œsophagite chronique, il faut aussi atteindre la cause, si elle peut l'être : syphilis, alcoolisme, abus du tabac, etc. Seront proscrits tous les aliments qui, par leurs propriétés mécaniques, chimiques ou autres, peuvent irriter la muqueuse. L'alimentation devra être liquide ou presque liquide; le lait, le consommé, le thé, du bœuf ou jus de viande concentré, voilà ce qui constituera souvent tout le régime alimentaire du malade.

Le traitement local pourra peut-être réussir quelquefois; l'attouchement des parties malades avec une solution de tannin, d'alun, ou une solution légère de nitrate d'argent, le crayon de nitrate appliqué directement sur l'ulcère, sont indiqués dans certaines circonstances, quand la lésion est près du pharynx, que son siége peut être précisé exactement par le cathétérisme et être atteint sans trop d'effort. Mais le plus souvent les manœuvres nécessitées par ce traitement local sont trop incertaines et trop pénibles pour qu'on puisse y avoir recours.

Par l'application des révulsifs à la nuque ou sur les vertèbres dorsales, on cherche à arrêter l'évolution du procès morbide : sinapismes, vésicatoires, huile de croton, pointes de feu, employés dans ce but, restent trop souvent inefficaces. Que dire enfin de l'iodure de potassium, ce médicament si complaisant auquel les maladies chroniques de tous les organes font si souvent un appel infructueux?

Terminons par un conseil pratique donné par Oppolzer, et dont l'efficacité est incontestable. Après toute œsophagite un peu intense, les symptômes inflammatoires étant calmés, il est bon de pratiquer le cathétérisme de l'œsophage, de temps en temps, pendant deux années, car très-fréquemment l'œsophagite est suivi de rétrécissement; ces rétrécissements qui se développent lentement et graduellement peuvent rester latents jusqu'à ce qu'ils aient acquis un certain développement; et alors, au bout de plusieurs mois, d'un an et même plus, le malade qui se croyait définitivement guéri est pris de symptômes de dysphagie; les aliments ne passent plus. Le cathétérisme permet de reconnaître et de combattre la sténose dès son début.

BERNHEIM.

BIBLIOGRAPHIE. — GALIEN. *De locis affectis*, lib. IV, cap. III, lib. V, cap. V. — FERNEL. *De partium mortis et sympt.*, lib. VI, p. 277. — HONKOOP. *Specimen inaugurale de morbo œsophagi inflammatorio*. Lugd. Batav., 1774. — BLEULAND. *Obs. anatomico-medicæ de sana et morbosa œsophagi structurâ*. Lugd. Batav., 1785. — J. FRANCK. *Praxeos medicæ præcepta universa*. Lipsiæ, 1826-1832. — BARRAS. *Abcès de l'œsophage*. In *Acad. de médecine*, 27 oct. 1825, rapport.—PFEUFER (Chr.). *Œsophagite accompagnée des symptômes de l'hydrophobie*. In *Heidelb. klin. Ann.*, 1825, 3e cahier, et *Arch. génér. de méd.*, t. XI, p. 126, 1826. — MONDIÈRE (J.-T.). *Recherches sur l'inflammation de l'œsophage et sur quelques points de l'anatomie pathologique de cet organe*. Thèse de Paris, 1829, et *Recherches pour servir à l'histoire de l'œsophagite aiguë et chronique*. In *Arch. génér. de méd.*, 1re série, t. XXIV, 1830, p. 543; t. XXV, 1831, p. 358; t. XXVII, 1831, p. 494; t. XXX, 1832, p. 481. — ANDRAL. *Anat. path.*, t. II, p. 161. Paris, 1829. — NAUMANN. *Handbuch der medicin. Klinik*, 1834. — GRAVES. *Œsoph. aiguë*. In *the London Med. and Surg. Journal*, n° 172, et *Archiv. général de médecine*, 1836, t. XI, p. 220. — NAUMANN. *Handbuch der medicin. Klinik*, 1834. — DURAND-FARDEL. *Fausses membranes dans l'œsophage par l'effet du tartre stibié*. In *Bullet. de la Soc. anat.*, 1839, t. XIV, p. 7. — COPLAND. *Dictionary of Practical Medecine*, t. II. — BILLARD. *Traité des maladies des nouveau-nés*. In *Oppolzer, Wiener med. Wochenschrift*, 1851. — TRIER. *Hospitals Meddelelser, Copenhague*, Bd. V, H. 1. *Schmidt's Jahrb.*, Bd. LXXVI, S. 510, 1852. — WEST. *Pathol. u. Therapie der Kinderkrankheiten. Deutsch. von Wagner*. Berlin, 1853, S. 217. — OPPOLZER. *Wiener med. Wochenschrift*, 1851. — GÖRKE. *De mortis œsophagi*. Vratislaviæ, 1860. — FRŒLICH. *De œsophagi mortis nonnulla*. Berolini, 1861. — BÉHIER. *Conférences de clinique médicale*. Paris, 1864. — RIGAL. *Cicatrices de l'œsophage chez un cholérique*. In *Bullet. de la Soc. anat.*, 1865, p. 624. — ALOÏS KELLER. *Ueber Œsophagus-Stenosen*. In *Œsterr. Zeitschr. f. prakt. Heilk.*, 1865. — MANSIÈRE. *Des rétrécissements intrinsèques de l'œsophage*. Thèse de Paris, 1866. — LYONS. *Gangrene of the Œsophagus*. In *Dubl. Journ. of Med. Science*, 1866. — WAGNER. *Beiträge zur path. Anatomie des Œsophag*. In *Arch. d. Heilk.*, 1867. — HAMBURGER. *Klinik der Œsophagus-krankheiten*. In *Med. Jahrb.*, Bd. XVIII et XIX, 8 et 12 déc. 1869, et *Medic. Jahrb. f. Gesellschaft der Aerzte in Wien*, Bd. XV, XVIII, XIX et XX. — STEFFEN. *Krankheiten des Œsophagus*. In *Jahrb. f. Kinderheilk.*, Bd. II, p. 142, 1869. — BELFRAGE et HEDENIUS. *Upsala läkarefören förhandl.*, VIII, 3, p. 245, 1873. In *Schmidt's Jahrb.*, Bd. 160, p. 33. — ACKERMANN. In *Virchow's Archiv*, Bd. XLV, S. 39. — PARENSKI. *Des abcès de l'œsophage survenant à la suite d'embolie*. In *Labor. anatom. et pathol. de l'Université de Cracovie*, 1872, et *Revue des sciences méd.*, 1874, t. IV, p. 256. — PADOVA CARLO. *Caso di esophagite flemmonosa terminata felicemente per ascesso*. In *Ann. univ. di med.* Milano, avril 1875. — RANSE (F. DE). *Piqûre d'une guêpe dans l'œsophage*. In *Gaz. méd. de Paris*, sept. 1875. — LEUBE et PENZOLDT. *Klinische Berichte von der medic. Abtheil. des Landkrankenh. zu Iena*. Erlangen, 1875, p. 125. — LABOULBÈNE. In *Progrès médic.*, 1876, n° 52, p. 901, et *Traité d'anat. pathol.*, 1877, p. 87, fig. 19. — BIRCH-HIRSCHFELD. *Lehrb. der pathol. Anat.*, S. 818, 1877. — *Ziemssen's Handbuch der speciellen Pathol. und Therapie*, Bd. VII; *Krankheiten des Œsophagus*. Leipzig, 1877. — LUTON. *Nouveau Dict. de méd. et de chir.*, art. ŒSOPHAGE, 1877.

B.

ŒSOPHAGOTOMIE. *Voy.* ŒSOPHAGE (*Médecine opératoire*).

ŒSTRES, ŒSTRIDES (Οἶστρος, aiguillon, et dans un autre sens, fureur, à cause de la fureur à laquelle se livrait, dit-on, l'animal attaqué par l'insecte). Les *Œstrides* sont des insectes correspondant au genre *Œstrus* de Linné, constituant aujourd'hui une petite famille de l'ordre des Diptères et de la division des Athéricères (*voy.* DIPTÈRES).

Les caractères zoologiques des Œstrides à l'état parfait, de perfectose ou d'imago, sont les suivants : corps généralement velu, parfois à reflets soyeux, rappelant assez l'aspect de celui des Bourdons (*voy.* BOURDONS). Tête large et forte ; antennes très-courtes, en palette, insérées près du front, se repliant dans une cavité; rapprochées, formées de trois articles, dont le dernier presque globuleux, avec une soie dorsale insérée près de la base, soie ordinairement simple. Trompe très-petite ou à peine marquée; deux palpes saillants et distincts ou seulement des vestiges de palpes. Thorax grand, élevé, écusson très-visible; ailes grandes, toujours propres au vol. Abdomen variable dans les deux sexes, celui des femelles plus allongé, parfois recourbé en dessous; pattes robustes. Larves parasites des mammifères carnassiers et herbivores et aussi de l'homme, vivant soit sous la peau (larves cutanées ou cuticoles purivores), soit dans l'intérieur des cavités de la face (larves cervicales, cavicoles lymphivores), soit dans le tube digestif (larves gastriques, gastricoles, ou intestinales chylivores). Nymphose s'opérant à la surface du sol ou dans la terre.

Les mœurs de ces insectes diptères sont trop remarquables pour qu'elles n'aient pas été observées dès les premières époques où s'est instituée l'histoire naturelle, toutefois beaucoup de doutes subsistent sur les dénominations antiques des Œstrides. Il est probable que les passages des livres bibliques (HOSEAS, cap. IV, vers. 16, et ÉZÉCHIEL, cap. II, vers. 16) se rapportent aux Taons ou Tabaniens (*voy.* TAONS) et non aux Œstres. Il me paraît en être de même pour les indications d'Aristote, s'appliquant à un insecte à deux ailes (οἶστρος) ayant une langue ou trompe très-forte, qui lui sert d'aiguillon pour piquer la peau de l'homme ou le cuir des animaux. Et, de plus, Virgile, dans les *Géorgiques*, a probablement parlé d'un Tabanien sous le nom d'*Asilus*[1], plutôt que des insectes qui nous occupent.
Mais, si les anciens auteurs grecs et latins nous laissent des doutes sur la connaissance qu'ils auraient pu avoir des Œstrides à l'état parfait, ils ont connu leurs larves (τερήδινες); ils ont vu les vers qui se trouvent dans le gosier des Cerfs, et ceux qui vivent dans les cavités digestives des animaux domestiques.
C'est en 1697 que Malpighi donna une description de la larve d'une Œstride (*Gastrophilus flavipes*) qu'il avait trouvée dans l'estomac d'un Ane. Peu après, Redi fit connaître la larve de la tête des Cerfs et celle que l'on trouve dans les narines et les tissus frontaux des Moutons. En 1712, Vallinieri, de Padoue, neveu de Malpighi, décrivit et figura à l'état de larve et d'insecte parfait les Œstres du Bœuf (*Hypoderma bovis*), du Mouton, et donna quelques détails sur celui du Cheval (*Gastrophilus equi*).
Réaumur, dans ses admirables *Mémoires pour servir à l'histoire des insectes*, fit connaître l'histoire des Œstrides des genres *Gastrophilus*, *Hypoderma*, *Cephalomyia*, *Pharyngomyia*, etc. Linné a distingué l'*Œstrus* (*Œdemagena*) *tarandi*, qu'il avait d'abord appelé *Œ. rangiferinus*, dans la *Flora lapponica*, mais il confondit ensemble plusieurs espèces.

[1] Les vrais *Asilus* sont des insectes Diptères chasseurs qui ne nuisent pas aux bestiaux, mais qui s'emparent, au contraire, des *Taons* qui les tourmentent (*voy.* TAONS).

Depuis les mémoires de Réaumur et De Geer, jusque vers la fin du XVIIIe siècle, des notices nombreuses parurent sur les Œstres : telles sont celles d'Arture, de Triewal, de Geoffroy, Pallas, Reich, Chabert, Modeer, Fischer, etc.

Fabricius n'ajouta aucun fait nouveau aux connaissances déjà acquises ; il multiplia et confondit les espèces, embarrassant la synonymie, il commit l'erreur de décrire un appareil buccal très-compliqué et que nul n'a pu revoir. Gmelin rendit la synonymie encore plus confuse et plus inextricable, puis il créa un *Œstrus hominis* qui devint une source de discussions. Latreille et Leach apportèrent de l'ordre dans le chaos de Fabricius et établirent un grand nombre de genres adoptés depuis cette époque.

Je dois citer Bracy-Clark, vétérinaire anglais, comme ayant fait faire de grands progrès à l'histoire des Œstrides. Relativement à leur séjour, à l'état larvaire et à leur genre de vie, il les divisa en gastricoles chylivores, en cavicoles ou lymphivores, et en cuticoles ou purivores. Bracy-Clark, dans ses études sur les Œstrides, s'est efforcé de débrouiller la synonymie et de rejeter les espèces nominales qui embarrassaient la science, au lieu de la servir.

Schwab publia, en 1840, une monographie estimable des Œstrides. Quelques années plus tard, en 1846, N. Joly fit paraître dans les *Annales des sciences physiques et naturelles de Lyon* des Recherches zoologiques, anatomiques et médicales, accompagnées de figures dessinées et gravées par lui. Ce travail consciencieux a fait avancer la science, il a comblé plusieurs lacunes, il a résumé une grande partie des connaissances acquises et ajouté des détails nombreux en anatomie splanchnique ; Schrœder van der Kolk, Stricker, Meinert, Newport et Léon Dufour, avaient déjà fourni des documents à cet égard. Mais tous les travaux sur les Œstrides ont été dépassés par Brauer, dont la *Monographie* restera comme l'ensemble le plus complet, le meilleur, le plus riche d'érudition, d'analyse savante et de descriptions consciencieuses. Brauer a composé son ouvrage remarquable avec la plume et le crayon ; les figures qu'il a données représentent les insectes à l'état parfait, les larves sous les divers états à partir de l'œuf, les pupes, etc. On n'a que peu ajouté dans ces derniers temps à la connaissance des Œstrides, principalement des renseignements sur l'habitude et la manière de vivre de beaucoup d'espèces.

Les Œstrides se tiennent ordinairement dans les prairies et près des forêts. Le Cheval, l'Ane, le Chameau, le Renne, l'Élan, le Cerf ordinaire, le Chevreuil, l'Antilope, le Bœuf, le Buffle, le Mouton, la Chèvre, le Chevrotain porte-musc, le Lapin, le Lièvre, divers Ecureuils et Kanguroos, le Jaguar, le Blaireau, le Rhinocéros, le Chien, l'Hyène, les Singes et l'Homme lui-même, sont attaqués et ont été trouvés atteints par ces dangereux Diptères à l'état de larve.

Les diverses espèces d'Œstrides se rencontrent dans les deux continents ; quelques-unes, comme la *Céphalémyie des moutons* (*voy.* CÉPHALÉMYIE), se retrouvent en Perse, en Arabie, au cap de Bonne-Espérance, en Asie, au Brésil et au Chili ; l'*Hypoderme du Bœuf*, depuis la Suède jusqu'au sud de l'Europe, en Asie, à Smyrne, en Afrique, dans le nord de l'Amérique ; l'*Œdémagène du Renne*, en Laponie et dans l'Amérique boréale. Le *Gastrophile du Cheval* paraît cosmopolite ; le *Gastrophile hæmorrhoïdal* vit dans toute l'Europe et dans le nord de l'Amérique. Les *Cutérèbres* sont américaines, ainsi que les *Dermatobies* (*voy.* CUTÉRÈBRE). Enfin, les autres Œstrides habitent en Égypte, en Syrie, au cap de Bonne-Espérance, au Bengale, etc., etc.

Je vais actuellement, en suivant la classification de Brauer, donner un aperçu des principaux genres des Œstrides avec les particularités anatomiques et physiologiques qui les distinguent.

Les *Gastrophilus*, auxquels conviendrait peut-être mieux le nom d'*Œstrus* ou d'*Œstre* (*voy.* Céphalémyie), sont extrêmement communs à l'état de larve dans l'estomac des Chevaux et d'autres solipèdes. Les insectes parfaits des *Gastrophilus equi*, *G. hæmorrhoidalis*, etc., ne vivent pas longtemps sous cette dernière forme. Les femelles déposent leurs œufs sur le pelage des Chevaux sans leur causer une grande frayeur, comme on l'a dit et répété à tort. J'ai plusieurs fois observé l'*Œstrus equi* femelle, volant autour de Chevaux sans que ceux-ci parussent s'en apercevoir. Je reviendrai avec soin sur cette question au mot Gastrophile.

Les œufs, très-remarquables par leur forme, ne sont point avalés par le Cheval, mais bien les petites larves ou larvules qui en éclosent. Ces dernières se fixent dans l'estomac ou l'intestin suivant les espèces. Elles ne paraissent à l'orifice anal que peu de temps et après leur sortie définitive de l'intestin. Alors elles se laissent tomber à terre, puis prennent la forme de pupes, enfin après plusieurs jours ou semaines elles deviennent insectes parfaits et pourvus d'ailes.

Les espèces sont assez nombreuses, une dizaine environ. Les plus remarquables et les plus anciennement connues, *G. equi; G. hæmorrhoidalis; G. nasalis; G. pecorum; G. flavipes*, sont plus ou moins abondantes, mais généralement rares et difficiles à trouver à l'état parfait ou d'imago (*voy.* Gastrophile).

Les *Hypoderma*, qui sont ordinairement de forte taille, ont presque tous des larves purivores, cuticoles (*voy.* Hypoderme), et sont extrêmement rares sous la forme de perfectose ou à l'état parfait. On ne connaît même que les larves d'un certain nombre d'espèces vivant sur des Chèvres exotiques, des Antilopes, le Chevrotain porte-musc et même le Cheval, etc. L'*Hypoderme du Bœuf* (*Hypoderma bovis* De Geer) vit à l'état larvaire dans les tumeurs sous-cutanées des Bœufs de nos contrées. L'*H. Silenus* attaque l'Ane; l'*H. Diana* le Cerf élaphe ou Cerf commun et le Chevreuil; l'*H. Actæon* le même Cerf élaphe; l'*H. lineata* le Bœuf. Les *Œdemagena* Latreille constituent un sous-genre des Hypodermes. C'est dans cette division que se place l'*Hypoderma tarandi* L., qui vit aux dépens du Renne et dont Linné a le premier fait connaître les métamorphoses (*voy.* Hypoderme).

Le genre *Œstromyia*, séparé des Cutérèbres par Brauer, comprend une espèce d'Œstrides de grande taille, peu poilue, attaquant dans les régions alpestres les *Myoxus glis*, *Hypudæus terrestris*, *Sciurus vulgaris*, *Lepus variabilis*. C'est l'*Œstromyia satyrus* Brauer, de couleur noirâtre, à poils roides, épars, avec le thorax gris de plomb, rayé longitudinalement de noirâtre; la face, le bord antérieur des ailes et les nervures longitudinales sont un peu roussâtres. Le mâle est long de 13 millimètres, la femelle de 11 à 12, non compris l'oviducte. Pallas a décrit un *Œstrus leporinus* à larve parasite du *Lagomys alpinus* dans la Sibérie et les monts Altaï; Brauer le rapporte à son genre *Œstromyia*.

Les *Cephalemyia* Latreille sont des Œstrides à reflets soyeux et chatoyants dont il a déjà été question dans le Dictionnaire (*voy.* Céphalémyie). Brauer les a décrites sous le nom d'*Œstrus*. La plus connue est la *Céphalémyie du mouton* (*C. ovis* L.). Léon Dufour croit que les larves éclosent dans le corps de la femelle. Joly n'a trouvé que des œufs dans l'ovaire des femelles écloses chez lui, par conséquent vierges. Il y a là un fait de physiologie à vérifier.

Une Œstride attaquant le Chameau et le Buffle constitue, pour Brauer, le type d'un genre *Cephalomyia*, distinct des Céphalémyies précédentes. C'est la *Cephalomyia maculata* Wiedemann = *Œstrus lybicus* Bracy-Clark = *Œstrus titillator* Joly.

Les genres *Aulacocephala* Macquart et *Therobia* Brauer sont exotiques. Les *Pharyngomyia* sont au contraire de nos climats. Redi, Réaumur et Schranck ont connu leurs larves vivant comme celles des Céphénomyies, dont je vais bientôt parler, et ces larves de *Pharyngomyia* avaient frappé l'attention d'Aristote, il y a deux mille ans : « Les Cerfs ont tous des vers vivants dans la tête; ces vers se forment dans des cavités qui sont sous la racine de la langue, près de la vertèbre à laquelle la tête est articulée. Leur grosseur est celle des plus grands vers qui se trouvent dans les chairs corrompues; ils se trouvent serrés et unis l'un contre l'autre, et sont tout au plus au nombre d'environ vingt » (Aristote, περὶ ζώων ἱστορίας, traduction de Camus, t. I, p. 90-91). J'ai vu vivante à Paris la belle *Pharyngomyia picta* Meigen, dont les larves se trouvent dans le gosier des Cerfs.

Les *Cephenomyia*, dont les mœurs sont analogues, ont été confondues par presque tous les anciens auteurs avec les précédentes. La *Cephenomyia rufibarbis* Wiedemann se trouve aussi sur le Cerf; la *C. Ulrichii* Brauer, sur l'Élan; la *C. trompe* Linn., sur le Renne; la *C. stimulator* Bracy-Clark, sur le Chevreuil.

Une Œstride de Bahia et du Brésil, la *Rogenhofera trigonophora* Brauer, fait le passage au vrai genre *Cuterebra* ou *Trypoderma* de Wiedemann, dont il a été question dans le Dictionnaire (*voy.* Cutérèbre).

Brauer a démembré des *Cuterebra* le genre *Dermatobia*, dont les larves vivent sous la peau d'un grand nombre de mammifères et de l'homme à la manière des Hypodermes. L'espèce la plus célèbre est la *Dermatobia* (*Cuterebra*) *noxialis* Goudot (*voy.* Dermatobia). J'ai décrit et figuré une de ces larves envoyée de Cayenne à mon ami Le Roy de Méricourt (Laboulbène, *Rapport sur une larve d'Œstride extraite de la peau d'un homme à Cayenne. Mémoires de la Société de Biologie*, 8e série, t. II, p. 161, 1860. — *Description et figure d'une larve d'Œstride de Cayenne. Annales de la Société entomologique de France*, 4e série, t. I, p. 249, pl. 7, 1861).

Les larves cuticoles des Œstrides et celles qui vivent dans les cavités nasales ou digestives des mammifères produisent-elles des effets nuisibles? Cette question, qui paraît si simple, a été un sujet de controverses. Bracy-Clark et beaucoup de vétérinaires pensent que, loin de nuire aux animaux sur lesquels on les trouve, les Œstrides sont pour eux des stimulants naturels, des sortes de cautères vivants et salutaires, destinés à favoriser la nutrition, à empêcher une foule de maladies des systèmes cutané et glandulaire. Bracy-Clark va même jusqu'à conseiller de les employer comme médicaments et il assure avoir obtenu de bons effets de l'*Œstrus* (*Gastrophilus*) *equi*, introduit dans l'estomac de son propre cheval. Cette opinion se trouve assez conforme avec celle de Dujardin qui, dans son *Histoire naturelle des Helminthes*, est disposé à croire que les larves d'Œstrides « ne causent aucune incommodité notable à l'animal qui en est porteur. »

Mais Vallisnieri était déjà d'un avis opposé, et Kollar, Hurtrel d'Arboval, Lafore, etc., affirment que les larves d'Œstrides réunies en trop grand nombre peuvent occasionner soit des accidents graves, soit des maladies douloureuses, sur les animaux domestiques soumis à notre observation : Chevaux, Bœufs,

Moutons. J'en donnerai un aperçu aux articles GASTROPHILE et HYPODERME. La *Céphalémyie du mouton*, occupant en grand nombre les cavités nasales, les sinus frontaux et les cornets chez les bêtes à laine, leur donne un air de souffrance, l'appétit irrégulier, la marche lente, l'abattement des forces, l'ébrouement fréquent, la tête basse avec disposition à la heurter contre les corps environnants. Il y a un écoulement par les naseaux d'une matière mucoso-purulente, qui se dessèche autour des narines, qui forme des croûtes en obstruant l'ouverture et rendant la respiration difficile. Le boursouflement, l'ulcération, la désorganisation de la pituitaire aux endroits où sont les larves, peuvent, chez des animaux prédisposés, occasionner la mort. Certains troupeaux souffrent considérablement ; les jeunes ou les agneaux sont moins attaqués que les vieux moutons et brebis. La guérison arrive quand les larves d'Œstre se détachent et tombent pour éprouver leur métamorphose. J'ai déjà fait voir que les larves ne causent pas le tournis spécial au Cénure (*voy*. CÉPHALÉMYIE).

Les Hypodermes, les Cutérèbres et les Dermatobiées (*voy*. ces mots), sont, à mon avis, fort éloignés d'être uniquement des cautères ou des exutoires naturels et bienfaisants dans tous les cas. Lorsque leurs larves existent en grand nombre, ces Œstrides peuvent causer des accidents, et le mieux est d'en débarrasser les animaux domestiques (*voy*. DERMATOBIE). A. LABOULBÈNE.

BIBLIOGRAPHIE. — ARISTOTELES. Περὶ ζώων ἱστορίας, το Β., κεφαλ. ισ. — VIRGILIUS. *Georgicorum* lib. III, vers. 146-151. — REDI (Fr.). *Experimenta circa generationem insectorum*. Amstelod., 1671. — DU MÊME. *Esperienze intorno agl' Insetti*, p. 165-168, et *Degli animali viventi negli animali viventi*, p. 22, éd. de Venise, in-4°, 1712. — VALLISNIERI (A.). *Esperiense e osservazioni intorno all' origine, sviluppi e costumi di varii Insetti*, p. 117-154, et *Considerazioni e esperienze intorno alla generazione de Vermi*, p. 42. In Opera ejusd. in-4°, t. I-III, Padua, 1710-1733. — FERCHAULT DE RÉAUMUR (R.-A.). *Mémoires pour servir à l'histoire des Insectes*, t. IV, p. 497, et t. V, p. 67, avec planches. Paris, in-8°, 1738-1740. — LINNÉ (Carolus). In *Vetensk. Acad. Handlingar*, t. I, p. 119, 1739. — DU MÊME. *Systema Naturæ*, ed. XII, 1766. — DE GEER (Charles). *Mémoires pour servir à l'histoire des Insectes*, t, VI, p. 289-298, pl. 15, Stockholm, 1776. — FISCHER (J.-L.). *Observationes de Œstro bovino*. Disput., in-4°, Leipzig, 1787. — AMOREUX. *Notice des Insectes de la France réputés venimeux*, p. 124 et 262, in-8°, Paris, 1789. — BRACY-CLARK. *Transactions of Linn. Society*, vol. III, p. 289, 1796-1798. — DU MÊME. *An Essay on the Bots of Horses and others Animals*. London, 1815-1816. — DU MÊME. *Of the Insects called Oistros*, etc. In *Transactions Linn. Society*. London, vol. XV, p. 402-411, 1827. — LEACH (W.-E.). *On the Genera and Species of Eproboscideous Insects and of the Arrangement of Œstrideous Insects*. Edinburgh, 1817. — MEIGEN (J.-W.). *Systematische Beschreibung der bekannten europäischen zweiflügeligen Insecten*, t. IX, p. 164-180, 1824. — MAC-LEAY. *On the Insect called* Οἶστρος, etc. In *Transactions of the Linnean Society*, vol. XIV, pars II, p. 353, 1824-1825. — SCHRÖDER VAN DER KOLK. *Ueber den Bau der Larve von Gastrus equi*. In *Isis*, p. 555-556, 1830. — MACQUART. *Histoire naturelle des Insectes Diptères*. In *Suites à Buffon*, t. III, p. 47-54, Paris, 1835. — SCHWAB (K.). *Die Œstraciden*. München, in-4°, 1840. — LÉON DUFOUR. *Anatomie générale des Diptères*. In *Annales des Sciences naturelles, Zoologie*, 3° série, t. I, p. 244, 1844. — DU MÊME. *Recherches anatomiques et physiologiques sur les Diptères*. In *Mémoires des savants étrangers de l'Institut. Académie des sc. mathémat. et physiques*, t. XI, p. 171-360, 1851-1852. — JOLY (M.-N.). *Recherches zoologiques, anatomiques, physiologiques et médicales sur les Œstrides en général et particulièrement sur les Œstres qui attaquent l'Homme, le Cheval, le Bœuf et le Mouton*. In *Annales des Sciences physiques et naturelles de la Société royale d'agriculture*, etc., *de Lyon*, t. IX, p. 157-305, avec 8 planches, 1846. — BRAUER (Friedrich). *Die Œstriden des Hochwildes*, etc. In *den Verhandl. der k. zool.-botanich. Gesellschaft in Wien*, t. VIII, p. 385, Taf. X und XI, 1858. — DU MÊME. *Neue Beiträge zur Kenntniss der europäischen Œstriden*. In *Verhandl. der k. zool.-botan. Gesellschaft in Wien*, t. VIII, p. 449, 1838. — DU MÊME. *Neue Beiträge zur Kenntniss der europäischen Œstriden*. In *Verhandl. der k. zool.-botan. Gesellschaft*, t. X, p. 641, 1860. — DU MÊME. *Ueber die Larven der Gattung Cuterebra*. In *idem*, t. X, p. 777 und Taf. II, 1860-1861. — DU MÊME. *Ueber Œstrus leporinus* Pallas. In *idem*, t. XI, p. 311, 1861. — DU MÊME, *Monographie der Œstriden*. In *idem*, Band. XIII, m. 10 Kupertafeln,

1863. — COQUEREL et SALLÉ. *Notes sur quelques larves d'Œstrides*. In *Annales de la Société entomologique de France*, 4° série, t. II, p. 781, planche 19, 1862. — STROOP. *Larve d'Œstride dans un abcès de l'épaule d'un enfant*. In *Americ Natural*, t. VII, p. 437, 1874. — BRAUER. *Description de l'Œstrus Clarkii* Schuck., rapporté au *G. Hypoderma*, et de l'*H. Bonassi* (vivant sous la peau du *Bonassus americanus*). In *Verhandlung. zool.-botan. Gesellschaft in Wien*, B. XXV, S. 75, 1875. — *Demonstration of Locomotion in the Larvæ of the Œstridæ*. In *Proceedings Amer. Association for the Advancement of Science*, 1875. — SCHOCH. *Larves de Gastrophilus (plutôt de Muscide) sortant de l'estomac d'une femme, rendues par la bouche et l'anus, trouvées aussi dans le foie d'un Melopsittacus undulatus*. In *Mittheilung. Sweiz. entomol. Gesellschaft*, t. V, p. 275, 1878. — M. GIRARD, MÉGNIN, POUJADE, BOUTHERY, LABOULBÈNE. *Observations diverses sur les Œstrides des genres Gastrophilus (G. equi, hæmorrhoidalis, pecorum), Pharyngomyia, Cephalemyia, Hypoderma*, etc. In *Annales de la Société entomologique de France*, 1876-1879. — MÉGNIN (J.-P.). *Chevaux tués par des larves d'Œstrides cuticoles émigrées (Hypoderma)*. In *Comptes rendus de la Société de biolog.*, mai 1880. — DU MÊME. *Les parasites et les malad. parasitaires*, p. 11-26, juin 1880.

A. L.

ŒSTROMANIE (de οἶστρος, fureur). Nom donné au satyriasis et à la nymphomanie (*voy.* ces mots). D.

ŒTHUSA. *Voy.* ÆTHUSA.

ŒUF ET OVULE. § I. **Anatomie et physiologie.** Sous le nom d'*œuf* on désigne communément la partie organique détachée de la femelle des animaux, dont provient bientôt un nouvel individu, et en obstétrique ce terme s'étend à la désignation du tout que forme cet être encore à l'état d'embryon ou de fœtus avec ses enveloppes.

L'œuf doit donc être étudié sous deux points de vue, l'un général, essentiellement anatomique et physiologique, l'autre plus spécialement obstétrical.

Il reçoit le nom d'*ovule* à la période de son développement durant laquelle, dans l'ovaire ou l'oviducte, il est encore microscopique. Ainsi, les termes *œuf* et *ovule* servent à désigner le même objet à deux périodes de son développement; tout œuf, quelles que soient les variétés de structure qu'il présente, a toujours passé par l'état d'*ovule*, pendant lequel la simplicité et la similitude de structure rapprochent celui d'une espèce de l'autre des animaux et même des plantes. Aussi la méthode veut que la description de l'*ovule* précède celle de l'œuf et conduise à celle-ci, en montrant comment s'ajoutent successivement les unes aux autres les parties qui en compliquent la structure.

Les divers sens attribués aux mots *œuf* et *ovule* se coordonnent alors et se saisissent nettement:

1° L'*ovule* est *unicellulaire* à enveloppe (fig. 2) ou membrane propre (*transparente* ou *vitelline*) d'origine maternelle, ou de l'ordre des produits exocellulaires et non-cellulaire (*voy.* p. 567); tout *ovule ovarique* ou femelle, animal et végétal, a son homologue testiculaire ou *ovule mâle*.

2° L'*œuf* en général est l'*ovule fécondé*, en voie de devenir embryonné, ou déjà devenu pluri-cellulaire par segmentation vitelline, n'ayant encore qu'une ou plusieurs membranes d'origine maternelle, non cellulaires et de l'ordre des produits exocellulaires (fig. 4 et p. 571).

3° L'*œuf blastodermique* ou *embryonné*, des ovipares comme des vivipares, utérin ou extra-utérin, est à membranes ou enveloppes cellulaires, multicellulaires, d'origine blastodermique ou embryonnaire (fig. 5), avec ou sans membrane caduque maternelle. La *graine* des plantes est son homologue.

I. **Ovule.** L'ovule est un élément ou unité anatomique et physiologique, cellulaire; c'est une *cellule*, en un mot, au point de vue de son origine et de sa structure propre. C'est une cellule d'origine ectodermique, qui devient caduque, subit une mue comme toute cellule ectodermique ou de l'ordre des produits (*voy.* SYSTÈME, § VII, et OVAIRE).

Dans la couche superficielle de l'involution ectodermique qui recouvre l'ovaire dès son apparition dans la fosse iliaque chez les vertébrés, les cellules de ce feuillet qui deviendront les ovules se distinguent là par leur plus grand volume de celles qui constitueront l'épithélium des ovisacs et de la surface de l'ovaire. Chacune est entraînée avec l'involution épithéliale qui s'enfonce dans la trame mésodermique ou de tissu cellulaire de la trame ovarique, pour y former l'ovisac. Au centre de celui-ci, entouré par les cellules qui restent à l'état épithélial, chacune se développe en ovule. Ses caractères propres e font reconnaître comme tel dès l'époque embryonnaire, où sous forme d'épaississement de la base du corps de Wolf l'ovaire se dessine comme partie distincte de cet organe et du rein, c'est-à-dire dès la fin du quatrième jour de l'incubation chez le poulet, de la quatrième à la cinquième semaine chez la femme (*voy.* SEXUALITÉ, § III).

L'ovule compte ainsi, particulièrement dans les vertébrés, parmi les unités anatomiques qui acquièrent des premières des caractères de forme, de volume et de structure, qui les distinguent des autres cellules ectodermiques.

L'embryon dans l'œuf, qui le lie encore à ses antécédents, montre déjà les ovules qui rattachent à lui ses descendants futurs.

Nous avons vu dans l'article GÉNÉRATION (§ Ier, D) qu'il n'y a qu'apparence de continuité entre la substance ou matière organisée (protoplasma), représentée par le vitellus d'un ovule qu'on a sous les yeux et celui du parent antécédent, dont la segmentation a conduit à la formation de l'ectoderme, dont précisément l'ovule examiné est une des cellules, et ainsi des autres en remontant vers le premier être. Ce n'est qu'en se plaçant au point de vue de la transmission moléculaire assimilatrice des principes pris par l'ovule à l'individu qui le porte qu'on peut dire qu'il y a continuité *matérielle*, mais non continuité *substantielle directe* (*totius substantiæ*) d'une parcelle organisée, sous forme et volume mesurables quelconques, transmise par la mère et le père depuis l'origine des êtres à la cellule ovulaire, comme à toutes les autres cellules blastodermiques. par l'intermédiaire de la *segmentation vitelline*.

Cet ensemble de données sur la provenance embryonnaire et presque simultanée de tous les ovules du nouvel individu : la manière dont chaque ovule a une influence dominante sur la formation des involutions conduisant à la délimitation des ovisacs ou vésicules de de Graaf, et sur le développement de la portion mésodermique ou trame de l'ovaire, sont autant de faits qui montrent que ce dernier n'est pas plus une glande que les ovules ne sont un *produit de sécrétion*, contrairement à ce que répètent tous les auteurs. On peut dire en effet, sans exagération, que l'ovule, qui représente le *produit* caractéristique de l'ovaire, précède celui-ci, quant au développement de la trame du moins, ce qui n'est en aucun cas pour les sécrétions par rapport aux glandes (*voy.* OVAIRE).

Sur l'embryon, les ovules s'enfoncent dans la trame ovarique comme il vient d'être dit, ou, si l'on veut, cette trame mésodermique augmentant de quantité marche en quelque sorte à leur rencontre et les circonscrit. Ils ont alors un diamètre qui varie entre 2 et 3 centièmes de millimètre et ne le dépasse pas. Beaucoup conservent ce dernier diamètre jusqu'à l'âge adulte et même ne le dépassent pas, aussi bien sur la femme que sur la brebis, la chatte, la chienne, la vache, la lapine, etc. On le voit aisément dans la couche qu'ils constituent près de la surface de l'ovaire, couche qui, à proprement parler, ne mérite pas le nom d'*ovigène*, puisque les œufs existent déjà tout formés à la superficie même de l'ovaire naissant, avant de s'enfoncer au-dessous de cette surface.

Ovules mâles et ovules femelles. Il importe de spécifier qu'il y a dans tous les animaux et les végétaux sexués des *ovules mâles* et des *ovules femelles*, c'est-à-dire deux sortes d'ovules; non semblables, mais absolument homologues. L'apparition, la génération de ces ovules aux périodes soit embryonnaires, soit ultérieures, de l'existence des organismes, caractérisent l'apparition de la sexualité, elle domine la génération et l'évolution des organes de la reproduction, surajoutés aux ovules, des sexes, en un mot (*voy.* SEXUALITÉ et SPERME).

De ces deux sortes d'œufs ou ovules, une seule espèce, l'ovule ou cellule femelle, fournit principalement la substance qui s'individualise en éléments ou cellules d'un nouvel être. La cellule ou ovule mâle, son vitellus, s'individualise en *cellules embryonnaires mâles*, appelées depuis *spermatoblastes* par Rouchet et Tourneux; unités anatomiques pleinement homologues des unités ou cellules blastodermiques, dérivant de l'ovule femelle. Des spermatoblastes dérivent les spermatozoïdes; un petit nombre de ceux-ci, venus en quelque sorte indifféremment de tel ou tel de ces *spermatoblastes*, mélange matériellement sa substance à celle du vitellus femelle (*voy.* FÉCONDATION). De ces ovules, en un mot, l'un est fécondable, l'autre fécondant, par cette indirecte addition de sa propre substance au premier.

J'ai en effet démontré ce fait, toujours confirmé depuis, que dans les organes génitaux mâles des plantes et des animaux naît un *ovule mâle* de la même manière que le fait l'*ovule femelle*, et analogue à celui-ci. L'ovule mâle se segmente ou divise spontanément; chaque division représente une cellule embryonnaire; chaque cellule embryonnaire mâle passe à l'état soit de grain de pollen, soit de spermatozoïde des algues ou des animaux. Ainsi, les spermatozoïdes ne sont pas des animaux, mais des cellules embryonnaires mâles, ou mieux des dérivés évolutifs de ces cellules, unités ou éléments anatomiques qui ne devront être étudiés qu'à l'article SPERME seulement (voy. Ch. Robin, *Mémoire sur l'existence d'un œuf ou ovule, chez les mâles comme chez les femelles des végétaux et des animaux, produisant l'un les spermatozoïdes ou les grains de pollen, l'autre les cellules primitives de l'embryon. Comptes rendus des séances de l'Académie des sciences*. Paris, 1848, t. XXVII, in-4°, p. 427; Journal l'*Institut*, n° 775, 1848, vol. XVI, in-4°. Paris, p. 343. Publié en entier dans la *Revue zoologique*. Paris, 1848, vol. XI, in-8°, p. 287 et 319).

Dans l'ovule femelle, c'est nettement par segmentation ici, par gemmation dans d'autres espèces, que le vitellus s'individualise en unités anatomiques, les cellules du blastoderme. Elles ont le caractère cellulaire type, et restent les parties qui constituent directement le nouvel individu. Sur l'ovule mâle (autrefois appelé *cellule-mère* des spermatozoïdes), c'est parfois par segmentation primitive et spontanée du corps cellulaire ou vitellus qu'a lieu son individualisation en cellules embryonnaires mâles, dites aujourd'hui *spermatoblastes*. Mais dans beaucoup d'espèces c'est par gemmation qu'a lieu cette individualisation du corps cellulaire ou vitellus seulement, et jamais de son noyau; elle a lieu de telle sorte même que la masse représentée par les cellules ainsi dérivées est réellement plus grande que celle du vitellus de l'ovule mâle qui les a produites, que cette masse soit sphéroïdale, ovoïdale, en grappe ou d'autres formes, peu importe. Or, c'est chacune de ces *cellules embryonnaires mâles* ou *spermatoblastes* qui donne un seul spermatozoïde. Seulement, ce n'est jamais toute la cellule qui devient spermatozoïde. Celui-ci naît, en quelque sorte, par genèse, dans l'épaisseur du spermatoblaste, sans que participent à sa formation le noyau propre de celui-ci, ni toute la substance de son corps cellulaire (protoplasma des auteurs allemands) : ainsi le spermatozoïde vient du vitellus de l'ovule mâle, non directement, mais par l'intermédiaire du spermatoblaste.

Le spermatozoïde même, dérivé ou provenance directe de la *cellule embryonnaire mâle* (dite avant *cellule-fille*), ne représente néanmoins qu'une formation ou production consécutive et secondaire du sarcode de celle-ci, sous ce point de vue spécial de la succession des phénomènes générateurs.

C'est quand le vitellus femelle a été *fécondé* par les *spermatozoïdes* qu'il s'individualise en entier ou partiellement, par segmentation ou par gemmation, en *cellules blastodermiques* ou *embryonnaires femelles*. Mais l'homologie entre elles et les cellules *embryonnaires mâles* (*spermatoblastes*) est complète dans les deux cas. Les noms ont été changés, mais l'homologie reste telle qu'elle avait été démontrée il y a longtemps ; fait qu'on retrouve à propos de nombreuses questions données comme nouvelles. On savait également que le *spermatozoïde* n'est qu'une provenance, un dérivé génétique de la cellule embryonnaire mâle (*spermatoblaste*), et non celle-ci même intégralement, modifiée par simple évolution ; toutefois, on ne connaissait pas aussi bien qu'aujourd'hui les phases de la génération du premier, à l'aide et aux dépens du sarcode des cellules embryonnaires mâles.

On connaît les différences de réactions, etc., existant entre les spermatozoïdes, les spermatoblastes et les cellules blastodermiques, mais on ne sait rien sur ce qui rend *fécondante* la substance de ceux-là et *fécondable* celle du vitellus de l'ovule femelle.

Quoi qu'il en soit, il y a dans le spermatozoïde un degré ou phase évolutive de plus que dans les cellules blastodermiques ou embryonnaires, tant mâles (*spermatoblastes*) que femelles, degré qu'on n'observe que sur le mâle ; comme nous le verrons (*voy.* GÉNÉRATION), les cellules embryonnaires femelles n'offrent aucun exemple de ce fait, quelle que soit leur origine, aussi bien *ecto-endodermique* que *mésodermique*.

Que l'on ne croie point du reste que les homologies entre les ovules mâles et femelles soient établies subjectivement, d'après de simples ressemblances entre les organes mâles et femelles, poussées par induction jusqu'à en supposer une entre leurs cellules constituantes essentielles. Leur origine, leur mode de production, leur constitution cellulaire, leur évolution, l'individualisation de leur substance en unités anatomiques distinctes et d'un rôle physiologique spécial et déterminé, prouvent déjà objectivement ces homologies quand les dimensions et les formes diffèrent de l'une à l'autre de ces cellules. Mais, de plus, il y a chez divers acalèphes et autres invertébrés des similitudes morphologiques, de volume, etc., plus manifestes encore que les précédentes, entre les ovules mâles et les ovules femelles.

En tous cas, il est certain que les spermatozoïdes, le sperme, en un mot, ne viennent pas du sang, n'en sont pas la partie suprême, pas plus que ne le sont leurs homologues, les grains de pollen dans les plantes, les cellules blastodermiques dans les ovules femelles. Les spermatozoïdes, encore une fois, viennent directement des cellules embryonnaires mâles, celles-ci du vitellus des ovules mâles, et ces derniers se développent à la face interne des parois des tubes testiculaires, qui les séparent de la trame vasculaire du testicule. Celui-ci n'est pas plus une *glande* que ce qui précède n'est une *sécrétion*.

Le corps des infusoires et autres organismes unicellulaires ne représente pas un *ovule*, c'est-à-dire un *élément* prêt à devenir *multi-cellulaire*. L'infusoire est plante ou animal, suivant les cas; mais ce n'est ni un *oophyte*, ni un *oozoaire*, ni surtout l'un ou l'autre indifféremment d'après la nature des milieux dans lesquels il viendrait à être placé.

Indépendamment, du reste, des particularités de structure et souvent de réactions qui permettent de distinguer l'ovule, tant animal que végétal, d'un protozoaire ou d'une protophyte, il faut noter que nul ovule n'englobe, pour les digérer et se développer, des corpuscules qui lui sont étrangers, comme le font tant d'infusoires.

CARACTÈRES ANATOMIQUES DE L'OVULE. Sur les embryons humains, sur ceux aussi des autres mammifères, on voit que les ovules femelles, avant même qu'ils soient englobés dans la trame de l'ovaire, sont les uns sphériques, les autres ovoïdes, larges de 3, 4 et 5 centièmes de millimètre; ils ont un noyau (*vésicule germinative*) sphérique, large en général de $0^{mm},015$, pourvu d'un nucléole (*tache germinative*) large de $0^{mm},003$ à $0^{mm},004$. A cette époque et plus tard, tant qu'ils ne dépassent pas le diamètre sus-indiqué, le noyau hyalin à peine grenu réfracte un peu plus la lumière et semble plus foncé que le corps cellulaire, qui doit devenir le vitellus. Celui-ci est encore clair, transparent, ne montrant que de très-fines granulations grisâtres dans une substance (*sarcode*) incolore, translucide. Sur les ovules arrivés à l'état cadavérique, l'aspect finement grenu augmente, d'une manière plus sensible encore dans le noyau que dans le corps cellulaire.

Pendant toute la vie embryonnaire et au delà, jusqu'à l'époque où un liquide commence à se produire dans la masse épithéliale qui entoure l'ovule, pour l'amener à l'état de *vésicule de de Graaf* ou *ovisac* réel, l'ovule reste à l'état de *gymnocyte*, c'est-à-dire de cellule nucléée, mais dépourvue de paroi cellulaire propre. Tout en continuant à rester dans leur état primitif un certain nombre des ovules ne passe pas par cette période évolutive : or toujours pour ceux-là, et jusque-là pour les autres, le corps cellulaire ou vitellus est facile à briser par écrasement et à dissocier, de manière à mettre en liberté le noyau (*vésicule germinative*).

Sur les ovaires humains et de divers animaux domestiques c'est vers l'époque où les ovules atteignent un diamètre de 5 à 7 centièmes de millimètre que se forme autour d'eux l'enveloppe hyaline homogène, résistante, qu'on trouve sur les ovules mûrs; ils sont vers ce moment devenus graduellement finement granuleux, à un plus haut degré, surtout vers le centre du noyau. Celui-ci a grossi proportionnellement en devenant moins grenu, plus clair et plus transparent sous le microscope, avec ou sans augmentation de volume de son nucléole ou de ses 2 ou trois nucléoles. Ces derniers réfractent un peu plus fortement la lumière en la teintant en jaune qu'ils ne le faisaient durant la vie embryonnaire de la femelle observée. Qu'ils soient déjà ou non pourvus d'une mince enveloppe transparente, les fines granulations parsemant le sarcode vitellin sont généralement plus abondantes près du noyau que de la surface vitelline, en approchant de laquelle elles diminuent graduellement de nombre.

Il en résulte pour l'ovule un aspect tout spécial, distinct de celui de quelque autre cellule que ce soit, et qui le fait reconnaître sous le microscope au premier coup d'œil. Alors en outre, selon que le vitellus a un diamètre qui atteint et dépasse plus ou moins celui qui a été sus-indiqué, il est entouré d'une zone transparente régulière dont la présence et l'épaisseur indiquent celles de son enveloppe.

Comme Pflüger l'a avancé le premier (*Die Eierstöcke*, etc., Leipzig, 1863, in-8°, p. 80), cette enveloppe n'est pas une paroi cellulaire propre. Elle n'est ni une production pelliculaire par la cellule même à sa surface, ni une portion de la substance hyaline (sarcode) du corps cellulaire, que le passage à l'état granuleux ou vitellin de celui-ci aurait laissée comme couche hyaline superficielle, en forme de tunique propre; particularités qui s'observent cependant toutes deux sur les cellules épithéliales de certaines muqueuses et glandes.

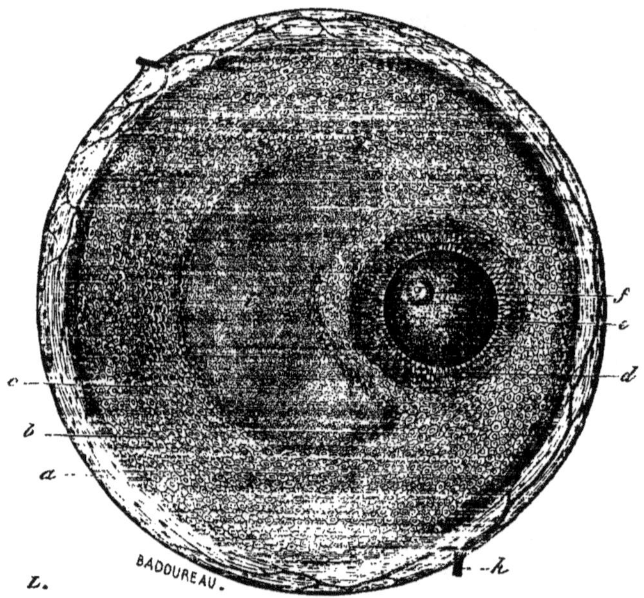

Fig. 1. — Schéma histologique de la vésicule de de Graaf ou ovisac chez la vache (Liégeois).

a, paroi de l'ovisac. — *b*, cellules épithéliales externes de l'ovisac dites de la *membrane granuleuse*, polyédriques. — *c*, cellules internes arrondies en elliptiques. — *d*, *disque proligère* composé de cellules épithéliales, pyramidales, superposées par couches et masquant en dedans la *zone transparente* de l'ovule. — *e*, vitellus. — *f*, vésicule germinative avec son nucléole ou tache germinative. — *h*, artère de la paroi propre de l'ovisac. — *i*, liquide albumineux au centre de l'ovisac, repoussant l'épithélium avec l'ovule contre la paroi propre de l'ovisac.

L'enveloppe résistante de l'ovule, *zone transparente* ou *pellucide*, n'est donc pas une *paroi cellulaire*, une membrane d'origine ovulaire ou vitelline; elle est produite, comme sécrétée, dans l'ovaire même, par la rangée des cellules épithéliales de l'ovisac qui entourent l'ovule d'une manière immédiate en formant cette couche serrée que de Barry a nommée *tunique* ou *couche granuleuse*; cette couche et les rangées épithéliales qui lui sont superposées ont été appelées *disque proligère* (fig. 1, *d*), et la couche (*a*) qui tapisse directement la face interne de l'ovisac a été dite *membrane granuleuse*.

En un mot, cette membrane ou enveloppe transparente n'est pas la paroi propre de la cellule ovulaire, contrairement à ce que l'on admettait.

Elle est de l'ordre des unités ou éléments anatomiques non cellulaires par eux-mêmes, exocellulaires, telle qu'est la capsule du cristallin, tels que sont les tubes propres du rein et de diverses glandes qui, bien que formés par l'intermédiaire de couches ou de groupes cellulaires épithéliaux, anatomiquement n'appartiennent pas aux cellules qu'ils entourent et protègent (*voy.* GÉNÉRATION).

On voit dès à présent que dans tous les écrits où l'on dit *paroi cellulaire propre* de l'ovule, de la cellule ovulaire et *membrane vitelline*, comme synonyme de *zone pellucide* ou *transparente*, il faut replacer le nom de zone ou mieux *couche* transparente, sous le sens de *paroi ou enveloppe protectrice*, ou *adventice*, dans le sens de « qui survient du dehors ». Elle est une enveloppe complète et non une zone, mais ce terme le premier dans l'ordre des dates est conservé pour éviter toute plus grande multiplication synonymique. Ceci n'empêche pas que sur certains animaux vertébrés et invertébrés, mais non sur tous, après la genèse de cette enveloppe pellucide le vitellus produit sous forme pelliculaire une *membrane* appelée *vitelline* et considérée comme paroi cellulaire réelle par divers auteurs (*voy.* FÉCONDATION, p. 380, et Perez, *Journal d'anat. et de physiologie*, 1879, p. 205).

Il importe de noter dès ici que cette production d'une membrane, qui du dehors s'applique sur l'ovule et comme provenance épithéliale exocellulaire, est un fait qui se trouve en relation avec les diversités d'épaisseurs, de structures canaliculées, striées, réticulées, hérissées et autres, qu'on observe sur la zone transparente des œufs, d'une espèce animale à l'autre ; diversités qu'on ne voit pas sur la paroi des cellules, au moins d'une manière assimilable. De plus, au fur et à mesure que le développement de l'ovule progresse et le fait arriver à l'état d'œuf, on constate une absence de corrélation entre l'évolution de l'un et celle de l'autre, une indépendance du corps cellulaire ou vitellus par rapport à la zone transparente ; ce qu'on n'observe pas habituellement lorsqu'il s'agit des phénomènes dont le corps et la paroi propre des cellules sont le siége. C'est ainsi qu'avec ou sans retrait du vitellus, avec ou sans dilatation de la *zone transparente*, la génération du nouvel individu dont la substance même du vitellus est le point de départ s'accomplit sans que cette membrane participe en quoi que ce soit à la formation de celui-ci ; puis elle est rejetée et disparaît comme un corps inutile.

L'œuf tiré des ovisacs pleinement développés, ou à peu près, chez la femme, et dépouillé des cellules épithéliales protectrices de l'ovisac qui l'entourent sans lui appartenir, se présente sous forme d'une sphère régulière, large de 0mm,140 à 0mm,200. Une zone translucide épaisse, d'un œuf à l'autre, de 0mm,013 à 0mm,025, indique sur sa circonférence l'épaisseur de l'enveloppe sus-indiquée qui protége le vitellus et l'entoure complétement. Celui-ci est une sphère d'un gris légèrement jaunâtre ou blanchâtre, suivant l'espèce, avec une demi-transparence particulière et caractéristique, ou une certaine opacité sur les ruminants, les chats, etc. Son diamètre varie de 0mm,119 à 0mm,150 chez la femme (fig. 2).

Le vitellus remplit la cavité de l'enveloppe ou, si l'on veut, celle-ci est exactement appliquée contre la surface du premier, depuis l'époque de son apparition jusqu'à celle de la maturité de l'œuf (*voy.* FÉCONDATION, p. 369 et suiv.). On peut arriver à rompre la *zone transparente* et à en faire sortir le vitellus entier. Le sarcode de celui-ci est doué d'une certaine tenacité. On peut l'aplatir plus ou moins et il revient ensuite sur lui-même. Sa tenacité est un peu plus grande à la surface et près de la surface du vitellus que dans sa profondeur, en sorte que, si le vitellus vient à être rompu par écrasement ou par quelque autre accident sur une petite étendue, la portion centrale plus molle se gonfle, fait saillie et s'écoule lentement par là en même temps que les granules qu'elle contient, lesquels dès qu'ils se trouvent dans un liquide assez fluide présentent un vif mouvement brownien.

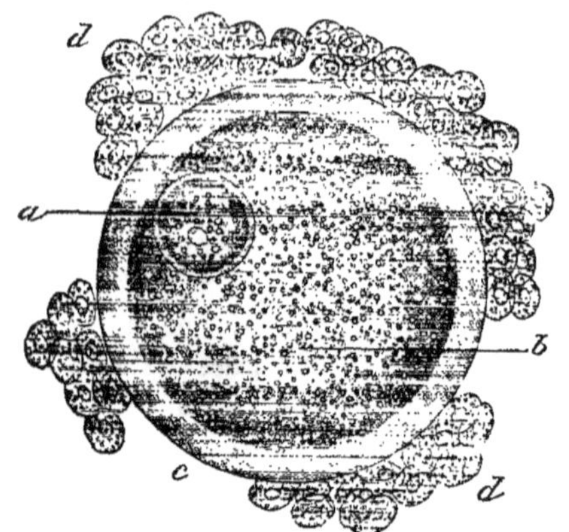

Fig. 2. — Ovule recueilli dans un ovaire d'une femme de vingt-quatre ans (Liégeois).

d, cellules épithéliales de l'ovisac dites de la Membrane granuleuse. — *c*, *zone transparente* dite membrane vitelline. — *b*, vitellus. — *a*, son noyau ou vésicule germinative et tache germinative ou nucléole.

Dans l'épaisseur du vitellus, non à son centre précisément, mais plus ou moins près de sa surface sans y toucher pourtant, se voit le noyau de la cellule ovulaire, qui a reçu historiquement les noms de *vésicule germinative* ou de *Purkinje*, d'après celui de l'anatomiste qui le premier l'a bien fait connaître. Son diamètre varie de $0^{mm},025$ à $0^{mm},030$. Il renferme un *nucléole* large en général de $0^{mm},005$ environ, réfractant assez fortement la lumière et légèrement jaunâtre ; il y en a quelquefois deux ; ce sont le ou les nucléoles, qui ont reçu les noms de *tache germinative*, de Wagner ou de Purkinje. Tant que le noyau est encore solide il est finement et uniformément grenu, et il est possible de l'isoler du vitellus écrasé. Mais il devient vésiculeux après la formation de la *zone translucide* et en même temps hyalin sans granulations ou à peu près. Il est rare qu'on puisse alors isoler cette vésicule, elle se rompt aisément et sa substance se mêle à celle du vitellus ambiant.

Ainsi constitué, l'ovule de la femme représente l'un des types les plus répandus, se retrouvant non-seulement sur tous les mammifères, mais encore dans la plupart des mollusques, dans les annélides, les vers, certains arachnides, les radiaires ou actinozoaires, les protozoaires même, les spores des cryptogames pluri-cellulaires et autres végétaux encore.

Les analogies dans la constitution du vitellus de ces œufs, pris ou non sur un vertébré, sont en particulier souvent des plus grandes. Alors les différences se tirent de celles que décèle l'épaisseur, la structure propre de la *zone transparente* (ou *membrane vitelline*), le diamètre de l'ovule entier ou du vitellus, de *son noyau* ou *vésicule germinative*, etc. Elles se tirent aussi de la couleur, du volume, de la forme, du nombre, etc., des granules vitellins.

Cet article ne comporte pas la description des variétés secondaires ou accidentelles d'aspect, plus ou moins constantes d'une espèce à l'autre, qui sous le microscope résultent de ce qui a été entraîné, tel que tout (fig. 3) ou partie (fig. 2) des cellules épithéliales entourant l'ovule dans l'ovisac et le retenant contre la paroi de celui-ci (fig. 1), etc. Souvent alors il faut plus ou moins lontemps pour apercevoir par lumière transmise la *zone transparente* (fig. 3, *o*), la vésicule germinative ou d'autres particularités de structure des ovules.

Quelles que soient les variétés de forme, de volume et de structure que puisse prendre le vitellus dans l'ovule, il n'y a ici que lui d'*embryogène*, c'est-à-dire qui serve à la formation du nouvel être. L'article FÉCONDATION (p. 366 et suiv.) et l'article GÉNÉRATION ont montré que son noyau et son nucléole (la *vésicule* et la *tache germinatives*, etc...) disparaissent avant la *segmentation* qui conduit à l'individualisation du vitellus en cellules formatrices du nouvel être ; qu'ils ne servent directement et morphologiquement à rien dans cette formation ; qu'ils n'ont d'utilité qu'en ce qui touche à l'existence, à la nutrition et au développement du vitellus même pris en masse, comme partie essentielle de l'unité anatomique et physiologique ovule, tant que celui-ci appartient à l'être antécédent, à la mère. Ils ont montré comment ces deux parties, le noyau et le nucléole, d'existence solidaire, disparaissent lorsque le vitellus va passer à une phase ultérieure et plus avancée, à la formation d'un nouvel être, le descendant.

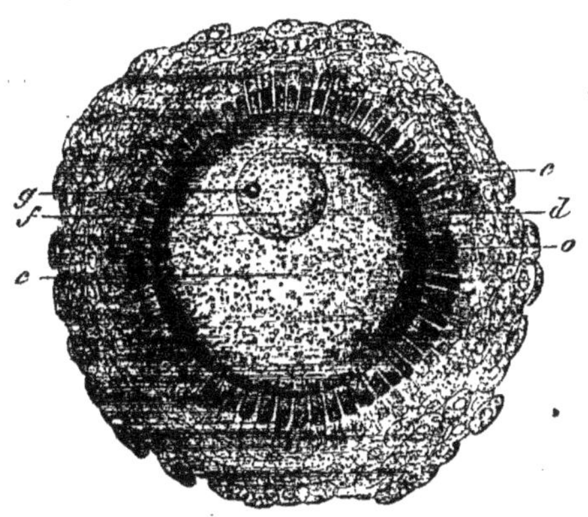

Fig. 3. — Ovule de lapine avec son disque proligère.

c, cellules épithéliales de l'ovisac dites de la Membrane granuleuse. — *d*, *disque proligère* formé par une ou deux couches de cellules épithéliales prismatiques placées parallèlement les unes contre les autres. — *o*, *zone transparente* qui ne paraît pas très-nettement limitée parce qu'elle est masquée en partie par les cellules épithéliales les plus internes du *disque proligère*. — *e*, vitellus. — *f*, vésicule germinative ou noyau. — *g*, tache germinative ou nucléole.

Ces remarques s'appliquent naturellement aussi au corps nucléiforme décrit dans le vitellus par M. Balbiani (*Sur la constitution du genre dans l'œuf animal*. In *Comptes rendus des séances de l'Acad. des sciences*, Paris, 1864, in-4°, t. LVIII, p. 584, 616 et 621). Ce corps sphérique, plus petit que la *vésicule germinative*, placé tantôt près, tantôt loin d'elle, plus ou moins entouré de granules, existe chez la plupart des mammifères, chez les myriapodes, les arachnides et les insectes. Il ne se trouve du reste pas absolument sur tous les œufs et, comme le dit Kölliker (*Embryologie*. Trad. franç. 1879, 1re livraison, p. 51), il est loin d'être universellement répandu. Encore une fois, malgré les noms de *noyau* ou *vésicule embryogène* ou de Balbiani qu'il a reçus, il disparaît avant la segmentation du vitellus, avant même la vésicule germinative. Il appartient uniquement à l'élément anatomique maternel ovule et ne prend aucune part saisissable à la génération du descendant, comme le fait au contraire la substance du vitellus s'individualisant en cellules.

Les conditions dans lesquelles naissent les ovules sont tout embryonnaires ; elles rendent compte de l'état unicellulaire des ovules, tout alors étant en quelque sorte encore purement cellulaire dans le nouvel être. Ceci mène à comprendre comment il se fait qu'aux points de vue morphologique et de la structure les ovules n'ont rien de la dissemblance que présenteront les organismes complexes qui en proviendront après la fécondation; comment les dissemblances originelles, qu'ils possèdent pourtant réellement, sont toutes d'intimité substantielle et de transmission héréditaire.

Du reste, les circonstances qui font qu'avec des différences si peu prononcées entre les ovules sont engendrés des organismes si divers tant au point de vue des espèces que sous celui des sexes ont été exposées à l'article GÉNÉRATION.

II. **Ovule et œuf des ovipares.** Tout en restant partout et toujours unicellulaires, quels que soit leur volume et leur forme, les œufs de tous les animaux ne sont pas constitués d'une manière aussi simple que les précédents. Les vertébrés autres que les mammifères, les céphalopodes, les insectes et les araignées, offrent des œufs d'un degré de complication structurale plus élevé. Cette complication porte sur deux ordres de parties. On l'observe dans le vitellus d'abord et en même temps d'une manière plus ou moins prononcée sur les enveloppes qui sont exocellulaires, accessoires par rapport au vitellus, telle que l'est déjà, par exemple, la *zone transparente* sur les mammifères; enveloppes homologues par conséquent, mais à des degrés divers, à cette membrane. Notons qu'au fait de cette complication correspond celui du volume toujours plus ou moins considérable, non microscopique, de ces œufs, jusque dans les plus petits des insectes.

L'article SYSTÈMES montrera que là où les membranes enveloppantes et protectrices des œufs appartiennent au groupe des parties organiques non-cellulaires sous le rapport de leur constitution intime, elles se rangent au nombre des parties similaires ou organes premiers exosquelettiques remplissant un usage général de protection. Seulement elles ne dérivent pas de l'économie même qu'elles protègent, qui les porte, comme le font leurs analogues exosquelettiques sur les êtres à vie indépendante, jusque sur les *unicellulaires* comme les vaginicoles, les acinétiens, etc. De même que l'être unicellulaire, le vitellus, fécondé ou non, qu'elles protègent, est produit par un organisme antécédent; de même qu'il représente un élément ou unité anatomique et physiologique caduc, de même aussi ces enveloppes protectrices sont formées par ce parent, surajoutées par lui; elles le sont par l'intermédiaire soit de l'épithélium de l'ovisac ici, soit par celui des glandes de l'oviducte, de la muqueuse génitale femelle.

Quelle que soit la forme que dans leur ensemble prennent ces enveloppes; qu'elles soient uniques ou multiples, flexibles ou dures et cassantes, colorées ou non, striées, réellement fibreuses, grenues, réticulées ou canaliculées, lisses ou filamenteuses à la surface, etc., etc., elles ne dérivent jamais de l'association, ni de la soudure de cellules; elles ne sont, en un mot, jamais de constitution cellulaire dans le sens anatomique du terme, et elles sont d'origine exocellulaire. Jamais dans les parties constituantes de quelque œuf que ce soit on ne trouve en tant qu'unité anatomique de l'ordre des cellules d'autre portion que le vitellus et son noyau ou vésicule germinative.

Ainsi toutes ces parties exosquelettiques de la cellule ovulaire, telles que la *zone transparente*, l'albumen ou *blanc d'œuf*, la membrane de la coque, la coquille elle-même, soit calcaire, soit d'aspect corné, sont des parties organiques non cellulaires, surajoutées au vitellus par la mère, sans individualité évolutive et reproductive propre. Les unes de ces parties servent à la protection jusqu'à l'éclosion, les autres sont absorbées par l'embryon et le fœtus pour servir à sa nutrition; mais aucune ne sert directement à sa formation en passant substantiellement par l'état de cellule comme le fait le vitellus.

Ces œufs sont appelés souvent *œufs composés* ou *complexes*. C'est de l'albumen qu'à ce point de vue, dans les œufs composés, peut être rapprochée la partie nutritive entourant le vitellus que d'après son aspect on appelle *vitellus secondaire* dans l'œuf des cestoïdes, des trématodes et autres vers, partie venue du dehors de la cellule ovulaire ou vitelline primitive, qui est surajoutée à celle-ci, mais qui n'est pas produite par elle et dans elle-même.

Si donc on fait abstraction sur les vertébrés vivipares de l'état de la *cicatricule* (fig. 4, *g*), déjà multi-cellulaire lors de la ponte (voy. Fécondation, p. 352, et Génération, § III), on voit que depuis les œufs des vers, des mollusques, des mammifères, etc., jusqu'à ceux de l'autruche, aucun ne cesse d'être une cellule, un élément ou unité anatomique. En effet, le jaune des œufs, quel que soit son volume, quelle que soit sa complication structurale, ne cesse jamais d'être un corps cellulaire homologue au vitellus de l'œuf de la femme, etc. (p. 567). D'autre part, la *zone transparente* et ses homologues; le blanc d'œuf, la membrane coquillère et la coquille des œufs d'oiseaux et leurs homologues sur les reptiles, les poissons et les invertébrés, sont des additions, tant de produits de sécrétion que de parties organiques ou unités anatomiques *non cellulaires*, nées par genèse par l'intermédiaire d'une couche épithéliale, quel que soit leur simplicité ou le degré de leur complexité structurale (*voy*. Organisation et Systèmes, pour ce qui concerne leur mode de production et leur nature propre, et Ch. Robin, *Anat. et physiol. cellulaires*. Paris, 1873, in-8, p. 129 et suiv.).

Pour ce qui regarde la partie essentielle de l'œuf et unicellulaire, le vitellus, les différences qu'il y a entre les œufs dans lesquels celui-ci existe seul et ceux auxquels sont joints les parties organiques supplémentaires sus-indiquées sont les suivantes :

Dans l'œuf simple de la femme et dans ses homologues le vitellus fécondé est en entier *cytogène*, c'est-à-dire que sa totalité s'individualise en cellules qui toutes servent graduellement à la formation de l'embryon proprement dit d'une part, des organes extra-embryonnaires ou fœtaux transitoires et caducs d'autre part (allantoïde et placenta, vésicule ombilicale et amnios). C'est ce qu'on a appelé le vitellus *plastique* ou de formation (Reichert), *holoblastique* (Remak), *primaire, à segmentation totale, œuf simple holoblastique*, etc.

Les autres œufs ont été appelés *composés*, non-seulement parce que souvent au-dessous de leur enveloppe externe, surajoutée, plus ou moins ferme et épaisse, beaucoup ont un albumen ou blanc, mais parce qu'en outre on distingue nettement deux parties dans leur vitellus. Dans ces œufs, au centre même du vitellus, dans son intimité et non hors de cette partie, mais avec de nombreuses variétés de distribution, il se forme, au fur et à mesure qu'a lieu sa croissance individuelle, des principes organiques particuliers (*voy*. Œuf de poule). La masse qu'ils représentent est le *jaune d'œuf*, qui a distendu peu à peu le vitellus cytogène, lequel a été réduit à l'état de couche superficielle, mince, grenue, grisâtre, avec une portion lenticulaire, la *cicatricule*. Aussitôt après la fécondation, la segmentation de celle-ci commence dans l'oviducte, s'interrompt lors de la ponte, puis reprend durant l'incubation pour former le blastoderme, à l'exclusion du jaune (*voy*. Fécondation, p. 352). Elle s'étend alors de la cicatricule à la couche mince dite *granuleuse* ou *cicatriculaire*.

Ces œufs ont été appelés *à cicatricule* ou *germe, à disque proligère, à vitellus secondaire, méroblastiques* ou *à segmentation partielle* (fig. 4).

Le vitellus se compose ici alors de deux choses : de la *partie cytogène* (dite aussi *vitellus plastique*), la seule que possèdent les œufs simples; il se compose de plus du *jaune*, masse *non cytogène*, plus ou moins grosse. Cette portion ne s'individualise pas en cellules et ne prend point une part directe à la formation des organes tant intrinsèques qu'extrinsèques ou caducs et transitoires du nouvel être ou embryon. Elle n'est qu'*embryotrophe*, c'est-à-dire absorbée directement ou indirectement par les cellules provenues de la portion cytogène même; puis elle est utilisée pour la nutrition, l'accroissement et la multiplication de celles-ci. De là vient que quelques auteurs ont appelé *vitellus nutritif* ou de *nutrition* (Reichert) cette portion intégrante du vitellus qui ne sert pas à la formation du blastoderme et de ses portions tant embryonnaire qu'extra-embryonnaire. C'est donc plutôt la partie embryotrophe du vitellus qu'un vitellus à part ou autre chose que le vitellus.

Ce contenu du vitellus cytogène montre en particulier deux sortes de grains microscopiques qui, dans la lumière polarisée, donnent une croix noire comme les grains d'amidon, et d'abord tous considérés comme tels (Dareste, *Comptes rendus de l'Acad. des sciences*, 1866 et 1872). Mais parmi eux les uns sont colorables en bleu par l'iode, décolorés et énormément gonflés par les solutions de potasse et de soude, puis resserrés et colorés de nouveau par l'alcool iodé. Les autres, d'après Dastre et Morat, sont formés de lécithine (*voy.* p. 628). Ils ne bleuissent pas par l'iode, ils sont solubles dans l'alcool et la solution précipite par l'eau (Dastre et Morat, *ibid.*, 1874). Mais tous les corpuscules donnant la croix noire ne sont pas lécithiques (Dareste), et d'autre part toute la lécithine du jaune d'œuf n'est pas à l'état de fins cristaux groupés en sphérules polarisantes. C'est dans l'œuf en incubation des oiseaux qu'on les trouve surtout (Dareste, *ibid.*, 1872, et plus loin p. 627).

Il est vrai que dans les œufs où elle existe, le jaune, portion non cytogène, mais trophique, constitue une masse qui est plus grande que la partie cytogène, et qui se distingue en outre de celle-ci par la place et les dispositions qu'elle prend à son égard, longtemps avant la fécondation. Ses dispositions structurales et les dénominations qui servent à les désigner sont spécifiées dans l'article GÉNÉRATION (§ III) en même temps que l'indication du rôle physiologique rempli par chacune d'elles. Rappelons seulement que c'est en raison de sa grande quantité, absolue et relative, de sa composition immédiate propre et des dispositions morphologiques prises par les gouttes et granules que forment ses principes, que l'embryotrophe donne au *vitellus* sa couleur *jaune* souvent, et ailleurs blanche, rosée, verdâtre, etc.

La portion cytogène ou vitellus naît la première, puis vient la *zone transparente* et enfin la portion embryotrophe ou *jaune* pendant que l'œuf est dans l'ovisac, avant l'ovulation.

Le *jaune*, en un mot, bien que de production évolutive, ultérieure et terminale, comme contenu cellulaire, est encore de formation intra-ovarique. Les chalazes (*ch*), le blanc ou albumen (*b*), les membranes coquillères (*mc*) et enfin la coquille (*a*), ne commencent à être formés qu'après l'ovulation, après l'entrée de l'œuf proprement dit, jaune, sphérique, etc., dans l'oviducte. Il parcourt celui-ci, sous l'action de contractions péristaltiques, en éprouvant un mouvement de rotation sur lui-même. C'est pendant la durée de ce trajet que les produits de sécrétion divers, énumérés plus haut, lui sont successivement surajoutés avec superposition graduelle et régulière, en prenant eux-mêmes les formes ovoïdes et autres qu'ont les œufs pondus dans l'eau des sélaciens, etc.

Du reste, et encore une fois, quels que soient le volume, les formes et la consistance des particules organiques qui constituent la portion embryotrophe du vitellus, ni avant, ni après la fécondation, elles ne passent par l'état cellulaire et ne prennent part à l'individualisation en cellules, que manifeste la portion cytogène après la fécondation. De plus, même dans les ovules du type le plus simple, comme celui des mammifères, c'est-à-dire dont le vitellus est *cytogène* par segmentation totale, dès le premier groupement des cellules ou sphères de segmentation, celles-ci produisent un liquide granuleux homologue de l'embryotrophe ; liquide occupant le centre de l'amas constitué par ces cellules contiguës et restant là pour être bientôt enveloppé et maintenu par le feuillet blastodermique interne, par et dans la vésicule ombilicale. La vésicule ombilicale enveloppe aussi l'embryotrophe des oiseaux, qui seulement est distinct d'avance et préexistant à l'individualisation cellulaire de la cicatricule ou *germe*.

L'individualisation en cellules de la *portion cytogène* du vitellus sépare celle-ci d'une façon nette et définitive du *jaune* ou portion embryotrophe (*voy.* GÉNÉRATION, § III).

Les parties qui ne sont pas dans le vitellus, qui l'entourent extérieurement,

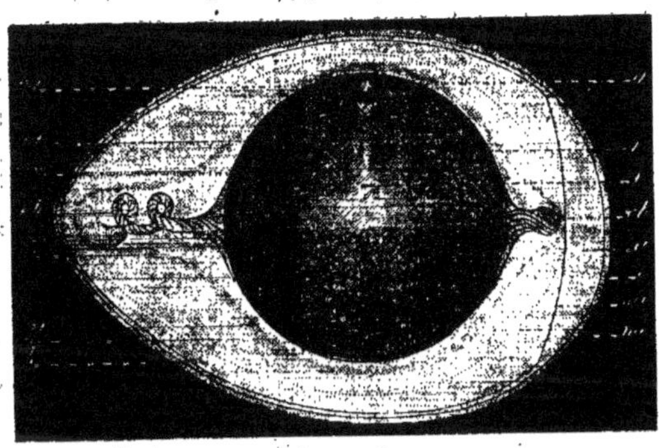

Fig. 4. — Œuf de poule. Coupe théorique de l'œuf de la poule, destinée à faciliter la connaissance des relations qui existent entre l'œuf des oiseaux et celui des mammifères. Tous les rapports et les proportions existant dans la nature sont conservés (Gerbe).

Parties de l'œuf qui existaient déjà dans l'ovaire : vg, place de la vésicule germinative qui disparaît dès que l'œuf sort de l'ovaire et n'existe déjà plus avant la ponte. — *g*, cicatricule, cumulus ou disque proligère où débute la segmentation, qui, avec la *couche granuleuse* (*mg*), représente le *vitellus* des *œufs simples*, la *portion cytogène* des œufs composés. — *j*, le jaune. — *j'*, portion centrale du jaune plus claire et moins grenue que le reste, avec un prolongement cylindrique (*latebra*) montant jusqu'à la cicatricule (sans que jamais la vésicule germinative ait été centrale, puis ait remonté jusqu'à la cicatricule), — *mv*, *zone transparente* immédiatement appliquée sur toute la portion cytogène du vitellus, *cicatricule* et couche granuleuse, et distendue comme celles-ci, par la formation du jaune (*j*).

Parties adventives dont s'entoure l'œuf en descendant l'oviducte : ch, chalazes ou portions tordues par la rotation de l'œuf dans l'oviducte et s'y entourant d'une première couche de mucus ou blanc d'œuf. — *b''*, *b'*, *b*, couches interne, moyenne et externe du blanc d'œuf, formées à trois époques différentes du trajet de l'œuf dans l'oviducte. — *mc'*, feuillet interne de la membrane coquillère. — *mc*, feuillet externe de la même membrane fibrillaire réticulée. — *a*, chambre à air du gros bout de l'œuf formée par écartement de ces deux membranes. — *c*, coquille formée de granules calcaires à stries diversement rayonnantes et diversement agglutinées, laissant entre eux de fins canalicules ramifiés.

formées par l'oviducte (fig. 4), qu'elles soient ou non *embryotrophes* ou simplement protectrices, ne sont jamais cytogènes, ne s'individualisent pas en cellules, ne prennent aucune part directe à la formation cellulaire du blastoderme.

III. **De l'œuf succédant à l'ovule des mammifères.** Nous avons vu dans les articles FÉCONDATION (p. 385 et suiv.) et GÉNÉRATION (§§ II et III) comment après la fécondation naissent les *globules polaires* et le *pronucleus*. Nous avons vu comment la genèse de celui-ci est suivie de la *segmentation* de tout le vitellus (ou de sa portion cytogène seulement suivant les cas), qui a pour conséquence physiologique l'*individualisation* de ce vitellus en cellules. Ces cellules demeurent juxtaposées avec pression réciproque qui les amène à la forme polyédrique : elles se superposent en même temps en un feuillet externe ou *ectoderme*, puis peu après en un second, interne ou *endoderme*, tapissant la face profonde du premier. A partir du pôle correspondant au point où se sont formés et détachés les *globules polaires*, des cellules restées accumulées là en petit nombre se multiplient un peu plus tard par continuation de la segmentation ; elles gagnent entre les deux feuillets cellulaires précédents auxquels elles s'interposent en formant un troisième feuillet, intermédiaire, moyen ou *mésoderme*.

Les premières cellules qui sur une seule rangée se juxtaposent en feuillet externe ou ectoderme sont inévitablement appliquées contre la face interne de la zone transparente qu'elles doublent en quelque sorte ; de telle manière que ce feuillet, puis les autres consécutivement, reproduisent la forme qu'avait l'ovule avant la fécondation et jusqu'à la présente époque. C'est ce feuillet qui va remplacer la zone transparente ou enveloppe externe de l'*ovule*, pour former par la plus grande partie de son étendue la *membrane* extérieure de l'*œuf*. Les cellules de ce feuillet ont et conservent partout les caractères de cellules épithéliales polyédriques de la manière la plus nette. Leur multiplication par continuation de la scission sur telles ou telles, ou sur toutes, à mesure qu'elles grandissent individuellement, se prête à l'agrandissement graduel du feuillet même.

Les cellules du feuillet qui, se développant ensuite, tapisse d'abord la face interne du précédent, ont aussi le caractère d'épithéliums polyédriques. Ce feuillet du reste demeure toujours le plus interne des trois et limite au centre de l'œuf une petite cavité pleine de liquide (*voy.* p. 573).

Le feuillet qui en dernier lieu s'interpose à l'externe et à l'interne comme intermédiaire est composé de cellules qui n'ont pas le caractère épithélial et qui disposées d'abord sur une seule rangée en forment peu à peu plusieurs, le rendant de plus en plus épais.

La superposition de ces feuillets pluri-cellulaires successivement développés en quelques heures constitue à la face interne de la *zone transparente* protectrice une vésicule tridermique, le *blastoderme* ou *vésicule blastodermique*.

Dès à présent on peut supposer une suppression de la paroi ou *zone transparente* extérieure de l'ovule, sans qu'il y ait destruction de l'état vésiculeux de celui-ci, sans que l'œuf cesse de constituer une vésicule close. Cette disparition de la zone transparente protectrice a lieu en effet quelques jours plus tard et le plus externe des feuillets pluri-cellulaires indiqués plus haut devient dès lors la *membrane extérieure* ou enveloppante, qu'on retrouve toujours ensuite sous le nom de *chorion* qui seul devient villeux (*voy.* fig. 5).

Mais ce n'est pas tout l'ectoderme qui devient ainsi le *chorion*, avant cette résorption de la *zone transparente* qui le laisse à nu, on voit, en effet, une portion de l'ectoderme, correspondant à la partie *embryogène* proprement dite du blastoderme, et la portion qui l'entoure immédiatement, dite *amniotique*, s'enfoncer en quelque sorte du côté du centre de l'œuf et laisser recouvrir là, jusqu'à occlusion complète (*voy.* SYSTÈME, § III), leur partie dorsale ou postérieure par ce qui formera ce *chorion* (fig. 5). D'après l'ordre de leur superposition chacun de ces feuillets s'appelle *externe* (ectoderme, feuillet séreux, animal, etc), *interne* (endoderme, feuillet intestinal, muqueux, etc.), et *moyen* ou *intermédiaire* (mésoderme, mésoblaste, vasculo-moteur, etc.).

On voit donc comment la vésicule blastodermique ou blastoderme tridermique reproduit nécessairement la forme même de l'œuf unicellulaire dont il provient, mais parfois au début seulement; comment le blastoderme par son développement pluri-cellulaire progressif incessant se substitue à la *zone transparente* (à tort dite *membrane vitelline*, comme on l'a vu) dont il détermine graduellement l'atrophie ou la rupture et l'expulsion, après s'être appliqué et moulé en quelque sorte contre sa face interne (*voy.* BLASTODERME), sans que cette *zone* se charge de villosités, contrairement à ce que divers auteurs ont admis autrefois (*voy.* MEMBRANES, p. 447); sans qu'elle mérite par conséquent le nom de *chorion* (*premier chorion*) qui lui a aussi été donné (*voy.* CHORION).

Il n'y a pas lieu de revenir ici sur la description des phases du phénomène physiologique dont l'accomplissement a pour résultat, à l'aide et aux dépens du vitellus demi-solide, partie essentielle de l'œuf ou cellule ovulaire fécondé, la production d'une vésicule composée successivement d'un, de deux, puis de trois feuillets, tous multicellulaires, dits feuillets du blastoderme ou blastodermiques; production graduelle s'accomplissant de telle sorte que l'ovule ayant ou non grandi, suivant les espèces, ne cesse pas d'être clos et à l'état d'œuf (fig. 5 A et B), au point de vue morphologique. Pourtant sa structure est devenue telle que, sous ce rapport, plus rien n'appartient aux parents, aux antécédents, dont le vitellus provenait matériellement. En dehors des cas de la persistance d'une portion embryotrophe préexistante, le jaune, tout est bien structuralement au nouvel individu qu'il représente déjà (*voy.* p. 573).

C'est ainsi qu'à la place du vitellus on trouve bientôt après la fécondation sous forme cellulaire, dans l'œuf, tout ce qui constituera, ou ce dont viendront, le nouvel être et ses enveloppes en même temps ou membranes protectrices et puisant des principes nutritifs.

D'origine épithéliale, embryogéniquement parlant, le vitellus retourne d'abord par segmentation à l'état épithélial principalement, en donnant deux feuillets cellulaires épithéliaux, sur trois qui en proviennent. Mais graduellement ce qui est principal ici devient accessoire, le feuillet intermédiaire non épithélial prédominant de plus en plus et devenant beaucoup plus épais, pendant que les deux premiers conservent ou à peu près leur minceur originelle.

Encore une fois, l'*ovule* devient *œuf* à la période évolutive qui correspond à ces importants changements de structure et de nature, faisant sans hiatus ni interruption, à l'aide et aux dépens de ce qui vient des antécédents, un nouvel individu ou conséquent. Dans les mammifères et autres, l'*ovule* devient *œuf* de la sorte, dans le sens employé en ovologie humaine et même en embryogénie; quant aux œufs à embryotrophe et à parties enveloppantes relativement accessoires (albumen ou blanc et coque), l'*ovule* prend empiriquement le nom d'œuf dès la période d'accroissement dans l'ovaire où la formation centrale du *jaune* le rend visible à l'œil nu.

Chez les mammifères c'est dans le jour et aux heures qui suivent l'entrée de l'ovule dans la cavité utérine que l'*ovule* devient *œuf*, ou au point de vue embryogénique devient *blastoderme* (*voy.* BLASTODERME).

Chez les lapines, qui comptent parmi les mammifères les plus précoces à cet égard, c'est vers la fin du quatrième jour après la copulation que l'ectoderme (fig. 5, *e*) tapissant complétement la face interne de la zone transparente (*v*) en détermine bientôt l'atrophie, puis fait disparaître les couches minces du mucus dont cette zone s'était entourée pendant la descente de l'ovule dans la trompe.

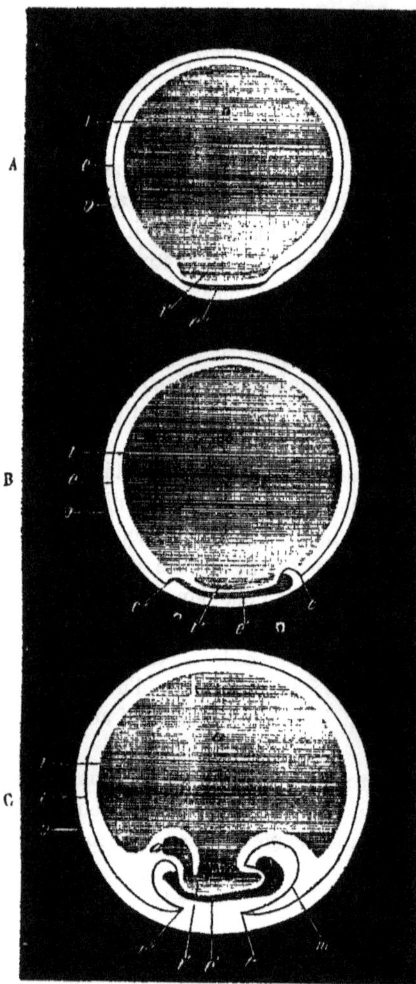

Fig. 5. — Schéma du développement de l'amnios, de la vésicule ombilicale, du chorion et de l'allantoïde.

A, B, C. — *v*, zone transparente. — *e*, feuillet externe du blastoderme qui, en *c'* et en *c*, concourt à la formation des capuchons céphaliques et caudaux, et du chorion en *e*. — *e'* embryon. — *i*, feuillet interne ou muqueux du blastoderme. — *i'*, partie de ce feuillet qui concourt au développement de l'intestin.

C. — *a*, allantoïde à son origine. — *o*, vésicule ombilicale constituée par la partie du feuillet muqueux (*i*) qui n'a pas concouru à la formation de l'intestin. — *p*, pédicule de la vésicule ombilicale. — *e*, portion extra-embryonnaire de l'ectoderme ou feuillet externe devenant le chorion, qui se chargera de villosités plus tard. — Sur ces figures, la portion *embryogène* du blastoderme, celle qui devient l'embryon (*e'*), se distingue de plus en plus nettement de sa portion *extra-embryonnaire* (*c'*, *e*, *c*) formant les organes transitoires amnios, chorion et vésicule ombilicale. — *c*, *c'*, reploiement circulaire de l'ectoderme derrière l'embryon arrivant jusqu'à nouvelle occlusion de l'œuf (*voy.* fig. 6).

Sur les cobayes les ovules arrivent dans la cavité utérine le troisième ou le quatrième jour après la fécondation. Ils y restent libres jusqu'au sixième jour, qui est celui auquel ils se fixent, ayant deux dixièmes de millimètres et sans s'accroître sensiblement avant ce moment-là. Leur fixation (qui n'est pas encore celle qui a lieu lors de la production des villosités choriales) se fait de la manière suivante (Reichert) : Au point que touche l'œuf sur le bord mésentérique ou adhérent de la matrice, l'épithélium, multipliant ses larges cellules polygonales, se soulève en une sorte d'ampoule sous forme de tube cylindrique épithélial ou (dit ici *capsule épithéliale* ou *caduque réfléchie*). Ce cylindre creux soulève l'ovule en le portant à son extrémité, jusqu'à ce qu'il arrive à toucher la muqueuse utérine sur le point directement opposé et bientôt sur une étendue graduellement de plus en plus grande, puis à lui adhérer par contiguïté.

Ce tube épithélial creux sera rempli plus tard par l'épaississement de la muqueuse utérine correspondant à sa base qui formera le *placenta maternel*, d'une part, et de l'autre par l'allantoïde.

Son épaisseur reste de 2 à 3 dixièmes de millimètres, sa longueur totale atteint 3 à 4 millimètres; son développement est rapide. Son extrémité libre, soulevant l'œuf, le coiffe et l'entoure bientôt d'une couche épithéliale, comme le bout d'un doigt de gant vide qu'on renfoncerait, ou, si l'on veut, comme on suppose que l'ovule humain est enchâssé par la *caduque réfléchie* ou *ovulaire* de la femme. Seulement, sur le cobaye, l'ovule est au sommet de la tige ou cylindre épithélial qui en s'allongeant se porte vers la face opposée de la muqueuse utérine qu'il touche vers le huitième ou le neuvième jour après la fécondation.

Bien qu'on ne l'ait pas encore constaté directement, il est probable, d'après les dispositions plus tardives prises par l'œuf dans la matrice, que chez d'autres mammifères un soulèvement épithélial circulaire a lieu autour de l'œuf et le retient d'abord ainsi, sans aller comme chez le cobaye à constituer un cylindre épithélial creux ou tige, dont le sommet ou portion terminale embrasse seul l'ovule (Reichert, *Contribut. à l'etude du développement du cochon d'Inde*, trad. par Campana, *Journ. de l'anat. et de la physiol.* Paris, 1865, p. 102).

Quoi qu'il en soit, à compter du neuvième jour la muqueuse même, dans sa portion correspondant à la base de la tige épithéliale, se congestionne, rougit, s'épaissit, sous forme de deux végétations. Elles s'étalent et diminuent la capacité de la tige creuse proportionnellement à leur propre accroissement. Elles représentent les rudiments de ce qui sera le placenta maternel et arrivent à combler la tige creuse vers le troisième jour, jusqu'à contact et adhérence de contiguïté avec l'œuf ou mieux l'allantoïde venant de celui-ci. Le cylindre ou capsule d'épithélium une fois comblé par ces productions ou placenta maternels de la muqueuse sous-jacente disparaît ensuite, quand ces adhérences sont établies. Nous retrouverons du reste dans tous les mammifères ce même mécanisme des adhérences par contiguïté de l'œuf, de son chorion et de ses villosités, avec la muqueuse utérine en voie de vascularisation et d'épaississement.

Dès la disparition de la *zone transparente* et des couches de mucus qui l'enveloppent, chez les autres mammifères le feuillet externe du blastoderme, l'ectoderme multicellulaire se trouve être la portion de l'œuf qui seule devient et reste contiguë à la muqueuse utérine; contiguïté dont il y aura lieu plus tard d'étudier les modes anatomiques et physiologiques. Dès qu'elle survient, en effet, le blastoderme non-seulement continue à grandir par suite de la multiplication progessive de ses cellules, mais encore se distend à proprement parler.

De là une augmentation graduelle, mais rapide, du volume de l'ovule devenu œuf; celui-ci à cette époque, le lendemain de son arrivée dans l'utérus, acquiert un diamètre d'un demi-millimètre, alors que, suivant les espèces, il était de 1, 2, ou au plus 3 dixièmes de millimètre. Chaque jour ensuite le montre avec un diamètre un peu plus grand sans temps d'arrêt quelconque à l'état normal. Ce n'est que dans les jours ou dans les semaines qui suivent cette substitution à une enveloppe produite par la mère (*v*) d'une enveloppe appartenant au nouvel individu (*e*) et formée en même temps que ses premiers rudiments mêmes (*e'*) que l'œuf, au lieu de conserver la forme sphérique originelle, en prend une plus ou moins ovoïde suivant les dispositions de l'utérus des mammifères qu'on observe.

Signalons dès à présent que ce qui constitue cet œuf, le *blastoderme*, a pour contenu de son feuillet interne particulièrement (*i*) ce qui bientôt sera le contenu de la vésicule ombilicale (fig. 5, *o*). Dès son achèvement la *vésicule blastodermique* montre une *portion embryogène* (aire ou tache embryonnaire; fig. 5, A, *ie* et B, *cc'*) et une *portion non embryogène, extra* ou *péri-embryonnaire*.

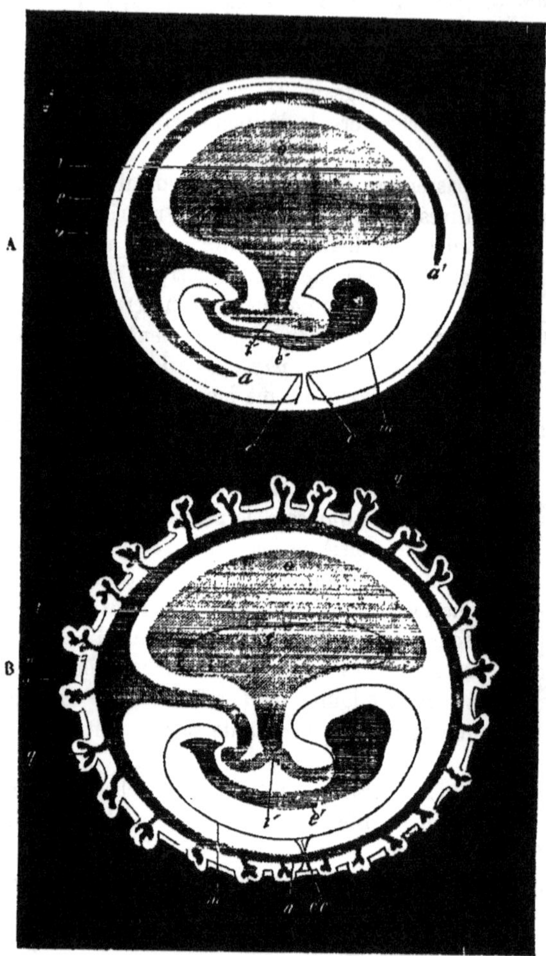

Fig. 6. — Figures schématiques de la délimitation morphologique du blastoderme de l'embryon et des organes transitoires ou caducs extra-embryonnaires (Liégeois).

c, c', m, dans la figure A, représentent l'amnios, dont les bords ne sont pas encore soudés derrière le dos de l'embryon. Dans la figure B, l'occlusion a eu lieu et cette membrane est fermée de toutes parts. — *e'*, embryon. — *i'*, intestin. — *p*, pédicule de la vésicule ombilicale, ou conduit vitello-intestinal : la ligne qui se trouve à la partie inférieure de ce conduit correspond à l'ombilic intestinal. — *r*, pédicule de l'allantoïde. — *n*, origine de cette vésicule à la partie inférieure de l'intestin. — *a, a'*, de la figure A, représentent les deux extrémités ou bords de l'allantoïde étalés, allant à la rencontre l'une de l'autre. — *a*, de la figure B, représente l'allantoïde entourant l'œuf de toutes parts, et placée entre l'amnios et la vésicule ombilicale (*i*) d'une part, le feuillet externe de l'autre (*e*). — *e*, feuillet blastodermique externe devenant le chorion, muni en B, *q*, de villosités dans lesquelles pénètre un prolongement de l'allantoïde. — *v*, la zone transparente, enveloppe temporaire de l'œuf qui disparaît après que les villosités choriales se sont constituées. — *o, i*, vésicule ombilicale. — *cc'*, point de rencontre des capuchons amniotiques bientôt soudés, formant ce que quelques auteurs ont appelé *ombilic amniotique*. L'*amnios* (*m*) se sépare alors du *chorion* (*e*).

Dès l'origine, et toujours ensuite, cette dernière portion est de beaucoup la plus étendue des deux, en surface du moins. Il en est de même des organes ou parties transitoires de l'œuf qui en dérivent. Or ce sont précisément ces parties constituantes de l'œuf dont la nature et les dispositions anatomiques doivent ici fixer particulièrement notre attention. Elles gagnent en étendue superficielle en restant minces et membraneuses, tandis que dans l'*aire embryogène* le mésoderme devient graduellement de plus en plus épais. De lui proviennent les nombreuses espèces d'éléments ou unités anatomiques de nos tissus, des organes définitifs et permanents constituant essentiellement le corps de l'embryon, du fœtus, du nouvel être. L'ectoderme et l'endoderme correspondant restent au contraire ici à l'état de minces couches superficielles externes et internes.

Bien que dans l'œuf les feuillets blastodermiques externe et interne soient clos et développés avant le moyen ou mésoderme, le blastoderme ou vésicule blastodermique est bientôt composé de trois feuillets; il est *tri-dermique* dans toute son étendue, dans sa portion extra-embryonnaire comme dans l'autre, ainsi que nous l'avons déjà noté. Ce mésoderme, en un mot, s'avance entre les deux autres feuillets sur toute leur étendue, avant toute délimitation évolutive ultérieure des organes propres ou permanents de l'embryon et de ses organes extérieurs ou transitoires, le chorion, l'amnios et la vésicule ombilicale (fig. 6).

Lors de l'apparition de ces organes transitoires ou caducs, aucun des trois feuillets blastodermiques ne prend seul part à leur formation; aucun ne s'isole absolument de celui auquel il est accolé pour former à lui seul l'amnios, par exemple, ou le chorion, etc.

En un mot, tous ces derniers dès l'origine sont à la fois ectodermiques et mésodermiques ou endodermiques et mésodermiques; mais le mésoderme, couche commune, n'entre du reste que comme doublure anatomique accessoire en quelque sorte dans leur constitution.

Le dédoublement du mésoderme qui donne lieu à sa division en lame *fibro-cutanée* d'une part, *fibro-intestinale* et vasculaire de l'autre, avec formation de la *cavité pleuro-péritonéale* ou *coelome* entre elles deux, ne s'arrête pas à la portion embryogène du blastoderme. Il s'étend à la portion extra-embryonnaire, mais sans que là se forme l'épithélium mince des séreuses. L'allantoïde occupe et comble bientôt cette cavité virtuelle entre : 1° l'ectoderme et le dédoublement mésodermique qui lui adhère (*somatopleure* de quelques auteurs (fig. 6, *e*), d'une part; 2° l'endoderme et la lame mésodermique correspondante, d'autre part (*splanchnopleure*, fig. 6, *i*), c'est-à-dire entre la vésicule ombilicale (*o*) et le chorion (*e*); cavité qui, lorsque de virtuelle elle devient réelle par écartement des parois, reste traversée par des filaments allant de l'une à l'autre de ces parois (*voy.* p. 592); cavité, en un mot, qui n'est pas à parois lisses comme le sont le péritoine et la plèvre.

Notons avant d'aller plus loin que l'*allantoïde* (*voy.* ce mot), bien qu'organe transitoire et caduc de l'embryon comme les précédents, ne provient pas comme eux de la région *extra-embryonnaire* du blastoderme. Elle vient de sa région embryogène ou mieux de l'embryon lui-même, déjà délimité (fig. 5, C, *a*). Mais, comme les organes caducs précédents, elle n'est dès l'origine ni purement *ecto-endodermique*, ni purement mésodermique; elle est produite par une *involution* ou *introrsion* épithéliale *endodermique de l'aditus posterior* intestinal, au début, pour sa portion vésiculeuse et peu d'heures après, ainsi que l'a fait voir M. Cadiat (*Anatomie générale*, 1879, t. I, p. 124-126) par l'introrsion *cloacale* ou *uro-génitale ecto-dermique*. La portion vésiculeuse vient faire saillie au bas de la face antérieure de l'embryon en entraînant une mince couche du *méso-*

derme bientôt vascularisée par des rameaux aortiques. La face externe de cette extrorsion vésiculeuse épithéliale est ainsi recouverte de cette couche mésodermique, relativement épaisse alors, dès le moment où elle arrive à l'extérieur du corps de l'animal.

L'amnios en se formant garde ou entraîne à celle de ses faces qui devient externe une mince couche du mésoderme qui lui adhère par contiguïté, couche mésodermique passant à l'état de tissu cellulaire pourvu de quelques fibres-cellules et parfois même de capillaires (*voy.* p. 623). La couche mésodermique de la *portion embryogène* du blastoderme dont elle est une continuation, *extra-* ou *péri-embryonnaire*, passe de son côté à l'état de *derme cutané*. Cette portion embryogène du mésoderme passant à l'état de derme mérite bien le nom de *lame fibro-cutanée* sous ce rapport; mais cette expression n'est plus aussi exacte lorsqu'on l'applique à la portion non embryogène voisine ou périphérique, en continuité avec elle, qui se replie du côté dorsal de l'embryon pour former l'amnios (fig. 5, C, *m*). Cette dernière membrane en effet n'a jamais rien de l'organisation de la peau, ni comme derme, ni comme épiderme proprement dit.

De plus, il faudrait aussi appeler *fibro-cutanée* la portion extra-embryonnaire *choriale* de l'ectoderme, avec la mince couche mésodermique qu'elle touche et retient de la même manière, contre celle de ses faces qui reste interne (fig. 5, C, entre *e* et *i*); portion la plus étendue de l'ectoderme qui devient, comme nous l'avons vu, la membrane externe et d'enveloppement total de l'œuf, le chorion villeux. Cette mince couche mésodermique retenue par le chorion devient bientôt du tissu cellulaire mou, avec quelques fibres-cellules aussi, mais sans vaisseaux, comme celle qui vient d'être mentionnée sur l'amnios. Au début elle est distincte du tissu cellulaire vasculaire que plus tard apportera contre le *chorion*, puis dans ses villosités, la portion mésodermique de l'allantoïde (fig. 6, A, *r*, *a*, et B, *q*).

Pendant que par l'agrandissement de l'œuf, de l'ectoderme en particulier, a lieu la formation des organes extra-embryonnaires *amnios* et *chorion*, on voit entraînée ainsi la couche contiguë du mésoderme extra-embryonnaire; on voit d'autre part ce mésoderme laisser la portion non-embryogène de son aire ou *lame vasculaire* adhérente à la superficie de la portion de l'endoderme qui devient la vésicule ombilicale (fig. 6, *p*, *t*, *o*). C'est de la sorte que se forme la paroi externe de tissu cellulaire vasculaire de cette vésicule, jouant un rôle important dans la nutrition de l'embryon, surtout avant la formation de l'allantoïde chez les mammifères.

Rappelons que dans l'*œuf* à cette période, ainsi dérivé de l'*ovule* et demeuré clos, l'*aire* ou *tache embryonnaire* ou *portion embryogène du blastoderme* est normalement toujours tournée du côté où l'œuf touche à la muqueuse utérine, du côté où se formera le placenta, quand il est en gâteau unique; du côté du bord mésentérique utérin pour les animaux à matrice intestiniforme. C'est là, suivant l'axe longitudinal de cette *aire*, que se formeront successivement le névraxe et le dos de l'embryon (fig. 5, A, *ie*, et B, *cc'*).

Au fur et à mesure que, le mésoderme s'épaississant, le nouvel individu réel se forme par génération successive de ses systèmes organiques permanents et définitifs; à mesure qu'il se délimite et se sépare ainsi de la portion péri-embryonnaire transitoire, à mesure que lui et cette portion grandissent, il gagne vers le centre de l'œuf représenté par celui de la vésicule ombilicale (*o*); la dépression de celle-ci qu'il amène ainsi au point où il existait avant sous forme d'*aire embryonnaire* se comble par le prolongement ectodermique replié en double derrière lui, amenant la formation et l'occlusion de l'anmios et du chorion simultanément indiqués plus haut (fig. 5, C, et 6, A et B).

Toute cette portion embryogène et la zone amniotique la circonscrivant échappent de la sorte à la contiguïté avec la muqueuse utérine (fig. 6, B), indiquée plus haut, comme propre au feuillet cellulaire ectodermique (*voy.* Amnios).

L'œuf ainsi ne cesse pas d'être clos, d'avoir une enveloppe extérieure continue, sans communication de sa cavité intérieure avec l'extérieur. A mesure aussi que la portion extra-embryonnaire restant membraneuse se délimite et se distingue mieux de l'embryon qui prend corps (*i'*, *e'*) sans cesser d'être en continuité de tissu avec ces membranes, on le voit arriver à être le *contenu* essentiel de cette poche ou œuf; c'est du reste ce qu'était le vitellus même dans l'ovule, avant et au moment de la fécondation. Seulement ici tout est multicellulaire et provient du vitellus fécondé; ce dernier n'était au contraire qu'une unité anatomique, enveloppée de parties organiques non cellulaires (fig. 1, *c*, et fig. 4).

Le tout, comme nous l'avons déjà dit, s'accomplit graduellement sans hiatus ni interruptions.

L'article Système (§ III) expose la manière dont s'accomplit cette formation de l'embryon et simultanément son enfoncement graduel dans la vésicule, c'est-à-dire dans la cavité de la portion de celle-ci qui devient et reste la membrane extérieure et multicellulaire de l'œuf, la seule que la multiplication cellulaire couvre de villosités; la seule qui sur les mammifères entre en relation de contact immédiat avec la muqueuse utérine chez les vivipares; la seule qui mérite le nom de *chorion* (fig. 6, B, *q*) et nullement celui de *faux-amnios* que lui ont attribué quelques-uns.

L'article Membranes de l'œuf a de plus montré comment la succession de ces mêmes phénomènes détermine : 1° la séparation de l'embryon et de la portion de l'ectoderme extra-embryonnaire avec lequel il était en continuité de tissu; 2° l'occlusion de cette portion qui devient alors le *chorion cellulaire* (bientôt villeux) ou enveloppe externe de l'œuf dès le moment de cette occlusion derrière le dos de l'embryon (fig. 6, B, *cc'*); occlusion qui coïncide avec celle des replis en capuchons de ce même feuillet externe dont la portion qui circonscrit au plus près l'embryon proprement dit ferme en même temps l'*amnios* (*voy.* Membranes, p. 447, et ci-contre fig. 6, A, *c*). Ce n'est qu'après qu'a eu lieu cette occlusion que se produit le *liquide amniotique* et que ce contenu devient ainsi une nouvelle partie constituante de l'œuf. Jusque-là les replis ou capuchons amniotiques (fig. 6, A, *cc'*) étaient restés appliqués directement sur les extrémités et les flancs du corps de l'embryon. Jusque-là aussi la dissection ne montrait dans l'œuf d'autre liquide que celui de la vésicule ombilicale; car la cavité pleuro-péritonéale montrait contiguës l'une à l'autre les deux faces de ses parois. Le liquide amniotique écarte peu à peu l'amnios pavimenteux de la surface épidermique de l'embryon proportionnellement à sa quantité et repousse en quelque sorte celui-ci (fig. 6, A, *m*, et B, *e*).

C'est lorsque l'œuf atteint et dépasse le diamètre d'un millimètre et au delà qu'on voit ainsi les trois feuillets du blastoderme prendre part en des proportions diverses à la formation de l'embryon au niveau de la portion de celui-là dite *tache* ou *aire embryonnaire* (fig. 5, A) et à celle de ses organes caducs.

Nous avons vu que de l'occlusion des capuchons amniotiques résulte pour la plus grande portion de l'ectoderme non embryonnaire, le chorion (fig. 5 et

6, *e*), son isolement par rapport à l'amnios, et consécutivement à l'égard de tout l'embryon (fig. 6, *i'*, *e'*). Ce dernier devient ainsi contenu indépendant, sinon flottant dans la vésicule choriale ou enveloppe externe de l'œuf (*voy.* CHORION). Or, au début la portion principale du contenu de cette enveloppe externe ectodermique n'est pas encore l'embryon et le liquide amniotique. C'est la portion extra-embryonnaire de l'*endoderme* avec son contenu, cette *vésicule ombilicale* dont la surface externe d'abord contiguë à l'ectoderme a été bientôt tapissée par le mésoderme vasculaire qui l'a séparée de celui-là (*voy.* MEMBRANES, p. 447, *d*, *e*). La vésicule ombilicale, organe d'origine ainsi à la fois *endodermique* et *mésodermique*, l'emporte tellement d'abord sur la masse que forme la *portion embryogène* du blastoderme, que celle-ci, l'embryon, n'est en quelque sorte qu'une portion restreinte du tout, de l'œuf; portion qui est encore couchée, appliquée sur la vésicule ombilicale (fig. 5, B). Mais cette vésicule diminue graduellement de masse, ou dans quelques espèces son développement s'arrête seulement, pendant que l'autre grandit au contraire et passe de l'état d'embryon à celui de fœtus. Ce dernier devient bientôt, et reste jusqu'à la fin la portion prédominante de l'œuf (*voy.* EMBRYON et FŒTUS).

C'est de cette manière que la portion non embryogène ou ombilicale tant de l'*endoderme* que du *mésoderme*, après avoir été contiguë à la portion homologue ou choriale de l'ectoderme, après avoir fait partie comme celle-ci des enveloppes de l'œuf encore petit, s'écarte du chorion, cesse de grandir, contrairement à ce que fait celui-ci. C'est de la sorte que l'endoderme passe de l'état de contenant de l'œuf à l'état de contenu ou vésicule ombilicale, en laissant le chorion multicellulaire comme seule enveloppe extérieure essentielle, tapissée extérieurement toutefois par la mince couche mésodermique *vasculaire* indiquée plus haut (p. 579) et bientôt par l'allantoïde (fig. 6, A, *a*).

C'est lorsque l'œuf a environ de 3 à 5 millimètres chez les mammifères que deviennent manifestes ces dispositions. Mais auparavant déjà, dès l'époque susindiquée, vers laquelle (fig. 6, A) l'embryon par l'intermédiaire de l'amnios se sépare de la portion choriale ou non embryonnaire de l'ectoderme, pour tomber en quelque sorte à l'état de contenu dans la cavité de cette enveloppe, la génération, déjà notée, d'un organe nouveau, vient rétablir des relations anatomiques et physiologiques entre ce contenu et son contenant ectodermique (fig. 5, C, *a*, et 6, *a*, *a*).

Cet organe, bientôt étalé en membrane, l'*allantoïde* reliant le contenu au contenant ectodermique qu'il double et renforce, en tant qu'enveloppe interne sur-ajoutée, n'est pas d'origine blastodermique à proprement parler, comme le sont le chorion et la vésicule ombilicale.

Nous devons revenir encore sur ce fait que l'allantoïde est un organe d'*origine embryonnaire*, qui vient en entier de l'embryon, alors que celui-ci est déjà bien distinct des portions non-embryogènes du blastoderme (*voy.* p. 579).

L'allantoïde est un organe provenant d'une introrsion intra-fœtale de l'endoderme et de l'ectoderme en sa région sous-coccygienne se développant jusqu'à ressortir au-dessus de la région pelvienne; cet organe forme là une exsertion qui se double, comme nous l'avons dit, du tissu cellulaire ou endodermique vasculaire de l'embryon. Il porte ainsi les vaisseaux de ce dernier sur toute la face interne du chorion ectodermique contre laquelle il s'étale en membrane en envoyant des prolongements dans la cavité des villosités de celui-ci. Or il le fait alors que cessent de grandir et que s'atrophient même la vésicule ombilicale, (organe endo-mésodermique) et ses vaisseaux omphalo-mésentériques (*voy.* CIRCULATION). Les relations physiologiques nutritives, à la fois respiratoires et assimilatrices entre l'embryon et la mère, par ces derniers vaisseaux d'abord, continuent ainsi à exister par l'intermédiaire des autres à mesure qu'elles cessent dans les premiers apparus (*voy.* p. 587, fig. 7).

Par son étalement à l'intérieur, par la part qu'il prend à la formation du placenta durant son évolution graduelle, coexistant avec celle des villosités choriales, ce double organe *endo-* et *ecto-mésodermique* fourni par l'embryon vient singulièrement compliquer la structure des enveloppes primitives ou directement blastodermiques de l'œuf.

L'article MEMBRANES DE L'ŒUF indique les noms divers qu'elles ont reçus alors qu'elles étaient décrites empiriquement sans qu'on connût encore leur origine, leur nature soit cellulaire proprement dite d'une part, soit cellulo-vasculaire ou mésodermique de l'autre.

Rappelons qu'au point de vue de la structure intime la portion non embryogène ou extra-embryonnaire de l'ectoderme donne directement à l'œuf en général ou à l'embryon individuellement, savoir : 1° ici l'*amnios*, formé d'une rangée unique de larges et minces cellules pavimenteuses ou polygonales, comme celles de la couche superficielle de l'épiderme fœtal avec laquelle cette enveloppe se continue; 2° là, le *chorion villeux*, dit à tort deuxième *chorion* par quelques auteurs, membrane externe de l'œuf, formé aussi d'une rangée unique de cellules ayant le caractère épithélial, mais plus petites que les autres et polyédriques, aussi épaisses que larges, alors même que la continuité entre le chorion et l'amnios existe encore (fig. 5 et 6); chorion qui ne disparaît jamais avant l'accouchement, ni comme membrane, ni comme villosités, alors même que les cellules le composant se soudent les unes aux autres et perdent ainsi la trace de leurs surfaces de contiguïté.

La portion extra-embryonnaire de l'endoderme fait partie d'une manière directe, de son côté, de la ***vésicule ombilicale*** qu'entoure directement ainsi l'aire vasculaire ou portion extra-embryonnaire du *mésoderme vasculaire* (*voy.* MEMBRANES, p. 447); vésicule qui, suivant les espèces de vertébrés, s'arrête de bonne heure dans son développement et reste réduite en quelque sorte presque à rien comme sur l'homme ou, au contraire, grandit considérablement comme chez les ruminants et autres mammifères, les sélaciens parmi les poissons, etc. Au point de vue des connexions, cet organe transitoire, extérieur à l'embryon, reste en continuité complète ou non, jusqu'à la fin de la gestation, avec la portion moyenne de l'intestin, d'origine endo-mésodermique comme lui. L'amnios, autre organe transitoire, est au contraire en continuité vers le même niveau avec l'épiderme, d'origine ectodermique comme lui, mais en quelque sorte retourné vers le dos en sens inverse de ce que montre la vésicule ombilicale (*voy.* MEMBRANES, p. 447, *g*, *r*).

Enfin, comme nous l'avons dit, à ces organes transitoires d'origine blastodermique directe s'ajoutent les organes, transitoires aussi, d'origine embryonnaire. Ils sont constitués par la double extrorsion ou exsertion ouraco-allantoïdienne. La portion allantoïdienne proprement dite, sous forme de poche creuse, bientôt pleine de liquide, est formée de cellules épithéliales juxtaposées, polyédriques, plus longues qu'épaisses ordinairement; cette poche cesse de croître et s'atrophie même de bonne heure dans diverses espèces, comme l'homme, et grandit pendant toute la durée de la gestation chez les ruminants et autres. Quant à la portion mésodermique, formée de tissu cellulaire gélatiniforme, avec des fibres-cellules sur diverses espèces, très-vasculaire, elle est la seule portion de l'allantoïde, qui prend part à la formation du placenta et qui grandit uniformément pendant toute la gestation. Alors même que la poche ectodermique, d'origine embryonnaire, s'est atrophiée, résorbée, ou a simplement cessé de grandir, celle-là seule rend *vasculaires* le chorion et ses villosités, d'origine ectodermique, ne devenant placentaires que par ce fait même (*voy.* CORDON OMBILICAL, MEMBRANES et PLACENTA).

Toutes les différences si nombreuses, que les œufs présentent d'une espèce animale à l'autre, résultent non-seulement des diversités spécifiques des embryons qui en sont devenus le contenu, mais aussi du plus et du moins de développement et de persistance de chacun des organes extra-embryonnaires, tant membraneux proprement dits, comme le chorion et l'amnios, que vésiculeux ou tubuleux, comme l'allantoïde et la vésicule ombilicale.

Outre l'embryon, l'on ne trouve en effet aucun autre organe dans l'œuf des mammifères que ceux appartenant aux trois groupes précédents, savoir : 1° essentiellement *ectodermiques* et accessoirement *mésodermiques*, amnios et chorion ; 2° *endo-mésodermique*, vésicule ombilicale, et 3° *ecto-endodermiques* embryonnaires, allantoïde ouracale ou vésiculeuse et sa couche cellulo-vasculaire ou lamineuse, qui va tapisser la face interne du chorion (et dite parfois à tort troisième *chorion*). Cette couche lamineuse en particulier offre, d'une espèce animale à l'autre, suivant que persistent ou non les vésicules allantoïde proprement dite et ombilicale, des variétés nombreuses d'épaisseur, de mollesse, d'état gélatiniforme avec ou sans vascularité, en tel ou tel point de son étendue.

Dans tous les cas, nulle partie constituante de l'œuf, à quelque époque que ce soit de son évolution, ne reste inconnue aujourd'hui, aussi bien sous le point de vue de sa provenance ovulaire que sous celui de sa nature et de sa structure propres, quelque singuliers qu'en soient les aspects comparativement à ceux des organes de l'adulte hors de l'état de grossesse.

IV. **Connexions vasculaires de l'œuf avec l'utérus.** L'article CADUQUE (p. 457) a montré comment, dès l'époque ou le chorion s'est clos derrière le corps de l'embryon que l'amnios enveloppe d'une manière immédiate (fig. 6, B), l'ovule humain est rapidement entouré par un gonflement circulaire de la muqueuse utérine qui le recouvre totalement d'une manière immédiate.

Il est possible qu'il en soit également ainsi chez quelques singes anthropoïdes. Mais sur la plupart des mammifères il y a simplement adhérence de l'œuf, du chorion cellulaire villeux avec la muqueuse des cornes utérines par contact immédiat ; du reste, la forme de ces organes d'une part, des œufs de l'autre, fait que ce contact n'existe d'une manière immédiate et avec adhérence que sur une portion plus ou moins grande de la surface externe du chorion. Toutefois, que ce contact ait lieu avec toute la surface de l'œuf, comme chez la femme, ou avec une portion seulement, le mécanisme de son adhésion à la muqueuse et des relations vasculaires endosmo-exosmotiques qui en résultent reste le même.

Pour comprendre ce mécanisme, il faut tenir compte de ce que la muqueuse du corps utérin chez la femme présente un riche réseau capillaire superficiel qui s'étend dans toute l'étendue de sa couche hyaline limitante sous-épithéliale.

Ses mailles sont limitées par des capillaires flexueux eux-mêmes, et partout ailleurs qu'autour des orifices glandulaires elles sont étroites, plus longues que larges. Leurs configurations donnent à ce réseau un aspect analogue à celui que présente le réseau, superficiel aussi, de la muqueuse nasale. Les artérioles et les veinules afférentes et efférentes se comportent en arrivant au réseau comme elles le font à celui-là et à la muqueuse du larynx (*voy.* MUQUEUSES, p. 445-446), elles traversent ensuite la muqueuse presque perpendiculairement à sa surface en y décrivant des flexuosités et des spirales bien connues.

A la surface des cotylédons de la muqueuse utérine des ruminants, la disposition des réseaux capillaires est la même, sauf des variétés d'importance secondaire. Même remarque pour la muqueuse utérine des cobayes, des lapines et des autres mammifères, partout où cette muqueuse manque de papilles.

Or, à l'endroit où l'œuf s'arrête, une fois arrivé dans l'utérus, les vaisseaux se congestionnent; la trame même de la muqueuse rougit, s'épaissit, se gonfle en se ramollissant, avec augmentation de quantité de la matière amorphe accompagnant ses éléments. Elle produit un relief sous forme de pli ou bourrelet plus ou moins considérable, état rudimentaire de celui qui, entourant la totalité de l'œuf humain, constituera la *caduque réfléchie* (*voy.* p. 577).

Le chorion ectodermique de cet œuf est séparé des capillaires superficiels même par la rangée cellulaire épithéliale de l'utérus, dont les cellules persistent. Hypertrophiées individuellement, de prismatiques elles sont devenues polyédriques plus ou moins régulières. Or, au fur et à mesure qu'à la surface du chorion naissent et se développent ses villosités, cellule par cellule en réalité, l'hypertrophie de la muqueuse s'accomplit de même, d'une manière corrélative, molécule à molécule, entre chacune des saillies villiformes et autour d'elles; tissu propre et capillaires simultanément.

La génération de ces parties s'accomplit ainsi continument du côté de l'œuf et de celui de la mère sans hiatus ni interruption, quelles que soient la durée du phénomène et les dimensions des parties qui naissent. L'un amène l'autre sous une constante et complète solidarité, à la fois physiologique et anatomique, à compter de l'arrivée de l'œuf fécondé et évoluant comme point de départ.

De là vient que, quelque longues, ramifiées et volumineuses que soient les villosités, de l'œuf humain en particulier, toujours il y a du tissu propre et des capillaires de la muqueuse utérine jusqu'à leur point d'attache ou de départ sur le chorion même de l'œuf (fig. 7, *u*). De là vient que du début surtout jusqu'à la fin de la gestation chaque villosité et chacune de ses subdivisions se trouvent immédiatement entourées par une couche d'épithélium utérin qui les sépare des capillaires et du tissu de la muqueuse utérine, excepté dans les cas de grossesse extra-utérine péritonéale et interstitielle.

Outre cet épithélium il y a le tissu propre, et les vaisseaux de la portion correspondante de la muqueuse utérine, ayant augmenté le volume et le nombre de leurs éléments, représentent ce que l'on appelle le placenta maternel. Ici l'adhésion de l'œuf à l'utérus est surtout proportionnelle à la consistance, à la résistance de ce tissu maternel, car les villosités choriales ou placentaires d'origine ectodermique sont tenaces, inextensibles, résistantes d'une manière remarquable sur la plupart des animaux (*voy.* p. 599 et fig. 7, *q*).

Les *adhérences placentaires* accidentelles chez la femme résultent précisément de ce qu'accidentellement aussi la vascularisation de la muqueuse inter-utéro-placentaire a eu lieu pendant que son tissu propre, sa trame, conservait la consistance qu'il a normalement hors de l'état de grossesse, c'est-à-dire sans présenter les modifications qui en amènent normalement la diminution de consistance, la *caducité*. Dans les cas d'enchevêtrement placentaire normal progressif dont il vient d'être question l'adhérence de l'œuf à l'utérus est donc proportionnelle à la consistance du tissu de la muqueuse utérine associé aux villosités.

Sur les portions non villeuses du chorion, dans les régions et sur les espèces (cochon, solipèdes, etc.) à villosités choriales disséminées, non placentaires, on est toujours frappé du peu d'adhérence des parties entre elles. Sur la jument et la truie, là où les villosités choriales non disposées en placenta prennent certainement aux vaisseaux de la mère les principes nécessaires à la nutrition du fœtus, le décollement du chorion et du fœtus s'obtiennent avec la plus grande facilité. Il y a simple accolement par contiguïté sans enchevêtrement. L'adhésion par contiguïté est faible en raison d'une mince couche grisâtre et molle de mucus et de cellules épithéliales utérines, interposée à la muqueuse maternelle d'une part, au chorion fœtal et à ses villosités de l'autre.

Malgré les apparences résultant de ces diverses dispositions, ce ne sont pas des épithéliums glandulaires qui entourent les villosités choriales, qui sont interposées à elles et au tissu même de la muqueuse utérine hypertrophiée et ramollie. Il n'y a pas à chaque grossesse formation nouvelle de glandes subdivisées comme ces villosités. Ce n'est par suite pas le produit de leur secrétion, un prétendu *lait placentaire*, que l'œuf absorbe, qui le nourrit ainsi que son contenu, le fœtus. Ce n'est point d'autre part dans les follicules utérins normaux que se plongent les villosités, pour amener une subdivision de ces follicules (naturellement bifurqués souvent déjà sur divers mammifères), sous forme de glandes en grappes, à mesure que poussent leurs ramifications multiples.

Quoi que répètent à cet égard nombre d'auteurs, il y a là erreur d'interprétation sur une disposition morphologique des éléments maternels et fœtaux contigus. Il n'y a pas entre l'œuf et la mère, entre la circulation fœtale et la circulation maternelle, un intermédiaire nutritif d'ordre secrétoire, tel que sera plus tard le lait, mais qui serait directement absorbé sans élaboration digestive préalable (*voy.* Fœtus, p. 508). Cela ne se voit ni au début de la grossesse pour cesser plus tard, lorsque les villosités choriales continuent à s'accroître en un point donné de l'œuf pour s'associer en *placenta*, ni pendant que ce dernier organe sert essentiellement à l'union physiologique du fœtus et de la mère, sur les mammifères où il se développe.

Ceci est surtout rendu manifeste par cette particularité que chez les ruminants les follicules manquent précisément dans les *caroncules* de la muqueuse utérine auxquelles s'accolent les cotylédons du chorion ou placentaires, tandis qu'ils existent dans les intervalles. D'autre part sur la femme les follicules naturels sont hypertrophiés, larges, pleins d'une matière demi-liquide, rendue blanchâtre par de grosses cellules glandulaires polyédriques, plus ou moins finement granuleuses, dans toute l'étendue de la *caduque vraie*, c'est-à-dire dans toute la portion, la plus grande, de cette muqueuse avec laquelle le chorion, puis le placenta, n'ont aucun rapport de contiguïté (fig. 7, *n*, *n*) ; l'œuf est en effet toujours séparé de la caduque vraie par la *caduque réfléchie* (*s*, *s*) ; celle-ci à son tour est précisément très-peu pourvue de follicules dans celle de ses faces ou portions par laquelle elle est en rapports anatomiques et de contiguïté avec le chorion villeux (*voy.* Caduque). Ajoutons enfin que des connexions choriales et placentaires s'établissent, comme il a été dit d'une manière générale, entre l'œuf et la muqueuse utérine des petits rongeurs, alors que cette muqueuse manque de glandes, sur les rats, par exemple, etc.

Il est donc certain que ces follicules ne jouent aucun rôle dans l'établissement des connexions entre l'œuf et l'utérus, qu'il n'y a pas intromission des villosités choriales dans leur cavité ; qu'il n'y a pas de rapports entre la forme ni les dimensions de ces villosités et celle des cavités glandulaires ; que le produit de leur sécrétion, dont la composition est inconnue, ne sert pas à la nutrition ni au développement de l'œuf. Mais il faut savoir dire qu'on ne connaît pas les usages de ce produit. Il ne semble pas qu'il serve à autre chose qu'à faciliter les glissements de la muqueuse sur elle-même, qu'elle contienne ou non un ou plusieurs œufs ; il ne paraît pas qu'il ait d'autres usages, en un mot, que des usages physiques de protection directe ou indirecte.

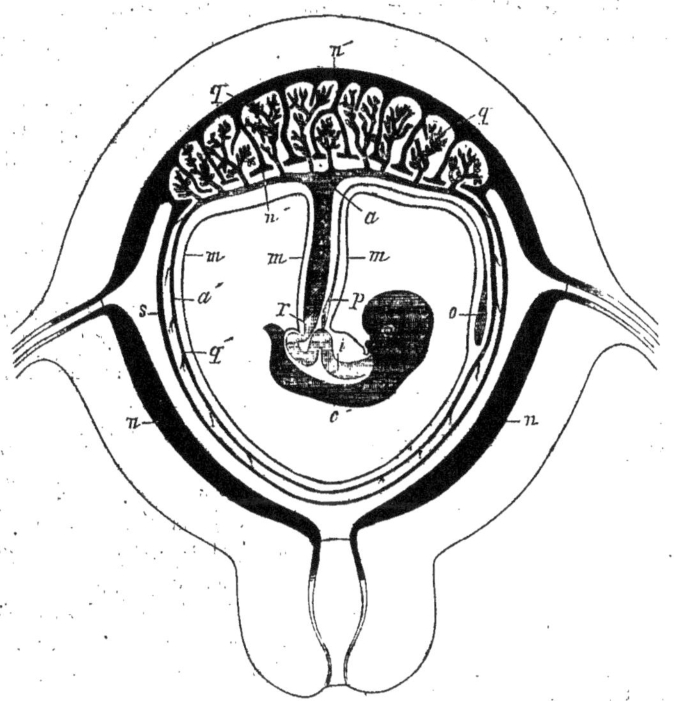

Fig. 7. — Schéma de la disposition de l'œuf humain dans la cavité utérine après le troisième mois.

e', embryon. — *i*, intestin. — *p*, pédicule de la vésicule ombilicale réduit à un cordon plein. — *o*, reste de la vésicule ombilicale; elle est située entre l'amnios et le magma réticulé ou tissu cellulaire gélatiniforme, reste de l'allantoïde. — *m*, *m*, amnios qui entoure complétement le pédicule de la vésicule ombilicale et celui de l'allantoïde (le *cordon*). — *a'*, *q'*, portion non placentaire du chorion; entre lui et l'amnios est le magma réticulé, portion non placentaire de l'allantoïde. — *a*, portion placentaire du chorion et de l'allantoïde. — *q*, *q*, villosités rameuses, concourant pour la plus grande partie à la formation du placenta, et s'enfonçant dans la caduque inter-utéro-placentaire ou *sérotine*. — *s*, caduque ovulaire ou *réfléchie*. — *n'*, caduque inter-utéro-placentaire avec ses cloisons inter-cotylédonnaires *u*. — *n*, *n*, caduque utérine. La muqueuse de la cavité du col n'est pas caduque.

Tous les faits précédents sont surabondamment prouvés du reste par les nombreux cas de grossesse extra-utérine dans lesquels on voit les connexions vasculaires fœtales de même ordre que celles qui ont été décrites plus haut s'établir de la manière la plus nette avec les vaisseaux maternels ovariens, du tissu cellulaire sous-péritonéal, de la trompe, etc., tant sur la femme que chez les mammifères. Or, dans ces conditions, la muqueuse utérine, et ses glandes en particulier, sont toutes très-développées, normalement hypertrophiées, si l'on veut, et rendues évidentes, même pour l'œil nu et la loupe, avec production du liquide sus-indiqué, comme dans les conditions de la grossesse naturelle. Le fœtus, d'autre part, a suivi son évolution normale. C'est là un fait, qu'après tant d'autres, j'ai eu plusieurs fois occasion de vérifier et qui a surtout été bien figuré et interprété par Coste (*Hist. gén. et part. du développement*, Paris, in-4°, pl. XII, et explication, t. II, 1849). Il s'ajoute à ceux qui ont été notés p. 584 pour montrer que l'épithélium maternel, dit *organe glandulaire* par Ercolani, qui dans les conditions ordinaires revêt les villosités choriales à mesure qu'elles se développent dans l'utérus, n'est pas un élément nécessaire à l'existence de l'œuf du placenta. Il manque en effet complétement dans les grossesses extra-utérines, celles qui sont péritonéo-intestinales particulièrement.

On a vu plus haut comment, à mesure que croissent les villosités choriales, la muqueuse utérine, trame et vaisseaux, s'hypertrophient; là d'une manière correspondante, par suite, il y a inévitablement une couche de l'épithélium muqueux maternel (et caduque ultérieurement) entre cette muqueuse même et le corps éventuel que représente chaque villosité extérieure fœtale devenant *cotylédon placentaire* (fig. 7, *q*); autour de celles-ci, en un mot.

Toutefois il faut noter que non-seulement chez la femme, mais aussi sur divers mammifères, ce n'est que sur la coupe de tissus durcis, comprenant à la fois les villosités et le tissu correspondant de la muqueuse, qu'on voit cet épithélium utérin tapissant les villosités. Souvent même dès le milieu de la grossesse il manque sur certaines d'entre elles, au moins par places. A l'état frais il se détache aisément de la muqueuse et de la villosité. De là vient qu'autrefois j'en ai à tort nié l'existence avec Weber, J. Reid, Goodsir, etc.

Néanmoins il manque naturellement dans les diverses sortes de grossesses extra-utérines.

Tant que croissent ces villosités s'établit normalement et graduellement cette vascularisation utérine, qui est surprenante lorsqu'on l'observe lors de son achèvement sans avoir suivi les phases de son évolution. La cavité tubuleuse de chaque villosité choriale étant, à mesure qu'elles se développent, remplie par le tissu cellulaire vasculaire allantoïdien, la vascularité maternelle extérieure se prête aux échanges endosmotiques réciproques des deux sangs, au travers des parois capillaires d'abord, et finalement de l'épithélium utérin d'une part, de celui qui forme les villosités choriales de l'autre. La prédominance de la densité du sang fœtal sur le sang de la mère rend compte déjà de ce que le premier prend ou reçoit en principes assimilables bien plus qu'il ne rend au second en composés de désassimilation (*voy.* aussi p. 599).

Il faut noter en outre qu'une fois établies les dispositions vasculaires sus-indiquées, ce sont elles qui, en raison du rôle prédominant de la circulation dans la physiologie nutritive de l'œuf, prennent, du côté de la mère, le plus grand développement et présentent les modifications les plus considérables de formes et de dimensions des vaisseaux, non-seulement suivant les phases de l'évolution ovulaire sur un même animal, mais aussi d'une espèce à l'autre.

V. **Constitution anatomique de l'œuf dans l'utérus.** Que l'œuf soit observé en place ou soit abortif et accidentellement rejeté au dehors, il représente une partie organique naturelle, prenant part temporairement à la constitution de la femelle des mammifères. Elle est assez importante pour mériter une description propre et spéciale, aussi bien que toute autre partie, avec indication de la provenance, de la nature anatomique et du rôle physiologique de ses parties constituantes.

Du seizième au dix-huitième jour de la grossesse chez la femme, l'œuf débarrassé de la caduque réfléchie, avec ou sans caillots, dans les cas abortifs, se présente sous forme d'une vésicule sphérique ou sphéroïdale ayant à peine 8 à 10 millimètres de diamètre, à surface tomenteuse, molle, grisâtre ou rougeâtre. On en reçoit qui, donnés pour avoir dix-huit à vingt jours, ont de 12 à 15 millimètres de diamètre. Une caduque réfléchie, molle, rougeâtre, à surface externe marquée de petites dépressions ou orifice glandulaire, les entoure. Elle est déchirée ou non çà et là. Il faut en tous cas en débarrasser l'œuf dont les villosités s'enfoncent dans cette membrane, par sa surface interne, pour lui trouver l'aspect extérieur qui vient d'être décrit. Cet aspect est encore le même à la fin de la quatrième semaine, époque à laquelle la poche sphérique villeuse ci-dessus atteint un diamètre de 25 à 30 millimètres environ. Contrairement à ce que disent quelques accoucheurs, les œufs de dix-huit à vingt jours ne sont pas pleins. On y trouve une poche amniotique transparente, à surface lisse, brillante, contenant du liquide, en petite quantité, il est vrai, mais en quantité appréciable, entourant la portion céphalique et dorsale principalement d'un embryon, long de 3 à 5 millimètres, suivant les cas. Le corps de celui-ci est grisâtre ou blanchâtre, mou, facile à écraser et à dissocier, ce qui se produit souvent malgré toutes les précautions prises. A la face ventrale, du côté opposé à celui où, sous la loupe, on voit la poche amniotique, se trouve appliquée la vésicule ombilicale, sphéroïdale, grosse comme un grain de chènevis ou environ, jaunâtre, laissant échapper son contenu liquide ou demi-liquide, dès qu'on l'incise ou la rompt. Elle n'est pas encore pédiculée ou est au début de la formation du cordon (fig. 6, *p*).

Il n'est donc pas exact de dire avec quelques auteurs que les œufs du premier mois, bien que partout recouverts de villosités, sont pleins et ne possèdent pas de cavité remplie de liquide : outre celui de la vésicule ombilicale il y en a déjà un peu dans l'amnios. Ajoutons qu'à cette époque et tant que le resserrement par lequel débute le cordon ombilical n'est pas formé, tant que l'amnios n'a pas recouvert la vésicule ombilicale, la face interne du chorion est appliquée contre la face externe de la vésicule sans lui adhérer. Dans toute cette étendue, la face interne du chorion se détache sans difficulté de la vésicule et reste lisse et brillante; la mince couche mésodermique qui tapisse cette face est tellement mince qu'elle ne change en rien cet aspect. Ce n'est qu'en plaçant sous le microscope un lambeau de chorion qu'on trouve du tissu cellulaire sur la surface que l'allantoïde et l'amnios n'ont pas encore atteinte. Là aussi au niveau du point d'émergence ou d'insertion de chaque villosité on aperçoit un point, ou une dépression, orifice ou abouchement du canal qui les parcourt.

Pour éviter quelques inutiles répétitions, indiquons de suite que chez la femme l'aspect de poche sphérique molle, ou vésicule s'affaissant plus ou moins sur elle-même, à surface externe rendue tomenteuse uniformément par les villosités choriales plus ou moins ramifiées, bien visibles, surtout quand la pièce est mise dans l'eau, s'observe nettement jusqu'au deuxième ou deuxième mois et demi de la grossesse (*voy.* CADUQUE et CHORION). L'œuf atteint à cette époque un diamètre de 5 à 6 centimètres. Au quarantième jour il a 30 à 35 millimètres de diamètre. Au cinquantième jour il a de 40 à 45 millimètres. Dès cette période, vers le cinquantième jour, l'embryon étant long de 18 à 20 millimètres, des villosités plus grandes, plus ramifiées, sur un tiers environ de la surface choriale et à branches plus touffues qu'ailleurs, indiquent déjà l'endroit où sera le placenta; c'est celui de la portion de l'œuf qui correspond à la paroi même de l'utérus, à la muqueuse ou caduque inter-utéro-placentaire. Sur le reste de l'étendue de l'œuf les villosités plus petites, paraissant plus écartées, sont déjà *oblitérées* (fig. 7, *q'*). Nous reviendrons du reste plus loin sur ces points.

L'œuf est parfois expulsé abortivement sous cet état, c'est-à-dire entier, sans rupture des membranes. On peut même, bien que plus rarement, en recevoir entiers du troisième et même du quatrième mois, alors que le placenta se dessine déjà nettement et que l'œuf a 8, 10 et 12 centimètres de diamètre. De plus, avant d'avoir l'œuf ainsi tomenteux directement sous les yeux, il faut le débarrasser de la *caduque réfléchie* (fig. 7, *s*) plus ou moins épaisse, sous forme de membrane grisâtre ou rougeâtre, molle, friable, à surface extérieure ponctuée de petites dépressions ou orifices glandulaires, là où elle n'est pas déchirée; muqueuse que le plus souvent l'œuf entraîne avec lui (*voy.* CADUQUE et MEMBRANES DE L'ŒUF). Ce produit peut ou non être accompagné de la portion de muqueuse utérine, d'aspect et de structure semblables, qui ne recouvre pas l'œuf et tapisse les parois de la matrice (*caduque vraie*, fig. 7, *n*, *n*). Ces deux portions de la *caduque* peuvent, ou non, montrer pleins de sang les riches réseaux des capillaires et des veinules de la muqueuse, dilatés sous forme de sinus ou canal plutôt prismatique que cylindrique, pouvant atteindre un diamètre de 2 millimètres et plus, renflés davantage sur certains points de leur trajet que sur d'autres.

Nous reviendrons plus loin sur les particularités offertes par les œufs dont les membranes rompues ne sont rendues qu'après l'évacuation et l'expulsion de leur contenu.

Sur les plus petits œufs, la membrane externe ou chorion, dans toute leur étendue, est uniformément recouverte de villosités cylindriques dont les plus longues ont de 1 millimètre à 1 millimètre et demi de long déjà divisées en deux, trois ou quatre branches, à sommet arrondi ou conoïde. Les plus courtes sont simples ou bifurquées. Elles sont épaisses de 2 à 5 dixièmes de millimètre. Elles sont écartées les unes des autres de 1/4 à 1/2 millimètre. Les subdivisions ont la moitié de la largeur des troncs principaux et même plus; à cette époque, en effet, les terminaisons des villosités sont deux ou trois fois plus larges qu'elles ne le sont dans le placenta complétement développé, lorsque ces subdivisions se sont beaucoup multipliées. Les villosités présentent souvent çà et là, surtout au-dessous de leurs subdivisions, de brusques renflements ampullaires irrégulièrement cordiformes, fusiformes, etc., qui leur donnent une certaine et variable irrégularité d'aspect. Les extrémités terminales et flottantes des subdivisions sont souvent élargies, renflées, globuleuses.

Le *chorion*, qui supporte les villosités dont il vient d'être question, et ces dernières elles-mêmes, sont formés d'une seule rangée de cellules semblables. Ces cellules sont polyédriques, à angles nets, larges en moyenne de 15 millièmes de millimètre, et aussi épaisses que larges. Toutes possèdent un noyau sphérique ou un peu ovoïde, clair, à peine granuleux, avec un petit nucléole central. Le corps de la cellule entre le noyau et sa surface est riche en granulations grisâtres assez foncées, uniformément distribuées. L'acide acétique les pâlit notablement, mais sans les dissoudre, ni les faire disparaître tout à fait.

Ces cellules sont exactement juxtaposées, et leurs lignes de contact sont très-nettes, faciles à voir ; les bords de la déchirure du chorion ou ses villosités restent anguleux par suite de la séparation des cellules les unes des autres.

Chez la femme, ces cellules du chorion et des villosités se soudent de très-bonne heure, ne sont plus distinctes les unes des autres vers la sixième semaine, ou ne le sont que difficilement et cessent de l'être un peu plus tard. En même temps leur nucléole disparaît, leur noyau devient moins transparent, moins régulier, et le corps de la cellule se remplit de nombreuses granulations, les unes fines et grisâtres, les autres sphériques, à contour foncé, à centre jaune et brillant, large de 1 à 2 millièmes de millimètre. Ces dernières surtout rendent le tissu du chorion et de ses villosités difficile à étudier et masquent les noyaux par places. C'est par suite de cette soudure des cellules les unes aux autres que ce tissu offre de bonne heure l'aspect d'une substance continue, plus ou moins granuleuse, parsemée de noyaux.

Cette soudure des cellules entre elles n'a pas lieu chez tous les mammifères ; sur la vache et autres, en particulier, elles restent toujours distinctes, dans les villosités des cotylédons particulièrement. Là, elles sont sphéroïdales, bombées à leur surface libre, polyédriques par pression réciproque, dans le reste de leur étendue, plus transparentes, moins granuleuses et à noyau un peu plus volumineux que chez la femme. Moins adhérentes que dans le chorion humain, ces cellules se détachent facilement les unes des autres jusqu'à la fin de la grossesse.

Sur les divisions des villosités de l'œuf humain, on voit par places de petites subdivisions, pédiculées ou non, sphéroïdales ou ovoïdes, simulant des espèces de bourgeons de la superficie des villosités ; mais elles sont pleines et, sur beaucoup, le pédicule étroit n'est représenté que par une seule ou deux rangées de cellules.

Ces espèces d'appendices pleins des villosités sont communs ; ils se retrouvent pendant toute la durée de l'existence des villosités placentaires, et les cellules s'y soudent ensemble comme dans le reste du tissu chorial. Seulement, en général, les bourgeonnements deviennent moins granuleux que les parois des villosités dont ils dépendent ; les noyaux sont facilement apercevables, et toujours en nombre considérable, parce que, comme ce sont des corps pleins, les cellules ou mieux leurs noyaux s'y trouvent superposés sur une plus grande épaisseur. Il n'est pas rare de voir quelques-uns de ces courts prolongements qui présentent à leur centre une cavité claire sans communication avec celle de la division qui les porte ou ne communiquant que par un canal étroit et ne recevant pas d'anses vasculaires.

État intérieur de l'œuf. Quand l'embryon que contient l'œuf a une longueur de 8 millimètres environ, dans toute l'étendue du chorion, à sa face interne, existe la couche allantoïdienne d'un gris rosé, gélatiniforme, molle, épaisse de plus de 1 millimètre, indiquée plus haut. On y trouve des vaisseaux capillaires larges de 1 à 8 centièmes de millimètre encore pleins de globules sanguins pourvus d'un ou deux petits noyaux sphériques. Il est facile aussi de constater que toutes les villosités sont remplies par un tissu semblable, que dans toutes s'enfoncent avec lui des anses vasculaires déjà flexueuses, telles qu'on les retrouve plus tard dans celles de ces villosités qui forment le placenta ; on voit aussi que ces anses conservent dans la cavité des villosités le même type de subdivisions et d'anastomoses que dans leurs intervalles à la face interne du chorion.

Le tissu allantoïdien mou, gélatiniforme, transparent, accompagnant les capillaires dans la cavité des villosités, est en continuité de substance avec celui qui tapisse toute l'étendue du chorion et qui a été appelé *magma réticulé*.

Dans les villosités des petits œufs, ce tissu, au lieu d'être formé principalement de fibres lamineuses complétement développées, comme lors de l'accouchement, est constitué d'abord comme l'est le tissu du *magma réticulé* et du *cordon* des très-jeunes embryons, c'est-à-dire de cellules fibro-plastiques, mais presque toutes fusiformes, rarement étoilées. Les cellules fibro-plastiques sont entre-croisées en toutes directions dans la portion sous-choriale du tissu, mais dans la cavité des villosités elles sont presque toutes dirigées dans le sens de la longueur de ces prolongements. La couche du tissu est assez épaisse autour des capillaires dans les villosités pour que ceux-ci deviennent invisibles lorsqu'ils sont vidés de leurs globules sanguins par la pression et le contact de l'eau; mais après l'action de l'acide acétique on aperçoit de nouveau la paroi des capillaires, avec ses noyaux longitudinaux ovoïdes, plus courts et un peu plus larges que dans les capillaires de la plupart des tissus de l'adulte. Ces diverses particularités peuvent être constatées sous toute l'étendue du chorion.

Bischoff pensait que, chez l'homme, l'allantoïde ne tapisse ni l'amnios ni le chorion; qu'elle ne fournit de vaisseaux ni à l'une ni à l'autre de ces membranes; qu'elle disparaît de très-bonne heure, dès qu'elle a conduit les vaisseaux ombilicaux au côté fœtal du chorion, et qu'alors elle se convertit en un cordon dans lequel sont renfermés les troncs de ces vaisseaux; que le chorion n'a de vaisseaux qu'à l'endroit où l'œuf touche la matrice et la caduque *sérotine*, mais il n'en est pas ainsi. L'allantoïde est, chez l'homme, un organe membraneux relativement épais, sans cavité, au moins dans sa partie extra-abdominale, formé de tissu lamineux et de vaisseaux. Ce tissu et les vaisseaux pénètrent dans les villosités de tout le chorion, aussi bien au niveau de la *caduque réfléchie* que de la *sérotine;* seulement, lorsque la première s'amincit, ils disparaissent de bonne heure des villosités qui lui correspondent; ils s'atrophient dans ces villosités, puis au niveau du chorion correspondant, et leur place est occupée aussitôt par le tissu lamineux qui les accompagne, dont l'augmentation de densité marche parallèlement à cette atrophie, si l'on peut ainsi dire. Aussi trouve-t-on, dès la cinquième semaine, les villosités du chorion qui correspondent à la caduque réfléchie privées de capillaires et oblitérées par du tissu lamineux devenu dense et fasciculé. Le tissu allantoïdien inter-chorio-amniotique de cette région est alors également privé de vaisseaux à cette époque (*voy.* p. 578).

De bonne heure, c'est-à-dire dès la sixième ou la septième semaine, beaucoup des cellules fibro-plastiques passent à l'état de fibres lamineuses complètes; cependant il en reste toujours à l'état fusiforme ou étoilé, surtout dans la couche intermédiaire au chorion et à l'amnios et dans le tissu du cordon. L'acide acétique met en évidence leurs noyaux dans les faisceaux du tissu cellulaire précédent et dans ceux qu'on arrache facilement des villosités oblitérées de la portion non placentaire du chorion; car, dès la cinquième semaine, les villosités sont oblitérées partout, excepté dans la portion de l'œuf qui correspond à la paroi utérine. Là les villosités demeurées vasculaires dessinent, dès cette époque, le commencement du placenta par leur plus grande longueur et la multiplicité de leurs subdivisions comparativement au reste du chorion. Dans les villosités oblitérées ou non, les noyaux sont tous dirigés dans le sens de la longueur des villosités, comme ils l'étaient auparavant. Dans ces mêmes villosités, dès la sixième semaine, alors que les faisceaux de ce tissu sont encore pâles, transparents, on voit souvent les noyaux se remplir de granulations graisseuses et être complétement remplacés par celles-ci. Elles forment de petits amas plus ou moins allongés, devenant quelquefois plus larges que les noyaux voisins et ordinairement prolongés en pointe effilée par une série de fines granulations.

Chez la femme et chez les autres mammifères, il est donc facile de reconnaître que le tissu de l'allantoïde s'enfonce dans la cavité des villosités choriales, en quelque sorte en masse, c'est à-dire en conservant dans les terminaisons de ces villosités la même texture, le même type de subdivisions des capillaires et de configuration de leurs mailles qu'au dehors d'elles. Ce fait est très-frappant aussi sur les ruminants quand on compare les réseaux de l'allantoïde, qui sont interposés aux villosités, aux capillaires des extrémités de ces dernières. Ce sont les mêmes flexuosités onduleuses des capillaires, la même forme de leurs mailles. Dans ces animaux comme sur la femme, les plus gros vaisseaux dans le pédicule des villosités sont entourés de tissu lamineux, tel que nous l'avons signalé plus haut; celui-ci est parcouru entre la paroi propre ou choriale de la villosité et les deux troncs vasculaires principaux par des capillaires flexueux formant des mailles analogues à celles de l'allantoïde étalée en membrane et à celles des terminaisons des villosités.

A toutes les époques de la grossesse et au moment de la délivrance, on retire facilement des extrémités des villosités non oblitérées leurs capillaires flexueux et la mince couche de tissu cellulaire à fibres longitudinales pâles, qui est interposée à ces conduits et à la paroi du tissu chorial. On peut facilement constater aussi que, dans les modifications accidentelles des cotylédons placentaires, c'est par l'hypertrophie directe de ce tissu existant déjà normalement le long des vaisseaux que les villosités sont oblitérées à mesure que les capillaires s'atrophient, ou *vice versâ* peut-être. Ces vaisseaux et le tissu lamineux qui les accompagne ne s'avancent pas toujours jusqu'au fond de la cavité de chaque division des villosités, dont l'extrémité vide, claire, dépasse alors plus ou moins les dernières anses vasculaires (*voy.* Ch. Robin, *Recherches sur les modifications graduelles des villosités du chorion et du placenta*, in *Comptes rendus et mémoires de la Société de biologie*. Paris, 1854, in-8, p. 63; et *Archives générales de médecine*. Paris, 1854).

Il n'est pas rare de trouver la matière amorphe gélatiniforme, analogue à celle du cordon, qui existe entre les fibres du tissu interposé au chorion et à l'amnios, accumulée en certains point de la face fœtale du placenta; elle s'y enkyste ordinairement. Ces kystes, dont le nombre varie, dépassent rarement le volume de la moitié d'un œuf de pigeon. Leur paroi est formée de tissu cellulaire à faisceaux plus ou moins serrés. Elle est souvent tapissée à sa face interne de petits bourgeons ou mamelons blanchâtres, plus ou moins saillants, pédiculés même quelquefois, qui sont composés d'une trame fibreuse accompagnée de beaucoup de matière amorphe assez tenace. Celle-ci est elle-même parsemée de granulations graisseuses jaunâtres, très-rapprochées les unes des autres, auxquelles elle doit en grande partie sa couleur blanche. Le contenu de ces kystes n'a rien de celui des kystes hématiques anciens ou récents. Il est transparent, gélatiniforme ou opalin, de consistance muqueuse, souvent un peu filant. Il est homogène, sans traces d'éléments anatomiques quelconques dans son épaisseur; seulement, on y trouve des flocons grisâtres formés d'une substance demi-solide, finement striée, comme la matière de certains mucus concrets. Ils sont parfois accompagnés de granulations graisseuses qui les rendent blanchâtres, et le contenu du kyste en reçoit une teinte opaline, plus ou moins prononcée, surtout lorsque des granules semblables flottent dans le liquide même.

Dans les cas de fausse couche et principalement lorsque le fœtus mort a séjourné quelques jours dans l'utérus, le tissu cellulaire mou, interposé à l'amnios et au chorion, offre certaines particularités accidentelles importantes à noter. Il devient plus épais, d'un blanc jaunâtre, puriforme et d'une consistance de mucus visqueux filant ou non. Cet aspect est dû à la production, dans ce tissu, d'une grande quantité de substance amorphe demi-liquide, semblable au *sérum* du pus concret sous-arachnoïdien, et parsemée d'un très-grand nombre de fines granulations, les unes grisâtres, les autres graisseuses, qui la rendent opaque. Il s'y trouve en outre des leucocytes plus ou moins nombreux et plus ou moins granuleux, selon les sujets.

Le tissu mou, gélatiniforme, dit *magma réticulé*, qu'en disséquant les œufs on trouve interposé à l'amnios et au chorion lorsque le premier ne tapisse pas encore de très-près la face interne du second, et dans lequel plonge la vésicule ombilicale (qui est à cette époque appliquée à l'amnios et n'arrive que plus tard au contact du chorion), ce tissu, dis-je, n'est pas une production nouvelle et spéciale. Ce n'est pas le contenu de l'allantoïde dont la cavité chez l'homme ne s'étend pas au delà de l'ombilic. C'est un reste de l'allantoïde mésodermique qui, d'abord, s'est étendue dans l'étroit intervalle qui existe alors entre l'amnios et le chorion, et qui, s'appliquant de plus en plus intimement à la face interne de ce dernier, s'écarte de l'autre enveloppe pendant que le chorion grandit, en ne conservant avec sa face externe que des relations médiates; elles ont lieu par l'intermédiaire de filaments déliés, entre-croisés, réticulés, dont les intervalles sont remplis par une matière amorphe, transparente, demi-liquide. Ce tissu et cette matière ne diffèrent pas des éléments de même apparence qui entrent dans la composition du cordon ombilical, encore court et épais à cette époque, éléments qui sont aussi les restes du tissu de l'allantoïde. J'ai pu m'assurer de ces faits sur des œufs humains entiers, dont la largeur totale était de 7, 13, 22 millimètres et au delà. Ce tissu ou magma, interposé au chorion et à l'amnios, subit la même augmentation de consistance que la *gélatine de Warthon*, lorsqu'il diminue d'épaisseur pendant que ces deux membranes se rapprochent. Le tissu mou du cordon ne diffère pas non plus de la couche inter-chorio-amniotique (*membrana media* de Bischoff) avec laquelle il se continue au niveau de l'adhérence du cordon au placenta. Cette couche, reste de l'allantoïde, qui tapisse la face interne du chorion, a été appelée *endochorion* par quelques auteurs, mot employé d'abord par Dutrochet (1827). Ce qu'il désignait ainsi chez les carnassiers est l'*allantoïde*. Dans le cordon, dans le *magma réticulé*, ainsi que contre la face interne même du chorion, bien que le tissu cellulaire ne soit pas parcouru par des capillaires, il est composé comme le tissu interposé aux vaisseaux allantoïdiens et qui s'enfonce avec eux dans les villosités choriales (*voy.* p. 578 et 588).

Ce *magma* (aussi appelé *liquide extra-amniotique*, *corps réticulé*, *corps vitriforme*) montre entre ses éléments dans les œufs encore très-petits quelques cellules sphéroïdales larges de 25 à 35 millièmes de millimètre, pourvues d'un noyau ovoïde généralement nucléolé. Ces cellules sont parsemées de granulations grisâtres et renferment aussi de petites granulations graisseuses en quantité variable de l'une à l'autre. Elles ressemblent à des cellules épithéliales devenues sphériques et granuleuses. Le *magma réticulé* diminue de masse, s'amincit à mesure que l'amnios grandit et tend à s'appliquer plus intimement au chorion. En même temps, les fibres du tissu lamineux qu'il contenait augmentent de quantité et forment à la fin la couche de tissu lamineux grisâtre, de consistance presque muqueuse, qu'on trouve sur le délivre entre l'amnios et le chorion (*membrana media* ou *membrane intermédiaire* de Bischoff, qui a très-exactement décrit cette disposition, *Histoire du développement*, 1843, p. 157). Cette couche correspond à l'*endochorion* de quelques auteurs; elle est, comme on le voit, de provenance *mésodermique*, un reste ou dérivé du tissu cellulaire allantoïdien. C'est la *deuxième couche du chorion* de divers embryologistes. Bischoff, qui a vu des fibres de tissu cellulaire dans le *magma réticulé*, ne le considère ni comme le contenu de l'allantoïde, contrairement à Velpeau et autres, ni même comme un reste de l'allantoïde, parce qu'il n'y a pas trouvé des vaisseaux. Il ne s'explique pas sur sa nature; il l'appelle incidemment *matière albumineuse* interposée au chorion et à l'amnios (*Hist. du développement.* Paris, trad. fr., 1845, in-8, p. 143 et 144); mais l'alcool n'agit pas sur ce tissu comme il le fait sur l'albumine.

En un mot, sur aucun animal il n'y a de *liquide* entre l'amnios et le chorion, à quelque époque que ce soit. Les seules *humeurs* qu'on trouve dans les œufs sont celles des *vésicules ombilicale, allantoïdienne*, et celui de l'amnios.

La portion primitivement *extra-embryonnaire* du mésoderme, laissant inévitablement quelques-uns de ses éléments adhérents aux faces externes de l'amnios et de la vésicule ombilicale, ainsi qu'à la face interne du chorion (*voy.* p. 578), peut seule ajouter son tissu à celui de l'allantoïde, se développer plus ou moins entre les organes spéciaux précédents pour concourir à former le tissu cellulaire mou qui comble les intervalles qui les séparent.

Dès le cinquantième jour, hors de l'extrémité externe du cordon, le tissu cellulaire précédent ne mérite plus le nom de *masse* ou *magma*. Il est réduit à une mince couche qui, seule, sépare la face interne du *chorion* de la face externe de l'amnios. Ces deux membranes semblent alors, au premier abord, comme contiguës, mais sans grandes adhérences de l'une à l'autre. Il y a pourtant entre elles la couche de tissu cellulaire dont nous venons de parler, d'une épaisseur variable d'un sujet à l'autre, plus mince parfois vers la fin du deuxième mois qu'elle n'a été, et qu'elle ne sera plus tard.

C'est dans cette couche que la dissection fait trouver la vésicule ombilicale sur les œufs humains. Elle est ainsi logée ou fixée entre l'amnios d'une part, et le chorion villeux ou proprement dit de l'autre. Dès que son canal ou pédoncule s'est délimité ainsi que le cordon et la sépare de l'intestin, on suit ce canal dans le cordon même; mais la vésicule est au dehors du cordon, à une distance qui varie suivant l'âge et la grandeur du fœtus. On la trouve vers le côté du point d'insertion ou de terminaison du cordon sur la face interne du placenta, ou de la portion du chorion qui deviendra le placenta. Elle est à une distance de l'extrémité externe du cordon qui varie avec l'âge de l'œuf et qui, sur ceux de l'homme de deux à trois mois, peut être de 3 à 5 centimètres. A une période plus avancée, tantôt elle manque, tantôt on la trouve, mais on ne voit plus trace d'un reste de pédicule ou canal. Elle est d'un blanc grisâtre ou jaunâtre, rendu rosé parfois quand elle conserve encore des vaisseaux congestionnés;

elle est ovoïdale ou sphéroïdale, aplatie ou non suivant les cas. Sa largeur, qui est de 3 à 4 millimètres quand son pédicule se dessine et la sépare de l'embryon vers le vingtième jour environ, peut s'élever à 4, 5 et même 6 millimètres vers le trentième ou le quarantième jour, diamètre qu'elle conserve dans les œufs de cinquante jours et au delà. Les phases et les formes de son atrophie au delà du quatrième mois ou plus chez la femme ne sont pas connues (Ch. Robin, *Mémoire sur la structure de la vésicule ombilicale*, etc. *Journal de la physiologie*, 1861, p. 306, et pl.).

Sur les œufs de vingt-huit jours environ, à embryon long de 7 millimètres, la dissection la montre ovoïde, longue de 5 millimètres sur 3 millimètres et demi de large. D'un blanc grisâtre, demi-transparent, un peu rosé par suite de la présence des vaisseaux ramifiés dans son épaisseur, elle est appendue à une anse de l'intestin grêle faisant hors de l'ombilic une saillie de 5 millimètres au plus; cette anse est contenue dans la base d'un cordon ombilical un peu plus long qu'elle, épais de 3 millimètres, un peu renflé en fuseau, et dont les enveloppes sont très-transparentes. Son conduit ou pédicule se détache de la convexité de l'anse intestinale; il est épais de près de 1 millimètre et long de 4 millimètres; son extrémité externe sort du cordon au niveau de son adhérence au chorion et gagne la vésicule après un court trajet. Celle-ci est comme logée ou plongée dans le *magma réticulé* ou résidu du tissu cellulaire allantoïdien. Ce dernier du reste, dès cette époque, adhère plus au chorion qu'à l'amnios, dont la surface externe se détache aisément de ce tissu.

Le pédicule de la vésicule ombilicale est alors canaliculé dans toute sa longueur, à l'exception d'une portion très-courte, rétrécie, voisine de son insertion sur l'anse intestinale. Le contenu est transparent, à peine opalescent. Sur les jeunes individus, sur les œufs plus avancés, il est tantôt tout à fait jaune ou d'un gris jaunâtre presque opaque, tantôt demi-transparent, jaunâtre ou blanchâtre.

Ce conduit offre la même structure que les parois de la vésicule avec lesquelles il est en continuité de substance. Le tissu de l'anse intestinale sur laquelle il s'insère n'offre pas une structure semblable à la sienne. Ce fait montre qu'on ne saurait considérer les diverticules de l'intestin grêle qu'on trouve chez certains sujets après la naissance comme un reste du pédicule ayant persisté et ayant continué à se développer; car on sait que ces diverticules ont la même structure que l'intestin duquel ils dépendent. Les parois de l'anse intestinale sont formées de noyaux réunis par une petite quantité de matière amorphe finement granuleuse, et ne contiennent pas encore des fibres-cellules.

Sur les œufs de cinquante jours et environ, le cordon, long de 3 à 4 centimètres, laisse voir encore dans son épaisseur l'artère et la veine omphalo-mésentériques, soit seules, soit accompagnant encore un petit filament grisâtre, large de 1 à 2 dixièmes de millimètre, reste du canal de la vésicule. On peut suivre ces vaisseaux au travers de l'ombilic jusque dans la cavité abdominale, et on les voit se détacher au bord concave d'une anse de l'iléum, comme branche des vaisseaux mésentériques correspondants. Au point où le cordon ombilical joint le chorion, en s'épanouissant en quelque sorte à sa face interne, le reste du canal de la vésicule ombilicale rampe entre l'amnios et le chorion sur une longueur qui, d'un sujet à l'autre, varie de 2 à 4 centimètres. Les vaisseaux omphalo-mésentériques l'accompagnent jusqu'à son extrémité où ils s'épanouissent sur la vésicule ombilicale, qui est généralement ovoïde, plus ou moins aplatie, longue de 3 à 5 millimètres.

La surface extérieure de la vésicule ombilicale est lisse, assez brillante; sa face interne est, au contraire, molle, comme pulpeuse.

Il n'est pas difficile de diviser sa paroi en trois tuniques : 1° l'une extérieure, mince, lisse, formée de tissu lamineux, sous laquelle rampent les vaisseaux de la vésicule, qui sont visibles par transparence; 2° la seconde ou moyenne, très-mince, transparente, assez résistante, formée de cellules polyédriques ; 3° la plus interne est plus épaisse, presque opaque, mais plus molle que la précédente ; elle est composée aussi de cellules dont la forme est sphéroïdale, mais à caractère épithélial aussi.

Sur toutes les vésicules ombilicales des œufs humains qui n'ont pas dépassé le deuxième ou troisième mois de leur évolution, la tunique interne de la vésicule ombilicale est trois ou quatre fois au moins plus épaisse que la tunique extérieure. On ne voit pas non plus que chez l'homme cette paroi soit plissée à sa face interne, ni pourvue de prolongements villiformes ou autres, saillants dans sa cavité

Elle est grisâtre, molle, friable, facile à écraser et à dissocier. Elle est formée par la juxtaposition immédiate d'assez grosses cellules qui ne sont pas très-adhérentes entre elles, moins régulièrement polyédriques que celles de la paroi moyenne, et disposées sur plusieurs rangées.

Le contenu de la vésicule ombilicale est chez certains sujets jaunâtre, opaque ou presque opaque, friable ou pulpeux. Sur d'autres, il est opalin ou demi-transparent. Il est formé d'un liquide qui tient en suspension des granulations jaunes, libres, et des cellules en quantité d'autant plus considérable qu'il est plus opaque.

Les cellules composent dans la vésicule la partie solide du contenu en suspension avec une grande quantité de granulations libres, jaunâtres, semblables à celles que contiennent les cellules les plus foncées. Ces cellules sont généralement polyédriques, peu régulières, quelquefois juxtaposées en nombre variable, en plaques plus ou moins grandes. Il en est de sphéroïdales. Leur diamètre est de 0mm,014 à 0mm,035; elles ont en moyenne 0mm,020 à 0mm,025.

On en voit aussi de grisâtres, plus pâles que les autres, finement granuleuses, plus ou moins nombreuses que les suivantes, selon les sujets. Il est de ces cellules qui sont noirâtres en raison du grand nombre de granulations à centre jaunâtre, à contour foncé, qu'elles renferment. Tous ces éléments sont friables, faciles à écraser, de manière à mettre en liberté leur noyau quelquefois, et constamment une partie de leurs granulations. L'acide acétique dissout complétement ces granulations jaunâtres, tant intercellulaires que libres, qui par conséquent, malgré leur aspect, ne sont pas graisseuses. La plupart de ces cellules sont dépourvues de noyaux. Sur celles qui en ont il est sphérique, large de 5 à 6 millièmes de millimètre, finement granuleux, sans nucléole; quelques cellules ont deux noyaux.

Les limites de cet *article* ne permettent malheureusement pas de donner ici les caractères de volume, de forme, de couleur, etc., et les particularités de structure que, sous un fond commun de constitution, présentent sous tant de variétés les œufs des divers mammifères et même des oiseaux.

État extérieur de l'œuf. A compter de l'époque où, vers deux mois et demi à trois mois, l'œuf acquiert un diamètre de 7 à 8 centimètres, il change notablement et graduellement d'aspect. Sur un quart environ de sa surface les villosités choriales sont plus grandes, à ramifications plus nombreuses, plus rapprochées, plus touffues qu'ailleurs ; elles forment ainsi sur une certaine étendue circulaire une plaque plus épaisse où le *chorion frondosum* uniformément annonce et dessine un gâteau ou *placenta frondosa ;* car dans chaque villosité et d'une villosité à l'autre les ramifications sont encore isolables, flottantes, lorsqu'on met l'œuf dans l'eau. Ce n'est qu'au fur et à mesure que tous les jours cet accroissement des villosités et de leurs branches va en augmentant, que celles-ci s'enchevêtrent, forment le tissu filamenteux plus résistant qui caractérise le placenta dès le milieu de la grossesse, que chaque villosité devient la petite masse, séparée des autres par un sillon, qu'on appelle *cotylédon placentaire.* En d'autres termes, le placenta n'est pas un organe qui d'emblée offre les caractères que les accoucheurs lui décrivent. Avant d'avoir l'aspect filamenteux et spongieux qu'il a lors de la délivrance, il a été floconneux, à ramifications ou filaments de ses villosités ou cotylédons isolables (fig. 7, *q*).

Quant au reste de l'étendue de la surface extérieure de l'œuf ou du chorion, elle montre les mêmes villosités qu'elle avait auparavant, mais moins longues et plus minces que les précédentes. Cette petitesse relative va en se prononçant de plus en plus à mesure qu'on approche du neuvième mois. En outre, le chorion grandissant, les villosités, restées petites et n'augmentant pas de nombre, sont écartées les unes des autres. Il faut les rechercher avec plus de soin que par le passé, pour les retrouver sous forme de filaments grisâtres plus ou moins courts, partant du chorion pour se perdre dans le tissu mou de la *caduque réfléchie* (fig. 7, *q'*). Cet écartement et l'amincissement des membranes fait que celles-ci laissent mieux voir l'aspect gris-bleuâtre du liquide amniotique remplissant l'amnios et dans lequel flotte le fœtus.

Un examen plus approfondi montre bientôt que la continuation du développement des villosités choriales qui conduit à la formation du placenta a lieu dans toute l'étendue de la portion de l'œuf qui, touchant directement la portion correspondante (p. 587) à la fois muqueuse et musculeuse de l'utérus, y trouve une vascularité continue, qui va croissant jusqu'à la fin de la grossesse. Il montre qu'ici la muqueuse dite *inter-utéro-placentaire* ou *sérotine* ne devient pas *caduque.* Il fait voir que dans toutes les autres parties de l'œuf, dans celles qui correspondent à la *caduque réfléchie*, l'augmentation de volume, la distension de l'œuf, amènent la diminution de la vascularité, puis la diminution des vaisseaux de la muqueuse. Mais il montre que d'une manière corrélative, dans toute cette portion du chorion où les villosités cessent de grandir, les vaisseaux allantoïdiens qui pénétraient dans leur cavité se resserrent, cessent de recevoir du sang et s'atrophient. Mais le tissu cellulaire qui accompagnait ces vaisseaux reste et continue son évolution propre. Il remplit et oblitère les villosités choriales devenues non-vasculaires.

Ce qu'il importe de bien spécifier, c'est que, contrairement à ce que disent tous les auteurs, ces villosités-là ne s'atrophient aucunement ; elles cessent de croître. Il y a arrêt de leur développement pendant que celles qui restent intérieurement vasculaires et extérieurement au contact des vaisseaux maternels, utérins ou extra-utérins, continuent à croître tant que dure cet état organique.

Le même examen montre d'autre part que les villosités creuses qui, touchant la portion toujours vasculaire de l'utérus, continuent à grandir et forment le placenta, restent remplies par du tissu cellulaire allantoïdien toujours vasculaire, dont les capillaires se multiplient généralement à mesure que s'allongent les ramifications choriales. Il fait voir enfin que généralement aussi le cordon avec ses vaisseaux arrive vers le centre de la portion choriale qui, contiguë à la matrice, donne lieu à la formation du placenta, ainsi qu'il a été dit (p. 587, 588).

Cette formation, du reste, a lieu sur toute portion de la surface choriale qui va toucher des tissus continûment vasculaires de la mère. C'est ce que montre bien la production des placentas irréguliers qu'on observe dans les cas de grossesse extra-utérine et même dans celles du col.

Ce sont les vaisseaux de la muqueuse utérine, flexueux, parallèles aux glandes, etc., qui, en se dilatant au niveau du placenta, finissent par former les sinus à parois minces et molles de la *sérotine*, qui s'enfoncent un peu entre les cotylédons avec les artères utéro-placentaires.

Les réseaux superficiels utérins jouent un grand rôle non-seulement dans l'acte de la menstruation, mais encore dans l'évolution de l'œuf. Lorsque, large de 2 à 3 millimètres, ce dernier commence à se couvrir de très-petites villosités, ces capillaires en se dilatant suffisent à combler leurs intervalles, et, en contact immédiat avec elles, fournissent à la nutrition de l'embryon. A mesure que ces villosités grandissent et se subdivisent de plus en plus, ces capillaires superficiels, s'élargissant considérablement, donnent des flexuosités saillantes sous forme de plis vasculaires délicats, interposés aux villosités encore courtes; ils s'étendent jusqu'à la base de leur pédicule au contact du chorion (fig. 7, *u*), comme le font des plis analogues pendant toute la durée de la gestation chez les rongeurs et quelques autres mammifères. Ils vont en quelque sorte au-devant des villosités qui s'accroissent, et cela surtout à la place, encore fort étroite, où l'œuf touche la paroi utérine et où existera bientôt la muqueuse *inter-utéro-placentaire* (*n'*). Les villosités multipliant là leurs subdivisions de plus en plus, les capillaires superficiels qui leur sont interposés se dilatant encore, leurs minces parois finissent par s'atrophier de telle sorte que leurs cavités se réunissent peu à peu les unes aux autres entre les villosités, en sinus ou lacs sanguins où s'ouvrent les subdivisions des artères utéro-placentaires dont les continuations formaient auparavant ce réseau. Ces lacs sanguins se trouvent compris entre le chorion, à la base des villosités, d'une part, et le tissu propre de la muqueuse utéro-placentaire, vers la superficie des cotylédons, d'autre part. La trame sous-jacente au réseau superficiel concourt à la formation du placenta, mais sur une faible épaisseur seulement. Aussi ne retrouve-t-on des extrémités terminales des villosités que dans la couche mince entraînée par le placenta et non dans le reste de la sérotine qui demeure adhérente à l'utérus; en outre, au-dessous de la surface des cotylédons il n'y a dans le tissu placentaire que les éléments de la muqueuse utérine, accompagnant les capillaires superficiels dilatés qui s'y trouvaient au début et dont les cavités se sont réunies entre les villosités, enchevêtrées, contiguës, sans adhérence intime, cavités dans lesquelles passe le sang maternel. C'est par la succession graduelle des dispositions anatomiques et des phénomènes évolutifs précédents que l'œuf humain, après avoir offert au début des rapports, avec les capillaires maternels, qui sont analogues à ceux qui existent pendant toute la gestation chez divers mammifères, arrive à présenter un placenta dont les relations vasculaires sont en quelque sorte une anomalie par rapport à ce qu'elles ont été à l'origine, et à ce qui existe partout ailleurs chez l'homme et sur les autres animaux. Aussi est-il fort difficile de déterminer anatomiquement ces relations une fois qu'elles sont pleinement développées, et il est impossible de bien les interpréter, si l'on n'a suivi la série des dispositions qu'elles ont offertes et des modifications qu'elles ont subies pendant les diverses phases de la grossesse, à partir de leur origine (*voy*. Ch. Robin, *loc. cit.*, 1861).

La persistance de la plus grande épaisseur de la sérotine, non caduque, à la face interne de l'utérus, après l'accouchement, montre par conséquent dans quelles limites il est exact de dire que le placenta est un organe double, formé à la fois par les villosités choriales et les éléments de la caduque. Les épaississements ou cloisons pourvus d'artères utéro-placentaires spirales, qui s'enfoncent entre chaque cotylédon, appartiennent encore en effet autant à la mère qu'au placenta (fig. 7, *u*). Il n'y a que les vaisseaux du réseau superficiel de la muqueuse utéro-placentaire qui s'intriquent avec les villosités lorsqu'elles sont encore courtes, au début de la gestation, pour se fondre peu à peu en sinus sanguins, par résorption de leurs minces parois, à mesure que les villosités grandissent. Chez l'homme, comme chez les autres mammifères, la masse placentaire reste saillante du côté du fœtus, appliquée contre la sérotine, et n'est pas enfoncée dans son épaisseur (*n*). On peut, en injectant du lait, de l'air, de l'eau ou de la gélatine colorées, directement dans ces sinus par la face fœtale du placenta, remonter, si l'on peut dire ainsi, de là vers des orifices irréguliers, mais à bords lisses et brillants; orifices qu'on trouve plus près de la face utérine du placenta que de l'autre, et qui conduisent dans les sinus à parois minces et molles des cloisons intercotylédonaires (*u*); sinus qu'on suit, obliques et tortueux dans la sérotine, etc. On voit, en même temps, du côté de la circonférence du placenta, ces orifices lisses, arrondis ou triangulaires par lesquels ces lacs sanguins communiquent avec le sinus circulaire dont la cavité irrégulière s'enfonce un peu, par des prolongements obliques, contre le chorion, sous le bord de la face fœtale des cotylédons périphériques. La face interne du *sinus circulaire* est lisse comme celle des autres sinus, et ses parois sont également minces, glutineuses, transparentes et faciles à déchirer. Les meilleures descriptions des rapports vasculaires ci-dessus sont celles de M. Coste, déjà d'ancienne date (1837 et 1848), puis celles de Schrœder van der Kolk (1851), et des excellents traités de M. Dalton (*A Treatise on Human Physiology*. Philadelphia, 1861, in-8°, 2ᵉ édition, p. 609-611) et de Flint (p. 911, New-York, 1879).

On sait que Schrœder van der Kolk a déjà montré que les villosités choriales ne s'enfoncent pas dans les glandes utriculaires de la caduque (*Waarnemingen over het maaksel van de menschlijke placenta en over haren bloed aurlook*. Amsterdam, 1851, in-4, p. 34). Kiwisch, Bochdalek, Kölliker et Virchow (dans Kiwisch, *Geburtskunde*. Erlangen, 1851, in-8°, 1ʳᵉ division, chap. IV; et Virchow, *Ueber Placenta und Nabelstrang*, in *Archiv für pathologische Anatomie*, 1851, in-8°, t. III, p. 447), ont vu aussi que les artères communiquent avec les veines dans l'intérieur du placenta, entre les villosités, par de larges espaces et non par de fins résaux capillaires; ces dernières seraient librement au contact du sang maternel (*voy*. aussi W. Priestley, *Lectures on the Development of the Gravid Uterus*. London, in-8°, p. 63). Virchow (*Ueber die Bildung der Placenta*. Würzburg, 1853. *Gesammelte Abhandlungen*. Frankfurt a. M., 1856, in-8°, p. 779) note que le placenta maternel provient évidemment d'une hypertrophie de la caduque et d'une ectasie de ses vaisseaux, d'abord simple, puis devenant caverneuse par confluence de leurs parois. Il croit que les veines particulièrement, mais les capillaires et les artères en partie également, y prennent part. Sur les pièces à divers âges que j'ai disséquées, les résaux capillaires superficiels surtout et les veines devenant des sinus subissaient seuls les changements décrits ci-dessus; les artères ne faisaient que présenter une augmentation régulière de volume. Il n'y a également pas atrophie du tissu de la muqueuse interposé aux vaisseaux dilatés au niveau du placenta. Cette atrophie n'est qu'apparente en raison de l'agrandissement de l'utérus et des vaisseaux traversant la sérotine (fig. 7, n'), qui n'est pas caduque (*voy.* PLACENTA).

Les villosités ci-dessus, encore une fois, en formant les flocons ou touffes cotylédonaires, ne s'enfoncent pas dans toute l'épaisseur de la *sérotine*, mais dans sa partie superficielle seulement; ce sont, au contraire, les vaisseaux de ce réseau superficiel qui, en se dilatant considérablement, forment des flexuosités saillantes, sous forme de plis délicats, et qui vont, en quelque sorte, au-devant des villosités qui s'accroissent, pour réunir les uns aux autres leurs capillaires en sinus, vers la base de celles-ci. Cette particularité peut être constatée aussi sur les vaisseaux de la trompe dans les cas de grossesse tubaire; elle le sera probablement aussi sur ceux du péritoine et de l'ovaire dans les grossesses abdominale et ovarique.

En disséquant les œufs abortifs ou non de la femme, les altérations du placenta qu'on observe et appelées *lésions dues à la placentite, induration, cancer, dégénérescence, transformation fibreuse, fibrineuse, squirrheuse, tuberculeuse, graisseuse, calcaire* du placenta, se rattachent à une seule et même modification des villosités du placenta. Cette lésion est caractérisée par l'*oblitération fibreuse* de la cavité des villosités placentaires, qui deviennent imperméables au sang fœtal. Ces villosités choriales ont, pour la plupart, leur conduit central exactement rempli par du tissu lamineux semblable à celui qui forme une mince couche entre l'amnios et le chorion. Cette oblitération n'est que l'apparition, dans le placenta, d'un phénomène qui est normal dans les villosités choriales non placentaires, mais qui est anormal lorsqu'il s'étend à celles qui, en prenant un grand développement, forment les cotylédons, et, par suite, le placenta. Elle peut avoir lieu avec ou sans *dépôt de granulations graisseuses* dans les parois propres des villosités. Les formations de grains calcaires isolés ou confluents qui se produisent à la surface et dans les interstices des ramifications des villosités placentaires, mais bien plus rarement que le dépôt des granulations graisseuses décrit plus haut, sont aussi précédées de l'oblitération des villosités. Des hémorrhagies ont lieu dans les cotylédons par rupture de leurs vaisseaux et les caillots y subissent toutes les modifications qu'ils présentent dans les autres régions du corps, sans se transformer là plus qu'ailleurs en quelqu'un des produits nommés ci-dessus ou autres. Comme, dans ce cas-là, le séjour du sang dans l'économie n'est et ne peut jamais être aussi long que dans les autres tissus, il est rare que la fibrine du sang épanché arrive jusqu'à sa période de décoloration; cependant le fait a lieu parfois et j'ai constaté qu'elle ne diffère pas alors de ce qu'elle est lorsque semblable phénomène se présente après une hémorrhagie quelconque. J'ai constaté aussi que, dans les cas dits de *placentite suppurée*, de *kystes purulents* ou *d'abcès enkystés* du placenta, le liquide n'est pas du pus, mais du *pseudo-pus fibrineux* (*voy.* Ch. Robin et Verdeil, *Chimie anatomique*. Paris, 1853, t. III, p. 263); la paroi propre de ces cavités, ou membranes kysteuses, n'est autre que de la fibrine encore fibrillaire plus ou moins granuleuse ou déjà amorphe et très-granuleuse, sans éléments anatomiques quelconques ni vaisseaux; au-dessous d'elle on trouve immédiatement les villosités dont la paroi est devenue grisâtre, granuleuse, et souvent les villosités elles-mêmes sont oblitérées (*voy.* Ch. Robin, *loc. cit.*, 1854 et 1861).

Résumé. Ainsi, que l'œuf soit éloigné ou rapproché de la terminaison de son évolution maternelle, c'est-à-dire plus ou moins volumineux, la dissection y fait constamment retrouver les parties suivantes, dont la nature peut être déterminée tant par l'examen de leur provenance (*voy.* p. 578 et suiv., et GÉNÉRATION, § III) que par l'étude de leur structure propre, c'est-à-dire de leur composition par tels ou tels éléments cellulaires et de leur texture.

Du dehors au dedans ces parties sont :

1° Le *Chorion*, de provenance ectodermique, devenant villeux par toute sa surface, avec formation d'un *placenta* lorsqu'il ne touche l'utérus que sur tel ou tel point de la surface externe, formé de petites cellules polyédriques, se soudant entre elles parfois comme chez la femme, avec ou sans passage à l'état granuleux (*voy.* CHORION).

2° Les restes de la portion extra-embryonnaire du mésoderme, à l'état de tissu cellulaire mou, avec ou sans fibres-cellules, à tels ou tels états de minceur ou d'épaississement selon les périodes évolutives de l'œuf (pages 578 et 579).

3° L'allantoïde ou ses restes évolutifs tant ectodermique que mésodermique vasculaire. C'est elle qui, par les dispositions vésiculeuses et intestiniformes de sa portion de provenance ectodermique, par son développement ou son atrophie et par les modifications évolutives de son tissu cellulaire avec ses vaisseaux, au-dessous du chorion, entre lui et l'amnios, présente (chez l'homme jusqu'au cinquantième jour environ du moins) les variétés d'aspect les plus nombreuses dans l'œuf (*voy.* p. 595 et ALLANTOÏDE).

4° La *vésicule ombilicale* de provenance tant endodermique que mésodermique par son *feuillet vasculaire*, présentant de nombreuses variétés de dispositions et de rapports avec le tissu cellulaire allantoïdien, mais que sa structure et la nature de son contenu font toujours aisément reconnaître tant qu'elle n'est pas atrophiée et résorbée (p. 596).

5° L'*amnios*, devenu la plus interne des membranes, de provenance ectodermique comme le chorion, mais plus voisine des organes permanents du nouvel être et plus directement en rapport avec lui, bien qu'elle resserre toujours plus ou moins l'allantoïde et la vésicule ombilicale entre sa face externe et la face interne du chorion. Sa nature ectodermique et épithéliale est toujours facile à déterminer en raison de l'état pavimenteux, aplati, et de la grandeur de ses cellules juxtaposées en une couche ou membrane lisse, brillante, transparente et d'aspect séreux (*voy.* p. 578 et AMNIOS).

Mais son épithélium diffère de celui des séreuses et la mince couche mésodermique qui en tapisse la face externe n'a pas la constitution spéciale de la trame des séreuses. Aussi le liquide amniotique n'a-t-il rien de la constitution des *sérosités*, et il faut se garder de comparer anatomiquement et physiologiquement l'amnios à une séreuse (*voy.* FŒTUS et SÉREUSES).

6° Enfin dans le liquide distendant la poche ou vésicule close que l'amnios forme par sa continuité cellulaire avec l'épiderme embryonnaire ou fœtal flotte le nouvel être, contenu essentiel de l'œuf, composé d'organes définitifs et permanents, au lieu d'être caducs, transitoires et destructibles aussitôt après la fin de la vie intra-utérine, comme le sont au contraire tous ceux qui viennent d'être décrits (*voy.* EMBRYON et FŒTUS).

Quant à la *caduque*, elle est de provenance maternelle ; elle est un organe de l'être antécédent, la muqueuse de son utérus, et ne provient pas du nouvel individu; elle n'est réellement une enveloppe que sur les œufs abortifs seulement et l'une de celles qui après l'accouchement sont rejetées avec les organes transitoires des fœtus humains : aussi manque-t-elle à ceux du plus grand nombre des vivipares (*voy.* pour ses usages p. 576, 585, 587, 598, et CADUQUE).

DÉTERMINATION DE LA NATURE ANATOMIQUE DES MEMBRANES DES ŒUFS ABORTIFS. Spécifions actuellement d'une manière toute particulière que, dans quelque état que soit rendu l'œuf, entier ou après rupture puis expulsion de son contenu, le liquide amniotique et l'embryon ou le fœtus, encore frais ou après compression, froissements, macération et même après séjour de plusieurs mois ou plusieurs années, avec ou sans putréfaction dans l'utérus ou le vagin, toujours la nature des parties précédentes peut être déterminée; toujours il est possible de reconnaître au milieu du sang, des caillots, du mucus puriforme, etc., ce qui est sang, caillot, etc., muqueuse devenue *caduque* ou produit de la conception de l'ordre des parties transitoires ou membranes, ou d'ordre embryonnaire et fœtal, à moins encore une fois d'expulsion antérieure de ces dernières parties.

Les caractères du sang, des caillots fibrineux, du mucus, de tout ce qui est de provenance maternelle, en un mot, ont été donnés aux articles BLASTÈME, LAMINEUX, LEUCOCYTE et MUQUEUX.

L'œuf abortif rendu sans rupture de ses membranes, avec la *muqueuse utérine*, du premier au deuxième et même au troisième mois de la grossesse, se présente sous forme d'une masse ovoïde ou piriforme, molle, fluctuante, son extrémité la plus étroite est souvent comme prolongée par quelque lambeau membraneux. Sa couleur peut varier du gris de chair lavée au rouge de sang. Toute la surface est irrégulière, comme rugueuse, et sous l'eau montre un grand nombre de prolongements filamenteux, mous, flottants, qui la hérissent, longs de quelques millimètres, et que leurs irrégularités montrent être le résultat de déchirures par arrachement d'un tissu mou. Sous ce fond commun de dispositions, il y a de nombreuses variétés d'un œuf à l'autre. Vers la petite extrémité de la masse un sillon plus ou moins visible permet de reconnaître les deux lèvres, minces, irrégulières et généralement accolées d'une déchirure. En les débarrassant des caillots, puis les écartant avec soin, on tombe sur une surface lisse, semée d'un grand nombre de petites dépressions. C'est la cavité, la face interne de la muqueuse du corps de l'utérus devenue caduque, avec les orifices de ses glandes, tandis que la face opposée est celle qui était adhérente à la musculeuse et en a été décollée par arrachement. L'étalement de la membrane met à découvert une portion ou poche saillante et fluctuante qui est la *caduque réfléchie* recouvrant l'œuf lui-même. Souvent on voit une dépression ou orifice de chaque côté de cette portion saillante, indiquant le point d'abouchement des trompes dans la cavité du corps utérin. Le tissu de cette membrane est d'un gris rougeâtre, demi-transparent, mou, comme pâteux ou œdématié, presque tremblotant. La portion qui recouvre l'œuf est un peu moins consistante, moins épaisse que l'autre, mais de même structure (*voy.* CADUQUE), et de même aspect sur celle de ses faces qui regarde la cavité utérine. L'autre touche le chorion et s'enchevêtre avec ses villosités. Quand vers le troisième mois l'œuf grandit, que la surface utérine de la caduque réfléchie (fig. 7, *s*) se soude à la surface correspondante de la caduque vraie (*n*), ces membranes amincies prennent plus de consistance, sans cesser de se déchirer aisément.

Le *chorion* est de toutes les parties du nouvel être, du produit de la conception, celle qui se conserve et se reconnaît le plus longtemps et le plus aisément. Il le doit à la nature cellulaire ectodermique ou épithéliale des éléments qui le composent. Malgré sa minceur, ses cellules ne se dissocient pas. Quelque petit que soit encore l'œuf et courtes les villosités choriales, leur forme et leurs ramifications sont d'un aspect tellement caractéristique, qu'une fois qu'on en a vu dans des conditions normales, fût-ce sur le *delivre*, on ne saurait méconnaître leur existence dans un produit accidentel sous la loupe ou un faible grossissement du microscope. Un fort grossissement fait reconnaître les cellules polyédriques petites qui composent le chorion même et la paroi de ses villosités creuses. Il fait reconnaître aussi le tissu cellulaire au moins, et après l'action de l'acide acétique, parfois les vaisseaux qui remplissent ces villosités ou qui les *oblitèrent* (*voy.* Ch. Robin, *loc. cit.*, 1854).

Il est vrai que, dès les premières semaines de l'évolution, ces cellules chez la femme se soudent les unes aux autres, que les plans ou faces de leur juxtaposition réciproque disparaissent, que la substance propre du chorion et de ses villosités se présente sous l'aspect d'une couche ou membrane homogène. Les noyaux pourtant restent généralement apercevables ; mais, surtout dans les cas pathologiques, après les épanchements sanguins ou les oblitérations morbides des villosités, des granulations et gouttes graisseuses peuvent les masquer tous ou en partie. Toutefois, alors même la résistance aux dissolvants de cette membrane et des villosités, la forme de celles-ci, l'aspect particulier de ce qui les compose, ne peuvent laisser de doute, rien de pareil ne se retrouvant dans l'économie que là et durant la vie utérine.

La minceur, la transparence, l'aspect lisse et séreux de l'amnios, d'autre part, quand on peut l'étaler et voir une portion de sa face interne, le font déterminer aisément aussi. Il en est de même des caractères des cellules qui le composent; elles offrent, comme les précédentes, une résistance remarquable à la putréfaction.

Quant au tissu cellulaire de l'allantoïde humaine, il est facile à reconnaître à l'état frais, mais il s'altère aisément et rapidement. Sur les débris des avortements des deux ou trois premiers mois de la grossesse, s'ils ne sont rejetés qu'après quelques jours de rétention dans l'utérus, on ne peut parfois reconnaître ce tissu que dans la cavité des villosités choriales qu'il remplit. Mais les caractères des deux membranes, chorion et amnios, ceux mêmes de la première seule, suffisent pour autoriser à dire, selon qu'on les trouve ou qu'ils manquent, qu'il y a eu ou non grossesse. Ils permettent souvent aussi de déterminer, à une semaine près environ, si cette dernière date de deux ou de trois mois.

On s'étonne de voir à quel point sont laissées de côté les déterminations anatomiques de ce genre dans les écrits classiques touchant à la Médecine légale des avortements (*voy.* AVORTEMENT).

ÉTATS ÉVOLUTIFS ACCIDENTELS DES PARTIES CONSTITUANTES DE L'ŒUF. Ce qui précède nous conduit inévitablement à parler des cas dans lesquels sont rejetés et à déterminer anatomiquement les produits précédents d'une grossesse plus ou moins avancée, les uns appartenant à l'œuf, à ses membranes, les autres à la mère, à sa muqueuse utérine devenue caduque. Hors quelques cas d'expulsion spontanée de polypes et de caillots utérins, ce sont les produits précédents de provenance utérine qu'on retrouve dans les tumeurs appelés *moles* ou *faux germes* par les anciens chirurgiens et accoucheurs. Aussi est-ce à grand tort que quelques modernes repoussent et méprisent l'étude de ce sujet, comme trop plein de fables et d'obscurités.

Les auteurs anciens décrivent généralement sous le nom de *mole* toute masse charnue qui se forme accidentellement dans l'utérus, sous l'influence de la fécondation.

Or, l'étude à l'aide du microscope de la texture de ces produits morbides en fait distinguer deux espèces, anatomiquement et physiologiquement, sous le rapport de la provenance et sous celui de la composition.

Les uns de ces produits sont de provenance uniquement maternelle, mais leur formation a été déterminée par une fécondation antérieure.

L'œuf, l'embryon avec les membranes, ayant été expulsés en totalité dans une fausse couche, reconnue ou non, la muqueuse du corps de l'utérus normalement hypertrophiée continue lentement à se modifier et à devenir caduque, comme elle le fait durant les neuf mois de la grossesse normale. La muqueuse est alors expulsée quelques mois, un an et même deux ans après l'époque des accidents soit oubliés, soit reconnus ou non de l'avortement. Elle est rejetée après des douleurs expultrices et autres accidents divers, parfois d'intensité presque nulle. Elle forme une masse qui reproduit plus ou moins exactement la forme de la cavité du corps utérin, dont la longueur peut varier d'un cas à l'autre de 5 à 10 centimètres environ. La dissection fait reconnaître plus ou moins aisément la face interne ou libre de la muqueuse, limitant autrefois la cavité utérine, oblitérée par contact réciproque et compression des diverses portions plus ou moins plissées de cette face, mais pourtant sans soudure histologique réelle. La face externe jadis adhérente du produit est tantôt irrégulière, comme déchirée, tantôt devenue lisse au contact de la face interne de la muqueuse utérine régénérée dont la précédente devenue caduque et repoussée par l'autre a rempli et distendu la cavité plus ou moins longtemps (*voy.* Boussi et Ch. Robin, *Bulletins de la Société anatomique*, 1846, in-8°).

L'étude de la structure de ce produit fait reconnaître dans l'épaisse membrane comprimée plus ou moins longtemps qui le compose les caractères de structure de la muqueuse utérine, telle qu'elle est du premier au troisième mois environ de la grossesse, abstraction faite de la consistance et de la couleur (*voy.* CADUQUE). Ce fait joint aux données précédentes, d'un caractère si particulier, fait nettement déterminer la nature de ces productions morbides évolutives, dont la fécondation et le développement d'un œuf, arrêté plus ou moins tôt dans son évolution, a été le point de départ, la cause.

Ajoutons que parfois il est de ces produits dans l'épaisseur desquels, en quelque point, du côté de ce qui représente leur face interne, après étalement plus ou moins facile, on trouve des restes du chorion, ou seulement quelques-unes de ses villosités demeurées enclavées dans l'épaisseur du tissu sans se développer plus que ces produits ne l'avaient fait jusqu'au moment de la rupture de l'œuf.

Il est des cas dans lesquels la masse expulsée renferme des portions du placenta, du chorion et de l'amnios. Elles peuvent parfois même former dans le produit une masse plus considérable que celle que représente la muqueuse de provenance maternelle. Néanmoins, l'étude de la structure intime des parties est presque toujours nécessaire pour en déterminer la nature en raison des modifications qu'elles ont subies sous l'influence de la compression et des mauvaises conditions de nutrition dans lesquelles elles ont séjourné. Ce sont les productions accidentelles de ce genre, suites d'avortement, rejetées plusieurs semaines ou plusieurs mois plus tard, qui ont été appelées *moles placentaires*.

D'autres *moles*, soit placentaires, soit vasculaires, etc., sont de provenance fœtale principalement, c'est-à-dire soit essentiellement représentées par le chorion et l'amnios, ayant continué à se développer anormalement après la destruction partielle ou complète de l'embryon; de sorte que la muqueuse utérine, devenue caduque, ne forme qu'une partie accessoire de la masse expulsée. Les premières de ces moles sont quelquefois appelées *vraies moles* ou *moles légitimes*, pour les distinguer des *fausses moles* (*spuriæ molae*), qui ne sont que des caillots formés par le sang menstruel ou métrorrhagique retenu dans l'utérus, des corps fibreux, des polypes muqueux, tantôt adhérents aux parois de l'utérus, tantôt libres dans sa cavité par suite de la rupture de leur pédicule.

Enfin les *moles vésiculaires* ou *hydatiformes* (*moles hydatiques, hydatides de l'utérus*, etc.) sont celles que forment les villosités de la totalité ou d'une partie du chorion; dépourvues de vaisseaux allantoïdiens par suite de destruction précoce de l'embryon, elles se sont dilatées en vésicules pleines de sérosité claire. Ces vésicules sont disposées en grappes, ayant la forme de chaque villosité choriale ou placentaire avec ses ramifications, puisque ce sont leurs subdivisions qui sont dilatées d'espace en espace, sans que les vésicules communiquent les unes avec les autres. Les villosités du chorion continuent à grandir en empruntant, par imbibition, des matériaux de nutrition à la caduque utérine, bien qu'elles n'aient pas de communications vasculaires directes avec elle et ne renferment pas de vaisseaux du fœtus. Par suite de ces dilatations hydatiformes, la masse expulsée est souvent celle de plusieurs litres de liquide, sous forme de grappes grisâtres faciles à dissocier. L'expulsion a lieu ordinairement avant le terme de neuf mois. L'utérus, ayant acquis ou non le volume qu'il aurait à la fin de la grossesse, est de forme moins régulière que dans un cas de grossesse réelle. Ces vésicules ne renferment jamais d'animaux parasites, tels que les *échinocoques*, etc. Il est commun de voir les femmes avoir plusieurs fois de suite des grossesses dont le produit est une mole de ce genre. Dans certains cas de monstruosités et même de grossesse normale, une partie seulement du placenta peut offrir cette *altération hydatiforme* des villosités.

Il est facile de reconnaître dans la paroi de ces dilatations vésiculaires la structure propre, indiquée plus haut, du chorion et de ses villosités, avec production variable de granules graisseux; et de même dans les portions filamenteuses non dilatées des villosités (p. 604).

Des restes du tissu de la trame muqueuse utérine devenue caduque accompagnent ces productions, comme dissociés entre elles, en certains points plus qu'ailleurs. Ils sont reconnaissables sous le microscope (*voy.* CADUQUE).

Dans tous les cas, quel que soit le nombre des variétés d'aspect et de volume que peuvent présenter ces productions accidentelles, il est aisé de déterminer : 1° leur nature, qu'elles proviennent des enveloppes de l'œuf, des villosités choriales spécialement, et non des tissus de la mère; 2° que leur développement a eu pour point de départ une fécondation et un trouble évolutif ultérieur de l'ovule fécondé; 3° que leur étude est dans l'ordre morbide une suite de celle de l'œuf dans l'ordre normal.

VI. **Physiologie de l'œuf.** Depuis trente à quarante ans, la physiologie de l'œuf ne présente plus les obscurités dont elle était autrefois entourée.

Les pages précédentes et l'article GÉNÉRATION montrent que dans l'ovule la zone transparente (dite aussi membrane vitelline), après avoir rempli son rôle protecteur et celui qui est relatif à l'entrée endosmotique de principes immédiats arrivant au vitellus, disparaît et se résorbe comme corps étranger.

On a vu, là aussi, que le vitellus est physiologiquement la partie essentielle de l'ovule, celle à l'aide et aux dépens de laquelle, après la fécondation, se forment le nouvel être, le blastoderme, puis l'embryon et ses organes externes.

La nutrition, le développement, la génération, les mouvements, etc., de cet être dans son entier et ses organes permanents propres, ont été étudiés là et dans les articles EMBRYON et FŒTUS.

Dès que se délimite la vésicule ombilicale et que se développe la *lame vasculaire* du mésoderme, des principes nutritifs sont empruntés au contenu de cette vésicule, soit qu'il préexiste à la segmentation vitelline (p. 571), soit que postérieurement à celle-ci les premières cellules endodermiques le sécrètent au contraire (p. 573). Ils sont alors distribués par le système circulatoire, tant dans les organes mésodermiques directement qu'indirectement dans ceux que forment les deux autres feuillets.

Dès que se clôt le chorion (p. 574), son rôle comme enveloppe ou organe protecteur n'est pas moins manifeste. Lorsque naissent et se développent à sa surface les villosités et que simultanément les capillaires maternels, tant de la muqueuse utérine que d'autres régions dans les cas de grossesses extra-utérines, sont en relation de contact immédiat, ou à peu près, avec elles, le rôle qu'elles remplissent est des plus évidents. Il est relatif d'abord à la fixation, à la stabilité de l'œuf dans l'utérus.

L'importance de ce rôle, rempli par le chorion en raison de ses connexions avec l'utérus, établies graduellement, évolutivement, molécule à molécule, ne saurait échapper. Le chorion et ses villosités, ou le placenta qu'elles forment, sont les seules parties de l'*œuf* qui maintiennent celui-ci dans l'utérus; maintien sans lequel l'évolution fœtale n'a pas lieu. Ce qui est dû à la dilatation de l'utérus au niveau de l'œuf, tandis que le col reste étroit, est naturellement laissé ici de côté (*voy.* GROSSESSE).

Le rôle du chorion concerne d'autre part les relations, tant nutritives proprement dites que respiratoires, entre le sang embryonnaire et fœtal et le sang maternel (*voy.* FŒTUS). Il est purement osmotique pour ce qui regarde le *chorion même*, car pour tout ce qui touche au sang fœtal, c'est l'*allantoïde mésodermique* qui remplit les usages dont il vient d'être parlé. Elle seule, en effet, reçoit les ramifications des artères ombilicales ou placentaires.

Quant aux usages de l'*allantoïde* proprement dite ou *ectodermique*, ils ont été signalés aux articles ALLANTOÏDE et LAMINEUX, p. 272.

Que les villosités vascularisées du chorion forment ou non un placenta, l'observation directe aussi bien que celle des grossesses extra-utérines et des insertions vicieuses de l'œuf montre que le placenta n'a en quoi que ce soit la structure d'une glande, tant proprement dite que sans conduit excréteur. Il ne l'a pas plus que ne l'ont sur les solipèdes et les oiseaux le chorion et l'allantoïde.

Malgré les hypothèses émises en dehors de toute comparaison d'un animal à l'autre, l'étude de la structure du chorion aussi bien que celle du placenta ne montre là qu'une constitution anatomique propre, permettant de rapprocher ces dispositions texturales de celles des tissus rangés parmi les *parenchymes non glandulaires*, à côté des poumons, des branchies en général et autres encore, mais nullement de glandes quelconques.

Le placenta, en un mot, est un *parenchyme non glandulaire* dont l'origine, le développement, la structure propre et la fin, sont nettement déterminés. Il est cela et rien autre, au même titre que le sont de leur côté les branchies, les poumons, etc. (*voy*. p. 562 et 565).

On sait qu'au point de vue physiologique les parenchymes non glandulaires sont caractérisés par ce fait qu'ils ne font que prendre au sang des principes qui s'y trouvent tout formés, venus d'ailleurs, pour les échanger osmotiquement avec d'autres, tout formés aussi, qui se trouvent dans les milieux gazeux, aqueux ou sanguins contigus. D'autres parenchymes non glandulaires comme les reins ne font que prendre au sang les principes cristallisables de désassimilation des tissus, tombés dans ce liquide. Mais ni pour ce cas ni pour les précédents ces parenchymes ne forment chimiquement, dans les épithéliums de culs-de-sac ou de vésicules closes, des principes spéciaux, qui manquent au sang, qui ne se forment que là ; acte qui caractérise physiologiquement les glandes.

Tous ces faits sont nettement déterminés depuis longtemps par l'anatomie des tissus et des humeurs (*voy*. Robin, dans Béraud, *Éléments de physiologie*, Paris, 2ᵉ édit., 1855, t. I, p. 359, et Littré et Robin, *Dict. de méd.*, 1855, et édit. suivantes, art. PLACENTA et SÉCRÉTION). Or les recherches expérimentales si nombreuses publiées depuis lors et récemment sur le passage des principes toxiques et médicamenteux du sang maternel dans le placenta et le fœtus s'ajoutent à celles de la physiologie pure pour montrer le fait suivant. C'est que les villosités choriales, disséminées ou rassemblées en placenta, ne servent absolument qu'aux échanges endosmo-exosmotiques entre les principes assimilables par le fœtus, fournis par le sang de la mère, et ceux en bien moindre quantité venant de la désassimilation des tissus fœtaux, que le sang placentaire rend exosmotiquement au sang de l'utérus.

Quant aux principes accidentellement ou expérimentalement introduits dans le sang maternel, qui passent les uns vite et en grande proportion dans le sang fœtal, ou réciproquement, l'étude spéciale de chacun d'eux peut seule faire noter ceux que les parois choriales et capillaires laissent plus ou moins aisément passer osmotiquement. Par rapport au fœtus, le chorion, le placenta, remplissent un rôle qui représente à la fois celui que sur la mère le poumon joue au contact de l'air et celui auquel le rein prend part en ce qui concerne l'excrétion de certains principes cristallisables solubles. Il exerce sur le sang maternel le rôle que la muqueuse absorbante de l'intestin remplit à l'égard des aliments liquéfiés. C'est pour le fœtus à la fois un organe d'*absorption*, un organe de *respiration* et un d'*excrétion*, en tant du moins que le rein fœtal n'élimine pas encore de l'urine.

En tout cas, on n'a jamais constaté qu'il formât un ou plusieurs principes coagulables ou cristallisables, n'existant pas dans le sang, tant maternel que fœtal; formation qui est précisément ce qui caractérise physiologiquement les glandes, le fait de la SÉCRÉTION.

Nous savons déjà que l'amnios et son liquide ne remplissent qu'un rôle purement physique à l'égard de l'embryon (*voy*. page 581 et AMNIOS). Les liquides allantoïdien et amniotique ont la composition des fluides excrémentitiels et rien qui les rapproche des humeurs récrémentitielles telles que le sang, le lait, les salives, les liquides pancréatique, intestinal, etc. Ils n'ont pas comme ceux-ci pour principe immédiat, constitutif, fondamental et prédominant, tel ou tel albuminoïde digestible et assimilable (*voy*. p. 580, 581 et 583).

A aucune période ils n'ont également ni composition, ni saveur les rapprochant d'un liquide nutritif quelconque, tel que les précédents, la lymphe, la séve des plantes, ni même des sérosités (*voy.* SÉREUSES), etc.

Les assertions des auteurs classiques, malgré leur nombre, sur cette prétendue valeur nutritive du liquide amniotique, sont absolument en contradiction avec les données de l'analyse et de l'observation embryogénique. On n'a jamais trouvé dix parties de principes albuminoïdes, y compris le mucus, dans mille parties de liquide amniotique, et le plus souvent il y en a de une à six parties seulement. Dans les sérosités il y en a de vingt-cinq à soixante parties pour mille (*voy.* LAIT, LYMPHE, SANG, SÉREUSES). Les autres principes amniotiques sont de l'urée, de la créatine, de la créatinine, etc., des principes de l'urine, qui se forment par désassimilition des tissus. Les phosphates n'y vont jamais à 2 pour 1000.

C'est préjuger, sinon commettre une erreur formelle, que de répéter avec quelques médecins de nos jours *qu'il est bien certain que le liquide amniotique joue un rôle important dans le transport des matériaux alimentaires qui doivent servir à l'embryon au moment où il n'a pas encore de connexions vasculaires avec l'utérus.* Dire cela est déjà méconnaître le développement et la constitution de l'amnios des oiseaux. D'autre part, c'est méconnaître ici le rôle de la vésicule ombilicale, en tant que réserve de principes assimilables; rôle qu'elle ne remplit précisément chez les mammifères que durant l'époque où les vaissaux allantoïdiens ne vont pas encore rejoindre ceux de l'utérus.

Du reste, rien absolument n'a été fait qui prouve ce transport de matériaux.

Aux premières périodes de cette évolution comme plus tard, ce n'est ni par l'épiderme cutané, ni par celui des rudiments du pharynx, de la bouche et du nez, que pourraient être absorbés ces prétendus matériaux, s'ils existaient et étaient transportés pour servir à la nutrition et à la multiplication des organes embryonnaires, comme le disent les mêmes écrits.

C'est avec l'épiderme fœtal et jamais avec l'épithélium des séreuses que l'amnios est en continuité de tissu. Aussi ses larges cellules épithéliales ne sont nullement semblables à celles des séreuses. Nous savons déjà que le tissu cellulaire mésodermique que l'amnios entraîne en se formant n'a rien non plus de la texture de la trame des séreuses. Attribuer un rôle sécréteur à l'amnios est donc une de ces hypothèses que rien n'appuie, comme on en trouve tant dans les écrits des médecins qui ont laissé de côté l'étude de l'embryogénie, de l'anatomie générale et de la composition des humeurs en tant que choses superflues; qui laissent de côté tout ce qu'on sait sur le rôle des épithéliums tégumentaires, glandulaires, de ceux des parenchymes non sécréteurs, etc.

Nulle expérience, pouvant prouver cette hypothèse, n'a été faite. Rapprocher cette prétendue sécrétion de celle qu'accomplissent les glandes, ou, si l'on veut, la structure amniotique de la structure soit glandulaire, soit séreuse, serait aller par trop contre toutes les données de la science (*voy.* p. 602).

On voit par ce qui précède que dans la physiologie de l'œuf il faut distinguer, d'une part, ce qui se rapporte directement à la vie du nouvel être, à la génération, au développement, à la nutrition, aux mouvements, etc., des parties permanentes qui se forment à l'aide et aux dépens du vitellus.

Il faut étudier d'autre part la génération, la nutrition, l'évolution et enfin les usages propres des organes transitoires et caducs, ou enveloppes et vésicules extra-embryonnaires, qui naissent également à l'aide et aux dépens du vitellus fécondé; usages relatifs aussi au nouvel être, en fait, bien qu'indirectement.

CH. ROBIN.

BIBLIOGRAPHIE. — Outre les écrits cités dans le cours de cet article, voyez la bibliographie des articles AVORTEMENT, EMBRYON, FÉCONDATION, FŒTUS, GÉNÉRATION, GROSSESSE et MENSTRUATION.

§ II. **Pathologie.** A l'exemple de Cazeaux et de plusieurs auteurs, nous comprendrons sous cette dénomination les annexes du fœtus ; ce sont : la *caduque* (*voy.* p. 602, 603), le *chorion*, l'*amnios* et le *cordon;* quant au *placenta*, nous lui réserverons un article à part, à cause de son importance.

Les maladies de ces organes qui ont une existence transitoire et une structure très-simple ne sont ni nombreuses, ni compliquées. Chacune des membranes qui constituent les enveloppes de l'œuf jouit d'une fonction propre, a des attributs différents et possède par conséquent une pathologie spéciale. Néanmoins on conçoit qu'elles puissent être envahies simultanément par le même processus morbide, l'inflammation, par exemple. Mais les faits authentiques d'inflammation des membranes de l'œuf existent-ils dans la science ?

Ce n'est pas que ces organes de nouvelle formation ne soient pas susceptibles de s'enflammer ; ils ont, je crois, dans leur structure, tous les éléments qui conviennent à ce processus morbide ; mais, dès que l'inflammation commence, l'avortement se prépare et les membranes sont expulsées avant d'avoir formé les produits habituels de la phlogose et amené une réaction générale intense.

La friabilité ou la résistance trop grande des membranes peuvent dépendre d'un vice de nutrition suivant les uns ou d'une inflammation suivant les autres. « N'est-il pas possible, dit Dubois, que cette rougeur, ce gonflement, ce ramollissement, cette consistance comme cartilagineuse et presque osseuse, signalée par plusieurs auteurs, ces adhérences des feuillets entre eux et avec le fœtus, soient l'effet d'un travail inflammatoire antérieur ou encore existant? »

Actuellement, nous gardons quelque doute à cet égard, car il est vraiment regrettable que toutes les observations ne soient pas d'origine plus récente, et voilà bien des années que pas un fait nouveau n'a été relaté. Sur près de six mille délivres observés par moi, je n'ai pas gardé le souvenir d'un seul cas d'inflammation. Je suis donc disposé d'en conclure, avec Charpentier, qu'il y a eu erreur d'interprétation et que les caillots fibrineux stratifiés ou en régression ont été pris pour des fausses membranes et du pus. Cette distinction s'est faite tardivement et après bien des efforts. En 1854, je passais ma thèse sur le pus, avec Bérard et Cruveilhier pour juges. Une longue et vive discussion s'engagea précisément sur ce sujet entre ces deux professeurs, dont le premier soutenait les idées modernes et l'autre les idées anciennes à propos de la distinction du pus et des caillots de la phlébite.

Je reviendrai sur les détails à propos de chaque membrane en particulier, mais j'avoue de suite qu'il était très-commode, en invoquant l'inflammation, d'expliquer les proliférations exagérées, les épaississements, la résistance, la friabilité, les adhérences, les hydropisies et les sécrétions exagérées.

Enfin toutes les membranes sont soumises aux causes traumatiques et au vice syphilitique. Seulement je ne fais qu'en signaler la possibilité, car je n'ai pas de faits à citer.

1. **Caduque.** La fonction de cette membrane est de fournir des vaisseaux maternels aux villosités fœtales. Son existence est donc intimement liée aux échanges vasculaires qui se font surtout dans les premiers mois entre l'utérus et l'embryon. Aussi on ne sera pas étonné de voir les hématomes occuper le premier rang comme fréquence et importance dans les affections de la caduque.

En 1843, à l'époque où M. Devilliers publia son mémoire sur la caduque, on n'avait que des idées très-incomplètes sur cette membrane, dont le développement et la structure n'avaient pas encore été élucidés par Coste; on admettait avec Hunter qu'elle était le produit d'un exsudat amené par la grossesse.

HÉMATOMES. *Apoplexies ou hémorrhagie de la caduque.* Cet accident est fréquent. Il a surtout été bien étudié par Devilliers.

Causes. Au moment de la grossesse, un nombre considérable de vaisseaux se développent dans la caduque; ils sont le produit d'une dilatation rapide; ils sont à parois très-minces et entourés d'un tissu mou, non résistant; toutes ces conditions les rendent friables, et ils se déchirent, soit sous l'influence d'une secousse trop violente, soit à la suite d'une brusque élévation de pression intra-vasculaire. La congestion menstruelle a suffi dans certains cas pour amener la rupture.

Siége. Jacquemier pensait que l'hémorrhagie provenait toujours des vaisseaux utéro-placentaires, mais Devilliers me semble avoir démontré que les deux surfaces profondes de la caduque utérine et réfléchie peuvent en être le point de départ.

Il est évident qu'on doit rencontrer plus fréquemment des caillots entre la pariétale et l'utérus; mais ce n'est point une preuve de leur provenance directe de cette membrane; c'est là le trajet forcé des écoulements sanguins migrateurs qui ont leur source à la périphérie du placenta et qui cheminent au dehors.

L'hémorrhagie se produit aussi entre la réfléchie et le chorion, car la circulation de cette portion de la caduque est très-active pendant l'existence des villosités choriales. Devilliers a cité le premier fait d'apoplexie de la caduque réfléchie et a mis cette variété hors de doute. Dans un avortement à deux mois et demi, on voyait manifestement sur la face choriale de cette membrane cinq petits foyers apoplectiformes disséminés çà et là, formés par des caillots de la grosseur d'un pois. Godefroy de Rennes a fait une observation semblable. Il a vu des caillots d'ancienne et de nouvelle formation, à la surface choriale du feuillet réfléchi, entre les deux, et sur le feuillet utérin. On a trouvé aussi dans le tissu même de la caduque de petits foyers hémorrhagiques. Lesauvage et Heuzinger ont constaté des caillots sanguins entre les deux feuillets de la caduque. Enfin, quand le raptus sanguin est violent, il rompt toutes les autres membranes et le sang fait irruption dans la cavité amniotique.

État du sang. En s'épanchant, le sang prend des formes diverses, dont il importe de signaler les principales. Tantôt il s'échappe en nappe et décolle la face entière de la caduque utérine; on le trouve alors sous forme de plaques plus ou moins grandes. Tantôt il présente des noyaux isolés, depuis la grosseur d'une tête d'épingle jusqu'à celle d'un œuf. Ces noyaux forment quelquefois des bosselures saillantes du côté de la cavité amniotique, c'est ce qu'on a appelé quelquefois *moles sanguines*, quand le sang était de récente formation, et *moles charnues*, quand il était d'origine ancienne. Je ne reviendrai pas sur ces variétés qui n'ont qu'une importance médiocre.

L'hématome se rencontre principalement au voisinage du placenta où la vascularisation est plus intense; il est même fréquemment disposé en couronne autour de cet organe, ce qui a valu à cette variété le nom de *zonaire;* on devrait, je crois, l'attribuer de préférence aux hémorrhagies du sinus circulaire.

L'état du sang varie aussi suivant l'époque de l'épanchement: au début c'est du sang pur ; ensuite il ressemble à de la gelée de groseille ; plus tard on y voit des fibrillations ; puis il s'y opère un retrait ; on y découvre un état grenu, après quoi des stratifications apparaissent. A une époque ultérieure, la fibrine stratifiée subit la régression graisseuse et en se ramollissant ressemble à du pseudo-pus (*voy*. p. 593).

L'hématome de la caduque à terme se présente aussi sous l'aspect d'une plaque jaunâtre.

Symptômes. Si je voulais être complet, il me resterait à décrire les symptômes et le traitement de l'avortement. Ce n'est point ici le lieu. Je me bornerai à dire que l'hémorrhagie peut rester dans l'utérus ou apparaître au dehors; que si le décollement est partiel, la grossesse peut continuer son cours ; si au contraire il occupe une étendue trop considérable, il y a avortement. D'après Devilliers, ce sont les aplopexies de la caduque qui en sont les causes ordinaires ; nous verrons à propos du placenta si cet auteur n'a pas été trop loin.

Ce genre d'hémorrhagie, on le conçoit, est plus fréquent au début de la grossesse ; cependant Devilliers a observé des traces d'épanchements récents sur la face utérine de caduques à terme.

INFLAMMATION DE LA CADUQUE. Si une membrane est susceptible de s'enflammer, c'est bien évidemment la caduque, et cependant j'avoue que tout ce qui a été dit à ce sujet n'est pas de nature à entraîner une conviction absolue.

Virchow l'admet et l'a décrite sous le nom d'*endometritis decidua;* il dit que la caduque est parfois épaissie et porte la trace d'un processus irritatif. Dugès a vu souvent des exsudats à la face interne de l'utérus et même des collections de pus. Dance a cité des concrétions pseudo-membraneuses blanchâtres entre les cellulosités de la membrane. A ces faits nous joindrons ceux de Lesauvage, de Brachet et de Dubreuil. Après les avoir lus attentivement, on peut se demander si ce n'étaient pas là des caillots ou une simple hyperplasie.

L'hydrorrhée, la leucorrhée et les adhérences dont nous allons dire un mot ont, avec l'inflammation, un certain lien de parenté.

HYDRORRHÉE. *Fausses eaux, faux travail; aquæ spuriæ; Falsche, Wilde Wässer* en Allemagne. On appelle ainsi un écoulement d'eau qui ne trouble pas la grossesse.

Origine. Voici les opinions très-diverses qui ont été émises sur le point de départ de l'hydrorrhée.

Suivant Bœhmer et Rœderer, elle serait due à la rupture d'une hydatide située entre l'utérus et les membranes. Cette opinion, qui n'a plus cours aujourd'hui, a régné longtemps dans la science. On a prétendu que le liquide provenait de l'infiltration œdémateuse du tissu cellulaire de l'utérus. Albinus et Fabrice d'Aquapendente le font venir de la rupture de la vésicule ombilicale. Baudelocque croyait à une transsudation amniotique. Burns expliquait cette affection par une augmentation de sécrétion des follicules muqueux du col de l'utérus sous l'influence d'une irritation locale. L'écoulement coulait goutte à goutte ou par flots intermittents, suivant que le col était ouvert ou fermé. Mais, dit Charpentier, la cavité du col est trop petite pour que cette hypothèse soit fondée. Fried et Sigwart admettent un œuf surnuméraire fécondé en même temps, et dont le fœtus a été dissous; Chambon en cite une observation. Delamotte croit à la rupture d'un kyste particulier.

Deleurye soupçonne que le siége est dans l'espace amnio-chorial; mais Gunther et Lobstein ont prouvé que cet espace disparaissait après le quatrième mois. De plus, Nægele et Paul Dubois, dans les cas qu'ils ont observés, ont trouvé le chorion et l'amnios intimement accolés.

Camper, Stark et Capuron croient que le point de départ est la cavité amniotique et qu'il y a rupture des membranes dans un point élevé. L'écoulement intermittent serait ainsi expliqué par l'accumulation. Cette opinion a été soutenue par Moreau; elle a été vivement combattue par Cazeaux, qui n'admet pas la persistance de la grossesse avec la rupture de la poche et qui, dans ce cas, juge l'avortement inévitable. Nous démontrerons plus tard que cette manière de voir est trop absolue. Il n'en est pas moins vrai que plusieurs prétendues hydrorrhées ne sont que des cas méconnus de rupture des membranes: témoin le fait d'Ingleby rapporté par Charpentier.

Devilliers a considéré l'hydrorrhée comme une collection liquide produite entre les deux feuillets de la caduque.

Mauriceau, le premier, en a placé le siége entre les membranes et l'utérus; Puzos et Levret se rangèrent à son avis. Mais ce fut Nægele qui, dans un travail de Geil, son élève, en 1822, donna une base scientifique à l'hypothèse de Mauriceau.

L'observation suivante de Duclos, de Toulouse, est une preuve irréfutable de la certitude de cette opinion, puisque l'autopsie a été faite. Une fille de vingt-quatre ans avait eu trois grossesses, dont une suivie de la mort de l'enfant, et les deux autres de fausses couches. Au sixième mois de la quatrième grossesse, elle perdit subitement une verrée de liquide jaunâtre. L'écoulement se fit ensuite goutte à goutte. Suicide à sept mois. A l'autopsie, M. Duclos trouva les membranes complètes. L'adhérence du chorion et de l'amnios était intime. Le liquide amniotique avait l'abondance ordinaire. Le fœtus n'offrait rien de particulier. *Entre la face interne de l'utérus et les membranes* se trouvaient deux poches situées sur les parties latérales. Elles étaient remplies d'un liquide transparent, d'un jaune citrin, analogue aux eaux de l'amnios. On remarquait encore une place d'une couleur opaque et blanchâtre, où les membranes n'adhéraient pas et qui semblait une poche affaissée; elle avait un prolongement jusqu'au col.

Causes. Monro, Camper, Conradi, admettent un défaut d'équilibre entre l'exhalation et l'absorption. Mauriceau et Besnier ont invoqué la faiblesse de constitution. Basset a signalé la multiparité 24 fois sur 38. Cheston, Devilliers, Sédillot, citent les coups et les violences extérieures. Par le fait la cause réelle est inconnue.

Symptômes. Le liquide est jaune, très-limpide; mélangé quelquefois d'un peu de sang; il a une odeur spermatique et fait des taches raides sur le linge. Ces caractères ne me semblent pas suffisamment précis et il serait utile de l'étudier mieux à l'aide de la chimie et du microscope, car ce sont également les caractères du liquide amniotique.

Le mode d'écoulement varie: il est tantôt lent, tantôt brusque, peu considérable ou très-abondant. Hoffmann cite un cas où l'écoulement se faisait goutte à goutte. La déplétion rapide de l'utérus provoque parfois des contractions utérines très-prononcées, l'avortement peut commencer et s'arrêter. C'est à partir du cinquième et du sixième mois que l'écoulement devient plus fréquent. Il peut se répéter trois ou quatre fois avant l'accouchement. La quantité varie de une verrée à deux cents litres (Stein).

Un autre caractère de cet écoulement, c'est qu'il a surtout lieu la nuit. Voici à mon avis la raison de ce fait. La nuit, probablement sous l'influence du sommeil, l'utérus, comme tous les muscles innervés par le sympathique, a des contractions, principalement pendant les trois derniers mois de la grossesse, c'est le travail secret de Millot. C'est la cause de la fréquence plus grande la nuit des accouchements et des hémorrhagies par placenta prævia. Ce sont ces contractions qui chassent le liquide hydrorrhéïque.

Le volume du ventre devient quelquefois énorme, alors la fluctuation est très-facile à percevoir, les membres inférieurs sont œdématiés.

S'accumulant entre l'utérus et l'œuf, le liquide fait poche et s'écoule quand il a décollé les membranes jusqu'à l'orifice interne de l'utérus. On a supposé que cet orifice était fermé par un bouchon muqueux qui se déplaçait à un moment donné. Il est possible d'expliquer de plusieurs façons le fait de l'écoulement intermittent. L'orifice interne de l'utérus peut être fermé de deux façons différentes, ou bien par l'application exacte de l'œuf ; ou bien si le col fait sur le corps une flexion qui oblitère le calibre du canal cervical. Dans ces deux conditions la pression du liquide à un moment donné triomphe de l'obstacle et produit l'hydrorrhée intermittente. L'écoulement du liquide est également favorisé par un déplacement de la femme, par une contraction utérine, ou causé par la rupture spontanée d'un de ces kystes décrits dans l'observation de Duclos.

Diagnostic. Il n'est pas facile de l'établir en l'absence de caractères spécifiques fournis par le liquide conservé ; on constate que l'utérus n'est pas vide ; qu'il a sa résistance et sa souplesse. Pour distinguer l'hydrorrhée de l'écoulement amniotique on se basera sur l'absence d'accidents et la continuation de la grossesse. Une erreur est quelquefois cause d'une intervention malencontreuse.

Quant au *traitement*, il consistera dans le repos et des lavements laudanisés. Il est donc purement symptomatique et s'adresse seulement à la contraction utérine qu'on s'efforce de calmer pour prévenir l'avortement.

LEUCORRHÉE. Tous les accoucheurs ont signalé des pertes blanches abondantes et glaireuses qui surviennent assez fréquemment chez certaines femmes lymphatiques au début de leur grossesse et qui n'en troublent point la marche. Elles proviennent de la cavité utérine et se forment par conséquent entre les deux feuillets de la caduque. Les follicules de l'utérus et du col excités par la grossesse sécrètent avec activité ; c'est du reste ce qui, pour ceux-ci, arrive normalement vers la fin du neuvième mois.

ADHÉRENCES. La caduque est normalement adhérente à l'utérus dont elle ne peut se détacher que par un tiraillement produit par l'expulsion placentaire ; mais on a parlé aussi des brides fibreuses (*voy.* p. 585).

Examinons d'abord les *adhérences normales*. Dans les premiers temps de la grossesse la muqueuse s'épaissit, mais ne se détache pas. Vers le neuvième mois seulement la caduque tend à se séparer, grâce surtout à la rénovation de la muqueuse utérine, d'où il résulte qu'à trois mois la caduque est très-épaisse et très-adhérente. Pour se rendre compte du fait, il n'y a qu'à examiner l'épaisseur énorme de la caduque pariétale et réfléchie après une fausse couche de trois à cinq mois.

Une autre preuve de cette adhésion intime m'a été fournie par deux opérations césariennes *post mortem* que j'ai pratiquées avant terme. La délivrance a pu se faire avec lenteur, sans précipitation et à ciel ouvert ; tous les assistants ont vu que la caduque ne se détachait de l'utérus que par une série non interrompue de déchirures; il fallait une certaine force pour opérer la séparation. Le fait a été d'autant plus évident que pas une goutte de sang n'a coulé pendant l'opération. Ces deux observations ont été publiées.

L'adhérence de la caduque a pour conséquence première la rétention fréquente du délivre dans les avortements. La caduque retient le placenta, principalement à son *collet*. Voilà, si je ne m'abuse, l'explication rationnelle de la fréquence plus grande de la rétention placentaire dans les avortements au cinquième mois. Souvent il arrive que le placenta est expulsé avec le chorion et l'amnios et que la caduque est retenue. J'ai fait publier plusieurs observations qui ne laissent aucun doute à cet égard. Pendant toute la période lochiale les femmes ont été surveillées et on n'a pu constater aucune trace de caduque chez la plupart ; sur quelques-unes on a trouvé de légers fragments de membranes et un écoulement fétide. Pour moi il est constant que la caduque, chez certaines femmes, ne mérite plus son nom et qu'elle est persistante après la grossesse.

Si l'union de la caduque et de l'utérus produit parfois la rétention placentaire, à plus forte raison elle peut causer celle du chorion et même de l'amnios en totalité ou en partie. Cette adhésion normale, physiologique lorsqu'elle est rencontrée au milieu des préoccupations d'un accouchement dystocique, est prise habituellement pour une *adhérence vicieuse*. Pour mon compte, après un nombre considérable de délivrances artificielles, j'en suis encore à chercher les placentas adhérents et les brides cicatricielles. Les adhérences vicieuses ont cependant été signalées par plusieurs auteurs. Brachet et Mordret en ont relaté des exemples, mais ils ne me paraissent pas suffisamment probants. C'est du reste une question qui ne sera tranchée que par des autopsies ; dans la pratique, en effet, les impressions sont trop diverses pour permettre d'établir ce point de la science. Je fus appelé il y a quelques années, pour faire une délivrance, par un confrère de la banlieue de Lyon, assisté d'une sage-femme. Ma lettre de convocation portait : Rétention placentaire par adhérence vicieuse. En arrivant je trouvai le placenta dans le vagin. Rien à la surface du délivre n'autorisait à rapporter la dystocie passagère à une bride. En somme, je ne connais aucun fait certain d'adhérence pathologique de la caduque. A une certaine époque on a fait remarquer que les caillots sanguins si fréquents, ainsi que nous l'avons dit, pourraient être cause de cette adhérence : c'est là une erreur qui a été redressée par les recherches modernes. Les caillots même anciens et parfaitement stratifiés rendent au contraire plus facile la séparation de la caduque et de plus ils augmentent sa friabilité en dissociant les éléments qui la constituent.

L'Exfoliation prématurée est considérée comme capable de produire l'avortement dans les premiers temps de la grossesse. Pour que cet acte physiologique important s'accomplisse il faut au début une vascularisation intense de la caduque pariétale et réfléchie. Si le phénomène manque, l'exfoliation se produit. Il ne faut pas alors faire confusion avec les faits nombreux d'exfoliation de la muqueuse utérine dans les cas de métrite pseudo-membraneuse et qui ont donné longtemps le change à cet égard. On croyait autrefois à une grossesse avec avortement au premier ou au second mois. Une observation plus attentive a redressé l'erreur longtemps commise.

II. **Chorion.** Cette membrane a pour fonction de mettre en rapport les villosités du fœtus avec les vaisseaux maternels que la caduque prépare à cet effet. Au point de vue pathologique ce qui prédominera dans la caduque, ce sont des altérations vasculaires et dans le chorion des altérations villeuses (*voy.* p. 601).

MÔLE VÉSICULAIRE. *Môle hydatique, môle hydatoïde, hydropisie des villosités, myxome vésiculaire.* Je place cet état morbide dans les altérations du chorion. Toutefois, je ferai cette réserve que le dernier mot de la science est encore à dire sur le siége de la mole, et qu'il me paraît utile de faire encore de nouvelles recherches à cet égard (*voy.* p. 606).

Définition. La môle est une tumeur développée dans l'utérus à l'occasion d'une grossesse et composée de vésicules adhérentes à une membrane d'enveloppe.

Division. Dubois et Désormeaux admettent: 1° la môle hydatique embryonnaire ; 2° la môle hydatique creuse ; 3° la môle hydatique en masse.

Je préfère la division de madame Boivin, môle embryonnée et non embryonnée, qui est bien suffisante, à mon avis ; on pourrait encore admettre d'autres divisions suivant que l'altération a porté sur les villosités ou le placenta complétement organisé, suivant que toute la surface choriale a été envahie ou seulement une partie. Mais, les faits de môles étant rares, ces divisions sont dénuées d'importance.

Fréquence. Sur 20 375 accouchements, Madame Boivin en a observé un seul cas.

Historique. Sous le nom de môle, dit Charpentier, déjà employé par Hippocrate, Aristote et Galien, les Arabes firent rentrer toutes les tumeurs qui se développaient dans l'utérus. Plus tard on voulut réserver cette dénomination aux tumeurs intra-utérines, produits de grossesse. Pendant longtemps on admit plusieurs espèces de môles, et on a écrit à leur sujet une histoire tout à fait fantaisiste; depuis on a fait justice de tous les faits mal observés, et actuellement ce nom est exclusivement dévolu à la môle vésiculaire. Elle a été signalée pour la première fois en 1565 par Schenck de Grafenberg. Cette intéressante altération a suscité ensuite une foule de travaux où les opinions les plus diverses ont été soutenues, nous allons en donner un aperçu.

Nature et siége. Bidloo, Vallisnieri, Sœmmerring, en plaçaient le siége dans les vaisseaux lymphatiques ; Reuss, Bartholin, Cruveilhier, dans les vaisseaux sanguins; Ruysch dans les tuniques vasculaires des villosités où s'accumulait de la sérosité ; Velpeau, Désormeaux, Dubois, Matteï, Cazeaux, Courty, Joulin, Martin Saint-Ange, Robin et Virchow, dans les villosités choriales ; Muller et Ancelet dans la caduque ; Cloquet et Percy admettaient que les vésicules étaient produites par des acéphalocystes : de là le nom d'hydatides. D'après Gierse et Meckel c'est une hypertrophie des villosités avec œdème. Suivant Mettenheimer c'est une transformation en kystes des cellules contenues dans les villosités.

Actuellement trois opinions restent en présence : celle de Robin, qui fait procéder d'une hydropisie des villosités ; celle de Virchow, qui admet une hyperplasie du tissu muqueux fondamental de la villosité, et celle d'Ancelet, qui soutient que les vésicules ont leur point de départ dans la caduque.

Voyons les arguments mis en avant de part et d'autre.

Les idées de Robin ont été si bien exposées par Cayla (Thèse de Paris, 1849) que je crois bien faire de les reproduire longuement.

Description. Les villosités se détachent comme à l'ordinaire à la surface du chorion. Tantôt le pédicule est normal, tantôt il est un peu dilaté, mais toujours cylindrique, dans une longueur de 1 à 2 centimètres. Dans ce cas, il se présente sous forme d'un petit tube membraneux à parois transparentes et plein de sérosité ; d'autres fois il offre dès son origine un ou deux renflements fusiformes de 3 à 5 millimètres de long sur 2 ou 3 de large.

C'est au niveau du point où commence à se ramifier le pédicule que commencent aussi à apparaître les dilatations ou vésicules hydatiformes ; à partir du point où les villosités commencent à se ramifier, on voit les branches se renfler d'espace en espace. Leur volume est variable depuis une noisette jusqu'à être à peine perceptible à l'œil nu. Tantôt une villosité entière est transformée en grappe de groseilles ; sur les plus grosses vésicules se trouvent souvent insérées deux à trois vésicules plus petites au moyen d'un pédicule très-étroit, portion de branche qui ne s'est pas dilatée; le volume du pédicule varie de 1 à 2 millimètres de long ; son épaisseur est environ de 1 millimètre de diamètre; quelquefois il laisse refluer le liquide d'un vésicule à l'autre; souvent il est oblitéré. D'autres fois, au lieu d'un grand nombre de vésicules uniformes, on n'en trouve que quatre à huit, du volume d'une noisette; puis, soit sur les branches qui en partent, soit sur les rameaux voisins, on trouve un grand nombre d'autres vésicules, d'un grain de millet à un grain de chènevis. Toutes sont unies par des pédicules et forment ainsi des grappes bizarres.

Les vésicules sont ovoïdes et sphériques, étirées du côté du pédicule, piriformes à l'extrémité. Çà et là, soit sur les pédicules, soit sur leurs divisions, on aperçoit de petites vésicules de forme irrégulière, hérissées de prolongements longs de 1 à 2 millimètres, tantôt sous forme de digitations, tantôt un peu renflés en vésicules.

Le microscope permet de reconnaître sur les pédicules ou sur les parois des kystes ou prolongements en cul-de-sac et d'autres vésicules en voie de formation.

Texture des grappes hydatiformes. En général, faciles à isoler les unes des autres, souvent intriquées comme dans le placenta. On a alors un gâteau de kystes épais comme le placenta et même plus à texture inextricable. Au milieu de cette masse, on trouve des villosités à peines altérées.

Contenu des vésicules. Parois minces de $0^{mm},2$ à $0^{mm},3$ d'épaisseur, demi-transparentes, résistantes. Face interne lisse. Pas de divisions cellulaires admises par Cruveilhier. Pas de traces de la cloison médiane. Le contenu est une sérosité rougeâtre plus ou moins incolore, transparente, fluide, tenant en dissolution de l'albumine, coagulable par l'alcool ou l'acide nitrique. Aucune trace de cysticerques ni d'échinocoques.

Le liquide contient deux sortes de cellules spéciales à peu près en égal nombre, fort peu abondantes.

Les premières sont sphériques, transparentes, à bords nets, réguliers, mais pâles, à un ou deux noyaux sphériques de $0^{mm},012$ à $0^{mm},015$. Le contenu de la cellule est composé de très-fines granulations moléculaires grisâtres assez pâles, d'égal volume.

Les noyaux plus transparents renferment moins de fines granulations, on trouve à leur centre un nucléole de 0,001 au plus, à bords assez froncés, assez brillants. Ces cellules ne peuvent se rapporter à aucun élément anatomique des autres tissus.

La seconde espèce de cellules appartient à l'épithélium pavimenteux. Elles ont un noyau ovoïde et un nucléole parfaitement distincts, et ne diffèrent des autres cellules d'épithélium pavimenteux, à l'état naissant, que par des granulations moléculaires à contours nets, très-foncés, à centre brillant, réfractant la lumière en jaune. Quelques-unes sont sphériques. Les autres sont inégalement polygonales comme dans tous les épithéliums pavimenteux. Elles contiennent un grand nombre de granulations moléculaires situées surtout autour du noyau. Dans les intervalles de ces granulations se voit une très-fine poussière de granulations moléculaires grisâtres.

L'origine de ces cellules est difficile à comprendre, si l'on admet que les kystes se sont formés après la pénétration des vaisseaux, car il n'y a plus d'épithélium pavimenteux dans les vaisseaux capillaires.

Ces cellules viennent-elles de la face externe de l'amnios et ont-elles pénétré dans la cavité des villosités non vasculaires ?

Les parois des vésicules sont formées par le tissu chorial, tissu spécial. Il n'y a de différence que dans une très-grande quantité de granulations moléculaires dont est parsemé le tissu chorial. Quelquefois, au lieu de ces granulations moléculaires brillantes, on trouve dans les parois des kystes et des pellicules une très-grande quantité de granulations grisâtres, en général très-fines, très-rapprochées les unes des autres, au point de masquer le tissu chorial.

Après cette description Cayla conclut que ces vésicules hydatiformes ne sont que des dilatations des villosités choriales.

Nous avons vu que l'hydropisie survient quand le placenta est complétement organisé, mais cette altération peut débuter à une époque plus rapprochée de l'apparition de cet organe. C'est ce qu'indiquent les grappes isolées et les exemples d'œufs expulsés en entier, dont toute la face choriale était couverte de grappes de vésicules; ce qui prouve que les villosités se sont altérées à une époque où le chorion était entièrement villeux, c'est-à-dire au début de la conception.

Voici encore quelques notions fournies par Robin. Les parois des vésicules sont formées de deux tuniques : l'une externe offrant la structure du chorion, l'autre interne, très-transparente, composée de tissu cellulaire entre-croisé et de noyaux fibro-plastiques interposés. La face interne est lisse.

Le liquide qu'elles contiennent est transparent, quelquefois coloré en rouge par de l'hématine dissoute.

Dans les villosités envahies on ne trouve pas trace de vaisseaux, et, si le fœtus vit encore, c'est qu'un certain nombre de villosités a échappé à l'hydropisie, a reçu des vaisseaux allantoïdiens et a pu former un placenta.

Quand le processus morbide date du début de la grossesse, toutes les villosités sont envahies, l'embryon frappé de mort se dissout; on trouve alors l'œuf vide ou un débris de cordon.

Pour Virchow l'état morbide qui nous occupe est caractérisé par l'hyperplasie du tissu muqueux de l'élément fondamental normal des fines villosités choriales. On trouve toujours à un degré quelconque cette hyperplasie morbide dans les avortements. Il lui donne le nom de *Myxome du chorion*, c'est-à-dire de la gélatine de Warthon, qui est un tissu graisseux imparfait et qui a ses caractères propres.

D'après l'auteur allemand les villosités soit normales, soit atteintes de myxome, sont formées : 1° par un revêtement épithélial provenant de la caduque ; 2° par un corps de tissu muqueux; 3° par des vaisseaux.

Les vésicules sont suspendues ensemble sous forme d'ombelles; si l'on en pique une, il s'écoule un liquide onctueux qui présente la réaction de la mucine.

L'affection débute sous forme irritative par une multiplication de noyaux et de cellules ; il n'y a pas toujours atrophie des vaisseaux, cela dépend de l'époque où l'affection a débuté.

La lésion des membranes est primitive ; elle est transmise par une irritation qui vient soit de l'utérus, soit du sang de la mère.

Ces idées ont été adoptées par Schröder, et voici comment il décrit la genèse de la mole vésiculaire ou *myxome multiple.*

Le tissu conjonctif est apporté au chorion par l'allantoïde. C'est sur lui principalement que porte l'hyperplasie. Elle débute par l'épithélium des villosités et par l'accumulation de la substance muqueuse intercellulaire, qui devient si considérable que les villosités hypertrophiées présentent l'aspect de petits kystes remplis d'une sérosité claire, disposés en grappes et suspendus par de fins pédicules. Si cette dégénérescence se produit dans les premiers mois, à l'époque où toutes les villosités choriales fonctionnent, l'œuf apparaît composé de vésicules rondes à toute sa périphérie. Si le placenta est déjà formé, la dégénérescence porte sur cet organe et rarement sur les villosités choriales qui sont alors atrophiées. Cependant Winogradow a trouvé à quelque distance du placenta un myxome circonscrit du *chorion lœve* du volume d'un œuf d'oie.

Exposons maintenant les idées de M. Ancelet. D'après lui la théorie du point d'origine dans les villosités est basée sur trois ordres de preuves : l'identité de structure, le mode de ramification, la situation des grappes.

Au point de vue de la *situation,* M. Ancelet s'est livré à une étude sérieuse des faits. Voici son raisonnement : si les villosités sont le point de départ de la mole, les vésicules doivent être en dehors du chorion. Sur 106 observations qu'il a dépouillées 47 seulement ont pu lui servir pour résoudre la question ; 7 fois seulement les vésicules peu développées siégeaient à la face externe du chorion. Elles étaient suspendues à l'intérieur d'un sac membraneux dans 15 cas. Elles adhéraient au placenta plus ou moins dégénéré dans 17 observations ; mais c'était du côté de la face fœtale.

Examinons en second lieu le mode de *ramification.*

Millot parle de longues queues à chacune desquelles tiennent 8 ou 10 vésicules par des pédicules ; Destrez, d'un pédicule commun ; Franche, d'une tige centrale ramifiée ; Depaul, d'une tige commune formant des grappes nombreuses ; Gibert, d'un pédicule formé de tissu cellulaire. Suivant Pelvet, elles forment des chapelets couchés à la face interne de l'utérus et appendues à une membrane commune.

Dans les observations où la description est précise, dit Ancelet, on ne parle plus de grappes ; il y a un réseau. Les vésicules sont attenantes les unes aux autres et à une membrane commune. L'adhérence des vésicules se fait par un pédicule et des filaments. Le pédicule disparaît à mesure que la vésicule croît et est remplacé par des filaments.

Ancelet ne pense pas comme Vallisnieri et Cayla que les vésicules communiquent ensemble. En résumé, dit-il, le mode de ramification ne prouve pas que le point de départ est dans les villosités.

S'occupant ensuite de la *structure,* il n'y trouve pas la preuve suffisante que le chorion soit le point de départ de l'affection et, après avoir exposé toutes les recherches modernes, il est d'avis que la science n'est pas encore faite sur ce point et il arrive à cette conclusion : Les vésicules ont pour siége la caduque directe ou réfléchie. On peut admettre qu'elles ont leur point de départ dans les glandes de la muqueuse utérine. Sous l'influence de l'imprégnation il se fait une production, par poussées successives, par un travail exogène, de vésicules indépendantes, adhérentes les unes aux autres, revêtues d'une membrane commune tendant à s'isoler à mesure qu'elles se développent.

Les idées d'Ancelet ne sont pas adoptées, mais j'avoue qu'elles sont présentées avec talent et que pour mon compte elles ont ébranlé quelque peu mes convictions. Je lui ferai toutefois la remarque suivante : l'argument capital sur lequel il base sa théorie est la saillie que font les vésicules dans la cavité utérine où elles pendent. C'est là un fait dont personne ne nie la fréquence. Mais que les vésicules partent des utricules de la caduque ou des villosités du chorion, il faut toujours qu'elles repoussent cette seconde membrane, dont elles se coiffent pour devenir saillantes et pendantes dans la cavité utérine. Elles se comportent vis-à-vis du chorion comme le fibrome qui devient polype vis-à-vis de la muqueuse utérine. Le principal argument d'Ancelet ne me paraît donc pas avoir toute la valeur qu'il lui attribue.

Étiologie. L'hyperplasie peut provenir d'un processus irritatif ayant son point de départ dans la caduque ou le sang maternel ; car on l'a vue survenir plusieurs fois chez la même femme et dans un cas de myome utérin interstitiel. D'autre part elle peut être primitive, puisqu'on l'a trouvée à côté d'un œuf normal.

Ces villosités ainsi altérées ne peuvent nourrir le fœtus qui succombe ; on le trouve habituellement macéré dans la cavité amniotique ; quelquefois il est résorbé et il reste un rudiment de cordon.

Schröder s'élève contre l'opinion d'Hecker que le bourgeonnement des villosités choriales est la conséquence d'une absence primitive de l'allantoïde, et de fait c'est là une hypothèse qui anéantirait l'explication de Schröder. Admettre que l'allantoïde a végété sans vaisseaux me paraît difficile, car on ne peut comprendre le bourgeonnement de cette vésicule sans production vasculaire.

Symptômes et diagnostic. Les symptômes cliniques ne sont pas absolument constants. Ils varient nécessairement suivant que le fœtus est vivant ou qu'il est mort, et à plus forte raison s'il n'existe plus. Si le fœtus est vivant, les seuls symptômes sont habituellement l'écoulement séreux dans l'intervalle de métrorrhagies répétées, et l'expulsion de quelques vésicules détachées.

Quand le fœtus est mort ou n'existe plus, on peut soupçonner l'existence de la môle, si le volume de l'utérus ne correspond pas exactement à l'époque présumée de la grossesse ; si ce volume n'augmente pas suffisamment ou s'il augmente trop vite. Dans un fait de Depaul l'utérus à quatre mois dépassait l'ombilic de quatre doigts. A partir du cinquième mois on ne perçoit plus les battements du cœur, ni les mouvements actifs ; mais on entend généralement le bruit de souffle. En faisant le palper abdominal on perçoit à la surface de l'utérus des bosselures qui n'ont aucune analogie avec celles du fœtus. Enfin Gardien a encore signalé des syncopes.

L'avortement n'est pas la règle absolue, Schröder cite des cas de prolongation de grossesse. Voici du reste un tableau dressé par madame Boivin sur 32 cas de grossesse hydatique.

La durée de la gestation hydatique a été :

1 fois de	. . . .	14 mois.
1	. . . .	11 —
3	. . . .	10 —
3	. . . .	9 —
3	. . . .	8 —
4	. . . .	7 mois et 8 jours.
1	. . . .	7 mois.
4	. . . .	6 —
5	. . . .	5 mois et demi.
1	. . . .	5 mois.
2	. . . .	4 —
3	. . . .	3 —
4	. . . .	
32 cas.		

L'apparition de la perte de sang a varié du quarante-cinquième jour au quatorzième mois. Pendant la durée de cette grossesse pathologique les femmes sont parfois tombées dans l'anémie, dans l'émaciation, et ont été en proie à une fièvre continue, probablement sous l'influence de pertes séro-sanguinolentes et peut-être d'un peu de résorption putride. L'accouchement a été accompagné dans plusieurs cas de douleurs très-vives, d'une dilatation lente et de métrorrhagies abondantes; mais souvent aussi la môle a été expulsée très-facilement ou d'un seul bloc ou en deux ou trois fragments. Au moment de la dilatation du col le toucher fait percevoir une masse spongieuse. Dans la plupart des cas les suites de couches ont été bonnes; la fièvre de lait s'est développée comme à l'état normal.

En résumé, les éléments essentiels du diagnostic sont d'abord les signes probables d'une grossesse pendant le deuxième, troisième ou quatrième mois; ensuite à partir de cette époque la constatation que l'utérus reste plein et que les autres signes de la grossesse ont cessé.

On conçoit combien d'incertitudes assiégent le praticien en face de symptômes aussi obscurs et aussi peu certains.

Pronostic. La gravité de l'affection dépend des hémorrhagies répétées qui peuvent produire la mort et qui tout au moins jettent la femme dans un état d'anémie progressive et surtout dans l'écoulement putride qui amène rapidement l'intoxication. Les cas de mort cités par les auteurs sont nombreux, Krieger et Wilton en citent deux. Dans un cas, exceptionnel sans doute, publié par Volkmann, la masse des villosités dégénérées avait poussé des bourgeons à l'intérieur des sinus utérins et avait détruit le tissu de l'utérus. Jarotzky et Waldeyer ont publié un fait semblable. Cette pénétration dans le tissu utérin, dit Schröder, doit rendre l'expulsion difficile. Mott a même cité un cas de rupture de l'utérus; madame Boivin également. Depaul a vu la môle hydatiforme se reproduire dans trois grossesses successives.

Quant au fœtus, sa mort est la règle, mais, s'il ne succombe pas, il vient au monde malingre. Dans un cas Thullier a vu un groupe de vésicules être expulsé et la grossesse continuer.

Traitement. On ne possède aucune donnée pour arrêter le développement de la néo-formation. Toute la médication devra consister à combattre les hémorrhagies et à solliciter l'expulsion. Le tampon et l'ergot de seigle remplissent cette double indication. On pourra recourir à des moyens plus actifs, si le cas est urgent.

Quand le col est dilaté il faut enlever la môle soit avec la main, soit avec une pince à faux germe.

Enfin je dirai qu'on a attribué à l'inflammation certaines altérations du chorion. Dance a vu entre cet organe et l'amnios une couche plastique de fausses membranes minces et molles avec un peu de pus véritable. Simpson a fait une remarque analogue. Velpeau a décrit un chorion opaque et rugueux. Hohl et Cruveilhier ont signalé des adhérences anormales qu'ils attribuent à d'anciennes inflammations. Nous reviendrons dans un instant sur cette question.

Si l'allantoïde par suite de la mort du fœtus ou pour une cause quelconque ne porte pas de vaisseaux dans les villosités et que ces organes ne s'implantent pas dans la caduque, ils subissent l'atrophie.

L'hyperplasie conjonctive avec oblitération des villosités se rencontre aussi dans certains produits d'avortement.

III. **Amnios.** Cette membrane a pour fonction de sécréter le liquide amniotique (*voy.* p. 608, 609).

INFLAMMATION. On a prétendu que l'amnios ne pouvait pas s'enflammer parce qu'il n'avait pas de vaisseaux; on n'a pas réfléchi que la cornée, la plèvre et le péritoine, étaient dans le même cas. Il n'y a pas de vaisseaux sur l'amnios, c'est vrai, mais il pourrait s'en former, et c'est même là un caractère essentiel et probant de l'inflammation. Examinons donc les faits. Il y en a quatre dans la science ; ils sont anciens et classiques, à ce point qu'on les trouve dans tous les ouvrages.

1° Mercier en 1812 observa sur l'amnios une fausse membrane adhérente concrète ; le liquide était trouble et renfermait des flocons albumineux ; la surface était rouge, *vascularisée ;* il y avait de la fièvre ;

2° Dance cite un cas analogue d'inflammation de l'amnios avec fièvre. C'était chez une primipare grosse de quatre mois. Le fœtus vint mort ; après l'avortement on trouva sur l'amnios des fausses membranes molles avec du *pus*. Le chorion était comme squirrheux ;

3° Ollivier d'Angers après un avortement trouva l'amnios épais, blanchâtre, avec *vascularisation ;*

4° Brachet cite également un cas analogue. Des fausses membranes et des *vaisseaux* existaient sur l'amnios.

Il est vraiment regrettable que tous ces faits ne soient pas d'origine plus récente ; leur ancienneté atténue leur valeur, d'autant plus qu'ils ne se sont pas reproduits. Dance croit avoir vu du pus : j'ai dit déjà que cette simple affirmation pouvait être mise en suscipion à cause de l'époque où elle a été formulée, mais dans les faits de Mercier, d'Ollivier et de Brachet, la *vascularisation* de l'amnios a été positivement indiquée. On est donc dans la nécessité ou de nier les faits ou d'admettre l'inflammation de l'amnios.

HYDROPISIE DE L'AMNIOS. C'est une exagération de la quantité du liquide amniotique. A quel point précis commence l'état morbide? Nul ne peut le dire positivement. Il me semble cependant qu'on peut admettre l'hydramnios quand il y a plus de deux litres de liquide.

Jacquemier a établi une distinction dont l'observation des faits n'a pas paru démontrer la nécessité. Il admet une hydropisie *active* à marche rapide et une autre *passive*.

Causes. On a invoqué l'inflammation ; Mercier a cité un fait probant et Godefroy une plaque pseudo-membraneuse. Mais en général on n'a pas démontré son influence étiologique. Lee l'attribue à la mauvaise santé du fœtus, mais c'est là une pétition de principes. Merriman a également invoqué l'hydropisie de la mère et l'influence de la syphilis, sans cependant en fournir des preuves décisives. D'après Mac-Clintok, l'hydropisie est plus fréquente chez les multipares, et suivant Jacquemier dans les grossesses doubles; la proportion est de 28 à 5. De plus sur 30 accouchements il y eut 25 filles contre 5 garçons. Elle est rare avant le cinquième mois.

Churchill reconnaît pour cause un excès d'activité sécrétoire. Faute de mieux on est bien obligé de se ranger à cette opinion avec Dubois et Désormeaux, qui ont cité des faits sans altération des membranes.

Symptômes. Le ventre augmente rapidement et présente vers le cinquième ou sixième mois un volume égal et même supérieur à celui de la grossesse à terme. C'est le phénomène capital. La fluctuation de la tumeur abdominale est facilement perçue. La quantité de liquide a été estimée de 16 litres par Baudelocque et a pu atteindre même 25 litres. Je ne connais pas d'analyse chimique faite. La malade éprouve une douleur vive ou sourde, et même une inflammation violente. Le ventre est tendu et dur comme une planche. La suffocation survient avant même que le ventre ait atteint le volume de la grossesse à terme; c'est, dit Scarpa, à cause de son développement brusque et rapide. Cette dyspnée provient de la compression des organes thoraciques; la respiration devient sifflante, la malade éprouve des palpitations. C'est un état analogue à celui qu'on observe dans les grossesses avec cyphose très-prononcée. La coexistence de l'ascite a été notée fréquemment; on a aussi rencontré l'œdème des membres inférieurs; l'enfant est mal développé, quelquefois mort. Sous l'influence des mouvements actifs ou passifs, il change très-facilement de place. L'avortement arrive souvent. Ingleby ayant dit avoir vu l'écoulement du liquide se faire et la grossesse continuer, Cazeaux lui a objecté qu'il avait été probablement en présence d'une hydrorrhée.

Diagnostic. Il est difficile et obscur tant que la grossesse n'est pas avancée, car on pourrait croire à un fœtus énorme ou à une grossesse gémellaire. Plus tard, l'étendue du ballottement et le volume du ventre comparé à l'époque de la grossesse servent principalement à l'établir, toutefois il est bon de se souvenir que les mouvements du fœtus sont faibles. C'est avec les kystes de l'ovaire qu'il serait le plus facile de confondre l'hydramnios. Mais, dans cette dernière affection, il y a des signes de grossesse et, par le toucher vaginal, on peut apprécier le développement de la cavité utérine et même la fluctuation. L'ascite se différencie par le changement du liquide, suivant la position de la malade.

Pronostic. Il est grave pour l'enfant. Sur les trente-trois cas de Mac-Clintok, il y eut 9 mort-nés, et 10 enfants moururent dans les premières heures.

Dans quatre cas que j'ai observés, un seul enfant vint au monde bien portant; un autre, affecté de *spina bifida*, était mort-né. Les deux autres étaient mal développés et succombèrent après quelques inspirations, malgré tous les moyens mis en usage. Bunsen, Kill et Tarnier ont cité l'hydrocéphalie, Godefroy le bec de lièvre. Dans un des cas vus par moi, le placenta avait un volume énorme, fait déjà signalé par Kill.

Le pronostic est habituellement dépourvu de gravité pour la mère. Beaucoup de femmes sont cependant incommodées plus ou moins sérieusement par le volume énorme de leur ventre. Quelquefois, on a vu la poche se rompre, le liquide s'écouler et la grossesse continuer. Enfin chez certaines femmes l'affection s'est reproduite dans des grossesses successives.

Traitement. Une médication variée a été employée. On a recommandé la diète sèche, le fer et le quina ; Burns a vanté les bains froids ; malgré tous ces moyens, le mal augmente toujours. Quand il acquiert une gravité incontestable, que la vie de la femme est menacée, il faut se résoudre à faire l'accouchement prématuré par un des procédés généralement usités. Celui qu'on préfère généralement est la ponction. Cette dernière opération se pratique par le vagin ou par la paroi abdominale. Si on agit par le vagin, ce qui est moins facile, Guillemot conseille, après avoir pénétré dans l'utérus, de perforer haut, afin de garder en réserve une certaine quantité de liquide et retarder ainsi l'accouchement. Camper et Scarpa, redoutant l'oblitération du col, ce qui est une crainte bien chimérique, vu la rareté de cet accident, conseillent la ponction abdominale. Cette opération a été pratiquée avec succès un certain nombre de fois, et entre autres par Levrat.

Sécheresse amniotique. Elle est dangereuse au début de la vie embryonnaire. Les capuchons de l'amnios, n'étant pas écartés par une quantité suffisante de liquide, forment des soudures anormales avec les organes et des brides qui peuvent persister, en produisant des incisions et même des amputations spontanées. Dans un cas, j'ai observé une brièveté du cordon et une déformation de la tête fœtale.

Altération du liquide. Il peut subir certaines altérations compatibles avec la vie et la santé du fœtus, et d'autres qui se produisent quand il est malade ou mort.

Le caractère habituel du liquide amniotique est d'être limpide, incolore et transparent, mais il n'est pas rare, à la suite d'une bonne grossesse, heureusement terminée, de le rencontrer trouble, louche, filant, contenant des grumeaux blanchâtres, pris à tort pour des concrétions purulentes et qui ne sont que des débris d'épithélium et de la matière sébacée du fœtus ; on y voit aussi des poils follets. Je l'ai observé d'un jaune intense dans un cas de jaunisse.

Dans quelques cas rares, le liquide amniotique a une odeur désagréable, quoique le fœtus soit bien portant. D'après Stoltz, une ouvrière de la manufacture de tabac de Strasbourg répandit une odeur infecte de tabac au moment de l'issue du liquide amniotique. Nægele cite un cas difficile à croire, où le liquide, doué de propriétés irritantes, avait macéré l'épiderme d'un enfant vivant, qui ne se rétablit qu'au bout de quinze jours.

Un liquide qui est teinté de méconium est pour moi une preuve absolue que le fœtus souffre ou a souffert. Dans ce cas, en cherchant bien attentivement la cause, il est rare qu'on ne trouve pas, ou des circulaires du cordon, ou un décollement prématuré du placenta. La coloration méconiale peut varier depuis une nuance légère jusqu'au vert très-foncé. Je pense que c'est à l'intensité du principe colorant de la bile qu'il faut attribuer ces prétendues eaux noires signalées quelquefois.

Si le fœtus est en voie de macération, la matière colorante de son sang qui s'infiltre partout en s'altérant donne aux eaux de l'amnios une couleur rougeâtre et sanguinolente, qui est un indice positif de la mort. Cette coloration n'est jamais d'un rouge bien vif ; en voici la raison : quand le fœtus est mort depuis peu de jours, une petite quantité d'hématine a pu s'extravaser dans l'amnios.

Quand la mort est ancienne, l'hématine s'altère et perd son pouvoir colorant. On voit aussi le liquide devenir brunâtre comme le sang.

DÉCHIRURES DES MEMBRANES PENDANT LA GROSSESSE. Soit à la suite d'un choc ou d'une contraction utérine, les membranes subissent des déchirures.

Des observations ont été citées par Burgers, Dubois, Guillemot, Velpeau, et par Ingleby. Dans le fait, très-détaillé, de ce dernier, le liquide, sortant par une déchirure des membranes bien constatée, s'écoulait la nuit.

Cet accident n'est pas essentiellement suivi d'avortement, surtout quand la rupture a eu lieu dans un point élevé. En pareille circonstance, l'écoulement est intermittent. Poullet a fait de ce signe un élément de diagnostic de l'insertion vélamenteuse du cordon. Suivant sa théorie, lorsque cette anomalie existe, les mouvements du fœtus déchirent les membranes par les tiraillements qu'elles exercent sur elles. Le repos, dans ce cas, est susceptible de prévenir l'avortement.

Dans les derniers temps de la grossesse, l'amnios se déchire parfois, tandis que le chorion conserve à l'œuf son intégrité. La torsion de l'amnios dans l'œuf par suite des mouvements actifs du fœtus peut alors, d'après Braun, déterminer la formation de brides qui compriment le cordon et compromettent ainsi la vie du fœtus.

Il n'est pas rare de voir le liquide amniotique s'écouler huit ou dix jours avant le début du travail. En examinant le délivre, on constate alors une déchirure près de l'insertion placentaire. C'est dans ce point que les tiraillements ont le plus de chance d'amener une solution de continuité. Cet accident est favorisé par une friabilité des membranes, qui provient d'un vice de nutrition ou de la dissociation de leur tissu par un hématome, ou bien encore d'une conformation vicieuse, comme dans les cas d'insertion vélamenteuse dont nous avons parlé.

IV. **Cordon.** Les états pathologiques de cet organe sont assez rares, mais non dénués d'intérêt.

Adhérences. D'après Simpson, Meckel, Wrisberg et Jacquemier, le cordon est susceptible de s'enflammer et de contracter des adhérences, soit avec le fœtus, soit avec les membranes.

Les adhérences du cordon ont été trouvées souvent, mais rien ne prouve que la phlogose les ait produites. C'est là un fait tératologique qu'on constate et dont l'explication nous échappe. Les adhérences du cordon au corps du fœtus viennent de la brièveté de cet organe, d'après Houel; elles se font seulement à la voûte du crâne et à la région abdominale. Dans le premier cas, il y a hernie ou absence de cerveau; dans le second, éventration. Geoffroy Saint-Hilaire avait admis que toutes les difformités étaient produites par les adhérences de l'amnios ou du cordon. Cette théorie aussi exclusive ne compte plus de partisans. En résumé, les conditions pathogéniques du développement des adhérences funiculaires sont assez peu connues, mais il est probable qu'elles se font dans la période embryonnaire en dehors de l'inflammation.

Épaisseur du cordon. Le cordon est quelquefois trop volumineux. Mauriceau cite un cordon de la grosseur d'un bras de fœtus. Dans une observation rapportée par Voisin, l'avortement se produisit à six mois et le cordon offrait trois fois le volume qu'il doit avoir à cette époque (*voy.* CORDON OMBILICAL).

Il peut être aussi trop mince. Morgagni cite un cas de ténuité extrême à laquelle il attribua la mort du fœtus.

LÉSIONS DES VAISSEAUX DU CORDON. J'emprunte à la thèse de Chantreuil d'utiles renseignements sur ce sujet.

Veine ombilicale. Les varicosités de ce vaisseau forment quelquefois des tumeurs assez volumineuses. Elles peuvent avoir pour conséquence d'entraver la circulation, au point de s'opposer au développement de l'enfant; quelquefois elles se rompent dans la cavité amniotique et amènent la mort du fœtus. Dans le fait de Pluskal, le cordon volumineux était replié sur lui-même; sur ce point existait une poche variqueuse du volume d'un œuf de poule, à parois minces, dont la rupture spontanée avait déterminé la mort du fœtus à terme.

L'hémorrhagie consécutive à la rupture est, dans le cas suivant, restée dans l'épaisseur de l'organe. Deneux a observé dans l'épaisseur du cordon une virole fibrineuse complète, résultant d'un épanchement sanguin qui étranglait et oblitérait les vaisseaux ombilicaux sur ce point. L'enfant était mort depuis longtemps.

Jacquemier signale aussi des dilatations considérables de la veine. Dougall rapporte un exemple d'anévrysme artério-veineux de la grosseur d'un œuf de poule, faisant communiquer ensemble les vaisseaux ombilicaux près de l'extrémité placentaire du cordon.

Les vaisseaux ombilicaux peuvent être rétrécis ou complétement oblitérés. On comprend que la santé et la vie du fœtus en soient compromises.

Les cas les plus intéressants de mort du fœtus par altérations vasculaires sont relatifs à la phlébite avec thrombose de la veine ombilicale; ils sont au nombre de trois. Dans le fait de Depaul, la veine ombilicale était dilatée à son point d'émergence du placenta; ses parois étaient épaisses, sa surface interne rugueuse et, dans le point malade, il y avait un caillot adhérent de couleur grisâtre. Le fœtus était macéré.

Scanzoni rapporte un cas dans lequel la phlébite était généralisée dans tout le cordon et se continuait jusqu'au foie.

Le troisième cas est dû à Cavasse. Une femme enceinte de huit mois cesse de percevoir les mouvements de son enfant. Vingt jours après, elle accouche d'un fœtus macéré. Le cordon, à 2 centimètres de l'ombilic, diminue brusquement; il devient cordon fibreux. On trouve dans la veine ombilicale un caillot fibrineux blanc; le rétrécissement porte exclusivement sur la veine. Ainsi, dit Cavasse, la veine ombilicale peut être atteinte de phlébite.

D'après Bley, on a recueilli dix-neuf observations de stenose du cordon, ayant produit l'atrésie et la mort du fœtus. Les causes les plus habituelles sont l'état athéromateux des artères. En résumé, la même question se pose de nouveau pour nous. Des hématomes ont été constatés dans la veine ombilicale; on a attribué leur formation à la phlébite : mais ne pouvait-on pas en expliquer autrement la formation ? Je pose la question sans me charger en ce moment de la résoudre.

X. DELORE.

ŒUF DE POULE. Bromatologie et emploi médical. I. Il a été déjà parlé des œufs de poule, à propos de l'espèce galline (*voy.* COQ). La détermination de la nature anatomique et physiologique de ses parties constituantes, la coque ou coquille, la membrane de la coque, le blanc et le jaune, a été donnée ci-contre (page 571) à l'article ŒUF. Mais il n'y a été rien dit de leur emploi alimentaire et thérapeutique. Du reste, si nous ne nous occupons ici que des œufs de poule, c'est qu'ils sont presque les seuls employés en Europe à l'alimentation. Il s'en consomme à Paris, annuellement, 120 à 130 millions au moins ; mais on sait qu'il se vend aussi sur nos marchés des œufs de dinde, de cane, d'oie, de pintade. Ceux d'autruche, de cygne, d'outarde, de vanneau, etc., peuvent être également utilisés.

Les œufs de poule, en dehors des influences de la constitution individuelle du père et de la mère, présentent des différences notables de grosseur qui tiennent à la différence de race. Au marché de Paris, les plus gros viennent de Normandie, les plus petits de Picardie, les moyens de Flandre. Le genre de nourriture paraît être, à cet égard, assez indifférent ; mais il ne l'est pas quant à la saveur de l'aliment. Les œufs de poules nourries surtout de graines sont plus savoureux que ceux des poules qui consomment beaucoup d'herbe ; l'odeur même de certaines plantes aromatiques peut s'y retrouver. Il est des œufs qui manquent presque entièrement de coquille. Ce phénomène se produit particulièrement chez les poules trop grasses ; une trop petite quantité de substances calcaires avalées avec la graine peut vraisemblablement y contribuer.

A Paris, les œufs ne sont livrés à la consommation que *mirés :* cette opération qui consiste à les examiner un à un à la lumière transparente de la lampe est pratiquée dans les caves de la halle par des agents assermentés : elle leur suffit à distinguer nettement les œufs gâtés des œufs sains. Ces agents se rendent, si on le désire, au domicile des acheteurs en gros. Les œufs tachés sont mis de côté et le prix en est déduit à la charge du vendeur. Il n'est pas sûr néanmoins qu'ils ne rentrent pas souvent dans la circulation.

Le blanc d'œuf de poule contient, pour 100 parties, environ 85 parties d'eau, 12 à 13 d'albumine, des graisses, de la glycose, des matières extractives, des sels (phosphates alcalins), de la magnésie, de la chaux, du fer, de la silice (Lehmann). Dans la membrane qui l'enveloppe, on trouve du carbone, de l'oxygène, de l'hydrogène, de l'azote, du soufre ; par son incinération on obtient du phosphate de chaux.

Le jaune renferme d'après Gobley, pour 100 parties, environ 52,5 d'eau, 15,76 de vitelline, 30,47 de corps gras (oléine et margarine), 0,44 de cholestérine, 8,43 de lécithine, 0,3 de cérébrine, 0,4 d'extrait alcoolique, 0,55 de matières extractives, avec traces d'acide lactique et de fer, 1,02 de phosphate terreux, 0,28 de chlorures et sulfates alcalins, 0,03 de sel ammoniac. Suivant C. Dareste, on y trouve encore des granules microscopiques qui polarisent la lumière à la manière des grains d'amidon, sont rendus bleuâtres par l'iode, sont décolorés, puis se gonflent comme ceux-là dans la solution de potasse et peuvent être changés en glycose. Ils sont en petit nombre et leur diamètre ne dépasse guère un centième de millimètre.

Il suffit de jeter un coup d'œil sur ces analyses pour comprendre toute la puissance alimentaire de l'œuf. Comme le lait, et, à beaucoup d'égards, comme le raisin, il offre à l'action digestive, sous une forme simple, des matières albuminoïdes, des matières grasses, du sucre et des sels semblables à ceux qui entrent dans la composition du sang. L'albumine y est presque en aussi grande proportion et les matières grasses en proportion plus élevée que dans la chair musculaire du bœuf.

Ainsi se trouvent réunies dans un même aliment des substances qui, au sein de l'économie vivante, jouent un rôle important et très-général. L'œuf présente donc tous les caractères d'un aliment complet, pouvant apporter des matériaux de formation à tous les tissus de l'économie, même au tissu osseux, par ces phosphates terreux et par la lécithine (consulter l'article SANG, page 469, pour des particularités relatives à la composition de la lécithine, et l'article NEURINE). Ajoutons que Dastre et Morat ont montré que la lécithine sort toujours de ses dissolutions alcooliques et éthérées à l'état de sphéroïdes donnant une croix noire dans la lumière polarisée; mais ils ne bleuissent point par l'iode et ils sont solubles dans l'alcool. Ils ont considéré les *corpuscules polarisants amylacés* décrits par M. Dareste comme devant être rapportés à la lécithine seule, mais les réactions chimiques de ces deux sortes de corps les différencient nettement (*voy.* p. 572).

Si l'on veut conserver à l'œuf toute sa digestibilité, il importe de le manger cru, légèrement chauffé au bain-marie (à la coque). En cet état, le blanc et le jaune sont rapidement attaqués par le suc gastrique. C'est, avec le lait, l'aliment des convalescents, de ceux surtout qui relèvent d'une affection gastro-intestinale aiguë. Il n'en est pas de même de l'œuf cuit; toutefois la coagulation du jaune n'a pas, sous ce rapport, autant d'importance que celle du blanc. Il convient en général, si l'on veut manger les œufs *sur le plat* ou en omelette, de ne pas laisser durcir la partie albumineuse. Une bonne préparation culinaire est celle des *œufs brouillés peu cuits*, parce que l'albumine, y restant très-divisée, offre plus de prise à l'action du suc digestif.

Conservation des œufs. On a recours à la conservation des œufs principalement en vue du chômage qu'amène forcément la mue des poules. Les procédés employés sont variables; celui d'Appert (*voy.* CONSERVES), si commode pour les viandes, les légumes, le serait moins pour les œufs, à cause des nombreux vides que ceux-ci laisseraient entre eux. Quand ils ne doivent pas rester longtemps en magasin, on se contente de les enfouir dans du blé, de l'avoine, des cendres, du son mêlé de sel gris, ou de les disposer sur des lits de paille, la pointe en bas, ou encore, aussitôt après la ponte, de les plonger pendant quelques secondes dans l'eau bouillante. Pour une conservation plus durable, on les enduit le plus souvent d'un vernis imperméable fait de cire et de corps gras; après quoi on les roule dans du charbon en poudre. D'autres fois, on les tient plongés dans de l'eau de chaux étendue et additionnée de crème de tartre ou dans une dissolution de sel gris et de chlorure de chaux. Dans ces divers procédés, on se propose généralement, comme on voit, de soustraire l'œuf à l'action de l'air et à celle des miasmes. Le plus efficace paraît être celui de l'immersion dans l'eau de chaux et de crème de tartre.

Nous n'avons pas à examiner ici si quelques-uns de ces moyens sont de nature à conserver l'œuf indéfiniment; il faudrait, pour cela, décider incidemment une question importante et qui se lie à celle, plus générale, de la fermentation : à savoir si, comme le veulent MM. Béchamp et Eustache, la membrane vitelline est absolument imperméable à tout organisme venu du dehors, ce qui obligerait à attribuer la putréfaction du jaune au développement de mycrozymas passant ensuite à l'état de bactéridies; ou au contraire, si toute putréfaction de l'œuf implique rigoureusement l'immigration d'organismes inférieurs venus de l'atmosphère. Notons seulement que la pénétration de la coquille par des mucédinées est un fait reconnu par ces auteurs eux-mêmes; ce qui rend très-problématique *à priori* l'imperméabilité de la membrane vitelline. Pour ne pas sortir de notre sujet, il est indubitable que les œufs traités par les moyens indiqués plus haut finissent toujours par se gâter : mais aussi est-il évident que même les plus sérieuses de ces opérations ne sauraient avoir la rigueur qu'on doit exiger d'expériences scientifiques.

Il est un autre mode de conservation, concernant le blanc seulement et qui a son importance ; c'est celui de la dessiccation. C'est presque exclusivement par le procédé décrit à l'article ALBUMINE qu'on prépare l'*albumine soluble* très-employée dans l'industrie, utilisable en médecine, et dont la valeur marchande est assez considérable (environ 100 francs le kilogramme). Stanislas Martin a proposé de faire avec de l'albumine fraîche et du charbon animal purifié une pâte qu'on laisse dessécher (*charbon albuminé*), ou, plus économiquement, de remplacer le charbon par du grès ou du sable très-fin. On se rend aisément compte de la richesse du sable ou du charbon en albumine en dissolvant celle-ci à l'eau chaude. Ce procédé aurait l'inconvénient d'augmenter le poids et le volume de la marchandise, si celle-ci devait être transportée ; et aussi celui de nécessiter une petite opération pour isoler l'albumine au moment de s'en servir. Généralement les pharmaciens, qui se servent de jaunes d'œuf pour les liqueurs émulsives, se contentent de faire sécher les blancs sur des assiettes.

II. L'œuf trouve un emploi médical dans ses trois parties constituantes : la coquille, le blanc et le jaune.

1° La coquille composée, d'après Vauquelin, de carbonate de chaux, 89,6 ; phosphate de chaux mêlé d'un peu de magnésie, 57 ; matière animale contenant du soufre, 4,7, valent au moins, comme médicament anti-acide et reconstituant, les soi-disant yeux d'écrevisse. Si ces deux substances qu'on employait fréquemment autrefois sous forme pulvérulente sont aujourd'hui tombées en désuétude, et remplacées par le carbonate de chaux, cependant on voit encore figurer quelquefois sur des ordonnances les yeux d'écrevisse, sans doute parce que ce nom doit plus frapper l'imagination des malades que celui de coquille d'œuf de poule. Il est toutefois bon de rappeler que cette coquille, réduit en poudre et passée au porphyre, peut, à la dose de 1 ou 2 grammes avant le repas, rendre des services réels dans les cas de gastralgie.

2° Le blanc d'œuf sert à la clarification des sirops. On en propose une solution albumineuse excellente contre la diarrhée d'origine phlegmasique. Pour cela, battez quatre blancs d'œuf dans un litre d'eau versée lentement, enlevez la mousse formée, ajoutez du sucre ou du sirop (si l'eau n'a pas été sucrée préalablement), de l'eau distillée de fleur d'oranger et, s'il y a lieu, une douzaine de gouttes de laudanum de Sydenham. A prendre par petites tasses, tiédies au bain-marie.

On a proposé de préparer avec le blanc d'œuf et le sucre un sirop à proportion définie pour l'usage thérapeutique (Stanislas Martin) ; nous ne sachions pas que cette idée ait passé dans la pratique.

On sait que l'albumine est administrée dans les empoisonnements par les acides et surtout par les sels métalliques. Le blanc d'œuf qui se trouve partout est, sous ce rapport, une précieuse ressource. Il se forme un albuminate insoluble. Depuis que l'article ALBUMINE de ce Dictionnaire a paru, quelques recherches ont été faites par Rabuteau sur ce point de thérapeutique toxicologique. Les conclusions auxquelles il est arrivé sont les suivantes :

« *a.* L'albumine n'est pas coagulée par les solutions de sels de sodium, de potassium, d'ammonium, de rubidium, de thallium, de baryum, de strontium, de calcium, de magnésium, de nickel, de cobalt, de protoxyde de fer, de manganèse, de chrome. Il est remarquable, par exemple, que le protochlorure de fer ne coagule en aucune façon l'albumine.

« b. L'albumine est coagulée et le précipité de l'albuminate est soluble dans un excès d'une solution de perchlorure de fer neutre et des solutions des sels d'aluminium, de cuivre, d'étain, de platine, de cadmium, de zinc (le précipité se dissout très-facilement dans un excès d'acétate de zinc, moins facilement dans un excès de chlorure de ce métal). Le précipité est insoluble (sels d'aluminium), ou peu soluble (sels de zinc), ou facilement soluble (protochlorure d'étain), dans un excès d'albumine, lorsqu'il s'agit de ces sels ainsi que du bichlorure de mercure.

« c. L'albumine est coagulée et le précipité est insoluble dans un excès des solutions des sels d'argent, de plomb, d'uranium, d'étain, de palladium, d'or, d'iridium (le précipité formé par le bichlorure de mercure est insoluble dans un excès de bichlorure), mais peut se dissoudre dans un grand excès d'albumine ».

Enfin l'auteur a remarqué que « tels métaux, dont les solutions précipitent l'albumine, ne la coagulent pas ou ne la coagulent qu'au bout de quelque temps, lorsque ces mêmes métaux se trouvent à l'état de sel double contenant un métal alcalin. Ainsi l'hyposulfite d'argent et de soude, l'iodure double de mercure et de potassinm ou de sodium, le chlorure double d'iridium et de potassium, ne coagulent pas l'albumine; le chlorure double de palladium et de sodium ne donne lieu à un précipité qu'au bout de quelques secondes. »

D'après ces dernières données l'administration de l'albumine, rationnelle et salutaire après l'ingestion du sublimé, serait peu utile dans les cas ou il y aurait eu ingestion d'iodure double de mercure et de potassium. Elle ne contribuerait pour ainsi dire qu'à la dilution du poison ; toutefois, elle pourrait en rendre l'absorption moins rapide (*Éléments de toxicologie*, 1873).

3° Le jaune d'œuf sert comme émulsif, pour tenir en suspension les corps gras, les résines ; il suffit même pour suspendre momentanément des substances pulvérulentes. En pressant entre deux plaques ou en traitant par l'éther le jaune d'œuf, on en obtient une matière huileuse, dite *huile d'œuf*, qu'on employait vulgairement autrefois contre les engelures, les hémorrhoïdes, les gerçures et toutes les petites plaies superficielles.

Pour ce qui concerne diverses applications médicales de l'albumine, *voy.* ce mot.

A. Dechambre.

ŒUF VÉGÉTAL. Ce nom a été donné à certaines productions végétales qui, par leur forme ou leur couleur, rappellent plus ou moins un œuf d'oiseau. Tel est le fruit du *Solanum ovigerum* L., celui de l'*Achras mammosa* L. Tels sont aussi certains champignons du groupe des *Amanita*, dans les Agarics, qui, au moment où ils apparaissent enveloppés de leur volva, ressemblent à un œuf de poule. L'oronge vrai en est un exemple.

Pl.

ŒUFS DE NABOTH. *Voy.* Utérus.

OFEN (Eaux minérales d'). *Hyperthermales* ou *athermales*, *amétallites* ou *sulfatées fortes*, ou *ferrugineuses faibles*, *carboniques fortes*, *moyennes* ou *faibles*. Ofen ou Bude est une ville qui n'est séparée de Pest, capitale de la Hongrie, par le Danube, sur lequel on a jeté un magnifique pont suspendu, un des plus solides qui existent. Un tunnel élevé et spacieux, dont l'ouverture n'est séparée de la tête du pont que par la largeur du quai, traverse le Josefsberg, montagne de 450 mètres de hauteur, s'étendant de l'ouest au sud, continue la voie directe entre Pest, située sur la rive droite du Danube, et Ofen (Allemand) ou Buda (Hongrois), qui est sur la rive gauche. C'est de la chaîne de montagnes dont le Josefsberg fait partie que viennent toutes les sources qui alimentent les bains d'Ofen. Un peu au-dessus de Pest et d'Ofen, on remarque l'île boisée dans laquelle nous signalerons aussi des sources minérales restées inutiles jusqu'à ce jour. Comme les bains d'Ofen sont situés à 1 kilomètre environ du pont et du tunnel, il faudrait, en venant de Pest, faire un long détour pour se rendre à la station, et surtout au Kaiserbad, le plus fréquenté de tous les établissements ; mais un service de petits bateaux à vapeur est organisé entre les deux rives du Danube, de sorte que Pest n'est qu'à dix minutes du Kaiserbad ou du Lukasbad. Ofen n'est qu'à 145 mètres au-dessus du niveau de la mer. Ceux qui fréquentent les bains d'Ofen doivent être prévenus que les matinées et les soirées sont froides et humides au bas des montagnes de Bude, tandis que de l'autre côté du Danube la ville de Pest est garantie des transitions brusques de température par le Josefsberg. La chaîne est interrompue devant Ofen, et quelquefois après avoir quitté Pest, où la chaleur est à peine supportable, on trouve même au milieu de la journée à Bude ou Ofen, de l'autre côté du pont et du tunnel, un froid tel qu'il semble que l'on ait changé de latitude.

Les établissements des divers bains d'Ofen appartiennent : le Kaiserbad, aux frères de la Miséricorde, dont le couvent est voisin ; le Lukasbad, à l'administration autrichienne ; le Bruckbad, à la ville d'Ofen ; le Königsbad, le Raitzenbad et le Blocksbad, à des particuliers. La saison commence à tous ces établissements le 15 du mois de mai et finit avec le mois de septembre.

Neuf sources émergent à Ofen ; les trois premières sont athermales, exclusivement employées en boisson et consommées surtout à l'étranger ; les six autres sont thermales ou hyperthermales, car elles ont toutes une température différente, quoiqu'elles viennent très-probablement de la même nappe souterraine, puisque leur composition est à peu près identique. Les trois premières de ces six sources sont les plus importantes et les plus anciennement connues : elles viennent de la pente orientale du Josefsberg ; les trois dernières sont sur sa pente méridionale et occidentale.

Nous allons suivre, pour l'énumération des sources d'Ofen, le cours du Danube, et nous trouvons : 1° la *source du Rákóczy;* 2° la *source de François-Josef;* 3° la *source d'Hunyadi János* (Jean Hunyade) ; 4° *das Kaiserbad* (le bain de l'empereur) ; 5° *das Lukasbad* (le bain de Lucas) ; 6° *das Königsbad* (le bain du roi) ; 7° *das Raitzenbad* (le bain de Raitz, faubourg d'Ofen) ; 8° *das Bruckbad* (le bain du pont) ; *das Blocksbad* (le bain du bloc).

1° *Source du Rákóczy.* Le bassin de captage de cette source d'Ofen est de grès et de pierres de taille ; il a une profondeur d'environ 4 mètres, une largeur de 1 mètre et une profondeur de 1 mètre 30 centimètres. Lorsqu'on le vide complétement, on constate que l'eau émerge d'une couche de glaise bleuâtre dans l'épaisseur de laquelle se rencontrent de nombreux agglomérats de carbonates calcaires. Le bassin de la source du Rákóczy met six heures à se remplir : il contient 1466 mètres cubes d'eau et il donne 5,864 litres d'eau en vingt-quatre heures.

L'eau du Rákóczy d'Ofen est claire, transparente et limpide, elle n'a pas d'odeur marquée; son goût est à la fois amer et salé; l'air extérieur marquant 11°,2 au thermomètre centigrade, celle de l'eau contenue dans le réservoir de captage de la source du Rákóczy est de 12°,3 centigrade.

M. Hermann Vohl, professeur de chimie à Cologne, a fait en 1878 une analyse complète de l'eau du Rákóczy d'Ofen, qui a été trouvée exacte par MM. Johann Molnár, de Pest, Tichborn, de Londres, et Hardy, chef du laboratoire de chimie de l'Académie de médecine de Paris. L'eau du Rákóczy d'Ofen contient dans 1,000 grammes les principes suivants :

Sulfate de magnésie	25,3148
— soude	21,1964
— chaux	7,0660
— lithine	0,1989
— potasse	0,0976
— cœsium	
— rubidium	traces.
— baryte	
— strontiane	
Carbonate de soude	0,0293
— chaux	0,1224
— oxyde de fer	0,0488
— manganèse	traces.
Chlorure de sodium	2,7550
Bromure de sodium	0,0078
Iodure de sodium	0,0006
Acide phosphorique	0,0306
— silicique	0,0360
— borique	traces.
Fluor	
Eau et perte	0,1840
Total des matières fixes	56,8162

L'eau du Rákóczy, comme celle des sources sulfatées fortes d'Ofen, est peu employée sur place, elle est presque toute *exportée*. Nous traitons de ses propriétés thérapeutiques en même temps que de celles des eaux de François-Josef et d'Hunyadi, qui sont les mêmes, mais à des degrés différents.

2° *Source de François-Josef.* L'eau de cette source a à peu près les mêmes caractères physiques et chimiques que la précédente, seulement son goût est franchement amer sans être aussi salé. Son analyse chimique a été faite en 1877 par M. Bernat, qui a trouvé dans 1,000 grammes de l'eau de la source de François-Josef les principes suivants :

Sulfate de magnésie	24,7859
— soude	23,1888
— chaux	1,3529
— potasse	0,0065
Carbonate de soude	1,1849
Chlorure de magnésium	1,7565
Acide silicique	0,0104
Alumine	0,0052
Oxyde de fer	0,0039
Total des matières fixes	52,2930
Gaz acide carbonique libre	0,344

3° *Source d'Hunyadi János.* Le captage de cette source est installé à Ofen, comme celui des deux sources précédentes. L'eau d'Hunyadi János ne diffère de celle du Rákóczy et de François-Josef que par sa saveur qui est un peu moins amère et un peu plus salée rappelant, jusqu'à un certain point, celle des noisettes conservées. Sa densité est de 1,03323 et son analyse chimique, faite en 1872, par le baron Liebig, a donné, par 1,000 grammes d'eau, les résultats suivants :

Sulfate de magnésie	16,0158
— soude	15,9148
— potasse	0,0849
Carbonate de chaux	0,9330
— soude	0,7960
Chlorure de sodium	1,3050
Alumine et oxyde de fer	0,0012
Acide silicique	0,0011
TOTAL DES MATIÈRES FIXES	34,8548
Gaz acide carbonique libre	0,5226

MODE D'ADMINISTRATION ET DOSES. L'eau d'Hunyadi János est la plus anciennement connue et a été la première exportée en France. Presque tous les médecins de Paris s'en servent depuis une dizaine d'années, et il nous est facile d'indiquer son meilleur mode d'administration et ses doses habituelles. Après bien des essais, nous nous sommes depuis longtemps arrêté à cette pratique : conseiller trois verres à vin de Bordeaux, pris le matin à jeun et d'heure en heure. De cette façon, quand on ne veut qu'un effet laxatif, ce qui est le plus ordinaire, on peut s'arrêter après le premier ou le second verre quand le résultat est obtenu. Quand, après l'ingestion de trois verres, il n'y a pas d'évacuation, ce qui est rare d'ailleurs, il faut faire un premier déjeuner léger, qui suffit, presque toujours, pour provoquer une ou deux selles, une demi-heure ou une heure après le repas.

EMPLOI THÉRAPEUTIQUE. L'eau d'Hunyadi est facilement ingérée même par les enfants et par ceux qui craignent le goût peu agréable des sels neutres; l'estomac la laisse aisément passer et elle ne produit aucune colique violente, elle occasionne tout au plus des borborygmes qui précèdent l'évacuation. La selle ou les selles sont faciles et non suivies de faiblesse ou de malaise. L'observation démontre aussi qu'on peut se servir souvent et longtemps de l'eau d'Hunyadi sans que les malades s'en fatiguent, sans que l'estomac et l'intestin en soient le moins du monde incommodés. Cette tolérance est très-précieuse, car elle permet d'user pendant des mois, des années même, de cette eau minérale chez les personnes qui ont une constipation opiniâtre ou qui sont sujettes à des congestions sanguines de l'un des organes essentiels à la vie, comme les poumons ou le cerveau. La constipation habituelle nécessite rarement l'emploi journalier de l'eau d'Hunyadi, il n'en est pas de même des congestions ou des hémorrhagies très-limitées de la substance cérébrale, par exemple, qui exigent une action presque continuelle d'un moyen légèrement révulsif et occasionnant tous les jours, au moins une fois, une exonération intestinale.

Ce que nous venons de dire de l'eau sulfatée magnésienne et sodique d'Hunyadi János, la moins chargée de principes fixes des eaux de cette nature qui émergent à Ofen, nous dispense d'insister beaucoup sur les propriétés de l'eau de la source de François-Josef et du Rákóczy de Buda. La somme des principes non gazeux de l'eau d'Hunyadi est, en effet, de 34,8548, celle de l'eau de François-Josef de 52,2930 et celle du Rákóczy de 56,8162. Cette quantité de sels indique du premier coup au médecin que, s'il veut obtenir un effet plus franchement laxatif, purgatif même, il n'a qu'à choisir l'une des deux dernières sources d'Ofen, et particulièrement celle du Rákóczy. Il aura un résultat avec une dose moins forte, un verre à vin de Bordeaux le plus souvent, et ce résultat sera ordinairement plus prompt qu'avec l'eau d'Hunyadi János et surtout qu'avec les eaux naturelles de Birmenstorf, de Friedrichshall, de Püllna, de Saichütz, beaucoup moins chargées de sels neutres que les eaux sulfatées fortes d'Ofen.

4° *Kaiserbad.* Deux édifices complétement distincts sont construits sur les onze sources du Kaiserbad. L'un de ces établissements a conservé tout son cachet d'antiquité : il est du temps de l'occupation turque; l'autre est de construction récente et date de 1846. Les bains de l'ancien établissement étaient en grande vogue lors de l'occupation de la Hongrie par les musulmans. Ils se composent d'une grande piscine de pierre, dans laquelle quarante personnes peuvent se baigner à la fois, et de cinq autres, de pierre aussi, où quatre personnes prennent leur bain en même temps. On entre dans le grand bassin après avoir traversé trois salles dont la température augmente à mesure que l'on arrive plus près de la piscine : cette gradation successive est très-nécessaire, car la chaleur de la dernière pièce est si élevée qu'on aurait de la peine à la supporter tout d'abord, et les personnes qui y ont pris un bain prolongé (car c'est l'usage d'y passer au moins trois heures de suite, si l'on veut en retirer profit) s'exposeraient, en sortant immédiatement au grand air, à aggraver les douleurs rhumatismales dont elles viennent chercher la guérison. Les malades de l'un ou de l'autre sexe prennent en même temps ces bains de piscine, et nous sommes obligé de dire que l'odeur désagréable qui règne dans l'enceinte du grand bassin nous a fait malheureusement connaître qu'on n'y observe pas même les habitudes de la propreté la plus simple et la plus nécessaire. Une coupole élégante et hardie surmonte la grande piscine, et il est impossible de ne pas admirer les harmonieuses proportions de tous les détails de cette antique architecture. La durée du bain non prolongé doit être de 20 à 40 minutes, mais les habitants de la campagne y passent quelquefois des jours entiers. On prend aussi à l'établissement ancien du Kaiserbad des bains isolés, avec l'eau et le dépôt de certaines sources hyperthermales d'Ofen.

L'édifice des bains nouveaux contient cinquante-deux baignoires de pierre, dans lesquelles on descend par des escaliers de quatre marches, et dix-huit baignoires ordinaires. Il y a en tout cent dix-sept pièces à la nouvelle construction du Kaiserbad, et chaque baigneur a ordinairement deux salles à sa disposition. L'une sert à la fois de vestiaire et de chambre de repos, l'autre est le cabinet de bains. Les baignoires, creusées dans le sol, sont très-grandes, et quatre personnes pourraient à la rigueur s'y trouver ensemble. La pièce où l'on se baigne est toujours sur un plan inférieur de 1 mètre environ à l'antichambre. Les nouveaux bains du Kaiserbad sont très-proprement tenus; ils sont fréquentés exclusivement par les personnes de la société, tandis que les piscines des vieux bains turcs sont consacrées aux gens du peuple et aux pauvres. Onze sources alimentent les piscines et les bains particuliers du Kaiserbad; mais un captage principal reçoit les eaux de presque toutes. Un autre bassin sert à la buvette. Le réservoir qui envoie l'eau aux baignoires isolées est situé dans la cour qui sépare les deux établissements. Cette fontaine est entretenue par une source qui, à son point d'émergence, a le volume du bras, et tout à fait auprès d'elle coule une autre source d'eau froide, plus grosse que le corps de deux hommes lorsqu'elle sort de terre. Deux couvercles ayant une charnière commune recouvrent ces deux sources si voisines et d'une température si différente.

Toutes les sources du Kaiserbad viennent de la partie méridionale de la grande cour et se rendent dans un bassin dont les parois sont de bois et la margelle de marbre blanc. On descend à cette fontaine par un escalier de 12 marches de granit, elle est de 2 mètres 66 centimètres en contre-bas du sol, et c'est elle qui sert à la buvette, quoique, au Kaiserbad, le traitement interne soit beaucoup moins suivi que le traitement externe. Une femme se tient chaque matin auprès de la source et emplit, au moyen d'une hampe, les verres des buveurs. On boit généralement l'eau des sources du Kaiserbad ou du Lukasbad de demi-heure en demi-heure, et à la dose de trois verres tous les matins à jeun, pure le plus souvent, et quelquefois coupée de lait ou de de petit-lait. L'eau de la source de la Trinkquelle du Kaiserbad est si claire et si limpide qu'il est facile de distinguer le degré où elle fait monter la colonne d'un thermomètre descendu à 2 mètres au-dessous de sa surface. Sa saveur et son odeur sont très-légèrement hépatiques, autrement elle ressemblerait à de l'eau chaude ordinaire. Cette source ne donne lieu, à proprement parler, à aucun dépôt ; on distingue seulement sur les parois de son bassin quelques efflorescences si petites qu'on n'a pas encore jugé à propos de les soumettre à l'analyse. Une assez grande quantité de bulles gazeuses viennent s'épanouir à la surface de la Trinkquelle du Kaiserbad, dont l'eau n'a du reste aucune influence sur la teinture de tournesol. Sa température est de 61°,3 centigrade, l'air extérieur étant à 10° centigrade. Sa densité est exactement la même que celle de l'eau ordinaire. L'analyse chimique des eaux des sources du Kaiserbad, faite en 1849 par M. Johann Molnár, a donné par 1,000 grammes les principes suivants :

Sulfate de potasse	0,123927
— soude	0,042093
— chaux	0,073788
Crénate de soude	0,011810
Chlorure de sodium	0,089012
— magnésium	0,139673
Phosphate de soude	0,005605
— chaux	0,004024
— alumine	0,005612
Carbonate de fer	0,002791
— lithine	0,033995
— chaux	0,388361
Silice	0,001736
Substances bitumineuses et barégine	0,053808
Total des matières fixes	0,976275

Gaz...	acide carbonique libre	11,30 pouces cubes = 305 c. c. 10
	hydrogène sulfuré	traces.
	azote	traces.
	Total des gaz	11,30 pouces cubes = 305 c. c. 10

5° *Lukasbad.* Les sources du bain Lucas sont aussi au nombre de onze et elles sortent du sol au sud de l'établissement du Kaiserbad. Le Lukasbad est très-rapproché du précédent, et si les bâtiments du Kaiserbad présentent, par leur architecture et leur aménagement tant extérieur qu'intérieur, le caractère de la construction turque ancienne et moderne, le Lukasbad de création romaine ne fait reconnaître son époque que par les détails de ses ouvertures et par leur ornementation. Les murs du Lukasbad ont été refaits, ou au moins restaurés, de façon qu'il est bien difficile de dire au juste le temps de leur fondation primitive. Mais la porte d'entrée de la piscine commune indique, par son ouverture ogivale sculptée et à bas-reliefs du temps, l'âge de l'édifice auquel elle appartient. Le moulin du Lukasbad est aussi des premiers moments de l'occupation romaine. Les sources du bain de Lucas sont d'autant plus nombreuses que les eaux du Danube sont plus basses. Elles alimentent la grande piscine et les bains particuliers. Les baignoires isolées de cet établissement ont presque toutes la forme ronde : elles sont creusées dans le sol et leurs parois sont de bois. Ce qui distingue surtout l'aménagement du Lukasbad de celui du Kaiserbad, c'est la forme et les dimensions de sa grande piscine, à laquelle on arrive après avoir traversé deux pièces où la température s'élève progressivement. La chaleur est encore plus élevée au Lukasbad qu'au Kaiserbad, et cela vient moins de la température de l'eau que de l'impossibilité où l'on est d'établir la moindre ventilation. Cette chaleur excessive a dû donner lieu souvent à des accidents, car il est d'usage que les bains à la piscine du Lukasbad, où soixante ou soixante-dix personnes peuvent se baigner à la fois, se prolongent pendant trois heures au moins. Le réservoir principal des sources du Lukasbad est une sorte de citerne couverte dont le bassin a 2 mètres de longueur, 1 mètre 33 centimètres de largeur et 1 mètre 66 centimètres de profondeur. Lorsque la citerne est ouverte, il s'en dégage une odeur marquée d'hydrogène sulfuré. On observe à la surface de l'eau des taches assez semblables à des gouttes d'huile. Aucune boue minérale ne se dépose au fond du bassin, mais on trouve dans les angles des murs des paillettes de soufre cristallisé; cette eau est beaucoup moins limpide et moins transparente que celle du Kaiserbad. Elle a à peu près la même odeur et la même saveur sulfureuses. L'eau du Lukasbad n'a pas d'action sensible sur les préparations de tournesol; sa température est de 56° centigrade; sa densité est la même que celle de l'eau commune. L'analyse chimique a donné à M. Johann Molnár exactement les mêmes résultats que l'eau du Kaiserbad.

6° *Königsbad.* Le bain du Roi est entre le Kaiserbad, le Lukasbad et l'hôpital militaire. La source qui l'alimente est la dernière qui vienne de la partie méridionale du Josefsberg. Des trois corps de bâtiments qui composent l'établissement de Königsbad, le premier abrite une grande piscine et quatre petites, précédées chacune d'une chambre de repos; le second contient six baignoires de pierre creusées dans le sol. Quatre sont du temps de l'occupation turque, car le Königsbad est aussi d'origine musulmane; deux seulement ont été restaurées, et elles ont chacune leur pièce d'entrée très-confortable, très-élégante même. Le troisième corps de logis renferme cinq baignoires ordinaires de cuivre et huit de bois. Le Königsbad a aussi sa Trinkquelle. L'eau du bain du Roi a les mêmes propriétés physiques et chimiques que celle des deux sources précédentes. Elle n'en diffère que par sa température qui est de 50° centigrade, l'air extérieur étant à 17°,5 centigrade. Les sources du Kaiserbad, du Lukasbad et du Königsbad, sont désignées par le nom de *sources supérieures*, parce qu'elles émergent d'un point plus élevé que celles dont il nous reste à parler et qui sont dites *sources inférieures*. La chaîne du Josefsberg devient très-droite dans sa partie orientale, et au pied du rocher même émergent, dans un espace circonscrit, les dernières sources d'Ofen.

7° *Raitzenbad.* La source du bain de Raitz sort de la montagne dans une grotte tapissée de stalactites, et son eau est reçue dans un bassin de trois mètres carrés et d'un mètre de profondeur. Une couche assez épaisse de boue minérale recouvre sa paroi inférieure, et des incrustations nombreuses se sont déposées sur l'orifice du conduit qui y vient aboutir. Elle donne 1,670 mètres cubes d'eau en 24 heures. L'eau de la Raitzenbadquelle est claire et incolore, elle a un goût salé très-reconnaissable. On remarque à sa surface une matière semblable à celle qu'Anglada a désignée sous le nom de glairine, et des bulles gazeuses, rares et fines, la traversent à intervalles à peu près réguliers. Elle est sans action sur les préparations de tournesol. La température de l'air ambiant étant de 20° centigrade, celle de la Raitzenbadquelle est de 42° centigrade; son poids spécifique est de 1,006. L'analyse chimique de l'eau de cette source étant presque identiquement la même que celle du Blocksbad, nous renvoyons au tableau qui suit la description de cette source; mais nous donnons ici, d'après Johann Molnár, la composition de la boue et des incrustations de la Raitzenbadquelle. Ce chimiste a obtenu, en 1849, avec 1,000 grammes de boues et dans 200 grammes d'incrustations, les résultats suivants :

	BOUES.	INCRUSTATIONS.
Détritus de la montagne et silice	4,50	0,30
Silicates	0,90	»
Oxyde de fer	0,30	»
Bisulfate de fer	0,05	»
Phosphate basique de chaux	0,10	0,08
— — alumine	0,20	0,20
Carbonate de chaux	3,10	2,10
— magnésie	»	8,19
— alumine	»	1,90
— fer	»	0,10
— lithine	»	0,09
Substances bitumineuses	0,80	»
Barégine et eau	0,84	0,30
TOTAUX	10,79	13,26

8° *Bruckbad*. La source qui alimente le bel édifice à colonnes du bain du Pont émerge au bord du Danube et à la base du Rocher qui, à cet endroit, prend le nom de Saint-Gerhardsberg. Une piscine commune, où vingt-cinq ou trente personnes peuvent prendre leur bain; dix baignoires creusées dans le sol et dont les parois sont de pierre, enfin trente et une baignoires ordinaires de bois, composent les appareils balnéaires de cet établissement dans la cour duquel une fontaine sert spécialement à la buvette. Cinq sources qui émergent du rocher à pic de Saint-Gerhardsberg alimentent la maison des bains du Bruckbad. Trois sources sont captées dans des bassins particuliers, entourés de murs et couverts; elles sont en face de l'établissement principal. La quatrième est abritée par une charpente de bois couverte de tuiles, la cinquième ou *Hauptquelle* est à 20 mètres au nord. Ces sources laissent déposer un sédiment, mais on n'y voit pas d'incrustations; une sorte de crème blanchâtre recouvre leur surface, et pourtant, lorsqu'on agite l'eau, elle n'a aucune odeur. Le dépôt est très-odorant, au contraire, et contient de l'hydrogène sulfuré. Des canaux conduisent l'eau de toutes ces sources à l'établissement du Bruckbad dans un réservoir commun, d'où elles sont distribuées à chaque salle de bain. Il se dépose dans le réservoir une grande quantité de boue et des incrustations de tout volume et de toute forme. Auprès de l'ouverture du tuyau qui vient aboutir à la paroi inférieure du bassin, il s'est formé une stalactite d'une telle grosseur et d'une forme si grotesque que l'employé qui accompagne les visiteurs ne manque jamais de la faire remarquer. Le débit des sources du Bruckbad est évalué de 3 à 5,000 mètres cubes par heure. Cette eau est claire, incolore, et n'a aucune saveur marquée. Elle n'influence en rien la couleur des préparations de tournesol. Sa température est de 42°,5 centigrade et sa densité de 1,007. L'analyse chimique de l'eau du Bruckbad donne les mêmes résultats que l'eau du Blocksbad. La boue qu'elle laisse déposer a la même composition que celle de la source de Raitzenbad.

9° *Blocksbad*. Le point d'émergence de cette source est au sud du faubourg de Raitz. Elle sort du point de la montagne de Saint-Gérard, connu sous le nom de Blocksberg. L'établissement de bains alimenté par cette source contient une très-grande et très-belle piscine où deux cents personnes peuvent se baigner en même temps, deux baignoires de pierre creusées dans le sol et assez vastes pour contenir deux et même trois personnes, et enfin huit baignoires ordinaires. La quantité d'eau donnée par la source du Blocksbad suit les variations de la hauteur de l'eau du Danube. Lorsque les eaux du fleuve sont basses, cette source donne en vingt-quatre heures de 3,500 à 4,000 mètres cubes d'eau ; lorsqu'elles sont hautes, au contraire, elle peut en donner, dans le même temps, de 4 à 4,500 mètres cubes. Si même le Donau (Danube) reste pendant longtemps à une grande hauteur, la Blocksbadquelle peut avoir un débit de 7,000 mètres cubes d'eau en vingt-quatre heures. L'expérience a démontré que c'est la pression hydrostatique seule qui explique le débit des sources d'Ofen, et non une communication directe entre leurs eaux et celle du fleuve. L'eau de la source du Blocksbad est transparente, incolore, inodore en petite quantité; elle a une odeur alumineuse plutôt que sulfureuse lorsqu'on entre dans la pièce de la grande piscine ; sa saveur est un peu hépatique après qu'on l'a bue ; elle semble salée lorsqu'on la laisse se refroidir. Elle perd de sa transparence pendant les temps orageux, mais ce phénomène est de courte durée. Elle peut se garder longtemps sans s'altérer lorsqu'elle est conservée en vase clos ; exposée à l'air, elle se trouble, prend un mauvais goût et laisse déposer un sédiment blanchâtre. Une boue très-ténue, très-fine, couvre le fond de son bassin, où l'on remarque aussi plusieurs stalactites. Elle rougit la teinture de tournesol lorsqu'elle n'est plus chaude, tandis qu'elle la ramène au bleu à sa température native. Elle fait monter la colonne d'un thermomètre centigrade à 45 degrés. On se sert de la vapeur qu'elle forme pour chauffer les cabinets et les couloirs de l'établissement. Sa densité est de 1,006. M. Molnár a fait l'analyse en 1849 de l'eau des trois sources de Raitzenbad, de Bruckbad et de Blocksbad, et il a trouvé dans 1,000 grammes les principes suivants :

	Sulfate de potasse	0,061969
	— soude	0,368928
	— chaux	0,134548
	Chlorure de sodium	0,264416
	— magnésium	0,031004
	Phosphate basique d'alumine	0,013888
	— chaux	0,000058
	— soude	0,014803
	— lithine	0,002821
	Carbonate de chaux	0,537308
	— magnésie	0,108983
	— oxyde de fer	0,005583
	Silice	0,010416
	Bitume et substances organiques	0,010635
	TOTAL DES MATIÈRES FIXES	1,565357
Gaz...	acide carbonique libre	18,60 pouces cubes = 492 c. c. 20
	azote	2,00 — = 54 —
	hydrogène sulfuré	traces.
	TOTAL DES GAZ	20,60 pouces cubes = 546 c. c. 20

Nous devons noter au nombre des sources hyperthermales d'Ofen celles qui ont leur point d'émergence dans le lit même du Danube, lorsque les eaux sont basses, ou dans l'île qui se trouve un peu au-dessus de la ville de Bude. La température de ces sources est de 40° centigrade. Leur analyse chimique n'a pas été faite complétement ; on sait cependant qu'elles ont une composition à peu près analogue à celles du Kaiserbad et du Lukasbad ; toutefois elles contiennent une plus notable proportion de glairine.

La station d'Ofen possède enfin une source sulfatée ferrugineuse qui émerge dans la partie de la ville nommée la Wasserstadt ; sa composition chimique la place, au point de vue des eaux sulfatées, entre Seidlitz et Saidchütz, mais elle contient beaucoup plus de gaz acide carbonique et elle renferme surtout une proportion notable de sel de fer. L'analyse chimique de la source ferrugineuse d'Ofen a été faite en 1857, par M. le docteur Daniel Wagner, chimiste distingué de Pest. Il a trouvé dans 1,000 grammes d'eau les principes qui suivent :

Sulfate de magnésie	4,4306
— soude	2,9310
— chaux	1,0245
— potasse	0,0082
Bicarbonate de chaux	0,5300
— protoxyde de fer	0,0600
— magnésie	0,0356
— oxyde de manganèse	0,0728
Acide silicique	0,0418
Alumine	0,0040
Chlorure de magnésium	0,3768
Substance bitumineuse	0,0040
TOTAL DES MATIÈRES FIXES	9,5393
Gaz acide carbonique libre	5,458 pouces cubes = 15 c. c. 986

EMPLOI THÉRAPEUTIQUE DES EAUX HYPERTHERMALES D'OFEN. L'action physiologique de ces eaux, prises à l'intérieur, est peu marquée ; elles excitent la transpiration et elles sont légèrement diurétiques. On les conseille à la dose d'un à six verres ; malgré leur chaleur, elles sont bues sans dégoût, et elles sont facilement digérées. Il est certaines personnes chez lesquelles elles agissent sur la digestion intestinale et provoquent une et quelquefois deux garde-robes ; mais elles n'ont, en général, aucun effet laxatif. Les eaux hyperthermales d'Ofen sont presque exclusivement employées à l'extérieur, nous pourrions ajouter en bains de piscine ou de baignoire. L'action de ces deux sortes de bains n'est pas la même, et il est aisé de comprendre qu'il doit en être ainsi, en se souvenant de la chaleur considérable de l'eau et de l'air des piscines, comparée à celle de l'eau amenée à la température du bain et à l'air d'une salle isolée où la ventilation se fait dans de bonnes conditions. On se l'expliquera mieux encore, si l'on se rappelle l'habitude qu'ont les ouvriers et les paysans hongrois de prendre toujours des bains tellement prolongés que quelques-uns durent une grande partie de la journée ; en sorte qu'ayant, pendant tout ce temps, le visage injecté et recouvert d'une sueur abondante, les baigneurs éprouvent les effets physiologiques d'un bain de vapeur ou d'eau trop fortement chauffée. L'action physiologique des eaux sulfatées pures et fortes d'Ofen consiste principalement dans leur effet laxatif ou purgatif. Les effets physiologiques des eaux sulfatées ferrugineuses sont les mêmes, à cette différence près que les premières affaiblissent toujours un peu, lorsque les malades en font usage depuis longtemps, tandis que les secondes, tout en procurant des selles, reconstituent et tonifient.

Jamais les malades ne suivent un traitement exclusivement interne aux sources d'Ofen ; fréquemment, au contraire, on emploie seulement les bains et les douches hyperthermales ; mais on fait aussi usage en même temps des eaux à l'intérieur et à l'extérieur. Dans les cas où les médecins de Pest-Buda ont à combattre des diathèses, comme la scrofule, la goutte, le rhumatisme etc.; des intoxications consécutives à l'emploi de certains métaux ; des affections générales, comme l'anémie, la chlorose, les hémorrhoïdes, la gravelle, etc. ; des maladies locales, comme les dyspepsies, les engorgements de la rate et du foie, il leur est indispensable d'unir à la cure externe l'emploi intérieur des sources du Kaiserbad, du Lukasbad, etc., etc., et ils utilisent alors les propriétés toniques, diurétiques, quelquefois purgatives et fondantes, de ces eaux prises en boisson. Les eaux hyperthermales amétallites d'Ofen sont presque exclusivement usitées en bains, pris dans les baignoires ou dans les piscines, pour combattre les accidents rhumatismaux chroniques ; que le rhumatisme soit localisé et occupe un ou plusieurs muscles, qu'il siége dans une ou plusieurs articulations, qu'il affecte la face ou les membres inférieurs, que les malades soient en proie à une douleur dans le trajet d'un nerf et que cette douleur résulte d'un refroidissement subit ou prolongé, etc., etc., les bains thermaux d'Ofen ramènent presque toujours la santé. Il faut faire une distinction dans l'action curative des bains de baignoire et des bains de piscine. L'ouvrier et le paysan qui supportent, pendant quatre ou cinq heures de suite, la température du bain et de l'air des pavillons non ventilés des piscines, sont assurément moins à leur aise dans leur bain commun que le Magyar hongrois ou le Magnat valaque dans les salles particulières de l'établissement nouveau et confortable du Kaiserbad, mais les premiers sont dans de meilleures conditions pour se débarrasser de leurs douleurs rhumatismales. Nous n'entrons pas, au reste, dans des détails plus explicatifs, car ils n'apprendraient rien après ce que nous avons dit des effets physiologiques des bains dans l'eau et dans l'air très-chauds des piscines, ou dans l'eau refroidie et dans l'air tempéré des salles de bains isolés. Les eaux hyperthermales d'Ofen, employées en bains et en douches, donnent encore les meilleurs résultats dans les contractures essentielles et dans les raideurs articulaires ou musculaires consécutives à un grand traumatisme, et surtout aux luxations et aux fractures. Ces mêmes sources ont une grande célébrité contre les maladies de la peau, et principalement contre celles dont l'origine est scrofuleuse, comme le lupus et l'éléphantiasis, maladies très-communes en Orient. Nous accordons que, si l'affection cutanée dépend d'une diathèse étrangère à l'herpétisme, les eaux d'Ofen en boisson et en bains ont le pouvoir de la modifier heureusement ou même de la guérir, et l'on doit préférer leur usage à celui des sources sulfurées ou sulfureuses, mais dans cette circonstance seulement. Dans les affections utérines avec granulations ou ulcérations légères du col, les thermes d'Ofen sont très-utiles en bains généraux pendant lesquels il convient de conseiller des injections vaginales.

Les eaux sulfatées ferrugineuses d'Ofen ont à peu près le même emploi thérapeutique que les eaux sulfatées simples de cette station ; mais elles doivent leur être préférées lorsqu'il faut agir plus énergiquement par les purgatifs, et qu'il importe de ne pas débiliter. Le bicarbonate de fer qu'elles tiennent en dissolution en proportion notable leur donne une action analeptique précieuse chez des malades affaiblis déjà par une longue maladie, et dont la nutrition a été profondément altérée par suite d'une lésion intestinale.

La *durée de la cure* est de vingt jours à un mois.

On *n'exporte* pas les eaux hyperthermales d'Ofen, mais on exporte beaucoup les eaux sulfatées magnésiennes et sodiques du Rákóczy, de François-Josef et d'Hunyadi János, journellement employées dans les principales villes de l'Europe. A. ROTUREAU.

BIBLIOGRAPHIE. — STOCKER. *Thermographia Budensis*. Budæ, 1729. — OESTERREICHER (J.-M.). *Analyses aquarum Budensium præmissa methodo Cl. prof. Winterl*. Veterobudæ et Viennæ, 1781. — BERGHOFFER (Vincent-Josef). *Succincta notitia virlutum et usus medici aquæ soteriæ Budæ ad therm. Cæsar. rect. inv.* Budæ, 1804. — SZEPESHÁZY (C.-W.) und THIELE (J.-C. von). *Merkwürdigkeiten des Königreichs Ungarn*, 1825, th. II, § 8. — KITAIBEL. 1. C., T. 1, p. 115, 174, 175. — CSAPLOVICS (J.-V). *Gemälde von Ungarn.*, 1829, S. 95. — LINZBAUER (Fr.). *Conspectus thermarum Budensium*. Buda, 1832. — DU MÊME. *Die warmen Heilquellen von Ofen*. Ofen, 1837. — LENGEL DE PRZEMYSL (Dan.). *Die Heilquellen und Bäder Ungarns*, etc. Pest, 1854, P. 68. — TORMAY. Notes manuscrites. Pest, 1857. A. R.

O'FERRALL (JOSEPH-M.). Chirurgien irlandais de mérite, né vers la fin du dix-huitième siècle, devint en 1825 *fellow* du collége royal des chirurgiens d'Irlande, et plus tard membre de l'Académie royale d'Irlande. Il se fixa à Dublin, où il fut nommé premier chirurgien et professeur de clinique à *Saint-Vincent's Hospital*, vice-président de la société pathologique, membre de la société royale, etc. Il mourut vers 1865. Nous connaissons de lui :

I. *Essay on Tumours*. In *Edinb. Journ.*, 1831. — II. *Stricture of the Pyloric Orifice of the Stomach*... In *Dubl. Journ. of Med. Sc.*, t. XIV. — III. *Clinical Researches on Diseases of the Heart*. Ibid., t. XXIII, p. 418, 1843. — IV. *Malignant Tumour of the Scrotum*. In *Dubl. Quart. Journ. of Med. Sc.*, t. I, p. 521, 1846. — V. *Malignant Disposition in Anterior Mediastinum compressing and perforating the Superior Cava*. Ibid., t. II, p. 227, 510, 1846. — VI. *Tubercular Cavity in Lung, with Symptoms simulating Pneumothorax*. Ibid., t. II, p. 523, 1846. — VII. *Cartilaginous Degeneration of the Bones of the Lower Extremity*. Ibid., t. IV, p. 236, 1847. — VIII. *Practical Observations upon Pendulous Tumours*. Ibid., t. IV, p. 305, 1847. — IX. *Case of Foreign Body in the Air Passages; Expulsion by the Rima after Four Months*. Ibid., t. V, p. 556, 1848. — X. *Malignant Tumour on the Head*. Ibid., t. IX, p. 466, 1850. — XI. *Senile Gangrene*. Ibid., t. X, p. 477, 1850. — XII. *Aneurism of the Superior Mesenteric Artery*. Ibid., t. X, p. 487, 1850. — XIII. *Aneurism of the Aorta*. Ibid., t. XIII, p. 198, 1852. — XIV. *Chronic Cystitis*. Ibid., t. XIII, p. 205, 1852. — XV. *On the Use of Chalybeates in Cases of Dropsy after Scarlatina*. In *Dublin Hospital Gazette*, January 1, 1846. — XVI. *Lectures on Pelvic Abscesses*. Ibid., t. I. — XVII. *Treatment of Anthrax by Pressure*. Ibid., t. V. — XVIII. *On Diseases simulating Hip-Joint Disease*. In *Lond. Med. Gaz.*, t. XXIV. — XIX. Grand nombre d'autres articles dans les mêmes recueils. L. HN.

OFFICIER DE SANTÉ. On connaît, par l'étude consacrée dans ce Dictionnaire à l'enseignement et à l'exercice de la médecine (*voy.* MÉDECINE), la loi qui a institué, au mois de ventôse de l'an XI, les deux classes encore existantes de médecins. On sait que, aux termes de cette loi, l'officier de santé n'est pas astreint aux mêmes études que le docteur en médecine, qu'il ne subit pas les mêmes examens, qu'il ne peut exercer que dans le département où il a été reçu; enfin qu'il ne peut, sauf urgence, pratiquer les grandes opérations chirurgicales sans l'assistance d'un docteur, dans les lieux où un docteur sera établi (art. 29 de la loi de ventôse), et que, en cas de contravention, le recours en indemnité est ouvert contre lui aux intéressés.

Parmi ces dispositions, il en est une qui a été examinée, avec toute l'autorité désirable, par M. le professeur G. Tourdes, dans l'article relatif à la RESPONSABILITÉ MÉDICALE (*voy.* ce mot) : c'est celle qui concerne la pratique des grandes opérations. On y a vu que, d'après notre savant confrère, le recours en indemnité est la seule sanction de l'acticle de loi; que dès lors la porte serait toute grande ouverte à la contravention, puisque, la pénalité légale n'existant pas, l'officier de santé ne serait plus retenu que par cette chance lointaine, invraisemblable, facile à conjurer, d'un recours du malade ou de la famille ; lequel suppose d'ailleurs deux choses : la production d'accidents imputables à l'opération, et la preuve faite de ces accidents devant le tribunal, tout comme s'il s'agissait d'un docteur. Nous devons pourtant faire remarquer qu'une décision de la Cour de cassation (1851) mentionnée par H. F. Rivière (*Lois usuelles*) range parmi les cas *d'exercice illégal de la chirurgie* toute infraction à l'article 29 de la loi de ventôse ; infraction passible d'amende et même, s'il y a récidive, de prison.

Mais d'autres dispositions ont été réservées à une appréciation ultérieure, et nous avons à nous occuper ici de la valeur de l'institution elle-même, et de certaines questions relatives à la limitation de l'exercice des médecins de seconde classe.

I. A. Reconnaissons tout d'abord que, à première vue, l'institution rencontre et froisse un sentiment qui s'est fait jour avec énergie toutes les fois qu'elle a été discutée dans la presse, dans les congrès, dans les assemblées politiques, et qui a trouvé notamment d'éloquents interprètes à la Chambre des pairs en 1826 et en 1848, et au Sénat en 1864, dans la personne de Chaptal, de Salvandy, de Thénard et de l'infortuné Bonjean. Ce sentiment, c'est que tous sont égaux devant la maladie. Par un véritable jeu d'esprit, on a cherché à établir entre les maladies des villes et les maladies des campagnes nous ne savons quelle distinction, à laquelle devrait correspondre la nécessité de praticiens citadins et de praticiens villageois. Caret disait déjà en l'an XI que les campagnards, ayant les mœurs plus douces, ont des maladies plus simples. Dans quel esprit, en quel mode, par quelles surfaces doit se faire cette adaptation, c'est ce que personne n'a jamais exprimé clairement, pas même Cousin à qui il a plu d'étaler sur ce thème, devant la Chambre des pairs, toutes les ressources subtiles et tout l'éclat de sa dialectique de Sorbonne. Oui, sans doute, et les lecteurs de ce Dictionnaire le savent mieux que personne, il y a une géographie pathologique comme il y a une géographie physique, ou politique ou sociale; certaines maladies sont propres à telle région, tandis que d'autres se déplacent comme des nuées malfaisantes, ravageant quelquefois une partie du globe. Entre ces deux catégories sont les maladies communes qui commencent et se terminent sur place, mais qui règnent en tout pays, empruntant seulement à la localité quelques caractères particuliers. En quoi tout cela affecte-t-il la question des deux ordres de médecins? Cette diversité de formes morbides, elle n'a qu'un sens pratique, qui est de proposer de nouveaux problèmes, et de très-difficiles, aux méditations de l'observateur ; et il n'y a aucune raison d'en faire un partage quelconque entre des médecins d'instruction inégale. D'ailleurs, ce partage eût-il lieu, qu'il resterait encore, pour les uns comme pour les autres, ce fonds commun dont nous parlions à l'instant et qui ne peut être bien compris et bien soigné sans une éducation médicale complète.

A la vérité, c'est ce qu'on nie. On prétend que la médecine pratique n'a pas besoin d'être savante ; qu'elle est surtout affaire de bon sens et d'expérience. Soit. Il y a même dans cette affirmation une grande part de vérité, si l'on veut dire uniquement que, de l'observation attentive, répétée et raisonnée des maladies, peut sortir un ensemble de notions suffisant pour tracer en beaucoup de cas une règle de conduite. C'est au médecin surtout que s'applique ce vers :

> Un sot savant est sot plus qu'un sot ignorant.

Mais on conviendra aussi que le savoir n'est pas pour gâter le bon sens ni l'expérience ; que le bon sens n'est pas apparemment le privilége des officiers de santé, et que, pour ce qui est de l'expérience, d'autant plus tardive qu'elle est moins éclairée, il est assez fâcheux que ce soient les malades qui en fassent les frais.

Ce genre d'arguments qui pouvait frapper les esprits au commencement de ce siècle et même plus tard n'a plus aujourd'hui la même valeur. La médecine d'observation, la médecine hippocratique, ne peut suffire éternellement. Les ravages qu'y avait produits, dès les temps mêmes d'Hippocrate, une fausse science, n'ont pas condamné pour toujours la science véritable, celle qui procède d'une physiologie positive ou, à défaut de physiologie proprement dite, d'une détermination rigoureuse de lois pathologiques. Or, qui ne connaît les grands progrès accomplis par la médecine contemporaine ? Qui ne sait que nombre d'états morbides, que l'ignorance des anciens médecins rangeait, d'après de vagues caractères généraux, dans des classifications plus ou moins artificielles, ont trouvé maintenant leur explication, et leur explication réellement scientifique, par la découverte de phénomènes nouveaux, d'actions vitales nouvelles et de nouvelles lésions anatomiques ? Est-il nécessaire de rappeler l'action physiologique des médicaments, celle des sucs digestifs, celle des cellules hépatiques, celle des capillaires, celle des divers ordres de nerfs ? Oublie-t-on le diabète, les embolies, l'albuminurie, la sclérodermie, la mélanodermie, etc. ? Les exemples sont trop nombreux pour qu'on essaie d'en faire l'énumération. Eh bien, c'est cela qui élargit de jour en jour le champ de la science, agrandissant en même temps celui de la clinique ; et rien de tout cela ne servirait au praticien, s'il essayait de séparer le fait des conditions qui le produisent. Ici il n'y a pas d'expérience qui tienne ; on sait ou on ne sait pas. Nous admettons que la thérapeutique n'ait pas toujours à bénéficier de ces données modernes ; mais elle y trouve au moins un avantage : celui d'apprendre à ne plus s'égarer dans des voies trompeuses, à ne plus chercher dans des interprétations surannées des indications de remèdes fallacieuses. N'apprît-on qu'à s'abstenir, que ce serait déjà un sérieux profit.

Dans un autre ordre d'idées, on ajoute : « A des malades simples et pauvres il faut un médecin pauvre et simple comme eux, qui puisse comprendre le langage, les besoins, les préjugés de ses modestes clients ; qui, né dans une condition peu élevée, habitué dès son enfance à la vie sobre des chaumières, ayant conquis son grade à peu de frais, puisse se contenter d'une modeste rétribution. » (*Voy.* le rapport de Bonjean, in *Gaz. hebd.*, 1864, p. 285.) Ici, c'est Berquin qui parle après Platon. Si nous complétions la citation, on verrait que rien n'y manque : ni le hameau, ni le curé de village, ni le maître d'école.

> O fortunatos nimium, sua si bona nôrint,
> Agricolas !.....

Ne dirait-on pas que les vertus champêtres sont toutes retirées chez l'officier de santé ? Quel rôle jouent donc les docteurs établis dans les campagnes ? Manquent-ils de dévouement, de mansuétude, de patience ? Ceux qui le croient ne les ont jamais connus ; ils ne les ont jamais rencontrés à cheval, à pied, le jour, la nuit, sur les grands chemins, sur les montagnes couvertes de neiges ou brûlées par le soleil; ils ne les ont jamais vus au grabat du pauvre, aussi doux, aussi compatissants, aussi attachés à l'œuvre de salut que devant le lit du riche. Nous ne craignons pas d'aller plus loin et de dire, sans faire injure à personne, que, le cœur s'élevant avec l'instruction et l'éducation, il y a présomption que le docteur en médecine sera plus particulièrement pénétré du sentiment des devoirs professionnels.

B. Mais à quoi bon discuter là-dessus? Supposé que l'officier de santé et le paysan soient faits l'un pour l'autre, ce serait une fraternité stérile. On va voir en effet que, si dans certaines régions les officiers de santé sont relativement nombreux, ce n'est aucunement par des motifs tirés de la pauvreté des habitants, de la simplicité prétendue de leurs maladies et de leurs mœurs, de la rareté de la population, des chemins difficiles ou des grandes distances à parcourir, enfin de tout ce qui constitue la raison d'existence d'un second ordre de médecins. On verra plutôt qu'ils tendent à fuir les campagnes et à rechercher les grandes villes. Le mouvement du second ordre de médecins, son recrutement comme sa répartition sur le sol, demeurent absolument livrés à la convenance ou à la fantaisie des individus.

Avant d'aborder la statistique, nous en indiquerons tout de suite les bases, parce que leur variation dans les périodes successives de temps est une condition à laquelle il faudra souvent se reporter pour se rendre compte des résultats obtenus.

Ces bases, empruntées aux statistiques du ministère de l'Instruction publique et à celles du ministère de l'Agriculture et du Commerce, sont les suivantes :

En 1847, le nombre des docteurs en médecine était de 10 643 ; celui des officiers de santé, de 7456; *total général :* 18 099.

En 1866, nombre des docteurs : 11 254; nombre des officiers de santé : 5568; *total général:* 16 822.

En 1876, nombre des docteurs : 10 743; des officiers de santé : 3633; *total général :* 14 376.

Cela posé, recherchons quel contingent proportionnel les médecins des deux ordres fournissent à des départements choisis, d'un côté, parmi les plus riches de France, et, de l'autre, parmi les plus pauvres. Il suffira à notre but de comparer sous ce rapport les deux années 1866 et 1876 (*voy.* le tableau ci-contre).

Ainsi : En 1866 — la France, avec les pays annexés, mais sans l'Algérie, comptant 11 254 docteurs et 5568 officiers de santé; la proportion des docteurs relativement à une population totale de 35 500 000 habitants, en chiffres ronds, étant donc de 1 pour 3154 habitants et celle des officiers de santé de 1 pour 6375, — 8 départements riches possédaient 1 docteur pour 4297 habitants et 1 officier de santé pour 3856; 8 départements pauvres, 1 docteur pour 5009 habitants et 1 officier de santé pour 26 365.

En 1876 — la France, moins l'Alsace et la Lorraine, mais toujours avec les pays annexés[1], comptant 10 743 docteurs et 3633 officiers de santé, et la proportion, relativement à la population, portée à 37 000 000 en chiffres ronds, étant donc de 1 docteur pour 3444 habitants et de 1 officier de santé pour 10 184 habitants,— 8 départements riches possédaient 1 docteur pour 4450 ha-

[1] La statistique du ministère du Commerce pour 1876 ne tient pas compte de l'Algérie, dont la part est du reste insignifiante.

bitants, et 1 officier de santé pour 6196; 8 départements pauvres, 1 docteur pour 5227 habitants et 1 officier de santé pour 43 166.

TABLEAU I.

RAPPORT DU NOMBRE DES DOCTEURS ET DES OFFICIERS DE SANTÉ AVEC LA POPULATION DANS LES DÉPARTEMENTS RICHES ET DANS LES DÉPARTEMENTS PAUVRES.

DÉPARTEMENTS RICHES.	DOCTEURS.	OFFICIERS DE SANTÉ.	DÉPARTEMENTS PAUVRES.	DOCTEURS.	OFFICIERS DE SANTÉ.
1866.					
Bouches-du-Rhône..	1 pour 1,988	2,587	Cher.	1 pour 3,902	35,932
Vaucluse	— 2,483	3,609	Aveyron	— 2,571	26,401
Gironde	— 2,234	3,901	Lozère.	— 3,350	22,894
Yonne	— 2,826	4,937	Ardèche	— 6,475	32,382
Oise	— 4,510	4,968	Corrèze	— 2,793	18,242
Somme	— 6,434	2,651	Cantal	— 2,764	24,032
Pas-de-Calais	— 7,467	3,205	Morbihan	— 10,576	21,152
Nord	— 6,420	4,993	Finistère	— 7,557	29,8[illegible]1
MOYENNE.	1 pour 4,298	3,856	MOYENNE.	1 pour 5,010	1 p. 26,366
1876.					
Bouches-du-Rhône..	1 pour 2,247	4,967	Cher.	1 pour 5,317	69,162
Vaucluse	— 2,720	5,558	Aveyron	— 5,088	45,980
Gironde..	— 2,371	5,570	Lozère.	— 4,322	69,109
Yonne	— 3,177	12,381	Ardèche	— 6,406	48,047
Oise	— 4,098	6,921	Corrèze.	— 3,500	22,251
Somme	— 7,046	3,217	Cantal	— 2,656	21,007
Pas-de-Calais	— 7,343	4,287	Morbihan.	— 9,932	28,142
Nord	— 6,664	6,654	Finistère	— 6,595	41,631
MOYENNE.	1 pour 4,458	6,196	MOYENNE.	1 pour 5,227	1 p. 43,166

On remarquera, sans doute, que de 1866 à 1876 la proportion des docteurs dans les départements riches s'est légèrement abaissée (1 pour 4450 au lieu de 1 pour 4297) et que, simultanément, celle des officiers de santé a subi une diminution plus forte (1 pour 6196 au lieu de 1 pour 3856) ; mais cette proportion de 1 pour 6196 est encore très inférieure au nombre moyen des officiers de santé pour la France entière (1 pour 10 184). De plus, dans les départements pauvres, tandis que le nombre proportionnel des docteurs est resté presque stationnaire (1 pour 5009 en 1866, et 1 pour 5227 en 1876), celui des officiers de santé a décru de plus d'un tiers (1 pour 26 365 en 1866, et 1 pour 43 166 en 1876). Enfin, il importe de se rappeler que, dans cette · ème période, le chiffre *total* des officiers de santé était descendu, comme on l'a vu tout à l'heure, de 5568 à 3633, tandis que celui des docteurs n'avait baissé que de 11 254 à 10 743. Or, il est évident que cette inégalité dans la diminution des deux ordres se traduit, à travers toutes les autres causes de variations, dans le chiffre proportionnel de chacun d'eux par rapport à la population.

Prenons la même question par un autre côté, et voyons quel est le nombre des docteurs par rapport à celui des officiers de santé dans les deux catégories de départements.

Tableau II.

PROPORTION RELATIVE DES DOCTEURS ET DES OFFICIERS DE SANTÉ DANS LES DÉPARTEMENTS RICHES ET DANS LES DÉPARTEMENTS PAUVRES.

DÉPARTEMENTS RICHES.	DOCTEURS.	OFFICIERS DE SANTÉ.	DÉPARTEMENTS PAUVRES.	DOCTEURS.	OFFICIERS DE SANTÉ.
1866.					
Bouches-du-Rhône. .	255	196	Cher.	81	9
Vaucluse.	108	66	Aveyron	154	15
Gironde..	296	171	Lozère.	41	6
Yonne	131	75	Ardèche	60	12
Oise	89	83	Corrèze.	111	17
Somme.	89	216	Cantal	87	10
Pas-de-Calais	97	226	Morbihan.	46	23
Nord.	203	261	Finistère.	83	21
Totaux. . . .	1268	1294	Totaux. . . .	663	113
1876.					
Bouches-du-Rhône. .	248	112	Cher.	65	5
Vaucluse.	94	46	Aveyron	134	9
Gironde	310	132	Lozère.	52	2
Yonne.	113	29	Ardèche	60	8
Oise.	98	58	Corrèze.	89	14
Somme.	79	173	Cantal.	87	11
Pas-de-Calais. . . .	108	185	Morbihan.	51	18
Nord.	228	228	Finistère.	101	16
Totaux. . . .	1278	963	Totaux. . . .	639	83

Il résulte de ce tableau que :

En 1866, les départements riches comptaient 1 officier de santé pour moins de 1 docteur (0,9799), et les départements pauvres, 1 officier de santé pour près de 6 docteurs (5,867).

En 1876, les départements riches comptaient 1 officier de santé pour un peu plus de 1 docteur (1,327); les départements pauvres, un officier de santé pour environ 7 docteurs et demi (7,698).

Tableau III.

PROPORTION DES DOCTEURS ET DES OFFICIERS DE SANTÉ DANS LES DÉPARTEMENTS RICHES ET LES DÉPARTEMENTS PAUVRES PAR RAPPORT AU CHIFFRE TOTAL DE CHAQUE ORDRE DE MÉDECINS.

DÉPARTEMENTS RICHES.

1866.

Docteurs . . . . . $\frac{1}{8,87}$ de leur nombre total.

Officiers de santé. $\frac{1}{4,30}$ —

1876.

Docteurs.. . . . . $\frac{1}{8,04}$ de leur nombre total.

Officiers de santé. $\frac{1}{3,77}$ —

DÉPARTEMENTS PAUVRES.

1866.

Docteurs . . . . . $\frac{1}{16,94}$ de leur nombre total.

Officiers de santé. $\frac{1}{49,27}$ —

1876.

Docteurs . . . . . $\frac{1}{15,23}$ de leur nombre total.

Officiers de santé. $\frac{1}{43,77}$ —

Enfin, si l'on recherche dans quelles proportions chacun des deux ordres de médecins se distribue entre les départements riches et les départements pauvres par rapport au chiffre total de son personnel, voici le résultat qu'on obtient (*voy.* le tableau ci-dessus, p. 646).

On voit que, pour 1866 comme pour 1876, relativement au chiffre du personnel de chaque ordre, les docteurs fournissent moins de médecins aux départements riches, plus de médecins aux départements pauvres que les officiers de santé.

En définitive : 1° le nombre proportionnel des officiers de santé, par rapport à la population, est plus élevé dans les départements riches que dans les départements pauvres; 2° dans les départements riches, il y a plus d'officiers de santé que de docteurs, eu égard à leurs nombres respectifs; dans les départements pauvres, il y en a moins; 3° dans cette dernière catégorie de départements, la proportion des docteurs est moins inférieure à la moyenne que celle des officiers de santé. On voit par là quelle erreur ce serait de compter sur les médecins du second ordre pour remédier à la faiblesse numérique du personnel médical dans les contrées pauvres de la France.

Sur ces détails de statistique, nos calculs s'accordent avec ceux de M. Paul Bert (voir son remarquable rapport à l'Assemblée nationale en 1874). Les documents que nous avons joints aux siens, ceux qui sont fournis par la statistique de 1876, n'ont fait que corroborer les résultats auxquels il était arrivé. Il faut consulter ce rapport, si l'on veut avoir une démonstration large et complète du désaccord qu'il y a entre l'intention déclarée de la loi voulant porter secours « aux habitants des campagnes », au « peuple industrieux et actif », et la répartition vraie des officiers de santé et des docteurs sur le territoire. Dans ce rapport, la répartition est rendue visible par des cartes teintées. La carte concernant les officiers de santé, bien loin, dit le rapporteur, de présenter un aspect inverse de celle des docteurs en médecine, lui ressemble presque absolument, sauf une exception. Une carte plus particulièrement instructive est celle qui exprime la *proportion du nombre des docteurs par rapport à celui des officiers de santé.* Cette carte, sur laquelle les teintes sont d'autant plus sombres qu'il y a plus d'officiers de santé relativement aux docteurs, montre au premier coup d'œil ce qu'établit ci-dessus notre tableau. Les dix-huit départements laissés en blanc, qui sont ceux où le nombre des officiers de santé est moindre que le cinquième de celui des docteurs, sont presque tous des départements pauvres (d'une manière générale, le plateau central et la région des Vosges comptent très-peu d'officiers de santé). Au contraire, les onze départements où ils sont plus nombreux sont des départements riches.

Il ressort, en outre, des calculs empruntés par M. P. Bert à la statistique ministérielle, que non-seulement les officiers de santé ne se sont pas précipités tout d'abord vers les départements pauvres, mais qu'ils ont une tendance visible à s'en éloigner; à l'époque où M. P. Bert a écrit son rapport, la diminution dans le chiffre des officiers de santé s'accentuait déjà. Or, c'est dans les départements pauvres que le nombre des officiers de santé a le plus baissé de 1847 à 1866 (Ardèche, Cantal, Corrèze, Finistère, Lozère, Morbihan, Nièvre, Vosges); l'abaissement est beaucoup moindre dans les départements riches (Nord, Pas-de-Calair, Aisne, Oise); et c'est aux contrées riches qu'appartiennent les seuls départements où le nombre des officiers de santé a augmenté dans la même période de temps (Aube, Bouches-du-Rhône, Seine, Somme).

Et il faut ajouter, pour en finir sur ce point, que, la diminution des officiers de santé étant à peu près proportionnelle à leur nombre dans les départements riches et dans les départements pauvres, il en résulte en même temps une diminution proportionnelle au chiffre de la population (tableau II). Le nombre des médecins de cette classe est tombé, dans les départements riches, de 1294 à 963, soit de 25,58 pour 100, et, dans les départements pauvres, de 113 à 83, soit de 26,55 pour 100. Et quant à examiner, de 1866 à 1876, les variations du *nombre* des officiers de santé dans les divers départements, on peut dire que la matière (non la statistique) fait défaut. L'augmentation n'a plus lieu à peu près nulle part; la diminution est générale. Dans *six* départements seulement, on compte un ou plusieurs officiers de santé de plus, savoir : dans le Cantal, 1 ; dans la Seine-Inférieure, 1 ; dans le Loiret, 2; dans le Haut-Rhin (territoire de Belfort), 1 ; dans la Haute-Savoie, 5; dans Meurthe-et-Moselle, 13. Il faut voir, dans ces résultats, surtout l'effet de la réduction du nombre des officiers de santé, sans en tirer d'autres inductions.

Mais, ce qu'il est intéressant d'examiner, ce sont les changements survenus, par suite du mouvement du personnel médical, de 1866 à 1876, sur toute la surface du territoire, et non plus seulement dans certaines circonscriptions. Pour cela, nous avons relevé tous les départements dans lesquels l'augmentation ou la diminution, soit du nombre des docteurs, soit de celui des officiers de santé, avait atteint ou dépassé un certain chiffre. Ce chiffre est, pour les premiers, de 20 d'augmentation ou de diminution; pour les seconds, de 5 d'augmentation et de 40 de diminution. Ces chiffres ne sont pas fixés au hasard, mais bien d'après le mouvement général du personnel médical. Si ce chiffre minime de 5 est la limite à laquelle nous notons l'augmentation du nombre des officiers de santé, c'est qu'il compte parmi les chiffres élevés de la même catégorie. Si, au contraire, 40 est la limite choisie de la diminution de ce nombre, c'est qu'une diminution inférieure à ce chiffre a eu lieu dans la plupart des départements. Donc tous les départements (au nombre de 34) qui présentent une de ces quatre conditions : nombre des docteurs augmenté ou diminué de 20 et plus; nombre des officiers de santé augmenté de 5 au moins, ou diminué de 40 au moins, forment exclusivement le tableau ci-contre (*voy.* p. 649). Mais, en regard des chiffres exprimant une augmentation ou une diminution dans un ordre de médecins, nous avons toujours placé, comme terme de comparaison, la diminution ou l'augmentation de l'autre ordre dans le même département, si faibles qu'elles fussent.

De ce tableau il ressort tout d'abord que les pertes faites en docteurs par les départements ne sont nullement réparées. Même quand, dans un département, le nombre des docteurs s'abaisse de 30, de 100, de 200, de 300 et plus, celui des officiers de santé, non-seulement n'augmente pas, mais diminue considérablement. Celui de la Seine appelle spécialement l'attention; il perd en même temps 327 docteurs et 206 officiers de santé : d'où il suit qu'en ce moment, si l'on ne considérait que ce département, on pourrait d'autant moins accuser les officiers de santé d'envahissement que cette retraite de 206 des leurs s'est opérée sur un total de 368 seulement (1866), tandis que les 327 docteurs en moins sont prélevés sur un total de 1751. On pourrait en dire autant de l'Aube, pays jusqu'ici recherché des officiers de santé et qui en perd aujourd'hui 56 sur les 79 de 1866, avec 19 docteurs ; du Rhône, qui perd presque tous ses officiers de santé, 41 sur 49, malgré la diminution si considérable de ses docteurs (195);

TABLEAU IV.

DÉPARTEMENTS DANS LESQUELS LE NOMBRE DES DOCTEURS ET CELUI DES OFFICIERS DE SANTÉ A LE PLUS AUGMENTÉ OU DIMINUÉ, DE 1866 A 1876.

DÉPARTEMENTS.	DOCTEURS.		OFFICIERS DE SANTÉ.	
	EN PLUS.	EN MOINS.	EN PLUS.	EN MOINS.
Aisne	6	»	»	48
Alpes-Maritimes	33	»	»	21
Aube	»	19	»	56
Aveyron	»	20	»	
Bouches-du-Rhône	»	7	»	84
Calvados	»	35	»	48
Charente-Inférieure	22	»	»	45
Corrèze	»	22	»	3
Corse	20	»	»	41
Dordogne	» [1]	»	»	37
Gard	»	19	»	42
Garonne (Haute-)	18	»	»	46
Gers	»	10	»	54
Gironde	14	»	»	39
Landes	13	»	»	38
Loiret	22	»	»	18
Lot-et-Garonne	21	»	»	27
Manche	»	24	»	17
Marne	20	»	»	1
Meurthe-et-Moselle	143	»	13	»
Nièvre	9	»	»	5
Nord	23	»	»	33
Pas-de-Calais	11	»	»	41
Puy-de-Dôme	21	»	»	5
Pyrénées (Hautes-)	9	»	»	46
Pyrénées-Orientales	»	10	»	47
Rhône	»	193	»	41
Savoie (Haute-)	»	9	5	»
Seine	»	327	»	206
Seine-Inférieure	»	47	»	45
Somme	»	10	»	43
Vienne	»	23	»	18
Vosges	»	18	»	46
Yonne	»	97	»	7
TOTAUX	415	894	18	1254

[1] Même nombre de docteurs (182) en 1866 et en 1876.

de l'Aisne qui, en gagnant seulement 6 docteurs, subit un déficit de 48 officiers de santé sur 125. Mais, si avec ce tableau on consulte l'ensemble de la statistique, on remarque que le nombre des médecins du second ordre a peu diminué dans certains départements riches, comme le Pas-de-Calais (41 sur 266), Orne (10 sur 45), Somme (43 sur 216); que même un département riche, la Loire-Inférieure, figure parmi les cinq où le chiffre des officiers de santé s'est élevé de 1 seulement; qu'une diminution considérable s'est au contraire opérée dans des départements plus ou moins pauvres : les Alpes-Maritimes (6 sur 14), les Basses-Alpes (12 sur 33), les Hautes-Alpes (6 sur 14), Nièvre (5 sur 15), Vendée (12 sur 48), Vosges (7 sur 18), Landes (38 sur 115), Basses-Pyrénées (26 sur 80), Hautes-Pyrénées (46 sur 122), Pyrénées-Orientales (47 sur 104). Cet ensemble de résultats partiels ne saurait donc infirmer les faits généraux statistiques que nous avons exposés précédemment : rappelons-nous toujours que le corps des officiers de santé se trouve aujourd'hui réduit à moins de moitié de ce qu'il était en 1847 et qu'il devient de plus en plus difficile de ramener à des règles un peu fixes ces déplacements qui peuvent se produire dans un petit groupe d'environ trois mille personnes. La réduction se produit tantôt dans des pays riches, tantôt dans des pays pauvres, suivant des circonstances difficiles à préciser, et l'on vient de voir que, dans tous les cas, si l'officier de santé tend à disparaître des pays riches, ce n'est pas par attraction des pays pauvres, puisque souvent ils sont suivis par les docteurs dans leur mouvement de déclin et que leur nombre diminue plus encore dans les pays peu favorisés que dans les autres.

Quelle influence les variations extrêmes qui viennent d'être notées ont-elles exercées sur la proportion des docteurs et des officiers de santé, relativement à la population des trente-quatre départements dont il s'agit? On le verra dans le tableau suivant :

TABLEAU V.

DÉPARTEMENTS DANS LESQUELS LE NOMBRE DES DOCTEURS ET DES OFFICIERS DE SANTÉ PROPORTIONNELLEMENT AU NOMBRE DES HABITANTS A LE PLUS AUGMENTÉ OU DIMINUÉ DE 1866 A 1876.

DÉPARTEMENTS.	DOCTEURS.		OFFICIERS DE SANTÉ.	
	1866.	1876.	1866.	1876.
Aisne	1 pour 5,535	1 pour 5,189	1 pour 4,516	1 pour 7,278
Alpes-Maritimes	— 1,706	— 1,385	— 4,864	— 10,716
Aube	— 3,369	— 4,325	— 3,326	— 11,096
Aveyron	— 2,571	— 3,088	— 26,401	— 45,980
Bouches-du-Rhône	— 1,988	— 2,247	— 2,587	— 4,967
Calvados	3,249	— 3,984	— 5,063	— 9,579
Charente-Inférieure	— 3,083	— 2,615	— 7,759	— 27,389
Corrèze	— 2,793	— 3,500	— 18,242	— 22,251
Corse	— 8,720	— 5,361	— 1,296	— 1,705
Dordogne	— 2,756	— 2,691	— 7,166	— 14,843
Gard	— 2,497	— 2,825	— 5,551	— 12,461
Garonne (Haute-)	— 2,306	— 2,171	— 3,295	— 4,730
Gers	— 2,353	— 2,424	— 1,607	— 2,148
Gironde	— 2,254	— 2,371	— 3,901	— 5,570
Landes	— 3,133	— 2,784	— 2,615	— 3,941
Loiret	— 3,834	— 3,165	— 7,055	— 11,278
Lot-et-Garonne	— 1,274	— 1,897	— 5,725	— 10,225
Manche	— 3,719	— 3,999	— 15,563	— 25,710
Marne	— 3,706	— 3,288	— 3,742	— 3,997
Meurthe-et-Moselle	— »	— 2,733	— »	— 31,123
Nièvre	— 3,781	— 3,575	— 22,187	— 34,682
Nord	— 6,420	— 6,664	— 4,993	— 6,664
Pas-de-Calais	— 7,467	— 7,543	— 3,203	— 4,287
Puy-de-Dôme	— 4,333	— 3,631	— 13,404	— 15,005
Pyrénées (Hautes-)	— 3,245	— 2,867	— 1,968	— 3,132
Pyrénées-Orientales	— 3,029	— 3,958	— 1,747	— 3,472
Rhône	— 2,528	— 10,524	— 13,520	— 88,141
Savoie (Haute-)	— 3,519	— 4,086	— »	— 54,760
Seine	— 1,115	— 1,693	— 5,308	— 14,881
Seine-Inférieure	— 4,646	— 6,491	— 6,269	— 9,856
Somme	— 6,434	— 7,046	— 2,651	— 3,217
Vienne	— 2,875	— 3,803	— 8,703	— 17,416
Vosges	— 4,327	— 4,111	— 23,082	— 37,007
Yonne	— 2,826	— 3,177	— 4,937	— 12,381
TOTAUX	117,481 Soit 1 pour 3,650 habitants.	131,011 Soit 1 pour 3,853 habitants.	242,251 Soit 1 pour 7,570 habitants.	571,889 Soit 1 pour 16,820 habitants.

Ce tableau ne fait qu'exprimer une seconde fois, mais d'une autre manière et avec plus de précision, les résultats fournis par le précédent. Il montre, par exemple, pour la période de 1866 à 1676 : que la Seine, où les deux ordres de médecins ont subi une diminution considérable, n'a plus que 1 docteur par 1693 habitants au lieu de 1 pour 1115 et 1 officier de santé pour 14 881 habitants au lieu de 1 pour 5308 ; que l'Aube, qui perd beaucoup plus d'officiers de santé que de docteurs, garde encore 1 docteur par 4325 habitants (au lieu de 3369) et n'a plus que 1 officier de santé pour 11 096 au lieu de 3326 ; que, dans le Rhône, qui perd près de 200 docteurs et à qui il ne reste que 8 officiers de santé, la proportion des docteurs est descendue de 1 pour 2528 à 1 pour 10 524, et celle des officiers de santé, de 13 520 à 88 148 (c'est la plus faible proportion de tous les départements) ; que dans l'Aisne, qui gagne quelques docteurs et perd beaucoup d'officiers de santé, le chiffre des docteurs s'élève de 1 pour 5535 à 1 pour 5189, tandis que celui des officiers de santé descend de 1 pour 4516 à 1 pour 7278. Nous nous en tenons à ces exemples ; le lecteur fera aisément sur le tableau les autres constatations qu'il jugera utiles.

Ce n'est pas encore assez de suivre le mouvement du personnel médical dans les grandes circonscriptions du territoire ; il faut envisager à leur tour les centres plus étroits de population. Or on peut affirmer que le second examen confirme les résultats fournis par le premier. La statistique de 1866 montre en effet que le nombre des communes desservies *exclusivement* par des docteurs est plus considérable que celui des communes desservies exclusivement par des officiers de santé : 2875 contre 2478. Il est vrai que le chiffre total des docteurs est plus que double de celui des officiers de santé ; mais, comme il ne peut s'agir ici que de petites communes, celles qui sont populeuses possédant presque toujours des médecins des deux ordres, il reste ce fait : que le docteur ne répugne pas du tout à s'établir dans les petits centres de population. Par contre, les officiers de santé sont loin, comme nous l'avons dit, de fuir les grandes villes. A Paris, où les médecins abondent, on comptait il n'y a pas longtemps 1 officier de santé pour 6 docteurs ; cette proportion a diminué par des raisons que nous indiquerons tout à l'heure, mais elle est encore d'un dixième : en chiffres ronds, 1500 docteurs et 150 officiers de santé ; et elle serait plus élevée, si l'on mettait en ligne de compte ceux des dentistes qui sont munis du diplôme du second ordre, ainsi que les médecins des facultés étrangères, dont les titres sont presque toujours inférieurs à celui de notre doctorat. Nous n'avons pas sous les yeux les chiffres relatifs aux autres grandes villes, mais il est notoire que les choses ne s'y passent pas autrement que dans la capitale.

Du reste, il est juste de rappeler que les calculs de Bonjean en 1864 lui avaient déjà donné des résultats analogues, quoique moins démonstratifs. Le rapporteur avait recherché la répartition des docteurs et des officiers de santé dans les 2484 chefs-lieux de canton qui ne sont pas chefs-lieux de département ou d'arrondissement. Or sur les 10 062 docteurs et 5446 officiers de santé, exerçant en 1861, les chefs-lieux de canton regardés comme n'ouvrant pas de riches perspectives au praticien comptaient 3018 docteurs contre 1511 officiers de santé.

Le moins qu'on puisse conclure de ce qui précède, c'est, comme l'a dit Bonjean, que les officiers de santé « s'établissent indifféremment dans les villes et dans les campagnes. »

C. Une question importante à plusieurs égards est celle qui concerne, non plus la manière dont les docteurs et les officiers de santé, une fois munis de leur diplôme, se répartissent sur le sol, mais la manière dont ils naissent, les régions d'où ils viennent et les circonstances qui les portent vers une des deux voies de la profession médicale ; en d'autres termes, comment se répartissent les étudiants. Nous sommes obligés de tirer uniquement de la statistique de 1866 les éléments du tableau suivant, qu'on ne trouve pas dans la statistique de 1876.

TABLEAU VI.

DÉPARTEMENTS.	ASPIRANTS AU DOCTORAT.	NOMBRE DES DOCTEURS ÉTABLIS.	NOMBRE DES OFFICIERS DE SANTÉ ÉTABLIS.
Gironde	1 sur 7,849	296	171
Bouches-du-Rhône	— 9,391	255	196
Seine-Inférieure	— 14,877	170	126
Ardennes	— 7,314	71	41
Pas-de-Calais	— 8,139	97	226
Somme	— 8,549	89	216
Nord	— 8,927	205	261
Rhône	— 11,850	262	49
Maine-et-Loire	— 30,447	143	74
Haut-Rhin	— 7,925	116	15
Moselle	— 9,921	86	21
Meurthe	— 11,585	104	30
Doubs	— 9,258	75	49
Bas-Rhin	— 5,554	145	30
Manche	— 7,301	159	38
Vendée	— 7,328	105	48
Charente-Inférieure	— 7,886	156	62
Ille-et-Vilaine	— 15,809	79	118
Finistère	— 17,425	83	21
Morbihan	— 22,114	46	23
TOTAUX	»	2740	1818

De ces divers départements les uns sont situés à l'embouchure de grands fleuves, sur les bords de l'Océan, ou dans telle autre région favorable à la fabrication ou aux échanges. Ce sont la *Gironde*, les *Bouches-du-Rhône*, la *Seine-Inférieure*, les *Ardennes*, le *Pas-de-Calais*, la *Somme*, le *Nord*, le *Rhône*, *Maine-et-Loire*. D'autres offrent ou ont offert un débouché plus large qu'ailleurs à la carrière militaire ; tels les départements du *Haut* et du *Bas-Rhin*, de la *Moselle*, de la *Meurthe*, du *Doubs*. Les derniers, *Manche*, *Vendée*, *Charente-Inférieure*, *Ille-et-Vilaine*, *Finistère*, *Morbihan*, sont des pépinières de marins. Eh bien, si l'on parcourt ce tableau, on constate que chacun de ces départements fournit, relativement à la population, un nombre d'*aspirants au doctorat* inférieur à la moyenne, qui est, pour toute la France, de 1 pour 6704 habitants. (Le département qui fournit le plus haut chiffre d'aspirants au doctorat est la Haute-Marne : 1 pour 3191 ; celui qui en fournit le moins est la Loire : 1 pour 30 447.) Une seule exception se présente, concernant le Bas-Rhin, et elle tient vraisemblablement à ce que, à la date où la statistique a été dressée, la plupart des étudiants de ce département, se destinant à la médecine militaire, se concentraient à la faculté de Strasbourg.

Ainsi, là où le commerce et l'industrie en grande activité offrent de bonne heure aux jeunes gens de familles aisées des situations toutes faites et lucratives; où de nobles carrières, comme celles de soldat et de marin, les attirent et deviennent souvent héréditaires dans les familles, le recrutement du doctorat trouve peu d'aliments[1]. C'est un fait qui se dégage nettement parmi toutes les influences dont l'action peut se faire sentir sur le choix des carrières. Aussi, qu'arrive-t-il? c'est que l'officiat semble gagner sur place ce que perd le doctorat. Les jeunes gens placés dans d'autres conditions sociales se hâtent de remplir les vides : ils vont chercher, dans une école préparatoire ou même dans une faculté, un diplôme du second ordre, et reviennent souvent au pays natal. Le nombre des officiers de santé pour tout l'ensemble de nos départements en 1866 (5568) étant en 1866 inférieur de plus de moitié à celui des docteurs (11 254), il n'est pas bien loin de lui être égal dans les départements notés au tableau, et il lui est même supérieur dans quelques-uns, tels que le Pas-de-Calais, la Somme, le Nord et l'Ille-et-Vilaine. Depuis 1866 un certain nombre de ces départements ont conservé cette élévation relative ou absolue du chiffre des officiers de santé. Ainsi le Nord a encore juste autant d'officiers de santé que de docteurs, soit 228; la Somme, 173 officiers de santé contre 174 docteurs; les Bouches-du-Rhône, 112 officiers de santé contre 243 docteurs; le Pas-de-Calais, 185 officiers contre 108 docteurs; Ille-et-Vilaine, 80 contre 89. Mais dans ces départements mêmes et plus encore dans les autres, comme on a pu le voir tout à l'heure, la proportion des officiers de santé s'abaisse graduellement; soit que les deux ordres de médecins diminuent en même temps et inégalement comme dans les Bouches-du-Rhône, la Manche, la Seine-Inférieure; soit qu'il y ait à la fois augmentation du premier ordre et diminution du second, comme dans la Gironde, les Ardennes, le Pas-de-Calais, le Finistère. Dans tous les cas il faut reconnaître que les pays qui envoient aux facultés et aux écoles préparatoires peu d'aspirants au doctorat sont d'ordinaire relativement riches en officiers de santé.

On peut voir encore par notre tableau que le nombre proportionnel et la distribution géographique des aspirants au doctorat ne se lient pas aussi étroitement qu'on l'a cru au degré de richesse de leur pays natal. On vient de voir, en effet, la proportion des aspirants au doctorat beaucoup plus faible dans les riches départements du Pas-de-Calais, de la Somme, du Nord, que dans la Vendée, le Morbihan, le Finistère; mais d'autres documents statistiques déposent encore dans ce sens. Par exemple, la proportion des aspirants au doctorat monte à 1 pour 4155 habitants dans l'Indre, 1 pour 4700 dans les Landes, 1 pour 5051 dans le Tarn, 1 pour 5095 dans la Creuse, 1 pour 5495 dans la Lozère, 1 pour 6015 dans le Cantal. Il est à noter que le Puy-de-Dôme, contigu au Cantal et plus riche que lui, ne donne que 1 aspirant au doctorat pour 7486 habitants.

Nous n'allons pas certes jusqu'à nier l'influence exercée par le bien-être des populations au profit du doctorat; mais cette influence n'est pas autant régionale qu'on l'a cru; elle est plutôt locale. S'il est vrai, et encore une fois nous l'admettons parfaitement, que les familles calculent les chances de profit offertes à la carrière du médecin par le degré de richesse de la contrée, comme

1. Nous devons faire observer ici que les registres des Facultés de médecine ne comprennent pas tous les jeunes gens du département de la Bretagne qui embrassent la carrière médicale, une portion notable d'entre eux se destinant à la médecine navale et faisant des études dans des écoles spéciales.

elles pèsent la fatigue que peuvent imposer le degré de densité de la population et la conformation du pays, il est néanmoins certain que leur position sociale, le taux de leur fortune, le milieu où elles vivent, interviennent grandement dans leur détermination. Une circonstance d'ailleurs joue un rôle prépondérant. Dès qu'on fait partie de la bourgeoisie française qui a le goût des études sérieuses, qui aime au moins à le voir chez ses enfants, pour peu qu'on soit en état de faire les frais d'une instruction secondaire complète, on place ceux-ci dans les collèges et les lycées. Quand ils en sortent, ces élèves visent presque invariablement au baccalauréat, et, s'ils y atteignent, non-seulement la carrière médicale est une de celles qui s'ouvrent naturellement devant eux, mais, s'ils y entrent, ils sont presque forcément entraînés vers le doctorat et détournés de l'officiat, auquel on demande seulement et on n'a pas toujours demandé un certificat de grammaire. Pour ce dernier motif, l'officier de santé se recrute presque entièrement dans la partie illettrée de la population, dans les classes laborieuses, dont les fils, au sortir de l'école primaire, ne peuvent plus recevoir qu'une faible dose d'instruction classique. Les uns et les autres, une fois en possession du diplôme d'exercice, tantôt retournent dans leur pays, tantôt se fixent dans les localités où des informations leur ont appris qu'étaient pour eux les meilleures chances de succès. La pénurie de médecins étant une de ces chances, ce serait par là que l'institution des officiers de santé répondrait au vœu de la loi, si ceux-ci tenaient réellement compte des besoins des populations. Nous avons vu qu'il n'en est rien; mais au moins le mouvement de déplacement qui s'opère parmi les jeunes gens munis du diplôme de docteurs ou officiers de santé, s'il n'est pas assez fort et assez bien réglé pour assurer une égale distribution des soins médicaux sur le territoire, contribue-t-il, en quelque mesure, à corriger de fâcheuses inégalités.

D. La loi de ventôse a manqué son but; telle est la conséquence générale qui ressort le plus clairement de tout ce qui précède. Dès lors se pose cette alternative : ou de réorganiser l'institution elle-même, ou de la supprimer; alternative subordonnée elle-même à la solution de cette autre question : Dans l'état actuel des choses, mais surtout dans un avenir plus ou moins prochain, peut-on attendre du seul doctorat un recrutement des ministres de la santé suffisant pour les besoins de la population ?

Un des motifs donnés en faveur de la création des facultés nouvelles a été qu'elles deviendraient autant de centres d'attraction transformant peu à peu les aspirants à l'officiat en aspirants au doctorat, suscitant des étudiants et par suite des médecins dans les régions où ils font défaut, accroissant enfin le nombre total des praticiens et entraînant par là même le déversement d'un plus grand nombre d'entre eux dans les pays jusqu'ici peu favorisés. Nous craignons qu'il n'entre dans ce calcul une certaine part d'illusion. Quand on réfléchit qu'il a suffi d'imposer aux aspirants officiers de santé le simple certificat de grammaire pour faire tomber rapidement le nombre annuel de leurs réceptions, on est peu porté à croire qu'ils ne reculeront pas devant les barrières autrement sérieuses que dressera devant eux la scolarité des facultés, uniquement parce que l'un de ces établissements pourra se trouver plus à leur proximité. Cette circonstance ne peut modifier en rien les conditions essentielles de recrutement professionnel que nous rappelions tout à l'heure. En fait d'émulation, il ne faut pas perdre de vue que nos Facultés sont depuis longtemps flanquées d'écoles préparatoires; et à supposer que ces écoles ne soient pas, pour le goût de la pratique et de la science médicale, un stimulant aussi énergique que des facultés vivifiées par de puissants moyens d'enseignement et par l'illustration des professeurs, on admettra bien qu'elles suffisent au moins à provoquer comme à satisfaire le désir de la carrière médicale. Quant à retenir en province par les créations nouvelles un bien plus grand nombre d'étudiants que par le passé, et les y fixer davantage après la réception, on peut l'espérer, mais dans une mesure restreinte. Voyez ce qui se passe dans les Facultés de droit. Leurs licenciés et leurs docteurs ne sont guère mieux répartis que les médecins sur la surface du pays. Les étudiants, qui ont à leur disposition *onze Facultés*, avec des moyens d'études presque aussi faciles à réunir en province que dans la capitale, s'entassent moins, il est vrai, à Paris que les étudiants en médecine; mais on y en compte encore, d'après la même statistique de 1866, plus de 1000 sur un total de 5000 environ. Il peut se faire que la dissémination des étudiants devienne à peu près, dans l'ordre de la médecine, ce qu'elle est dans l'ordre du droit; l'avenir le dira. Le temps n'est pas encore venu de juger, sous ce rapport, les résultats des créations récentes. La nouvelle statistique de l'enseignement supérieur, qui a été publiée en 1878 et qui comprend le relevé par département des élèves inscrits au 15 janvier 1877 dans les Facultés de médecine, ne pouvait y comprendre, ni la Faculté de Lyon, qui ne s'est installée que le 1er novembre 1877, ni la Faculté de Bordeaux, qui date de 1878; mais la Faculté de Lille figure dans cette statistique, et nous y voyons que le département du Nord, qui envoyait, en 1866, 140 étudiants à Paris et 6 à Strasbourg, en garde, il est vrai, 117, mais en envoie encore 100 à Paris. A considérer ce chiffre de 217 étudiants appartenant au département du Nord, on pourrait croire à la réalisation commençante de l'influence des Facultés nouvelles sur le nombre d'étudiants en France. Ce serait une déduction au moins prématurée. Le chiffre total des étudiants français, au lieu de s'accroître, a diminué. De 5527 qu'il était en janvier 1866, il était descendu en janvier 1877[1] à 4530. Le chiffre des étudiants étrangers n'a pas varié sensiblement : 554 en 1866, 500 en 1877. En attendant des documents plus étendus et plus généraux, que ne fournit pas la statistique officielle de 1876, il nous sera permis de répéter ce que nous écrivions en 1874 : « Il est extrêmement vraisemblable que, lorsque les départements réunis ont fourni aux Facultés environ 5500 élèves, ils ont à peu près donné ce qu'ils pouvaient, et que le supplément suscité par l'institution de Facultés nouvelles ne sera pas considérable. On ne fait pas sortir, comme on dit, de l'huile d'un caillou; le terrain médical, épuisé par la production naturelle, ne tirera pas grand'chose d'une culture artificielle » (*Gaz. heb. de méd. et de chir.*, 1874, p. 446).

Quoi qu'il en soit, c'est le moment de se rappeler les chiffres posés au début de notre examen statistique. De 1847 à 1866, le nombre total des docteurs s'est élevé de plus de 600 ; de 1866 à 1876, il a diminué de 511, restant encore supérieur à celui de 1847 ; il est ou il était, en 1876, de 10743. Le nombre

[1] La statistique officielle de 1866, publiée en 1868, fait remarquer que les relevés de Paris comprennent les élèves qui, après avoir pris un plus ou moins grand nombre d'inscriptions, ont suspendu leur scolarité depuis deux ans et plus. Cette mention ne figure pas dans la statistique de 1876, publiée en 1878; mais il est à croire que le relevé comprend encore ici la totalité des élèves inscrits ; on ne voit même pas pourquoi il en serait autrement. Pour le dire en passant, il est fâcheux que ce dernier recueil ne donne pas, comme le premier, des relevés du personnel médical entier de la France, et de la distribution des deux ordres de médecins sur le territoire.

total des officiers de santé a été toujours en diminuant depuis 1847; il est descendu de 7436 à 3633.

Ce qui donne pour la France entière 14 376 médecins.

Lors de la discussion du projet de loi présenté à la Chambre des pairs (1847) il était d'usage d'évaluer le nombre total des médecins en France à une vingtaine de mille, et ce nombre était regardé par beaucoup de personnes et par nous-mêmes (*Gaz. méd. de Paris*, 1847, p. 448) comme dépassant les besoins de la population. En réalité, le personnel médical n'allait pas beaucoup au-dessus de 18 000; mais ce chiffre même était plus que rassurant; selon nous, un total de 16 000 serait suffisant : soit 1 médecin par 2312 habitants. Le chiffre réel étant de 14 376, le déficit serait donc de plus de 1600. Si l'on exigeait la proportion de 1 médecin pour 2000 habitants, il faudrait remonter au-dessus du chiffre de l'année 1847 et posséder 18500 médecins.

Telle est la situation. Après en avoir montré les côtés divers avec la même impartialité, nous pouvons nous résumer ainsi :

1° La santé d'aucune contrée de la France, d'aucun individu, citadin ou paysan, ne doit être livrée à l'ignorance;

2° Dans l'état de la médecine, tel qu'il est et se fera rapidement, on ne peut sortir de l'ignorance et de l'incapacité que par une instruction préliminaire sérieuse et par d'assez fortes études médicales ;

3° L'institution des officiers de santé ne répond au vœu de la loi, ni en amenant une meilleure répartition des secours médicaux sur le territoire, ni en assurant davantage les secours aux populations rurales ;

4° Le nombre des officiers de santé a diminué progressivement, tandis que celui des docteurs est un peu plus élevé qu'en 1847; mais le chiffre des étudiants en médecine a baissé dans une proportion notable;

5° Le nombre actuel des médecins paraît insuffisant pour la France et est mal réparti.

Dans ces conjonctures assez embarrassantes, que faire? Il est manifeste qu'on ne peut songer à supprimer tout à coup et radicalement le second ordre de médecins. Ce serait même une imprudence que d'en renvoyer la suppression à un délai déterminé, l'effet des mesures réparatrices quelconques qu'on voudra prendre ne pouvant être calculé avec précision. S'ensuit-il pourtant qu'il n'y ait qu'à maintenir le *statu quo?* s'ensuit-il que l'institution des officiers de santé soit un de ces maux nécessaires et à tout jamais incurables avec lesquels il faut se résigner à vivre? Nous nous expliquerons là-dessus tout à l'heure. Pour le moment, rappelons que la Chambre des pairs, en votant le projet de loi qui, par l'art. 1er du titre 1er (art. 29 du titre V du projet amendé par la Commission), abolissait l'ordre des officiers de santé, avait pensé qu'il suffirait du temps nécessaire à l'extinction des médecins du second ordre actuellement en exercice pour atteindre un chiffre de docteurs en rapport avec les besoins de la population. « Les officiers de santé reçus conformément au titre III de la loi du 10 mars 1803 (19 ventôse an IX), ainsi que les médecins et chirurgiens dûment autorisés, continueront d'exercer la médecine aux conditions et dans les termes de leur commission » (art. 33 du t. V du projet amendé). Et le second paragraphe de l'article ajoutait (dans un français peu correct) : « Néanmoins ils pourront, avec l'autorisation du ministre de l'instruction publique, transporter leur domicile et exercer leur art d'un département dans un autre. » On pouvait se contenter alors de la vague échéance prévue par la Chambre, l'état du personnel médical permettant d'attendre sans inquiétude l'extinction d'une partie de ses membres. Il n'en est plus de même aujourd'hui. La durée de la vie *moyenne* d'un officier de santé (qui s'établit d'ordinaire à l'âge de vingt-cinq ans) n'étant que de soixante-six ans, un peu moins ou un peu plus selon les divers calculs, mais toujours une des plus courtes parmi les professions non manuelles, on peut prévoir la rapidité avec laquelle se creuseraient les vides de la profession.

Dans la discussion de 1847, Flourens avait proposé d'implanter dans l'ordre de la médecine une disposition qui existe dans l'ordre du droit, et d'instituer deux sortes de titres : l'un de licencié, conférant le droit d'exercer ; l'autre de docteur, tout honorifique. Ce projet a été repris récemment par M. Paul Bert, et avec plus de développement par M. U. Trélat.

Deux ordres de médecins : les premiers puisant leur instruction librement dans des écoles libres semées au gré des intérêts que pourraient y avoir les groupes de populations, soutenues par les municipalités et par les départements, subventionnées au besoin par l'État et distribuant un enseignement *pratique ;* les autres demandant la connaissance à la fois théorique et pratique des *sciences médicales* à des établissements de haut enseignement, aux Facultés de l'État largement pourvues de moyens d'instruction, ou aux Facultés libres qui voudraient tenter la concurrence ; le droit d'exercice donné par un *brevet de médecin praticien ;* ce brevet délivré, non par les écoles libres, ni même par les Facultés officielles ou non, mais par des *jurys d'État,* ou mieux par un seul jury « composé d'hommes qui participent ou ont participé à l'enseignement, à Paris ou dans les grands centres scientifiques », et nommé par le ministre de l'instruction publique ; les Facultés délivrant directement le diplôme purement honorifique de *docteur en médecine* ou *docteur ès sciences médicales ;* les aspirants au simple titre de médecin praticien pouvant passer à leur gré d'une école libre à une autre, d'une école libre à une Faculté, d'une Faculté d'État à une Faculté libre, puisque le jury ne lui demanderait pas d'où il vient, mais ce qu'il sait ; enfin la preuve authentique d'un service régulier et prolongé (trois à quatre ans) dans un hôpital classé ; tel est le système de M. Trélat.

Ce système n'est pas sans analogie avec celui que nous avons nous-même proposé depuis longtemps, et qui est mentionné dans ce Dictionnaire (*voy.* MÉDECINE, *enseignement*) par le regrettable Montanier, avec des restrictions que nous n'admettons pas, mais que ce n'est pas le lieu d'examiner longuement. L'analogie dont nous parlons est, du reste, assez superficielle. Nous demandions (*Gaz. hebd.*, t. Ier, p. 13 et 37, et *ibid.*, *passim*) des diplômes de deux degrés, mais en attachant le droit de pratique au diplôme du degré supérieur, l'autre ne faisant que consacrer une sorte de stage ; c'est assez dire que notre projet n'était pas destiné à activer le recrutement des médecins et ne recherchait que les conditions d'un bon enseignement médical. L'ensemble des dispositions proposées par M. Trélat touche, au contraire, la médecine par son côté professionnel. Nous voulions que les médecins du second degré sortissent ou pussent sortir, comme les premiers, des établissements de l'État ; M. Trélat les envoie exclusivement aux établissements libres. Voilà d'assez grandes différences. Néanmoins, sauf peut-être sur ce dernier point, il serait aisé de s'accorder en pratique. Nous faisons aboutir tous les futurs docteurs à une sorte d'école de perfectionnement délivrant le diplôme de praticien : mais pourquoi ? pour qu'il termine son temps scolaire par des études presque exclusivement cliniques, après *quatre* années passées dans les autres Facultés. C'est donc tout simplement une autre manière d'employer la cinquième année; et voilà pourquoi, dans ce système, il faudrait absolument que le droit d'exercer fût conféré par cette école supérieure, au moyen d'un diplôme dont le nom importerait peu, et qui serait, si l'on veut, le diplôme de licence. L'essentiel est que le système, quel qu'il soit, n'élève pas la scolarité de manière à la rendre inaccessible à un trop grand nombre de jeunes gens et à rendre de plus en plus difficile le recrutement du doctorat. A cette condition il permettrait toujours l'institution d'un grade supérieur, exigeant des connaissances plus étendues, plus hautes, et auquel on donnerait tel nom qu'on jugerait convenable. Cette institution ne nécessiterait pas plus d'autres écoles d'enseignement que l'institution du doctorat n'en nécessite dans l'ordre du droit, où les grades de licencié et de docteur sont délivrés dans les mêmes Facultés. Seulement, du moment où l'on créerait un grade supérieur au doctorat et supposant un niveau scientifique plus élevé, il deviendrait indispensable de le restreindre à des branches distinctes des connaissances médicales, telles que la physiologie, la médecine ou la chirurgie, personne ne pouvant être supérieur dans toutes les branches à la fois.

Aujourd'hui et pour longtemps sans doute, le projet de notre éminent confrère est, tout aussi bien que le nôtre, comme non avenu, puisque l'enseignement supérieur vient d'être réorganisé et que, notamment, le jury d'État a succombé devant les pouvoirs législatifs. Mais, par sa valeur intrinsèque, ce projet aurait-il la vertu, dans l'état actuel des choses et les officiers de santé disparaissant, de donner au pays le personnel médical dont il a besoin? C'est ce que nous avons le regret de mettre en doute. La scolarité des licenciés ne devra pas être inférieure, ne devra pas être égale, mais sera nécessairement supérieure à celle des officiers de santé actuels; sinon, tout changement est inutile. De plus, le diplôme de bachelier deviendrait indispensable, comme il l'est pour les licenciés en droit; car il est reconnu par tous que le commerce un peu relevé des sciences médicales exige celui des lettres. Et puis, car tout s'enchaîne, le baccalauréat suppose presque toujours le lycée, le lycée une certaine aisance : d'où il suit que, du haut en bas, les conditions qui assurent le recrutement d'un second ordre de médecins, les conditions d'une faible éducation littéraire, d'une faible éducation médicale et d'un petit pécule, se trouveraient renversées. Comment, dès lors, s'élèverait et se maintiendrait ce niveau du personnel médical que les docteurs et les officiers de santé réunis ont déjà tant de peine à garder?

Nous revenons ainsi à notre question : A quel parti s'arrêter?

On l'a vu, la question se présente sous deux aspects. Il s'agirait, d'une part, d'amener l'extinction graduelle des officiers de santé; d'autre part, de faire que ce qui en reste ou en restera serve réellement à combler les vides dans les régions trop dépourvues d'assistance médicale.

Sur le premier point, sincèrement, nous craignons qu'il n'y ait rien autre chose à faire que de s'en rapporter aux progrès du mouvement intellectuel et d'en mettre à profit les indications. Dans la période qui vient de s'écouler, l'obligation du certificat de grammaire, des examens plus sérieux, ont suffi, on l'a vu, pour porter un coup au recrutement de l'officiat sans activer très-sensiblement celui du doctorat; mais on peut croire qu'un faible relèvement de la scolarité n'aurait pas toujours dans l'avenir des conséquences analogues. L'instruction gagne chaque jour du terrain, attire et entraîne un plus grand nombre d'intelligences. Tout aussi bien que l'instruction primaire, quoiqu'à des niveaux différents, l'instruction secondaire et même l'instruction supérieure descendent peu à peu dans des couches plus profondes. Elles y descendent par l'effet direct de la diffusion croissante des lumières, et aussi par l'effet du nivellement graduel des fortunes. Double condition qui peut faire à la longue et que la médecine devienne pour la grande masse des bacheliers un déversoir plus favorisé, et que le doctorat devienne accessible à un plus grand nombre de jeunes gens. Qu'on suive d'un œil attentif le mouvement de la statistique médicale, qu'on saisisse le moment opportun et qu'on relève une seconde fois le programme ; que plus tard, s'il le faut, on le relève encore, et alors, dans le milieu intellectuel disposé comme nous venons de le dire, les deux ordres, de plus en plus rapprochés, finiront par se confondre. La situation d'officier de santé deviendra d'abord une exception, puis une rareté, puis une infériorité plus marquée qu'aujourd'hui, et finira par disparaître. Et comme cela se sera produit avec du temps et des ménagements, il n'y aura ni froissement violent d'intérêts, ni dommage pour la santé publique, et le problème aura reçu une solution durable parce qu'elle sera sortie de la nature des choses. En outre, il n'est pas déraisonnable d'espérer que la multiplication des Facultés, si elle n'a pas la vertu de tirer de la source ordinaire des officiers de santé, telle que nous l'avons fait connaître, beaucoup de docteurs en médecine, pourra contribuer, avec les écoles secondaires, tant qu'elles subsisteront, à vivifier un peu davantage l'esprit scientifique des provinces, et à attirer vers le doctorat un plus grand nombre de jeunes gens, de ceux-là surtout que nous avons vus entraînés par des circonstances sociales vers des carrières autres que la carrière médicale.

Il resterait à obtenir une meilleure répartition des secours médicaux. Voilà le plus difficile ; mais qui veut la fin veut les moyens. Or, nous n'en connaissons que deux : l'un qui ajouterait aux restrictions déjà mises par la loi à la pratique de l'officier de santé et qui sont au demeurant le prix d'un privilége ; l'autre qui mettrait en jeu l'assistance administrative.

N'est-il pas évident que l'institution d'un ordre de médecins spécialement créée par la loi pour assurer des secours à ceux qui en manquent deviendrait une institution logique, si les médecins étaient nommés, non pas pour tel ou tel département à leur choix, mais pour telle ou telle région où l'assistance médicale serait reconnue insuffisante ? Par des statistiques renouvelées, je suppose, tous les huit ou dix ans, ces régions seraient déterminées, puis classées sur un tableau qui serait rendu public par tous les moyens dont disposent l'État, les départements et les communes. Ce serait, pour ainsi dire, autant de places vacantes, entre lesquelles les officiers de santé feraient leur choix. Nous n'entendons pas que chaque officier de santé se ferait recevoir pour une de ces places comme il se fait recevoir aujourd'hui pour un département, mais bien que chaque officier de santé, reçu sans conditions étroites de résidence, choisirait entre les places disponibles celle qui lui conviendrait le mieux et aurait de plus le droit d'en changer au cours de son exercice. Que ce moyen soit aisément praticable, nul doute. Serait-il efficace ? C'est une autre question. Ne dérangerait-il pas assez les calculs de ceux que tente d'ordinaire l'officiat pour les en dégoûter à l'avenir ? La possibilité de pratiquer dans le pays natal, qui est un sérieux attrait, ne serait-elle pas de beaucoup réduite ? Ce sont là des appréhensions assez naturelles. Pourtant, en songeant que, dans l'état présent des choses, les officiers de santé se disséminent sur le sol à peu près comme les docteurs et souvent loin de leur propre pays; que l'indication publique des places vacantes serait une sorte de provocation continue; que le roulement et le choix pourraient porter d'emblée l'officier de santé dans son pays natal ou l'y ramener tôt ou tard, on pourrait, ce nous semble, attendre quelque bien de la mesure proposée.

Il en serait ainsi plus sûrement, si les communes, les cantons, les départements, l'État même, créaient des avantages au médecin dans les contrées où le *pabulum vitæ* pourrait lui manquer. Ce ne serait en réalité qu'une des formes de l'assistance publique, de l'assistance aux indigents et aux malades, et non au praticien lui-même, puisque les indemnités à lui accordées le seraient au profit des premiers. L'hôpital ne cesse pas d'être un lieu d'assistance pour les pauvres parce que le médecin placé à sa tête reçoit des émoluments. La mesure que nous indiquons ici est si naturelle, si légitime, qu'elle a été déjà prise spontanément par nombre de communes; plusieurs fois même nous avons servi d'intermédiaire entre elles et de jeunes praticiens en quête d'établissement. A défaut des communes, l'initiative est souvent prise par des notables, qui se cotisent pour parfaire au médecin un petit traitement annuel ou pour le loger. En tout ceci, la médecine ne serait pas mieux traitée que les cultes. Des fonds communaux ne sont-ils pas alloués aux fabriques dont le casuel est trop maigre? Des secours ne leur sont-ils pas distribués par les familles pieuses? On pourrait faire, ce semble, pour le bien du corps un peu de ce qu'on fait pour le bien des âmes.

II. Il nous reste à examiner quelques questions annoncées au commencement de cet article et relatives à la pratique légale des officiers de santé.

A. L'officier de santé, avons-nous dit, ne peut exercer que dans un département désigné (*voy.* pour le détail l'article MÉDECINE, *enseignement et exercice*) ; mais deux questions se présentent : 1° A quelles conditions peut-il changer de département? 2° A-t-il le droit de pratiquer dans deux départements à la fois, en prenant un diplôme pour chacun d'eux?

Le décret du 22 août 1854 *sur le régime des établissements d'enseignement supérieur* décide, par son article 19, conformément aux dispositions de la loi de ventôse an XI (art. 29 et 34) et à celles de la loi de germinal an XI (art. 24), que les officiers de santé, les pharmaciens de deuxième classe, les sages-femmes et les herboristes de deuxième classe, ne peuvent exercer leur profession « que dans le département *pour lequel* ils ont été reçus ». Et il ajoute : « S'ils veulent exercer dans un autre département, ils doivent subir de nouveaux examens et obtenir un nouveau certificat d'aptitude. » Une circulaire ministérielle du 2 janvier 1855 rappelle cette dernière disposition dont il recommande aux préfets l'application rigoureuse.

Le décret de 1854, en même temps qu'il donne une latitude nouvelle à la pratique de l'officier de santé, fait disparaître un sujet de contestation inhérent à l'article 29 de la loi de ventôse. Cet article obligeait l'officier de santé à exercer dans le département *où* il avait été reçu. A cette époque, la collation du grade était confiée à des jurys médicaux institués au chef-lieu de *chaque département*. Il paraissait assez naturel que le droit inhérent au titre ne pût être exercé que dans le département où ce titre avait été conféré et où, d'ailleurs, le candidat avait d'ordinaire satisfait à d'autres prescriptions de la loi, telles que celle d'avoir été attaché pendant cinq années comme élève à des docteurs, ou d'avoir suivi pendant cinq années la pratique des hôpitaux civils ou militaires (art. 15). Mais on trouvait abusif de river, pour ainsi dire, un praticien à une localité déterminée. Les préfets usaient assez fréquemment du droit qui leur était laissé par l'article 37 de l'arrêt du 20 prairial an II d'autoriser le candidat à subir son examen devant le jury départemental le plus voisin. Encore cette exception était-elle réservée pour le cas où il se présentait moins de cinq candidats à interroger dans le département. Or il est arrivé que les préfets, par une extension abusive, ont autorisé des officiers de santé à s'établir dans un département autre que celui dans lequel ils avaient été reçus. Mais la Cour de cassation a toujours considéré ces autorisations préfectorales, ou celles mêmes du ministre de l'instruction publique, comme étant de pure tolérance et ne pouvant, à aucun degré, se substituer aux prescriptions formelles de la loi. Depuis que le décret de 1854 a transporté les attributions des jurys médicaux aux facultés de médecine, aux écoles supérieures de pharmacie et aux écoles préparatoires, chacune d'elles embrassant plusieurs départements dans sa circonscription, les canditats ont le choix entre ces divers départements et désignent celui *pour lequel* ils demandent à être reçus. Quant au changement de résidence départementale, il ne peut avoir lieu qu'après une nouvelle preuve de capacité. Le décret de 1854 obligeait le postulant à passer de nouveau les trois examens de réception ; mais, aux termes d'un décret rendu le 23 août 1873 par le président de la République, après avis du Conseil supérieur de l'instruction publique et du comité consultatif, le conseil d'État entendu, le postulant peut être, par le ministre de l'instruction publique, dispensé des deux premiers examens ; le troisième seul est obligatoire. Sous ce dernier rapport, la portée de ce décret, nous l'avons dit dans une autre publication, n'est pas considérable. « Un praticien capable de répondre avec une pertinence suffisante sur la *clinique médicale et chirurgicale* ne répondrait pas plus mal sur la *pathologie interne et externe*, qui forme la matière du second examen, ou même sur l'*anatomie et la physiologie élémentaires*, qui forment la matière du premier. » Au fond, il était peut-être excessif d'imposer à un médecin français n'aspirant qu'à un déplacement sur territoire français des conditions plus dures qu'à un médecin étranger sollicitant le droit d'exercer en France, et duquel on n'exige souvent, pour lui accorder le diplôme de docteur, que le cinquième examen et la thèse. »

Mais, sur l'interprétation de cet article 29 de la loi de ventôse an XI comme sur celle de l'article 19 du décret du 22 août 1854, les officiers de santé ont élevé une prétention : celle de pouvoir exercer *dans plusieurs départements*, à la condition de se faire recevoir pour chacun d'eux. Rien n'est plus aisé que d'en démontrer l'outrecuidance tant au point de vue du bon sens qu'au point de vue juridique. Le décret de 1854, qui astreint les aspirants au titre d'officier de santé à prendre des inscriptions dans une faculté ou dans une école préparatoire en les enlevant à leur pays natal, a achevé de tuer ce que nous avons appelé la *médecine de cru*, celle qui sortait d'études faites à l'ombre d'un hôpital et d'un praticien de la localité, et dans laquelle le médecin de second ordre était planté, cultivé pour les besoins de cette localité même, comme le houblon dans les pays dépourvus de vignes. Mais l'obligation légale reste la même. Diminution des garanties de capacité, interdiction de pratiquer certaines opérations, délimitation d'un lieu précis d'exercice, sont trois éléments connexes et inséparables de la condition d'officier de santé. Conséquemment la loi sera enfreinte par tout procédé ou expédient qui aura pour résultat de faire conférer à un officier de santé, spécialement en ce qui concerne le domaine territorial de sa pratique, les mêmes droits qu'à un docteur; et c'est manifestement ce qui arriverait, si le premier pouvait être autorisé à exercer dans deux, dans trois, dans dix départements, dans ceux de la France entière, en se faisant délivrer un nombre égal de diplômes. Si la loi se tait sur cette éventualité, c'est qu'elle n'a pas cru qu'elle pût jamais se produire.

En revanche, elle dit fort clairement que l'officier de santé n'exercera que dans *le département* pour lequel il aura été reçu et non dans *tous les départements* pour lesquels il lui plairait de se faire recevoir. C'est d'ailleurs une singulière requête à adresser à une loi qui vous a créés pour remplir les vides locaux de la profession, que de lui demander les moyens de vous répandre sur la surface entière du territoire.

B. Un mot de quelques autres restrictions légales.

L'article 27 de la loi de ventôse porte : « A compter de la publication de la présente loi, les fonctions de *médecins et chirurgiens jurés* appelés par les tribunaux, celles de *médecins et chirurgiens en chef* dans les hospices civils, ou chargés par des autorités administratives de divers objets de salubrité publique, ne pourront être remplies que par des médecins et des chirurgiens reçus suivant les formes anciennes (la loi n'avait pas d'effet rétroactif) ou par des *docteurs* reçus suivant celles de la présente loi.

La disposition relative aux médecins jurés est du domaine de la médecine légale; il en a été parlé en son lieu (*voy.* Médecine légale, p. 705). Si la jurisprudence, par voie d'interprétation, ne l'a pas admise dans la pratique, à plus forte raison n'a-t-elle pas tenu grand compte de celle qui regarde le service de la salubrité publique. Quant à celle qui touche au service médico-chirurgical des hospices, nous ne savons si elle est généralement appliquée, mais il est certain au moins qu'on cherche parfois à l'éluder. A plusieurs reprises, et naguères encore, l'auteur de cet article a été consulté sur une contestation de ce genre (*Gaz. hebdom.*, 1879, p. 99). La dénomination de médecin et chirurgien en *chef* est une échappatoire pour les commissions administratives auxquelles appartient la nomination du titulaire. Dans le cas dont nous parlons, la commission aurait nommé médecin *en chef* un docteur habitant à plus de vingt kilomètres de la localité, et médecin *adjoint* un officier de santé, lequel se trouverait ainsi et par la force des choses chargé du service de l'hôpital, bien qu'il y ait un docteur dans la commune. Ce cas particulier, nous ne le connaissons que par des renseignements à nous envoyés de la localité ; nous ne pouvons le couvrir de notre garantie personnelle, mais il importe peu. L'essentiel est de sauvegarder le principe. L'esprit de la loi est ici manifeste : il ressort de l'article qui interdit aux officiers de santé les grandes opérations. Or le théâtre des grandes opérations, surtout en province, est l'hôpital, et il va de soi que, le docteur ne faisant pas défaut, la loi ne peut charger d'en pratiquer dans les établissements de bienfaisance un chirurgien auquel elle les interdit dans la clientèle privée.

C. Les officiers de santé établis dans les bourgs, villages et communes où il n'y a pas de pharmacien ayant officine ouverte, peuvent fournir des médicaments simples ou composés aux personnes près desquelles ils sont appelés. Mais ils n'ont pas le droit de tenir officine ouverte (art. 27 de la loi de germinal an XI). La Cour de cassation a jugé que cette exception s'appliquait, par sa nature même, au débit de médicaments à domicile, à la condition que le malade habitât le bourg, le village ou la commune.

Mais le privilége ainsi conféré au praticien est, comme on dit en jurisprudence, de droit étroit. Un praticien établi dans une localité pourvue d'officines ouvertes ne peut distribuer des médicaments dans les localités circonvoisines où il n'existe pas de pharmacies, à plus forte raison dans celles où il en existe.

A. DECHAMBRE.

OFTERDINGER (GEORG-LUDWIG). Né à Balingen (Wurtemberg), fit ses études médicales à Tubingue, où il fut reçu docteur en 1802. Il alla ensuite exercer la médecine à Berlin, puis à Biberach, près Ulm, où il mourut vers 1842.

On connaît de lui :

I. *Dissertatio inauguralis de fonte sulphureo Balingensi.* Tubingue, 1802, in-4°. — II. *Ueber das Podagra und seine Heilung nebst Bekanntmachung einer neuen Method, die podagraischen Anfälle zu behandeln.* Ulm, 1813, in-8°. — III. *Das Saftparenchyma und der Zustand der organologischen Doctrinen und der Medicina practica in unserer Zeit.* Berlin, 1830, in-8°. Trad. franç. Ibid., même date — IV. *Frage nach der Sphäre der Productionen, zunächst hier nach der sinnlich wahrnehmbaren Vorrichtung für Production der Säfte in höheren Organisationen, vom Gas an bis zu den tropfbaren Flüssigkeiten, oder : giebt es Saftparenchyma, als einen besondern vom Nerven- und Gefässystem sinnlich wahrnehmbaren abgegränzten Apparat ; nebst Reflexion über organische Nomologie und Pathonomie.* In *Meckel's Archiv für Anat. und Physiol.*, 1829, p. 241 à 264. A. D.

OGDEN (JACOB). Médecin américain de mérite, né à Newark, dans le New-Jersey, en 1721 ; ses études médicales terminées, il se fixa à Jamaïca, ville de l'île de Long-Island, où il exerça l'art de guérir avec le plus grand succès pendant quarante ans. Sa réputation s'était étendue au loin, et il était lié avec toutes les illustrations médicales américaines de son époque. Il fit beaucoup pour propager la pratique de la vaccination, ce qui ne l'empêchait pas d'user des mercuriaux comme préventif de la variole ; il préconisait également le mercure contre la pneumonie et l'hydrophobie, mais surtout contre les angines malignes (*malignant sore throat*) ; il a adressé à ce sujet plusieurs lettres à Hugh Gaine, et ces lettres ont été publiées, après sa mort, d'abord dans l'*American Museum* (May, 1787, p. 430), sous le titre : *On the Putrid Sore Throat*, puis dans le *New-York Medical Repository* (t. V, p. 97, 1802), sous le titre : *Method of treating the Malignant Sore Throat Distemper.* Ogden mourut des suites d'un accident de cheval en 1780.

L. HN.

ÖGG (JOSEPH). Médecin allemand, né à Wurtzbourg en 1798, reçu docteur dans sa ville natale en 1823, fut d'abord médecin officiel à Aschaffenburg, puis fut chargé des mêmes fonctions à Vohenstrauss, dans l'arrondissement de Regen. Ögg a acquis une certaine notoriété dans la médecine légale et dans la pathologie mentale.

Nous citerons de lui :

I. *De sede et origine morborum psychicorum commentatio hist. med. psychologica.* Herbipoli, 1823, in-8°. — II. *Die Behandlung der Irren in dem Kgl. Julius-Hospitale zu Würzburg.* Sulzbach, 1829, gr. in-8°. — III. *Versuch einer Darstellung der gesammten Physicats-Geschäftsführung nach den Verordnungen über das Medicinalwesen im Königr.*

Bayern. Sulzbach, 1836, gr. in-8°. — IV. *Geschichtl. Darstell. der Blatternepidemie zu Randersoker*. In *Hufeland's Journal*, Bd. LXIII, 1826. — V. *Ueber die Anwendung des Glüheisens zur Heilung von psychischen Krankheiten*. Ibid., Bd. LXVII, 1828. — VI. *Ueber das Verhältniss des Seelenvermögens zur Organisation des Gehirn- und Nervensystems*. In *Friedrich's Magazin für Seelenkunde*, II. 5, p. 21, 1830.— VII. *Ueber Varioloiden und deren Verhältniss zur Schutz-Pocken-Impfung*. In *Henke's Zeitschr. f. Staatsarzn*., Bd. XXI, p. 349, 1821. — VIII. Autres articles dans *Hufeland's Journal*, *Henke's Zeitschr. f. Staatsarzneikunde*, etc.

L. Hn.

ÖGGL (Georg). Médecin allemand né à Tischen, en Bavière, vers 1758, fit ses études à Ingolstadt et y obtint le diplôme de docteur en 1783. Il se fixa ensuite à Munich, où il exerça longtemps la médecine, et fut nommé par la suite conseiller sanitaire et conseiller aulique. Il a rédigé de 1803 à 1806, de concert avec A. Röschlaub, un journal intitulé : *Hygiea, eine Zeitschrift für öffentliche und private Gesundheitspflege*, et dans les quatre fascicules duquel il a publié plusieurs articles sur l'hygiène publique, la police sanitaire et l'assistance hospitalière. Citons encore de lui sa dissertation inaugurale qui a pour titre :

Diss. inaug. de vomitu. Anglipoli, 1783, in-8°.

L. Hn.

OGSTON (Francis). Médecin écossais, né au commencement de ce siècle. Reçu docteur à Édimbourg en 1824, il se fixa à Aberdeen, où il fut successivement médecin du dispensaire et professeur de chimie, puis professeur de médecine légale à l'Université. Il remplissait encore cette chaire et diverses fonctions officielles en 1861. On trouvera de lui un grand nombre d'articles relatifs à la pathologie et à la médecine légale dans divers journaux, tels que : *Edinb. Med. Journal, London Med. Gazette, Brit. a. Foreign Med.-Chir. Review, the Lancet.*

L. Hn.

O'HALLORAN (Les).

O'Halloran (Sylvester). Célèbre chirurgien irlandais, d'une vieille famille distinguée, naquit à Limerick, le 31 décembre 1728. On n'a que peu de détails sur le début de sa carrière; on sait cependant qu'il étudia de très-bonne heure la médecine, la chirurgie et les accouchements, et qu'il fréquenta surtout les universités de Londres, de Paris et de Leyde, alors les plus célèbres; à cette époque, en effet, le collége des chirurgiens d'Irlande n'existait pas encore et l'école de médecine de Dublin ne jouissait d'aucune réputation. Après avoir terminé ses études et ses voyages, O'Halloran se fixa à Limerick et y fonda l'infirmerie du comté de Limerick, dont il fut le chirurgien; il paraît qu'il s'associa pendant quelque temps un chirurgien du nom de Vandeleur. Le 7 août 1786, deux ans après la fondation du collége des chirurgiens, il en fut nommé membre honoraire. Il était membre de l'Académie royale d'Irlande et de plusieurs autres sociétés savantes. O'Halloran mourut en 1807, à un âge fort avancé, et fut enterré dans le cimetière de Kylleely.

O'Halloran s'est occupé avec succès des maladies des yeux, et l'étude de cette branche avait attiré son attention lors de son séjour sur le continent, où on s'en occupait beaucoup à cette époque, surtout à Paris et à Montpellier. Pendant son séjour même à Paris, il écrivit un traité sur les maladies des yeux, et il le publia en 1750, après avoir obtenu, à Londres, l'approbation de Richard Meade, et de fait c'est un ouvrage plein d'érudition et de sens critique ; O'Halloran y enseigne déjà la manière de pratiquer la pupille artificielle; peu après, il inventa un couteau à cataracte pour remplacer les ciseaux de Daviel. Ajoutons qu'O'Halloran contribua beaucoup au relèvement de sa profession en Irlande.

En même temps que de chirurgie, notre auteur s'occupait de littérature, d'histoire et d'antiquités; il a publié, entre autres, deux ouvrages sur l'histoire de son pays, où en vrai Irlandais il cherche à rabaisser le caractère des Anglais, et où il fait plus preuve de patriotisme que de critique juste.

O'Halloran avait un frère, Joseph-Ignatius, né en 1720, qui étudia également la médecine, et fut longtemps professeur de philosophie et de rhétorique au collége des jésuites de Bordeaux.

On connaît de Sylvester O'Halloran :

I. *A New Treatise on the Glaucoma or Cataract.* Dublin, 1750, in-8°, pl. — II. *A Critical Analysis of the New Operation for a Cataract.* Dublin, 1755, in-8°. — III. *A Concise and Impartial Account of the Advantages arising to the Public from the General Use of a New Method of Amputation.* Dublin, 1763, in-8°. — IV. *A complete Treatise on Gangrene and Sphacelus with a New Method of Amputation.* Limerick, 1765, in-8°; London, 1765, in-8°. — V. *Insula Sacra...* Limerick, 1770. — VI. *An Introduction to the Study of the Antiquities of Ireland.* Dublin, 1772, in-4°, pl. — VII. *Ierne Defended...* Dublin, 1774, in-4°. — VIII. *A General History of Ireland.* Lond., 1774, 2 vol. in-4°; nouv. édit., Dublin, 1803, 3 vol. in-8°. Ibid, 1819, 3 vol. in-8°. — IX. *Sylv. O'Halloran..., his Critical and Anatomical Examination of the Parts immediately interested in the Operation for Cataract.* In *Transact. of the Roy. Irish Acad.*, t. II, p. 121, 1789. — X. *Sylv. O'Halloran... his Attempt to determine with Precision such Injuries of the Head as necessarily require the Operation of the Trephine.* Ibid., t. IV, p. 151, 1791. — XI. *A New Treatise on the Different Disorders arising from external Injuries to the Head.* Dublin, 1793, in-8°. — XII. *A. Philosophical and Medical Treatise on the Air*, etc. Manuscrit conservé à la bibliothèque de l'Académie royale d'Irlande. — XIII. Divers articles de médecine, de littérature, etc., dans les journaux et *Magazines* de l'époque. L. Hn.

O'Halloran (William-Saunders). Médecin irlandais, né vers 1760, fit ses études à Edimbourg, et y prit le grade de docteur en 1788; il alla ensuite se fixer à Cork. Nous ignorons s'il fut de la famille du précédent. On peut citer de lui :

I. *Diss. inaug. de phthisi pulmonali scrophulosa.* Edinburgi, 1788, gr. in-8°. — II. *An Inquiry into the Causes producing the Extraordinary Additions to the Number of Insane; together with Entended Observations on the Cure of Insanity*, etc. Cork., 1810, in-8°; 2e édit., ibid., 1818, in-8°. L. Hn.

O'Halloran (Thomas). Médecin anglais de mérite, servit d'abord dans l'armée et se trouva pendant plusieurs années en garnison à Gibraltar, où il eut l'occasion d'étudier la fièvre jaune, la fièvre rémittente, les affections aiguës du foie, l'ophthalmie dite égyptienne, etc.; à son retour à Londres, où il se fixa définitivement vers 1822, il publia divers ouvrages sur ces maladies :

I. *Remarks on the Yellow Fever of the South and East Coasts of Spain.* London, 1823, in-8°. — II. *A Brief View of the Yellow Fever, as it appeared in Andalusia during the Epidemie of* 1820, etc. London, 1821, in-8°. Trad. franç. : *Aperçu succinct de la fièvre jaune, telle qu'elle a régné dans l'Andalousie en* 1820, *avec le mode de traitement adopté à cette époque.* Paris, 1831, in-8°. — *Practical Remarks. Part. I. On Acute and Chronic Ophthalmia. Ulcers of the Eye*, etc. *Part II. On Remittent Fever, viz. Simple and Complicated.* London, 1824, in-8°. — IV. *Account of the Diseases most Prevalent in the* 64*th. Regiment during the Year* 1818, *whilst stationed in Gibraltar.* In *London Med. Repository*, t. XXII, 1824. — X. *On the Epidemic Cholera.* In *Medic. Chirurg. Review*, 1832, p. 607. L. Hn.

OHLE (Gottlob-Heinrich). Chirurgien allemand, né à Guben, dans la Lusace, le 6 juillet 1760, fit ses humanités à Dresde et à partir de 1772 y étudia la médecine au collége médico-chirurgical. En 1778, il entra dans la médecine militaire, devint quelques années après accoucheur de la ville de Weissenfels, puis en 1787 chirurgien en chef aux ambulances militaires de Dresde, en 1789 prosecteur au théâtre anatomique de la même ville, reprit du service actif dans l'armée en 1793 et enfin se fit recevoir docteur à Wittemberg en 1805. En 1807, il fut promu au grade de chirurgien d'état-major général et fut en même temps chargé de l'enseignement de la chirurgie à l'Académie médico-chirurgicale de Dresde, puis obtint le titre de professeur en 1815. Ohle mourut le 17 avril 1834 à Moholz, près de Wissembourg, où il s'était retiré avec le titre de professeur émérite.

Nous connaissons de lui :

I. *Diss. inaug. med. anat. pathol. Observationum anatomico-pathologicarum triga.* Vitebergæ, 1805, in-4°. A paru encore sous le titre : *Observationes anatomico-pathologicæ.* Dresdæ, 1806 (1805), gr. in-4°. — II. *Erfahrungen über die Ausrottung der Ohrspeicheldrüse.* In *Dresd. Zeitschr. f. Natur- u. Heilk.*, Bd. I, H. I, p. 98, 1819. — III. Il fut, à partir de 1819, l'un des rédacteurs du *Dresdner Zeitschrift für Natur- und Heilkunde.*

L. Hn.

ÖHLER (Friedrich-Edward). Né à Grimma (Saxe) vers 1790, fit ses études médicales à Leipzig où il fut reçu docteur en 1815. Il pratiqua la médecine et les accouchements à Crimmitschau, où il mourut vers 1835. Il a publié un certain nombre de mémoires d'obstétrique, parmi lesquels :

I. *Prolegomena in embryonis humani pathologiam.* Leipzig, 1815, in-8°. — II. *Melæna eines neugebornen Kindes.* In *Pierer's allg. med. Annalen*, 1825, p. 738-39. — III. *Ueber die Erleichterung schwieriger Geburten durch Anwendung innerlicher Mittel.* Ibid., 1826, p. 977 à 984. — IV. *Ueber Vereinfachung des Geburtslagers bei künstlichen Entbindungen besonders bei Wendungen.* Ibid., p. 1121 à 1128. — V. *Merkwürdige unvollendete Geburt, verbunden mit dem Tode der Mutter und des Kindes.* In *Dresdener Zeitschrift für Natur- und Heilk.*, t. IV, 1825, p. 251. — VI. *Beiträge zur Lehre von den Krankheiten der Gebärmutter in der Schwangerschaft und dem Wochenbette.* In *Neue Zeitschrift*, t. I, 1829, p. 157 à 178. — VII. *Ueber Embryotomie, Embryolicie, Zerstückung der Frucht.* In *Deutsch. Zeitschr. für Geburtsk.*, t. VII, 1831, p. 105 à 134. — VIII. Articles dans *Schmidt's Jahrb.*, *v. Ammon's Zeitschr. f. Ophth.*, *Pierer's med. Zeit.*

A. D.

OHM (Georg-Simon). Célèbre physicien allemand, né à Erlangue le 16 mars 1787, mort à Munich le 7 juillet 1854, mérite d'être cité ici pour ses importants travaux sur les courants électriques et sa découverte des lois de ces courants. Il fut successivement professeur de physique et de mathématiques au collége des jésuites à Cologne (1817), à l'école militaire de Berlin (1826), à l'école polytechnique de Nuremberg (1833), enfin professeur extraordinaire de physique expérimentale à l'Université de Munich (1849), puis professeur ordinaire (1852). Ohm devint en outre membre de l'Académie des sciences de Munich. En 1841, il avait reçu de la Société royale de Londres la médaille de Copley, une des plus hautes récompenses que puisse décerner cette société.

Nous citerons seulement de Ohm :

I. *Die galvanische Kette mathematisch bearbeitet.* Berlin, 1827, in-8°. Trad. fr. par Gaugain : *Théorie mathématique des courants électriques*, Paris, 1860. — II. *Vorläufige Anzeige des Gesetzes nach welchem die Metalle die Contact-Electricität leiten.* In *Schweigger's Journal*, Bd. XLIV, 1825, et *Poggendorff's Annalen*, Bd. IV, 1825. — III. *Bestimmung dieses Gesetzes, und Entwurf einer Theorie des Voltaischen Apparates.* Ibid. Bd. XLVI, 1826, et *Pogg. Annal.*, Bd. VI et VII, 1826. — IV. *Experim. Beiträge zu einer vollständigen Kenntniss des elektro-magnetischen Multiplikators.* Ibid., Bd. LV, 1829. — V. *Theoretische Herleitung des Gesetzes, nach welchem sich das Erglühen von Metalldrähten durch die galvanische Kette errichtet.* In *Kastner's Archiv*, Bd. XVI, 1829.—VI. *Ueber Combinationstöne und Stösse.* In *Poggendorff's Annal.*, Bd. XLVII, 1839. — VII. *Einfache Vorrichtung zur Anstellung der Lichtinterferenz-Versuche.* Ibid., Bd. XLIX, 1840. — VIII. *Definition des Tons und Theorie der Sirene.* Ibid., Bd. LIX, 1843, et Bd. LXII, 1844. — IX. *Grundzüge der Physik.* Nürnberg, 1854. — V. Autres articles dans *Schweigger's Journal, Kastner's Archiv* et *Poggendorff's Annalen.* L. Hn.

OHRSCHALL (Johann-Christian). Chimiste allemand de Dresde, vivait dans la seconde moitié du dix-septième siècle. C'était un élève de Rudolph, et en 1684 il fut nommé inspecteur des usines de Frankenberg. Il ne conserva cette place que trois ans, puis alla mourir, dit-on, dans un couvent de Pologne. On a de lui :

I. *Sol sine veste, oder Experimente dem Golde seinen Purpur auszuziehen.* Augsburg, 1684, 1700, in-12; Cassel, 1742, in-12 (dans ce livre est décrit l'art de faire du verre rouge). — II. *Wunderdrey, das ist Beschreybung dreyer dem Ansehn nach unannehmlicher Particularien der Chymie*, 1684-1686, in-12; Cassel, 1737, in-12. — III. *Ars fusoria fundamentalis.* Cassel, 1689, 1730 et 1750, in-12. Trad. fr. Paris, 1761, in-8°. L. Hn.

OHRTMANN (Wilhelm). Savant médecin allemand, naquit à Hambourg le 28 avril 1804; il était fils du médecin Johann Ohrtmann, mort en 1824. Après avoir terminé ses humanités au Johanneum de sa ville natale, il alla étudier la médecine à Gottingue en 1823, puis à Berlin en 1825. C'est à cette dernière Université qu'il prit son bonnet de docteur, le 7 avril 1827, et à cette occasion soutint une bonne thèse obstétricale : *De secundinarum retardatione* (Berolini, gr. in-8). En 1828, il se fixa à Berlin même, et ne tarda pas à être l'un des praticiens les plus aimés de la ville. Il exerça son art avec le plus grand dévouement jusqu'à sa mort arrivée le 21 juillet 1865. Ohrtmann avait pris part à plusieurs œuvres de bienfaisance; il était, entre autres, membre de la *Hufelandsche Stiftung*, destinée à venir en aide aux médecins nécessiteux. Le gouvernement prussien l'avait honoré du titre de conseiller médical intime. L. Hn.

OÏDIUM. Link a donné ce nom à un genre de Champignons d'une organisation élémentaire, dont plusieurs espèces vivent dans les conditions où se rencontrent la plupart des moisissures (*voy.* ce mot). Les *Oïdium* présentent des filaments plus ou moins ramifiés et cloisonnés qui produisent à leur extrémité des cellules courtes le plus souvent arrondies. Ces cellules, réunies d'abord bout à bout en chapelets, se détachent à leur maturité; ce sont les spores, elles germent et reproduisent des filaments semblables à ceux qui leur ont donné naissance. Comme tous les genres de la grande famille des Mucédinés, celui-ci a été très-entamé par les observations qui tendent à faire rentrer les types de cette famille, à titre de simple phase reproductrice, dans des genres d'une organisation plus compliquée. On est donc conduit à considérer les *Oïdium* comme des mycéliums produisant des conidies, en attendant qu'ils rencontrent les conditions nécessaires au développement d'un réceptacle sporigène. Tels sont : l'*Oïdium abortifaciens* Berk., appelé plus tard Sphacélie, qui est le stade de reproduction conidienne de l'Ergot de Seigle, l'*Oïdium Tuckeri* Berk., ce parasite bien connu de la Vigne, qui a été rattaché par M. Tulasne au genre *Erysiphe*, et ainsi de plusieurs autres.

Au point de vue médical, l'espèce la plus importante de ce genre est l'*Oïdium albicans*, dont M. Robin a donné une description classique, reproduite à l'article Muguet. Depuis 1853, époque à laquelle remonte cette description, l'*Oïdium albicans* a fait l'objet d'observations et d'expériences nombreuses : on ne trouvera donc pas hors de propos que nous reprenions ici son histoire. L'*Oïdium albicans* se rencontre sur les muqueuses de l'homme, dans certaines conditions morbides, et plus spécialement sur celles de la langue et des parois buccales. Les plaques blanches caséeuses, dans lesquelles il apparaît, présentent sous le microscope deux éléments principaux :

1° Des produits d'origine animale, cellules épithéliales, mucus, etc., pour l'étude desquels je renvoie à l'article MUGUET, tout en faisant une réserve. L'existence d'un Muguet sans Champignon y est contestée ; d'après les observations de Gubler, consignées pages 66-67 de ses *Etudes sur le Muguet*, et d'après celles que j'ai pu faire, il ne me paraît pas douteux qu'il puisse se rencontrer chez les vieillards au moins temporairement ; je crois nécessaire d'en mentionner la possibilité pour les observateurs qui, peu familiarisés avec les observations de micrographie fongique, pourraient se trouver en présence d'une desquamation épithéliale ayant la blancheur, et à l'œil nu l'aspect physique des plaques feutrées d'*Oïdium*.

2° Des éléments végétaux, dont on a peut-être un peu exagéré la variété dans ces derniers temps. Ceux qui s'y rencontrent le plus souvent seuls et qui, dans tous les cas, dominent de beaucoup, appartiennent à l'*Oïdium albicans ;* ce sont des filaments et des spores. Les filaments sont cylindriques, hyalins, à ligne de contour nette ; leur longueur est variable ; implantés dans les cellules épithéliales, ils sont couchés ou dressés et plus ou moins enchevêtrés, ils produisent des ramifications latérales, en général courtes et donnant rapidement des spores. Des cloisons divisent les filaments à intervalles très-inégaux, elles se rencontrent surtout à la naissance des ramifications, soit en avant, soit en arrière, mais il ne s'en forme pas entre la cellule rameau et celle qui lui a donné naissance ; il y a seulement, au point où elle se détache, un étranglement qui, vu à un grossissement insuffisant, peut faire croire que les deux cellules ne conservent pas de communication (*voy.* Robin, *Hist. nat. des vég. paras.*, p. 490). Le calibre des cellules qui forment les filaments simples ou ramifiés varie de $0^{mm},003$ à $0^{mm},005$; la moyenne est de $0^{mm},003$ à $0^{mm},004$. On en rencontre même qui n'ont que $0^{mm},002$ ou un peu moins, et, en voyant ces derniers à côté des précédents, on pourrait croire qu'ils n'appartiennent pas à la même espèce, d'autant plus que les uns et les autres diffèrent par d'autres caractères ; chez les plus larges, il y a toujours un resserrement au niveau des cloisons ; si celles-ci sont rapprochées, l'intervalle entre deux cloisons prend la forme d'un baril, le double contour est très-accusé et la paroi est plus large, enfin le protoplasma contient de grandes vacuoles et ne forme quelquefois qu'une lame de faible épaisseur ; chez les filaments les plus étroits, les resserrements sont moins visibles ou manquent même, la paroi est plus mince, le protoplasma est plus dense et les vacuoles sont moins abondantes et moins grandes. On peut s'assurer de la continuité de ces deux formes, dont la dernière représente un état de développement moins avancé.

Les spores se forment au sommet des filaments et de leurs branches que l'on voit souvent se terminer par un renflement sphérique ou de forme ovalaire. Ce renflement s'accroît, se sépare de la cellule mère par une cloison, au-dessous de laquelle la paroi de la cellule mère se resserre ; pendant ce temps une seconde spore se forme de la même manière au-dessous du point resserré, la première formée persiste quelque temps au-dessus de la seconde, puis se détache et devient libre; il est rare d'en voir plus de trois à la fois adhérentes au sommet des filaments. Les spores se forment rapidement et en grand nombre, elles se rencontrent accumulées entre les filaments et couvrant quelquefois les cellules épithéliales. Les dimensions des spores varient de $0^{mm},003$ à $0^{mm},008$ dans les deux sens, quand elles sont sphériques, et elles sont de $0^{mm},003$ sur $0^{mm},005$ ou de $0^{mm},004$ et $0^{mm},005$ sur $0^{mm},008$ quand elles sont ovalaires; ce dernier nombre est rare. M. Quinquand a fait remarquer qu'il pouvait naître des spores le long des filaments cellulaires; elles sont en général allongées, on dirait des rameaux en formation arrêtés dans leur croissance et se détachant pour former des conidies. On rencontre des celulles allongées qui se sont détachées comme les spores et qui germent comme ces dernières; on pourrait les confondre avec certains éléments allongés du *Mycoderma vini* ou de l'*Oïdium lactis*, elles diffèrent de l'un et de l'autre par leurs extrémités arrondies et renflées au lieu d'être fusiformes comme les premiers ou tronquées comme chez le second. M. Quinquand a signalé et figuré ces corps, il les range parmi les spores à fort calibre en ajoutant qu'ils contiennent eux-mêmes deux spores dans leur intérieur; une planche de l'Atlas de M. Robin représente aussi, d'après Montagne, deux filaments fortement grossis, contenant des endospores. Dans l'un et l'autre cas, ce sont des vacuoles du protoplasma qui ont produit l'illusion d'endospores. Des micrographes de premier ordre se sont laissé prendre à ce genre d'illusion, contre laquelle il faut toujours être en défiance: aussi je me permets de recommander aux observateurs novices l'emploi de réactifs qui changent l'aspect ou même la disposition du protoplasma et des liquides qu'il contient et donnent leur vraie signification à des apparences trompeuses dues aux vacuoles, aux lames protoplasmiques ou aux globules gras. La solution d'acide osmique peut rendre de grands services, mais on a plus facilement sous la main d'autres acides, l'acide sulfurique, ou bien la teinture d'iode, la glycérine, qui souvent suffisent ou se contrôlent l'un l'autre.

Des vésicules qui ne sont peut-être que des spores démesurément grossies se rencontrent aussi, comme les formes précédentes, soit isolées, soit en continuité avec les filaments caractérisés du Champignon; leur diamètre peut aller de $0^{mm},008$ jusqu'à $0^{mm},17$; leur protoplasma peu abondant, avec une grande vacuole centrale et deux ou trois très-petites granulations, ne permet pas de voir dans ces vésicules l'origine des sporanges que quelques auteurs attribuent au Champignon du Muguet. M. Reess soupçonne ces sporanges de n'être que des cellules épithéliales arrondies, bourrées de spores; il m'est arrivé, en soumettant à une légère ébullition au contact de la potasse une préparation couverte, de voir des cellules épithéliales résister, s'arrondir en dessinant un trait fin avec un agencement de leur substance qui aurait pu me faire supposer l'existence de spores, si je n'avais examiné la préparation avant l'action du réactif et de la chaleur. Le mycélium de diverses espèces de Mucédinés peut prendre par place et dans certaines conditions une forme vésiculeuse que j'ai observée souvent et qui m'a paru plusieurs fois liée soit à l'âge, soit à une raréfaction de l'air; le mycélium beaucoup plus allongé, mais moins fertile en spores, de l'*Oïdium albicans*, développé sur la muqueuse vaginale, présente assez souvent des renflements, qui lui donnent une certaine analogie avec le problématique *Leptomitus* figuré sous le nom d'Algue du mucus utérin dans la planche V de l'*Atlas des végétaux parasites* par M. Robin.

Les spores de l'*Oïdium albicans* germent en produisant un filament qui s'allonge et reproduit la plante que nous avons décrite ; on en rencontre souvent de toutes les dimensions en état de germination dans les plaques de Muguet. Le diamètre du filament germinatif varie avec celui de la spore, mais cependant dans des limites plus restreintes. Ces spores présentent en outre un second mode de végétation très-intéressant à étudier de près et qui a fait considérer ce Champignon comme un *Saccharomyces* (*voy.* ce mot). On sait, d'après ce qui a été dit à l'article Muguet, que la réaction acide des liquides de la bouche est une des conditions les plus favorables au développement de l'*Oïdium albicans*, sa culture dans des sucs végétaux à la fois sucrés et acides, jus de cerise ou de citron, arrête la croissance des filaments et amène chez les spores un phénomène de reproduction analogue à celui qu'on connaît chez les cellules de levûre dans les liquides fermentescibles (*voy.* Saccharomyces), avec cette différence cependant que les cellules jeunes naissent de toute la surface d'une spore et que l'ensemble forme ainsi des sortes de pelotes au lieu de se disposer en arborisations à peu près dichotomiques, comme chez les *Saccharomyces* connus. Au bout de peu de temps, vingt-quatre, trente-six heures, le nombre de nouvelles cellules formées est considérable, elles sont de forme semblable, presque toujours sphérique et d'une dimension moyenne de $0^{mm},004$. M. Reess a fait sur cette forme du Champignon du Muguet des expériences qui le portent à penser qu'on ne pourrait lui donner le nom de *Saccharomyces* qu'à titre provisoire.

Mises en contact avec des solutions de glucose et des sucs de fruit, les cellules à forme de levûre ne produisirent qu'une fermentation alcoolique insignifiante, sans formation de bulles et d'écume (1 à 3 pour 100 d'alcool au bout de quatre semaines), et qui ne peut se comparer aux effets produits dans les mêmes liquides par de vrais *Saccharomyces*. Les cellules de l'*Oïdium albicans* à forme de levûre, cultivées dans les conditions où la levûre ordinaire forme des endospores, n'ont jamais donné lieu à un développement d'endospores. Cette dernière expérience est significative ; j'ai tenu à la répéter en me servant du procédé de M. Engel, qui me paraît, comme à l'auteur, supérieur à ceux indiqués par M. Reess et par la plupart des auteurs allemands.

Je me suis servi, au lieu de plâtre, de terre cuite fine, lavée à l'acide chlorhydrique et passée au feu, avant d'être ensemencée et placée dans l'eau distillée. En examinant journellement pendant onze jours à une température variant de 25 à 30 degrés, je n'ai pu surprendre la moindre formation d'endospore, ni le moindre indice de changement dans le protoplasma de nature à faire supposer une tendance au développement de ces corps. Vers le neuvième jour, un grand nombre de cellules prenaient la forme irrégulière et l'aspect très-finement granulé de la vieille levûre ou en général des cellules fongiques au moment de leur destruction ; grâce aux matériaux nutritifs qu'offraient les débris de ces cellules et leur protoplasma, les plus jeunes germaient et des mycéliums se formaient avec abondance. Le retour de la forme levûre à la forme filamenteuse de l'*Oïdium* a été constaté par M. Reess et par M. Grawitz ; en inoculant à l'homme ou à des animaux jeunes affaiblis les cellules de la forme levûre, ils ont vu se produire le Muguet. M. Grawitz assimile l'*Oïdium albicans* au *Mycoderma vini*, ce que du reste M. Reess conteste. Afin de m'assurer de la valeur de cette hypothèse, j'ai soumis les cellules de l'*Oïdium albicans* à forme de levûre au traitement qui m'a toujours réussi pour faire produire des endospores au *Mycoderma vini;* je les ai cultivées dans des milieux liquides, pauvres en matériaux nutritifs, mais, pas plus que dans l'expérience mentionnée ci-dessus, je n'ai obtenu le développement des endospores.

C'est en se plaçant sur ce terrain expérimental et non pas en invoquant l'autorité d'un illustre savant anglais ou de Turpin, qui a vu aussi des globules du lait produire le *Penicillium glaucum*, que l'on peut juger l'hypothèse de la transformation des Mucédinés en levûre « *véritable* ». Il ne suffit pas qu'une cellule ait, à un moment donné, la forme et le mode de végétation d'une levûre, pour être une levûre *véritable* : les déductions que l'on prétend tirer de ce fait n'ont pas plus de valeur que celles d'un observateur qui, voyant un grand nombre de plantes à ramification dichotomique, se croirait autorisé à supposer que toutes les plantes à rameaux dichotomes proviennent l'une de l'autre. On sait en effet combien est grand le nombre des espèces dont les spores ou les conidies placées dans de certaines conditions éprouvent une prolifération analogue à celle des levûres, au lieu de produire des filaments germinatifs; tantôt ce sont des conidies comme chez le *Dematium pullulans*, tantôt des endospores comme chez le *Taphrina*, et l'on peut se demander s'il n'y a pas là une propriété presque générale chez les organes reproducteurs des Champignons. Les expériences de M. Hoffmann, précédées et suivies de beaucoup d'autres, ont montré que les spores et le mycélium d'un grand nombre de Champignons provoquaient *un certain degré* de fermentation alcoolique. Cette propriété est si faible pour certaines espèces, qu'elle est tour à tour affirmée et niée; nous venons de voir M. Reess déclarer que celle qui se produit sous l'influence de l'*Oïdium albicans* ne peut, à aucun degré, se comparer à celle que provoquent les *Saccharomyces*. M. Pasteur a étudié la fermentation produite par les conidies de *Mucor* à l'état de pureté, et il déclare qu'il y a fort loin de l'allure de cette fermentation à celle de la levûre de bière (*La Bière*, p. 128). Les défenseurs attardés d'une filiation de la Levûre (*Penicillium, Mucor, Aspergillus*) se contentent de la coexistence chez deux Champignons d'un phénomène très-général de prolifération cellulaire et d'une propriété zymotique admise par M. Pasteur lui-même comme « liée à la vie végétale de cellules très-diverses » pour en conclure leur identité; les exigences actuelles de l'observation mycologique sont un peu plus rigoureuses, et les remarquables expériences de M. Reess sur l'*Oïdium albicans* placent la question sur son véritable terrain. On nous pardonnera d'avoir quelque peu insisté sur ce sujet, et complété par là ce que nous en avions déjà dit à l'article Saccharomyces; concluons : tant qu'on n'aura pas montré les endospores se formant dans les conidies de *Penicillium*, d'*Aspergillus*, de *Mucor*, ces conidies ne sauraient être prises pour les éléments de la levûre *véritable* et confondues avec les espèces du genre *Saccharomyces*.

Ceci ne contredit pas ce que nous avons déjà dit plus haut sur le genre *Oïdium* et sur la possibilité de rattacher un jour l'*Oïdium albicans*, comme les autres espèces, à telle ou telle forme d'une organisation plus élevée; tous les auteurs sont d'accord sur ce point.

En cultivant l'*Oïdium albicans* sur des tranches de citron bouilli, la prolifération des cellules végétant à la manière des levûres est intense, elle empêche même ou retarde l'apparition des moisissures et autres organismes, qui couvrent en peu de temps les tranches de contrôle empruntées au même fruit et placées dans des conditions identiques; les filaments mycéliens arrêtés dans leur croissance continuent à former des spores, ils sont rapidement absorbés par la segmentation successive qu'entraîne cette formation et disparaissent. Ce phénomène a une certaine portée pratique; il explique et légitime l'emploi, qui a paru depuis tout à fait contre-indiqué, des acides végétaux ou de substances telles que le miel rosat pour combattre le Muguet. Si la plante qui entretient et propage cette affection est désagrégée et réduite à l'état d'une sorte de poussière de spores, elle sera plus facilement expulsée par les gargarismes que si elle végète en formant un lacis filamenteux implanté dans l'épithélium. Ainsi, l'emploi de pulpes de fruit, de tranches d'Orange mâchées, maintenues dans la bouche, alternant avec de simples gargarismes d'eau, trouverait peut-être dans certains cas une application heureuse; on comprend, sans qu'il soit nécessaire d'insister, les expériences que l'on pourrait tenter, et, quel qu'en puisse être le résultat, il est curieux de constater qu'un traitement empirique si peu logique en apparence reposait sur une donnée utile, ignorée du reste de ceux qui l'employaient.

L'*Oïdium lactis* Fries est une espèce voisine, tenue même pour identique à l'*O. albicans* par quelques Mycologues (voy. Saccardo, *Intorno all Oïdium lactis, Atti del. Soc. Ven. di. sc. nat.*, t. V). L'*Oïdium lactis* se rencontre sur du lait caillé ou même sur le lait frais; il serait, d'après M. Reess, apporté de l'écurie, dont le fumier représente le substratum naturel et sans doute primitif de ce Champignon. Le mycélium forme un duvet blanc constitué par des filaments cloisonnés, se distinguant par des ramifications plus rigides de ceux du *Penicillium glaucum*, abondant partout. Les branches portant des spores sont plus grosses que les filaments mycéliens, dont elles émanent; elles se divisent en segments cylindriques, tantôt très-courts, tantôt un peu plus longs, qui se détachent et germent sans prendre la forme ovalaire que revêtent d'autres fois ces spores et qui les rapproche alors de celles de l'*O. albicans;* en cultivant l'*Oïdium lactis* dans du bouillon de viande, j'ai vu les segments prendre, en se détachant, une forme presque sphérique, mais en cultivant l'*O. albicans* sur du lait je n'ai pas pu arriver à le voir prendre les formes de l'*O. lactis* et produire les spores cylindriques de ce dernier. Il y a donc, en se reportant à la description ci-dessus, un ensemble de caractères persistants et suffisants pour séparer ces deux espèces d'*Oïdium.* Le docteur Grawitz, dans ses recherches sur les Champignons qui produisent les *Dermatomycoses*, affirme l'identité de l'*Oïdium lactis* et des trois parasites connus sous le nom d'*Achorion Schœnleinii, Trichophyton tonsurans, Microsporon furfur.* Les recherches et les observations de M. Grawitz, contrôlées sur ce point par un Mycologue bien connu et fort habile, M. Brefeld, ne sauraient être confondues avec les fantaisies de M. Hallier sur ces mêmes Champignons; elles méritent une sérieuse attention. Entre l'*Oïdium lactis* et l'*Achorion* de la teigne faveuse, il y a des caractères communs plus importants que les caractères différentiels; ces caractères communs sont : la différence de calibre des filaments que l'on peut considérer comme mycélium et des filaments sporophores, le mode de désarticulation et la forme souvent cylindrique de ces spores; les caractères différentiels sont de second ordre : la dimension générale et la réfringence différente du protoplasma. Il est très-facile de faire varier chez une espèce donnée de Mucédinés ces deux caractères suivant les milieux.

Des expériences directes faites par l'auteur avec l'*Oïdium lactis* pur ont amené sur la peau des phénomènes analogues à l'herpès. On voit quel est l'intérêt qui s'attache à l'étude de l'*Oïdium lactis* au point de vue médical; il faut ajouter que ce microphyte n'a aucune action sur le lait et ne doit pas être confondu avec les Bactériens, dont la présence coïncide avec les fermentations lactique et butyrique.

Une troisième espèce d'*Oïdium*, l'*O. aurantiacum* Lev., doit nous arrêter encore un instant. C'est une moisissure qui s'attaque au pain et détruit cet aliment. Connue depuis 1831, elle a été mal à propos rangée dans le genre *Penicillium* (Montagne), ou *Thamnidium* (Legros). Cette espèce se compose de filaments hyalins, à cloisons rares, couchés et formant un lacis, d'où partent des ramifications dressées d'un plus grand calibre et à cloisons rapprochées. Ces rameaux se colorent en rouge orangé, ils donnent naissance à des spores de même couleur à peu près sphériques, disposées en chaînettes moniliformes, ou bien se désarticulant en segments cylindriques courts, à extrémités tronquées ou arrondies. L'action de ce Champignon sur le pain, dont il envahit la mie, et les conditions de son développement, ont fait l'objet d'observations nombreuses dues surtout à Payen. Ce savant a recherché si les spores pouvaient supporter sans peine la température nécessaire à la cuisson du pain; il s'est assuré qu'elles pouvaient germer après avoir été soumises à une température de 105 à 120 degrés, même dans l'air humide. Les conditions les plus favorables à l'apparition de cette plante funeste sont une mauvaise fabrication de la pâte et une quantité d'eau supérieure à la moyenne normale conservée dans le pain, par une cuisson trop rapide et insuffisante. Ce mode de fabrication est, on ne l'ignore pas, trop souvent employé en vue d'augmenter le poids du produit marchand.

Une observation recueillie par M. Besnou ferait supposer que l'*O. aurantiacum* n'est pas inoffensif : cinq personnes d'une même famille, ayant fait usage de pain oïdifère, ont toutes éprouvé les symptômes caractéristiques d'un empoisonnement par les Champignons. Les expériences, du reste peu nombreuses, faites sur les animaux, ont donné des résultats contradictoires; M. Legros a vu des rats n'être point affectés, tandis que d'après M. Decaisne des lapins et des chats l'auraient été. Le pain moisi par l'*Oïdium* est assez répugnant pour qu'on ne soit pas disposé à en user; dans un pain ainsi gâté, les portions encore intactes ne subissent aucune action nuisible à l'économie; M. Besnou s'est assuré qu'elles pouvaient être impunément consommées. M. Fonssagrives a annoncé à l'Académie des sciences qu'il avait propagé l'*O. aurantiacum* dans le pain, en y semant une moisissure de même couleur, qui se rencontre sur la croûte du fromage de Roquefort. Cette moisissure est le *Sporendonema casei* Desmaz., que les observateurs modernes ont replacé dans les *Oïdium*, auxquels Link l'avait primitivement rapporté, ou dans les *Torula*, qui en sont très-voisins (*voy.* entre autres Fresenius, *Beitr. z. Mykol.*, p. 52). M. Fonssagrives suppose que la mie de pain employée dans la fabrication du fromage de Roquefort apporte avec elle l'*Oïdium sporendonema*, mais on le rencontre aussi sur des fromages qui n'ont jamais contenu de pain.

Sauf quelques différences de dimension et de réfraction du protoplasma, ces deux champignons ont une bien grande ressemblance; les caractères de sporulation, de dimensions relatives, des filaments mycéliens et sporophores, de ramification dichotomique, rare chez les champignons, sont les mêmes; enfin la coloration, caractère souvent secondaire, mais qui a une analogie d'intensité bien faite pour attirer l'attention. Ici, comme pour le cas de l'*Oïdium lactis* et de l'*Achorion Schœnleinii*, cité plus haut, nous inclinons à penser que des vérifications faites avec toute la rigueur voulue confirmeront l'identité que font pressentir la similitude des caractères et les expériences de M. Fonssagrives.

J. DE SEYNES.

BIBLIOGRAPHIE. — LINK. *Spec. plant.*, pars I, p. 121, 1824. — MONTAGNE. *Penicillium sitophilum.* In *Ann. sc. nat.*, 2e série, t. XX, p. 377, 1843. — PAYEN. *Tempér. que supportent les spores de l'O. aurantiacum.* In *Comptes rendus de l'Académie des sciences*, t. XXVII, p. 4, 1848. — ROBIN. *Histoire naturelle, Vég. paras.*, p. 488, 1853. — BESNOU. *Recherches sur l'Oidium aurantiacum*, 1856. — GUBLER. *Études sur la Mucédinée du Muguet*, 1858. — QUINQUAUD. *Nouvelles recherches sur le Muguet.* In *Arch. de physiol.*, I, p. 290-305, pl. VIII, 1868. — REESS. *Ueber die Alkoholsgährung*, etc., 1870. — LEGROS. *Sur l'O. aurantiacum.* In *Soc. de biolog.*, 4 nov. 1871. — FONSSAGRIVES. *Sur l'O. aurantiacum.* In *Comptes rend. Acad. sc.*, LXXIII, p. 781, 1871. — HAUSSMANN. *Paras. d. org. sex. femelles*, trad. par WALTHER, 1875. — GRAWITZ. *Zur Bot. des Soors und d. Dermatom.*, 1877. — *Beitr. z. system. Bot. der pflanzl. Paras.* In *Archiv für Pathol.*, Bd. LXX, S. 541-598. — REESS. *Ueber den Soorpilz.* In *Sitz. des physik. med. Soc. z. Erlangen*, 1877. — SACCARDO. *Intorno all' Oïdium lactis.* In *Atti del. Soc. Venet. di sc. nat.*, V, fasc. 2, 1878. J. DE S.

OIE. § I. **Zoologie.** S'il y a dans les classifications ornithologiques un grand nombre de divisions artificielles, comprenant des espèces qui ne possèdent en commun que certains caractères arbitrairement choisis, il existe, en revanche, des groupes parfaitement naturels, qui ne peuvent être méconnus même par les personnes les moins versées dans l'étude des sciences naturelles. Telle est, dans l'ordre des *Palmipèdes*, la grande famille des *Anatidés;* telle est aussi, quoique à un moindre degré, dans cette dernière famille, la tribu des *Ansériens*, correspondant presque exactement à l'ancien genre Oie ou *Anser* de Linné.

Les Oies se distinguent en effet des Canards (*voy.* ce mot) par un facies particulier. Chez elles le bec est presque aussi long que la tête, très-élevé à la base, un peu rétréci en avant et terminé par un large onglet, de nature cornée; des lamelles transversales incomplètes sont disposées, sur une seule série, le long du bord de la mandibule supérieure, depuis l'angle buccal jusqu'à l'onglet. Les pattes, de longueur médiocre, sont toujours rejetées en arrière, comme chez tous les Palmipèdes, mais elles le sont un peu moins que chez les Canards; le corps est mieux en équilibre et, par suite de cette disposition, les Oies, qui nagent encore avec beaucoup d'aisance, ne plongent qu'avec une grande difficulté; en revanche, sur le sol elles ont une allure moins gauche et plus rapide que celle des Canards. Les tibias (ce que l'on appelle vulgairement les *cuisses*) sont dénudés bien au-dessus de leur articulation avec les tarso-métatarsiens (articulation que l'on nomme à tort *le genou*); les tarses eux-mêmes sont légèrement comprimés; les doigts antérieurs sont seuls réunis par une membrane, comme chez les Canards et les Mouettes; le doigt externe est un peu plus court que le médian, et le pouce, qui est libre et assez développé, présente en dessous une surface lisse. Les ailes sont relativement allongées et dépassent souvent l'extrémité de la queue. Dans la partie inférieure de la trachée-artère on ne constate point de ces renflements, de ces replis qui existent chez le Cygne sauvage, le Cygne de Bewick, les Harles, etc., et qui paraissent être des organes de renforcement des sons.

Par leurs mœurs, les Oies s'éloignent aussi quelque peu des Canards; elles sont un peu moins aquatiques, se tiennent plus volontiers sur le rivage, dans les prairies marécageuses, où elles broutent les herbes tendres qui constituent le fond de leur nourriture: on ne les voit point barboter dans la vase pour chercher des mollusques ou des détritus animaux; leur régime est presque exclusivement végétal, et les jeunes oies qui viennent d'éclore, au lieu de courir à l'eau comme les petits canards, s'en vont tout de suite avec leur mère au pâturage. Dans les airs les Oies peuvent rivaliser avec avantage avec les Canards, car, si leur vol est un peu moins rapide, il est en revanche plus élevé, plus soutenu, et leur permet d'exécuter des migrations lointaines.

La tribu des Ansériens peut être subdivisée en trois genres principaux que nous passerons successivement en revue.

Le premier est le genre Oie (*Anser* L.), dont le type est notre Oie cendrée (*Anser cinereus* Mey.). Tous les palmipèdes de ce groupe ont le bec conique, un peu renflé au bout, les lamelles de la mandibule supérieure espacées, dirigées sensiblement en arrière, les narines elliptiques, assez grandes, écartées l'une de l'autre et s'ouvrant à un niveau assez élevé; les ailes aiguës dépassent un peu l'extrémité de la queue, qui est arrondie latéralement, les tarses épais, presque aussi longs que le doigt médian (ongle compris). Le plumage n'offre que des teintes modestes, du gris, du noir et du blanc; le mâle et la femelle portent à peu près la même livrée, mais n'ont pas tout à fait la même taille, tandis que les jeunes se reconnaissent facilement et ne sont revêtus du plumage des adultes qu'après deux mues successives.

Les Oies proprement dites sont d'un naturel sociable; même à l'état sauvage elles vivent en petites troupes dans les champs et les prairies, à proximité d'un lac, d'un étang ou d'un cours d'eau, et se nourrissent de graines et de jeunes pousses de plantes herbacées. Pendant l'été elles habitent les régions boréales; c'est là qu'elles font leurs nids et qu'elles pondent leurs œufs, généralement au nombre de dix ou douze et d'un ton jaunâtre ou verdâtre. Lorsqu'arrive la mauvaise saison, les Oies s'en vont dans des contrées chaudes ou tempérées, et pour fendre l'air avec plus de facilité, dans leurs voyages lointains, elles affectent un ordre invariable et volent les unes rangées en ligne oblique, les autres disposées en forme de V, à la manière des grands échassiers.

L'Oie cendrée (*Anser cinereus* Mey., ou *Anser ferus* Tem.) est, dans son plumage d'hiver, d'un gris cendré lavé de roussâtre sur la tête et le cou, passant au blanchâtre sur le front, et au gris brunâtre sur la partie supérieure du dos et sur les épaules. Cette dernière région est marquée d'ondes transversales blanchâtres, tandis que la partie inférieure du dos et une partie des plumes qui recouvrent la base de la queue et des ailes sont d'un cendré bleuâtre. La poitrine est cendrée, avec des ondes blanchâtres sur les côtés; le milieu de l'abdomen, les plumes sous-caudales et les sus-caudales latérales sont d'un blanc pur, et les flancs, teintés de gris brunâtre, offrent des ondes grises. Les grandes plumes des ailes sont noires, nuancées de gris, avec la tige blanche et les pennes secondaires noires bordées de blanc, tandis que les pennes de la queue ou rectrices sont, les externes d'un blanc pur, les médianes d'un brun cendré, avec des lisérés blancs. Le bec est jaune orange, l'iris brun foncé; les paupières sont d'un jaune rougeâtre, et les pattes, dans l'oiseau vivant, ont une teinte rougeâtre, livide, tirant au jaune.

Cette espèce, qui doit être considérée comme la souche de nos Oies domestiques, a pour patrie l'Europe orientale. Elle niche, dit-on, en Grande-Bretagne, en Russie, en Norvége, en Danemark, au milieu des herbes et des joncs des marécages, et pond huit, dix, douze ou même quatorze œufs d'un blanc jaunâtre ou verdâtre. Dans ses migrations elle suit de préférence le bord de la mer et passe dans nos départements septentrionaux deux fois par an, au commencement et à la fin de l'hiver.

Les Oies s'élèvent fort bien en captivité et ne sont sujettes qu'à un petit nombre de maladies qu'il est d'ailleurs facile de prévenir ou de guérir avec un peu de soins. Ce sont d'ailleurs, quoi qu'on en ait dit, des animaux intelligents, qui apprennent à connaître leur maître, à obéir au son de la trompe et qu'on peut dès lors conduire au pâturage absolument comme des moutons. Aussi a-t-on compris depuis fort longtemps le profit qu'on pouvait tirer de l'élevage des Oies et s'est-on livré à cette industrie sur divers points de nos régions et principalement en Alsace et dans le bassin de la Garonne.

Des Oies domestiques on obtient en effet plusieurs sortes de produits : de la chair succulente, une graisse parfumée, des foies gras, des œufs, des plumes, du duvet et même des peaux qui peuvent être utilisées par les fourreurs.

On sait que tous les oiseaux subissent une ou deux fois par an des changements de plumage tantôt brusques, tantôt gradués. Chez les Oies la mue est rapide : il y a donc intérêt à la prévenir en arrachant les plumes mûres qui bientôt tomberaient d'elles-mêmes. En opérant prudemment, on peut recueillir deux fois par an sur les jeunes Oies et trois fois sur les individus adultes de la plume qui vaut de 5 à 8 francs le kilogramme et du duvet qui se paye 7 à 10 francs; en outre, chaque année on peut avoir dix grandes plumes à écrire. Nous n'avons pas à entrer ici dans des détails circonstanciés sur le traitement que subissent ces produits avant d'être livrés au commerce; contentons-nous de rappeler que le duvet et les petites plumes sont passées au four, battus et mis en paniers, tandis que les grandes plumes sont *hollandées*, c'est-à-dire dégraissées à la lessive, nettoyées, arrondies et polies soigneusement. Enfin dans le département de la Vienne on se livre, sur une assez grande échelle, au mégissage des peaux emplumées des Oies, peaux qui sont employées ensuite par les fourreurs sous le nom de peaux de cygne.

Quelques bénéfices peuvent être aussi obtenus par la vente des œufs. L'Oie, en effet, se montre en domesticité trois ou quatre fois plus féconde qu'à l'état sauvage, surtout quand on a soin de retirer les œufs à la mère au fur et à mesure qu'ils sont pondus. Mais cette source de profits n'est rien en comparaison de celle que l'on trouve dans l'engraissement des Oies. Dans ce but, on choisit de préférence la race aux formes épaisses, aux fanons pendants, aux pattes courtes, que l'on connaît sous le nom d'*Oie de Toulouse*, et qui peut atteindre un poids de 5 à 10 kilogrammes.

L'engraissement se fait à deux époques, en été et en automne, et de préférence à cette dernière saison: il doit être poussé à la dernière limite, afin d'obtenir la plus grande somme possible de graisse et de donner à la chair plus de blancheur, de délicatesse et de fumet.

Quant aux procédés d'engraissement mis en usage, ils seront décrits plus loin, à l'article BROMATOLOGIE.

Lorsque, au bout de vingt-quatre jours environ, l'Oie a pris un tel embonpoint que, sous chaque aile, on sent une pelote de graisse et que les fonctions digestives et respiratoires ne s'accomplissent plus, l'animal est sacrifié, sa chair est livrée à la consommation, soit crue, soit rôtie, ou bien encore débitée en morceaux qui sont ensevelis sous une épaisse couche de graisse dans des pots de grès recouverts de papier huilé. Une Oie grasse se vend ordinairemen de 12 à 15 francs, et au détail jusqu'à 20 francs, à raison de 1 fr. 80 environ le kilo.

Le foie est soigneusement mis à part et vendu un prix très-élevé (5 à 6 francs la livre) aux pâtissiers, qui le parfument avec des truffes, l'entourent d'une douillette de veau haché menu et l'enferment dans une croûte ou dans une terrine. Comme nous l'apprennent les poëtes latins, les Romains avaient déjà les foies gras en haute estime, mais, d'après les savantes recherches de M. Gérard de Strasbourg, c'est dans cette ville que le pâté a été inventé vers 1788 par un cuisinier du maréchal de Contades. Ce cuisinier, Normand d'origine, et nommé Close, ayant épousé la fille d'un pâtissier français, s'établit à son compte dans la rue de la Mésange et vendit au public les produits de son invention.

L'Oie sauvage (*Anser sylvestris* Briss), que l'on nomme aussi l'Oie vulgaire, l'Oie des moissons, se distingue immédiatement de l'Oie cendrée par les pattes, qui sont, dans l'oiseau vivant, d'un beau jaune orangé, et par son bec, qui est tricolore, noir et jaune. Elle a d'ailleurs la tête et le cou d'un gris brun plus foncé, et présente aussi quelques différences dans la coloration des plumes du croupion, des ailes et de la queue. Pendant l'été elle se trouve dans les mêmes régions que l'Oie cendrée et descend également, à l'approche de la mauvaise saison, vers des climats moins rigoureux. Dans ses voyages cependant elle ne s'astreint pas à suivre les rivages de la mer ; elle coupe à travers les continents, et se montre à la fin de l'automne, en hiver et au printemps, en bandes souvent très-nombreuses, dans le nord de la France, où elle cause parfois de grands ravages dans les champs de colzas.

L'Oie à bec court (*Anser brachyrhynchus* Baill.) paraît n'être qu'une race de petite taille de l'Oie sauvage ; toutefois, suivant Degland, elle ne se mélange pas dans les basses-cours avec cette dernière espèce, pas plus qu'avec l'Oie cendrée ou l'Oie rieuse.

L'Oie à front blanc, ou *Oie rieuse* (*Anser albifrons* Bechst.), est caractérisée, comme son nom l'indique, par un bandeau blanc qui s'étend en arrière de la mandibule supérieure ; elle a le bec et les pieds jaunes, le croupion cendré et les parties inférieures du corps variées de noir chez les adultes. Elle est de passage en France au printemps et en automne et s'avance parfois jusque dans le département des Basses-Pyrénées. En captivité elle prospère fort bien et n'est pas plus difficile à nourrir que nos Oies domestiques; il est nécessaire, toutefois, pour prévenir de sa part toute tentative d'évasion, de lui couper le bout d'une des ailes. Elle se reproduit facilement dans les basses-cours et peut même s'allier à d'autres espèces. Sa chair est succulente.

Citons encore, parmi les Oies européennes, l'Oie aux pieds pâles (*Anser pallipes* de Sélys), qui ressemble beaucoup à l'Oie à front blanc, mais qui a le bandeau frontal moins étendu et les pattes d'un rose clair, et l'Oie naine (*Anser erythropus* L.), autre race de petite taille de l'*Anser albifrons*. L'Oie aux pieds pâles, dont on ne connaît pas la véritable patrie, vit en domesticité dans les fermes de la Belgique et de la Hollande, et s'accouple avec l'Oie cygnoïde et l'Oie sauvage. Son cri ressemble à un éclat de rire.

Dans le nord de l'Amérique on trouve une troisième race de l'*Anser albifrons*, c'est l'Oie de Gambel (*Anser Gambeli* Hartl.), qui vient passer l'hiver dans le sud des États-Unis et aux Antilles.

Aux yeux de quelques ornithologistes, l'Oie de neige (*Anser hyperboreus* L.) doit devenir le type d'un genre particulier, le genre *Chen*, caractérisé par un bec plus membraneux que celui des Oies, des tarses plus élevés, un plumage offrant un autre système de coloration, etc. Mais ces différences paraissent bien légères pour motiver une coupe générique. Comme son nom l'indique, l'Oie de neige, à l'état adulte, est blanche sur la plus grande partie du corps, le front seul ayant une bande fauve et les rémiges primaires étant largement teintées de noir ; dans le jeune âge, au contraire, elle est d'un brun plus ou moins lavé et bleuâtre. Le bec de l'adulte, toujours plus grand que le doigt interne et marqué de plis obliques à la base de la mandibule supérieure, est rougeâtre avec l'onglet bleu ; les pieds sont d'un brun jaunâtre et les paupières d'un rouge vif. Cette espèce, que l'on connaît aussi sous le nom d'*Oie des Esquimaux*, a pour patrie les régions arctiques et se montre assez régulièrement en hiver dans l'Europe orientale, principalement sur les bords de la Mer Noire. En Amérique elle voyage depuis l'Alaska jusqu'aux Antilles et a donné naissance à une race de petite taille (*Anser albatus* Cass.). Suivant quelques auteurs il faut en distinguer l'Oie bleuâtre (*Anser cærulescens* L.). Au même groupe appartient encore la petite Oie de Ross (*Anser Rossii* Bd.), qui chaque année émigre de l'Amérique arctique dans les États-Unis.

L'Oie cygnoïde, ou Oie à tubercule, ou Oie de Guinée, ne mérite pas davantage de devenir le type d'un genre particulier, le genre *Cygnopsis*. En effet, si dans cette espèce le bec est parfois surmonté dans le voisinage du front d'un large tubercule, les formes générales du corps sont celles des Oies domestiques et la livrée rappelle beaucoup celle de l'Oie cendrée. En captivité cependant le plumage de l'Oie cygnoïde se modifie profondément et passe quelquefois au blanc pur, tandis que le bec se colore en rouge vif. Cette espèce, qui habite, non pas, comme on le croyait d'abord, la côte d'Afrique, mais bien les régions boréales de l'Asie, visite en troupes nombreuses la Sibérie orientale, le nord de la Chine, le Japon et les îles Kouriles ; c'est la souche des Oies domestiques du Céleste-Empire ; elle est fort commune sur les marchés de Tien-tsin et de Shanghaï.

Chez les Bernaches, qui forment un genre mieux caractérisé de la tribu des Ansériens, le bec est notablement moins allongé que chez les Oies, et toujours plus court que la tête ; il est aussi moins conique, plus mince, plus droit, et même légèrement déprimé en avant des narines, qui sont situées à peu près à égale distance du sommet et des bords de la mandibule supérieure. Celle-ci se termine par un onglet médiocre, mais fortement recourbé, et ne laisse point apercevoir les lamelles dont ses bords sont garnis sur la face inférieure. Les ailes sont longues et se terminent en pointe aiguë, la queue, au contraire, est courte et arrondie ; le bas des jambes est emplumé et les tarses dépassent en longueur le doigt médian. Le plumage est autrement coloré que chez les Oies, les teintes en sont plus variées et diffèrent parfois d'un sexe à l'autre, comme dans les espèces pour lesquelles on a voulu établir le genre *Chloephaga ;* en tous cas la livrée des jeunes n'est jamais semblable à celle des adultes. Par leurs mœurs les Bernaches se distinguent aussi quelque peu des Oies et recherchent davantage le bord de la mer.

La Bernache nonnette (*Bernicla leucopsis* Bechst.) habite, comme l'Oie cendrée, les contrées boréales de l'Europe, et passe dans nos départements septentrionaux, surtout à l'approche des hivers rigoureux. C'est un bel oiseau dont le plumage offre un mélange agréable de gris cendré, de blanc et de noir, le front, la gorge et les joues étant d'un blanc pur, le sommet de la tête, une bande en avant des yeux, le cou et le haut de la poitrine, les grandes pennes des ailes et la queue d'un noir lustré, les couvertures des ailes grises, le croupion noirâtre, le ventre d'un blanc grisâtre, ondé de brun, le bec et les pieds d'un brun foncé. Dans le jeune âge les teintes sont moins pures, le front est tacheté de noir, le dos offre des taches roussâtres, etc. D'après M. Sélys-Longchamps cette espèce produit des hybrides avec la Bernache du Canada, l'Oie cendrée et l'Oie à front blanc.

La Bernache cravant (*Bernicla brenta* Steph.) et la Bernache à cou roux (*Bernicla ruficollis* Pall.) se reconnaissent facilement, celle-ci au plastron rougeâtre suivi d'un ceinturon blanc qui recouvre le haut de sa poitrine, celle-là aux taches blanches qui marquent les côtes de son cou et dessinent une sorte de cravate (d'où le nom de *cravant*). En hiver la première de ces espèces se trouve à la fois dans les régions arctiques des deux mondes; en été elle s'avance d'une part dans les États-Unis jusque sur les bords du Missouri et en Californie, de l'autre en Hollande, en Allemagne, en France, en Suisse et sur les bords de la mer Caspienne. Elle aime beaucoup l'eau et nage sans fatigue pendant des heures entières; sa nourriture consiste non-seulement en végétaux, mais encore en mollusques marins ou d'eau douce. La Bernache cravant s'apprivoise facilement et se reproduit en domesticité. La Bernache à cou roux ne se trouve qu'accidentellement en France et en Angleterre, mais est assez commune dans l'Asie orientale; elle niche sur les bords du lac Baïkal et dans le bassin du fleuve Amour.

La Bernache du Canada (*Bernicla canadensis* L.), à laquelle se rattachent à titre de races la Bernache aux joues blanches (*B. leucopareia* Brandt) et la Bernache de Hutchins (*Bernicla Hutchinsii* Sw. et R.), a pour patrie l'Amérique septentrionale et niche dans le Canada et le nord des États-Unis. Elle se distingue principalement par deux taches triangulaires blanches qui sont situées de chaque côté de la tête, en arrière de l'œil, et qui se rejoignent sur le dessous du cou. Les mœurs de cette espèce ont été admirablement décrites par le grand naturaliste Audubon.

Dans l'Amérique du Sud, et principalement sur les côtes du Pérou, du Chili, de la Patagonie, et aux îles Falkland, vivent d'autres Bernaches, qui sont remarquables par l'éclat de leurs couleurs et que, pour ce motif seulement, certains ornithologistes ont voulu distinguer sous le nom fort peu significatif de *Chloephaga* (de χλόω, gazon, et φάγω, je mange).

L'espèce la plus connue de ce petit groupe est la Bernache de Magellan, ou *Oie des terres magellaniques* de Buffon (*Bernicla magellanica* Gm.), qui vit, comme son nom l'indique, à l'extrémité australe de l'Amérique, dans la Terre des États et aux îles Falkland. Dans cette espèce le mâle est d'un blanc pur avec des bandes transversales noires sur les flancs et sur le dos, une teinte grise sur les grandes pennes des ailes, du noir sur les pennes caudales, tandis que la femelle a la tête, le cou et la poitrine d'un roux cannelle, les flancs rayés de noir sur fond blanc, le dos barré de noir et de blanc, les ailes variées de vert bronze, de blanc et de noir, et la queue d'un noir brunâtre. Dans l'un et l'autre sexe le bec est noir, mais les pattes, d'un gris plombé chez le mâle, sont d'un beau jaune chez la femelle. Pendant une partie de l'année cette Oie vit en petites troupes dans l'intérieur des terres, aussi les marins anglais la connaissent-ils sous le nom de *Upland Goose* (Oie des plateaux); mais au printemps elle vient en général effectuer sa ponte sur des îlots écartés, sans doute pour préserver sa progéniture de la dent des renards. A diverses reprises, l'Oie de Magellan s'est reproduite dans les jardins zoologiques de la France, de la Belgique, de la Hollande et de l'Angleterre.

Chez la Bernache antarctique on constate, entre le mâle et la femelle, des différences de plumage analogues à celles qui existent chez la Bernache de Magellan. Cette espèce, qui fréquente les côtes rocailleuses de l'Amérique du Sud, depuis le détroit de Magellan jusqu'à Chiloé, a reçu, en raison même de ses habitudes, le nom de *Rock-Goose* (Oie des rochers). Elle est extrêmement répandue aux îles Falkland, et fait son nid à peu de distance de la mer, dans un endroit découvert. Chez la Bernache à tête grise (*Bernicla poliocephala* Gr.) et chez la Bernache à tête rousse (*Bernicla rubidiceps* Sclat.), les deux sexes portent au contraire la même livrée et ne se distinguent guère que par la taille.

Aux îles Sandwich se rencontre aussi une Bernache (*Bernicla sandwicensis*, Vig.) qui par ses teintes foncées se rapproche beaucoup de nos espèces européennes, tandis que par ses doigts allongés et dépassant les membranes palmaires elle a certaines affinités avec le genre *Anseranas*. Enfin, en Australie, habite la *Bernicla jubata*, que Bonaparte avait prise pour type de son genre *Chlamydochen*, et chez laquelle les pattes sont relativement grêles, les membranes natatoires développées, les mandibules grêles et courtes dans leur portion dénudée. Cette Bernache, de taille relativement très-faible, offre sur son plumage un mélange de gris, de noir et de blanc.

Les Céréopses de la Nouvelle-Hollande, que l'on appelle vulgairement *Oies à capuchon*, peuvent être considérés comme un genre aberrant des Ansériens : ils ont le bec très-court, très-élevé à la racine.et recouvert d'une cirre dans sa portion basilaire et sur les deux tiers de sa longueur, les tarses presque aussi longs que certains échassiers, les doigts peu développés, réunis par des membranes profondément échancrées et terminés par des ongles robustes, les ailes amples et la queue arrondie. Leur plumage bien fourni est d'un beau gris cendré avec du noir bleuâtre sur les pennes secondaires des ailes, les rectrices et les sous-caudales, et des taches de même couleur sur les plumes dorsales; leurs yeux sont d'un rouge écarlate, leurs pattes noirâtres, et leur bec est de couleur noire à l'extrémité et d'un vert jaunâtre dans sa portion membraneuse. Les Céréopses vont très-rarement à l'eau et passent la plus grande partie de leur existence dans les prairies ; ils sont d'un naturel farouche et ne vivent pas en troupes à la manière des Oies proprement dites. A plusieurs reprises ils se sont reproduits dans nos jardins zoologiques.

Plus encore que les Céréopses les *Chenalopex* ou *Oies-Renards* s'écartent du type Oie pour se rapprocher du type Canard : aussi quelques auteurs ont-ils proposé de séparer ces oiseaux des Ansériens pour constituer, avec les Plectroptères ou *Oies armées*, les *Sarkidiornis* et les *Anseranas* ou *Oies-Canards*, une tribu spéciale sous le nom de *Plectroptériens*.

Les *Chenalopex*, dont l'Oie d'Égypte ou Oie du Nil (*Chenalopex ægyptiaca* L.) doit être regardée comme le type, ont, il est vrai, les mœurs, les allures et les formes générales des Ansériens, le port élevé, le corps bien équilibré, mais ils ressemblent aussi aux Anatiens par leur bec médiocrement élevé à la base, d'égale largeur dans toute son étendue, avec les lamelles entièrement cachées. L'Oie d'Égypte est un fort bel oiseau à la tête et au cou largement teintés d'un brun roux, à la poitrine fauve, ornée d'une tache d'un brun cannelle, au ventre ondé de blanc et de noir, au dos gris et noir, à la queue noire, aux ailes variées de blanc, de noir et de vert métallique, à reflets pourprés, au bec bleu ou lilas, aux tarses rougeâtres. Elle habite non-seulement la Haute-Égypte, mais toute l'Afrique jusqu'au Cap de Bonne-Espérance, la Syrie et la Palestine. On la voit fréquemment figurée sur les monuments égyptiens. A la manière des Oies elle vit en troupes dans les prairies, au bord des grands fleuves. Dans le Nouveau-Monde, au Brésil et à la Guyane, se trouve une autre espèce, assez analogue, le *Chenalopex jubata* Spix.

Chez les *Chenalopex*, le pli de l'aile présente un tubercule assez saillant ; ce tubercule est encore plus développé et devient un véritable éperon chez les Plectroptères qui ont pour patrie l'Afrique tropicale. Chez ces Palmipèdes, de forte taille, les jambes sont hautes, fortement dégarnies de plumes au-dessus de l'articulation tibio-tarsienne, le bec robuste, pourvu d'une caroncule à la base de la mandibule supérieure, la nuque et le manteau d'un vert noirâtre et le reste du corps d'un blanc plus ou moins pur. Un plumage presque analogue, c'est-à-dire offrant du blanc et des teintes métalliques, se rencontre dans un autre genre, de dimensions moins fortes, qui vit principalement en Asie et que l'on désigne sous le nom de *Sarkidiornis*. Ce nom fait allusion à l'existence, chez les oiseaux de cette catégorie, d'une caroncule sur le bec encore plus développée que celle des Plectroptères. Enfin c'est encore dans une situation intermédiaire entre les Oies et les Canards que se placent les Canaroies (*Anseranas*), tel que le Canaroie noir et blanc (*Anseranas melanoleuca* Lath.), qui est originaire d'Australie et qui porte une livrée pie. Dans cette espèce cependant les membranes interdigitales sont beaucoup moins développées et n'atteignent pas, à beaucoup près, la base des ongles.

Enfin, pour terminer ce qui est relatif à la tribu des Ansériens, il nous reste à dire quelques mots de certains oiseaux que, en raison de leurs faibles dimensions, on ne serait pas tenté, au premier abord, de prendre pour des Oies. Ces oiseaux sont les *Nettapus*, qui ne sont pas plus gros que des Sarcelles, et qui vivent dans l'Asie méridionale, dans l'Afrique tropicale, à Madagascar et en Australie. Ils ont les ailes très-courtes, et le doigt postérieur frangé, caractères qui les éloignent des Ansériens, mais ils se rattachent d'ailleurs aux Bernaches par la forme de leur bec, tandis qu'ils ressemblent un peu aux *Sarkidiornis* par les teintes métalliques de leur manteau. Parmi les espèces de ce petit genre, nous citerons seulement l'Oie naine à oreilles (*Nettapus auritus*) d'Afrique et de Madagascar et l'Oie naine de Coromandel (*Nettapus coromandelicus*).

E. OUSTALET.

BIBLIOGRAPHIE. — DEGLAND et GERBE. *Ornithologie européenne.* — BREHM. *Vie des animaux.* SCLATER et SALVIN. *On the neotropical Anatidæ.* In *Proceedings of the zoological Society*, 1876. — AUDUBON. Trad. E. Bazin : *Scènes de la nature aux Etats-Unis.* — J. PELLETAN. *Pigeons, dindons, oies et canards* (*Bibliothèque du cultivateur*). E. O.

§ II. **Bromatologie et hygiène industrielle.** I. L'oie, au point de vue bromatologique, a longtemps occupé le premier rang parmi les oiseaux de basse-cour. Elle est aujourd'hui beaucoup moins prisée que le *dindon*, dont la chair est plus délicate et plus savoureuse, et dont l'élevage a pris, dans un certain nombre de provinces, une très-grande importance.

Mais les anciens ne connaissaient pas le dindon, qui n'a été introduit chez nous qu'après la découverte du Nouveau-Monde ; et l'oie, fort estimée par eux, faisait partie de tout repas un peu somptueux. Bien qu'il soit possible d'admettre qu'à Rome la haute estime en laquelle on tenait les oies qui s'étaient montrées si heureuses gardiennes du Capitole ait dû les faire ménager pendant une certaine époque, il faut reconnaître que le souvenir du service rendu par elles n'était plus suffisant, vers la fin de la République, pour les préserver des pratiques barbares d'un engraissement artificiel. Les gastronomes romains comme ceux de nos jours se montraient, en effet, friands du foie gras de ce volatile, ainsi que le témoigne ce vers d'Horace :

Pinguibus et ficis pastum jecur anseris.

Pline vante la bonté du foie des oies engraissées, et nous apprend qu'on disputait de son temps pour savoir si un aussi bon mets (*tantum bonum*) avait été découvert par Scipion Metellus ou par M. Séius.

Nos ancêtres, les Celtes et les Gaulois, mangeaient l'oie rôtie. Au moyen âge, c'était le grand régal du peuple et du bourgeois ; et l'on connaît la coutume traditionnelle, qui subsiste encore dans bien des endroits, de manger une oie rôtie le jour de Noël.

La chair de l'oie domestique est assez tendre, lorsque l'animal est jeune ; mais elle est noire, fibreuse et difficile à digérer à cause de l'abondance de graisse qu'elle renferme. On a calculé que, en 1863, le nombre des oies consommées à Paris a été de 634,000 ; ce qui porterait à plus de dix millions la consommation pour la France entière, à supposer cet aliment usité partout dans une proportion sensiblement égale. On estime à plus de cent mille le nombre d'oies expédiées de Toulouse. La chair de l'oie sauvage est moins chargée de graisse, mais de beaucoup supérieure à celle de l'oie domestique, par son goût savoureux et ses propriétés organoleptiques. C'est un gibier généralement recherché, peut-être un peu en raison de sa rareté dans nos contrées.

Certaines oies présentent une chair très-foncée et très-huileuse qui a quelque analogie avec celle du gibier de mer. Une espèce, l'oie bernache (*Anser leucopsis*), que l'on cherche à acclimater chez nous, offre cette particularité gastronomique qu'on la considère comme un gibier maigre qu'on peut manger en carême. Elle est de passage en automne, venant des régions septentrionales ; et c'est sans doute à la fable qui la faisait naître sur les arbres comme un fruit qu'elle doit cette faveur ecclésiastique. Parmi nos espèces domestiques, quelques-unes sont renommées pour l'épaisseur et la finesse de leur chair, les oies de Levroux (Indre) entre autres ; mais c'est surtout la grande race à laquelle se rapporte l'oie de Toulouse et de Strasbourg qui est appréciée par la précocité de son développement et l'engraissement dont elle est susceptible.

Dans les contrées où se pratique l'élève de l'oie, ce volatile joue un grand rôle dans l'alimentation publique. Sa graisse remplace le saindoux dans les préparations culinaires, et sert elle-même de base à la confection des conserves d'oies. C'est ainsi qu'on fait cuire les quartiers d'oies et qu'on les arrange dans un pot, de façon à pouvoir les recouvrir de toute part avec de la graisse fondue qu'on y verse, et qui, une fois figée, leur forme une enveloppe protectrice. Ce procédé de conservation par simple enrobement est très-économique, mais il ne met pas aussi sûrement à l'abri de la fermentation que celui qui consiste à saler la chair crue et à confire ensuite les morceaux dans de la graisse. Ce sont là des produits alimentaires très-substantiels et d'une très-grande ressource, en toute saison.

On connaît la réputation des pâtés de foies gras, qui sont l'objet d'un commerce si étendu dans l'Alsace-Lorraine. C'est avec du foie d'oie qu'ils sont confectionnés. Les oies sont engraissées dans ce but, et l'augmentation de poids de leur foie est telle que du poids moyen d'un foie d'oie maigre qui est de 60 à 80 grammes environ cet organe s'élève parfois à 360 et même 400 grammes.

Cette stéatose hépatique n'est pas toujours obtenue par les procédés naturels d'engraissement, malgré la facilité avec laquelle l'organisme de l'oie s'y prête. Il est curieux de voir combien la pratique si ancienne de leur engraissement artificiel répond parfaitement aux données physiologiques. Influence combinée du régime et du repos, tel en est le principe. On sait, en effet, qu'une alimentation riche en graisse provoque l'accumulation de cette graisse dans le foie; et, d'un autre côté, que l'absence d'exercice corporel entraîne une insuffisance de combustion, favorable à la surcharge graisseuse de tous les tissus. Mais il y a de plus ce fait physiologique, dont la démonstration est justement basée sur l'engraissement de l'oie, qui est que le foie non-seulement sert de réservoir à la graisse provenant des aliments, mais encore en fabrique lui-même aux dépens des substances féculentes.

Boussingault a, le premier, reconnu que la graisse acquise par les oies qu'on nourrit exclusivement avec du maïs est supérieure en quantité à celle que fournit le régime. Les expériences de Persoz (J.) sont, à cet égard, très-concluantes. Chez les oies qu'il a expérimentées, il a trouvé une augmentation du foie égale à cinq ou six fois son poids primitif, et la quantité de graisse, qu'une oie contient après avoir été engraissée, supérieure à l'augmentation du poids qu'elle a subie.

L'observation a montré aux engraisseurs l'avantage qu'il y avait à se servir de sujets déjà préparés par un élevage fait avec soin. C'est pour cela qu'on garde les oies à la campagne jusque vers la fin de l'automne, sur les rives des cours d'eau et dans de vastes pâturages. On les pousse à la chair avant de les pousser à la graisse, selon l'expression des éleveurs. Il paraît établi, en effet, que le rôle que la substance même de l'oie est appelée à jouer dans la formation de cette graisse se trouve ainsi d'autant plus assuré.

La méthode d'engraissement varie peu. C'est en général vers le mois d'octobre qu'on soumet l'animal au régime spécial de nourriture. C'est par ingurgitation forcée et par empâtement que l'on procède. Le plus souvent on a déjà commencé à le nourrir pendant quelque temps avec du blé, du maïs, de l'eau de farine, du son, de l'avoine. Dans quelques contrées, en Allemagne, on y ajoute des pommes de terre bouillies, du lait caillé. Les oies sont renfermées dans des cages spéciales où elles ne peuvent faire que de petits mouvements. On les tient dans une obscurité à peu près complète, afin qu'une fois empâtées elles puissent dormir à leur aise.

L'ingurgitation forcée se fait, soit avec un bâton ou écouvillon avec lequel on enfonce des pâtons de pommes de terre et de farine, soit, ce qui est le cas ordinaire quand on emploie le maïs ou tout autre grain, avec une douille en fer blanc introduite dans le gosier et servant de conduit à la nourriture.

Le maïs est la céréale choisie de préférence, parce que c'est celle qui contient le plus de graisse. Les résultats de la pratique sont tout à fait en accord avec les données chimiques. Ainsi l'on emploie le maïs ancien plutôt que le maïs nouveau, ce qui est en relation avec ce fait, que le maïs en vieillissant subit, ainsi que beaucoup de fruits et de semences, une sorte de maturation ayant pour résultat de développer en lui une plus grande quantité de corps gras.

À Toulouse, l'engraissement se fait sur des sujets de six mois; on ingurgite le maïs à l'aide d'un entonnoir.

À Strasbourg, on les met dans une boîte à compartiments et on ne leur laisse qu'un trou pour passer la tête vers une petite auge pleine d'eau : l'immobilité est ainsi maintenue pendant tout le mois de novembre. Alors on commence à les gaver deux fois par jour avec du maïs sec, auquel on ajoute chaque fois du sel et une gousse d'ail. Quand le jabot est plein, on leur donne un peu de liberté, puis on les remet en captivité; au bout de vingt-quatre jours, l'animal est chargé de graisse.

C'est un fait généralement admis en Alsace par ceux qui s'occupent de l'engrais des oies qu'une oie ne peut être engraissée avec profit, si l'on est obligé de la tuer soit avant dix-huit, soit après vingt-quatre jours. A partir de ce moment, non-seulement la nourriture ne lui profite plus, mais encore elle perd de son poids. Persoz, voulant vérifier le fait, continua à nourrir une de ses oies en expérience au delà de ce terme, et il vit que le surlendemain elle avait déjà perdu plus d'une livre de son poids.

Les engraisseurs reconnaissent fort bien le moment où l'animal doit être saigné au caractère liquide et laiteux que prennent les excréments; les oies perdent de la graisse, ce qui semble indiquer qu'il ne saurait plus y avoir de nouvelle absorption. Il y a en ce moment, en effet, un état piarrhémique très-prononcé; le sang est surchargé de graisse que l'on sépare facilement sous forme de liquide oléagineux soit par l'éther, soit par une simple dessiccation à l'étuve.

Pour arriver à produire un pareil résultat, on a quelquefois employé des moyens cruels qu'on ne saurait trop blâmer, comme, par exemple, de clouer les pattes de l'animal et de lui crever les yeux. L'immobilité s'obtient très-bien sans cela; et même elle ne doit être que relative, si on veut qu'elle soit favorable. De plus, l'oie se plie assez facilement à un système d'empâtement auquel répond jusqu'à un certain point la tendance de son organisme; mais, si on la torture, il est plus que douteux que le mouvement d'assimilation qu'on veut ainsi favoriser à outrance ne soit pas dévié de sa voie physiologique, et qu'il n'en résulte pas des altérations d'un caractère tout pathologique ayant pour résultat de rendre la chair de l'oie ainsi engraissée plus ou moins insalubre.

COMPOSITION IMMÉDIATE COMPARÉE DU FOIE DE VEAU ET DU FOIE GRAS (D'OIE)

	POUR 100 PARTIES DE LA SUBSTANCE			
	FRAICHE OU NORMALE.		DESSÉCHÉE.	
	FOIE DE VEAU.	FOIE GRAS.	FOIE DE VEAU.	FOIE GRAS.
Eau	72,33	22,70	»	»
Substances grasses	5,58	54,57	20,20	70,60
Matières azotées	20,10	13,75	72,67	17,78
Sels minéraux	1,54	2,58	4,21	3,33
Matières non azotées	0,45	6,40	2,92	8,29
	100,00	100,00	100,00	100,00

Ce n'est pas déjà un aliment très-digestible, et si, au point de vue bromatologique, on peut comprendre le rôle important que joue la graisse d'oie comme condiment, l'hygiène ne saurait apprécier favorablement les exagérations d'une gourmandise intéressée. Certainement, le foie des jeunes animaux par lui-même est loin d'être un mauvais aliment; il est très-substantiel et facile à digérer quand il n'est pas chargé de graisse; mais le foie gras est d'une extrême indigestibilité en même temps que peu riche en substances azotées. C'est ce qu'on peut voir par la comparaison des analyses qui précèdent, que nous empruntons à Payen.

On voit que, tous deux étant à l'état normal, le foie gras analysé contient près de 10 fois autant de substances grasses que le foie de veau et 33 centièmes de moins de matières azotées.

On a constaté un certain nombre d'accidents causés par des pâtés de foie gras. Les uns sont dus à la fermentation de la graisse et à la formation d'acides gras; ils ont la plus grande analogie avec les accidents provoqués par l'ingestion de viandes de conserve altérées. D'autres ont été attribués à la présence d'un parasite végétal : c'est ainsi qu'il a été signalé des empoisonnements par des foies de volaille dans lesquels il se forme des moisissures ressemblant à celles qui se développent dans un pain entamé. Enfin, un fait très-curieux est celui qui se rapporte à des accidents de trichinose observés en 1878 sur 60 soldats de la garnison de Thionville qui avaient mangé de la viande d'oie. Il y eut deux décès, et il fut constaté par les médecins que ce n'était pas à de la viande de porc, mais bien à la viande d'oie elle-même que la maladie était due (*Gaz. des hôp.* du 18 mai 1878). Cette observation est du plus haut intérêt au point de vue de l'hygiène alimentaire, et je ne pense pas qu'elle soit isolée. On sait en effet que l'oie est très-vorace et que dans beaucoup d'endroits on lui donne de la viande à manger. Or, il est bien possible que les oies consommées par les soldats allemands de Thionville aient avalé de la viande trichinée, et qu'elles se soient infectées elles-mêmes de cette façon. Cela est même très-probable, car à cette époque de nombreux cas de trichinose furent constatés en Alsace-Lorraine (*Jahresbericht über die Leistungen und. Fortschr. in der gesammten Medic.*, 1878, Band I, p. 616). Dans tous les cas, cette nouvelle origine de la trichinose doit éveiller toute l'attention des hygiénistes, surtout dans les pays allemands, où l'on fait à la fois une très-grande consommation de viande de porc et de chair d'oie.

II. Dans les contrées où l'on se livre à l'engrais des oies, cette industrie donne lieu à des causes d'incommodité et d'insalubrité qui l'ont fait ranger dans la troisième classe des établissements soumis à la loi. Les inconvénients qui provoquent le plus souvent les réclamations du voisinage sont : 1° la mauvaise odeur des déjections des volatiles qu'on engraisse, et celle des fumiers qu'on laisse s'accumuler; 2° les cris désagréables de ces animaux. Aussi ne devra-t-on guère accorder l'autorisation de pratiquer un pareil élevage qu'à la condition :

1° Que l'établissement dans lequel il doit s'effectuer soit suffisamment isolé, et même situé dans un quartier reculé de la ville;

2° Que l'on y observe la plus grande propreté : les cours et les salles où se trouvent les cages seront lavées et nettoyées chaque jour avec le plus grand soin.

On ménagera au-dessous des cages une pente suffisante pour assurer l'écoulement des liquides et un espace assez grand pour permettre d'enlever complétement les excréments solides.

On ne laissera point s'accumuler dans les cours ni fumiers, ni matières excrémentitielles, ni débris alimentaires quelconques.

Les fosses dans lesquelles s'écouleront les liquides seront régulièrement et fréquemment vidées.

Enfin, on exercera la plus grande surveillance pour prévenir tout dégât chez les voisins.

ALEXANDRE LAYET.

§ III. **Emploi thérapeutique.** Rappelons pour mémoire que l'oie a joué jadis un rôle en thérapeutique. La graisse d'oie était employée non-seulement en topique externe, mais en lavement; on tenait compte de son degré de consistance par rapport à la consistance de la graisse de porc ou de celle de chevreau, la dernière étant plus dense. Le sang d'oie, mêlé d'huile, était un remède contre la piqûre du lièvre marin (c'est l'*aplysie* de Linné). On le mêlait à de la terre rouge de Lemnos et au suc d'épine blanche (Pline). D.

OIGNON. § I. **Botanique.** Ce nom s'applique à une espèce particulière du genre *Cellium*, l'*Allium cepa* L., dont il a déjà été question au mot AIL.

C'est en outre un terme général, qui est synonyme de bulbe et désigne la partie souterraine d'un certain nombre de plantes (*voy.* BULBE).

Enfin on a désigné sous ce nom, en le faisant suivre d'une épithète, certaines espèces ou variétés dont les principales sont :

L'*oignon blanc*, variété de l'*oignon ordinaire* (*Allium cepa*);

L'*oignon de lis* ou *bulbe du lis* (*Lilium candidum* L.) ;

L'*oignon de loup*, divers champignons qu'on dit être mangés par ces animaux;

L'*oignon marin* et l'*oignon de scille*, la Scille maritime (*voy.* ce mot);

L'*oignon Musqué*, le *Muscari ambrosiacum* Mœnch, de la famille des Liliacées;

L'*oignon de proie*, le bulbe du *Cyanella capussis* L.;

L'*oignon sauvage*, l'*hyacinthus comosus* L.

PL.

§ II. **Emploi médical de l'oignon commun.** Par sa composition chimique (huile volatile âcre sulfurée, sucre, gomme, albumine, acides acétique et phosphorique), l'oignon commun est, en bromatologie comme en thérapeutique, une sorte de diminutif de l'ail. Les gens pauvres le mangent quelquefois cru, et il est généralement bien digéré par les estomacs sains. Mais il est nuisible aux estomacs irritables et portés à la gastralgie, au pyrosis. Privé par la cuisson de son principe âcre, il constitue un aliment usuel ; cependant le reste d'âcreté qu'il conserve presque toujours et la densité de ses fibres ligneuses forcent certaines personnes à s'en abstenir. L'oignon est plus doux dans les pays méridionaux que dans le Nord. Dans l'ancienne Rome, il entrait en abondance dans la nourriture du peuple et des soldats.

L'oignon a été vanté principalement comme diurétique et employé contre l'anasarque, l'ascite et même les kystes de l'ovaire. Roques en ajoutait le suc à l'infusion de thé vert, et Serres (d'Alais) le faisait manger cru, tout en soumettant les malades à la diète lactée. Reste à savoir d'où venait l'effet diurétique : du lait ou de l'oignon?

On a employé aussi l'oignon comme vermifuge, soit cru, soit macéré dans du vin; et comme expectorant, en décoction ou en sirop.

L'oignon réduit en pulpe par la cuisson forme un assez bon cataplasme maturatif. Pour obtenir une action plus prompte, on applique quelquefois l'oignon cru et pilé.

Mode d'emploi. La *décoction* d'oignon se fait par l'ébullition de deux oignons de grosseur moyenne, et coupés menu, dans un litre d'eau. On édulcore avec le miel.

Le *sirop* d'oignon (1 oignon pour 5 fois son poids d'eau) se prend à la dose de 60 à 120 grammes.

La dose est un peu moins forte pour le *suc* exprimé.

Enfin le vin d'oignon se prépare par macération de deux oignons dans un litre de vin blanc.

A. DECHAMBRE.

OIGOPSIDÉS. Famille de Mollusques-Céphalopodes, appartenant à l'ordre des Dibranchiaux ou *Acétabulifères* et au sous-ordre des Décapodes. Ses représentants ont le corps bursiforme, plus ou moins allongé, pourvu d'une lamelle dorsale interne et de deux nageoires latérales de forme et de dimension variables. Les yeux ne présentent pas de paupières. Outre les huit bras sessiles, ordinairement courts et inégaux, qui entourent la bouche, il existe deux bras tentaculaires quelquefois très-longs dont l'extrémité est élargie en forme de massue lancéolée et armée soit de ventouses, soit de forts crochets. Les huit bras ont leur face interne garnie de ventouses pédiculées disposées sur un ou plusieurs rangs et entourées chacune d'un anneau corné parfois denté. Les femelles possèdent un oviducte impair.

Cette famille renferme principalement les genres *Cranchia* Leach, *Loligopsis* Lamk, *Histioteuthis* d'Orb., *Onychoteuthis* Licht., *Enoploteuthis* d'Orb. et *Ommastrephes* d'Orb., dont les caractères distinctifs peuvent se résumer de la manière suivante :

Entonnoir pourvu d'une valvule interne. Corps allongé. Bras tentaculaires garnis à leur extrémité élargie de quatre rangées de ventouses				*Ommastrephes.*
Entonnoir dépourvu de valvules.	Tous les bras libres.	Bras tentaculaires armés à leur extrémité élargie de ventouses alternes sur quatre rangs. — Nageoires ovales ou cordiformes.	Corps peu allongé, ayant à son extrémité deux nageoires ovales unies entre elles et échancrées à leur jonction postérieure. Bras tentaculaires gros et courts	*Cranchia.*
			Corps allongé, d'une transparence remarquable, portant à son extrémité deux grandes nageoires cordiformes. Bras tentaculaires très-grêles, plus de trois fois de la longueur du corps	*Loligopsis.*
		Bras tentaculaires armés à leur extrémité élargie de forts crochets ou griffes. — Nageoires triangulaires.	Un seul rang de ventouses à la face interne des huit bras.	*Enoploteuthis.*
			Deux rangées de ventouses à la face interne des huit bras.	*Onychoteuthis.*
	Les deux bras inférieurs libres ; les six autres réunis presque jusqu'au sommet par de larges membranes cutanées			*Histioteuthis.*

Tous les Oigopsidés habitent la haute mer, souvent en troupes nombreuses, et se nourrissent particulièrement de Ptéropodes nus (*Clio*, *Cymodocea*, *Pneumodermon*, etc.). On en rencontre des représentants dans presque toutes les mers. Parmi les espèces qui fréquentent les mers de l'Europe, il convient de mentionner surtout le *Cranchia scabra* Leach, de l'Océan Atlantique, puis les *Onycho-*

teuthis Lichtensteini Fér., *Loligopsis Veranyi* Fér., *Enoploteuthis Owenii* Véran. et *Ommastrephes todarus* d'Orb., de la Méditerranée. ED. LEFÈVRE.

OIONISTIQUE. L'*οἰωνιστίκη* des Grecs était l'*auspicium* des Latins (*voy.* DIVINATION). D.

OIOUN-SKOUNA (EAUX MINÉRALES DE), *protothermales, amétallites, ferrugineuses faibles, carboniques fortes.* Dans la province d'Alger, dans la Bou-Zarria, à 3 kilomètres de la ville d'Alger, émergent d'un micaschiste feuilleté et se délitant aisément les sources d'Oioun-Skouna (fontaines chaudes), connues surtout à Alger sous le nom français de FRAIS-VALLON. Les griffons des sources d'Oioun-Skouna sont très-nombreux, un seul a été capté sous un petit marabout, dans un puits creusé à la base d'un rocher. Les eaux d'Oioun-Skouna sont claires, transparentes et limpides, quoiqu'elles laissent déposer sur les parois du bassin avec lesquelles elles sont en contact une couche notable de rouille ; elles n'ont pas d'autre odeur que celle que leur communique le gaz acide carbonique qui s'en dégage; leur saveur est ferrugineuse et leur température est de 17° centigrade. Leur débit en vingt-quatre heures est de 2500 litres. M. Millon a fait leur analyse chimique en 1855, et il a trouvé que 1000 grammes de l'eau d'Oioun-Skouna renferment les principes suivants :

Chlorure de sodium	0,314
Sulfate de soude	0,046
Bicarbonate de soude	0,061
— chaux	0,099
— magnésie	0,075
— fer	0,007
Silicate de chaux	0,030
TOTAL DES MATIÈRES FIXES	0,632

Avant cette analyse, on croyait que cette eau contenait de l'iode et de l'arsenic; M. Millon n'a pas trouvé la plus petite proportion de ces métaux ou de leurs composés. Ce chimiste ne nous a pas renseignés sur la composition gazeuse exacte de l'eau d'Oioun-Skouna, quoique toutes ses sources contiennent du gaz en quantité considérable. Cette eau est exclusivement employée en boisson par les gens des environs, et par plusieurs personnes d'Alger auxquelles les médecins ont prescrit un traitement ferrugineux; mais elles sont *exportées* plus qu'elles ne sont bues sur place, et pourtant elles ont un goût agréable et leur digestion est très-facile. A. R.

OISEAUX. Dans la nature actuelle, la classe des Oiseaux constitue l'une des subdivisions du règne animal les plus naturelles et les plus nettement caractérisées. Il suffit, en effet, pour définir ce groupe, de dire qu'il renferme des Vertébrés ovipares, à sang chaud, à circulation double et complète, à respiration aérienne et double; mais pour plus de précision on peut ajouter que les oiseaux ont le corps couvert de plumes, et les membres antérieurs ordinairement transformés en ailes, c'est-à-dire en organes de locomotion aérienne. Cette transformation des membres antérieurs nécessite dans les parties correspondantes de la charpente osseuse des modifications assez profondes : ainsi le sternum, sur lequel les principaux muscles du vol prennent leur insertion, acquiert chez la plupart des oiseaux un développement extrême et constitue un grand bouclier convexe et quadrangulaire qui recouvre le thorax et une grande partie de l'abdomen. Ordinairement, sur la ligne médiane de ce bouclier, s'élève une carène saillante, un *bréchet*, qui a pour effet d'augmenter la surface d'insertion des muscles de l'aile, et qui est d'autant plus accentué que l'oiseau est meilleur voilier. Chez les Faucons, chez les Martinets, cette saillie osseuse est particulièrement prononcée, tandis qu'elle est complétement effacée chez le Casoar, l'Autruche, le Nandou, l'Aptéryx, bref, chez tous les Oiseaux Coureurs qui ne jouissent point de la faculté de s'élever dans les airs.

L'omoplate s'allonge sous la forme d'une lame étroite, parallèlement à l'épine dorsale, et vient s'appuyer en avant sur deux os, savoir : la clavicule et l'os coracoïdien. La clavicule est soudée avec l'os correspondant du côté opposé pour constituer une pièce unique en forme d'U ou de V, qu'on nomme vulgairement la *fourchette*, et qui se rattache inférieurement au sternum par des ligaments, tandis que l'os coracoïdien, qui correspond à l'apophyse coracoïde de l'homme et des mammifères, descend obliquement de dehors en dedans, de l'omoplate au sternum, et sert, avec la fourchette, à maintenir les épaules écartées pendant le vol, et à fournir à l'humérus un point d'appui solide. *A priori* on peut donc s'attendre à rencontrer un os furculaire et des coracoïdiens robustes chez les oiseaux bons voiliers. C'est ce qui arrive, en effet, et les Condors, les Gypaètes, les Frégates et les Martinets, que nous citions tout à l'heure, sont particulièrement remarquables sous ce rapport. Au contraire, les Oiseaux Coureurs, les Casoars et les Autruches, sont dépourvus de clavicule.

L'humérus, le radius et le cubitus ne présentent chez les oiseaux rien de bien particulier : le premier de ces os offre souvent une forte crête pour l'insertion des muscles pectoraux, et les deux os suivants ne peuvent tourner l'un sur l'autre ; ils sont d'autant plus longs que le vol est plus puissant : à leur extrémité s'articulent deux petits os placés sur le même rang, qui représentent le carpe et qui sont immédiatement suivis d'une pièce à deux branches figurant le métacarpe. Au côté radial de cette pièce, dont le vide central est rempli par une forte membrane, s'insère un pouce rudimentaire, et à l'extrémité s'attachent un doigt medius à deux phalanges et un petit stylet qui doit être considéré comme le doigt externe.

La ceinture basilaire des membres postérieurs consiste en un bassin, de forme très-allongée, résultant de la fusion d'un certain nombre de vertèbres lombaires et sacrées avec les os iliaques; presque toujours cette ceinture est incomplète en avant, les pubis ne se soudant pas entre eux, et d'un autre côté la portion ischiatique, au lieu d'être séparée du sacrum par une large échancrure, se rattache à cet os en arrière, de façon à transformer l'échancrure en un trou. Le fémur est droit ou légèrement arqué, et généralement assez court; il est suivi, comme chez les mammifères, d'une rotule, d'un tibia et d'un péroné; mais ce dernier os est en partie soudé au tibia. Le tarse et le métatarse ne sont représentés chez les oiseaux que par un os unique qui est appelé pour ce motif le *tarso-métatarsien* ou le *canon*, et qui porte à son extrémité inférieure des trochlées auxquelles s'articulent les doigts antérieurs. Ces doigts sont ordinairement au nombre de trois et se composent d'un nombre de phalanges qui va croissant de dedans en dehors. En arrière ou un peu sur le côté, et généralement à un niveau légèrement supérieur à celui des autres doigts, vient s'attacher le pouce, qui compte seulement deux phalanges, et qui est très-réduit ou même complétement atrophié chez certains oiseaux; parfois même, comme chez l'Autruche d'Afrique, un des doigts antérieurs fait également défaut, et la patte est didactyle.

La tête des oiseaux est relativement petite; chez les très-jeunes individus le crâne se montre distinctement formé de deux os frontaux, de deux pariétaux, de deux temporaux, d'un occipital et d'un sphénoïde; mais par les progrès de l'âge, et même de fort bonne heure, toutes ces pièces se soudent intimement. Les mâchoires constituent la majeure partie de la face : la mandibule supérieure, dans laquelle on peut reconnaître les analogues des os maxillaires, intermaxillaires, nasaux et palatins des mammifères, est unie au bord antérieur du frontal soit par une articulation mobile, soit par une soudure qui n'interdit pas de légers mouvements de bascule. Vue par la face inférieure, elle paraît formée de quatre branches, dont les externes correspondent aux arcades zygomatiques et dont les internes sont analogues aux apophyses ptérygoïdes. Celles-ci viennent se fixer sur une lame verticale, reliée au reste du crâne et descendant entre les orbites, qui en dessous n'ont pas de plancher osseux. Au contraire les branches externes de la mandibule supérieure s'articulent de chaque côté avec l'*os carré*, portion de l'os temporal qui n'est point soudée au rocher, comme chez les mammifères, et qui sert de suspenseur à la mâchoire inférieure. Par suite cette dernière, au lieu de s'attacher directement au crâne au moyen d'un condyle saillant, est creusée d'une fossette articulaire destinée à recevoir la tête inférieure de l'os carré; en outre chaque branche de la mâchoire est formée de deux pièces unies d'une manière plus ou moins intime, et se prolonge en arrière au delà du point d'articulation avec l'os carré.

Par suite de ces diverses dispositions les mouvements des mâchoires sont plus libres que chez les mammifères; ceux de la tête sur la colonne vertébrale sont aussi plus étendus; le crâne en effet repose sur la colonne vertébrale au moyen d'un seul condyle qui est situé au bas du trou occipital et qui est reçu dans une fossette correspondante de l'atlas.

La colonne vertébrale est généralement allongée et douée d'une grande mobilité dans sa portion cervicale, surtout chez les Échassiers, qui sont montés sur de longues pattes, ou chez les Palmipèdes, qui ont besoin d'aller saisir avec leur bec leur proie au fond des eaux. Parfois même le nombre des vertèbres cervicales, qui est ordinairement de douze à quinze, s'élève à plus de vingt, et dans ce cas le cou est toujours susceptible de se ployer en S, grâce à la disposition des facettes articulaires des vertèbres, afin de pouvoir s'allonger et se raccourcir à la volonté de l'animal.

Au contraire les vertèbres dorsales, au nombre de sept à dix, sont, à peu d'exceptions près, complétement immobiles, et fournissent ainsi aux ailes un point d'appui résistant. Mais, quand les ailes viennent à s'atrophier, comme chez les Autruches et les Casoars, ces mêmes vertèbres reprennent leur mobilité. Les vertèbres lombaires et sacrées, dont le nombre varie de sept à vingt, sont toutes fondues en un seul os, en un *sacrum;* enfin les vertèbres coccygiennes sont petites et peuvent jouer l'une sur l'autre; la dernière, qui porte les grandes plumes de la queue, est toutefois un peu plus développée que les autres, en forme de lame ou de soc de charrue.

Enfin les côtes prennent un point d'appui les unes sur les autres, par une apophyse aplatie qui se dirige obliquement d'avant en arrière, et sont rattachées d'autre part au sternum, non plus par un simple cartilage, comme chez les mammifères, mais par une pièce complétement ossifiée.

Sous le rapport du régime les oiseaux présentent de très-grandes différences : les uns se nourrissent de graines ou de fruits, d'autres recherchent les insectes, les vers ou les mollusques, d'autres font la chasse aux petits mammifères, aux oiseaux et aux poissons, d'autres enfin se repaissent de chair corrompue. Pour saisir leurs aliments, les oiseaux se servent quelquefois de leurs pattes, mais plus fréquemment de leur bec, dont la forme est extrêmement variable, et correspond jusqu'à un certain point au mode d'alimentation. Le bec, par exemple, est pointu comme une alêne chez les Oiseaux-Mouches, qui vont chercher des insectes microscopiques au fond des corolles; il est large et fendu jusqu'au oreilles chez les Engoulevents, les Martinets et les Hirondelles, qui happent au vol les moucherons et les papillons nocturnes; il est aplati en spatule chez certains Échassiers qui tamisent la vase pour en retirer des vers et des mollusques; il s'allonge en forme de cône chez d'autres oiseaux du même groupe qui guettent les poissons et les harponnent au passage, tandis qu'il se raccourcit au contraire et acquiert une force extraordinaire chez les Oiseaux de proie (*voy.* ce mot), dont la mandibule supérieure se termine toujours en pointe acérée et présente parfois des dents latérales destinées à retenir la proie et à la déchirer. Aussi les naturalistes se sont-ils souvent servis, dans leurs classifications, des caractères tirés de la forme des mandibules, ou, pour parler plus exactement, de l'aspect extérieur des lames cornées qui revêtent les deux mâchoires et dont l'ensemble constitue le bec.

D'après ce que nous venons de dire, les bords des mandibules sont souvent dentelés ou tranchants comme des ciseaux, et peuvent déchiqueter ou couper de la chair ou des substances végétales, mais dans l'intérieur de la bouche il n'existe point de pièces comparables aux dents des mammifères : aussi la mastication chez les oiseaux est forcément nulle ou incomplète. Mais d'un autre côté la langue peut, en raison de sa structure, servir non-seulement à la déglutition, mais encore à la préhension ou à la division des aliments. Elle est supportée par l'os hyoïde qui se prolonge en arrière sous la forme de deux longues cornes, remontant parfois sur la région postérieure de la tête, et donnant attache à des muscles fixés d'autre part à la mâchoire inférieure. Chez les Pics ce mécanisme est particulièrement développé et a pour effet de permettre à la langue de sortir rapidement de la bouche, d'être projetée dans les fentes de l'écorce et de rentrer incontinent chargée de menus insectes qui ont été englués par une salive visqueuse. La langue dans ce cas est très-effilée. Elle est également très-grêle et pénicillée chez certains Méliphages, tubuleuse et bifurquée ou même trifide chez les Soui-Mangas, et mince comme un cheveu chez les Oiseaux-Mouches; elle est au contraire épaisse et charnue chez les Perroquets, large et molle chez les Rapaces, sèche et triangulaire chez les Passereaux granivores, volumineuse et couverte de papilles chez les Palmipèdes; enfin chez les Podarges, grands Engoulevents de la Papouasie, elle se réduit à une petite lame, presque translucide, en forme de fer de lance.

Au-dessous de la langue sont placés des amas de follicules qui représentent les glandes salivaires et qui sécrètent une humeur épaisse et souvent visqueuse.

L'arrière-bouche ou pharynx n'est point séparée de la bouche par un voile du palais et se continue en arrière par l'œsophage. Celui-ci communique, au niveau de la base du cou, avec une poche digestive, à parois membraneuses, qu'on désigne ordinairement sous le nom de jabot et qui sert de réceptacle pour les aliments. Cette partie fait défaut chez les Autruches et chez la plupart des oiseaux piscivores, mais elle existe chez les Oiseaux de proie et atteint son maximum de développement chez les Passereaux granivores. Dans son intérieur les morceaux de chair ou les substances végétales subissent une première décomposition et tombent dans l'estomac à mesure que cet organe peut les recevoir. En outre, chez les Pigeons le jabot est, à certains moments, le siége de phénomènes particuliers. Pendant la période de l'incubation les parois du jabot qui, en temps ordinaire, ne présentent rien d'anormal, s'épaississent et se couvrent intérieurement de plis nombreux, et dans leur substance se développent des glandes qui, au moment de la naissance des petits, fournissent une sécrétion laiteuse. C'est au moyen de cette sorte de lait, régurgité et versé dans le bec des pigeonneaux, que les parents nourrissent leurs petits jusqu'au moment où ceux ci sont assez forts pour quitter le nid.

Au delà du jabot l'œsophage se rétrécit de nouveau, puis se dilate encore pour former le ventricule succenturié, dont l'intérieur est tapissé de glandes rougeâtres, simples chez les oiseaux carnivores et ramifiées chez les oiseaux frugivores ou granivores. Le volume de cette poche, où s'élabore le suc gastrique, est peu considérable, sauf chez les oiseaux qui sont privés de jabot.

Enfin le ventricule succenturié s'ouvre presque directement dans un troisième estomac, nommé *gésier*, dont les dimensions et la structure sont assez variables.

Les parois du gésier sont très-épaisses chez les oiseaux qui se nourrissent de substances végétales, comme les Poules, les Dindons, les Pigeons, les Cygnes, les Oies et les Canards, et des fibres musculaires très-denses et d'un rouge foncé aboutissent à un centre très-résistant et recouvrent une membrane muqueuse, qui est souvent endurcie par de la substance cornée, et sur laquelle ces fibres peuvent agir avec beaucoup de force. En se contractant elles pressent sur les aliments contenus dans le gésier, elles les écrasent et leur impriment en même temps un mouvement gyratoire. Chez certains Pigeons de l'Océanie et de la Papouasie qu'on appelle des Carpophages et qui se nourrissent de fruits à noyaux, la surface interne du gésier n'est pas seulement formée d'une membrane très-robuste, mais encore hérissée de petits tubercules cornés, destinés à la trituration des corps durs, et chez une espèce de Pigeon appartenant à un genre voisin des Carpophages, chez le *Phœnorhine Goliath*, l'armure du gésier, si l'on peut s'exprimer ainsi, est encore plus puissante ; en effet, les tubercules cornés sont remplacés par des pointes ossifiées en forme de cône aplati, qui s'engrènent les unes dans les autres comme les dents d'une machine à broyer lorsque les muscles de la couche extérieure entrent en jeu. Lorsque ces pièces osseuses ou cornées n'existent pas, l'oiseau supplée à leur absence en avalant de temps en temps de petits cailloux qui, pressés contre les aliments, les écrasent et les divisent. Parfois même on a constaté que des Autruches avaient introduit dans leur estomac des boutons d'uniforme, des pièces de monnaie, des pointes métalliques et même des morceaux de verre qui s'étaient usés sous l'action énergique des parois du gésier.

L'intestin, qui communique avec le gésier par un orifice pylorique souvent très-dilaté, est toujours relativement moins développé que chez les mammifères, mais se divise également en intestin grêle et gros intestin. Comme cela arrive d'ordinaire chez les animaux carnivores, ce tube est extrêmement raccourci chez les Rapaces ; au contraire il s'allonge beaucoup chez les Gorfous et les Sphénisques. Ses parois sont en général très-épaisses et très-musculeuses et sa muqueuse interne est hérissée de nombreuses villosités. Au point de jonction des deux portions de l'intestin s'insèrent presque toujours deux cæcums de dimensions très-variables, très-courts chez les Rapaces, les Mésanges, les Mouettes, très-allongés chez les Poules, les Faisans, les Paons, les Oies, les Cygnes, et en général chez les espèces granivores et herbivores. Chez un petit nombre d'oiseaux, tels que le Héron commun et le Butor, il n'y a qu'un seul cæcum, et chez d'autres enfin on ne rencontre aucun appendice de ce genre : c'est le cas des Perroquets, des Pics, des Martins-Pêcheurs et des Cormorans.

Le foie est proportionnellement plus volumineux que chez l'homme et se trouve partagé en deux lobes, qui sont recouverts en avant par le sternum et qui remplissent une grande partie du thorax et la portion supérieure de l'abdomen. Du reste le volume et par conséquent le poids de cet organe sont sujets à varier d'un groupe à l'autre : ainsi chez les Rapaces le poids du foie est au poids total du corps dans la proportion de 1 à 35, tandis que chez les Palmipèdes et chez les Échassiers le rapport est de 1 à 20 ou même de 1 à 10.

Pendant longtemps on a cru que tous les oiseaux étaient privés de vésicule du fiel; mais on sait maintenant que certaines espèces, peu nombreuses, il est vrai, possèdent un réservoir biliaire assez développé.

Le pancréas, logé dans la première anse de l'intestin grêle, atteint des dimensions considérables, sauf chez les Rapaces, et verse son produit dans l'intestin par un, deux ou trois canaux. La rate en revanche est fort petite.

Les reins, très-volumineux surtout chez les Palmipèdes et les Échassiers, sont multilobés, de forme irrégulière et de couleur brune ou rougeâtre foncé. Ils sont logés dans des fossettes creusées dans la voûte du bassin, et ne présentent pas, comme chez les mammifères, de substance corticale distincte. La vessie faisant défaut, les uretères s'ouvrent directement dans le cloaque, ou portion dilatée du rectum. L'urine se trouve ainsi mélangée aux excréments. Elle est très-riche en acide urique, en carbonate et en phosphate de chaux, et tous ces éléments se concrétant à l'air avec les matières donnent cette substance blanche et friable qu'on désigne sous le nom de *guano* et qui est si recherchée comme engrais. Ce guano est principalement tiré des îles Chinchas et de la côte voisine du Pérou, et a été déposé par des myriades d'oiseaux de mer qui ont élu domicile dans ces localités depuis un temps immémorial. Chez les oiseaux les produits nutritifs élaborés par la digestion sont, comme d'habitude, transportés dans le torrent de la circulation par des vaisseaux lymphatiques qui se réunissent en deux canaux thoraciques débouchant à leur tour dans les veines jugulaires.

Le sang est très-riche en globules, et ces corpuscules, au lieu d'être circulaires, affectent une forme elliptique qu'on ne rencontre qu'exceptionnellement chez les mammifères. Mais les vaisseaux qui transportent le fluide nourricier dans les diverses parties du corps n'offrent rien de bien remarquable. On peut noter seulement que l'aorte se recourbe à droite et se subdivise, dès sa naissance, en trois grosses branches, dont l'une est l'aorte descendante et dont les deux autres constituent les troncs brachio-céphaliques. D'un autre côté c'est à peine s'il existe des traces du système de la veine porte rénale, si développée chez les Reptiles. Le cœur ressemble à celui de l'homme par sa position, sa structure et la nature de ses enveloppes : cependant le ventricule gauche a des parois singulièrement épaisses, et se trouve complétement enveloppé, sauf vers la pointe, par le ventricule droit, dont les parois sont très-minces; les oreillettes n'ont pas d'appendice distinct à l'extérieur, la valvule auriculo-ventriculaire droite a l'aspect d'une grande lame charnue détachée de la cloison interventriculaire, tandis que la valvule auriculo-ventriculaire gauche est partagée en deux ou trois lobes donnant attache à des cordons tendineux. Enfin nous rappellerons que Barkow, Fober et Nitsch, en examinant des oiseaux immédiatement après la ponte, ont reconnu la présence sur certains points de la poitrine et de l'abdomen de plexus vasculaires résultant d'une multitude d'artérioles fréquemment anastomosées. Ces plexus ont certainement pour but de déterminer chez l'oiseau une irritation plus ou moins durable qui a pour conséquence le désir de couver, et d'augmenter la température des parties du corps qui doivent se trouver en contact avec les œufs : aussi a-t-on désigné quelquefois ces réseaux sous le nom d'*organes incubateurs*.

L'appareil respiratoire offre des particularités bien plus dignes d'intérêt que l'appareil circulatoire. En effet la cage thoracique communique presque toujours largement chez les oiseaux avec la cavité abdominale, car le diaphragme est tout à fait rudimentaire, sauf chez certaines espèces de l'ordre des Coureurs; d'autre part les poumons, appliqués comme deux masses spongieuses contre la face dorsale de la poitrine, sur laquelle ils se moulent, n'ont qu'un seul lobe et sont enveloppés dans une plèvre apparente surtout à la face antérieure. De ce côté les poumons ne sont pas complétement clos, mais communiquent par plusieurs ouvertures avec des sacs aériens qui sont formés aux dépens du tissu cellulaire tapissant les cavités du tronc et la masse intestinale. Ces sacs aériens, dont la disposition a été particulièrement étudiée par M. le docteur Sappey, entourent le cœur, le foie, l'intestin et les organes reproducteurs, et envoient de l'air aux clavicules, aux vertèbres cervicales, aux humérus, aux fémurs, en un mot, à un grand nombre d'os du tronc ou des membres, ainsi qu'aux plumes et particulièrement aux grandes pennes des ailes et de la queue. Ces canaux et ces réservoirs aériens communiquent si facilement entre eux qu'un Cygne, par exemple, dont on a lié la trachée-artère, mais dont l'humérus a été largement ouvert, peut recevoir par cet orifice artificiel et admettre dans ses poumons la quantité d'air nécessaire à son existence. Cette disposition a évidemment pour effet d'alléger le corps de l'oiseau et de lui permettre de s'élever avec moins d'efforts, mais elle a encore une autre utilité : elle multiplie considérablement les points de contact entre l'air et le sang, et facilite la régénération complète et rapide du fluide nourricier. Aussi, grâce à l'activité de leur respiration, les oiseaux sont-ils, de tous les animaux, ceux qui consomment la plus grande quantité d'oxygène, ceux qui résistent le moins longtemps à l'asphyxie et en même temps ceux qui produisent la plus grande quantité de chaleur. On a remarqué en effet que la température du corps des oiseaux peut s'élever à 40, 42, 43 et même 44 degrés centigrades.

Les bronches, au moins vers le point où elles pénètrent dans les poumons, n'offrent plus que des fragments d'anneaux cartilagineux, tandis que la trachée-artère a des anneaux complets. Ce dernier tube présente d'ailleurs, chez les oiseaux, des dimensions très-variables; parfois même sa longueur excède celle du cou ; dans ce cas la trachée-artère décrit plusieurs sinuosités qui tantôt sont situées sous le jabot, comme chez le Coq de bruyère et le Phonygame de Kéraudren, tantôt viennent se loger dans une cavité du bréchet, comme chez la Grue et le Cygne chanteur. La largeur de la trachée n'est pas non plus la même chez tous les oiseaux, et l'on constate aussi d'un groupe à un autre groupe, ou même d'une espèce à une autre espèce, des différences notables dans la solidité des anneaux cartilagineux qui entrent dans la constitution du tube aérifère. Ainsi es anneaux de la trachée sont minces et flexibles chez les oiseaux chanteurs, larges et ossifiés chez ceux qui font entendre seulement des cris aigus et discordants. Parfois aussi, sur une portion plus ou moins grande de la longueur de la trachée, les parois se dilatent subitement de manière à constituer une sorte de poche pour le renforcement des sons : c'est ce que l'on observe, par exemple, chez le Coq de bruyère.

Comme chez les mammifères, il existe chez les oiseaux un *larynx supérieur*, dans lequel l'air pénètre par un fente ou *glotte*, située derrière la langue ; mais il n'y a pas d'épiglotte, ou du moins il n'y a qu'une épiglotte rudimentaire, et cette valvule est remplacée par de simples papilles qui, étant dirigées d'avant en arrière, peuvent obstruer l'entrée de la glotte et empêcher les aliments de tomber dans la trachée. En outre le larynx supérieur, dont la pièce principale affecte la forme d'un bec d'aiguière, ne sert que peu ou point à la production des sons. C'est une autre partie de la trachée-artère qui, chez les oiseaux, est chargée de ce rôle. Ordinairement on constate la présence, au-dessus ou au niveau de la bifurcation des bronches, d'une sorte de valvule circulaire, simple ou double, et percée d'une ouverture que l'air doit nécessairement traverser quand il est chassé des poumons. Cette membrane et les parties avoisinantes constituent ce qu'on appelle le *larynx inférieur*, dont il est facile de comprendre le mode d'action. Les lèvres de l'orifice dont nous venons de parler peuvent en effet être tendues par des muscles spéciaux et vibrer plus ou moins fortement sous l'effort de la colonne d'air qui vient à les frôler ; en outre leurs vibrations se communiquent à la couche d'air sus-jacente, enfermée dans un tuyau dont la longueur peut varier légèrement, par le jeu des muscles propres de la trachée. Ainsi se produisent des sons dont l'ampleur peut être exagérée par la résonnance de poches membraneuses ou ossifiées situées sur le trajet que parcourt l'air expiré.

C'est grâce à ce mécanisme, plus ou moins compliqué, que certains oiseaux, tels que les Rossignols, les Fauvettes, les Serins, les Alouettes, peuvent faire entendre un chant modulé des plus agréables à l'oreille. Il résulte du reste des expériences de G. Cuvier que des Merles, des Pies et des Canards auxquels on a coupé la trachée-artère, n'en continuent pas moins à pousser, quoique plus faiblement, les cris particuliers à leur espèce, ce qui démontre clairement que le larynx inférieur remplit chez la plupart des oiseaux un rôle plus important que le larynx supérieur. Il y a toutefois un certain nombre d'animaux de ce groupe, tels que les Condors et les Autruches, chez lesquels on ne constate point la présence d'un larynx inférieur.

Les oiseaux sont tous ovipares. L'organe femelle se compose d'un oviducte et d'un ovaire qui sont enveloppés et retenus par un repli du péritoine, et qui sont situés d'une manière asymétrique du côté gauche. Quelquefois cependant, par anomalie, il existe aussi un ovaire et un oviducte rudimentaires du côté droit. L'oviducte s'allonge sous la forme d'un canal très-sinueux et contractile, et vient déboucher dans le cloaque. Supérieurement il est en rapport avec l'ovaire par une trompe dont les bords ne sont pas frangés comme chez les mammifères, et dans ses parois il présente une couche de fibres musculaires et de tissu cellulaire tapissée intérieurement par une membrane muqueuse. Celle-ci est marquée de plis plus ou moins nombreux, longitudinaux, obliques ou parallèles, qui s'effacent en partie lorsque l'oviducte se dilate pour livrer passage à l'œuf. En outre elle porte des villosités, principalement à sa partie supérieure et dans le voisinage de sa partie inférieure, aux points où l'œuf doit séjourner quelque temps.

L'ovaire, situé sous la colonne vertébrale et sous les reins, consiste en une agglomération, en une grappe de petites sphères blanches ou jaunâtres représentant tous les œufs qui doivent être pondus successivement. Aux époques du rut chez les oiseaux sauvages, et à des époques plus fréquentes chez les oiseaux domestiques, quelques-uns de ces ovules grossissent, distendent la membrane qui les recouvre et, après être restés quelque temps fixés dans un étroit pédicule, s'échappent en rompant le calice suivant une ligne circulaire, pour s'engager dans l'oviducte. Arrivés dans ce canal ils y déterminent une sorte d'orgasme et par suite une sécrétion d'albumine qui se coagule rapidement et forme une sorte de sac à deux ouvertures autour de l'ovule. Mais celui-ci descend en tournant sur lui-même le long de l'oviducte, et dans son mouvement il entraîne cette enveloppe albumineuse dont les extrémités se tordent peu à peu et s'enroulent de manière à constituer une véritable coque translucide qui est appelée *membrane chalazifère*, tandis que les deux extrémités, les deux pôles, sont désignés sous le nom de *chalazes*. Poursuivant toujours sa route, l'ovule ainsi emmaillotté se recouvre successivement de nouvelles couches d'albumine, d'abord un peu épaisses, puis assez fluides, qui, serrées contre les parois de l'oviducte, s'accumulent principalement aux deux pôles et produisent cette masse hyaline qu'on appelle le *blanc* de l'œuf. Mais bientôt celui-ci se trouve arrêté par un rétrécissement, ce qui donne le temps à une nouvelle couche d'albumine, un peu chargée de carbonate de chaux, de se déposer autour du blanc qu'elle enferme dans un sac sans ouverture. Puis le détroit est franchi sous l'effort de contractions musculaires, et l'œuf parvient dans la partie inférieure de l'oviducte où il séjourne de dix à vingt heures, et où il se couvre de petits cristaux lactescents qui, en se serrant les uns contre les autres et en se superposant, donnent la coquille, tantôt entièrement lisse, au moins au toucher, tantôt fortement granuleuse, tantôt blanche, tantôt colorée par des substances étrangères, minérales ou organiques. Dans cet état, l'œuf est assez résistant pour passer facilement à travers un autre détroit, moins resserré que le premier, et pour être expulsé.

Dans cet exposé rapide nous n'avons pas tenu compte de l'influence exercée sur l'ovule par l'organe mâle. Il est temps d'en dire quelques mots. Les testicules des oiseaux ressemblent, par leur structure intime et la nature de leurs produits, à ceux des mammifères, mais ils ne font jamais saillie au dehors, ils sont toujours cachés dans la cavité abdominale, et même, en dehors de la saison de reproduction, ils sont fort réduits. Les épididymes, assez peu développés, se continuent par des canaux déférents sinueux qui se renflent un peu à leur extrémité inférieure, de manière à constituer des sortes de vésicules séminales, et qui débouchent au sommet de deux papilles coniques situées sur la paroi postérieure du cloaque. Sur la paroi antérieure de cette même cavité on remarque parfois aussi un petit tubercule ou une membrane linguiforme qui est creusée d'une gouttière pour l'écoulement de la liqueur séminale et qui représente par conséquent le pénis des mammifères. Cet appendice a une structure assez parfaite chez l'Autruche d'Afrique et se montre bien distinctement aussi chez les Canards, les Oies, les Cygnes et les Hoccos ; il est beaucoup moins développé chez les Échassiers et chez les grands Rapaces, et il est à peine visible chez l'immense majorité des oiseaux. En général, dans cette classe de vertébrés, il y a rapprochement des sexes, mais non accouplement véritable avec intromission. Le fluide séminal absorbé par l'oviducte remonte jusqu'à l'ovaire ou au moins jusqu'à la trompe et vient imprégner un ou plusieurs ovules arrivés à leur maturité. Comme le contact efficace entre le spermatozoïde et l'ovule ne peut avoir lieu que lorsque ce dernier est dégagé de ses enveloppes et délivré au moins en partie de la capsule, il est probable que la fécondation s'opère, non sur l'ovaire, mais à la partie supérieure de l'oviducte. Déjà avant de s'être détaché l'ovule contenait une grande quantité de matière jaune (*vitellus*), et son centre était occupé par une sphère germinatrice. Celle-ci, par les progrès du développement, quitte sa position première et vient à la surface du vitellus dessiner une petite tache blanchâtre, autour de laquelle, lors de la fécondation, s'opère une segmentation partielle. Ce phénomène s'accomplit longtemps avant la ponte, et l'œuf qui a subi l'influence du mâle présente déjà, lorsqu'il est expulsé du corps de la femelle, un blastoderme divisé en deux feuillets, entre lesquels apparaît bientôt un feuillet moyen. Dès la quatorzième heure de l'incubation, l'embryon est visible sous la forme d'une tache blanche placée suivant l'axe transversal de l'œuf ; le deuxième jour il s'élève de plus en plus au-dessus de la surface du vitellus et montre à sa partie supérieure un pli transversal, premier vestige de la tête, et bientôt après, de chaque côté, trois points arrondis, premiers rudiments de vertèbres. Pendant le troisième jour, la tête se dessine de plus en plus, son extrémité pointue, qui deviendra le bec, se recourbe vers la poitrine, les yeux se colorent en noir, les membres supérieurs, puis les membres inférieurs, se développent. Les jours suivants les diverses parties des pattes se différencient, le volume de la tête semble diminuer proportionnellement, et les yeux, d'abord énormes, ne s'accroissent pas avec la même rapidité que les autres parties de la face ; bref, l'ensemble du poussin se rapproche de plus en plus du type complet de l'oiseau.

Nous n'avons pas à insister davantage sur le développement du poulet, qui se trouve exposé dans tous les traités d'embryogénie, au moins pour établir la comparaison avec le développement du fœtus humain, et nous rappellerons seulement que le cœur apparaît dans l'embryon de l'oiseau dès la dix-septième heure d'incubation, et qu'il commence à battre vers la trente-sixième heure. Mais, à ce moment, il ne renferme pas encore de sang et contient seulement un liquide incolore. Les poumons se développent vers le quatrième jour, mais ils n'exercent leurs fonctions que lorsque le poulet a brisé sa coquille. Cependant bien avant cette époque l'embryon se trouve en contact avec du fluide respirable ; presque immédiatement après la ponte il s'est formé en effet dans la coquille un vide qui s'est rempli d'air et, vers la quarante-cinquième heure de l'incubation, l'allantoïde s'est montrée sous la forme d'une vésicule membraneuse. Grossissant rapidement, cette poche s'est bientôt étalée sur la surface supérieure du vitellus et s'est accolée pour ainsi dire à la surface interne de la coquille ; puis son feuillet externe s'est couvert d'un réseau vasculaire extrêmement riche qui, recevant le sang veineux de l'embryon, l'a mise en rapport avec l'air pour le transformer en sang artériel.

La durée de l'évolution de l'embryon est du reste sujette à de grandes variations, et dépend à la fois de la grosseur de l'œuf, des conditions dans lesquelles il est déposé et de l'état sous lequel le poussin doit se présenter, au sortir de sa coquille. L'incubation des œufs des petits Passereaux dure une douzaine de jours, celle d'un œuf de Poule trois semaines environ et celle d'un œuf d'Autruche près de sept semaines. Presque toujours c'est le jeune qui brise lui-même les parois de sa coquille à l'aide d'une petite pièce cornée qui arme momentanément l'extrémité de son bec; mais, une fois délivré de sa prison, ce jeune peut se présenter sous deux aspects bien différents: tantôt en effet il est nu, débile et incapable de chercher sa nourriture, tantôt au contraire il est couvert de duvet et assez robuste pour courir à droite et à gauche et trouver sa subsistance; le premier cas est celui des Passereaux, des Pigeons, des Grimpeurs et des Rapaces, le second celui des Échassiers, des Palmipèdes, des Coureurs et des Gallinacés. Dans ce dernier groupe, il y a même toute une famille, celle des Mégapodes, dont les petits naissent presque emplumés et ne diffèrent guère de leurs parents que par les proportions de leur corps. Ces Mégapodes se développent du reste dans des conditions tout à fait anormales. Les œufs dont ils sortent ne sont pas couvés à la manière ordinaire, mais sont déposés dans des tas de matières végétales qui ont été accumulées préalablement par le père et la mère et qui ne tardent pas à entrer en fermentation sous l'influence des rayons solaires. Cette décomposition des substances végétales produit nécessairement une somme assez forte de chaleur, de telle sorte que les œufs des Mégapodes se trouvent placés à peu près dans les mêmes conditions que s'ils étaient enfermés dans une *couveuse* artificielle.

Le système nerveux des oiseaux est toujours moins parfait que celui des mammifères. Les hémisphères cérébraux sont, il est vrai, assez volumineux, mais ils n'offrent pas de circonvolutions et ne sont jamais réunis par un *corps calleux*. Les lobes optiques, au lieu d'être cachés entre le cerveau et le cervelet, sont presque toujours à découvert en arrière des lobes cérébraux; le cervelet, marqué de stries horizontales, paraît constitué presque exclusivement par le lobe médian; enfin la moelle épinière est très-allongée et présente deux renflements correspondant à l'origine des nerfs des ailes et des pattes; le premier de ces renflements est particulièrement accentué chez les oiseaux bons voiliers, tandis que le second l'emporte décidément chez les oiseaux qui se servent plutôt de leurs membres postérieurs que de leurs organes de locomotion aérienne. Comme il est facile de le prévoir d'après le seul examen de leurs lobes optiques, les oiseaux sont doués d'une vue extrêmement parfaite; leurs yeux ne sont pas seulement très-volumineux relativement au reste de la tête, ils sont encore pourvus de certains perfectionnements qu'on ne rencontre pas chez les mammifères: ainsi de la rétine, qui est très-épaisse, part une membrane noire, plissée en éventail, qu'on appelle le *peigne* et qui a, dit-on, pour fonction de diminuer au besoin le diamètre antéro-postérieur de l'œil et de permettre ainsi à l'oiseau de distinguer avec la même facilité des objets rapprochés ou des objets très éloignés. La pupille est toujours arrondie, mais l'iris est très-contractile et de couleurs très-diverses, suivant les genres ou les espèces; la cornée transparente est fortement convexe et la sclérotique, mince et transparente en arrière, est fortifiée, dans sa portion antérieure, par de petites pièces osseuses qui s'imbriquent les unes sur les autres et donnent à cette partie du globe oculaire une forme invariable. Enfin d'ordinaire l'appareil palpébral se compose, non-seulement de deux paupières horizontales, dont l'inférieure est grande et très-mobile, mais encore d'une troisième paupière verticale qui peut s'étendre comme un rideau, afin d'adoucir l'impression des rayons lumineux sans intercepter la vue. Cette membrane *nyctitante* manque cependant chez quelques oiseaux. En revanche, les glandes lacrymales ne font jamais défaut.

L'appareil auditif est, chez les oiseaux, beaucoup moins compliqué que chez les mammifères; il n'y a point de pavillon de l'oreille pour recueillir les ondes sonores; toutefois chez les oiseaux de proie nocturnes le rôle de cette conque externe est rempli en partie par des plumes légèrement soulevées et inclinées. Le méat auditif n'est que très-rarement fermé par des membranes; les osselets sont réduits à une seule pièce grêle, rattachée d'une part au tympan, de l'autre au vestibule; le limaçon est fort petit, et les trompes d'Eustache sont souvent ossifiées et se réunissent avant d'atteindre l'arrière-bouche; mais, par contre, la caisse du tympan communique avec trois grandes cavités, à parois élastiques et très-sonores, qui sont creusées dans les os du crâne. Cette disposition compense sans doute jusqu'à un certain point les imperfections que l'oreille des oiseaux présente sous d'autres rapports, et permet à ces animaux de distinguer à une grande distance les cris des individus de leur espèce.

C'est à tort qu'on a pendant longtemps, sur la foi de Pline et d'Aristote, attribué une grande sensibilité olfactive à certains oiseaux, tels que les Vautours et les Corbeaux. Les expériences faites récemment à la Ménagerie du Muséum d'histoire naturelle de Paris sur des Vautours européens, et les observations antérieures du célèbre Audubon sur des Vautours américains, prouvent que ces Rapaces ne possèdent qu'un odorat très-obtus. Les autres volatiles ne sont guère mieux doués sous ce rapport et dans la recherche de leur nourriture se fient certainement plus à leur vue qu'à leur odorat. Chez les oiseaux, du reste, les fosses nasales sont tapissées intérieurement par une membrane pituitaire presque sèche et par conséquent peu sensible, et les ramifications des nerfs olfactifs sont moins nombreuses et proportionnellement plus courtes que chez les mammifères. En arrière, les fosses nasales communiquent avec la voûte palatine par une fente longitudinale, et en avant elles s'ouvrent en dehors par des orifices percés tantôt à la base du bec, dans une membrane nommée *cire*, tantôt vers le milieu ou même près de l'extrémité de la mandibule supérieure. Ces orifices peuvent être linéaires, arrondis, ovales ou même tubulaires, et fournissent d'assez bons caractères pour la classification des oiseaux.

Le goût est peut-être encore moins parfait que l'odorat, et cela n'a rien d'étonnant quand on songe à la structure de la langue, qui est souvent sèche ou même couverte de pointes cornées, et à l'absence de voile du palais. Enfin, la sensibilité tactile est très-peu développée : sur la plus grande partie du corps la peau est en effet garantie par les plumes contre le contact direct des objets extérieurs, et dans les parties dénudées, le long des tarses ou sur les doigts, elle offre souvent des épaississements ou même des scutelles, de consistance cornée, qui sont autant d'obstacles à l'exercice du toucher. Il résulte cependant d'observations récentes de M. le docteur Jobert que chez quelques Échassiers et Palmipèdes l'extrémité et les bords du bec reçoivent de nombreux filets nerveux et sont doués d'une assez grande sensibilité, et d'autre part on sait depuis longtemps que les Chevaliers, les Bécasseaux et les Bécasses, qui ont l'habitude de piétiner et de sonder le sol avec leurs pieds pour reconnaître s'il renferme des vers, portent à la plante du pied, sous les doigts et les membranes interdigitales, des papilles régulièrement disposées qui doivent servir au toucher.

Ceci nous conduit naturellement à dire quelques mots du système tégumentaire des oiseaux. On sait que tous ces vertébrés ont le corps recouvert en majeure partie par des plumes, c'est-à-dire par des productions épidermiques analogues aux poils des mammifères, mais d'une structure plus compliquée.

Chaque plume se compose : 1° d'un tube corné, percé à son extrémité inférieure et surmonté d'une tige pleine; 2° de barbes développées sur les côtés de la tige et garnies de barbules qui, à leur tour, sont parfois frangées ou barbelées, de manière à adhérer fortement entre elles. Elle se forme dans une capsule qui consiste en une gaîne cylindrique, revêtue intérieurement de deux membranes et enveloppant un bulbe central, une sorte de papille du derme. D'abord molle et visqueuse, la substance qui doit produire la plume se dépose à la surface du derme, s'insinue entre des cloisons obliques qui occupent les côtés de la gaîne et dans des sillons verticaux situés sur la face dorsale et médiane, et, en se desséchant, elle produit d'une part les barbes et les barbules, de l'autre la tige centrale.

Le tuyau se forme plus tard et enferme dans sa cavité le bulbe qui se flétrit et prend l'aspect de cônes parcheminés. La gaîne fait souvent saillie de plusieurs pouces en dehors de la peau, mais elle se détruit bientôt, et au besoin l'oiseau la déchire avec son bec pour permettre aux barbes, d'abord enroulées, de s'étaler latéralement, de telle sorte que, à un moment donné, la plume apparaît complétement épanouie, et fixée seulement par l'extrémité inférieure de son tuyau.

A une certaine époque, les plumes tombent au moins partiellement et sont remplacées par des plumes nouvelles. Ce phénomène a lieu généralement après la ponte, et quelquefois deux fois par an, et il détermine chez l'oiseau une sorte de malaise et la perte momentanée de la voix.

Dans les premiers temps de la vie, immédiatement après l'éclosion, le jeune est souvent couvert, excepté sous le ventre, de soies fines implantées par paquets qui seront chassés par les plumes normales. Mais chez les Oiseaux de proie et chez les Palmipèdes on remarque, au lieu de ces soies ténues, un duvet qui subsiste pendant assez longtemps, mais qui ne doit pas être confondu avec le duvet persistant, sorte de fourrure légère que l'on trouve, pendant toute la durée de la vie de l'oiseau, cachée sous les véritables plumes. Ce duvet persistant est particulièrement développé chez les Oiseaux nageurs tels que le Cygne, le Canard, l'Eider et l'Oie domestique.

Les plumes affectent des formes très-variées et présentent les couleurs les plus diverses. Les unes sont floconneuses, à barbes décomposées, les autres ressemblent à des lames rigides, d'autres sont réduites à l'état de filaments ou même de piquants. Certaines plumes ont des couleurs franches et immuables, d'autres au contraire, grâce à une structure particulière, sont irisées et chatoyantes comme des pierres précieuses. Presque toujours la livrée du mâle est plus riche que celle de la femelle, et le jeune, qui ressemble d'abord à la femelle par ses teintes modestes, ne prend son plumage complet qu'au bout d'un an ou même de deux ans. Souvent le changement de livrée ne s'effectue point par une mue totale, mais par une modification *sur place*, dans la couleur des plumes.

La nature des plumes ne varie pas seulement d'une espèce à une autre espèce, d'un sexe à un autre sexe, elle n'est pas constante dans toutes les parties d'un même individu. Ainsi les plumes du sommet de la tête s'allongent parfois en forme d'aigrettes ou de panaches, et celles du corps sont toujours plus courtes que celles des ailes et de la queue. On désigne sous le nom de *pennes alaires* ou de *rémiges* les plumes allongées et résistantes qui s'insèrent sur l'extrémité du membre antérieur et qui agissent comme organes de locomotion aérienne, et on appelle *rectrices* ou *pennes caudales* les plumes qui sont attachées sur les dernières vertèbres et qui servent de gouvernail.

Les *rémiges primaires* sont fixées à la main, les *rémiges secondaires* à l'avant-bras, les *rémiges bâtardes* au pouce. A leur base, en dessus et en dessous, ces pennes sont recouvertes par des plumes plus courtes et régulièrement superposées, qu'on nomme *couvertures* ou *tectrices alaires*. Les couvertures alaires supérieures se divisent d'ailleurs en *grandes*, *moyennes* et *petites couvertures*. A la base de la queue il existe aussi des *couvertures sus-* et *sous-caudales*.

La forme de l'aile, et par conséquent la puissance du vol, dépend non-seulement des rapports de longueur des os du membre antérieur, mais encore des proportions des rémiges. Chez les Faucons, par exemple, et en général chez tous les oiseaux bons voiliers, les premières rémiges sont très-longues, de sorte que l'aile est pointue; au contraire chez les oiseaux de proie ignobles les premières pennes sont moins développées que les suivantes, ce qui donne à l'aile une forme obtuse ou arrondie. On conçoit donc que les naturalistes aient pu, dans un grand nombre de cas, trouver dans les longueurs relatives des pennes alaires de bons caractères de classification.

Chez un petit nombre d'oiseaux, tels que les Pingouins et les Manchots, les ailes enfin ont presque entièrement perdu l'aspect qu'elles présentent communément; elles sont réduites à des sortes de moignons, couverts de plumes très-courtes et écailleuses, et sont employées non plus comme organes de vol, mais comme organes de natation. Enfin la station étant, chez ces mêmes oiseaux, presque verticale, les pennes caudales se transforment aussi en lames rigides, et peuvent offrir, au besoin, un point d'appui à l'animal.

Nous ne pourrions, sans sortir des limites d'un article général, nous étendre sur la distribution géographique et les mœurs des oiseaux. Ces animaux sont répandus sur la plus grande partie de la surface du globe et se trouvent jusque dans des petites îles perdues au milieu de l'Océan. Il y a parmi eux des groupes ou des espèces qui sont cosmopolites, et d'autres groupes qui sont au contraire confinés, soit comme les Oiseaux-Mouches dans les contrées tropicales du Nouveau Monde, soit comme les Pingouins et les Manchots dans les régions glacées voisines des deux pôles.

Un grand nombre d'espèces changent de station suivant les saisons et vont de la montagne à la plaine, ou *vice versâ*, et quelques-unes même exécutent des voyages lointains. Les Martinets, les Hirondelles, les Cailles, sont dans ce cas.

Au printemps, dans nos climats, l'accouplement a lieu, et le mâle et la femelle travaillent de concert à la construction d'un nid dont la forme varie considérablement d'une espèce à l'autre, mais est à peu près immuable pour chaque espèce. Dans ce nid sont déposés des œufs dont le nombre, les dimensions et le mode de coloration sont également fixes, à peu de chose près, pour une espèce donnée. Les petits qui en sortent sont presque toujours l'objet des soins assidus de la part de leurs parents jusqu'à ce qu'ils soient assez forts pour chercher leur nourriture. A partir de ce moment ils deviennent presque toujours des étrangers pour leur famille. Beaucoup d'oiseaux vivent solitaires, sauf dans la saison de la pariade, mais d'autres se réunissent en troupes nombreuses qui paraissent obéir à des chefs.

Dans la nature actuelle le nombre des oiseaux est extrêmement considérable. On connaît environ 10 000 espèces, qu'il a fallu nécessairement répartir en des groupes d'ordre supérieur, genres, familles, tribus et ordres. Mais tous les auteurs n'ont pas apprécié de la même façon la valeur de tel ou tel caractère et ont assigné à tel ou tel groupe des limites plus ou moins étendues, une place plus ou moins élevée dans la série. De là des différences considérables entre les classifications qui ont été successivement proposées et dont nous n'entreprendrons pas de faire l'historique. Nous citerons seulement les classifications les plus connues. Celles qui ont été en usage jusque dans ces derniers temps reposaient presque exclusivement sur des caractères extérieurs. Ainsi G. Cuvier, dont la méthode est encore suivie par beaucoup d'auteurs, partageait dans son *Règne animal* les oiseaux en six ordres, d'après la conformation du bec et des pattes. Ces six ordres portaient les noms d'*Accipitres* ou *Oiseaux de proie*, de *Passereaux*, de *Grimpeurs*, de *Gallinacés*, d'*Échassiers* et de *Palmipèdes*. Les Accipitres étaient subdivisés en deux familles : *Accipitres diurnes* et *Accipitres nocturnes*, qui avaient pour caractères communs un bec et des ongles très-robustes et très-crochus. Les Passereaux, groupe essentiellement hétérogène, se partageaient en : 1° *Dentirostres*, ayant la mandibule supérieure échancrée de chaque côté, près de la pointe ; 2° *Fissirostres*, au bec court, aplati et largement fendu ; 3° *Conirostres*, au bec fort, plus ou moins conique et dépourvu de dents vers la pointe ; 4° *Ténuirostres*, au bec grêle, allongé, droit ou plus ou moins arqué ; 5° *Syndactyles*, différant de tous les groupes précédents par leur doigt externe réuni au doigt médian dans la plus grande partie de sa longueur. Les Grimpeurs se reconnaissaient, d'après G. Cuvier, à leur doigt externe dirigé en arrière comme le pouce; les Gallinacés, à leur bec supérieur voûté, avec les narines percées dans un espace membraneux de la base du bec, à leur port lourd, à leurs ailes courtes, à leur sternum profondément échancré sur les côtés, etc. ; les Échassiers se distinguaient par leurs tarses élevés, leurs jambes dénudées vers le bas; les Palmipèdes enfin par leurs pattes disposées pour la natation, c'est-à-dire implantées à l'arrière du corps et formées de tarses courts et de doigts réunis par des membranes palmaires.

Mais, comme il est facile de le voir, à beaucoup d'égards cette classification était défectueuse : ainsi les Mégapodes, qui sont de vrais Gallinacés par leur structure intime et par leurs mœurs, les Autruches et les Casoars, qui méritent d'être séparés de tous les autres oiseaux, se trouvaient rangés parmi les Échassiers uniquement à cause de la longueur de leurs pattes, et dans l'ordre des Passereaux se trouvaient jetées pêle-mêle une foule d'espèces qui n'avaient pu trouver place dans les autres groupes. Aussi de nouveaux modes de classement furent bientôt proposés par Lesson dans son *Manuel* et dans son *Traité d'ornithologie*, par Sundevall dans son travail important inséré dans les *Mémoires de l'Académie de Stockholm*, le prince Ch. Bonaparte dans son *Conspectus systematis Ornithologiæ*, dans son *Conspectus generum avium*, et dans ses *Tableaux paralléliques*. Voici en peu de mots quel est le système de ces derniers auteurs, système qui est encore en usage dans plusieurs établissements scientifiques de l'Europe.

Les oiseaux sont d'abord répartis par Ch. Bonaparte en deux grandes catégories très-naturelles, les *Insessores* ou *Altrices*, dont les petits naissent dans un état de faiblesse assez grand pour ne pouvoir se passer de l'assistance de leurs parents, et les *Præcoces*, dont les petits naissent assez forts pour chercher eux-mêmes leur nourriture. Ces deux grandes catégories se subdivisent ensuite en plusieurs ordres de la manière suivante :

I. INSESSORES.

1er Ordre : Psittaci (*Psittacidæ* ou Perroquets proprement dits, et *Strigopidæ* ou Perroquets nocturnes de la faune australe).

2e Ordre : Accipitres (*Vulturidæ* ou Vautours, *Gypogeranidæ* ou Secrétaires, *Falconidæ* ou Rapaces proprement dits, *Strigidæ* ou Chouettes).

3e Ordre : Passeres. Première tribu : Volucres (*Caprimulgidæ* ou Engoulevents, *Cypselidæ* ou Martinets, *Trochilidæ* ou Oiseaux-Mouches, *Phytotomidæ* ou Phytotomes, *Coliidæ* ou Colious, *Musophagidæ* ou Touracos, *Upupidæ* ou Huppes, *Bucerotidæ* ou Calaos, *Rhamphastidæ* ou Toucans, *Leptosomidæ* ou Leptosomes, *Cuculidæ* ou Coucous proprement dits, *Picidæ* ou Pics, *Bucconidæ* ou Barbus asiatiques et africains, *Capitonidæ* ou Barbus américains, *Trogonidæ* ou Couroucous, *Galbulidæ* ou Jacamars, *Alcedinidæ* ou Martins-Pêcheurs, *Meropidæ* ou Guèpiers, *Prionitidæ* ou Momots, *Coraciidæ* ou Rolliers, *Eurylaimidæ* ou Eurylaimes, *Cotingidæ* ou Cotingas, *Todidæ* ou Todiers, *Myiotheridæ* ou Fourmiliers, *Dendrocolaptidæ* ou Picucules, *Anabatidæ* ou Fourniers).— 2e Tribu : Oscines (*Menuridæ* ou Lyres, *Maluridæ* ou Timalies, *Certhiidæ* ou Grimpereaux, *Paridæ* ou Mésanges, *Tanagridæ* ou Tangaras, *Alaudidæ* ou Alouettes, *Motacillidæ* ou Lavandières, *Cinclidæ* ou Cincles, *Pittidæ* ou Brèves, *Turdidæ* ou Merles et Becs-fins, *Muscicapidæ* ou Gobe-Mouches, *Ampelidæ* ou Jaseurs, *Hirundinidæ* ou Hirondelles, *Artamidæ* ou Langrayens, *Oriolidæ* ou Loriots, *Edoliidæ* ou Drongos, *Laniidæ* ou Pies-Grièches, *Garrulidæ* ou Geais, *Corvidæ* ou Corbeaux, *Meliphagidæ* ou Méliphages, *Cœrebidæ* ou Guitguits, *Promeropidæ* ou Sucriers, *Irrisoridæ* ou Moqueurs, *Epimachidæ* ou Épimaques, *Paradiseidæ* ou Paradisiers, *Sturnidæ* ou Étourneaux, *Icteridæ* ou Troupiales, *Ploceidæ* ou Tisserins, *Fringillidæ* ou Moineaux).

4e Ordre : Inepti (*Dididæ* ou Drontes).

5e Ordre : Columbæ. 1re Tribu : Pleiodi (*Didunculidæ* ou Diduncules). — 2e Tribu : Gyrantes (*Treronidæ* ou Turverts et Carpophages, *Columbidæ* ou Pigeons proprement dits, *Calœnadidæ* ou Pigeons de Nicobar, *Gouridæ* ou Gouras.

6e Ordre : Herodiones. 1re Tribu : Grues (*Gruidæ* ou Grues, *Psophiidæ* ou Agamis, *Sariamidæ* ou Cariamas, *Aramidæ* ou Aramides). — 2e Tribu : Ciconiæ (*Ciconiidæ* ou Cigognes, *Ardeidæ* ou Hérons, *Cancromidæ* ou Savacous, *Scopidæ* ou Ombrettes, *Eurypygidæ* ou Petits Paons des roses. — 3e Tribu : Hygrobatæ (*Phœnicopteridæ* ou Flammants, *Plataleidæ* ou Spatules, *Tantalidæ* ou Tantales).

7e Ordre : Gaviæ. 1re Tribu : Totipalmes (*Pelecanidæ* ou Pélicans, *Tachypetidæ* ou Frégates, *Phalacrocoracidæ* ou Cormorans, *Plotidæ* ou Anhingas, *Heliornithidæ* ou Grebifoulques, *Phaetonidæ* ou Paille en queue).— 2e Tribu : Longipennes (*Procellaridæ* ou Petrels, *Laridæ* ou Mouettes)...

Ici s'arrête la série d'oiseaux qui se trouve exposée dans le *Conspectus avium*, la mort ayant empêché le prince Ch. Bonaparte de terminer ce grand travail; mais en recourant aux publications antérieures de ce savant ornithologiste il est facile d'indiquer l'ordre qu'il aurait suivi dans la dernière partie de son œuvre. Après le 7e Ordre de *Gaviæ* seraient venus successivement :

8e Ordre : Ptilopteri ou Impennes (*Spheniscidæ* ou Gorfous).

II. PRÆCOCES.

1er Ordre (3e de la série) : Gallinæ. 1re Tribu : Passereaux (*Mesitidæ* ou

Mésites, *Megapodiidæ* ou Mégapodes, *Rollulidae* ou Roulrouls, *Numididæ* ou Pintades). — 2e Tribu : GALLINACEÆ ou Gallinacés proprement dits (*Meleagridæ* ou Dindons, *Cracidæ* ou Hoccos, *Penelopidæ* ou Pénélopes, *Pavonidæ* ou Paons, *Phasianidæ* ou Faisans, *Thinocoridæ* ou Thinocores, *Pteroclidæ* ou Gangas, *Tetraonidæ* ou Tétras, *Perdicidæ* ou Perdrix, *Crypturidæ* ou Tinamous).

2e Ordre (10e de la série) : GRALLÆ. 1re Tribu : CURSORES (*Otidæ* ou Outardes, *Charadriidæ* ou Pluviers, *Glareolidæ* ou Glaréoles, *Hæmatapodidæ* ou Huîtriers, *Recurvirostridæ* ou Avocettes, *Phalaropodidæ* ou Phalaropes, *Scolopacidæ* ou Bécasses). — 2e Tribu : ALECTORIDES (*Parridæ* ou Jacanas, *Rallidæ* ou Râles).

3e Ordre (11e de la série) : ANSERES ou *Natatores* (*Anatidæ* ou Canards, *Mergidæ* ou Harles).

4e Ordre (12e de la série) : STRUTHIONES ou *Rudipennes* (*Struthionidæ* ou Autruches, *Dinornithidæ* ou Moas, *Apterygidæ* ou Aptéryx).

Dans le système proposé par le prince Ch. Bonaparte les affinités naturelles de certaines familles ornithologiques se trouvaient beaucoup mieux respectées que dans la classification de G. Cuvier ; la distinction entre les *Altrices* et les *Præcoces* et la création particulière d'un ordre des *Struthiones* constituaient déjà à elles seules de grands progrès ; mais, lorsqu'il groupait ainsi les oiseaux, le prince Bonaparte, comme la plupart de ses devanciers et comme quelques-uns de ses successeurs, obéissait à une sorte d'intuition ; il ne s'occupait pour ainsi dire que de l'extérieur de l'oiseau qu'il connaissait admirablement et laissait en grande partie hors de considération les détails de la charpente osseuse. Cependant dès 1815 de Blainville, pénétré du principe que les classifications zoologiques doivent s'appuyer sur des caractères tirés de l'anatomie, avait recherché s'il n'existerait pas, dans l'appareil sternal des oiseaux et dans ses annexes, des modifications de structure dont on pourrait tirer parti pour établir un certain nombre de familles naturelles ; mais il n'avait pas tardé à renoncer à cette tentative. Toutefois il avait engagé un autre naturaliste, M. Lherminier, à marcher dans cette voie, et en 1827 ce dernier savant publiait dans les *Mémoires de la Société linnéenne de Paris* ses recherches sur l'appareil sternal des oiseaux. Dans ce travail l'auteur arrivait à cette conclusion que d'après la conformation de leur sternum les oiseaux se divisent naturellement en deux grandes catégories : les Autruches et les Casoars d'une part, et tous les représentants de la classe des oiseaux d'autre part : ainsi se trouvait vérifiée l'opinion exprimée précédemment par Merrem, qui avait partagé les oiseaux en *Aves carinatæ* et *Aves ratitæ*. Ces résultats si intéressants, dont G. Cuvier ne tint cependant aucun compte dans la deuxième édition du *Règne animal*, furent reproduits plus tard et appuyés sur de nouvelles observations par M. Lherminier qui publia, en 1856, un deuxième mémoire sur les caractères que l'on peut tirer du sternum des oiseaux ; enfin ils furent contrôlés par M. le professeur E. Blanchard qui fit, en 1858, une étude comparative non-seulement du sternum, mais encore d'autres parties du squelette chez un grand nombre d'oiseaux.

M. Blanchard répartit les oiseaux en deux groupes d'ordre supérieur : les *Tropidosterniens* correspondant aux *Aves carinatæ* de Merrem, c'est-à-dire aux oiseaux ordinaires, et les *Homalosterniens* correspondant aux *Aves ratitæ*, c'est-à-dire aux Autruches, aux Casoars, aux Aptéryx, que l'on désigne parfois aussi sous le nom d'*Oiseaux coureurs*. Il reconnut que les Balbuzards ou *Pandiones* s'écartaient à plusieurs égards des Falconiens ou Rapaces typiques, tandis que les Caracaras (*Polyborus*) s'en rapprochaient beaucoup plus que des Vautours, avec lesquels on les rangeait d'ordinaire. Il signala les particularités si remarquables de l'organisation du Serpentaire, ce Rapace à pattes d'Échassier; il distingua les Gypaètes des Aigles et des Vautours européens, et il montra que les Vautours américains différaient considérablement de ceux de nos contrées. Après avoir défini les groupes des Strigidés ou Chouettes et des Psittacidés ou Perroquets, il crut devoir restreindre sensiblement le groupe des Passereaux en retirant les Martinets, les Engoulevents, les Colious, les Rolliers, les Colibris, les Huppes, les Guêpiers, les Momots, les Martins-Pêcheurs et les Calaos. Il fit voir que, comme le prince Ch. Bonaparte l'avait pressenti avec sa justesse de coup d'œil habituelle, les Martinets n'ont aucun rapport avec les Hirondelles, auxquelles ils ressemblent extérieurement, mais qu'ils comptent parmi leurs proches parents les Engoulevents et les Oiseaux-Mouches. M. Blanchard assigna aux Huppes une place tout à fait à part, et considéra également les Martins-Pêcheurs comme constituant un groupe distinct. Il reconnut certains points de contact, sous le rapport de la structure du sternum, entre ces Martins-Pêcheurs et les Todiers, qui à leur tour se relient aux Jacamars et aux Barbus. Les Pics, tout en formant un groupe naturel, lui parurent d'une part offrir quelque analogie avec les Barbus et les Toucans, de l'autre pouvoir être subdivisés en trois types secondaires : Pics, Torcols et Picumnes. Enfin les Touracos ou Musophages, les Couroucous, les Rolliers, les Coucous, les Calaos, furent rangés par M. Blanchard dans cinq groupes dont les trois premiers sont bien circonscrits, tandis que les deux derniers se touchent par certains côtés.

En 1867, M. Thomas Huxley, le célèbre professeur et anatomiste anglais, proposa à son tour une classification toute nouvelle fondée principalement sur l'étude des os de la tête, et fit ressortir les affinités que les Oiseaux présentent avec les Reptiles. On ne peut, dit-il, considérer cependant les Oiseaux comme des Reptiles modifiés, et on doit plutôt admettre que ces deux types de Vertébrés sont issus d'un même type ancestral. Ils ont conservé un certain nombre de caractères communs qui les distinguent des Mammifères : ainsi leur corps n'est jamais recouvert de poils, les centres de leurs vertèbres sont dépourvus d'épiphyses, leur crâne n'a qu'un seul condyle occipital, leur mandibule inférieure est suspendue au crâne sur un os carré et peut être décomposée en quatre ou même six pièces primitives, leur cerveau manque de corps calleux, leur cœur est souvent surmonté de deux arcs aortiques, et, quand il ne subsiste qu'un seul arc, c'est toujours celui de droite, leur sang renferme des corpuscules ovales et nucléolés, les cavités de leur thorax et de leur abdomen ne sont jamais séparées par un diaphragme complet; chez eux, l'allantoïde, qui est très-vasculaire et très-développée, enveloppe l'embryon, mais ne porte pas de villosités qui établissent avec la mère des connexions placentaires; enfin il n'y a jamais de tissus de glandes mammaires.

M. Huxley propose donc de réunir dans un groupe primaire les Oiseaux et les Reptiles sous le nom de SAUROPSIDÆ. Puis il assigne aux Oiseaux, pour les différencier des Reptiles, les caractères suivants : les Oiseaux, dit-il, ont le corps revêtu de plumes, c'est-à-dire d'appendices épidermiques développés dans des capsules du derme; quelques-unes de leurs premières vertèbres ont leurs centres pourvus de surfaces articulaires cylindroïdes; les vertèbres dont les trous intervertébraux sont traversés par les racines du plexus sacré ne sont jamais munies comme chez les Reptiles actuels d'appendices costiformes; toutes les côtes sternales s'attachent à la portion élargie du sternum située immédiatement audessous des articulations coracoïdiennes; les ischions ne se soudent jamais en une symphyse médiane, et sont, de même que les pubis, dirigés en arrière, parallèlement à la colonne vertébrale; une partie du tarse s'unit au deuxième, troisième et quatrième métatarsien pour constituer un *canon* ou tarso-métatarsien; le métatarsien du pouce est toujours plus court que celui des autres doigts; les Oiseaux ont d'ailleurs le sang chaud, une valvule musculaire dans le ventricule droit, une seule crosse aortique et des organes respiratoires modifiés d'une façon remarquable.

Dans la classe des Oiseaux, ainsi caractérisée, M. Huxley reconnaît trois sous-classes : les SAURURÆ, les RATITÆ et les CARINATÆ.

I. Les SAURURÆ ont des métacarpiens bien développés et distincts les uns des autres; ils possèdent des vertèbres caudales si grandes et si nombreuses que la portion de la colonne vertébrale afférente à la queue est plus longue que la portion afférente au corps, tandis que, chez tous les autres oiseaux, la queue est toujours plus courte que le corps. Ce groupe remarquable a pour type une espèce fossile, l'*Archeopteryx*, et ne compte plus un seul représentant dans la nature actuelle.

II. Les RATITÆ, groupe établi antérieurement par Merrem en faveur des *Struthioniens* des anciens auteurs, présentent les particularités suivantes : leur sternum n'a point de bréchet, leur omoplate point d'acromion, leur coracoïdien point de processus claviculaire; les extrémités postérieures des palatins et les extrémités antérieures des ptérygoïdiens sont très-incomplètes, la tête supérieure de l'os carré n'est pas divisée en deux facettes distinctes; les plumes ont des barbes lâches, séparées et décomposées, le larynx inférieur manque, mais il existe des rudiments de diaphragme.

Parmi ces *Ratitæ*, on peut distinguer cinq types principaux : 1° *Struthio* ou Autruche d'Afrique; 2° *Rhea* ou Nandous d'Amérique; 3° *Casuarius* et *Dromaius* ou Casoars et Emeu de la Papouasie et de l'Australie; 4° *Dinornis* ou Struthioniens gigantesques et actuellement éteints, qui vivaient autrefois à la Nouvelle-Zélande; 5° *Apteryx* ou Struthioniens de petite taille qui se trouvent encore dans la même contrée.

III. Les CARINATÆ de Merrem comprennent tous les oiseaux de la faune contemporaine qui ne sont pas des Struthioniens. Ils ont le sternum caréné, l'omoplate munie d'un acromion et dessinant un angle plus ou moins obtus avec le coracoïdien du même côté, et la clavicule plus ou moins forte, mais toujours distincte.

D'après la disposition des os qui entrent dans la constitution du palais, M. Huxley subdivise cet ordre des *Carinatæ* en quatre ordres : *Dromæognathes*, *Schizognathes*, *Desmognathes* et *Ægithognathes*.

Le premier ordre ne comprend que les Tinamous, oiseaux américains que l'on a souvent mis parmi les Gallinacés, mais qui, tout en ayant le sternum caréné, ressemblent aux Struthioniens et particulièrement aux Emeus par la structure de leur vomer et de leurs maxillo-palatins.

Le deuxième ordre, celui des *Schizognathes*, correspond à une partie des *Gallinacés*, des *Échassiers* et des *Palmipèdes* de G. Cuvier. M. Huxley leur assigne comme caractères communs : un vomer toujours terminé en pointe en avant et embrassant en arrière le rostre basisphénoïdal, entre les palatins; des maxillo-palatins allongés et lamelleux, passant au-dessus des processus antérieurs des palatins, auxquels ils se rattachent, et se recourbant ensuite en arrière, le long du bord interne des palatins, de manière à laisser une fente plus ou moins large entre eux et le vomer, auquel ils ne sont jamais réunis.

Parmi ces Schizognathes (de σχίζω, je fends, et γνάθος, mâchoire), M. Huxley distingue six groupes :

1° Les *Charadriomorphæ* (Pluviers, Bécasses, Bécasseaux, Chevaliers, Échasses, Avocettes, etc.);

2° Les *Geranomorphæ* (Grues, etc.);

3° Les *Cecomorphæ* (Mouettes, Sternes, Puffins, Plongeons, etc.);

4° Les *Sheniscomorphæ* (Pingouins, Sphénisques, etc.);

5° Les *Alectoromorphæ* (Cailles, Faisans, Gangas, Mégapodes et Hoccos);

6° Les *Peristeromorphæ* ou Pigeons.

Les *Desmognathes* (de δεσμός, lien, et γνάθος) renferment une partie des *Échassiers* et des *Palmipèdes* de G. Cuvier, plus les *Rapaces*, les *Grimpeurs*, tous les *Passereaux syndactyles* et la plupart des *Passereaux fissirostres* du même auteur. Ils ont le vomer rudimentaire ou complétement atrophié, les maxillo-palatins soudés directement sur la ligne médiane ou réunis indirectement par l'ossification du septum nasal. Ils se partagent en sept groupes, savoir :

1° Les *Chenomorphæ* (Oies et Canards) ;

2° Les *Amphimorphæ* (Flammants) ;

3° Les *Pelargomorphæ* (Cigognes, Hérons, Ibis et Spatules) ;

4° Les *Dysporomorphæ*, répondant aux *Stéganopodes* d'Illiger (Pélicans, Fous, Frégates, etc.);

5° Les *Aetomorphæ* ou *Rapaces* (Aigles, Vautours, Faucons, Sarcorhamphes, Chouettes, etc.) ;

6° Les *Psittacomorphæ* ou Perroquets ;

7° Les *Coccygomorphæ*, que M. Huxley subdivise de nouveau en quatre groupes secondaires, de la manière suivante :

a. Premier doigt dirigé en avant, comme les autres : *Coliidae* (Colious).

b. Premier doigt dirigé accidentellement ou constamment en arrière, de même que le premier doigt (*Coccygomorphæ* proprement dits) : *Musophagidæ* (Musophages) ; *Cuculidæ* (Coucous) ; *Bucconidæ* (Barbus) ; *Rhamphastidæ* (Toucans) ; *Capitonidæ* (Barbus américains) ; *Galbulidæ* (Jacamars).

c. Deuxième, troisième et quatrième doigts dirigés en avant, premier doigt dirigé en arrière : *Alcedinidæ* (Martins-Pêcheurs) ; *Bucerotidæ* (Calaos) ; *Upupidæ* (Huppes) ; *Meropidæ* (Guêpiers) ; *Momotidæ* (Momots) ; *Coraciadæ* (Rolliers).

d. Premier et deuxième doigts dirigés constamment en arrière, troisième et quatrième doigts dirigés en avant : *Trogonidæ* (Couroucous).

Sous le nom de *Celeormorphæ*, M. Huxley mentionne ensuite la famille des Picidés (Pics et Torcols), à laquelle il ne sait trop, dit-il, quelle place assigner dans sa classification. Ces oiseaux en effet s'éloignent des Desmognathes, mais ils offrent une structure plus simple, plus dégradée que les Ægithognathes. En résumé, M. Huxley paraît disposé à les rattacher plutôt à ce dernier ordre, en constatant chez eux certaines tendances vers les *Coccygomorphæ*.

Les autres Ægithognathes (de αἴγιθος et γνάθος) ont le vomer large, tronqué en avant et fendu profondément en arrière, de manière à embrasser le reste du sphénoïde, les palatins prolongés aux angles postéro-externes, les maxillo-palatins grêles à l'origine et s'étendant obliquement en dedans et en arrière, par-dessus les palatins, pour se terminer par deux extrémités élargies qui restent indépendantes l'une de l'autre et ne s'unissent pas davantage au vomer. En outre, chez les Ægithognathes, la portion antérieure du septum nasal est fréquemment ossifiée. Cet ordre est subdivisé par M. Huxley en :

1° *Cypselomorphæ* (*Trochilidés* ou Oiseaux-Mouches, *Cypselidés* ou Martinets et *Caprimulgidés* ou Engoulevents).

2° *Coracomorphæ*, correspondant à la majeure partie des *Passereaux* de Linné et de Cuvier et à la totalité des *Volucres* de Sundwall.

Telle est en résumé la classification qui a été proposée par M. Huxley et qui a été adoptée par un grand nombre d'ornithologistes et spécialement par les ornithologistes anglais. Cette méthode est en effet beaucoup plus rationnelle que celles qui étaient employées précédemment, puisqu'elle s'appuie non plus sur des caractères extérieurs, mais sur des particularités de la structure intime de l'oiseau. Mais par cela même elle est souvent d'une application moins facile que les classifications anciennes. En effet, supposons qu'il s'agisse d'assigner une place à une espèce d'oiseau récemment découverte, et dont on ne possède que la dépouille : le naturaliste chargé de ce soin pourra se trouver singulièrement embarrassé, car il n'aura pas la possibilité de reconnaître positivement par l'examen des os du palais à quel groupe secondaire appartient l'espèce qu'il a sous les yeux. En d'autres termes, pour classer une espèce d'après la méthode de M. Huxley, il est nécessaire d'avoir entre les mains des spécimens frais et en chair, et de pouvoir en faire la dissection. Peut-être aussi dans certains cas M. Huxley, en se servant un peu trop exclusivement des caractères tirés de la structure du palais, a-t-il été conduit à faire des rapprochements forcés, qui sont démentis par d'autres parties du squelette.

Pour remédier à ces divers inconvénients, quelques ornithologistes ont essayé de modifier légèrement la classification précitée en combinant certains traits tirés de l'aspect extérieur ou des mœurs de l'oiseau avec des caractères tirés de la conformation de la charpente osseuse ; d'autres naturalistes au contraire ont cru devoir conserver la plupart des groupes principaux délimités par G. Cuvier, en en modifiant la distribution intérieure, en éloignant l'une et l'autre des familles qui avaient été indûment rapprochées, en réunissant d'autres familles dont les affinités avaient été méconnues. C'est, par exemple, ce qu'a fait M. G. R. Gray dans son *Catalogue général des Oiseaux* (*Handlist of Birds*), publié il y a une dizaine d'années. Mais il faut bien avouer que jusqu'ici, en dépit de tous les efforts qui ont été faits dans ce sens, on ne possède pas encore une classification des oiseaux qui soit d'un usage pratique, tout en reposant sur des caractères d'une valeur incontestable.

E. OUSTALET.

BIBLIOGRAPHIE. — G. CUVIER. *Leçons d'anatomie comparée*, 1800-1805. — TIEDEMANN. *Anatomie und Naturgeschichte der Vögel*. Heidelberg, 1810-14. — PANDER. *Beiträge zur Entwickelungsgeschichte des Hühnchens im Eie*. Wurzburg, 1817. — BARKOW. *Anatomisch-physiologische Untersuchungen*. In *Meckel's Archiv*, 1829-1830. — OWEN. Art. *Aves* in *Cyclopædia of Anatomy*, t. I, Londres, 1835. — C.-E. VON BAER. *Entwickelungsgeschichte der Thiere*, 1829-1839 — ERDL. *Entwickelungsgeschichte des Menschen und des Hühnchens im Eie*.

Leipzig, 1845-46. — H. Strauss-Durckeim. *Traité d'anatomie comparative*, 1845. — Sappey. *Recherches sur l'appareil respiratoire des oiseaux*, 1847. — Remak. *Untersuchungen über die Entwickelung der Wirbelthiere*. Berlin, 1850-55. — Jobert. *Études d'anatomie comparée sur les organes du toucher chez divers Mammifères, Oiseaux, Poissons et Insectes*, 1872. — Kölliker. *Entwickelungsgeschichte des Menschen und des höhern Thiere*. Leipzig, 1876. — Forster et Balfour. *Eléments d'embryologie*. Paris, 1877, t. I. — H. Milne Edwards. *Leçons sur l'anatomie et la physiologie*, 1880.

P. Belon. *Histoire naturelle des oiseaux*, 1553. — Brisson. *Ornithologie*, 1770. — Buffon. *Histoire naturelle, Oiseaux*, 1749-1789. — Linné. *Systema naturæ*, 1766, et éd. Gmelin, 1788. — G. Cuvier. *Règne animal*, 1re éd., 1817; 2e éd., 1829. — Merrem. *Tentamen systematis naturalis avium*. In *Abhandlungen der königlichen Akademie der Wissenschaften zu Berlin*, 1816, t. IV. — Lesson. *Manuel d'ornithologie*, 1828, et *Traité d'ornithologie*, 1831. Bonnaterre et Vieillot. *Ornithologie*. In *Encyclopédie méthodique*. — J. Sundwall. *Ornithologiskt System*. In *Kongl. Vetensk. Akad. Handlingar*, 1835. — Lherminier. *Recherches sur la marche de l'ossification dans le sternum des oiseaux*. In *Annales des sciences naturelles*, 1836, t. VI. — Ch. Bonaparte. *Conspectus avium*, 1850-1857; *Conspectus systematis ornithologiæ*, 1854. — E. Blanchard. *Caractères ostéologiques des oiseaux*. In *Ann. des sc. nat.*, 1859, 4e série, t. XI. — Huxley. *On the Classification of Birds*. In *Proceedings of the Zoological Society*, 1867. — A. Milne Edwards. *Recherches anatomiques et paléontologiques pour servir à l'histoire des oiseaux fossiles de la France*, 1867. — O. des Murs. *Traité général d'oologie*. Paris, 1860. — Thienemann. *Fortplanzungsgeschichte der gesammten Vögel*. — Schlegel. *Musée des Pays-Bas*, 1860-1873. — G. R. Gray. *Handlist of Birds*, 1869-1871. — Sclater et Salvin. *Nomenclator avium neotropicalium*. — J. Cabanis. *Journal für Ornithologie*, 1853-1880. — Sclater et Newton. *The Ibis, a Magazine of General Ornithology*, 1859-1880. — Giebel. *Thesaurus ornithologiæ*, 1872-1875, etc., etc. E. O.

A. **Oiseaux de proie.** Comme nous avons eu l'occasion de le rappeler dans l'article précédent (*voy.* le mot Oiseaux), la classification ornithologique établie par G. Cuvier dans son *Règne animal* a subi, dans le cours de ces dernières années, de nombreux remaniements; mais au milieu de tous ces changements les limites du groupe des *Oiseaux de proie* n'ont pas été sensiblement altérées. Un grand nombre d'espèces nouvelles sont venues, il est vrai, prendre place dans cette subdivision qui, à l'heure actuelle, ne comprend pas moins de 380 espèces, mais ces formes, pour la plupart, ont pu être rapportées à des familles ou à des genres précédemment établis, et les seules modifications réellement importantes que l'on ait à citer, c'est d'une part la distinction des Balbuzards et des Aigles pêcheurs, de l'autre la séparation nette entre les Vautours américains et les Vautours européens.

Les Oiseaux de proie, qu'on appelle aussi les *Rapaces* ou les *Accipitres*, diffèrent souvent beaucoup les uns des autres par l'aspect extérieur, mais présentent au fond une remarquable uniformité de type.

Chez tous les représentants de cet ordre, le crâne est faiblement développé d'avant en arrière, mais fortement dilaté dans le sens transversal, et le sinciput est très-élevé au-dessus de la région occipitale. La boîte osseuse s'arrondit postérieurement, et sa largeur en arrière des yeux est encore accrue par le prolongement du bord de l'orbite. Celle-ci est fort grande et séparée de sa congénère par une cloison en majeure partie ossifiée. L'espace interorbitaire est large et aplati et les os lacrymaux sont très-développés. Le bec est très-robuste, mais la mandibule supérieure est tantôt soudée assez intimement au crâne, tantôt articulée à la région frontale par une sorte de charnière transversale. Les fosses nasales sont ovalaires ou arrondies, dirigées dans le sens de l'axe du bec, ou bien inclinées ou même verticales; parfois aussi elles communiquent largement entre elles. Le sternum est large, surtout dans sa partie inférieure, qui est limitée d'ordinaire par un bord entier, droit ou arrondi, mais qui présente quelquefois, au-dessus de ce bord, une paire de fenêtres latérales. L'os furculaire est souvent très-élargi et affecte la forme d'un U à branches très-écartées. Les coracoïdiens sont trapus et remarquables par leur force ; l'humérus, légèrement tordu sur lui-même, est pourvu d'une crête saillante pour l'insertion du muscle grand pectoral, et se montre d'autant plus développé dans le sens de l'axe que l'oiseau est meilleur voilier. Il en est de même du radius et du cubitus. Quant aux métacarpiens, ils sont séparés l'un de l'autre par un espace considérable.

Le bassin ressemble un peu à celui des Échassiers, mais il est long, étroit, fortement déclive en arrière et très-élevé au niveau du bord supérieur des cavités cotyloïdes. La portion postcotyloïdienne est toujours moins longue que la portion antérieure et les gouttières vertébrales sont complétement ou presque complétement couvertes par une expansion osseuse qui naît des os iliaques. Le fémur est épais, mais percé vers le haut d'un grand trou pneumatique ; il est fortement arqué en avant et recourbé en arrière à son extrémité inférieure. Le tibia se distingue assez facilement de celui des autres oiseaux, mais il est néanmoins sujet à d'assez grandes variations d'un groupe de Rapaces à un autre groupe : il est robuste et légèrement arqué chez les Aigles, court et large chez les Milans, etc. Chez les Rapaces diurnes, il présente toujours, au-dessus des condyles inférieurs, un pont osseux situé en travers de la gouttière dans laquelle glisse le tendon de l'extenseur des doigts ; parfois même, comme chez les Faucons, ce pont se rattache à un autre pont situé du côté interne, tandis que chez les Rapaces nocturnes, chez les Chouettes, par exemple, la gouttière tendineuse est à découvert. Enfin le tarso-métatarsien ou *os canon* est presque toujours notablement plus court que le tibia; mais chez les Spizaètes il s'allonge considérablement. Chez les Rapaces diurnes typiques, tels que les Faucons, le corps de l'os est en outre légèrement rétréci et la crête interne du talon occupe presque toute la ligne médiane et se continue, sur la face postérieure, par une crête qui se dirige obliquement du côté du pouce. La face antérieure du canon est creusée d'une large gouttière pour l'extenseur commun des doigts, et parfois, comme chez les Balbuzards et les Chouettes, cette gouttière est recouverte d'un pont osseux. Notons encore que les extrémités inférieures des poulies digitales arrivent tantôt à peu près au même niveau, tantôt à des hauteurs inégales, et que parfois la poulie externe est rejetée fortement sur le côté et un peu en arrière.

Par leur aspect extérieur, les Rapaces ne sont pas moins faciles à reconnaître. Ils ont le bec court, robuste, épais à la base, fortement recourbé en dessus, la portion terminale de l'arête supérieure, de ce qu'on appelle le *culmen*, tombant verticalement. Les pattes sont robustes et se terminent par des doigts souples et nerveux, par des *serres* armées d'ongles prismatiques, recourbés, pointus et susceptibles d'être ramenés contre la face inférieure des doigts. L'ongle du pouce est presque toujours plus fort et plus recourbé que les autres.

Parmi les Rapaces, les uns ont la face épanouie, aplatie en une sorte de disque, les yeux dirigés presque antérieurement par suite de la disposition des fosses orbitaires, le plumage touffu, duveteux et doux au toucher, les narines légèrement cachées sous des soies roides, et le doigt externe un peu réversible. Ce sont les Striges ou Rapaces nocturnes.

D'autres n'ont point de disque facial, leur plumage est compacte ; leurs yeux sont latéraux et leurs narines généralement à découvert. Ce sont les Accipitres proprement dits ou Rapaces diurnes.

Les Rapaces diurnes peuvent être immédiatement subdivisés en trois groupes tertiaires comprenant, le premier le Secrétaire, le second les Condors et les Cathartes, le troisième enfin tout le reste des Rapaces diurnes.

Chez le Secrétaire, ce grand oiseau qui a les allures d'un Échassier et qui a été mis longtemps à côté des Hérons et des Cigognes, l'os du pied, tout en acquérant une longueur beaucoup plus considérable que chez les autres Rapaces, conserve néanmoins les caractères propres aux Oiseaux de ce dernier groupe, tandis que le sternum rappelle celui des Échassiers et en particulier celui des Cigognes. Ce bouclier osseux est en effet fortement bombé transversalement et pourvu d'un bréchet très-saillant qui se prolonge, comme chez les Sarcorhamphes, jusqu'au bord postérieur, au lieu de se terminer, comme chez les autres Rapaces, à une faible distance de ce bord. Les côtés du sternum, après être restés parallèles sur une grande longueur, dessinent une sinuosité, puis se rapprochent brusquement, de sorte que le bouclier se termine en arrière par une pointe assez aiguë ; enfin la surface est marquée de lignes saillantes qui vont du point d'attache de l'os coracoïdien au tiers supérieur du bréchet et qui limitent l'espace peu considérable réservé au muscle pectoral profond. Nous ne nous étendrons pas davantage sur le Secrétaire, auquel une petite notice particulière est d'ailleurs consacrée (*voy.* le mot Secrétaire), mais nous demanderons la permission de faire ici une correction à cet article spécial. Il résulte en effet de ce que nous venons de dire que le Secrétaire ne peut pas rentrer dans la famille des Vulturidés, comme l'avaient cru MM. Chenu, Verreaux et des Murs, et comme nous l'avions nous-même indiqué, et qu'il ne peut pas davantage être rangé parmi les Falconidés, comme M. Sharpe l'avait pensé. Cet oiseau si étrange doit certainement devenir le type d'un groupe primaire des Accipitres. Quant aux affinités qu'il semblait avoir avec les Caracaras, elles sont décidément tout extérieures. D'après des observations récentes, les Caracaras paraissent se rapprocher beaucoup plus des vrais Faucons que des Vautours, et les Cariamas qui, par leur extérieur, ressemblent beaucoup au Secrétaire, doivent très-probablement être maintenus parmi les Échassiers, d'où M. Sharpe avait cru devoir les retirer.

Presque toujours dans les classifications ornithologiques les Sarcorhamphes (Condors et Cathartes) ont été considérés comme une simple subdivision, une sous-famille des Vulturidés, chez laquelle les narines communiquent largement entre elles et ne sont jamais séparées par une cloison osseuse comme chez les Vautours de l'Ancien Monde. Mais ce caractère n'est pas le seul qui distingue les Sarcorhamphes. Le tarso-métatarsien est construit sur un plan spécial ; il est comprimé d'avant en arrière et creusé vers le haut d'une large gouttière bordée par deux lèvres également saillantes ; en outre le talon, qui, chez les autres Rapaces, chez les Balbuzards, les Aigles, les Gypaètes, etc., présente des crêtes très-accusées, n'offre ici qu'une saillie peu considérable. Le tibia n'est pas moins remarquable ; il est comprimé à son extrémité inférieure, et le condyle externe est plus large que le condyle interne, dont il est séparé par une gorge assez étroite. Mais c'est surtout le sternum qui offre des particularités dignes d'attention. Ce bouclier osseux qui, chez les Aigles, est fortement bombé, est aplati chez les Sarcorhamphes, et à sa surface deux lignes saillantes, partant des angles latéraux et supérieurs, descendent en convergeant vers l'extrémité du bréchet. Ces lignes limitent l'insertion du muscle pectoral profond auquel est ainsi réservé, à la surface du sternum, plus d'espace qu'au muscle grand pectoral. Le bréchet qui, chez les Aigles, chez les Gypaètes et même chez les Vautours de l'Ancien Continent, ne s'étend pas sur toute la longueur du sternum, arrive ici jusqu'au bord postérieur qui est entouré de chaque côté par une ou deux échancrures. Enfin il y a aussi dans la tête osseuse certains traits qui méritent d'être signalés : ainsi les branches de la mâchoire inférieure sont très-rapprochées postérieurement et les trous nasaux sont dirigés longitudinalement comme chez les Gallinacés.

Chez les Vautours de l'Ancien Continent, comme chez les Sarcorhamphes, la tête est généralement dénudée ou couverte seulement d'une sorte de duvet, mais les narines sont séparées, comme chez les Aigles et les Faucons, par une cloison verticale. Le bec et les serres sont faibles et ne peuvent guère, malgré leurs dimensions, être considérés comme des armes offensives. L'os du pied est court et très-élargi, mais n'offre pas de saillies aussi proéminentes que chez les Aquilidés et les Falconidés ; le tibia est à peu près conformé comme chez ces derniers oiseaux, mais présente toutefois une gorge intercondylienne plus large ; le sternum au contraire est de forme toute particulière ; il est fortement bombé et très-allongé ; sa crête médiane, peu saillante, n'atteint pas le bord postérieur qui n'est pas échancré, mais simplement surmonté de deux fenêtres ovalaires.

On voit par là que, si les Sarcorhamphes méritent à tous égards d'être placés dans un groupe tertiaire égal par la valeur à celui qui a été créé pour le Secrétaire ou à celui qui renferme tous les autres Rapaces, les Vautours de l'Ancien Monde ont seulement le droit de constituer une famille ou une tribu placée à côté des Aigles et des Faucons, et dans le même groupe tertiaire. En d'autres termes, les Sarcorhamphes sont des *Accipitres aberrants*, les Vautours de l'Ancien Monde des *Accipitres vrais*. Ces réserves faites et la confusion nous paraissant désormais impossible, nous ne voyons aucun inconvénient à donner sous la rubrique Vautour (*voy.* ce mot) des détails complémentaires sur les Sarcorhamphes et les Vautours proprement dits.

Par leur doigt externe un peu réversible, les Balbuzards ou *Pandiones* manifestent déjà certaines tendances vers les Rapaces nocturnes. Ils ont d'ailleurs le tarso-métatarsien court et trapu comme celui des Chouettes et chez eux la gouttière où passe l'extenseur commun des doigts vient s'engager sous un pont osseux très-large et très-arqué, caractère qu'on ne retrouve chez aucun autre Rapace diurne, mais qui existe chez les Rapaces nocturnes, tels que le Grand-Duc, le Harfang, etc. Les crêtes du talon se réunissent en outre, sur la face postérieure, de manière à clore complétement la gouttière tendineuse. Toutefois M. A. Milne Edwards a fait remarquer que les Buses Bondrées manifestent déjà une tendance vers cette forme. Les trochées digitales, très-rapprochées et recourbées au bord postérieur, ressemblent beaucoup à celles des Oiseaux de proie nocturnes. Le tibia, qui fournit en général de très-bons caractères sur la classification des oiseaux, montre aussi diverses particularités de structure : les deux condyles qui le terminent inférieurement sont en effet séparés par une gorge beaucoup plus profonde que chez tous les autres Rapaces diurnes ; mais on trouve d'ailleurs, comme chez ceux-ci, un pont jeté en travers de la gouttière tendineuse, pont qui fait constamment défaut chez les Rapaces nocturnes.

Dans la conformation de leur sternum, les Balbuzards ne présentent pas à beaucoup près des caractères aussi tranchés : ils se rapprochent même à cet égard des Buses Bondrées, mais les particularités qu'ils offrent dans la structure de leur membre postérieur suffisent largement pour leur assigner une place à part dans le groupe des Accipitres vrais. Dans la nature actuelle, ces Balbuzards ne comptent qu'un seul genre, le genre *Pandion*, et même probablement qu'une seule espèce, le Balbuzard fluviatile (*Pandion haliætus*), car le Balbuzard à tête blanche (*Pandion leucocephalus* Gould) mérite tout au plus d'être considéré comme une race. Si l'on réunit ces deux formes, on peut dire que le Balbuzard est un oiseau cosmopolite. Il se tient dans le voisinage des étangs et des rivières et se nourrit de poissons qu'il pêche avec beaucoup d'adresse.

Après avoir retranché encore des Accipitres proprement dits les Balbuzards pour les mettre dans un groupe à part, il reste une série d'oiseaux qui se ressemblent beaucoup par la structure intime, mais qui peuvent être reportés, pour la commodité de l'étude, en un certain nombre de groupes moins importants établis sur des caractères extérieurs et sur des différences de mœurs. Ces familles peuvent être désignées sous les noms de : 1° *Falconidés;* 2° *Polyboridés;* 3° *Milvidés;* 4° *Circidés;* 5° *Polyboroïdidés;* 6° *Asturidés;* 7° *Buteonidés;* 8° *Thrasaëtidés;* 9° *Circaëtidés;* 10° *Aquilidés;* 11° *Gypaëtidés* et 12° *Vulturidés*.

Deux petits articles étant déjà consacrés aux Falconidés (*voy.* les mots FAUCON et FALCONIDÉS), nous passerons rapidement sur cette première famille dont tous les représentants se reconnaissent facilement à leurs ailes pointues, à leur bec court, brusquement courbé et muni d'une ou même de deux dents de chaque côté de la mandibule supérieure, et à leurs pattes robustes terminées par des serres puissantes. A côté du genre *Falco* proprement dit ayant pour type le Faucon pèlerin se placent dans ce groupe les genres *Hierofalco* (Gerfauts), *Cerchneis* (Cresserelles), *Hieracidea* (Faucons australiens), *Harpagus* (Faucons diodons), *Poliohierax* et *Microhierax* (Faucons nains).

Les Polyboridés (Caracaras et *Ibycter*) ont été pendant longtemps réunis aux Vulturidés, non-seulement parce qu'ils ont quelque chose de la physionomie des Vautours avec leurs joues dénudées, leur bec assez allongé, quoique très-épais, mais encore et surtout parce que, comme les Vautours, ils se repaissent de cadavres. Cependant par l'examen du squelette on n'a pas tardé à se convaincre que ces oiseaux se rapprochent plus du type falconin que du type vulturin. Ils ont d'ailleurs presque toujours, comme les Faucons, les narines arrondies et même pourvues d'un tubercule central, mais leurs ailes sont assez courtes, leur mandibule supérieure est simplement festonnée, sans dents latérales, leurs pattes sont élevées et médiocrement robustes, et leurs doigts antérieurs sont réunis deux à deux à la base par une petite membrane, tandis que chez les Faucons le doigt externe seul est rattaché au doigt médian. Dans cette famille se rangent les deux genres *Polyborus* (Caracaras) et *Ibycter* (Chimachimas et Chimangos), qui ont pour patrie toute l'Amérique du Sud, l'Amérique Centrale et la portion méridionale de l'Amérique du Nord.

Les Milvidés (Milans et Buses Bondrées) ont les ailes allongées, la queue grande et généralement fourchue, le bec dépourvu de dents latérales, les tarses courts, garnis de scutelles en dessus et terminés par des doigts plus faibles et moins longs que ceux des Faucons. La conformation de certaines pièces de leur squelette est en rapport avec le développement que présentent leurs organes de vol : ainsi le sternum est, chez les Milans, plus largement étalé dans sa portion inférieure que chez les Faucons, le bréchet constitue une carène très-saillante, les coracoïdiens sont trapus, la fourchette largement ouverte en forme d'U, à branches aplaties, l'humérus est très-allongé, moins cependant que le radius et le cubitus, qui atteignent des dimensions considérables, la main elle-même est très-effilée et les deux métacarpiens soudés par leurs extrémités égalent près de la moitié de la longueur de l'avant-bras. Le bassin en revanche et les membres inférieurs sont plus faibles que chez les Falconidés; la tête osseuse est plus allongée, non-seulement dans sa portion faciale, mais encore dans sa portion crânienne, l'espace interorbitaire est plus étroit, les fentes nasales sont plus allongées, etc.

Le genre *Milvus* (Milan), qui est répandu sur tout l'Ancien Continent et en Australie, est représenté dans notre pays par deux espèces, le Milan noir et le Milan royal (*Milvus ater* Gm. et *M. regalis* Roux). Moins bien armés que les Faucons, les Milans sont aussi moins courageux; ils ne s'attaquent qu'à des animaux de petite taille, ou vivent en parasites aux dépens d'autres Rapaces. Souvent même ils se contentent de détritus animaux qu'ils vont chercher jusque dans les rues des villes avec une rare impudence. Les Élanoïdes du Brésil, de la Colombie et des États-Unis (genre *Élanoïdes*), les Nauclers (*Nauclerus*) du nord-est de l'Afrique, les Élanions (*Elanus*), qui sont à peu près cosmopolites, les *Gampsonyx* qui vivent aux Antilles, à la Guyane et au Brésil, et qui présentent relativement aux Milans la même infériorité de taille que les *Microhierax* par rapport aux Faucons, les Haliautours (*Haliastur*) de la région indo-australienne, les Ictinies (*Ictinia*) américaines, appartiennent à la même famille que les Milans. Il faut sans doute aussi classer parmi les Milvidés les *Bazas* (*Baza* ou *Lophotes*) qui habitent l'Inde, la Malaisie, la Papouasie, l'Australie et une partie du continent africain, les Leptodons ou Becs-en-croc (*Leptodon* ou *Cymindis*) et les Rosthrames (*Rosthramus*) de l'Amérique centrale et méridionale, les Lophoictinies (*Lophoictinia*) et les Gypoictinies (*Gypoictinia*) d'Australie, les Buses Bondrées (*Pernis*), qui ont cependant les ailes plus courtes que les Milans, la queue moins développée et coupée carrément à l'extrémité, les narines ouvertes en fente linéaire, enfin les Machœrhamphes, dont le bec est largement fendu comme celui d'un Engoulevent, mais dont la charpente osseuse présente des caractères empruntés soit aux Milans, soit aux Bondrées. Le genre *Machœrhamphus* se trouve à Madagascar, sur certains points du continent africain et dans la presqu'île de Malacca, tandis que le genre *Pernis* est répandu sur tout l'Ancien Continent et représenté dans notre pays par une espèce, la Bondrée apivore (*Pernis apivorus* L.), qui se nourrit principalement d'insectes hyménoptères, de reptiles et de petits rongeurs.

Les Circidés (Busards) ont le bec faible et court, avec la mandibule supérieure simplement festonnée, mais recourbée dès la base, la cire très-ample, les narines en partie cachées sous des poils roides, les tarses longs et grêles, les doigts bien moins développés que ceux des Falconidés, mais armés d'ongles aigus, les ailes et la queue relativement assez longues, et la face souvent entourée par un cercle de petites plumes frisées dessinant une sorte de disque analogue à celui des Rapaces nocturnes. La tête osseuse des Circidés est aussi beaucoup plus allongée que celle des Falconidés, dans sa portion crânienne aussi bien que dans sa portion faciale, l'espace interorbitaire est plus étroit, les os lacrymaux sont notablement plus grêles, les vertèbres dorsales moins solidement unies, le sternum est un peu échancré au milieu du bord postérieur, les coracoïdiens sont courts, la fourchette est très-évasée, le radius et le cubitus sont beaucoup moins longs que chez les Milans et à peu près égaux à l'humérus; le bassin, étroit en avant, s'élargit beaucoup en arrière des fosses iliaques, qui sont très-reculées, le fémur est long et mince, le tibia encore plus grêle, le tarso-métatarsien comprimé, creusé sur la face postérieure d'une gouttière à lèvres très-saillantes, mais muni seulement de crêtes calcanéennes faibles, les doigts longs et effilés.

Les Busards sont répandus sur presque toute la surface du globe ; ils manquent toutefois dans l'extrême nord de l'Europe, de l'Asie et de l'Amérique, et dans plusieurs îles de l'Océanie. Ils recherchent les endroits plats et marécageux et font la chasse aux petits mammifères, aux oiseaux, aux reptiles et aux insectes. Le genre Busard proprement dit (*Circus*) est représenté chez nous par plusieurs espèces : le Busard Saint-Martin (*Circus cyaneus* L.), le Busard Montagu (*Circus Montagui* V.), le Busard harpaye (*Circus æruginosus* L.).

Dans la famille des Circidés doivent rentrer encore les *Melierax* ou Autours-chanteurs, et les *Urotriorchis* du continent africain, les *Erythrocnema* et les *Geranospizias* des contrées chaudes du Nouveau Monde, et probablement aussi les *Micrastur* ou Autours nains de la même région, qui manifestent cependant déjà certaines tendances vers la famille des Asturidés.

En revanche le genre *Polyboroïdes*, dont tous les représentants se rencontrent en Afrique et à Madagascar, et présentent, dans leur aspect extérieur, certaines analogies avec les *Melierax*, doit probablement être classé dans une famille à part, celle des Polyboroïdidés. MM. Milne Edwards et Grandidier ont reconnu en effet que ces oiseaux, tout en se plaçant dans le voisinage des Busards, possèdent un assez grand nombre de caractères distinctifs, et n'ont pas d'affinités réelles soit avec le Secrétaire, dont ils ont été rapprochés par un certain nombre d'auteurs, soit avec les Caracaras ou *Polyborus*, comme leur nom tendrait à le faire supposer. La tête osseuse des Polyboroïdes est très-allongée, avec une portion postorbitaire très-développée, des os lacrymaux singulièrement petits, beaucoup plus petits que chez les Circiens, où ils sont déjà bien moins gros que chez les Aigles, les Faucons, les Buses. Chez le Secrétaire les mêmes os lacrymaux acquièrent au contraire des dimensions considérables. L'espace interorbitaire est, chez les Polyboroïdes, plus étroit que chez les Busards ; le cou est un peu plus allongé et composé de quatorze vertèbres au lieu de treize comme chez les Circidés, les Asturidés et la plupart des Oiseaux de proie ; mais les six vertèbres dorsales sont libres comme chez les Busards, au lieu d'être soudées comme chez les Faucons ; les apophyses récurrentes des côtes sont grêles ; le sternum offre des dimensions médiocres, mais il est fortement bombé, arrondi au bord supérieur, excavé au bord postérieur, au-dessus duquel on ne distingue pas de fenêtres, et le bréchet est faiblement proéminent. Le bras étant de même longueur (relative) que chez les Circidés, l'avant-bras et la main sont plus courts, les métacarpiens plus épais. Le bassin ressemble à celui d'un Aigle, le fémur est très-pneumatique et est plus allongé que dans la majorité des Oiseaux à longues pattes, le tibia beaucoup moins robuste que celui du Secrétaire, le tarso-métatarsien diffèrent de celui de tous les Rapaces, et de largeur uniforme, avec les deux crêtes calcanéennes très-rapprochées et formant une gouttière profonde où glisse le tendon des fléchisseurs des doigts. Ceux-ci sont de longueur inégale, et l'externe est bien plus court que l'interne.

Les Polyboroïdes, aussi bien ceux de l'espèce typique (*Polyboroïdes typicus*) que ceux de la variété malgache (*P. var. madagascariensis*), se nourrissent de petits mammifères, de reptiles et d'oiseaux.

Les Autours et les Éperviers, qui constituent la famille des Asturidés, ont le bec presque aussi court, mais plus robuste que celui des Busards, les narines ovales, les doigts souples et déliés, mais toujours puissants, les ailes médiocrement développées et recouvrant seulement, quand elles sont ployées, la moitié environ des pennes caudales, qui sont très-allongées.

Les Autours (genre *Astur*) ont des formes plus lourdes, des tarses plus épais, des doigts plus courts que les Éperviers (genre *Accipiter*) : aussi peuvent-ils s'attaquer à des animaux de taille presque aussi forte que la leur. Dans les beaux temps de la fauconnerie des Autours, convenablement dressés, étaient employés pour chasser les Pigeons ou les Perdrix, tandis que les Éperviers servaient à voler les Cailles et d'autres petits oiseaux. L'Autour des Pigeons (*Astur palumbarius* L.) et l'Épervier vulgaire (*Accipiter nisus* L.) sont très-communs et se reproduisent chaque année dans notre pays.

Les Buses ou Butéonidés se reconnaissent à leur tête volumineuse, à leur bec court, comprimé, largement fendu jusque sous les yeux, à leurs ailes n'atteignant pas ordinairement, quand elles sont ployées, l'extrémité de la queue, dont les pennes sont égales, arrondies et médiocrement allongées, à leur corps trapu, reposant sur des pattes courtes et robustes qui se terminent par des doigts assez épais et munis d'ongles crochus et acérés. Chez les Buses la mandibule supérieure est fortement recourbée et simplement festonnée sur les bords, les narines sont arrondies ou ovales et à découvert, et les tarses un peu emplumés au-dessous de leur articulation avec le tarse sont ordinairement couverts de larges scutelles dans leur portion inférieure.

La tête osseuse des Butéonidés est aussi large, mais un peu plus allongée que celle des Falconidés ; leur sternum, élargi vers le bas, n'est pas échancré au bord postérieur et présente généralement deux petites fenêtres ; le radius et le cubitus sont plus longs que le fémur, les métacarpiens assez grêles, le bassin étroit, le fémur relativement court, le tibia arrondi ; le canon offre, sur sa face postérieure, un sillon largement ouvert, mal délimité du côté interne, mais bordé du côté externe par une lèvre tranchante, et se termine par des poulies digitales disposées suivant un plan légèrement convexe, la poulie externe étant toujours plus courte que la médiane et surtout que l'interne. La phalange du pouce se fait remarquer par sa force extraordinaire ; ensuite vient, sous le rapport des dimensions, la phalange du doigt interne, la phalange médiane étant la plus grêle de toutes. Chez les Faucons, où les serres acquièrent cependant une grande force, il n'existe pas une semblable inégalité entre les doigts, et le pouce n'est guère plus robuste que le doigt médian.

La famille des Butéonidés comprend les genres *Urospizias* (Sharpe), *Tachytriorchis* (Kaup), *Heterospizias* (Sharpe), *Buteo* (Cuv.), *Archibuteo* (Brehm), *Buteola* (Bp.); *Asturina* (V.); *Busarellus* (Lafr.); *Buteogallus* (Less.), et même, suivant M. Sharpe, les genres *Urubitiaga* (Less.); *Harpyhaliaetus* (Lafr.); *Morphnus* (Cuv.) et *Thrasaetus* (V.).

Les genres *Buteo* et *Archibuteo* sont représentés dans notre pays par la Buse vulgaire (*Buteo vulgaris* Leach) et par la Buse pattue (*Archibuteo lagopus* Gm.), les autres sont exotiques, australiens ou américains. Parmi ces derniers le plus remarquable assurément est le genre Harpie, qui renferme une espèce de très-forte taille, aux serres formidables, la Harpie féroce (*Thrasaetus harpyia* L.), et qui se trouve dans une grande partie de l'Amérique méridionale. A ce groupe se rattachent d'assez près, non-seulement par la nature de leur plumage, par l'existence d'une huppe en arrière de la tête et par la force de leurs pattes, mais encore par leur genre de vie, les Aigles huppés ou Spizaètes (*Spizaetus*), les Limnaètes (*Limnaetus*), les Lophoaètes (*Lophoaetus*), les Aigles malais ou *Neopus* et même les Aigles bottés (*Nisaetus*), en un mot, toute une série d'oiseaux qui, à l'exception des derniers, sont étrangers à la faune européenne. Aussi quelques auteurs ont-ils jugé préférable de réunir tous ces genres, ainsi que les genres *Thrasaëtus*, *Morphnus* et *Harpyhaliaetus*, dans une famille distincte de celle des Buses, famille qui portera le nom de Thrasaetidés.

L'Aigle Jean-le-Blanc (*Circaetus gallicus* Gm.) a été considéré à son tour, par M. Gurney, comme le type d'une petite famille, celle des Circaétidés, comprenant, outre les Circaètes (*Circaetus* V.), les genres *Eutriorchis* (Sharpe), *Dryotriorchis* (Shelley), *Spilornis* (Gray), *Butastur* (Hodgs), *Herpetotheres* (V.) et *Helotarsus* (Smith). Le Jean-le-Blanc habite le pourtour du bassin méditerranéen et certaines parties de l'Europe occidentale et centrale. Il rappelle la Buse dans ses allures et se nourrit de petits mammifères, d'oiseaux et surtout de reptiles. L'Aigle Bateleur, type du genre *Helotarsus*, est un Rapace aux formes étranges, que l'on voit assez souvent dans nos ménageries, et qui est revêtu d'une livrée très-riche, noire, gris isabelle et rose vif; son corps trapu présente à peine en arrière un rudiment de queue : de là son nom scientifique d'*Helotarsus ecaudatus*. Quant au nom vulgaire de Bateleur, il fait allusion à une habitude singulière de cet oiseau qui, en volant, se met parfois à exécuter des sortes de culbutes. Les Hélotarses habitent la plus grande partie du continent africain; les *Spilornis* au contraire et les *Butastur* se trouvent dans la région indo-malaise, les *Eutriochis* à Madagascar et les *Dryotriorchis* dans l'Afrique équatoriale.

La famille des Aquilidés ou des Aigles renferme des Rapaces de grande taille, aux formes robustes, qui rappellent plutôt les Buses que les Faucons par l'ensemble de leurs caractères. Comme les Buses en effet, les Aigles ont le corps trapu, la tête grosse, bien emplumée, l'œil grand, mais enfoncé sous l'arcade sourcilière, la mandibule supérieure fortement recourbée, arrondie en dessus, festonnée sur les côtés et terminée en pointe aiguë, les narines ovales et transversales, les tarses épais, les doigts antérieurs assez courts. Le bec est toutefois un peu plus droit à la base que chez les Buses, et moins largement fendu, la *commissure*, l'angle de la bouche ne dépassant pas en arrière le bord postérieur de l'œil; les tarses sont emplumés, à peu près comme dans le sous-genre *Archibuteo* (Buses patues), les ongles du pouce et du doigt interne sont plus longs que celui du doigt médian, qui est creusé en gouttière sur la face inférieure; enfin les ailes, quoique obtuses, atteignent, ou peu s'en faut, l'extrémité de la queue, lorsqu'elles sont ployées.

Les Aigles sont répandus sur toute la surface du globe, mais ils n'ont pas tous le même genre de vie : les uns se tiennent sur les crêtes les plus inaccessibles, d'autres fréquentent les rivages de la mer ou les bords des fleuves, d'autres aiment à planer au-dessus des steppes arides. Ils se répartissent naturellement en trois genres : *Aquila* ou Aigles ordinaires, *Uroaetus* ou Aigles à queue étagée et *Haliaetus* ou Aigles pêcheurs.

L'Aigle fauve ou Aigle royal (*Aquila fulva* L.), dont l'Aigle doré (*A. chrysaetos* L.) constitue une simple race, l'Aigle criard (*A. clanga* Pall.) avec ses variétés (*A. maculata*, *A. nævia*, *A. hastata*), l'Aigle impérial (*A. imperialis*

Bechst., *A. heliaca* Sav.) et sa forme dérivée (*A. Adalberti* Brehm), appartiennent au genre Aquila proprement dit; l'Aigle à queue étagée d'Australie (*A. audax* Lath.), dont le bec épais rappelle celui des Pygargues, est le type du petit genre *Uroaetus;* enfin l'Aigle pêcheur d'Europe (*A. albicilla* L.), l'Aigle à tête blanche des États-Unis (*A. leucocephala* L.) et l'Aigle pélagien (*A. pelagica* L.), représentent dans nos contrées, dans l'Amérique du Nord et dans l'extrême Orient, le groupe des Pygargues ou Aigles pêcheurs (*Haliaetus*), qui se nourrissent de poissons, de mammifères marins et de palmipèdes.

Les Aigles sont doués d'une vue excellente, et le vulgaire, frappé de l'éclat et de la fixité de leurs yeux, leur a depuis longtemps attribué la faculté de pouvoir regarder le soleil en face. Cette croyance se trouve déjà mentionnée dans Pline, qui dit : « L'haliaëte, frappant ses petits encore dépourvus de plumes, les force de temps en temps à regarder le soleil; s'il en voit un cligner ou larmoyer, il le précipite en bas de son aire, comme adultérin ou dégénéré, tandis qu'il élève celui dont l'œil reste fixe. »

Cette faculté merveilleuse, l'aigle la devait, suivant la croyance populaire, à la possession d'une certaine pierre nommée *aétite*. « *La pierre d'aigle*, écrivait encore Levret en 1766, est ordinairement de la grosseur d'un œuf de pigeon; elle a pour singularité d'en renfermer une autre au dedans d'elle qui y ballotte comme une amande sèche dans sa coque.

« Portée suspendue au cou des femmes, elle a pour vertu d'empêcher les fausses couches; attachée à une de leurs cuisses, elle les fait accoucher promptement. C'est cette pierre que tient dans ses serres l'aigle; ce qui lui permet de regarder le soleil en face, sans cligner les yeux. »

Déjà, dans l'antiquité, Pline avait dit : « Les aétites se trouvent dans les nids d'aigles. On prétend qu'il y en a toujours deux, l'une mâle, l'autre femelle, que sans elles les espèces d'aigles dont nous avons parlé n'engendrent pas, et que, pour cette raison, il n'y a jamais que deux petits... Les aétites attachées aux femmes grosses ou aux femelles pleines, dans la peau d'animaux sacrifiés, empêchent les avortements. Il faut les laisser tout le temps de la grossesse, jusqu'au moment de la parturition; autrement il y aurait procidence de la matrice; mais, si on ne les ôte à ce moment, l'enfantement ne se fait pas. »

Rappelons enfin, d'après M. E. Rolland, que dans le Tyrol certaines gens portent au cou une langue d'aigle, pour se garantir, dans l'ascension des montagnes, de la toux et de l'oppression.

Les Gypaètes ont souvent, mais bien à tort, été réunis aux Aigles : ils méritent par une foule de particularités d'organisation, par leur aspect extérieur et par leurs mœurs, de constituer, à côté des Aquilidés, une famille particulière, celle des Gypaétidés. Chez les Gypaètes, en effet, le bec est plus allongé que chez les Aigles, surtout dans la portion qui correspond à la cire et qui est cachée, de même que les narines, par des soies roides et couchées s'étendant au delà du milieu de la mandibule supérieure. Des soies analogues recouvrent une grande partie de l'autre mandibule et arrivent presque jusqu'à l'extrémité du crochet terminal du bec. Les narines, qui sont ainsi dissimulées sous des poils, sont ovales et dirigées obliquement. Les joues, le sommet de la tête et la gorge sont revêtus d'un duvet cotonneux assez semblable à celui qu'on observe chez les Vautours; mais, sur la partie postérieure de la tête et sur le cou, il y a des plumes lancéolées, comme chez les Aigles et les Pygargues. Les ailes sont grandes, plus aiguës que chez les Vautours, et la queue est étagée, comme chez les Pygargues, mais un peu plus développée relativement; enfin les tarses, courts et épais, sont emplumés dans la plus grande partie de leur longueur.

Ainsi, dans leur aspect extérieur, les Gypaètes participent à la fois de la physionomie des Aigles et de celle des Vautours. Dans leur structure intime ils offrent aussi des caractères mixtes. Leur sternum en effet est beaucoup plus large que celui des Aigles, il est aussi plus fortement et plus régulièrement bombé; mais sa carène sternale est épaisse, arrondie et émoussée vers le bout comme chez les Vautours, et toujours moins haute que chez les Aigles; enfin le bord postérieur de ce bouclier osseux présente souvent, de chaque côté, une fenêtre ovale que nous retrouverons plus développée chez les Vautours européens; les os coracoïdiens sont moins puissants que chez les Aigles, et leur portion inférieure, celle qui s'attache au sternum, est aplatie largement comme chez les Vautours. Le tarso-métatarsien d'autre part, aminci dans sa partie supérieure, comme cela a lieu dans les deux familles des Vulturidés et des Aquilidés, offre du côté interne un bord presque tranchant; mais il est muni de crêtes calcanéennes relativement peu développées.

La famille des Gypaétidés ne comprend qu'un seul genre, qui lui-même ne renferme que deux espèces, le Gypaète barbu (*Gypaetus barbatus* L.), assez commun dans les Alpes et les Pyrénées, et désigné parfois sous le nom de *Lämmergeier* ou *Vautour des Agneaux*, et le Gypaète ossifrage (*G. ossifragus* Rüpp.), qui est confiné dans le nord-est et le sud de l'Afrique. Ces deux oiseaux, dont on a singulièrement exagéré la force et le courage, se nourrissent de petits mammifères, et même de chair morte et à demi putréfiée.

Après la famille des Gypaétidés, nous aurions à passer en revue celle des Vulturidés ou Vautours européens; mais, comme nous l'avons dit plus haut, nous renverrons, pour les détails relatifs à ce groupe, au mot *Vautour*, et nous passerons immédiatement à l'étude des Rapaces nocturnes.

Nous avons déjà indiqué plus haut les caractères principaux qui permettent de distinguer les *Striges* ou Rapaces nocturnes des Accipitres ou Rapaces diurnes. Ces *Striges* constituent un sous-ordre des plus naturels, dont les limites ont été parfaitement comprises par tous les auteurs : cependant il est nécessaire d'avouer qu'un de leurs genres, le genre *Strigops*, qui est confiné dans la Nouvelle-Zélande et qui est représenté par une seule espèce, *Strigops habroptilus*, offre dans son aspect extérieur, dans ses habitudes, et même dans les parties de son squelette qui ont pu être étudiées par M. A. Milne Edwards, des affinités manifestes avec les Perroquets.

Dans sa forme générale la tête osseuse des *Striges* est bien caractérisée; vue en dessus elle affecte la forme d'un triangle surbaissé, à base un peu arrondie, et vue latéralement elle paraît singulièrement élevée et arrondie dans sa région postérieure. Les fosses temporales sont très-réduites, le bord de l'orbite s'élargit beaucoup en arrière en dépassant les tempes de chaque côté, et l'apophyse postorbitaire descend très-bas et se recourbe pour embrasser une partie de la sclérotique. L'espace interorbitaire et le front sont beaucoup moins larges et les os lacrymaux bien moins développés que chez la plupart des Rapaces diurnes, et, par suite de ces dispositions, les cavités orbitaires ne sont plus latérales, comme dans le sous-ordre précédent, mais tournées plus ou moins fortement en avant. Enfin, comme nous l'avons dit, la mandibule supérieure jouit d'une certaine mobilité, grâce à son mode d'articulation avec le crâne.

Le sternum, plus faible que celui des Accipitres diurnes, est ordinairement découpé à son bord postérieur par une ou deux paires d'échancrures, et le bréchet, épais et saillant, s'étend sur toute la longueur de ce bouclier. Les os coracoïdiens sont courts et peu dilatés dans leur portion inférieure, l'omoplate est faiblement arquée, et la fourchette est tantôt disposée en forme d'U, tantôt incomplète vers le bas, les clavicules étant réduites à de petits stylets suspendus aux épaules. Le radius et le cubitus, longs et grêles, dépassent toujours l'humérus, et le métacarpe se distingue par la longueur de l'espace interosseux et la courbure prononcée de sa branche interne.

Comme chez les Rapaces diurnes, la portion postcotyloïdienne du bassin est moins longue que la portion précotyloïdienne, le fémur est allongé, cylindrique et faiblement arqué, le tibia ne présente pas de pont osseux jeté au-dessus de la gouttière du tendon de l'extenseur commun des doigts, mais en revanche un pont sus-tendineux, ossifié de très-bonne heure, existe à la partie supérieure du canon, sur la face antérieure et du côté interne. Les trochlées digitales sont disposées suivant une ligne circulaire, et l'externe est petite et rejetée en arrière, ce qui permet au doigt correspondant de se porter dans le sens du pouce et de s'opposer au doigt médian.

Certaines particularités d'organisation, signalées par M. A. Milne Edwards dans ses *Recherches sur les oiseaux fossiles*, permettent de séparer les Effrayes (genre *Strix* de Linné) des autres Rapaces nocturnes. Chez ces oiseaux en effet le sternum est très-court et très-élargi ; il est muni d'une carène qui s'arrête avant le bord postérieur ; et celui-ci est dépourvu d'échancrures, mais seulement un peu avancé au milieu et excavé vers les côtés, où s'avancent des cornes latérales très-prononcées. Enfin le tarso-métatarsien est toujours remarquable par sa longueur et sa gracilité. Extérieurement les Effrayes se distinguent aussi des autres *Striges* par leur plumage plus serré, généralement de teintes claires, d'un jaune ocreux et d'un blanc éclatant, avec des flammèches et des zigzags gris ou brunâtres, par leur face encadrée de plumes courtes et dressées, et par leur doigt médian dentelé sur le bord interne. Elles méritent donc de constituer, dans le sous-ordre qui nous occupe, une division particulière sous le nom de *Strigidés*.

Jusqu'à ces derniers temps on plaçait dans ce groupe d'abord le genre *Strix*, ayant pour type l'Effraye commune (*Strix flammea* L.), espèce cosmopolite, puis le genre *Phodilus* (Isid. Geoff.), représenté par une seule espèce, *Phodilus badius*, qui vit dans la région de l'Himalaya, en Birmanie, à Malacca, à Ceylan, à Java, à Bornéo. Mais MM. A. Milne Edwards et Grandidier ont montré récemment que les Phodiles doivent être écartés des Strigidés pour être rapprochés des Surnies, tandis qu'en revanche un type extrêmement curieux, dont la science vient de s'enrichir, l'*Heliodilus Soumagnei*, est destiné à prendre la place des Phodiles, à côté des Effrayes.

Les autres représentants du sous-ordre des *Striges* peuvent être répartis en deux grandes sections, en deux familles, les *Bubonidés* ou Grands-Ducs (*Bubonidæ*), chez lesquels la conque auditive n'est pas très-large et dépourvue d'opercule, et les *Syrniidés* ou Hulottes (*Syrniidæ*), chez lesquels la conque auditive est très-développée et largement operculée. Ces derniers présentent toujours d'ailleurs un disque facial bien dessiné, au moins sur les côtés. Parmi les Bubonidés on peut encore distinguer plusieurs genres qui sont, il est vrai, établis sur des caractères purement extérieurs. Ainsi les Kétupas (genre *Ketupa* Less.) de la région indo-malaise ont les tarses généralement dénudés, la plante des pieds garnie de spicules, et les oreilles surmontées de larges touffes de plumes; les Scotopélies (*Scotopelia* Bp.) ressemblent aux Kétupas, mais n'ont point de touffes auriculaires; les Grands-Ducs (*Bubo* Cuv.) ont la plante des pieds lisse, de même que tous les genres suivants, les narines ovales, percées vers le bord antérieur de la cire, qui est aplatie, et les oreilles surmontées de touffes de plumes; les Petits-Ducs (*Scops* Sav.) se distinguent des précédents par leur taille plus faible et leurs ailes relativement bien plus allongées; les Harfangs (*Nyctea* Steph.) n'ont point d'aigrette, leur plumage est généralement d'un blanc à peine maculé de noir, au moins à l'âge adulte, et leur queue, très-réduite, est recouverte en dessous par des plumes très-allongées; les Surnies (*Surnia* Dum.) ont au contraire le plumage grisâtre, la queue longue et étayée, les Chevèches (*Athene* Boie, *Noctua* Sav., ou *Carine* Kaup.) ont la cire comme tuméfiée, les *Heteroglaux* (Hume) diffèrent des précédents par la situation de leurs fentes nasales, percées au milieu et non sur le bord de la cire; les Chouettes des terriers (*Speotyto* Glog.) ont les tarses grêles et en partie dénudés, les *Gymnasio* (Bp.) présentent ce même caractère plus accentué; les *Ninox* (Hodgs.) et les *Sceloglaux* se rapprochent des *Gymnasio*, mais peuvent être distingués par l'aspect de leurs membres inférieurs; enfin les *Glaucidium* (Boie), de même que les *Micrathene* (Coues) sont des Chouettes de très-petite taille aux ailes arrondies, aux tarses courts, emplumés et couverts de poils.

Parmi tous ces genres il n'y en a que cinq : *Bubo*, *Scops*, *Nyctea*, *Surnia* et *Athene* qui comptent des représentants en Europe, les autres sont propres à l'Afrique, à l'Asie, à l'Amérique, ou aux terres lointaines de l'Océanie et de l'Australie.

De même parmi les Syrniidés ont été distingués les genres Moyen-Duc (*Asio* Briss.), Hulotte ou Chat-Huant (*Syrnium* Sav.) et Nyctale (*Nyctale* Brehm), dont le premier seul possède des aigrettes, et dont les deux derniers diffèrent l'un de l'autre par l'aspect des doigts, généralement dénudés ou garnis seulement de poils chez les Hulottes, toujours emplumés au contraire chez les Nyctales. Il résulte aussi des observations de M. Collett que chez les derniers Rapaces la région postérieure du crâne est constamment asymétrique. Les trois genres que nous venons de citer comptent trois formes européennes, le Moyen-Duc (*Asio otus* L.) la Hulotte (*Syrnium aluco* L.) et la Chouette de Tengmalm (*Nyctala Tengmalmi* Gm.).

Ce serait sortir des limites qui nous sont tracées que d'indiquer les nombreuses espèces fossiles de Rapaces diurnes et nocturnes qui ont été découvertes dans les cours de ces dernières années, et nous rappellerons seulement que M. A. Milne-Edwards a trouvé les preuves de l'existence dans le bassin de l'Allier, durant la période tertiaire, d'un Rapace échassier, d'un véritable Secrétaire, proche parent de celui qui vit encore en Afrique, et que, à la Nouvelle-Zélande, on a exhumé des ossements appartenant à une espèce d'oiseau de proie, l'*Harpagornis*, qui faisait sans doute la chasse à des Oiseaux coureurs, également éteints, les Moas ou *Dinornis*.

E. OUSTALET.

BIBLIOGRAPHIE. — Ch. BONAPARTE. *Conspectus avium*, 1850, t. I, et *Tableau des oiseaux de proie*. In *Revue et Magazin de Zoologie*, 1854. — SCHLEGEL. *Musée des Pays-Bas. Accipitres*, 1862 à 1874. — A. MILNE EDWARDS. *Recherches sur les oiseaux fossiles*, 1867, t. II. — G. R. GRAY. *Handlist of Birds*, 1869, t. I. — COLLETT. *On the Asymetry of the Skull in the Strix Tengmalmi*. In *Proceedings of the Zoological Society*, 1871, p. 739. — R. B. SHARPE. *Catalogue of Birds of the British Museum. Accipitres*, 1874, t. I, et *Striges*, 1875, t. II. — A. MILNE-EDWARDS. *Comptes rendus de l'Acad. des sciences*, 1877, t. LXXXV, p. 1173. —

A. Milne-Edwards et A. Grandidier. *Histoire physique, naturelle et politique de Madagascar. Oiseaux*, 1879, t. I, 1re partie. E. O.

OISEAUX-MOUCHES. Les Oiseaux-Mouches et les Colibris constituaient, dans la classification de G. Cuvier, deux genres de Passereaux ténuirostres (*voy.* Oiseaux et Passereaux), placés immédiatement après les Soui-Mungas et avant les Huppés. Mais les observations de M. Blanchard et de M. Huxley ont démontré que ces charmants oiseaux, si remarquables par la richesse de leur costume et la délicatesse de leurs formes, ont, ce qu'on n'aurait certainement pu deviner d'après l'aspect extérieur, des affinités assez étroites avec les Martinets et les Engoulevents (*voy.* ce dernier mot et *Déodactyles*). Ces affinités, le prince Ch. Bonaparte les avait, pour ainsi dire, pressenties quand, dans son *Conspectus avium* il avait fait suivre les familles des *Caprimulgidés* (Engoulevents) et des *Cypsélidés* (Martinets), de celle des *Trochilidés* ou Oiseaux-Mouches. Ces trois groupes font partie de la section des *Ægithognathes* dans la classification plus récente de M. Huxley, et ils forment avec les *Stéatornithidés* (Guacharos), séparés des Engoulevents, l'ordre des *Macrochires* dans le système adopté par MM. Sclater et Salvin et par M. D. G. Elliot, auteur d'une monographie récente des Oiseaux-Mouches.

D'après ce dernier ornithologiste, les Trochilidés présentent les caractères extérieurs suivants : ils ont le corps petit, le bec de forme variable, tantôt court et trapu, tantôt grêle et effilé, souvent plus long que la tête et parfois même plus long que le corps, généralement droit ou faiblement arqué, mais dans un cas particulier recourbé en demi-cercle (*Eutoxeres*). Leurs narines s'ouvrent à la base du bec par des fentes linéaires qui sont recouvertes d'un opercule et quelquefois cachées sous les plumes frontales. Leur langue, susceptible d'être projetée au dehors, grâce à la disposition des cornes de l'hyoïde qui se recourbent en arrière autour du crâne, est fine comme un cheveu, mais constituée par deux tubes accolés. Leurs ailes sont étroites, pointues et falciformes, avec des pennes secondaires très-courtes et des pennes primaires (au nombre de dix) très-longues et très-aiguës, et leur queue, formée de dix rectrices, peut être coupée carrément à l'extrémité, où bien profondément échancrée, les pennes latérales acquérant des dimensions exceptionnelles et s'élargissant parfois en forme de spatule. Les pattes courtes, tantôt dénudées, tantôt garnies de touffes de plumes, et terminées par de petits doigts, munis d'ongles crochus, sont évidemment faites, non pour servir à la locomotion terrestre, mais pour saisir fortement la branche, quand l'oiseau est perché. Les ailes sont en effet les organes essentiels du mouvement chez les Trochilidés.

Le plumage généralement sombre ou triste chez les femelles et chez les jeunes acquiert généralement chez les mâles une richesse extraordinaire, et brille de l'éclat de l'or et des pierres précieuses.

En examinant le squelette des Oiseaux-Mouches, on reconnaît en outre que la main est très-longue, l'humérus au contraire fort raccourci, ce qui permet à l'aile d'exécuter des battements rapides, que le sternum, largement étalé, est muni d'une carène très-saillante, et que les tarses sont très-peu développés.

Les Oiseaux-Mouches se trouvent dans toutes les régions tropicales et subtropicales du Nouveau Monde, depuis la Patagonie jusqu'à la Californie. Ils se répartissent en 350 à 400 espèces qui, dans le catalogue de M. Elliot, sont distribuées entre 120 genres. E. Oustalet.

BIBLIOGRAPHIE. — LESSON. *Histoire naturelle des Colibris*, 1831. — DU MÊME. *Les Trochilidé ou les Colibris et les Oiseaux-Mouches*. — CH. BONAPARTE. *Tableau des Oiseaux-Mouches*. In *Revue et Magasin de zoologie*, 1854. — J. GOULD. *A Monograph of the Trochilidæ or Humming Birds*, 1860. — MULSANT et J. et E. VERREAUX. *Essai d'une classification méthodique des Trochilidés*, 1866. — MULSANT. *Histoire naturelle des Oiseaux-Mouches*. — SCLATER et SALVIN. *Nomenclator avium neotropicalium*, 1873. — D. G. ELLIOT. *Monograph of the Trochilidæ*, 1878.

E. O.

OKEN (LORENZ), de son vrai nom OKENFUSS. Célèbre médecin et naturaliste allemand, naquit à Bohlsbach, près d'Offenbourg, dans le grand-duché de Bade, le 1er août 1779. Après avoir fait ses humanités au gymnase des Franciscains d'Offenbourg et à la *Stiftschule* de Bade, Oken se rendit en 1800 à Fribourg, fit toutes ses études médicales à l'université de cette ville et obtint le grade de docteur en 1804. Sa thèse (*Febris synochalis biliosa, cum typo tertiano et complicatione rheumatica*) est restée dans les archives de cette université à l'état de manuscrit. Il se fit immatriculer à l'université de Wurtzbourg en 1804, à celle de Gottingue en 1805 et encore la même année fut agréé comme *privat-docent* dans cette dernière; c'est à cette époque que remontent ses premiers travaux d'embryogénie et de morphologie.

En 1807, Oken fut nommé professeur extraordinaire de médecine à Iéna, et enseigna surtout la philosophie naturelle, l'histoire naturelle générale, la zoologie et l'anatomie comparée, la physiologie animale et végétale; ces leçons firent sensation en Allemagne et ne contribuèrent pas peu à remettre dans la bonne voie les études anatomiques et physiologiques; mais ses recherches sur la nature des os du crâne, publiées en 1807, et où il met en avant l'homologie morphologique du crâne et de la colonne vertébrale, devinrent le point de départ d'une polémique avec Gœthe, qui avait eu les mêmes idées que lui sur la structure du crâne. En 1812, il fut nommé professeur ordinaire d'histoire naturelle à Iéna et en 1817, il fonda un journal plus ou moins encyclopédique, mais surtout consacré à l'histoire naturelle, l'*Isis*; ce journal exerça incontestablement une influence énorme sur le développement général des sciences naturelles en Allemagne. D'un esprit très-libéral et indépendant, Oken ne tarda pas à accueillir dans sa feuille périodique les réclamations et les plaintes qui lui paraissaient fondées et y publia parfois des critiques très-acerbes contre les agissements des gouvernements allemands de l'époque. En 1819, le gouvernement de Weimar, où s'imprimait l'*Isis*, lui posa l'alternative de renoncer soit à sa chaire, soit à la publication de son journal. Oken aima mieux se démettre de sa chaire et continua à publier l'*Isis*, qu'il fit imprimer à Leipzig. Impliqué peu auparavant dans l'affaire de la fête de la Wartburg, il fut pris, puis relâché comme non coupable et continua à habiter à Iéna. Il paraît que l'hostilité de Gœthe à l'égard de notre savant ne contribua pas peu aux mesures de rigueur qui furent prises contre lui.

De 1821 à 1822, Oken enseigna la philosophie naturelle et l'histoire à Bâle, puis, en 1822, provoqua la réunion du premier Congrès des naturalistes allemands; depuis cette époque ce Congrès a eu lieu chaque année. Il vécut alors tranquillement à Iéna, publiant toujours l'*Isis*, qui n'affectait plus alors aucun caractère politique.

Désireux de rentrer dans la vie scientifique active, il accepta en 1827 le poste de *privat-docent* à l'Université de Munich, et le 28 décembre de la même année fut nommé professeur ordinaire de physiologie. Mais en 1832, on voulut lui imposer un déplacement à Erlangen, qu'il refusa pour accepter la chaire d'histoire naturelle et de philosophie de la nature que lui offrait l'Université de Zurich, qui venait d'être fondée, et dont il eut l'honneur d'être le premier recteur. Il mourut dans cette dernière ville le 11 août 1851 d'une péritonite consécutive à une maladie de la vessie. Son buste, sculpté par Drake, a été érigé en 1853 au « Fürstengraben » à Iéna. Son éloge a été prononcé par M. Ecker au Congrès des naturalistes allemands réuni à Bade en 1879.

Oken a certainement rendu des services considérables à l'anatomie, à la physiologie et surtout à l'histoire naturelle; mais, doué d'un esprit plus spéculatif qu'observateur, imbu des théories de la philosophie de la nature, quoiqu'il fût un disciple indépendant, plus ou moins infidèle de Schelling, il a cherché à édifier un système complet et homogène de tous les règnes naturels, et pour y arriver a introduit dans la science des formules quelque peu mystiques, des expressions parfois amphigouriques, une nomenclature bizarre et des hypothèses extrêmement hasardées, dont il n'est resté que fort peu de chose. Nous signalerons, parmi ses ouvrages les plus importants :

I. *Progr. über Licht und Wärme.* Iena, 1809, gr. in-4°. — II. *Erste Ideen zur Theorie des Lichts, der Finsterniss, der Farben und der Wärme.* Iena, 1808, in-4°. — III. *Lehrbuch des Systems der Naturphilosophie.* Iena, 1809-11, gr. in-8; 2te Aufl., ibid., 1831, gr. in-8°. —IV. *Grundriss des Systemes der Naturphilosophie, die Theorie der Sinne...* Frankfurt a. M., 1803 (1802), in-8°. — V. *Uebersicht der Naturphilosophie...* Frankfurt a. M., 1804, gr. in-8°. —VI. *Die Zeugung.* Bamberg, 1805, gr. in-8°. — VII. *Abriss des Systems der Biologie oder Naturphilosophie.* Göttingen, 1806 (1805), in-8°. — VIII. *Progr. Ueber die Bedeutung der Schädelknochen.* Iena u. Bamberg, 1807, gr. in-4°. — IX. *Ueber das Universum, als Fortsetzung des Sinnensystems.* Iena, 1808, gr. in-4°. — X. *Ueber den Werth der Naturgeschichte.* Iena, 1809, in-4°. — XI. *Preisschrift über die Entstehung und Heilung der Nabelbrüche.* Landsh., 1810, gr. in-4°. — XII. *Lehrbuch der Naturgeschichte.* Leipzig, 1813-27, 3 vol. in-8°. — XIII. *Esquisse du système d'anatomie, de physiologie et d'histoire naturelle.* Trad. de l'allem. Paris, 1821, in-8°. — XIV. *Beiträge zur vergleichenden Zoologie, Anatomie und Physiologie,* 1806-1807, 4 livr. (publié avec Kieser). — XV. *Ueber das Zahlengesetz in den Wirbeln des Menschen.* München, 1828, in-4°. — XVI. *Allgemeine Naturgeschichte...* Stuttgart, 1833-1841, 7 vol. gr. in-8°; 15 livraisons de planches. Ibid., 1833-1840, gr. in-4°. — XVII. *Isis.* Leipzig, 1817-1848, 32 vol. in-4°. — XVIII. Articles dans : *Marcus's u. Schelling's Jahrb. der Medicin, Siebold's Lucina, Oken's and Kieser's Beyträge..., Gehlen's Journal f. Chemie.* L. Hn.

OKES (Thomas-Verrey). Chirurgien anglais de mérite, exerçait son art à Cambridge, à la fin du dernier siècle et au commencement du siècle actuel; il était chirurgien à l'hôpital d'Addenbrooke dans cette ville. Nous connaissons de lui :

I. *Duæ dissertationes : 1° Praxi medicinæ non est apprime necessaria scientia anatomica; 2° Fœtuum deformitates non oriuntur ab imaginatione prægnantis...* Cantabrigæ, 1770, in-8°. — II. *Account of the Providential Preservation of Elizabeth Woodcock, who survived a Confinement under the Snow for nearly Eight Days and Nights.* Cambrigde, 1799, in-8°. — III. *An Account of Spina bifida with Remarks on a Method of Treatment proposed by Mr. Abernethy.* London, 1800, in-8°. New Edit. Ibid., 1810, in-8°, pl. — IV. *Observations on the Fever lately Prevalent in Cambridge,* 1815, in-8°. — V. *Account of a Remarkable Discharge of Water from the Meatus auditorius.* In *New London Med. Journal,* t. II, p. 16. L. Hn.

OLAMPI. Sous le nom d'*Olampi gummi,* Lemery décrit une « gomme ou résine dure, jaune, tirant sur le blanc, transparente, ressemblant au copal, douce au goût avec tant soit peu d'astriction. On nous apporte cette gomme d'Amérique, mais rarement. Elle est détersive, dessiccative, résolutive. » Valmont de Bomare la dit jaunâtre, grumeleuse, dure, friable, quelquefois transparente, quelquefois blanchâtre et un peu opaque.

Guibourt rapporte ces produits à des sortes de résine animé du Brésil, ou copals tendres, produits par des *Hymenœa* et particulièrement par l'*Hymenœa courbaril* L. PL.

BIBLIOGRAPHIE. — LEMERY. *Dictionnaire des drogues simples*, p. 625. — GUIBOURT. *Drogues simples*, 7ᵉ édit., III, p. 464. PL.

OLANDER (ERIC-JOHAN). Médecin suédois, naquit dans le Smaaland, le 27 janvier 1766, fit ses humanités à Wexiö, puis en 1787, fréquenta l'Université de Lund; en 1790, il fit un voyage à Greifswald, où il prit ses grades en philosophie, et en 1792 revint à Lund; il y fit en 1793 son examen de candidat en médecine, et après un voyage à Copenhague, prit en 1794 le grade de docteur en médecine. Le 15 septembre 1795, il fut nommé médecin provincial du district de Mariestad, Skaraborg Län, et en 1808 de Lidköping, où il exerça l'art de guérir jusqu'à sa mort, arrivée en 1837.

Olander avait résigné ses fonctions officielles en 1830. En 1834, il avait été nommé citoyen honoraire de la ville pour les services dévoués qu'il avait rendus durant l'épidémie de choléra; à la même occasion la ville lui décerna une couronne de chêne. En 1813, il avait obtenu la médaille d'argent des vaccinations, et en 1815, il était devenu membre de la Société royale de médecine de Suède. Nous connaissons d'Olander :

I. *Diss. inaug. de colica spasmodica* (præs. Engelhart). Lundæ, 1794. — II. *Embetsberättelse för* 1814 (maladies régnantes). In *Sv. Läk. Sällsk. Handl.*, Bd. II, 1815. — III. *Emb. för* 1818. Ibid., Bd. VI, 1819. — IV. *Jakttagelse vid en Liköppning*. In *Sv. Läkare Sällsk. Aarsberättelse*, 1816, p. 8. — V. *Tvenne händelser af förgiftning*. Ibid., 1825, p. 75. — VI. *Om magplaagor, förorsakade af förskämd hummer, tvättejukan i orden kallad*. In *Post- och Jwik-Tidn.*, 1828, nº 182. L. HN.

OLANINE. Un des produits de l'huile animale de Dippel. D.

OLARGUES (JEAN D'), de son nom latinisé DE OLARGIS, médecin français du quinzième siècle, né à Olargues, diocèse de Saint-Pons, d'après Astruc. Il avait fait ses études à l'école de Montpellier et a composé un traité *De urinis*, dont Schenck possédait un exemplaire manuscrit. L. HN.

OLAX (L.). Genre de plantes Dicotylédones, dont on a tiré le nom d'une famille, celle des Olacinées. On peut dire de ces plantes que ce sont des Santalacées à ovaire généralement supère, et nous les avons placées dans un seul et même groupe naturel. Elles ont peu d'usages. L'*O. zeylanica* L., qui est le *Mœla-hola* des indigènes (c'est-à-dire Arbre à salade), a, en effet, des feuilles et pousses comestibles, rafraîchissantes. Son bois à odeur excrémentitielle était autrefois employé dans le pays au traitement des fièvres chaudes. Quelques autres *Olax*, comme les *Fissilia* des Mascareignes et les *Spermaxyrum* d'Australie, sont fétides et antispasmodiques. Aux Olacinées appartiennent encore les *Opilia*, *Anacolosa* et *Heisteria*. H. BN.

BIBLIOGRAPHIE. — L., *Amœn. acad.*, I, 387. — MÉR. et DEL., *Dict. Mat. méd.*, V, 21. — ROSENTH., *Dict. Synops. pl. diaphor.*, 755. — H. BN, in *Andansonia* III, 120. H. BN.

OLBERG (FRANZ). Né à Dessau, en 1767, fit ses études médicales à Halle, où il fut reçu docteur en 1791. Il devint conseiller d'État, médecin des princes d'Anhalt-Dessau, etc., et mourut le 10 mai 1840. On connaît de lui :

I. *Dissertatio inauguralis de docimasia pulmonum hydrostatica.* Halle, 1791, in-4°. — II. *Beiträge zur Literatur der Blattern und deren Einimpfung.* Halle, 1791, in-8°. — III. *Unterricht für Hebammen des Fürstenthums Anhalt-Dessau.* Dessau, 1799, in-8°. — IV. *Allgemeine Vaccination in Dessau.* In *Hufeland's Journal der Heilkunde*, t. XXIV, 1806, p. 181.

A. D.

OLDENBOURG. Le grand duché d'Oldenbourg, division politique de l'empire d'Allemagne, comprend trois territoires séparés : le duché de ce nom, qui nous occupera plus spécialement, et les petites principautés de Lübeck et de Birkenfeld.

Le duché proprement dit est situé entre 52°,30′ et 53°,40′ de latitude N., et entre 5°,15′ et 6°,30′ de longitude E., baigné dans sa partie septentrionale par la mer du Nord, et enclavé dans le Hanovre sur le reste de son pourtour ; quelques lieues de sa frontière orientale confinent au territoire de Brême. Il mesure environ 115 kilomètres de longueur du sud au nord, sur 75 kilomètres de large, en moyenne ; sa superficie n'est que de 5375,40 kilomètres carrés, y compris les seigneuries de *Jever* et de *Knyphausen*. *La principauté de Lübeck* appartient au bassin de la Baltique et est formée de plusieurs enclaves dans l'Est du Holstein ; sa configuration topographique offre avec celle du duché des analogies que l'on ne retrouve plus dans la *principauté de Birkenfeld*, pays montagneux et élevé, baigné par la Nahe, enclavé dans la Prusse Rhénane, et que des considérations politiques, seules, ont rattaché au duché en 1815.

L'Oldenbourg, habité, dans les temps les plus reculés, par des Frisons et des Saxons, a appartenu à la Maison de Danemark pendant un siècle, jusqu'en 1773 ; entré en 1808 dans la Confédération du Rhin, il fut incorporé deux ans après à l'empire français et forma le département des Bouches-du-Weser : redevenu indépendant en 1814, il a fait partie de la Confédération du Nord, et est aujourd'hui englobé dans l'empire d'Allemagne. La langue la plus généralement répandue est l'allemand ; à Birkenfeld, on parle encore le français dans plusieurs localités ; à Lübeck, l'allemand, mais surtout le saxon.

Le duché continue à l'ouest du Weser la vaste région alluvionnaire de la Basse-Allemagne ; comme le Mecklenbourg et la partie septentrionale du Hanovre, c'est un pays bas, uni et plat, sauf à son extrémité méridionale où, vers Damme, le terrain se relève en hauteurs qui ne dépassent pas, du reste, une centaine de mètres d'altitude. Toute la région du nord, ainsi que les contours occidentaux qui se relient par le *Saterland* aux landes de *Meppen* et au grand marais de *Bourtange*, représente une sorte de plage tantôt sablonneuse, tantôt lacustre, formée par les apports pélagiens et les atterrissements limoneux des fleuves. Le pays est arrosé par de nombreux cours d'eau, affluents, pour la plupart, du Weser et de l'Ems, et sillonné de fossés d'irrigation et de canaux de déversement pour les eaux de source et de pluie. Ce système très-important de canalisation avec écluses a eu pour but principal d'obvier au défaut de déclivité du sol et à l'insalubrité déterminée par la stagnation de ces eaux ; il concourt puissamment à l'assainissement de la contrée.

Outre les rives vaseuses de ses grands cours d'eau, le Weser, la Jahde, la Hunte, etc... dans lesquels la marée se fait sentir assez loin, le duché possède de grands marais qui occupent surtout la partie occidentale ; tels sont le *Saterland*, entre Oldenbourg, l'Ems et la Hase, traversé par la *Soeste* et la *Marke*, vaste tourbière entremêlée de parties boueuses, de terrains arables riches en végétation et de parties sablonneuses, et qui couvre des milliers d'hectares en un seul tenant; au nord, la *Jahde moor*, sur les deux rives de la Jahde; le *Hahner moor* au S. O., etc. On retrouve encore les marais sur les limites S. E., au nord et au sud du lac de Dümmer. Parmi les lacs ou étangs, sans profondeur, de la contrée, nous ne citerons que le *Zwischenahn*, au centre, et dans le sud, *le Dümmersee* que traverse la Hunte. Une grande partie du sol non occupé par le marais, surtout vers le S. O., dans les cercles de *Vechta* et de *Cloppenburg*, est formé de terrains sablonneux reposant sur une couche de craie et couverts de hautes bruyères; on trouve là des landes de plusieurs lieues d'étendue sans un arbre, sans une habitation; les quelques hauteurs dispersées dans le pays en divers groupes, telles que le *Hümmeling*, canton le plus élevé de l'Oldenburg, ne sont elles-mêmes que d'anciennes dunes fixées par les racines des bruyères. Tous ces terrains sableux sont impropres à l'agriculture, peu habités et peu boisés, et les grains qu'on y récolte ne suffisent pas à la consommation des habitants. C'est seulement sur le bord des rivières, à leurs embouchures, le long des côtes, et dans les îlots de terres arables des marais, que l'on rencontre des régions d'une grande fertilité et recouvertes de magnifiques pâturages; ce sont des terres d'alluvions marines, fluviales ou mixtes. Aussi, « l'habitant des marais est riche; celui des terrains sableux est obligé de s'ingénier pour vivre; la terre ne le nourrit que s'il lui arrache son pain par un labeur acharné; il est plus industrieux, voyage aussi plus que l'homme du marais, car la nécessité le pousse loin de sa patrie. Chaque année, un mouvement d'émigration traditionnel entraîne vers la Frise occidentale et les autres provinces de la Néerlande des milliers d'ouvriers de l'Oldenbourg, faucheurs de prés, coupeurs de tourbe, maçons et peintres; ils partent régulièrement au printemps et reviennent à la fin de l'automne. L'industrie locale ne suffirait pas à les nourrir ». (E. Reclus. *Géog. Univ.*, t. III, p. 740.)

A diverses époques, dans les siècles passés, la configuration de la côte septentrionale a subi des modifications considérables par suite des envahissements des sables et de la mer. En 1066, la mer bouleversa, en l'élargissant, le golfe de la Jahde, ancien estuaire du Weser, abandonné par ce fleuve qui s'est reporté à l'est; en 1218 et 1221, elle creusa la partie du golfe où se trouvent aujourd'hui, au sud de Wilhemshafen, les eaux les plus profondes. (E. Reclus). Ces modifications du profil de la côte par les envahissements de la mer ont été attribués au lent affaissement du sol, constaté depuis longtemps sur les rivages des Pays-Bas, de la Poméranie et de la Prusse orientale, et qui se produirait également sur les côtes de la Frise germanique. De nos jours même, l'île Wangerooge, au Nord de la baie de la Jahde, dépendance, de l'Oldenbourg, habitée encore en 1840 par 246 Frisons et fréquentée par de nombreux baigneurs, a été réduite par les incursions de la mer à un banc de sable que retiennent à grand peine les plantes à racines traçantes.

L'Oldenbourg, à l'instar des Pays-Bas, a cherché depuis des temps très-reculés à sauvegarder son territoire contre les empiétements de la mer; la ligne de digues en terre, d'une hauteur moyenne de 5 à 10 mètres, qui part de la bouche de l'Ems pour aller rejoindre celle de l'Elbe, parcourt toute la côte du duché, en suivant ses contours et les sinuosités des embouchures de ses cours d'eau. De grandes étendues d'excellents terrains d'alluvion, épais de 10 à 12 mètres aux embouchures du Weser et de la Jahde, et d'une merveilleuse fertilité, ont été par suite conquis peu à peu sur le domaine maritine par l'annexion des dépôts marins et fluviaux que des travaux de défense plus avancés ont transformés en polders. C'est ainsi que la ville de Jever, au N. O. de la Jahde, port fréquenté au huitième siècle, repose aujourd'hui à 15 kilomètres de la mer sur un riche terrain d'alluvions marines. Mais ces nouvelles conquêtes sont loin encore d'être aménagées en sol salubre et inoffensif comme les polders de la Hollande; les premiers travaux de l'arsenal de Wilhemshafen ont révélé toute l'insalubrité de ces terrains récents, et l'activité du poison paludéen le long des canaux d'écoulement et aux embouchures vaseuses des cours d'eau avoisinants.

L'Oldenbourg est surtout un pays agricole; les régions basses produisent des récoltes suffisantes de céréales et des légumes en abondance, du houblon, des plantes textiles, du colza, etc...; les bruyères des cantons sableux nourrissent des abeilles et de grands troupeaux de moutons à laine commune. L'élève du bétail constitue la richesse des terrains bas et fertiles du Jeverland; les environs de la ville d'Oldenbourg, ceux de Delmenhorst, de Wildeshausen, couverts de riches pâturages, nourrissent une belle race de chevaux aussi estimés que ceux du Mecklenbourg.

L'industrie manufacturière, assez active dans les villes, fournit de la toile, de gros draps, des lainages, etc... Le bois est rare dans le duché, la houille ne s'y rencontre pas; la tourbe sert pour le chauffage et forme l'objet d'une exportation considérable. La pêche fluviale et maritime est très-productive.

Depuis un demi-siècle, la *population* de l'Oldenbourg s'est notablement accrue; toutefois, d'après le dernier recensement de l'empire allemand, il y aurait aujourd'hui arrêt et même diminution dans son mouvement, comme dans les autres contrées agricoles de l'Allemagne, telles que le Mecklenbourg. Un recensement opéré en 1822 accusait 196 000 habitants dans le duché proprement dit; c'était, à cette époque, une population kilométrique de 36 environ. En 1843, le chiffre s'élève à 222 956; en 1871, à 243 978 (*Alm. de Gotha* 1875). Le recensement de 1872 donne 248 150; la population reste dès lors stationnaire, et trois ans plus tard, en 1875, ne dépasse pas le chiffre de 248 136 (Bagge); la densité kilométrique n'atteint, par conséquent, que 46,1. Dans les deux principautés de Birkenfeld et de Lübeck, le mouvement de la population a suivi également une marche ascendante; la première comptait 17 150 habitants en 1837; 29 480 en 1843, et 36 128 en 1871; elle était de 37 093 en 1875; l'aréa étant de 502^{k2},86, le rapport kilométrique s'élève actuellement au chiffre de 73,7. La principauté de Lübeck possédait 20 749 habitants en 1843, et 34 353 en 1871; — au 31 décembre 1875, elle n'était plus que de 34 085. Par rapport à sa superficie de 521^{k2},34, c'est une population kilométrique de 65,3. — Des trois divisions politiques de l'Oldenbourg, c'est donc le duché proprement dit qui possède la population la moins dense. Dans l'espace d'un demi-siècle, jusqu'en 1875, le chiffre de la population de l'état entier, estimé à 240 700 en 1822, a atteint 319 314, ce qui établit une augmentation de 78 614 âmes en cinquante-trois ans. Cette population fournit annuellement un contingent militaire de 4000 hommes incorporés dans le dixième corps de l'armée allemande.

La population de quelques villes a plus que triplé: la capitale, qui comptait 5 225 habitants en 1827, en possédait 15 700 en 1875, et 19 100 avec ses faubourgs; Varel, près de l'embouchure de la Jahde, simple bourg de 2 600 âmes en 1822, en accuse aujourd'hui 5 200, et et 10 050 avec sa banlieue, etc...

La religion protestante domine dans les trois divisions politiques où, du reste, tous les cultes sont libres; on y a recensé, à la fin de 1875, 245 054 protestants, ou 766 sur 1000 habitants ; — 71 743 catholiques, ou 224 sur 1000 ; — 1 570 juifs, proportion 4 à 5 pour 1000, et 947 individus professant des cultes différents. Les habitants des cercles de Vechta et de Cloppenburg, dans le sud du duché, sont presque tous catholiques; le culte évangélique est prédominant dans les autres cantons. Le nombre des catholiques a diminué depuis 1843, date à laquelle on en comptait 74 791.

L'instruction publique et les cultes entraînent une dépense de 709,704 francs sur un budget général de 7 millions et demi environ; les établissements scolaires sont nombreux : 4 lycées, 10 colléges; 2 écoles normales, protestante et catholique ; 407 écoles primaires protestantes, 135 écoles primaires catholiques, 7 israélites. — 175 enfants sur 1000 habitants suivent ces écoles primaires.

Le duché comprend une dizaine de villes, 10 bourgs, plus de 800 villages ou hameaux, le tout divisé en sept cercles ou *Kreis*. Après *Oldenbourg* (latitude N. 53°8′ ; longitude E. 5°52′) les villes principales de commerce sont *Jever*, *Varel*, *Wildeshausen*, *Delmenhorst* sur la Delme, *Ovelgönne*, *Vechta*, etc...; au Nord, la seigneurie minuscule de *Knyphausen;* enfin, le long de la rive occidentale du golfe de la Jahde, sur des terrains cédés en 1753 à la Prusse, la ville et l'arsenal maritime de *Wilhelmshafen*, créations toutes récentes.

Le *Climat* de l'Oldenbourg est surtout subordonné aux influences maritimes ; par son humidité, par ses variations continuelles, il offre de grandes analogies avec celui de la Hollande qui l'avoisine et avec celui du nord du Hanovre entre les bouches du Weser et de l'Elbe ; on l'a rapproché à juste titre du climat de Cuxhaven. Le voisinage de la mer, le vaste estuaire de la Jahde qui pénètre à plus de cinq lieues dans les terres, lui impriment les caractères généraux des climats marins, surtout dans sa partie septentrionale exposée, comme les autres plaines occidentales de la Basse-Allemagne, aux brumes et aux coups de vent violents de la mer du Nord. C'est le climat du N. O. de l'Allemagne, plus humide que froid, avec son ciel le plus souvent nébuleux et sa température très-mobile, mais atténuée « par l'influence tempérante qu'exerce la mer du Nord, et aussi par le voisinage du Gulf-Stream » (Lombard, de Genève).

« Les terrains qui entourent la baie de la Jahde se ressentent de l'influence des vents du nord ; les froids s'y prolongent beaucoup plus longtemps que dans le reste de la contrée où, en général, le printemps et l'été sont plus tardifs que dans les autres parties de l'Allemagne placées sous le même parallèle. Dans les plus grandes chaleurs de l'été, les soirées et les nuits sont souvent très-froides ; si l'on ne prend pas de grandes précautions, le changement subit de température fait naître des maladies dangereuses. » (Malte-Brun.)

Les *vents* les plus froids, en hiver, soufflent du nord et de l'est ; les plus chauds, du sud et de l'ouest. En été, les plus frais viennent du nord et de de l'ouest, ces derniers chargés de vapeurs et de brumes ; les vents du sud, de l'est, et surtout du S. E., sont les plus chauds. Le S. O., prédomine en toute saison comme dans toute la Basse-Allemagne à l'ouest de l'Elbe ; il est généralement pluvieux et, selon sa fréquence, détermine des hivers plus humides et plus tempérés. Les vents directs de S. et de N. sont très-rares.

La température annuelle moyenne est de 8°51, celle de l'été de 16°62, et celle de l'hiver de + 0°,36. L'écart des moyennes mensuelles, c'est-à-dire entre la moyenne du mois le plus chaud et celle du mois le plus froid est de 18 degrés comme dans le Hanovre, un peu supérieur à ce qu'il est entre les 52 et 54 degrès de latitude N. où il s'abaisse à 16°,50. La hauteur annuelle moyenne des pluies est de 72 centimètres.

Les *maladies de malaria* sont celles qui prédominent dans le domaine pathologique de l'Oldenbourg et de la principauté de Lübeck. La topographie du pays, plat dans sa plus grande étendue, riche en dépressions marécageuse, en fondrières, en terrains tourbeux, parcouru par des cours d'eau dans lesquels se mélangent les eaux douces et les eaux salées; son littoral bas et sujet à des inondations, les dépôts épais d'alluvions aux embouchures du Weser et de la Jahde, l'insalubrité des terrains récemment conquis sur la mer et que la culture n'a pas encore assainis, etc., toutes ces conditions réunies expliquent comment une grande partie de l'Oldenbourg paie un lourd tribut à l'endémie palustre qui caractérise plus spécialement sa constitution pathologique.

Les fièvres intermittentes règnent, en effet, tous les ans dans les régions qui avoisinent l'embouchure du Weser et le golfe de la Jahde. Le docteur Lombard, de Genève, rapporte que, d'après les documents communiqués par une association de médecins au docteur Stadler, de Marbourg, sur les maladies qui ont régné en 1859 dans 29 villes du Nord-Allemagne, on a compté 2 487 fièvres intermittentes sur un total de 32 532 malades, soit le 13me, ou une proportion de 76 pour 1000 du nombre total; les deux villes de Varel et de Knyphausen, à l'Ouest de la baie de la Jahde, en comptaient à elles seules 1 218, près de la moitié. (Lombard, *Traité de climatologie médicale*, t. II, p. 594, d'après : *Supplement-Heft zum Archiv des Vereins zur Förderung der wissenschaftlichen Heilkunde*. Leipzig, 1865).

Mühry a fait remarquer que la plupart des fièvres qui règnent dans les grandes plaines de la Basse-Allemagne, dans le duché de l'Elbe et dans le Mecklenbourg, sont plutôt printanières ou estivales qu'automnales; il en serait de même dans l'Oldenbourg; dans toutes ces régions, qui ont entre elles de si grandes analogies dans leur constitution topographique, c'est le printemps qui est le plus chargé, surtout les mois d'avril, mai et juin; la prédominance automnale ne se montre que comme exception.

Il n'est pas très-rare de voir la malaria, sur les rives du Weser ou de la Jahde, revêtir, comme sur les bords de l'Elbe, un cachet épidémique quelquefois très-grave (travaux de l'arsenal de Wilhelmshafen); la *fièvre de chaume* du Holstein et du Sleswig, qui règne dans la petite principauté de Lübeck, se retrouve dans ces régions de l'Oldenbourg avec le même caractère de malignité et de léthalité.

Hirsch avait avancé que la *tuberculose* paraît moins fréquente dans la Basse-Allemagne que dans les régions méridionales; il affirmait que toute la côte nord-occidentale est presque exempte de la *phthisie*, et que celle-ci peut être regardée comme rare dans l'Oldenbourg. (*Handbuch histor.-geograph. Pathol.* Erlangen, 1859-64). Des statistiques plus récentes (docteur Zuelzer, *voy. Bibliographie*) ont montré combien peu est fondée cette opinion sur l'immunité des côtes de l'Allemagne pour la phthisie. « L'Oldenbourg, qui semblerait devoir être préservé de la phthisie par l'impaludisme, compte le 146me,2 de décès amenés par la tuberculose ». (Lombard, de Genève, t. II, p. 648).

Les trois formes de *fièvres continues*, typhoïde, exanthématique, récurrente, se retrouvent dans l'Oldenbourg comme dans le reste de l'Allemagne nord-occidentale où les observations de l'association médicale pour 1859 signalent une moyenne égale au 17me environ (16,8) des malades dans les villes; il n'est pas rare de les observer à Varel et à Knyphausen; la plus répandue serait la fièvre typhoïde ou typhus abdominal des allemands.

Le docteur Zuelzer, d'après des documents statistiques recueillis dans quelques villes pendant l'espace de trois années, de 1872 à 1874, indique le chiffre de mortalité par *maladies organiques du cœur* dans Oldenbourg; cette ville a fourni le 11me,1 des décès comme Berlin. Le même auteur signale également *l'alcoolisme* comme formant le 8me,7 des morts dans la même ville, proportion presque aussi élevée qu'à Kiel où il compte pour les 9mes des décès. Faut-il chercher dans cette cause l'explication de ce fait que l'Oldenburg représente le pays de l'Allemagne où la proportion des *idiots* est la plus élevée, 204 pour 10 000 habitants?

BOUREL-RONCIÈRE.

BIBLIOGRAPHIE. — *Voy.* art. ALLEMAGNE du Dictionnaire et la bibliographie qui l'accompagne. Ouvrages plus récents à consulter : REY. *Géog. médicale.* In *Dict. pratique des sciences médicales.* — ROCHARD (J.). *Climat.* In même recueil. — BOUDIN. *Géog. médicale*, 1857. — ZUELZER. *Ueber statistische Grundlage für die Hygiene und specielle Ætiologie. Studien zur vergleichenden Sanitäts-Statistik und Beiträge zur Medicinal-Statistik*, 1. und 2. Heft, in-8°. Stuttgard, 1875-76. — LOMBARD (de Genève). *Traité de climatologie médicale*, t. II. Paris, 1878. — *Journal officiel* du 6 août 1876. — BAGGE (G.). *Tables statistiques des divers pays de l'univers pour l'année* 1879. Paris. — RECLUS (E.). *Géographie universelle*, t. III. Paris. B.-R.

OLDENLANDIA. Genre de plantes dicotylédones, appartenant à la famille des Rubiacées, que quelques botanistes font rentrer dans le genre *Hedyotis* Lam. Les *Oldenlandia*, tels qu'ils ont été définis par Linné, sont des espèces herbacées, rarement de petits arbustes, à feuilles opposées, réunies souvent entre elles par des stipules intermédiaires. Les fleurs ont un calice à tube subglobuleux, surmonté de quatre dents persistantes; une corolle quadrifide; quatre étamines brièvement exsertes; le fruit est une capsule subglobuleuse couronnée par les petites dents du calice, distantes entre elles, biloculaires, à déhiscence loculicide, contenant de nombreuses semences, presque enfoncées dans les placentas.

L'espèce la plus intéressante est l'*Oldenlandia umbellata* de Java et des Indes orientales, cultivée surtout sur la côte de Coromandel, où elle donne lieu à un commerce assez considérable. Sa tige, diffuse, tétragone, lisse, porte des feuilles étroites, linéaires aiguës, retournées en dessous sur les bords, rudes à la face supérieure, pâle en dessous; les fleurs sont disposées en cymes, qui simulent une ombelle. Par la culture, elle prend une tige dressée, presque cylindroïde. La plante porte le nom de *Ché*, chez les Polingas, d'où le nom de *Chay* ou *Chaya*, qu'on lui attribue d'ordinaire, et celui de *Chaya-root* ou de *Chaya-voir*, que les Anglais donnent à ses racines.

Ces racines sont la partie exploitée de la plante; elles sont minces, longues, tortueuses, comme de gros fils, d'une couleur variant à l'intérieur du jaune verdâtre au rouge de garance; le bois est pâle. Le tout produit une poudre grise, qui donne à l'eau un couleur jaune foncé devenant d'un beau rouge par les alcalis.

On emploie ces racines en guise de garance, et elles contiennent, comme elle, de l'aligarine. Les feuilles sèches sont regardées comme expectorantes; d'après Ainslie, on en mêle parfois à la farine pour préparer des gâteaux qu'on donne aux phthisiques et aux asthmatiques.

Une autre espèce, l'*Oldendandia corymbosa*, qui croît dans la Guyane, et çà et là dans l'Amérique équatoriale, et qu'on a également signalée au cap Vert, en Afrique, est employée comme vermifuge aux Antilles, à la dose de un ou deux gros. C'est une petite plante glabre, à tige tétragone, à feuilles linéaires lanceolées, à stipules membraneuses, terminées par trois soies, à fleurs formant un corymbe ou presque une ombelle. PL.

BIBLIOGRAPHIE. — LINNÉ. *Genera*, 154. *Species*, 174. — ROXBURGH. *Flora indica*, I, p. 444. — ENDLICHER. *Genera*. — DE CANDOLLE. *Prodromus*, IV, 424. — AINSLIE. *Materia indica*, III. — DESCOURTILS. *Flore médicale des Antilles*, I, 225. — MÉRAT et DE LENS. *Dictionnaire de matière médicale*, V, 21. — GUIBOURT. *Drogues simples*, III, 83. PL.

OLDERMANN (BERNHARD). Médecin allemand, né à Rostock en 1580, fit ses études à Francfort, à Wittenberg et à Rostock, où il obtint son degré de docteur le 3 octobre 1606. Trois ans après (1609), il fut nommé médecin pensionné à Brunswick, mais il ne tarda pas à quitter cette ville pour accepter, en 1610, les fonctions de médecin particulier du duc Jean-Adolphe de Holstein à Gottorp; en 1621, nous le retrouvons à Copenhague et plus tard à Kiel; par la suite il devint le premier médecin de la reine douairière, Sophie, de Danemark, et du duc de Holstein. Il mourut le 4 août 1631, durant un voyage à Copenhague. On a de lui :

I. *Disp. de morborum causis* (præs. J. Bacmeistero). Rostochii, 1605. — II. *Theses inaugurales de arthritide* (præs. J. Laurembergio). Rostochii, 1606. — III. *Disputationes septem pathologicæ*. Rostochii, 1607 et 1608. L. HN.

OLEA. *Voy.* OLIVIER.

OLEAGO. OLEASTELLUM. Nom donné chez les Latins au *Cneorum tricoccum*, d'après Mérat et De Lens. PL.

MÉRAT et DE LENS. *Dictionnaire de matière médicale*, V, 29. PL.

OLEANDER. Nom spécifique donné par Linné au *Nericum oleander* ou *laurier rose*. PL.

OLÉANDRINE. Substance encore mal connue que l'on trouve dans le laurier-rose (*Nerium oleander*) en même temps que la pseudo-curarine. La séparation de ces deux corps est fondée sur ce fait, que le tannate d'oléandrine est insoluble dans l'eau, tandis que le tannate de pseudo-curarine y est soluble.

L'oléandrine se présente comme un corps résinoïde, fusible, légèrement jaunâtre, inodore, très-amer, peu soluble dans l'eau, très-soluble dans l'alcool et l'éther. Elle paraît se rapprocher des alcaloïdes, elle est azotée. Elle se combine avec les acides et forme des sels incristallisables. C'est une matière douée de propriétés physiologiques très-actives. Localement, elle agit comme un irritant énergique. Introduite dans l'estomac, elle provoque des vomissements, de la diarrhée et des convulsions tétaniques intermittentes; injectée dans la veine jugulaire d'un chien, elle le tue en peu d'instants.

L'histoire chimique de cette matière mériterait donc d'être poursuivie.

MALAGUTI.

BIBLIOGRAPHIE. — J. LUTOMSKI. *Répert. de chim. appl.*, 1861, p. 77.

OLEASTER. OLÉASTRE. Nom donné à l'olivier rabougri, sauvage ou échappé de culture. PL.

OLÉATES. Les oléates neutres ont pour formule $C^{36}H^{33}O^{3}.OM$. Mais bien que l'acide oléique soit un acide monobasique, il existe cependant quelques oléates acides résultant de la combinaison d'un oléate neutre avec un ou plusieurs équivalents d'acide oléique, fait tout semblable à celui que présentent certains acétates et l'acide acétique.

A l'exception des oléates alcalins, les oléates neutres sont insolubles dans l'eau, solubles dans l'alcool absolu et l'éther froid; ils fondent vers 100 degrés et au-dessus. On les obtient à l'état pur en faisant digérer à une douce température un mélange en proportions équivalentes d'oléate de baryte et du sulfate de la base dont on veut avoir l'oléate, en présence d'alcool offrant une densité de 0,833. L'oléate reste dissous dans l'alcool; on filtre, on distille dans un courant de gaz hydrogène, et l'on obtient un résidu d'oléate.

Oléate d'ammoniaque. Sel très-soluble dans l'eau froide, gélatineux. Sa solution chauffée perd de l'ammoniaque et se trouble. On l'obtient en faisant réagir directement l'acide oléique et la solution d'ammoniaque.

Oléate d'argent. Sel peu stable qui ne tarde pas à se réduire.

Oléate de baryte. $C^{36}H^{33}O^{3}.BaO$. Sel cristallisable; quand il est pur, il ne fond pas à 100 degrés. On le prépare en précipitant par le chlorure de baryum une dissolution aqueuse d'oléate d'ammonium et faisant cristalliser dans l'alcool. Si l'on fait dissoudre à chaud de l'oléate de baryte dans de l'alcool étendu, il se dépose par le refroidissement des flocons qui seraient un oléate acide. $C^{36}H^{33}O^{3}.BaO.C^{36}H^{33}O^{3}\ HO$.

Oléate de cuivre. Sel vert très-fusible, liquide à 100 degrés, très-soluble dans l'alcool et donnant une liqueur bleu-verdâtre, se précipite quand on ajoute du sulfate de cuivre à une solution aqueuse d'oléate alcalin.

Oléate de magnésie. Grains blancs et diaphanes, se ramollissant entre les doigts.

Oléates de mercure. Il en existe deux :

1° Oléate de protoxyde ou oléate mercureux ; flocons gris, devenant bleuâtres par dessiccation, insolubles dans l'alcool froid, solubles dans l'alcool chaud et l'éther;

2° L'oléate de bioxyde ou oléate mercurique; flocons blancs devenant gris par dessiccation, peu solubles dans l'alcool froid, plus solubles dans l'alcool chaud et dans l'éther.

Oléate de plomb. $C^{36}H^{33}O^{3}.PbO$. Séché dans le vide, il se présente sous forme d'une poudre blanche, légère, fusible à 80 degrés en un liquide jaune. Soluble dans l'éther, soluble à chaud dans l'essence de térébenthine et l'huile de naphte; le liquide se prend par le refroidissement en une masse gélatineuse.

Pour obtenir ce sel à l'état de pureté, on sature une solution bouillante de carbonate de soude par de l'acide oléique pur dissous dans l'alcool absolu ; on décante, on ajoute de l'eau, et après refroidissement on précipite par de l'acétate neutre de plomb; on filtre rapidement, et on lave dans un endroit frais, puis on sèche dans le vide. Toutes ces opérations doivent être faites à l'abri de l'air, parce que ce dernier l'altère rapidement : en pareil cas, l'oléate devient gluant.

Oléate de potasse. $C^{36}H^{33}O^3.KO$. Le sel neutre est incolore, déliquescent, soluble dans 4 parties d'eau. Un excès d'eau le décompose en précipitant un sel acide gélatineux, soluble dans l'alcool, ce qui permet de le purifier. On le prépare en chauffant avec de l'eau parties égales de potasse et d'acide oléique.

Oléate de soude. $C^{36}H^{33}O^3.NaO$. Sel non déliquescent, soluble dans l'alcool absolu d'où il peut cristalliser, se prépare comme le sel de potasse.

Oléate de zinc. $C^{36}H^{33}O^3.ZnO$. Poudre blanche, fusible vers 100 degrés.

MALAGUTI.

OLÉCRANE (ὠλένη, coude, et κρανίον, tête). Apophyse de l'extrémité supérieure du cubitus.

Si la rotule, pièce distincte parmi toutes celles qui composent les éléments du genou, entièrement séparée des autres et ne s'y reliant que par des attaches fibreuses, a dû être, dans ce Dictionnaire, le sujet d'un article spécial, il n'en est pas de même de l'olécrane, qui fait partie intégrante des éléments osseux du coude, et dans certaines dispositions particulières, telles que l'étranglement de sa base, la saillie que forme son sommet dans la flexion de l'avant-bras, etc., ont une influence directe sur la nature des lésions traumatiques de l'articulation. Pour ce motif, l'histoire anatomique et pathologique de l'olécrane a été renvoyée aux mots CUBITUS et COUDE. D.

OLÉÈNE. *Voy.* HEXYLÈNE.

OLÉFIANT (GAZ). Le gaz oléfiant, appelé aussi *hydrogène bicarboné, éthène, éthérine, élayle*, est le gaz décrit aujourd'hui sous le nom d'éthylène. Il a reçu de ceux qui l'on découvert le nom d'oléfiant à cause de l'apparence huileuse de son chlorure (*voy.* HYDROGÈNE et ÉTHYLÈNE). D.

OLÉINE. *Voy.* ÉLAÏDINE, OLÉIQUE (*Acide*) et BILE, p. 273. D.

OLÉIQUE (ACIDE). $C^{36}H^{34}O^4$. Ce corps s'obtient en grande quantité comme produit accessoire dans la fabrication des bougies stéariques. On pourra consulter à ce sujet les traités de chimie industrielle; mais l'acide obtenu dans ces conditions est fort impur, et ne pourrait même servir à la préparation de l'acide pur. Voici comment il convient d'opérer pour préparer celui-ci. L'huile d'amandes douces est la matière préférable ; on la saponifie avec de la potasse ou de la soude, et l'on sépare par un acide minéral le mélange d'acide oléique et margarique. Celui-ci est ensuite mis en digestion avec la moitié de son poids de massicot en poudre fine, pendant quelques heures ; il se forme un mélange d'oléate et de margarate de plomb, qu'on abandonnera pendant vingt-quatre heures dans deux fois son volume d'éther; l'éther ne dissoudra que l'oléate. On décompose la solution éthérée par de l'acide chlorhydrique étendu qui rendra libre l'acide oléique; celui-ci restant dissous dans l'éther surnagera le mélange; la dissolution éthérée, abandonnée à une évaporation spontanée, laissera pour résidu l'acide oléique. Enfin, on saponifie l'acide par un alcali et l'on purifie le savon en le dissolvant dans l'eau, en le séparant par le sel marin et en le dissolvant de nouveau. En dernier lieu, on isole l'acide oléique, au moyen de l'acide tartrique, et l'on dessèche le produit au bain-marie. Toutes ces manipulations ont dû nécessairement introduire dans l'acide les produits de son oxydation à l'air. Pour le purifier définitivement, M. Gottlieb conseille de le mêler avec un grand excès d'ammoniaque et de le précipiter par le chlorure de baryum. On dessèche l'oléate de baryte et on le fait bouillir avec de l'alcool de force moyenne; une portion seulement se dissout et cristallise par refroidissement; mais, en répétant ce même traitement, on parvient à obtenir le sel sous forme de paillettes cristallines, tandis que l'alcool retient les impuretés. Pour extraire l'acide oléique du sel ainsi purifié, on décompose celui-ci par l'acide tartrique, on lave le produit à l'eau, et l'on sèche dans le vide.

A la température ordinaire, l'acide oléique est un liquide incolore, de consistance huileuse, sans odeur ni saveur, et, s'il est pur, sans action sur le tournesol. A environ 4 degrés, il se fige en une masse cristalline très-dure, sa dissolution alcoolique exposée au froid dépose l'acide sous forme de fines aiguilles; on ne peut le distiller sans qu'il s'altère. A l'état liquide, l'acide oléique absorbe facilement l'oxygène de l'air et rancit; alors il ne se fige plus par le froid. Soumis à la distillation, il se décompose en donnant naissance à plusieurs acides, entre autres à l'acide *sébacique* $C^{20}H^{18}O^{8}$. La présence de ce dernier composé parmi les produits de la distillation d'un corps gras est la preuve de la présence de l'acide oléique dans ce même corps gras. Par l'action de l'acide azoteux, l'acide oléique subit une transformation isomérique et devient *acide élaïdique*, très-beau corps cristallisé en lames d'une grande blancheur, fusibles à 45 degrés. Sous l'action de l'acide azotique, l'acide oléique s'oxyde et donne naissance à une multitude d'acides dont la plus grande partie appartient à la *série acétique*, et l'autre partie à la *série oxalique;* mais on n'y remarque pas d'acide sébacique. Enfin, lorsqu'on chauffe de l'acide oléique avec l'hydrate de potasse et une petite quantité d'eau, il se dégage de l'hydrogène et il se forme un mélange d'acétate et de palmitate de potasse.

$$\underbrace{C^{36}H^{34}O^{4}}_{\text{Ac. oléique.}} + 2\,KO,HO = \underbrace{KO,C^{32}H^{31}O^{3}}_{\text{Palmitate.}} + \underbrace{KO,C^{4}H^{3}O^{3}}_{\text{Acétate.}} + 2\,H$$

MALAGUTI.

OLEIRE (HEINRICH-DAVID-DANIEL D'). Médecin allemand, naquit à Brême, le 7 mars 1780, étudia la médecine à partir de 1799 successivement à Berlin, à Halle et à Erford, se fit recevoir docteur en médecine à Erford, le 20 avril 1803, docteur en l'art obstétrical à Gottingue la même année, puis se fixa dans sa ville natale et y exerça son art avec succès. En 1829, il devint médecin des bains de Nenndorf, puis en 1837 professeur de médecine au gymnase de Brême en remplacement de Treviranus, puis directeur de l'hôpital général et de l'établissement d'aliénés et membre du collége médical et sanitaire. Il était de plus, membre de plusieurs sociétés savantes, conseiller aulique de l'électorat de Hesse et du grand-duché d'Oldenbourg. Oleire mourut vers 1850, laissant :

I. *Dissert. inaug. Quantum et quomodo agunt arteriæ in circulationem sanguinis?* Erfordiæ, 1803, in-4°. — II. Avec F. WÖHLER : *Die Schwefelwasserquellen zu Nenndorf chemisch-physikalisch und medicinisch dargestellt.* Cassel, 1836, gr. in-8°.— III. *Bemerkungen über die Schwefelwasserstoff-Gasbäder zu Nenndorf.* In *Gräfe's und Kahlisch's Jahrb. f. Deutschl. Heilquellen,* Jahrg. I, art. 21, 1836. — IV. Divers écrits anonymes. L. HN.

OLÉO-MARGARINE. On désigne sous ce nom un mélange d'oléine et de margarine qui constitue en majeure partie l'huile d'olive et les corps analogues Ce n'est donc point une espèce chimique définie, et nous renvoyons le lecteur aux articles MARGARINE et OLÉIQUE (*Acide*). MALAGUTI.

OLÉOMÈTRES. Ce sont des intruments dont on fait usage pour la détermination de la densité d'une huile ou d'un mélange de plusieurs huiles. La densité d'une huile est variable d'une espèce à une autre; elle est constante pour une même huile lorsque sa température ne varie pas : on comprend donc qu'il soit possible de définir la nature d'une huile, et surtout d'apprécier son degré de pureté par la détermination de cette constante physique.

C'est cette détermination qui se fait au moyen des instruments spéciaux appelés oléomètres : leurs indications perdraient toute valeur, si l'on n'avait soin d'opérer toujours à la même température ; en effet, les densités des différentes huiles, toutes inférieures à celle de l'eau, ne diffèrent pas beaucoup l'une de l'autre ; dans une huile donnée, le changement de température pourra donc amener une différence de densité plus grande que celle qui proviendrait de l'addition d'une huile étrangère.

Il y a des oléomètres qui servent pour la détermination de la densité de n'importe quelle huile, par exemple, l'oléomètre de Lefebvre, le densimètre de Massie : d'autres, au contraire, ne sont construits qu'en vue de la constation de la pureté d'une huile donnée ; ce sont l'élaïomètre de Gobley, l'oléomètre de Laurot et l'aréomètre thermique de M. Pinchon.

L'oléomètre de Lefebvre, imaginé en 1839, est un aréomètre ordinaire dont la tige est très-longue, de façon à ce que l'on puisse y inscrire des densités très-peu différentes les unes des autres : cette tige depuis le sommet A jusqu'en B où commence le réservoir, porte des graduations comprises entre 9.000 et 9.400 ; ces graduations correspondent aux densités de toutes les huiles pures connues, celle de l'eau étant supposée égale à 10 : pour éviter l'inscription d'un grand nombre de chiffres sur la tige, on n'y porte que la première et la deuxième décimale : ainsi 9.000 est écrit 00, — 9.320 est écrit 32, — 9.400 est écrit 40. Sur l'échelle en regard de chaque degré de densité, se trouve inscrit le nom de l'huile à laquelle elle appartient ; en même temps on y marque la couleur que prend cette huile sous l'influence de l'acide sulfurique, d'après le procédé de M. Heydenreich.

Les densités de toutes les huiles commerciales ont été déterminées par Lefebvre à la température de 15° ; les essais des huiles au moyen de cet oléomètre devront donc être faits à cette température : si l'on opère à une température différente, la densité devra être ramenée à ce qu'elle serait à 15°.

Pour éviter ces corrections, Lefebvre a dressé des tables qui donnent pour des températures comprises entre —6° et +30°, le poids de l'hectolitre des différentes huiles ; de plus, il a constaté que la densité varie pour une huile de 0.001 pour chaque 1°,5 au-dessus ou au-dessous de 15°. Partant de cette donnée, on pourra calculer facilement la densité d'une huile à 15°, si on sait ce qu'elle est à une température quelconque ; on pourra se servir pour cela de la formule empirique suivante :

$x = d \pm 0{,}00067 \times t$, dans laquelle x représente la densité de l'huile à 15°, d la densité indiquée par l'oléomètre à une température différente de 15°, et t la différence entre cette température et 15° : on se servira du signe (+)

si la température est supérieure à 15°, et du signe (—) si elle est inférieure.

Cet instrument donne d'utiles indications, lorsque l'on veut déterminer la pureté d'une huile; il permet de trouver facilement s'il y a un mélange, mais il n'indique pas la nature de ce mélange.

M. E. Marchand s'est servi avantageusement, pour la détermination de la densité de certaines huiles de l'alcoomètre centésimal de Gay-Lussac, dont les degrés de 50° à 60° expriment toutes les densités spéciales aux huiles d'olive, d'œillette et d'arachide. Ces densités doivent être prises à 15° ou être ramenées à ce qu'elles seraient à cette température, au moyen de la formule donnée plus haut (*Journal de pharmacie et de chimie*, 3ᵉ sér., t. XXIV).

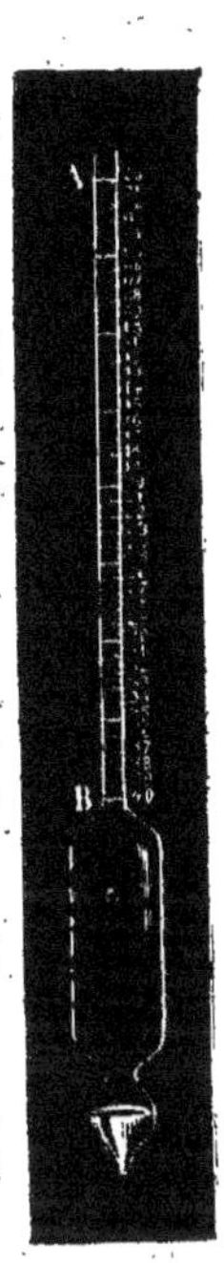

Fig. 1. — Oléomètre de Lefebvre.

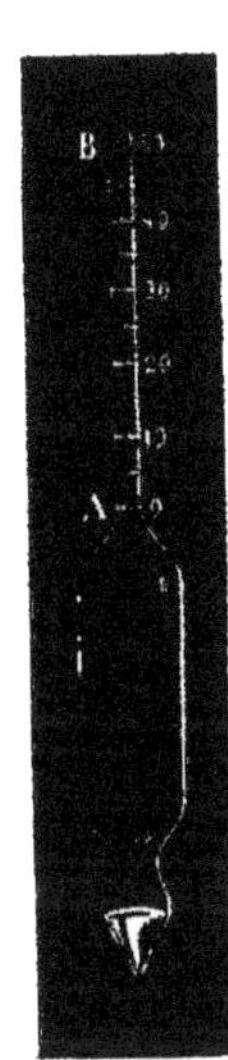

Fig. 2. — Élaïomètre de Gobley.

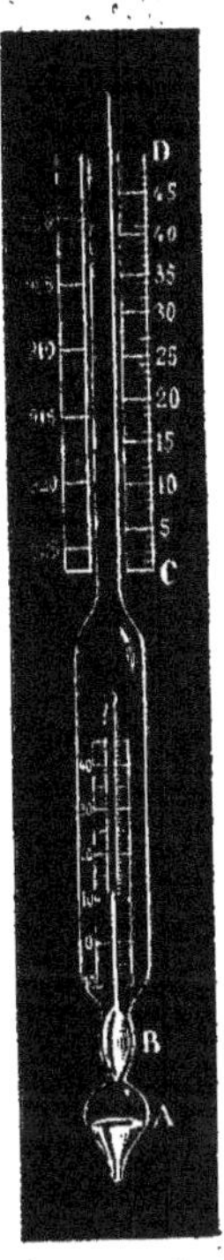

Fig. 3. — Aréomètre thermique de M. Pinchon.

L'*élaïomètre de Gobley* a été inventé spécialement dans le but de déterminer la proportion d'huile d'œillette introduite dans l'huile d'olives; sa construction repose sur la différence de densité des deux huiles à la même température : l'instrument est un aréomètre ordinaire portant une tige très-fine et lesté de telle façon qu'à 12°,5 il enfonce dans l'huile d'œillette jusqu'à la naissance de la tige, en un point A où se place le 0 de la graduation, et dans l'huile d'olive jusqu'en B situé à l'extrémité de la tige, où on marque 50 : cet intervalle entre 0 et 50 est divisé en 50 parties égales : pour déterminer la proportion d'huile d'œillette contenue dans l'huile d'olive, on y plonge l'instrument, on lit le degré vis-à-vis duquel il affleure, et on le double : la différence entre 100 et ce degré doublé donne la proportion cherchée.

Les observations doivent être faites à 12°,5 ou bien être ramenées à cette température: cela se fait facilement si l'on veut tenir compte de la remarque suivante de Gobley : pour chaque élévation de température de 1°, les huiles d'olives et d'œillette se dilatent de 3°,6 de l'instrument : il faut donc ajouter au degré observé, ou retrancher de ce degré, autant de fois 3°,6 qu'il y a de différence entre 12°,5 et la température au moment de l'observation, selon que cette température est inférieure ou supérieure à 12°,5; cette correction se résume dans la forme suivante : $x = d \pm 3.6 \times t$.

L'*oléomètre de Laurot* sert à reconnaître, dans l'huile de colza, la présence d'huiles étrangères. L'instrument se compose d'une burette en fer blanc qui fait fonction de bain-marie ; dans ce bain-marie, on place un cylindre creux en fer blanc, destiné à recevoir l'huile à essayer; on porte à l'ébullition l'eau du premier récipient, et, quand l'huile a atteint la température de 100°, on y plonge un aréomètre dont la tige graduée est excessivement fine, de façon à rendre sensibles les plus petites différences de densité : le zéro de la graduation qui est à la partie supérieure de la tige correspond à l'huile de colza pure à la température de 100°; au-dessus et au-dessous de 0, la tige est partagée en parties égales, il y en a 200 au-dessous et 25 au-dessus de 0° : les densités des huiles qui servent à falsifier l'huile de colza, étant très-différentes à 100°, on comprend aisément que les indications de l'intrument puissent servir non-seulement à déceler la fraude, mais encore à indiquer la proportion d'huile étrangère additionnée à l'huile de colza. Pour cela, l'instrument est accompagné d'une table indiquant les degrés qu'il doit marquer dans des mélanges à proportions connues d'huile de colza et d'huiles étrangères.

L'oléomètre de Laurot se trouvera en défaut dans un seul cas, c'est lorsque l'huile de colza aura été additionnée d'acide oléique dont la densité est inférieure à la sienne; l'addition d'une certaine proportion de cet acide, en diminuant la densité de l'huile de colza, permettra l'introduction d'une huile plus lourde en quantité suffisante pour donner au tout la densité de l'huile de colza; pourtant on trouve que l'inconvénient est faible quand on se rappelle avec quelle facilité on peut déceler la présence de l'acide oléique (*Journal de pharmacie et de chimie*, 3ᵉ sér., t. II).

L'*aréomètre thermique de M. Pinchon*, inventé dans le but de fournir à l'industrie un moyen sûr de constater la pureté d'une huile et de faire les demandes sur des bases déterminées d'avance. Cet instrument se distingue de tous ceux cités jusqu'ici par son mode de graduation qui est tout nouveau : c'est un aréomètre portant au-dessus de la boule A qui sert de lest, le réservoir B d'un petit thermomètre à mercure qui reçoit directement la chaleur et indique au bout de peu de temps, la température du liquide dans lequel l'instrument est plongé.

Au-dessus de ce réservoir, se trouve la tige graduée CD, très-fine et dont les graduations liées à celles du thermomètre, font toute la valeur de l'instrument : cette première graduation se trouve du même côté que les degrés du thermomètre; derrière la tige, se trouve une deuxième échelle, indiquant les densités du liquide aux diverses températures.

On peut déterminer au moyen de cet instrument, la pureté de toutes les huiles à condition de le construire spécialement pour l'huile qu'on veut examiner : si l'huile est pure, au bout de 15 minutes d'immersion, il devra y avoir identité absolue entre les indications du thermomètre et celles de l'aréomètre ; ils devront marquer par exemple, tous les deux 15°, ou tous les deux 18°, ou tous les deux 20° ; s'il y a discordance entre les deux indications, on sera prévenu de l'impureté de l'huile, sans connaître pour cela la composition du mélange ; on saura, et c'est ce qui est surtout important au point de vue commercial, que la livraison n'est pas conforme à la demande. E. Burcker.

OLÉONE. Bussy, en distillant de l'acide oléique avec une fois et demie son poids de chaux, obtint un liquide volatil, non acide, non saponifiable qu'il nomma oléone. Il se forme en même temps du carbonate de chaux. L'oléone n'a jamais été obtenue suffisamment pure pour que l'on ait pu déterminer sa composition. Elle représente probablement de l'acide oléique, moins du gaz carbonique.

Ce corps appartiendrait à la famille des acétones, et serait à l'acide oléique ce que l'acétone proprement dite est à l'acide acétique. Malaguti.

Bibliographie. — Bussy. *Journ. de pharm.*, 1833, p. 644.

OLÉO-PHOSPHORIQUE (Acide). Ce corps a été retiré de la matière cérébrale par M. Frémy. Mais d'après des recherches récentes sur la lécithine, il est probable qu'il n'existe pas tout formé dans le cerveau, mais qu'il se produit par la décomposition de la lécithine ou de quelque composé analogue, et se forme dans le cours de la préparation. Les chimistes ont peut-être fait acte de prudence en ne donnant pas encore la formule d'un composé qui résulte d'un dédoublement fort compliqué. Quoi qu'il en soit, cet acide se prépare en traitant l'extrait éthéré de cerveau par l'éther qui dissout l'acide oléo-phosphorique, tandis que l'acide cérébrique, autre principe retiré du cerveau, reste insoluble. Quoi qu'on fasse, néanmoins, il est difficile de l'obtenir bien pur.

Il se présente sous forme d'un liquide visqueux, jaune, insoluble dans l'eau et dans l'alcool froid. Il se combine avec les bases.

L'acide azotique fumant le transforme en acide oléique et acide phosphorique.

Les bases le décomposent en acide oléique, acide phosphorique et glycérine. Une ébullition prolongée avec de l'eau le change en oléine et acide phosphorique. Une petite quantité d'un acide minéral accélère la décomposition. Malaguti.

OLÉO-RÉSINE. Ce mot sert à désigner les térébenthines très-fluides, ayant la consistance et l'aspect de l'huile : oléo-résine de copahu. Malaguti.

OLÉO-SACCHARUM ou **OLÉO-SACCHARURE.** Mélange d'huile essentielle et de sucre de canne pulvérisé, appelé essence sèche dans les anciennes pharmacopées, et auquel Béral avait donné le nom de saccharolé oléolique. Pour préparer les oléo-saccharures, on triture dans un mortier les deux substances, dans la proportion de 4 grammes de sucre pour une goutte d'essence. Quand cette dernière appartient aux fruits des aurantiacées, on prépare l'oléo-saccharure, en frottant la partie jaune de l'écorce des fruits avec des morceaux de sucre que l'on pulvérise lorsqu'ils sont suffisamment imprégnés d'essence. Ce procédé fournit un produit plus agréable, d'une odeur plus suave, que le simple mélange de sucre et d'essence.

Par suite du mélange ou peut-être de la combinaison qui se forme ainsi, les oléo-saccharures contiennent les essences dans un état de division tel qu'elles deviennent facilement miscibles à l'eau ; mais, d'un autre côté, elles acquièrent la propriété de s'oxyder avec une très-grande rapidité, ce qui fait que les médicaments dont il est question ici ne doivent jamais être préparés d'avance. Voici quelques formules d'oléo-saccharures souvent employés :

OLÉO-SACCHARURE D'ANIS.

℞	Essence d'anis	0gr,05 — 1 goutte.
	Sucre	4 grammes.

Triturez dans un mortier (Codex).

OLÉO-SACCHARURE DE CITRON.

℞	Citron frais	N° 1.
	Sucre blanc en morceaux.	10 grammes.

Frottez le sucre sur la surface du citron, de façon à en enlever la partie jaune; triturez dans un mortier pour mélanger exactement (Codex).

Autre formule (*Formulaire des hôpitaux militaires*) :

℞	Essence de citron.	1 gramme.
	Sucre.	5 grammes.

Triturez dans un mortier. — Sert à la préparation de l'eau aromatique de citron.

OLÉO-SACCHARURE DE MENTHE.

℞	Essence de menthe.	1 gramme.
	Sucre.	5 —

Triturez dans un mortier. — Sert à la préparation de l'eau aromatique de menthe (*Formulaire des hôpitaux militaires*).

OLÉO-SACCHARURE DE TÉRÉBENTHINE.

℞	Essence de térébenthine	12 grammes.
	Acide pyrotartrique	0gr,5
	Sucre blanc.	Q. S. pour absorber le tout.

Pulvérisez. (Officine de Dorvault).

Burcker.

OLÉO-SULFURIQUE (Acide). Lorsque l'on mêle peu à peu de l'huile d'olives plongée dans un mélange réfrigérant avec la moitié de son poids d'acide sulfurique concentré, et qu'on laisse en repos le mélange pendant vingt-quatre heures il se sépare, par l'addition de l'eau, une masse sirupeuse formée d'acide sulfoléique, d'acide sulfo-margarique peu solubles dans l'eau chargée d'acide sulfurique, tandis que l'acide sulfoglycérique reste en dissolution.

L'acide sulfoléique est soluble dans l'eau pure, incristallisable, d'une saveur amère.

Les sels de potasse, soude et ammoniaque sont solubles dans l'eau, ceux des autres bases sont insolubles. L'acide sulfoléique ne peut être séparé de l'acide sulfo-margarique qui l'accompagne ; il se décompose par l'ébullition avec de l'eau.

Malaguti.

OLESTION. Le mot grec ὀλέστιον est appliqué par Dioscoride à une espèce de *plantain*, le *Plantago coronopus* L. (*voy.* Plantain). Pl.

OLÉTÈRES. *Voy.* Araignées.

OLETTE (Eaux minérales d'), *hypothermales* ou *hyperthermales*, *sulfurées sodiques*, *azotées*. Dans le département des Pyrénées-Orientales, dans l'arrondissement de Prades, à 16 kilomètres de cette ville, sur la rive gauche du Têt, Olette est une commune de 1080 habitants, son bourg n'en a que 330, il est composé d'une seule rue dominée par des rochers au-dessus desquels on a construit quelques maisons, qui forment terrasses. Deux ruisseaux, celui d'Évol et celui de Cabrils se réunissent sous le vieux pont, avant de se jeter dans le Têt; c'es sur le promontoire au pied duquel est le confluent de ces deux cours d'eau, qu'a été bâtie la maison carrée flanquée de petites tourelles, une des curiosités de cette station thermale. Les étangs de Nohédas, Formiguières et son église du neuvième siècle, la ville forte de Montlouis, sont les trois excursions les plus intéressantes que les baigneurs ne manquent pas de faire pendant le temps qu'ils passent à Olette, qui est à 584 mètres au-dessus du niveau de la mer. Son climat est celui des montagnes, c'est-à-dire, que les matinées et les soirées sont assez fraîches pour nécessiter des effets d'hiver, et les journées assez chaudes pour que les hôtes d'Olette apportent aussi des vêtements légers. La saison commence le 1er juin et finit le 30 septembre. (Chemin de Paris à Perpignan et de Perpignan à Prades, d'ou une voiture met deux heures pour aller à Olette.)

Les sources d'Olette sont connues depuis le commencement du siècle dernier, et Carrère en parle déjà en 1756. Trente-huit sources principales, sortant du granit, émergent aux environs du bourg d'Olette, mais de plus nombreux griffons existent dans la contrée et pourraient aisément augmenter le débit de ces eaux s'il en était besoin un jour, ce qui n'est guère probable, puisque le débit des trente plus importantes, n'est pas inférieur à 1,772,000 litres en vingt-quatre heures. Cette énorme quantité d'eau a fait dire à Anglada, en 1833, « qu'on trouve à Olette le plus beau monument d'eaux thermales qu'on rencontre dans les Pyrénées. » Tous les auteurs qui ont décrit cette station, ont été obligés de diviser en trois groupes les eaux d'Olette, pour pouvoir éviter une confusion facile avec toutes ces sources. Ces trois groupes sont : 1° le *groupe de Saint-André*; 2° le *groupe de l'Exalada* et 3° le *groupe de la Cascade*.

1° Le *groupe de Saint-André* est composé des onze sources les plus rapprochées de la grande source qui lui a donné son nom. Ce groupe est le *groupe inférieur*, la température de ses eaux varie de 30° à 75° centigrade.

2° Le *groupe de l'Exalada* ou *groupe supérieur de l'Est* comprend sept sources dont l'eau fait monter la colonne d'un thermomètre centigrade de 36° à 65°.

3° Le *groupe de la Cascade* ou *groupe de l'Ouest*, ainsi nommé de sa source principale, est composé de vingt sources dont la température la plus élevée est de 78° centigrades.

Anglada avait appelé *source de Thuès*, de *Canaveilles*, de *Nyer* et d'*En*, les sources les plus abondantes d'Olette. M. Bouis les a désignées toutes sous le nom générique de sources d'Olette ou des Graus d'Olette et les a désignées par des numéros d'ordre. On peut ainsi reconnaître plus aisément la désignation et la topographie exactes des sources de ce poste thermo-minéral. L'origine de toutes ces sources est assurément la même, aussi leur composition chimique varie-t-elle très-peu. On remarque cependant que la quantité de leur sulfure de sodium et des autres sels qu'elles renferment est d'autant plus considérable que les eaux ont une température plus élevée; ainsi l'eau des sources hypothermales d'Olette ne contient que des traces de principe sulfuré. Les caractères particuliers des eaux d'Olette sont ceux des eaux alcalines sulfurées, c'est-à-dire qu'elles sont claires, limpides et transparentes, d'une odeur rappelant celle du blanc d'œuf cuit, d'une saveur légèrement amère et franchement sulfurée. Des bulles gazeuses, plus ou moins petites, plus ou moins nombreuses suivant les diverses sources, traversent l'eau minérale d'Olette dont la température, nous l'avons dit, varie de 27° à 78° centigrade. Celle de la source de la Cascade est la plus hyperthermale de toutes les eaux sulfurées aujourd'hui connues. M. Bouis a publié en 1852, l'analyse chimique des trois principales sources d'Olette. Nous nous contentons de rapporter ici les résultats qu'il a obtenus avec 1000 grammes des eaux de la source Saint-André, n° 1, d'une température de 75° centigrade, de la source de la Cascade, n° 14, marquant 78° centigrade et de la source Saint-Louis, n° 23, composée de plusieurs griffons, d'une température de 44° à 48° centigrade.

	Source Saint-André n° 1.	Source de la Cascade n° 14.	Source Saint-Louis n° 23.
Sulfure de sodium	0,02829	0,03010	
Potasse	0,00821	0,00940	
Soude	0,03542	0,03841	0,007
Chaux	0,00813	0,00733	
Carbonate de soude	0,04785	0,04842	
— chaux	»	»	0,032
Sulfate de soude	0,63000	0,06200	0,020
— magnésie	»	»	0,070
— chaux	»	»	0,008
Chlorure de sodium	0,03160	0,03200	0,019
Silice	0,14300	0,16400	0,036
Alumine, fer, manganèse, iode	0,03000	0,04200	0,078
Alumine, iode, acide borique, fer manganèse et cuivre	»	»	»
Composé azoté	0,03400	0,03600	0,030
			0,010
Total des matières fixes	0,43150	0,45966	0,310

Quoique M. Bouis ait inscrit dans ce tableau la potasse et la soude à l'état de liberté, il les considère cependant comme devant être combinées avec la silice. M. Filhol fait remarquer aussi, avec juste raison, que les eaux sulfurées d'Olette sont extrêmement chargées de silice et que c'est ce qui donne l'explication des incrustations de soufre qui se rencontrent sur les parois de leurs bassins de captage et des conduits qui les distribuent aux diverses parties de l'établissement.

Mode d'administration et doses. Les eaux des principales sources d'Olette sont employées en boisson, en bains généraux et locaux, en douches sur tout le corps ou sur l'une de ses parties, en inspiration et en pulvérisation. La dose de ces eaux prises à l'intérieur, varie d'un verre, bu en plusieurs fois, à trois verres ingérés le matin à jeun et de demi-heure en demi-heure. Le choix de la source où doivent aller boire les malades, est subordonné aux indications et aux résultats que l'on veut obtenir. C'est l'eau des sources Saint-André et de la Cascade, qui sont préférées quand le médecin désire produire une excitation sensible avec les eaux les plus fixes et les plus sulfurées de la station, tandis qu'il choisit les eaux purement alcalines ou franchement dégénérées, lorsqu'il doit se contenter d'un effet résolutif ou sédatif. Ces degrés très-tranchés dans la sulfuration et dans l'alcalinité des eaux d'Olette, presque toujours très-riches en barégine, est la caractéristique de ces eaux et leur assigne une place très-élevée dans le cadre hydrologique. Nous ne craignons pas de nous avancer trop en leur prédisant un brillant avenir, lorsque leur installation sera au niveau de leur valeur thérapeutique. Olette est appelée à occuper un des premiers rangs des postes thermaux des Pyrénées, en raison de la quantité de ses eaux, qui permettent tous les usages extérieurs, si variés qu'on les veuille, en même temps qu'elles donnent les résultats les plus avantageux. Presque tous les états pathologiques, en effet, ressortissent d'eaux sulfurées, dont la gamme est, pour ainsi dire, complète à cette station thermale. L'installation balnéo-thérapique s'est bornée, jusqu'à ces derniers temps, à un petit nombre de baignoires mal disposées et inconfortablement établies. Le propriétaire des eaux d'Olette, M. Bouis, a fait construire un établissement thermal et un vaste hôtel où les baigneurs rencontrent des moyens balnéaires plus en rapport avec l'abondance des eaux, leur sulfuration et l'importance actuelle de la station. Mais de ce qui existe à ce que l'on pourrait faire à Olette, il y a une distance assez grande pour tenter une société industrielle, qui installerait convenablement, luxueusement même, le captage et l'aménagement des sources, construirait de grands établissements thermaux où tous les moyens de la science seraient réunis, et qui sont loin d'exister à Olette. On n'y a utilisé, en effet jusqu'à présent, qu'un très-petit nombre de sources dont on n'a pas même besoin de tout le débit, car certaines alimentent de vraies rivières thermominérales et la majeure partie de leurs eaux très-sulfurées, dégénérées ou franchement alcalines, se perdent sans aucun profit puisque les moyens balnéaires sont restés à Olette, beaucoup moins importants qu'ils pourraient l'être et qu'ils le seront probablement un jour.

Action thérapeutique. Les eaux hyperthermales, mésothermales ou hypothermales d'Olette n'ont pas la même action sur l'homme sain et sur l'homme malade, suivant qu'elles sont plus ou moins chaudes, qu'elles sont plus ou moins chargées de leur principe sulfuré, qu'elles renferment plus ou moins de barégine ou de substance azotée, etc. Ainsi, ces eaux sont d'autant plus excitantes qu'elles sont plus sulfurées et qu'elles ont moins de barégine dissoute ou précipitée; elles sont jusqu'à un certain point sédatives, au contraire, lorsqu'elles sont mésothermales ou hypothermales, lorsqu'elles ne contiennent pas de sulfure ou qu'il est dégénéré en adoptant le langage d'Anglada, et aussi lorsqu'elles laissent déposer une grande quantité de barégine. Les qualités diverses des sources d'Olette font que leur eau, relativement peu appréciée encore, convient à une foule d'états pathologiques, qui ne pourraient-être utilement soignés à beaucoup d'autres stations des Pyrénées. Aussi M. le docteur Puig, médecin inspecteur de ces sources et praticien très-distingué, a-t-il publié un grand nombre d'observations de guérison ou d'amélioration très-sensible d'accidents rhumatismaux chroniques et invétérés des articulations ou des muscles, de névroses, de névralgies des organes internes et externes, de maladies catarrhales des voies digestives, aériennes et urinaires, d'affections herpétiques, de gêne des mouvements consécutive à une fracture, à une luxation ou à une entorse. Ce médecin insiste avec juste raison, sur la spécialisation de chacune des sources d'Olette, qui est appropriée aux affections et diathèses que nous venons d'indiquer, et aux manifestations de la scrofule plus particulièrement du ressort d'eaux fortement chlorurées. Le traitement externe, c'est-à-dire les grands bains et les douches générales chaudes avec les eaux les plus chargées, est presque exclusivement employé dans les rhumatismes apyrétiques de malades peu excitables; tandis que les eaux mésothermales ou hypothermales dégénérées d'Olette, conviennent beaucoup mieux aux sujets nerveux et facilement irritables, qu'ils soient ou non rhumatisants. Les eaux franchement alcalines et à peine sulfurées de quelques sources d'Olette sont précieuses toutes les fois qu'il importe d'obtenir des résultats pareils à ceux que donne l'usage des eaux bicarbonatées sodiques ou calcaires. Ce sont les eaux des différentes sources d'Olette en boisson, qui doivent être choisies comme traitement principal; au contraire, quand le médecin veut modifier les sécrétions de l'estomac, du larynx, de la trachée, des bronches ou de la membrane muqueuse des voies uro-poiétiques, la médication par les bains, les douches, l'aspiration et la pulvérisation est un adjuvant précieux, mais elle n'est alors qu'un adjuvant. Dans les maladies de la peau et des muqueuses accessibles à la vue, il est indispensable d'avoir recours, à la fois, à une cure interne, car ces deux moyens réunis ne sont pas de trop pour amener une guérison ou une atténuation d'accidents si malaisés à détruire, si tenaces le plus souvent; l'action hyposthénisante indiscutable de certaines sources d'Olette dans les névralgies et les névroses rebelles se rapproche beaucoup de celle que nous avons signalée à Saint-Sauveur (*voy.* ce mot), et que nous avons essayé d'expliquer avec les documents que nous a communiqués M. le docteur Caulet. Les eaux fortes et très-chaudes d'Olette ont encore en bains et en douches, une propreté curative, égale aux eaux polysulfurées de Barèges, dans les suites de grands traumatismes qui ont gêné les mouvements ou les ont rendus quelquefois impossibles. Les eaux d'Olette, employées à l'intérieur et à l'extérieur, réussissent enfin lorsqu'il existe une affection strumeuse de la peau, des ganglions ou des os, alors que le médecin a des raisons de choisir les eaux sulfurées dans cette diathèse et qu'il les préfère aux eaux chlorurées sodiques fortes, bromo-iodurées, qui sont presque toujours celles qui donnent pourtant alors les résultats les plus avantageux.

La *durée de la cure* varie de 20 à 30 jours.

On *n'exporte* presque pas les eaux hyperthermales sulfurées d'Olette, quoiqu'elles soient relativement plus fixes que beaucoup d'eaux de cette classe.

A. ROTUREAU.

BIBLIOGRAPHIE. — BOUIS. *Les eaux d'Olette.* Perpignan, 1852. — DU MÊME. *Vallée de la Tet, affluents et itinéraires, Olette.* Perpignan, 1858. — FILHOL. *Eaux minérales des Pyrénées, Olette.* Paris, 1853, in-12. — PUIG. *Observations médicales sur les eaux thermales sulfureuses d'Olette*, 3e série. Perpignan, 1858, in-8°.

A. R.

OLEUM NIGRUM. C'est une huile un peu aromatique de couleur noire, que les indigènes de l'Inde retirent, par une grossière distillation, des semences d'un célastre, et que le docteur Herklots considérait comme souverain contre le béribéri. A la dose de 10 gouttes et plus, trois fois par jour, elle exercerait une action stimulante et produirait le diaphorèse.

D.

ARTICLES

CONTENUS DANS LE QUATORZIÈME VOLUME

(2e série).

FIN DU QUATORZIÈME VOLUME DE LA DEUXIÈME SÉRIE.

Typographie A. Lahure, rue de Fleurus, 9, à Paris.